TREINAMENTO DE HABILIDADES EM DBT

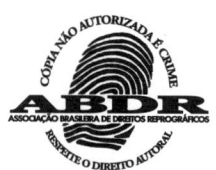

L742t Linehan, Marsha M.
 Treinamento de habilidades em DBT : manual de terapia comportamental dialética para o terapeuta / Marsha M. Linehan ; tradução: Henrique de Oliveira Guerra ; revisão técnica: Vinícius Guimarães Dornelles. – 2. ed. – Porto Alegre : Artmed, 2018.
 xxiv, 504 p. : il. ; 28 cm.

 ISBN 978-85-8271-452-2

 1. Psicologia. 2. Terapia comportamental dialética. 3. Manual – Terapeuta. I. Título.

CDU 159.9:616-085

Catalogação na publicação: Poliana Sanchez de Araujo – CRB 10/2094

Marsha M. LINEHAN

2ª EDIÇÃO

TREINAMENTO DE HABILIDADES EM DBT

MANUAL DE TERAPIA COMPORTAMENTAL DIALÉTICA PARA O TERAPEUTA

Tradução
Henrique de Oliveira Guerra

Revisão técnica
Vinícius Guimarães Dornelles
Psicólogo. Mestre em Psicologia – Cognição Humana pela Pontifícia Universidade Católica do Rio Grande do Sul (PUCRS). Dialectical Behavior Therapy: Intensive Training (Behavioral Tech e The Linehan Institute, nos Estados Unidos). Formacion en Terapia Dialectico Conductual (Universidade de Lujan/Argentina). Formação em tratamentos baseados em evidência para o transtorno da personalidade borderline (Fundacion Foro/Argentina). Especialização em terapias cognitivo-comportamentais (WP), coordenador local do Dialectical Behavior Therapy: Intensive Training Brazil e sócio-diretor da Vincular.

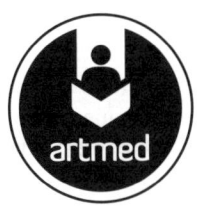

2018

Obra originalmente publicada sob o título
DBT Skills Training Manual, Second Edition
ISBN 9781462516995

Copyright © 2015 by Marsha M. Linehan
Published by arrangement with The Guilford Press

Gerente editorial
Letícia Bispo de Lima

Colaboraram nesta edição
Editora
Paola Araújo de Oliveira

Capa
Márcio Monticelli

Preparação de originais
Antonio Augusto da Roza

Leitura final
Luiza Drissen Signorelli Germano

Editoração
Bookabout – Roberto Carlos Moreira Vieira

Reservados todos os direitos de publicação, em língua portuguesa, à
ARTMED EDITORA LTDA., uma empresa do GRUPO A EDUCAÇÃO S.A.
Av. Jerônimo de Ornelas, 670 – Santana
90040-340 – Porto Alegre – RS
Fone: (51) 3027-7000 Fax: (51) 3027-7070

SÃO PAULO
Rua Doutor Cesário Mota Jr., 63 – Vila Buarque
01221-020 – São Paulo – SP
Fone: (11) 3221-9033

SAC 0800 703-3444 – www.grupoa.com.br

É proibida a duplicação ou reprodução deste volume, no todo ou em parte,
sob quaisquer formas ou por quaisquer meios (eletrônico, mecânico, gravação,
fotocópia, distribuição na Web e outros), sem permissão expressa da Editora.

IMPRESSO NO BRASIL
PRINTED IN BRAZIL

Autora

Marsha M. Linehan, **PhD**, **ABPP** (**American Board of Professional Psychology**). Criadora da terapia comportamental dialética (DBT), professora de Psicologia, Psiquiatria e Ciências Comportamentais, e diretora do Behavioral Research and Therapy Clinics da University of Washington. Seu principal interesse de pesquisa é o desenvolvimento e a avaliação de tratamentos baseados em evidências para populações com alto risco de suicídio e múltiplos transtornos mentais graves.

Suas contribuições para as pesquisas sobre suicídio e psicologia clínica têm sido reconhecidas com numerosos prêmios, incluindo a Medalha de Ouro para Realização em Vida na Aplicação de Psicologia, da American Psychological Foundation, e o prêmio James McKeen Cattell, da Association for Psychological Science. Em sua homenagem, a American Association of Suicidology criou o prêmio Marsha Linehan para Pesquisa Extraordinária no Tratamento do Comportamento Suicida.

Ela é mestre Zen e ensina *mindfulness* e práticas contemplativas em *workshops* e retiros para profissionais da saúde.

Ao ministrar aulas a meus alunos de pós-graduação – que trabalham com indivíduos complexos, difíceis de tratar e com alto risco de suicídio – sempre os lembro de que podem escolher cuidar de seus próprios interesses ou dos interesses de seus pacientes, mas nem sempre podem fazer as duas coisas. Se quiserem cuidar de seus próprios interesses a um custo possível a seus pacientes, os recordo de que estão na profissão errada.

Dedico este livro a todos aqueles que encontraram a coragem para exercer este ofício a um possível custo a si próprios.

Também dedico a obra a meus colegas da Behavioral Research and Therapy Clinics da University of Washington: Elaine Franks, que tem feito todo o possível para limitar os custos a mim; meus alunos, que me fizeram prosseguir quando eu quis parar; Katie Korslund, meu braço direito, que sempre me dá conselhos sábios; Melanie Harned, que tem me apoiado tantas vezes e de múltiplas formas; e a todos da Human Subjects Division, que nunca tentaram impedir minhas pesquisas quase sempre "não convencionais" no tratamento de indivíduos sob risco extremamente elevado de suicídio. A disposição da University of Washington em permitir essas pesquisas de alto risco, quando outras universidades provavelmente não as permitiriam, serve de exemplo a essas instituições – e possibilitou este livro.

Agradecimentos

Há algo realmente mágico em ser professor universitário. Os alunos chegam empolgados, mas, muitas vezes, com conhecimentos rudimentares e, antes de você perceber, eles não só subiram em seus ombros, como, a partir disso, construíram uma escada para chegar ao céu. Tenho o enorme privilégio de ter convivido com muitos desses alunos e bolsistas de pós-doutorado em minha clínica de pesquisa enquanto escrevia este livro. Eles leram incontáveis versões das habilidades aqui apresentadas e experimentaram novas habilidades, corrigindo-as, aprimorando-as ou descartando-as nesse processo. Aceitaram prontamente o cancelamento de reuniões e solicitações frenéticas para encontrar referências que faltavam, reorganizá-las e localizar pesquisas que eu sabia que havia lido, mas não conseguia encontrar de modo algum. Ajudaram-me de manhã bem cedo à noite, e quando eu ligava nos fins de semana. Permaneceram ao meu lado, mesmo quando se lia em minha porta: "Não perturbe: por favor, não ignore esta mensagem!". Embora eu tenha certeza que devo ter esquecido de alguns nomes aqui (por favor, me avise para a próxima reimpressão), quero agradecer especialmente aos seguintes alunos e ex-alunos, agora colegas: Milton Brown, Linda Dimeff, Safia Jackson, Alissa Jerud, Anita Lungu, Ashley Maliken, Lyndsey Moran, Andrada Neacsiu, Shireen Rizvi, Cory Secrist, Adrianne Stevens, Stephanie Thompson, Chelsey Wilks e Brianna Woods; e bolsistas e ex-bolsistas, agora colegas: Alex Chapman, Eunice Chen, Melanie Harned, Erin Miga, Marivi Navarro e Nick Salman. Muitos outros foram voluntários quando solicitados: Seth Axelrod, Kate Comtois e sua equipe inteira de DBT, Sona Dimidjian, Anthony Dubose, Thomas Lynch, Helen McGowan e Suzanne Witterholt. Quando eu tinha algo controverso a dizer, enviava ao grupo executivo de planejamento estratégico da DBT (também conhecido como Conselho Consultivo de Pesquisa do Linehan Institute) para aprovação: Martin Bohus, Alan Fruzzetti, André Ivanoff, Kathryn Korslund e Shelley McMain.

Ninguém com múltiplas tarefas e intermináveis compromissos pode realizar muita coisa sem um forte auxílio administrativo. Eu não poderia ter finalizado esta obra sem a ajuda de Elaine Franks, minha fabulosa assistente administrativa. Ela cancelou ligações telefônicas e reuniões, disse não antes que eu pudesse dizer sim, me ligou a qualquer hora para ver o que eu estava fazendo e quais eram os meus progressos, bem como me enviou repetidas cópias de materiais que eu havia perdido. Thao Truong, gerente administrativo e financeiro, certificou-se de que o lugar inteiro não desmoronasse enquanto todos aguardavam eu terminar as tarefas bem depois do prazo combinado.

Grande parte do que está neste manual aprendi com os diversos pacientes que participaram dos grupos de treinamento das habilidades que conduzi ao longo dos anos. Sou grata a todos aqueles que tiveram paciência com as muitas versões que não funcionaram ou não foram úteis, bem como àqueles que forneceram *feedback* suficiente para que eu fizesse as revisões necessárias nas habilidades ensinadas.

Quero agradecer à editora Marie Sprayberry, à gerente de projetos editoriais Anna Brackett, à editora sênior Barbara Watkins, à editora-executiva Kitty Moore e à equipe da The Guilford Press. Para lançar este manual em tempo hábil, cada um deles teve a oportunidade de praticar todas as habilidades de tolerância ao mal-estar descritas neste livro. Sua preocupação com o manuscrito e com essa forma de tratamento foi evidente em todas as etapas. Por último, mas certamente não menos importante, quero agradecer à minha família: a Nate e Geraldine, que me apoiaram a cada passo, e a Catalina, que trouxe bastante alegria para animar a todos nós.

Apresentação à edição brasileira

O trabalho da Dra. Marsha M. Linehan, desde a gênese da terapia comportamental dialética (DBT, do inglês Dialectical Behavior Therapy), é um importante guia para os profissionais da área da saúde mental que trabalham com indivíduos que sofrem de desregulação emocional. Aqui, refiro-me a pacientes que sofrem intensamente e que, ao longo de muitas décadas, foram negligenciados quanto à formatação de propostas de tratamento que tivessem evidências sólidas de sua eficácia e efetividade. Nesse sentido é que o desenvolvimento da DBT se tornou um sinal de esperança para aqueles que tanto sofrem com as graves consequências da desregulação emocional, como, por exemplo, as condutas autolesivas sem intencionalidade suicida (CASIS) e os comportamentos suicidas.

A DBT configura-se em um modelo de tratamento complexo sustentado por três grandes eixos: a aceitação, a mudança e a dialética. Essas três bases não são dissociadas e só podem ser consideradas de forma distinta em termos didáticos e em uma visão estanque, o que não corresponde a como, de fato, se apresentam na prática clínica. Não há mudança sem aceitação, nem aceitação sem mudança. A dialética em DBT refere-se à complexa transação entre esses princípios, os quais, por mais que sejam independentes, ainda assim só existem em relação aos outros. Assim, são evidentes os princípios da inter-relação e da totalidade, da polaridade e da tese, da antítese e da síntese (contínua mudança). Dessa forma, os três pilares da DBT só são plenamente compreensíveis a partir de uma perspectiva de movimento contínuo, e não estático. Além disso, a DBT possui três princípios que também somente se configuram em sua interação. Ou seja, princípios trinos que se configuram em unos.

Ainda, a DBT configura-se em um tratamento modular:

1. individual;
2. grupo de habilidades;
3. *coaching* telefônico; e
4. consultoria de caso.

Cada módulo de tratamento tem suas peculiaridades, e todos estão atrelados a cinco funções do tratamento:

1. aumentar a motivação;
2. melhorar as habilidades;
3. assegurar a generalização das habilidades;
4. melhorar o ambiente; e
5. manter os provedores do tratamento efetivos e motivados.

Ou seja, trata-se de uma abordagem de tratamento baseada em princípios sólidos, tanto do ponto de vista teórico quanto da estruturação e, principalmente, com relação à sua eficácia e efetividade.

Com relação às bases sólidas, é fundamental destacar o treinamento de habilidades em DBT como um dos mais importantes veículos da mudança terapêutica. Esse modo de tratamento está totalmente consonante com as bases teóricas, ou seja, o modelo biossocial da DBT, que fornece o entendimento sobre a desregulação emocional como um modelo de déficit de habilidades. Assim, fica evidente a ideia de que o tratamento precisa cobrir três aspectos centrais para que realmente funcione:

1. aquisição de habilidades;
2. fortalecimentos das habilidades e;
3. generalização das habilidades.

É observando tais necessidades que percebemos o brilhantismo do trabalho da Dra. Marsha M. Linehan na criação desse treinamento de habilidades. Afinal, de forma simples e objetiva, ela conseguiu agrupar um conjunto de habilidades – divididos nos quatro grandes grupamentos de habilidades: 1) *mindfulness*; 2) efetividade interpessoal; 3) regulação emocional e; 4) tolerância ao mal-estar –, que são justamente aquelas que precisam ser treinadas, fortalecidas e generalizadas para que os pacientes consigam construir vidas que valham a pena ser vividas.

Ou seja, além de ajudar a salvar milhares de vidas ao redor do mundo, o trabalho de profissionais com o treinamento de habilidades em DBT tem devolvido o sentido à vida para muitas pessoas.

Assim, percebe-se a importância desta obra. Desde a primeira edição deste livro, o treinamento de habilidades já se configurava como uma abordagem inovadora, a qual se colocava, e ainda se coloca, como o pilar central da mudança para os pacientes na DBT. A primeira publicação deste manual data de 1993, e de lá para cá muitas pesquisas foram desenvolvidas sobre a efetividade das habilidades e sua aplicação em diversas outras questões clínicas que não só o transtorno da personalidade *borderline* (TPB).

A segunda edição do manual de habilidades apresenta uma série de novos recursos para trabalhar com os pacientes. Trata-se de um material amplo, muito bem organizado e que, além de apresentar as habilidades, ainda propõe diferentes formatos de cronogramas para executar o treinamento de habilidades para diversos problemas clínicos.

Nesta edição, foi acrescentado um novo grupamento de habilidades, denominado "habilidades gerais", no qual se encontram as fichas de orientação para o treino de habilidades e as fichas de análise do comportamento. Nesse novo grupo de habilidades encontramos as metas, uma visão geral e as principais orientações para o treinamento de habilidades, bem como o modelo biossocial, a análise em cadeia e a análise de *missing links*. Ou seja, têm-se aqui a reunião de habilidades que aumentam a adesão dos pacientes ao treinamento e, também, auxiliam tanto os terapeutas individuais da DBT quanto os treinadores de habilidades a ensinarem de forma adequada os seus pacientes a analisarem os seus próprios comportamentos. Desse modo, os pacientes podem, de forma muito mais acessível, perceber os eventos desencadeantes, os fatores de vulnerabilidade, os *links* entre o evento desencadeante e o comportamento-alvo e os possíveis fatores mantenedores (reforçadores) desses comportamentos. Esses são aspectos centrais em qualquer intervenção bem-sucedida em DBT.

Os outros quatro grupamentos centrais de habilidades permanecem os mesmos da primeira edição. Contudo, há uma considerável inclusão de novas habilidades em cada um deles. As habilidades são divididas em essenciais (aquelas que são a espinha dorsal do treinamento de habilidades para pacientes com intensa desregulação emocional) e complementares (que podem ser utilizadas de acordo com a demanda apresentada no grupo de treinamento de habilidades ou, ainda, em cronogramas de treinamento de habilidades avançado ou de pacientes com outras questões clínicas distintas, como, por exemplo, uso de substâncias). Trata-se de um manual que pode ser customizado conforme a realidade e as características de cada grupo, sem perder o seu eixo central, garantindo, assim, a efetividade, a eficácia e a flexibilidade necessárias para um treinamento de habilidades sensível aos seus participantes, e não uma intervenção mecânica e rígida.

Esta nova edição apresenta em seus primeiros cinco capítulos as bases teóricas do treinamento de habilidades, as instruções de como planejá-lo, a estruturação das diferentes formas de executá-lo, os alvos, os procedimentos utilizados e a aplicação das estratégias fundamentais da DBT. Com uma série de exemplos e relatos de experiência, a Dra. Marsha M. Linehan descreve na primeira parte do livro a organização prévia necessária para executar um treinamento de habilidades realmente efetivo para os pacientes, além da função de cada profissional, e de quando e como intervir no treinamento de habilidades. Os cinco capítulos seguintes apresentam cada grupamento de habilidades utilizado nos diferentes cronogramas. Aqui o leitor encontrará descrições precisas de como ensinar as habilidades, além de dicas e exemplos para apresentar aos pacientes.

Treinamento de habilidades em DBT: manual de terapia comportamental dialética para o terapeuta é uma obra completa, que instrui de forma objetiva e clara como o treinamento de cada habilidade deve ser executado com os pacientes. É possível encontrar não só uma série de habilidades com amplo escopo de evidências científicas de eficácia e efetividade, mas também orientações práticas de como organizar e aplicar tais habilidades com os pacientes, respondendo, assim, a duas questões vitais para o trabalho:

1. o que fazer e;
2. como fazer para ter um treinamento de habilidades em DBT realmente efetivo.

Vinícius Guimarães Dornelles

Prefácio

A primeira edição deste manual de treinamento de habilidades foi publicada em 1993. Naquela época, a única pesquisa conduzida sobre terapia comportamental dialética (DBT, Dialectical Behavior Therapy) era um ensaio clínico de 1991 que a comparava com o tratamento habitual para indivíduos cronicamente suicidas que satisfaziam os critérios para transtorno da personalidade *borderline* (TPB). Desde então, uma vasta quantidade de pesquisa tem sido conduzida sobre a DBT *standard*, a qual consiste, em geral, em terapia individual da DBT, treinamento das habilidades em grupo, *coaching* por telefone e uma equipe de consultoria terapêutica. Também foram conduzidas pesquisas sobre o treinamento de habilidades em DBT como tratamento único (*stand-alone*), bem como sobre as práticas comportamentais que, juntas, compõem as habilidades em DBT. As novas habilidades apresentadas nesta edição são produto da minha experiência e pesquisa com o uso das habilidades originais; da vasta gama de estudos sobre emoções, regulação emocional, tolerância ao mal-estar* e *mindfulness*, bem como das novas descobertas em ciências sociais e das novas estratégias de tratamento desenvolvidas no âmbito do paradigma cognitivo-comportamental. As grandes mudanças no pacote das habilidades revisadas são descritas a seguir.

HABILIDADES PARA MÚLTIPLOS TRANSTORNOS E POPULAÇÕES NÃO CLÍNICAS

A primeira edição deste manual focava-se inteiramente em tratar pacientes com alto risco de suicídio e TPB. Isso acontecia sobretudo porque as pesquisas sobre DBT, incluindo as habilidades em DBT, tinham sido conduzidas com indivíduos que satisfaziam os critérios para TPB, bem como para alto risco de suicídio. Desde então, porém, vários estudos têm sido realizados com foco no treinamento de habilidades com diferentes populações. Por exemplo, o treinamento de habilidades em DBT mostrou-se eficaz com transtornos alimentares,[1,2] depressão resistente a tratamento[3,4] e uma série de outros transtornos.[5] Em minhas pesquisas e nas de meus colegas, o incremento no uso das habilidades resulta na diminuição das tentativas de suicídio, do CASIS, das dificuldades de regulação emocional e dos problemas interpessoais.[6] Um subconjunto das habilidades também foi adicionado a um tratamento para alcoolistas e melhorou os resultados em comparação a um tratamento sem elas.[7] Um subconjunto das habilidades em DBT é ensinado no Conexões Familiares, programa com base em evidências da National Education Alliance for Borderline Personality Disorder, nos Estados Unidos, para membros da família dos indivíduos com TPB. O conjunto das habilidades fundamentais é ensinado em grupos de amigos e familiares no Behavioral Research and Therapy Clinics, da University of Washington, os quais são compostos por aqueles que desejam aprender as habilidades para aceitar e lidar com pessoas intensas e instáveis em suas vidas. Isso pode incluir amigos ou parentes com graves problemas de saúde mental, funcionários com colegas ou chefes problemáticos, supervisores com funcionários problemáticos, além de terapeutas tratando populações de pacientes muito difíceis. Consultores corporativos estão encarando as habilidades em DBT como uma forma de melhorar o moral e a produtividade das empresas. Novos conjuntos das habilidades especializadas têm sido desenvolvidos para transtornos específicos, incluindo um módulo direcionado ao excesso de controle emocional;[8] habilidades de caminho do meio desenvolvidas originalmente para pais e adolescentes, mas apropriadas a muitas populações;[9] habilidades para transtorno de déficit de atenção/hiperatividade (TDAH); e um conjunto de habilidades específico para indivíduos com adições. Hoje, nos Estados Unidos, os planos de aula sobre as habilidades em DBT estão sendo utilizados em sistemas escolares para ensinar alunos dos anos finais do ensino fundamental e também do ensino médio.[10] Além disso, esses planos estão sendo introduzidos em programas focados na resiliência e podem ser aplicados em ambientes corporativos. As habilidades em DBT são amplamente ensinadas em programas gerais e comunitários de saúde mental, a pacientes internados, em cuidados intensivos, em cenários forenses e muitos outros. Em suma, há dados substanciais e experiências clínicas que sugerem que as habilidades em DBT são eficazes em uma ampla variedade de populações clínicas e não clínicas, bem como em múltiplos contextos.

---

* N. de T.: No original, *distress*. "Mal-estar", no contexto da DBT, é um termo guarda-chuva, que engloba uma gama de sensações como "aflição", "frustração" e "angústia".

Claro, não deve ser uma surpresa que as habilidades em DBT tenham aplicação tão vasta. Desenvolvi muitas delas ao ler manuais e literatura de tratamento sobre intervenções comportamentais com base em evidências. Em seguida, observei o que os terapeutas recomendavam que os pacientes fizessem em cada problema, remodelei essas instruções em fichas explicativas e fichas de tarefas sobre habilidades e redigi notas de ensino para os profissionais. Por exemplo, na habilidade de "ação oposta" ao medo (ver Cap. 9), remodelei, em linguagem mais simples, tratamentos baseados em exposição para transtornos de ansiedade. Também apliquei os mesmos princípios de mudança em uma gama de outras emoções desreguladas. "Verificar os fatos" é uma estratégia central nas intervenções de terapia cognitiva. As habilidades em DBT são o que os terapeutas comportamentais orientam os pacientes a fazer em múltiplos tratamentos eficazes. Algumas habilidades são programas de tratamento completos, formulados em uma série de etapas. O novo "protocolo para lidar com pesadelo", uma habilidade de regulação emocional, é um exemplo disso. As habilidades de *mindfulness* são produto dos mais de 15 anos que passei em escolas católicas, de meu treinamento em práticas de oração contemplativa no programa de orientação espiritual do Shalem Institute e dos mais de 30 anos como estudante – e agora mestre – Zen. Outras habilidades vêm da ciência comportamental básica e das pesquisas em psicologia cognitiva e social. Algumas vieram de colegas que desenvolveram novas habilidades em DBT para novas populações.

NOVAS HABILIDADES NESTA EDIÇÃO

Ainda existem quatro principais módulos de treinamento de habilidades em DBT: habilidades de *mindfulness*, habilidades de efetividade interpessoal, habilidades de regulação emocional e habilidades de tolerância ao mal-estar. Nesses módulos, adicionei as seguintes habilidades.

1. Nas **habilidades de *mindfulness*** (Cap. 7), acrescentei uma seção sobre o ensino de *mindfulness* sob perspectivas alternativas, inclusive uma perspectiva espiritual.
2. Nas **habilidades de efetividade interpessoal** (Cap. 8), acrescentei duas novas seções. A primeira se concentra em habilidades para encontrar e construir relacionamentos que você deseja, bem como para terminar relacionamentos indesejáveis. A segunda se concentra em equilibrar aceitação e mudança nas interações interpessoais. Isso reflete com perfeição as habilidades que Alec Miller, Jill Rathus e eu desenvolvemos para o treinamento multifamiliar das habilidades para adolescentes, em que os pais de pacientes nessa faixa etária também participam do treinamento das habilidades.[11]
3. As **habilidades de regulação emocional** (Cap. 9) foram ampliadas consideravelmente e também reorganizadas. O número de emoções descritas detalhadamente se expandiu de seis para dez (adicionando repulsa, inveja, ciúme e culpa). Uma seção sobre a mudança de respostas emocionais adiciona duas novas habilidades: verificação dos fatos e solução de problemas. Também nesta seção, a habilidade de ação oposta foi amplamente atualizada e ampliada. As habilidades para reduzir a vulnerabilidade emocional foram reorganizadas em um conjunto de habilidades chamado ABC SABER. Na seção sobre acumular emoções positivas, adaptei o Cronograma de atividades prazerosas (e o rebatizei de Lista de atividades prazerosas) para pacientes adolescentes e adultos. Também adicionei uma ficha que lista diversos valores universais e prioridades de vida. Outra nova habilidade, batalhar (enfrentar) com antecipação, enfoca a prática de estratégias de enfrentamento de situações difíceis, antecipando-as. Protocolos opcionais de higiene do sono e pesadelo também foram incluídos. Por fim, foi adicionada uma nova seção para o reconhecimento de emoções extremas ("Identifique o seu ponto pessoal de colapso das habilidades"), incluindo etapas para usar as habilidades de sobrevivência a crises a fim de gerenciar essas emoções.
4. As **habilidades de tolerância ao mal-estar** (Cap. 10), agora, começam com uma nova habilidade **STOP**: Pare (*Stop*), recue um passo (*Take a step back*), **O**bserve e **P**rossiga em *mindfulness* – adaptada da habilidade desenvolvida por Francheska Perepletchikova, Seth Axelrod e colaboradores.[12] A seção sobre sobrevivência a crises inclui um novo conjunto de habilidades destinadas a alterar a fisiologia corporal para regular com rapidez as emoções extremas (as novas habilidades TIP). Um novo conjunto de habilidades, concentrado na redução de comportamentos de adição, também foi incluído: abstinência dialética, mente límpida, reforço de comunidade, queimando pontes e construindo novas, rebelião alternativa e negação adaptativa.
5. Nos módulos, em geral, também fiz várias mudanças. Agora, cada um começa com a apresentação de seus objetivos, junto com uma ficha de metas e uma ficha de prós e contras correspondentes. A ficha é opcional e pode ser usada se o paciente estiver relutante ou ambivalente quanto a praticar as habilidades.

Uma habilidade de *mindfulness* foi acrescentada tanto ao módulo interpessoal (*mindfulness* em relação aos outros) quanto ao módulo de tolerância ao mal-estar (*mindfulness* aos pensamentos atuais). Junto com *mindfulness* às emoções atuais (regulação emocional), esses acréscimos têm o objetivo de manter vivo, ao longo do tempo, o tópico de *mindfulness*.

NOTAS DE ENSINO MAIS EXTENSAS

Muitas pessoas que assistiram às minhas aulas sobre as habilidades em DBT comentaram que a maior parte do que eu realmente ensino não estava incluída na primeira edição deste livro. Nesta segunda edição, adicionei mais informações em comparação à anterior. Primeiro, na medida do possível, adicionei as bases das pesquisas para as habilidades incluídas. Além disso, forneci uma vasta gama de diferentes tópicos de ensino que você pode escolher para lecionar, uma quantidade bem maior do que você ou eu poderíamos abranger em uma aula de treinamento das habilidades. As notas de ensino podem, a princípio, parecer esmagadoras. É importante lembrar que este livro não é para ser lido na íntegra de um só fôlego. Em vez disso, as notas de ensino são organizadas por habilidades específicas, de modo que, ao ensinar uma delas, você pode encontrar as notas apenas para aquela habilidade ou aquele conjunto das habilidades. É importante ler o material referente às habilidades que pretende ensinar e, em seguida, realçar apenas os pontos que gostaria de enfatizar durante o ensino. Com a prática, ao longo do tempo, vai descobrir que seu ensino se expandirá, incluindo diferentes partes do material. Também descobrirá que algumas partes do livro se adaptam a alguns de seus pacientes, e outras partes, a outros. Esta obra foi feita para ser aplicada de modo flexível. Com a experiência, certamente você vai começar a adicionar seus próprios pontos de ensino.

MAIS EXEMPLOS CLÍNICOS

Um número maior de exemplos clínicos também foi incluído nesta segunda edição. Exemplos são essenciais para o bom ensino. No entanto, você deve se sentir livre para modificar os exemplos fornecidos e substituí-los por outros para atender às necessidades de seus pacientes. Na verdade, essa é a principal diferença no ensino das habilidades para várias populações: um conjunto de exemplos pode ser necessário para pacientes com alta desregulação emocional e dificuldades para controlar os impulsos; outro para aqueles com excesso de controle emocional; e um terceiro para pacientes com transtornos relacionados ao uso de substâncias. Diferenças culturais, étnicas, socioeconômicas, de nacionalidade e idade podem exigir variados conjuntos de exemplos. Na minha experiência, são os exemplos, não as habilidades, que precisam ser alterados entre as populações.

MAIS FICHAS INTERATIVAS E OPCIONAIS

Muitas das fichas foram modificadas para permitir maior interação durante as sessões de treinamento de habilidades. A maioria tem campos de seleção para que os participantes possam assinalar os itens que lhes são importantes ou as habilidades que estão dispostos a praticar nas próximas semanas. Nesta nova edição, cada módulo também inclui algumas fichas opcionais, que têm o mesmo número da ficha principal à qual estão associadas, mais uma letra (p. ex., 1A, 1B). Elas podem ser distribuídas e ensinadas aos participantes; distribuídas, mas não formalmente ensinadas; usadas pelo treinador das habilidades para ensinar, mas não distribuídas; ou simplesmente ignoradas se não forem consideradas úteis. Em minha experiência, essas fichas opcionais são extremamente úteis para alguns grupos e indivíduos, mas não para todos.

FICHAS DE TAREFAS MELHORADAS

Por exigência popular, as fichas para as lições de casa foram rebatizadas de fichas de tarefas. Além disso, em cada ficha explicativa, as fichas de tarefas correspondentes são listadas, e vice-versa.

Agora, existem várias fichas de tarefas alternativas associadas com muitas das fichas explicativas. O aumento no número das fichas de tarefas se deve a uma série de fatores. Em primeiro lugar, ao longo dos anos ficou claro que uma ficha de tarefas que funciona muito bem para uma pessoa talvez não seja boa para outra. Por isso, desenvolvi uma gama de fichas de tarefas para cada ficha explicativa. Para a maioria das seções das habilidades, existe um conjunto de fichas de tarefas que abrange as habilidades em toda a seção. Isso é útil para pacientes que não estão dispostos a completar muitas práticas em casa, bem como pode ajudar aqueles que já tenham concluído o treinamento das habilidades e, agora, estejam trabalhando para manter a sua prática.

Em segundo lugar, pacientes diferentes gostam de diferentes tipos de prática. Alguns querem assinalar e marcar as tarefas de casa que realizaram. Outros preferem descrever as tarefas de casa e avaliar a sua efetividade. Há aqueles que gostam de escrever diários, descrevendo o que fizeram e como isso os afetou. Descobri que é muito mais eficaz deixar que os pacientes escolham as fichas de tarefas a serem preenchidas a partir de um conjunto.

MÚLTIPLOS CRONOGRAMAS DE ENSINO

A edição de 1993 do manual de habilidades incluía as habilidades específicas e as fichas de tarefas que foram usadas no primeiro ensaio clínico randomizado de DBT. Naquela época, a DBT não era tão difundida, e não havia muitos exemplos de como escolher as habilidades para situações em que apenas algumas poderiam ser ensinadas. Do mesmo modo, naquele tempo, também não foram desenvolvidas habilidades para populações especiais, como adolescentes ou indivíduos com adições, transtornos alimentares, entre outros. Considerando-se as novas habilidades apresentadas nesta edição, não é possível ensinar todas elas em um grupo de habilidades de 24 semanas, mesmo quando são repetidas em mais 24 semanas, como ocorre no programa de tratamento de DBT de um ano. Esta edição inclui vários cronogramas para o ensino das habilidades, incluindo os de um ano, seis meses e treinamento das habilidades mais breve em unidades de tratamento intensivo e contextos não tradicionais. Cronogramas para populações particulares (como adolescentes e indivíduos com transtornos relacionados ao uso de substâncias) também são fornecidos. Sempre que possível, os cronogramas de ensino baseiam-se em ensaios clínicos nos quais o cronograma das habilidades se mostrou eficaz. Desse modo, agora há vários cronogramas de habilidades em DBT esboçados nos apêndices da Parte I. Minha estratégia geral no ensino das habilidades é dar aos participantes todas as fichas explicativas e de tarefas da DBT. Em seguida, sigo um cronograma de ensino determinado com base na população, no número de semanas de tratamento e nas pesquisas atuais. Ao longo do caminho, digo aos participantes que, se tivermos tempo, vou lhes ensinar outras habilidades – se eles me convencerem.

UMA PALAVRA SOBRE TERMINOLOGIA

Existem muitos termos para uma pessoa que ensina e treina habilidades comportamentais: terapeuta, psicoterapeuta, terapeuta individual, terapeuta conjugal, terapeuta familiar, terapeuta comunitário, terapeuta de grupo, líder de grupo, conselheiro, gestor de caso, treinador de habilidades, treinador comportamental, *coach* de habilidades, gestor de crises, gestor de saúde mental, provedor de cuidados de saúde mental e assim por diante. Neste manual, o termo "terapeuta" refere-se à pessoa que está oferecendo psicoterapia ou outros serviços de saúde mental. Na DBT *standard*, seria o terapeuta individual do paciente. Os termos "treinador de habilidades", "líder das habilidades", "colíder de habilidades" e "líder" referem-se aos indivíduos que fornecem treinamento de habilidades, seja individualmente ou em grupo. Na DBT *standard*, refere-se aos líderes de grupo de habilidades. Às vezes, utilizo o termo "provedor" como uma referência geral a qualquer pessoa que provê serviços de saúde.

REFERÊNCIAS

1. Telch, C. F., Agras, W. S., Linehan, M. M. (2001). Dialectical behavior therapy for binge eating disorder. *Journal of Consulting and Clinical Psychology, 69*(6), 1061–1065.
2. Safer, D. L., & Jo, B. (2010). Outcome from a randomized controlled trial of group therapy for binge eating disorder: Comparing dialectical behavior therapy adapted for binge eating to an active comparison group therapy. *Behavior Therapy, 41*(1), 106–120.
3. Lynch, T. R., Morse, J. Q., Mendelson, T., & Robins, C. J. (2003). Dialectical behavior therapy for depressed older adults: A randomized pilot study. *American Journal of Geriatric Psychiatry, 11*(1), 33–45.
4. Harley, R., Sprich, S., Safren, S., Jacobo, M., & Fava, M. (2008). Adaptation of dialectical behaviour therapy skills training group for treatment-resistant depression. *Journal of Nervous and Mental Disease, 196*(2), 136–143.
5. Soler, J., Pascual, J. C., Tiana, T., Cebria, A., Barrachina, J., Campins, M. J., & Pérez, V. (2009). Dialectical behaviour therapy skills training compared to standard group therapy in borderline personality disorder: A 3-month randomised controlled clinical trial. *Behaviour Research and Therapy, 47*, 353–358.
6. Neacsiu, A. D., Rizvi, S. L., & Linehan, M. M. (2010). Dialectical behavior therapy skills use as a mediator and outcome of treatment for borderline personality disorder. *Behaviour Research and Therapy, 48*(9), 832–8.
7. Whiteside, U. (2011). *A brief personalized feedback intervention integrating a motivational interviewing therapeutic style and dialectical behavior therapy skills for depressed or anxious heavy drinking young adults*. Tese de doutorado não publicada, University of Washington.
8. Lynch, T. R. (no prelo). *Radically open DBT: Treating the overcontrolled client*. New York: Guilford Press.
9. Miller, A. L., Rathus, J. H., & Linehan, M. M. (2007). *Dialectical behavior therapy with suicidal adolescents*. New York: Guilford Press.
10. Mazza, J. J., Dexter-Mazza, E. T., Murphy, H. E., Miller, A. L., & Rathus, J. L. (no prelo). *Dialectical behavior therapy in schools*. New York: Guilford Press.
11. Miller, A. L., Rathus, J. H., Linehan, M. M., Wetzler, S., & Leigh, E. (1997). Dialectical behaviour therapy adapted for suicidal adolescents. *Journal of Psychiatric Practice, 3*(2), 78–86.
12. Perepletchikova, F., Axelrod, S., Kaufman, J., Rounsaville, B. J., Douglas-Palumberi, H., & Miller, A. (2011). Adapting dialectical behavior therapy for children: Towards a new research agenda for paediatric suicidal and non-suicidal self-injurious behaviors. *Child and Adolescent Mental Health, 16*, 116–121.

Como usar este livro

Este livro está divido em duas partes, sendo ambas importantes. A Parte I descreve a terapia comportamental dialética (DBT) e dá instruções para estabelecer um programa de habilidades em DBT e lidar com os diversos problemas que aparecem no ensino dessas habilidades. A Parte II apresenta notas de ensino detalhadas para cada habilidade incluída no livro. Há também um outro volume: *Treinamento de habilidades em DBT: manual de terapia comportamental dialética para o paciente.* Para alguns, o grande volume de conteúdo em ambos os livros pode parecer espantoso. Se for o seu caso, respire fundo antes de prosseguir. No fim, acaba não sendo tão difícil usar as notas de ensino e as fichas explicativas e fichas de tarefas de modo efetivo. Os seguintes passos têm sido de grande ajuda:

1. O primeiro passo é decidir quais habilidades você quer ensinar. Para obter ideias sobre o que ensinar, vá aos apêndices da Parte I para ver resumos dos diferentes programas de habilidades em DBT que têm sido usados em ensaios clínicos. Selecione um programa, ou, caso não ache algum que seja compatível com o que deseja ensinar, olhe a lista de habilidades da Parte II, e escolha as habilidades específicas que você quer ensinar. Em cada módulo, ensine as habilidades na ordem em que aparecem no livro. Você não precisa ensinar cada uma delas individualmente.
2. Agora que você sabe o que deseja ensinar, consulte as notas de ensino na Parte II. Elas estão organizadas por habilidade, e cada uma tem um número romano. Informações essenciais estão em um quadro no início da discussão de cada habilidade. Não pule a leitura dessas informações. Para cada habilidade que desejar ensinar, leia todas as notas. Não tente cobrir todos os pontos de ensino quando estiver ensinando! Aqueles com marcações são os mais importantes. No entanto, muitos dos pontos têm informações que irão ajudá-lo a responder a questões de seus pacientes.
3. O próximo passo é localizar as fichas explicativas e de tarefas que estão referenciadas em cada nota de ensino. Elas podem ser facilmente acessadas em *Treinamento de habilidades em DBT: manual de terapia comportamental dialética para o paciente,* que contém breves instruções para cada módulo, especificamente escritas para os pacientes. No início de cada ficha explicativa, a ficha de tarefa correspondente feita para ser usada em conjunto é identificada por título e número de página, e vice-versa.
   Minha política é oferecer todas as habilidades aos meus pacientes – ou convidá-los a ver o livro feito para eles – e, após ensinar as principais habilidades e outras que eu escolher, digo a eles que irei ensinar as habilidades que eles preferirem, se puderem me dizer quais são (eles quase sempre me dizem).
4. Se você ainda não tem feito isso, por favor, leia o Prefácio, que lhe oferece uma compreensão sobre o que há de novo nesta edição em contraste com a antiga.

Eu lhe desejo meios cheios de habilidades em seu ensino.

Sumário

Lista de fichas explicativas e de tarefas	xviii

PARTE I
Introdução ao treinamento de habilidades em DBT

Capítulo 1	Justificativa para o treinamento de habilidades em terapia comportamental dialética	3
Capítulo 2	Planejamento para conduzir o treinamento de habilidades em DBT	24
Capítulo 3	Estruturando as sessões do treinamento de habilidades	42
Capítulo 4	Treinamento de habilidades: alvos e procedimentos do tratamento	59
Capítulo 5	Aplicação das estratégias fundamentais da DBT no treinamento de habilidades comportamentais	79
Apêndices da Parte I		102

PARTE II
Notas de ensino para os módulos de habilidades em DBT

Capítulo 6	**Habilidades gerais: orientação e análise do comportamento**	**121**
	I. Metas do treinamento de habilidades	123
	II. Visão geral: introdução ao treinamento de habilidades	127
	III. Orientação ao treinamento de habilidades	128
	IV. Teoria biossocial da desregulação emocional	135
	V. Visão geral: analisando o comportamento	140
	VI. Análise em cadeia do comportamento-problema	140
	VII. Análise de *missing links*	143
	VIII. Análise de *missing links* combinada com análise em cadeia	145
	Referências	147
Capítulo 7	**Habilidades de *mindfulness***	**148**
	I. Metas deste módulo	157
	II. Visão geral: habilidades centrais de *mindfulness*	162
	III. Mente sábia	163
	IV. Habilidades de *mindfulness* "o que fazer": observar	172
	V. Habilidades de *mindfulness* "o que fazer": descrever	183
	VI. Habilidades de *mindfulness* "o que fazer": participar	188
	VII. Habilidades de *mindfulness* "como fazer": adotando uma postura não julgadora	195
	VIII. Habilidades de *mindfulness* "como fazer": fazendo uma coisa de cada vez	204

IX.	Habilidades de *mindfulness* "como fazer": ser efetivo	207
X.	Resumo do módulo	210
XI.	Visão geral: outras perspectivas sobre *mindfulness*	210
XII.	Prática da *mindfulness*: uma perspectiva espiritual	211
XIII.	Mente sábia de uma perspectiva espiritual	216
XIV.	Praticando bondade amorosa	217
XV.	Meios hábeis: equilibrando a mente do fazer com a mente do ser	220
XVI.	Mente sábia: trilhando o caminho do meio	223
	Referências	

Capítulo 8 Habilidades de efetividade interpessoal — **225**

I.	Objetivos deste módulo	232
II.	Fatores que reduzem a efetividade interpessoal	234
III.	Visão geral: principais habilidades de efetividade interpessoal	238
IV.	Esclarecendo as metas em situações interpessoais	239
V.	Habilidades de efetividade nos objetivos: DEAR MAN	245
VI.	Habilidades de efetividade nos relacionamentos: GIVE	252
VII.	Habilidades de efetividade no autorrespeito: FAST	257
VIII.	Avaliando suas opções: o quão intensamente pedir algo ou dizer não	260
IX.	Solução de problemas nas habilidades de efetividade interpessoal	263
X.	Visão geral: construindo relacionamentos e terminando os destrutivos	267
XI.	Habilidades para encontrar potenciais amigos	267
XII.	*Mindfulness* direcionada aos outros	273
XIII.	Como terminar relacionamentos	278
XIV.	Visão geral: habilidades de trilhar o caminho do meio	282
XV.	Dialética	283
XVI.	Habilidades de validação	291
XVII.	Estratégias para modificação comportamental	304
	Referências	315

Capítulo 9 Habilidades de regulação emocional — **316**

I.	Metas deste módulo	320
II.	Visão geral: entendendo e identificando as emoções	322
III.	O que emoções fazem por você	324
IV.	O que dificulta a regulação emocional?	329
V.	Um modelo de emoções	332
VI.	Observando, descrevendo e identificando as emoções	343
VII.	Visão geral: modificando as respostas emocionais	347
VIII.	Verificar os fatos	348
IX.	Preparando-se para a ação oposta e a solução de problemas	357
X.	Fazendo ação oposta à emoção atual	359
XI.	Solução de problemas	371
XII.	Revisando a ação oposta e a solução de problemas	377
XIII.	Visão geral: reduzindo a vulnerabilidade à mente emocional	380
XIV.	Acumulando emoções positivas: curto prazo	381
XV.	Acumulando emoções positivas: longo prazo	386
XVI.	Habilidades de construir maestria e antecipação para situações emocionais	391
XVII.	Cuidar de sua mente cuidando de seu corpo	396
XVIII.	Protocolo para lidar com pesadelos	398
XIX.	Protocolo de higiene do sono	400
XX.	Visão geral: gerenciando emoções realmente difíceis	403
XXI.	*Mindfulness* das emoções atuais	404
XXII.	Gerenciando emoções extremas	407
XXIII.	Habilidades de regulação emocional: antecipando fatores que interferem na solução de problemas	409
XXIV.	Revisão das habilidades de regulação emocional	411
	Referências	411

Capítulo 10	**Habilidades de tolerância ao mal-estar**	**416**
	I. Objetivos deste módulo	419
	II. Visão geral: habilidades de sobrevivência a crises	420
	III. Reconhecendo uma crise ao nos depararmos com ela	421
	IV. STOP: pare imediatamente o comportamento-problema	424
	V. Prós e contras como estratégia de tomar decisões comportamentais	427
	VI. Habilidades TIP para administrar a excitação extrema	431
	VII. Distraindo-se com a mente sábia ACCEPTS	441
	VIII. Autoacalmar-se	444
	IX. Melhorar o momento	447
	X. Visão geral: habilidades de aceitação da realidade	452
	XI. Aceitação radical	453
	XII. Redirecionando a mente	468
	XIII. Boa disposição	470
	XIV. Meio sorriso e mãos dispostas	473
	XV. Permitindo a mente: *mindfulness* dos pensamentos atuais	476
	XVI. Visão geral: quando a crise é a adição	480
	XVII. Abstinência dialética	481
	XVIII. Mente límpida	485
	XIX. Reforço da comunidade	488
	XX. Queimando pontes e construindo novas	490
	XXI. Rebelião alternativa e negação adaptativa	493
	Referências	495
Índice		**497**

Lista de fichas explicativas e de tarefas

HABILIDADES GERAIS: ORIENTAÇÃO E ANÁLISE DO COMPORTAMENTO

Fichas gerais
Fichas de orientação
Ficha geral 1: Metas do treinamento de habilidades
Ficha geral 1A: Opções para solucionar qualquer problema
Ficha geral 2: Visão geral: introdução ao treinamento de habilidades
Ficha geral 3: Diretrizes para o treinamento de habilidades
Ficha geral 4: Pressupostos do treinamento de habilidades
Ficha geral 5: Teoria biossocial

Fichas para analisar o comportamento
Ficha geral 6: Visão geral: analisando o comportamento
Ficha geral 7: Análise em cadeia
Ficha geral 7A: Análise em cadeia, passo a passo
Ficha geral 8: Análise de *missing links*

Fichas de tarefas gerais
Ficha de tarefas de orientação
Ficha de tarefas geral 1: Prós e contras de usar habilidades

Fichas de tarefas para analisar o comportamento
Ficha de tarefas geral 2: Análise em cadeia de comportamento-problema
Ficha de tarefas geral 2A: Exemplo: análise em cadeia de comportamento-problema
Ficha de tarefas geral 3: Análise de *missing links*

HABILIDADES DE *MINDFULNESS*

Fichas de *mindfulness*
Fichas para metas e definições
Ficha de *mindfulness* 1: Metas da prática de *mindfulness*
Ficha de *mindfulness* 1A: Definições de *mindfulness*

Fichas para habilidades centrais de mindfulness
Ficha de *mindfulness* 2: Visão geral: habilidades centrais de *mindfulness*
Ficha de *mindfulness* 3: Mente sábia: estados da mente
Ficha de *mindfulness* 3A: Ideias para praticar a mente sábia
Ficha de *mindfulness* 4: Assumindo o controle de sua mente: habilidades "o que fazer"
Ficha de *mindfulness* 4A: Ideias para praticar a observação
Ficha de *mindfulness* 4B: Ideias para praticar a descrição

Ficha de *mindfulness* 4C: Ideias para praticar a participação
Ficha de *mindfulness* 5: Dominando sua mente: habilidades "como fazer"
Ficha de *mindfulness* 5A: Ideias para praticar uma postura não julgadora
Ficha de *mindfulness* 5B: Ideias para praticar fazer uma coisa de cada vez
Ficha de *mindfulness* 5C: Ideias para praticar ser efetivo

Fichas para outras perspectivas sobre as habilidades de mindfulness
Ficha de *mindfulness* 6: Visão geral: outras perspectivas sobre *mindfulness*
Ficha de *mindfulness* 7: Metas da prática de *mindfulness*: uma perspectiva espiritual
Ficha de *mindfulness* 7A: Mente sábia de uma perspectiva espiritual
Ficha de *mindfulness* 8: Praticando bondade amorosa para aumentar o amor e a compaixão
Ficha de *mindfulness* 9: Meios hábeis: equilibrando a mente do fazer e a mente do ser
Ficha de *mindfulness* 9A: Ideias para praticar o equilíbrio da mente do fazer e da mente do ser
Ficha de *mindfulness* 10: Trilhando o caminho do meio: encontrando a síntese entre opostos

Fichas de tarefas de *mindfulness*
Fichas de tarefas para habilidades centrais de mindfulness
Ficha de tarefas de *mindfulness* 1: Prós e contras de praticar *mindfulness*
Ficha de tarefas de *mindfulness* 2: Prática de habilidades centrais de *mindfulness*
Ficha de tarefas de *mindfulness* 2A: Prática de habilidades centrais de *mindfulness*
Ficha de tarefas de *mindfulness* 2B: Prática de habilidades centrais de *mindfulness*
Ficha de tarefas de *mindfulness* 2C: Calendário de habilidades centrais de *mindfulness*
Ficha de tarefas de *mindfulness* 3: Prática de mente sábia
Ficha de tarefas de *mindfulness* 4: Habilidades "o que fazer" de *mindfulness*: observar, descrever e participar
Ficha de tarefas de *mindfulness* 4A: *Checklist* de observar, descrever e participar
Ficha de tarefas de *mindfulness* 4B: Calendário de observar, descrever e participar
Ficha de tarefas de *mindfulness* 5: Habilidades "como fazer" de *mindfulness*: adotar uma postura não julgadora, fazer uma coisa de cada vez e ser efetivo
Ficha de tarefas de *mindfulness* 5A: *Checklist* de adotar uma postura não julgadora, fazer uma coisa de cada vez e ser efetivo
Ficha de tarefas de *mindfulness* 5B: Calendário para a prática de adotar uma postura não julgadora, fazer uma coisa de cada vez e ser efetivo
Ficha de tarefas de *mindfulness* 5C: Calendário de adotar uma postura não julgadora

Fichas de tarefas para outras perspectivas sobre habilidades de mindfulness
Ficha de tarefas de *mindfulness* 6: Bondade amorosa
Ficha de tarefas de *mindfulness* 7: Equilibrando a mente do ser e a mente do fazer
Ficha de tarefas de *mindfulness* 7A: Calendário de *mindfulness* fazer e do ser
Ficha de tarefas de *mindfulness* 8: Calendário de *mindfulness* de atividades prazerosas
Ficha de tarefas de *mindfulness* 9: Calendário de *mindfulness* de eventos desagradáveis
Ficha de tarefas de *mindfulness* 10: Trilhando o caminho do meio para a mente sábia
Ficha de tarefas de *mindfulness* 10A: Autoanalisando-se no caminho do meio
Ficha de tarefas de *mindfulness* 10B: Calendário de trilhar o caminho do meio

HABILIDADES DE EFETIVIDADE INTERPESSOAL

Fichas de efetividade interpessoal
Fichas para metas e fatores que interferem
Ficha de efetividade interpessoal 1: Metas de efetividade interpessoal
Ficha de efetividade interpessoal 2: Fatores que interferem na efetividade interpessoal
Ficha de efetividade interpessoal 2A: Mitos que interferem na efetividade interpessoal

Fichas para alcançar objetivos habilmente
Ficha de efetividade interpessoal 3: Visão geral: alcançando objetivos habilmente
Ficha de efetividade interpessoal 4: Esclarecendo prioridades em situações interpessoais
Ficha de efetividade interpessoal 5: Diretrizes para efetividade nos objetivos: obtendo o que você quer (DEAR MAN)
Ficha de efetividade interpessoal 5A: Aplicando habilidades DEAR MAN a uma interação atual difícil
Ficha de efetividade interpessoal 6: Diretrizes para efetividade nos relacionamentos: mantendo o relacionamento (GIVE)
Ficha de efetividade interpessoal 6A: Expandindo o V de GIVE: níveis de validação
Ficha de efetividade interpessoal 7: Diretrizes para efetividade de autorrespeito: mantendo o respeito por si (FAST)
Ficha de efetividade interpessoal 8: Avaliando as opções para o quão intensamente pedir algo ou dizer não
Ficha de efetividade interpessoal 9: Antecipação de fatores que interferem na solução de problemas: quando o que você está fazendo não está funcionando

Fichas para construir relacionamentos e terminar relacionamentos destrutivos
Ficha de efetividade interpessoal 10: Visão geral: construindo relacionamentos e terminando relacionamentos destrutivos
Ficha de efetividade interpessoal 11: Encontrando e fazendo as pessoas gostarem de você
Ficha de efetividade interpessoal 11A: Identificando habilidades para encontrar pessoas e fazê-las gostar de você
Ficha de efetividade interpessoal 12: *Mindfulness* direcionada aos outros
Ficha de efetividade interpessoal 12A: Identificando *mindfulness* direcionada aos outros
Ficha de efetividade interpessoal 13: Terminando relacionamentos
Ficha de efetividade interpessoal 13A: Identificando como terminar relacionamentos

Fichas para trilhar o caminho do meio
Ficha de efetividade interpessoal 14: Visão geral: trilhando o caminho do meio
Ficha de efetividade interpessoal 15: Dialética
Ficha de efetividade interpessoal 16: Como pensar e agir dialeticamente
Ficha de efetividade interpessoal 16A: Exemplos de lados opostos que podem ser ambos verdadeiros
Ficha de efetividade interpessoal 16B: Opostos importantes a equilibrar
Ficha de efetividade interpessoal 16C: Identificando dialéticas
Ficha de efetividade interpessoal 17: Validação
Ficha de efetividade interpessoal 18: Um guia prático para validação
Ficha de efetividade interpessoal 18A: Identificando a validação
Ficha de efetividade interpessoal 19: Recuperando-se de invalidação
Ficha de efetividade interpessoal 19A: Identificando a autoinvalidação
Ficha de efetividade interpessoal 20: Estratégias para aumentar a probabilidade de comportamentos que você quer
Ficha de efetividade interpessoal 21: Estratégias para diminuir ou parar comportamentos indesejados
Ficha de efetividade interpessoal 22: Dicas para usar estratégias de modificação comportamental efetivamente
Ficha de efetividade interpessoal 22A: Identificando estratégias de modificação comportamental efetivas

Fichas de tarefas de efetividade interpessoal
Fichas de tarefas para metas e fatores que interferem
Ficha de tarefas de efetividade interpessoal 1: Prós e contras de usar habilidades de efetividade interpessoal
Ficha de tarefas de efetividade interpessoal 2: Desafiando mitos que interferem na efetividade interpessoal

Fichas para alcançar objetivos habilmente
Ficha de tarefas de efetividade interpessoal 3: Esclarecendo prioridades em situações interpessoais
Ficha de tarefas de efetividade interpessoal 4: Escrevendo roteiros de efetividade interpessoal
Ficha de tarefas de efetividade interpessoal 5: Rastreando o uso de habilidades de efetividade interpessoal
Ficha de tarefas de efetividade interpessoal 6: O jogo da moeda: descobrindo com que intensidade pedir ou dizer não
Ficha de tarefas de efetividade interpessoal 7: Solucionando habilidades de efetividade interpessoal

Fichas de tarefas para construir relacionamentos e terminar relacionamentos destrutivos
Ficha de tarefas de efetividade interpessoal 8: Encontrando e fazendo as pessoas gostarem de você
Ficha de tarefas de efetividade interpessoal 9: *Mindfulness* direcionada aos outros
Ficha de tarefas de efetividade interpessoal 10: Terminando relacionamentos

Fichas de tarefas para trilhar o caminho do meio
Ficha de tarefas de efetividade interpessoal 11: Praticando a dialética
Ficha de tarefas de efetividade interpessoal 11A: *Checklist* das dialéticas
Ficha de tarefas de efetividade interpessoal 11B: Percebendo quando você não é dialético
Ficha de tarefas de efetividade interpessoal 12: Validando os outros
Ficha de tarefas de efetividade interpessoal 13: Autovalidação e autorrespeito
Ficha de tarefas de efetividade interpessoal 14: Modificação comportamental com reforçamento
Ficha de tarefas de efetividade interpessoal 15: Modificação comportamental utilizando extinção ou punição

HABILIDADES DE REGULAÇÃO EMOCIONAL

Fichas de regulação emocional
Ficha de regulação emocional 1: Metas da regulação emocional

Fichas para identificar, entender e nomear emoções
Ficha de regulação emocional 2: Visão geral: identificando, entendendo e nomeando emoções
Ficha de regulação emocional 3: O que as emoções fazem por você
Ficha de regulação emocional 4: O que torna difícil regular suas emoções
Ficha de regulação emocional 4A: Mitos sobre emoções
Ficha de regulação emocional 5: Modelo para descrever emoções
Ficha de regulação emocional 6: Maneiras para descrever emoções

Fichas para modificar respostas emocionais
Ficha de regulação emocional 7: Visão geral: modificando respostas emocionais
Ficha de regulação emocional 8: Verifique os fatos
Ficha de regulação emocional 8A: Exemplos de emoções que estão justificadas pelos fatos
Ficha de regulação emocional 9: Ação oposta e solução de problemas: decidindo qual usar
Ficha de regulação emocional 10: Ação oposta
Ficha de regulação emocional 11: Descobrindo ações opostas
Ficha de regulação emocional 12: Solução de problemas
Ficha de regulação emocional 13: Revisando ação oposta e solução de problemas

Fichas para reduzir a vulnerabilidade à mente emocional
Ficha de regulação emocional 14: Visão geral: reduzindo a vulnerabilidade à mente emocional – construindo uma vida que vale a pena ser vivida
Ficha de regulação emocional 15: Acumulando emoções positivas: curto prazo
Ficha de regulação emocional 16: Lista de atividades prazerosas
Ficha de regulação emocional 17: Acumulando emoções positivas: longo prazo
Ficha de regulação emocional 18: Lista de valores e prioridades
Ficha de regulação emocional 19: Construir maestria e antecipação
Ficha de regulação emocional 20: Cuidar de sua mente cuidando de seu corpo
Ficha de regulação emocional 20A: Protocolo para lidar com pesadelos, passo a passo
Ficha de regulação emocional 20B: Protocolo de higiene do sono

Fichas para manejar emoções realmente difíceis
Ficha de regulação emocional 21: Visão geral: manejando emoções realmente difíceis
Ficha de regulação emocional 22: *Mindfulness* das emoções atuais: deixando o sofrimento emocional passar
Ficha de regulação emocional 23: Manejando emoções extremas
Ficha de regulação emocional 24: Antecipando fatores que interferem na solução de problemas nas habilidades de regulação emocional: quando o que você está fazendo não está funcionando
Ficha de regulação emocional 25: Revisão de habilidades de regulação emocional

Fichas de tarefas de regulação emocional
Ficha de tarefas de regulação emocional 1: Prós e contras de modificar emoções

Fichas de tarefas para identificar, entender e nomear emoções
Ficha de tarefas de regulação emocional 2: Descobrindo o que minhas emoções estão fazendo por mim
Ficha de tarefas de regulação emocional 2A: Exemplo: descobrindo o que minhas emoções estão fazendo por mim
Ficha de tarefas de regulação emocional 2B: Diário de emoções
Ficha de tarefas de regulação emocional 2C: Exemplo: diário de emoções
Ficha de tarefas de regulação emocional 3: Mitos sobre emoções
Ficha de tarefas de regulação emocional 4: Observando e descrevendo emoções
Ficha de tarefas de regulação emocional 4A: Observando e descrevendo emoções

Fichas de tarefas para modificar respostas emocionais
Ficha de tarefas de regulação emocional 5: Verifique os fatos
Ficha de tarefas de regulação emocional 6: Descobrindo como modificar emoções indesejadas
Ficha de tarefas de regulação emocional 7: Ação oposta para mudar ações
Ficha de tarefas de regulação emocional 8: Solução de problemas para modificar emoções

Fichas de tarefas para reduzir a vulnerabilidade à mente emocional
Ficha de tarefas de regulação emocional 9: Passos para reduzir vulnerabilidade à mente emocional
Ficha de tarefas de regulação emocional 10: Diário de atividades prazerosas
Ficha de tarefas de regulação emocional 11: Passos para ir dos valores até ações específicas
Ficha de tarefas de regulação emocional 11A: Passos para ir dos valores até ações específicas
Ficha de tarefas de regulação emocional 11B: Diário de ações cotidianas sobre valores e prioridades
Ficha de tarefas de regulação emocional 12: Construir maestria e antecipação
Ficha de tarefas de regulação emocional 13: Unindo habilidades ABC a cada dia
Ficha de tarefas de regulação emocional 14: Praticando habilidades SABER
Ficha de tarefas de regulação emocional 14A: Formulários de experiência do pesadelo-alvo (conjunto de 3)
Ficha de tarefas de regulação emocional 14B: Ficha de prática de higiene do sono

Fichas de tarefas para manejar emoções realmente difíceis
Ficha de tarefas de regulação emocional 15: Mindfulness das emoções atuais
Ficha de tarefas de regulação emocional 16: Antecipando fatores que interferem na solução de problemas nas habilidades de regulação emocional

HABILIDADES DE TOLERÂNCIA AO MAL-ESTAR

Fichas de tolerância ao mal-estar
Ficha de tolerância ao mal-estar 1: Objetivos da tolerância ao mal-estar

Fichas para habilidades de sobrevivência a crises
Ficha de tolerância ao mal-estar 2: Visão geral: habilidades de sobrevivência a crises
Ficha de tolerância ao mal-estar 3: Quando usar habilidades de sobrevivência a crises
Ficha de tolerância ao mal-estar 4: Habilidade STOP
Ficha de tolerância ao mal-estar 5: Prós e contras
Ficha de tolerância ao mal-estar 6: Habilidades TIP: alterando a fisiologia corporal
Ficha de tolerância ao mal-estar 6A: Usando água fria, passo a passo
Ficha de tolerância ao mal-estar 6B: Relaxamento muscular progressivo, passo a passo
Ficha de tolerância ao mal-estar 6C: Relaxamento muscular progressivo, passo a passo
Ficha de tolerância ao mal-estar 7: Distraindo-se
Ficha de tolerância ao mal-estar 8: Autoacalmando-se
Ficha de tolerância ao mal-estar 8A: Meditação de escaneamento corporal, passo a passo
Ficha de tolerância ao mal-estar 9: Melhorar (IMPROVE) o momento
Ficha de tolerância ao mal-estar 9A: Consciência sensorial, passo a passo

Fichas para habilidades de aceitação da realidade
Ficha de tolerância ao mal-estar 10: Visão geral: habilidades de aceitação da realidade
Ficha de tolerância ao mal-estar 11: Aceitação radical
Ficha de tolerância ao mal-estar 11A: Aceitação radical: fatores que interferem
Ficha de tolerância ao mal-estar 11B: Praticando aceitação radical, passo a passo
Ficha de tolerância ao mal-estar 12: Redirecionando a mente
Ficha de tolerância ao mal-estar 13: Estar disposto
Ficha de tolerância ao mal-estar 14: Meio sorriso e mãos dispostas
Ficha de tolerância ao mal-estar 14A: Praticando meio sorriso e mãos dispostas
Ficha de tolerância ao mal-estar 15: *Mindfulness* de pensamentos atuais
Ficha de tolerância ao mal-estar 15A: Praticando *mindfulness* dos pensamentos

Fichas para habilidades quando a crise é adição
Ficha de tolerância ao mal-estar 16: Visão geral: quando a crise é adição
Ficha de tolerância ao mal-estar 16A: Adições comuns
Ficha de tolerância ao mal-estar 17: Abstinência dialética
Ficha de tolerância ao mal-estar 17A: Planejamento de abstinência dialética
Ficha de tolerância ao mal-estar 18: Mente límpida
Ficha de tolerância ao mal-estar 18A: Padrões de comportamento característicos da mente aditiva e da mente limpa
Ficha de tolerância ao mal-estar 19: Reforço da comunidade
Ficha de tolerância ao mal-estar 20: Queimando pontes e construindo novas
Ficha de tolerância ao mal-estar 21: Rebelião alternativa e negação adaptativa

Fichas de tarefas de tolerância ao mal-estar
Fichas de tarefas para habilidades de sobrevivência a crises
Ficha de tarefas de tolerância ao mal-estar 1: Habilidades de sobrevivência a crises
Ficha de tarefas de tolerância ao mal-estar 1A: Habilidades de sobrevivência a crises
Ficha de tarefas de tolerância ao mal-estar 1B: Habilidades de sobrevivência a crises
Ficha de tarefas de tolerância ao mal-estar 2: Praticando a habilidade STOP
Ficha de tarefas de tolerância ao mal-estar 2A: Praticando a habilidade STOP
Ficha de tarefas de tolerância ao mal-estar 3: Prós e contras de agir de acordo com impulsos da crise
Ficha de tarefas de tolerância ao mal-estar 3A: Prós e contras de agir de acordo com impulsos da crise
Ficha de tarefas de tolerância ao mal-estar 4: Alterando a fisiologia corporal com habilidades TIP
Ficha de tarefas de tolerância ao mal-estar 4A: Relaxamento muscular progressivo
Ficha de tarefas de tolerância ao mal-estar 4B: Repensar de maneira eficaz e relaxamento progressivo
Ficha de tarefas de tolerância ao mal-estar 5: Distraindo-se com mente sábia ACCEPTS
Ficha de tarefas de tolerância ao mal-estar 5A: Distraindo-se com mente sábia ACCEPTS
Ficha de tarefas de tolerância ao mal-estar 5B Distraindo-se com mente sábia ACCEPTS
Ficha de tarefas de tolerância ao mal-estar 6: Autoacalmar-se
Ficha de tarefas de tolerância ao mal-estar 6A: Autoacalmar-se
Ficha de tarefas de tolerância ao mal-estar 6B: Autoacalmar-se
Ficha de tarefas de tolerância ao mal-estar 6C: Meditação de escaneamento corporal, passo a passo
Ficha de tarefas de tolerância ao mal-estar 7: Melhore (IMPROVE) o momento
Ficha de tarefas de tolerância ao mal-estar 7A: Melhore (IMPROVE) o momento
Ficha de tarefas de tolerância ao mal-estar 7B: Melhore (IMPROVE) o momento

Fichas de tarefas para habilidades de aceitação da realidade
Ficha de tarefas de tolerância ao mal-estar 8: Habilidades de aceitação da realidade
Ficha de tarefas de tolerância ao mal-estar 8A: Habilidades de aceitação da realidade
Ficha de tarefas de tolerância ao mal-estar 8B: Habilidades de aceitação da realidade
Ficha de tarefas de tolerância ao mal-estar 9: Aceitação radical
Ficha de tarefas de tolerância ao mal-estar 9A: Praticando aceitação radical
Ficha de tarefas de tolerância ao mal-estar 10: Redirecionando a mente, estar disposto, falta de disposição
Ficha de tarefas de tolerância ao mal-estar 11: Meio sorriso e mãos dispostas
Ficha de tarefas de tolerância ao mal-estar 11A: Meio sorriso e mãos dispostas
Ficha de tarefas de tolerância ao mal-estar 12: *Mindfulness* de pensamentos atuais
Ficha de tarefas de tolerância ao mal-estar 12A: Praticando *mindfulness* de pensamentos

Fichas de tarefas para habilidades quando a crise é adição
Ficha de tarefas de tolerância ao mal-estar 13: Habilidades quando a crise é adição
Ficha de tarefas de tolerância ao mal-estar 14: Planejando abstinência dialética
Ficha de tarefas de tolerância ao mal-estar 15: Da mente limpa para a mente límpida
Ficha de tarefas de tolerância ao mal-estar 16: Reforçando comportamentos contra a adição
Ficha de tarefas de tolerância ao mal-estar 17: Queimando pontes e construindo novas
Ficha de tarefas de tolerância ao mal-estar 18: Praticando a rebelião alternativa e a negação adaptativa

PARTE I

Introdução ao treinamento de habilidades em DBT

Capítulo 1

Justificativa para o treinamento de habilidades em terapia comportamental dialética

O QUE É DBT?

O treinamento de habilidades comportamentais descritas neste manual baseia-se em um modelo de tratamento chamado de terapia comportamental dialética (*Dialectical Behavior Therapy*, DBT). A DBT é uma terapia cognitivo-comportamental que foi desenvolvida originalmente para indivíduos cronicamente suicidas, diagnosticados com transtorno da personalidade *borderline* (TPB). A DBT foi a primeira psicoterapia com efetividade demonstrada por meio de ensaios clínicos controlados em pacientes com TPB e consiste em uma combinação de psicoterapia individual, treinamento de habilidades em grupo, *coaching* por telefone e uma equipe de consultoria para os terapeutas.[1] Desde então, vários ensaios clínicos foram conduzidos, demonstrando a efetividade da DBT não só em casos de TPB, mas também em uma ampla gama de outros transtornos e problemas, incluindo tanto falta de controle quanto excesso de controle das emoções e padrões comportamentais e cognitivos associados. Além disso, um número crescente de estudos (resumidos mais adiante neste capítulo) sugere que o treinamento de habilidades é uma intervenção promissora para diversas populações, como pessoas com problemas de alcoolismo, famílias de indivíduos suicidas, vítimas de violência doméstica e outros.

A DBT, incluindo o treinamento de habilidades em DBT, baseia-se em uma teoria biossocial e dialética da psicopatologia, que realça o papel das dificuldades na regulação emocional (tanto na falta de controle quanto no excesso de controle) e do comportamento. A desregulação emocional tem sido associada a uma variedade de problemas de saúde mental[2] decorrentes de padrões de instabilidade emocional, no controle dos impulsos, nos relacionamentos interpessoais e na autoimagem. As habilidades da DBT não almejam diretamente esses padrões, mas são direcionadas. A meta geral do treinamento de habilidades em DBT é ajudar os indivíduos a modificar padrões comportamentais, emocionais, interpessoais e de pensamento associados com os problemas na vida. Portanto, compreender a filosofia e os fundamentos teóricos do tratamento da DBT como um todo é crucial para o uso eficiente deste manual. Essa compreensão também é importante porque determina a atitude dos terapeutas em relação ao tratamento e a seus pacientes. Essa atitude, por sua vez, é um componente importante do relacionamento dos terapeutas com seus pacientes, que, muitas vezes, é essencial à efetividade do tratamento e pode ser especialmente relevante com indivíduos suicidas e gravemente desregulados.

UM OLHAR ADIANTE

Este livro está organizado em duas partes principais. A Parte I (Caps. 1 a 5) orienta os leitores sobre a DBT e, em particular, sobre o treinamento de habilidades. A Parte II (Caps. 6 a 10) contém instruções detalhadas para o ensino de habilidades específicas. As fichas explicativas e de tarefas do paciente podem ser encontradas em *Treinamento de habilidades em DBT: manual de terapia comportamental dialética para o paciente*, também publicado pela Artmed.

No restante deste capítulo, descrevo a visão de mundo dialética que fundamenta o tratamento e os pressupostos inerentes a esse ponto de vista. Em seguida, é apresentada a teoria biossocial da desregulação emocional severa (incluindo o TPB) e seu desenvolvimento, bem como de que maneira as variações nesse modelo se aplicam às dificuldades na regulação emocional em geral. Conforme já observado, as habilidades em DBT apresentadas neste manual são projetadas especificamente para abordar a desregulação emocional e as suas consequências mal-adaptativas. O Capítulo 1 termina com um breve panorama sobre as pesquisas em DBT *standard* (psicoterapia individual, *coaching* telefônico, equipe de consultoria e treinamento de habilidades), bem como sobre as pesquisas em treinamentos de habilidades em DBT sem o componente de terapia individual. Nos Capítulos 2 a 5, discuto os aspectos práticos do treinamento de habilidades: planejar o treinamento de habilidades, incluir ideias para diferentes currículos das habilidades com base na população de pacientes e no contexto de aplicação (Cap. 2); estruturar o formato da sessão e iniciar o treinamento de habilidades (Cap. 3); alvos e procedimentos do treinamento de habilidades em

DBT (Cap. 4); e aplicar outros procedimentos e estratégias da DBT ao treinamento de habilidades comportamentais (Cap. 5). Juntos, esses capítulos preparam o "palco" para decidir como conduzir o treinamento de habilidades em uma clínica ou prática específica. Um conjunto de Apêndices da Parte I apresenta 11 currículos diferentes para programas de treinamento de habilidades.

Na Parte II, o Capítulo 6 inicia o componente formal do treinamento de habilidades em DBT. Abrange como apresentar aos pacientes o treinamento e como orientá-los rumo às metas da terapia. Em seguida, são apresentadas as diretrizes sobre como ensinar habilidades específicas, agrupadas em quatro módulos de habilidades: habilidades de *mindfulness* (Cap. 7), habilidades de efetividade interpessoal (Cap. 8), habilidades de regulação emocional (Cap. 9) e habilidades de tolerância ao mal-estar (Cap. 10).

Cada habilidade tem fichas correspondentes com instruções sobre como praticá-la. Cada ficha tem pelo menos uma (em geral, mais de uma) ficha de tarefas associada, para que os pacientes registrem suas práticas de habilidades. Vale relembrar que todas essas fichas e fichas de tarefas podem ser encontradas em *Treinamento de habilidades em DBT: manual de terapia comportamental dialética para o paciente*, também publicado pela Artmed. Descrições das fichas e fichas de tarefas relacionadas são fornecidas em quadros no início de cada seção principal, no âmbito das notas de ensino dos módulos de cada habilidade (Caps. 6 a 10).

Aqui, é preciso observar que todo o treinamento de habilidades em nossos ensaios clínicos foi conduzido em grupos, embora, em minha clínica, também ocorra a condução de treinamentos individuais. Boa parte das diretrizes do tratamento neste manual pressupõe que o treinamento de habilidades está sendo conduzido em grupos, principalmente porque é mais fácil adaptar técnicas de treinamento em grupo para pacientes individuais do que o contrário. (A questão do treinamento de habilidades em grupo *versus* individual é aprofundada no próximo capítulo.)

Este manual é um complemento ao meu texto mais completo sobre DBT, *terapia cognitivo-comportamental para transtorno da personalidade borderline*.[3*] Embora as habilidades em DBT sejam eficazes para outras doenças além do TPB, os princípios que fundamentam o tratamento continuam importantes e são discutidos na íntegra na obra citada. Ao longo deste manual, faço referências constantes àquele livro; por isso, de agora em diante, vou chamá-lo apenas de "o principal texto da DBT". As referências e os fundamentos científicos para muitas das minhas declarações e posições encontram-se totalmente documentadas nos Capítulos 1 a 3 daquele texto; por isso, aqui não serão analisadas nem citadas outra vez.

---

* N. de E.: Obra em língua portuguesa publicada pela Artmed em 2010.

A VISÃO DIALÉTICA DO MUNDO E OS PRESSUPOSTOS BÁSICOS

Como seu nome sugere, a DBT baseia-se em uma visão dialética do mundo. "Dialética", quando aplicada à terapia comportamental, tem dois significados: o da natureza fundamental da realidade e o do diálogo e do relacionamento persuasivos. Como visão de mundo ou posição filosófica, a dialética constitui a base da DBT. Alternativamente, em se tratando de diálogos e relacionamentos, a dialética se refere à abordagem do tratamento ou às estratégias utilizadas pelo terapeuta para efetuar a mudança. Essas estratégias são descritas na íntegra no Capítulo 7 do principal texto da DBT e são resumidas no Capítulo 5 deste livro.

As perspectivas dialéticas sobre a natureza da realidade e o comportamento humano compartilham três características primordiais. Primeiro, assim como as perspectivas de sistemas dinâmicos, a dialética salienta que tudo está inter-relacionado e, que, assim tudo segue uma lógica relacional ou a realidade em sua totalidade. Isso significa que uma abordagem dialética considera que análises de partes individuais de um sistema têm valor limitado, a menos que relacionem com clareza as partes com o todo. Assim, a dialética direciona nossa atenção a partes individuais de um sistema (ou seja, um comportamento específico), bem como à inter-relação dessa parte com outras (p. ex., outros comportamentos, o contexto ambiental) e com o todo (p. ex., a cultura, a situação do mundo naquele momento). No que diz respeito ao treinamento de habilidades, o terapeuta primeiro deve levar em conta a inter-relação dos déficits das habilidades. É dificílimo aprender um novo conjunto de habilidades sem aprender simultaneamente outras habilidades relacionadas – tarefa ainda mais difícil. Uma visão dialética também é compatível com os pontos de vista contextual e feminista sobre a psicopatologia. Aprender habilidades comportamentais é particularmente difícil quando o ambiente imediato ou a cultura mais ampla de uma pessoa não dão suporte para essa aprendizagem. Assim, o indivíduo deve aprender não só as habilidades de autorregulação e como influenciar seu ambiente, mas também quando exercer essa regulação.

Em segundo lugar, a realidade não é vista como estática, mas, sim, composta de forças opostas internas (tese e antítese) de cuja síntese evolui um novo conjunto de forças opostas. Uma ideia dialética importantíssima é que todas as proposições contêm, dentro de si, suas próprias oposições. Conforme Goldberg, "suponho que a verdade seja paradoxal, que cada artigo da sabedoria contenha em seu bojo suas próprias contradições, que as "verdades pairam lado a lado" (p. 295-296, grifo no original).[4] A dialética, nesse sentido, é compatível com modelos de conflito psicodinâmicos da psicopatologia. Pensamento dicotômico e comportamentos e emoções extremos são encarados como falhas dialéticas. O indivíduo está preso em polaridades, incapaz de progredir para a síntese. No que tange ao treinamento de habilidades comportamentais, três polaridades específicas podem tornar o progresso extremamente difícil. O terapeuta deve prestar atenção a cada polaridade e ajudar cada paciente a se mover rumo a uma síntese possível de ser trabalhada.

A primeira dessas polaridades é a dialética entre a necessidade de os pacientes se aceitarem como eles são no momento presente e a necessidade de mudarem. Essa dialética particular é a tensão mais fundamental em qualquer psicoterapia, e o terapeuta deve negociá-la habilmente para que aconteça a mudança.

A segunda é a tensão entre os pacientes receberem o que precisam para que se tornem mais competentes e perderem o que precisam para que se tornem mais competentes. Uma vez, tive um paciente no treinamento de habilidades que, a cada semana, relatava não ter feito as tarefas de casa comportamentais atribuídas e insistia que o tratamento não estava funcionando. Quando, após seis meses, sugeri que talvez esse não fosse o tratamento para ela, e a paciente relatou que estivera experimentando as novas habilidades o tempo todo e que *tinham* ajudado. No entanto, ela não me deixou saber disso, pois tinha medo de que, se demonstrasse qualquer evolução, eu a dispensaria do treinamento de habilidades.

Uma terceira e muito importante polaridade tem a ver com os pacientes manterem a integridade pessoal e validarem seus próprios pontos de vista sobre suas dificuldades *versus* aprenderem as novas habilidades que irão ajudá-los a sair de seu sofrimento. Se eles melhoram ao aprender as novas habilidades, validam seu ponto de vista de que o problema, o tempo todo, era a falta de habilidades suficientes para que se ajudassem. Eles não estavam tentando manipular as pessoas, como os outros os acusaram de ter feito. Não estão motivados a machucar os outros e não carecem de motivações positivas. No entanto, a aprendizagem de novas habilidades pelos pacientes talvez também pareça validar a opinião dos outros de maneiras diferentes: talvez pareça provar que os outros estavam certos desde o início (e que o paciente estava errado), ou que o paciente era o problema (não o ambiente). A dialética não só concentra a atenção do paciente a essas polaridades, mas também sugere maneiras para sair delas. (As maneiras de como fazer isso são discutidas no Cap. 7 do principal texto da DBT.)

A terceira característica da dialética é uma suposição, a partir das duas características supracitadas, de que a natureza fundamental da realidade é mudança e processo, em vez de conteúdo e estrutura. Aqui, a implicação mais importante é que tanto o indivíduo quanto o ambiente estão passando por uma transição contínua. Assim, a terapia não se centra em manter um ambiente estável e consistente, mas, em vez disso, visa a ajudar o paciente a se tornar confortável com a mudança. Um exemplo disso é que desencorajamos que as pessoas se sentem exatamente nos mesmos lugares no grupo de treinamento de habilidades durante todo o tempo em que estão no grupo. No âmbito do treinamento de habilidades, os terapeutas devem estar cientes não só de como seus pacientes estão mudando, mas também de como eles próprios e o tratamento aplicado estão sendo modificados ao longo do tempo.

TEORIA BIOSSOCIAL: COMO A DESREGULAÇÃO EMOCIONAL SE DESENVOLVE*

Como observado antes, a DBT foi originalmente desenvolvida para indivíduos com elevadas tendências suicidas e, em um segundo momento, para aqueles que satisfazem os critérios para TPB. Um tratamento eficaz, porém, exige uma teoria coerente. Minha primeira tarefa, portanto, foi desenvolver uma teoria que me permitisse entender o ato do suicídio, bem como o TPB. Utilizei três critérios para a minha teoria: precisava (1) orientar a implementação do tratamento, (2) gerar compaixão e (3) embasá-la em dados de pesquisas científicas. A teoria biossocial que desenvolvi baseou-se na premissa de que tanto o suicídio quanto o TPB são, em sua essência, transtornos da desregulação emocional. O comportamento suicida é uma resposta ao sofrimento emocional insuportável. O TPB é um grave transtorno mental, resultante da severa desregulação do sistema emocional. Indivíduos com TPB mostram um padrão característico de instabilidade na regulação das emoções, no controle de impulsos, no relacionamento interpessoal e na autoimagem.

A desregulação emocional também tem sido relacionada a uma variedade de outros problemas de saúde mental. Em geral, transtornos relacionados ao uso de substâncias e transtornos aditivos, transtornos alimentares e muitos outros padrões comportamentais destrutivos funcionam como estratégias evitativas para emoções insuportáveis. Os teóricos têm proposto que o transtorno depressivo maior deve ser conceituado como um transtorno de desregulação emocional, com base parcialmente em um déficit na regulação de emoções agradáveis de sentir (capacidade de eliciá-las) e na manutenção das emoções positivas.[5] Da mesma forma, as

---

* As ideias discutidas nesta seção a respeito da teoria biossocial em geral (e, em particular, do modelo de emoções da DBT) são extraídas não só do principal texto sobre DBT, mas também baseadas em: Neacsiu, A. D., Bohus, M., & Linehan, M. M. (2014). Dialectical behavior therapy: An intervention for emotion dysregulation. Em J. J. Gross (Ed.), *Handbook of emotion regulation* (2ª ed., p. 491-507). New York: Guilford Press; e Crowell, S. E., Beauchaine, T. P., & Linehan, M. M. (2009). A biosocial developmental model of borderline personality: Elaborating and extending Linehan's theory. *Psychological Bulletin*, *135*(3), 495--510. Neacsiu e colaboradores discutem a desregulação emocional como central ao TPB e aos transtornos mentais; Crowell e colaboradores apresentam uma elaboração e ampliação da minha teoria biossocial original.

revisões da literatura têm demonstrado que transtornos de ansiedade, esquizofrenia e até mesmo transtornos bipolares estão diretamente associados à desregulação emocional.[6,7]

O modelo das emoções da DBT

Para entender a desregulação emocional, primeiro temos de entender o que as emoções de fato são. No entanto, propor qualquer definição do construto "emoção" é algo repleto de dificuldades, e raramente há consenso, mesmo entre os pesquisadores do assunto, sobre qualquer definição concreta. Dessa maneira, ensinar aos pacientes sobre as emoções e a regulação emocional exige alguma tentativa para descrever as emoções, mesmo não existindo uma definição exata. A DBT, em geral, e as habilidades em DBT, em particular, baseiam-se na visão de que as emoções são respostas breves, involuntárias, sistêmicas e com um padrão de ações a estímulos internos e externos.[8] De modo semelhante a outras abordagens, a DBT enfatiza a importância do valor adaptativo evolucionário das emoções para compreendê-las.[9] Embora as respostas emocionais sejam sistêmicas, elas podem ser consideradas partes dos seguintes subsistemas em interação: (1) vulnerabilidade emocional a pistas; (2) eventos internos e/ou externos que, quando atendidos, servem de pistas emocionais (p. ex., eventos geradores); (3) apreciação e interpretações dos sinais; (4) tendências de resposta, incluindo respostas neuroquímicas e fisiológicas, respostas experienciais e impulso de ação; (5) respostas, ações e expressões não verbais e verbais; e (6) efeitos colaterais do "disparo" emocional inicial, incluindo as emoções secundárias. É útil considerar que as ações padronizadas associadas às respostas emocionais são parte integrante dessas respostas, em vez de consequências das emoções. Ao combinar todos esses elementos em um sistema interacional, a DBT enfatiza que a modificação de qualquer componente do sistema emocional tem o poder de alterar o funcionamento de todo o sistema. Em suma, se alguém quer modificar as próprias emoções, incluindo as ações emocionais, pode fazer isso modificando qualquer parte do sistema.

Desregulação emocional

A desregulação emocional é a incapacidade, mesmo quando os melhores esforços são aplicados, para alterar ou regular sinais emocionais, experiências, ações, respostas verbais e/ou expressões não verbais sob condições normativas. A desregulação emocional global é vista quando a incapacidade de regular as emoções ocorre em uma vasta gama de emoções, problemas de adaptação e contextos situacionais. Esse tipo de desregulação emocional decorre da vulnerabilidade à elevada emocionalidade, junto com uma incapacidade de regular as respostas ligadas a emoções intensas. Características da desregulação emocional incluem excesso de experiências emocionais dolorosas; incapacidade de regular a ativação/ excitação emocional intensa; problemas em alternar a atenção dos sinais emocionais uma vez que estes tenham sido detectados; distorções cognitivas e falhas no processamento da informação; controle insuficiente de comportamentos impulsivos relacionados a fortes emoções positivas e negativas; dificuldades em organizar e coordenar as atividades para alcançar os objetivos não dependentes do humor durante a ativação/excitação emocional; e tendência a "paralisar" (*freeze*) ou dissociar sob estresse muito elevado. Ela também pode se apresentar na forma de excesso de controle e supressão emocional, que levam a emoções negativas invasivas, baixa emocionalidade positiva, incapacidade para regulação de emoções agradáveis de sentir e dificuldade com comunicação afetiva. A desregulação sistêmica é produzida pela vulnerabilidade emocional e por estratégias de modulação desadaptativas e inadequadas. A vulnerabilidade emocional é definida pelas seguintes características: (1) intensa emocionalidade negativa como linha de base, (2) sensibilidade aumentada aos estímulos emocionais, (3) resposta intensa aos estímulos emocionais e (4) retorno lento à linha de base emocional uma vez que a ativação/excitação emocional tenha ocorrido.

Regulação emocional

A regulação emocional, em contraste, é a capacidade de (1) inibir o comportamento inapropriado e impulsivo relacionado a fortes emoções negativas ou positivas; (2) organizar-se internamente para uma ação coordenada em prol de um objetivo externo (ou seja, agir de maneira não dependente do humor quando necessário); (3) reduzir a intensidade de qualquer ativação/excitação fisiológica que a forte emoção tenha induzido; e (4) alternar o foco atencional na presença de uma emoção intensa. A regulação emocional pode ser controlada de modo automático ou também consciente. Na DBT, o foco é primeiro aumentar o controle consciente e, em seguida, suscitar práticas suficientes para incorporar habilidades que se tornem, em última análise, automáticas.

Vulnerabilidades biológicas (o "bio" na teoria biossocial)*

Disposições para emocionalidade negativa, alta sensibilidade a pistas emocionais e impulsividade são precursores de base biológica da desregulação emocional. As influências biológicas incluem hereditariedade, fatores intrauterinos,

---

* A seção sobre "vulnerabilidades biológicas" (o "bio" na teoria biossocial) é adaptada de Crowell, S. E., Beauchaine, T. P., & Linehan, M. M. (2009). A biosocial developmental model of borderline personality: Elaborating and extending Linehan's theory. *Psychological Bulletin*, *135*(3), 495–510. Copyright 2009 by the American Psychological Association. Adaptado com permissão.

danos físicos que afetam o cérebro na infância ou na idade adulta e efeitos das experiências de aprendizagem precoce tanto no desenvolvimento do cérebro quanto em seu funcionamento. Uma disfunção em qualquer parte do sistema de regulação das emoções humanas, que é extremamente complexo, pode fornecer a base biológica para a vulnerabilidade emocional inicial e as dificuldades posteriores na modulação das emoções. Assim, a disposição biológica pode ser diferente em pessoas distintas.

Duas dimensões do temperamento infantil, o controle com esforço e a emocionalidade negativa, são particularmente relevantes aqui. O controle com esforço, que contribui para a regulação tanto emocional quanto comportamental, é um termo geral para uma série de comportamentos de autorregulação (inclusive inibir respostas dominantes para se envolver em respostas menos dominantes, planejar e detectar falhas no comportamento). Crianças com risco de desregulação emocional global e descontrole comportamental têm a probabilidade de apresentar baixo controle com esforço e alta emocionalidade negativa, o que se caracteriza por desconforto, frustração, timidez, tristeza e incapacidade de ser acalmado.

O ambiente de cuidados (o "social" na teoria biossocial)

As contribuições do ambiente social, particularmente da família, incluem (1) tendência para invalidar emoções e incapacidade de modelar expressões emocionais apropriadas; (2) estilo de interação que reforça a ativação/excitação emocional; e (3) ajuste frágil entre o temperamento da criança e o estilo parental dos cuidadores. Esta última questão é enfatizada aqui porque ela destaca as transações ambiente *versus* biologia que modelam os comportamentos tanto da criança quanto do cuidador. Em teoria, uma criança com baixa vulnerabilidade biológica pode estar em risco de TPB e/ou alta desregulação emocional se houver discrepância extrema entre suas características e as de seu cuidador ou se houver sobrecarga nos recursos da família (p. ex., devido ao alcoolismo de um familiar ou a um irmão com câncer). Essas situações têm o potencial de perpetuar a invalidação, porque as demandas da criança, muitas vezes, excedem a capacidade do ambiente para atendê-las.

O inverso também é provável: uma criança biologicamente vulnerável pode ser resiliente em um ambiente bem adaptado, em que suportes familiares estejam atuando. Esses resultados diferenciais me levaram a propor três tipos principais de famílias que aumentam o risco para o TPB: a família desorganizada (p. ex., com constantes negligências ou maus tratos); a família perfeita (p. ex., em que expressar emoções negativas é um tabu) e a família normal (caracterizada principalmente pela fragilidade de ajuste das características da criança com a de seus pais). Vale ressaltar que as características do cuidador não são necessariamente fixas ou preexistentes. Em vez disso, esse indivíduo também é um produto de complexas transações biológicas, sociais e psicológicas, incluindo efeitos evocativos da criança sobre o estilo parental.

O papel do ambiente invalidante

O papel da invalidação no desenvolvimento da desregulação emocional faz muito sentido, tão logo se percebe que uma função primordial das emoções nos seres humanos (assim como em outros mamíferos) é servir como um sistema de comunicação rápido. A invalidação das emoções envia a mensagem de que a comunicação não foi recebida. Quando a mensagem é importante, o remetente, de modo compreensível, intensifica sua comunicação por meio da intensificação da emoção. Quando o receptor não "capta" essa comunicação ou não acredita nela, ele, de modo compreensível, aumenta seus esforços para interrompê-la, geralmente por alguns meios de invalidação. E assim por diante, em um modelo circular, cada lado intensificando a sua resposta até que um deles recue. Muitas vezes, é o receptor que, enfim, resolve parar e escutar ou ceder às demandas do remetente ativado emocionalmente de modo intenso. Portanto, a intensificação emocional foi reforçada. Quando isso continua de modo intermitente, o padrão de desregulação emocional intensificada é consolidado.

Esse ambiente é particularmente prejudicial às crianças que começam a vida com alta vulnerabilidade emocional. O indivíduo emocionalmente vulnerável e reativo acaba obtendo invalidação de um ambiente que poderia ter sido favorável. Uma característica definidora de um ambiente invalidante é a tendência a responder de forma errática e inadequada a experiências privadas (p. ex., crenças, pensamentos, sentimentos, sensações) e, em especial, a ser insensível a experiências privadas que não sejam acompanhadas de respostas ou comportamentos públicos. Ambientes invalidantes também tendem a responder de forma extrema (i. e., a ter uma reação minimizada ou exagerada) às experiências privadas que são acompanhadas de respostas ou comportamentos públicos. Componentes fenomenológicos, fisiológicos e cognitivos das emoções são experiências privadas prototípicas que levam à invalidação nesses ambientes. Para esclarecer a contribuição do ambiente invalidante a padrões comportamentais emocionalmente desregulados, vamos contrastar este cenário com ambientes que promovem habilidades de regulação emocional mais adaptativas.

Na família ótima, a validação pública de experiências privadas é fornecida com frequência. Por exemplo, quando uma criança fala "Estou com sede", seus pais lhe dão algo para beber (em vez de falar "Não, você não está. Agora mesmo você tomou uma bebida"). Quando ela chora, eles a acalmam ou tentam descobrir o que está errado (em vez de falar "Deixa de ser um bebê chorão!"). Quando a criança manifesta sua raiva ou frustração, os membros da família levam a sério (em vez de desconsiderá-la, como se aquilo fosse trivial). Quando a criança diz "Fiz o melhor que pude", o pai concorda (em vez de dizer "Não, você não fez"). E assim por diante. Na família ótima, as preferências da criança (p. ex., cor do quarto, atividades ou roupas) são levadas em conta; suas convicções e seus pensamentos são evocados e levados a sério; e as emoções da criança são vistas como comunicações importantes. Em uma família assim, a comunicação bem-sucedida de experiências privadas é seguida por alterações no comportamento dos outros membros da família. Essas mudanças aumentam a probabilidade de que as necessidades da criança sejam satisfeitas e diminuem a probabilidade de consequências negativas. A resposta parental que está em sintonia e não é aversiva resulta em crianças com mais capacidade para diferenciar suas próprias emoções das emoções dos outros.

Em contrapartida, uma família invalidante é problemática porque seus membros respondem à comunicação de preferências, pensamentos e emoções com respostas desconectadas – especificamente, com ausência de respostas ou com consequências extremas. Isso leva a uma acentuação das diferenças entre a experiência privada de uma criança vulnerável emocionalmente e a experiência que o ambiente social verdadeiramente apoia e responde. Discrepâncias persistentes entre a experiência privada de uma criança e a maneira como as outras pessoas no ambiente descrevem tal experiência fornecem o ambiente de aprendizagem fundamental necessário para muitos dos problemas comportamentais associados à desregulação emocional.

Além das falhas precoces para responder de maneira ideal, um ambiente invalidante enfatiza, de maneira geral, o controle da expressividade emocional, especialmente a expressão de emoções negativas. Experiências dolorosas são, muitas vezes, banalizadas e atribuídas a características negativas, como a falta de motivação, a falta de disciplina e a incapacidade de adotar uma atitude positiva. Fortes emoções positivas e preferências a elas associadas podem ser atribuídas a outras características negativas, como a falta de julgamento e de reflexão ou a impulsividade. Outras características do ambiente invalidante incluem restrição das demandas que uma criança pode fazer em relação ao ambiente, discriminação contra a criança com base no gênero ou outras características arbitrárias e o uso da punição (desde críticas até abuso físico e sexual) para controlar o comportamento.

O ambiente invalidante contribui para a desregulação emocional por não conseguir ensinar a criança a nomear e modular a ativação/excitação emocional, a tolerar o mal-estar ou confiar que suas próprias respostas emocionais são interpretações válidas dos eventos. Esse ambiente também ensina a criança a invalidar suas próprias experiências ao tornar necessário que ela faça varreduras do ambiente em busca de pistas sobre como deve agir e sentir. Ao simplificar demais a facilidade de solucionar os problemas da vida, esse ambiente fracassa em ensinar a criança a estabelecer metas realistas. Além disso, ao punir a expressão da emoção negativa e reforçar erraticamente a comunicação emocional só depois de a criança tê-la intensificado, a família modela um estilo de expressão emocional que vacila entre os extremos da inibição e da desinibição. Em outras palavras, a resposta costumeira da família à emoção corta a função comunicativa das emoções comuns.

A invalidação emocional, em especial a de emoções negativas, é um estilo de interação característico das sociedades que valorizam o individualismo, incluindo o autocontrole individual e a realização individual. Assim, é uma característica essencial da cultura ocidental em geral. É claro que uma certa quantidade de invalidação é necessária para criar uma criança e ensinar o autocontrole. Nem todas as comunicações de emoções, preferências ou crenças podem ser respondidas de maneira positiva. A criança que é muito emocional e tem dificuldade em controlar os comportamentos emocionais suscitará do ambiente (especialmente dos pais, mas também dos amigos e professores) os maiores esforços para controlar a externalização dessa emocionalidade. A invalidação pode ser bastante eficaz em inibir temporariamente a expressão emocional. Ambientes invalidantes, no entanto, exercem efeitos diferentes em crianças diferentes. As estratégias de controle emocional usadas em famílias invalidantes podem ter pouco impacto negativo em crianças que são fisiologicamente bem equipadas para regular suas emoções ou, ainda, podem ser úteis para algumas dessas crianças. Porém, existe a hipótese de que essas estratégias tenham um impacto devastador em crianças emocionalmente vulneráveis.

Essa visão transacional do desenvolvimento da desregulação emocional global geralmente não deve ser usada para diminuir a importância do trauma na etiologia do TPB e da desregulação emocional. Os pesquisadores estimam que até 60 a 75% dos indivíduos com TPB têm histórico de trauma na infância,[11,12] e muitos continuam a experimentar mais experiências traumáticas durante a vida adulta.[13,14] Em um estudo, os pesquisadores constataram que 90% dos pacientes internados com TPB relataram alguma experiência adulta de abuso verbal, emocional, físico e/ou sexual e que essas taxas de abuso na vida adulta eram significativamente superiores às relatadas pelos participantes com outros transtornos da personalidade que não o TPB.[14] Não está claro, no entanto, se o trauma, por si só, facilita o desenvolvimento do TPB e de padrões de alta desregulação emocional ou se tanto o trauma quanto o desenvolvimento do transtorno resultam da disfunção e da invalidação já existentes na família. Em outras palavras, a ocorrência da vitimização e dos problemas de regulação emocional podem decorrer do mesmo conjunto de circunstâncias desenvolvimentais.

Desenvolvimento da desregulação emocional: resumo

Em geral, a desregulação emocional, assim como a desregulação observada especificamente no TPB, é o desfecho da disposição biológica, do contexto ambiental e da transação entre ambos ao longo do desenvolvimento. O modelo do desenvolvimento biossocial propõe o seguinte: (1) o desenvolvimento de extrema labilidade emocional baseia-se nas características da criança (p. ex., sensibilidade emocional e impulsividade basais) em transação com um contexto social que modela e mantém a labilidade; (2) reforços recíprocos transacionais entre as vulnerabilidades biológicas e os fatores de risco ambiental aumentam a desregulação emocional e o descontrole comportamental, o que contribui para os desfechos negativos cognitivos e sociais; (3) ao longo do tempo, desenvolve-se uma constelação de características identificáveis e estratégias de enfrentamento (*coping*) mal-adaptativas; e (4) esses traços e comportamentos podem exacerbar o risco da desregulação emocional global ao longo do desenvolvimento, devido aos efeitos evocativos nos relacionamentos interpessoais e no funcionamento social, bem como via interferência no desenvolvimento emocional saudável. Esse modelo é ilustrado na Figura 1.1.

AS CONSEQUÊNCIAS DA DESREGULAÇÃO EMOCIONAL

Maccoby argumentou que a inibição da ação é a base para a organização de todo o comportamento.[15] O desenvolvimento de repertórios de autorregulação (como no controle por esforço, descrito anteriormente), especialmente a capacidade de inibir e controlar as emoções, é um dos aspectos mais importantes do desenvolvimento da criança. A habilidade de regular a experiência e a expressão das emoções é crucial, porque sua ausência leva a déficits comportamentais – em especial, dos comportamentos direcionados a objetivos e de outros pró-sociais. Alternativamente, emoções fortes reorganizam ou redirecionam o comportamento, preparando o indivíduo para ações que competem com o repertório comportamental conduzido de modo não emocional ou menos emocional.

As características comportamentais dos indivíduos que satisfazem os critérios para uma ampla gama de transtornos emocionais podem ser conceituadas como os efeitos da desregulação emocional e de estratégias de regulação emocional mal-adaptativas. Comportamentos impulsivos, em especial os suicidas e autolesivos, podem ser considerados estratégias de regulação emocional mal-adaptativas, mas muito eficazes. Por exemplo, uma *overdose* geralmente conduz a longos períodos de sono, que, por sua vez, reduz a suscetibilidade à desregulação emocional. Embora o mecanismo pelo qual a automutilação exerce propriedades de regulação emocional ainda não esteja claro, é muito comum que indivíduos engajados nesse comportamento relatem alívio substancial da ansiedade e de outros estados emocionais negativos intensos após cometer tais atos. O comportamento suicida também é muito eficaz em eliciar comportamentos de ajuda do ambiente, o que pode ser eficaz em evitar ou mudar situações que provoquem dor emocional. Por exemplo, o comportamento suicida é geralmente a maneira mais eficaz para um indivíduo não psicótico ser internado em uma unidade psiquiátrica. A ideação suicida, o planejamento do ato e imaginar a morte pelo suicídio, quando acompanhados da convicção de que a morte vai extinguir a dor, podem trazer uma intensa sensação de alívio. Por fim, planejar e imaginar o suicídio, assim como engajar-se em comportamentos autolesivos (e seus efeitos colaterais, se isso se tornar público) podem reduzir as emoções dolorosas ao fornecer uma importante fonte de distração.

A incapacidade de regular a ativação/excitação emocional também interfere no desenvolvimento e na manutenção de um senso de *self*. Em geral, o senso de *self* da pessoa é formado por observações de si mesmo e sobre as reações dos outros às suas ações. A consistência e a previsibilidade emocionais, ao longo do tempo e de situações semelhantes, são pré-requisitos do desenvolvimento da identidade. A imprevisibilidade na labilidade leva à manifestação de comportamentos imprevisíveis e à inconsistência cognitiva e, por conseguinte, interfere no desenvolvimento da identidade. A tendência de indivíduos com desregulação emocional a tentar inibir respostas emocionais também pode contribuir para a ausência de um forte senso de identidade. O entorpecimento associado com inibição emocional é frequentemente experimentado como sensação de vazio, contribuindo ainda mais para um senso de *self* inadequado e, às vezes, completamente ausente. Da mesma forma, se a percepção de um indivíduo sobre os eventos nunca é "correta" ou é imprevisivelmente "correta" – a situação em um ambiente invalidante –, pode-se esperar que o indivíduo desenvolva uma dependência excessiva dos outros.

Os relacionamentos interpessoais efetivos dependem tanto de um sentido estável do *self* quanto da capacidade para a espontaneidade na expressão emocional. Relacionamentos bem-sucedidos também exigem uma capacidade de autorregulação das emoções e tolerância de estímulos emocionalmente dolorosos. Sem essa capacidade, é compreensível que os indivíduos desenvolvam relações caóticas. Quando a desregulação emocional é global ou severa, ela interfere na obtenção de um sentido estável do *self* e de uma expressão emocional normal. Dificuldades de controlar os comportamentos impulsivos e as expressões de emoções negativas extremas podem causar estragos nos relacionamentos de muitas maneiras; em particular, dificuldades com a raiva e a expressão dessa emoção impedem a manutenção de relacionamentos estáveis.

RELAÇÃO ENTRE DESREGULAÇÃO EMOCIONAL E O TREINAMENTO DE HABILIDADES EM DBT[16]

Conforme observado, muitos transtornos mentais podem ser conceituados como transtornos da regulação emocional, com déficits quando regular a emoção significa tanto aumentar quanto diminuir a resposta emocional. Ao entender que as emoções incluem ações e tendências de ações, você percebe a ligação entre a desregulação emocional e muitos

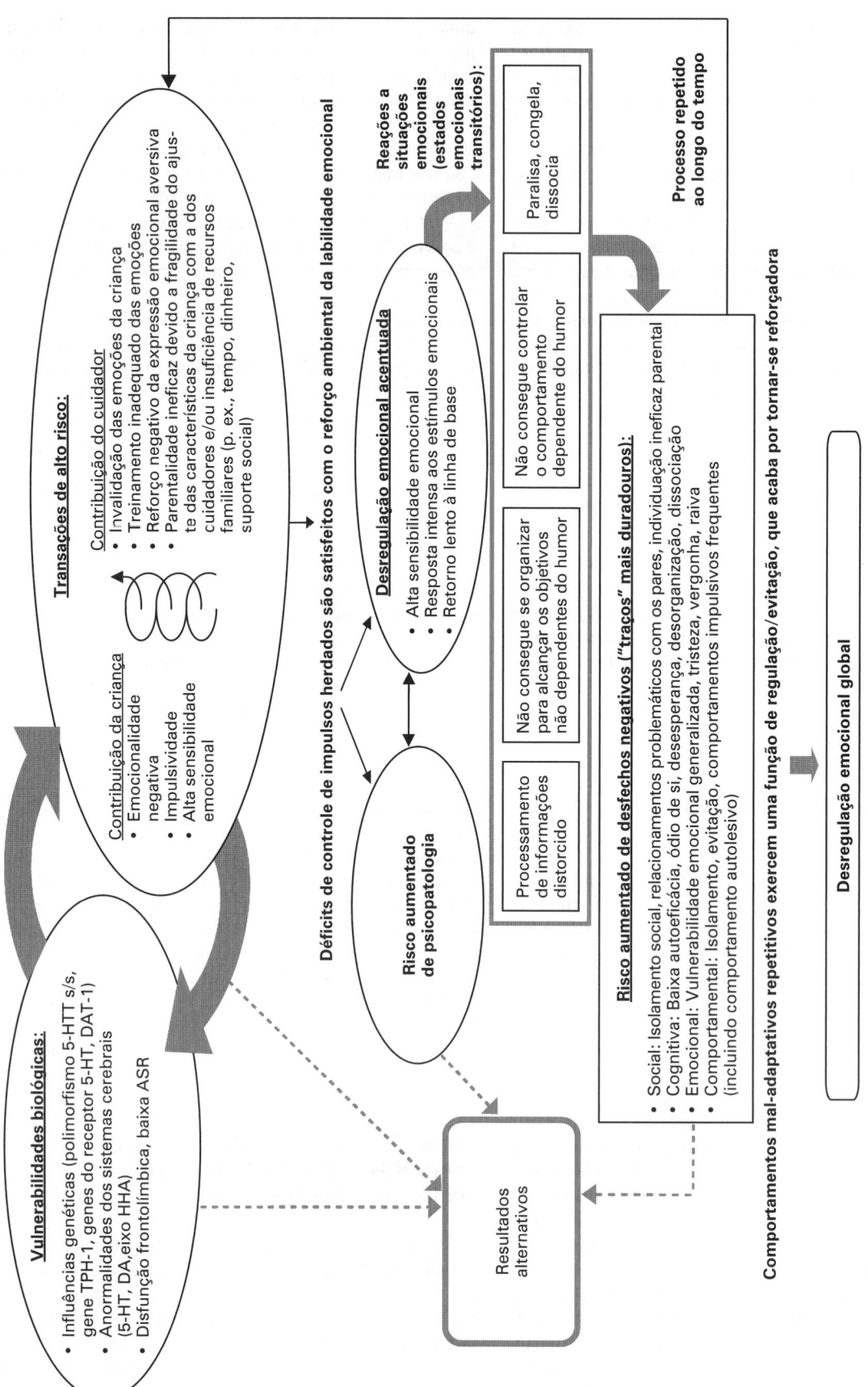

FIGURA 1.1. Ilustração do modelo de desenvolvimento biossocial do TPB. 5-HT, serotonina; 5-HTT, transportador de serotonina; TPH-1, triptofano hidroxilase 1; DA, dopamina; DAT-1, transportador de dopamina 1; HHA, hipotálamo-hipófise-adrenal; ASR, arritmia sinusal respiratória. Adaptada de Crowell, S. E., Beauchaine, T. P., & Lenzenweger, M. F. (2008). The development of borderline personality and self-injurious behavior. Em T. P. Beauchaine & S. Hinshaw (Eds.), *Child psychopathology* (p. 528). Hoboken, NJ: Wiley. Copyright 2008 by John Wiley & Sons, Inc. Adaptada com permissão.

transtornos definidos como de descontrole comportamental (p. ex., transtornos relacionados a uso de substâncias e transtornos aditivos). As habilidades em DBT visam a diretamente esses padrões disfuncionais.

Em primeiro lugar, a desregulação do senso de *self* é comum em indivíduos com grave desregulação emocional. Tanto na depressão quanto no TPB, por exemplo, é comum que indivíduos relatem a ausência completa de um senso de *self*, sensação de vazio e falta de autoconhecimento. Os sentimentos de estar desconectado dos outros, de desprezar a si mesmo, bem como de não ser válido ou útil, também não são raros. Além disso, indivíduos com alta desregulação emocional muitas vezes percebem a realidade através da lente de suas emoções, e não à luz da realidade como ela é. Assim, tanto as respostas julgadoras quanto as crenças, suposições e inferências distorcidas são sequelas comuns. Para abordar essa desregulação do senso de *self*, o primeiro módulo do treinamento de habilidades em DBT (Cap. 7) tem como objetivo ensinar um conjunto de habilidades de *mindfulness* – ou seja, habilidades que têm a ver com a capacidade de experimentar conscientemente e observar a si mesmo e aos eventos circundantes, com curiosidade e sem julgamentos; ver e articular a realidade como ela é; e participar no fluxo do momento presente de modo efetivo. Para lidar com o impacto da alta emotividade, as habilidades de *mindfulness* também estão centradas em observar e descrever com exatidão os eventos presentes internos e externos, sem julgamento ou distorção da realidade. Tais habilidades são fundamentais para todas as outras e, assim, são revisadas no início de cada novo módulo de habilidades.

Em segundo lugar, os indivíduos com desregulação emocional muitas vezes experimentam desregulação interpessoal. Por exemplo, eles podem ter relacionamentos caóticos e intensos, marcados por dificuldades. No entanto, eles podem considerar extremamente difícil abandonar essas relações; em vez disso, podem exercer esforços intensos e frenéticos para impedir que pessoas significativas os abandonem. Com frequência, esses indivíduos parecem estar bem quando estão em relacionamentos estáveis e positivos, e o contrário acontece quando não estão em relacionamentos assim. Problemas com a raiva e o ciúme podem arruinar relacionamentos íntimos e amizades; a inveja e a vergonha podem levar à evitação dos outros. Um indivíduo muito ansioso pode ter a necessidade de ter um parceiro por perto o tempo todo como um comportamento de segurança. Em contraste, a depressão severa pode causar dificuldades para conectar-se ou engajar-se em relacionamentos. Assim, outro módulo de treinamento de habilidades em DBT (Cap. 8) tem como objetivo ensinar as habilidades de efetividade interpessoal.

Em terceiro lugar, as dificuldades com a desregulação emocional são comuns em muitos transtornos. Estas incluem problemas com o reconhecimento das emoções, com descrever e nomear as emoções, com a evitação emocional e com saber o que fazer quando uma emoção entra em cena. Portanto, um terceiro módulo no treinamento de habilidades em DBT (Cap. 9) tem como objetivo ensinar essas e outras habilidades de regulação emocional.

Quarto, os indivíduos com alta desregulação emocional muitas vezes têm padrões de desregulação no comportamento, tais como uso abusivo de substâncias, tentativas de se ferir ou se matar, além de outros comportamentos impulsivos problemáticos. Comportamentos impulsivos e suicidas são encarados, na DBT, como estratégias mal-adaptativas de solução de problemas, resultantes da incapacidade do indivíduo de tolerar o mal-estar emocional por tempo suficiente para buscar soluções potencialmente mais eficazes. Para contrabalançar esses comportamentos mal-adaptativos de solução de problemas e de tolerância ao mal-estar, um quarto módulo do treinamento de habilidades em DBT (Cap. 10) tem como objetivo ensinar habilidades efetivas e adaptativas de tolerância ao mal-estar.

A Tabela 1.1 lista as habilidades específicas em cada um desses módulos.

O PROGRAMA DE TRATAMENTO EM DBT *STANDARD*

A DBT foi criada originalmente para pacientes de alto risco, com múltiplos diagnósticos e desregulação emocional global grave; os problemas clínicos apresentados por esses pacientes são realmente complicados. Desde o início, ficou claro que o tratamento precisava ser flexível e basear-se em princípios, em vez de seguir um protocolo específico estabelecido para todos. Para dar um pouco de clareza e estrutura à flexibilidade inerente incorporada ao tratamento, a DBT foi construída na forma de uma intervenção modular, com componentes que podem ser inseridos e descartados conforme as necessidades de cada paciente e da estrutura do tratamento.

Funções do tratamento

A DBT articula claramente as funções do tratamento, que foi concebido para: (1) aprimorar a capacidade do indivíduo por meio de aumento do comportamento habilidoso; (2) melhorar e manter a motivação do paciente para mudar e se engajar no tratamento; (3) garantir que a generalização da mudança ocorra ao longo do tratamento; (4) aumentar a motivação do terapeuta para ministrar um tratamento eficaz; e (5) auxiliar o indivíduo a reestruturar ou mudar o seu ambiente de modo a sustentar e manter o progresso e a evolução rumo às metas (ver Fig. 1.2).

Modos de tratamento

Para realizar essas funções de maneira eficaz, o tratamento ocorre em uma variedade de modos: terapia individual ou manejo de casos, treinamento de habilidades em grupo ou individualmente, *coaching* de habilidades entre as

TABELA 1.1. Visão geral das habilidades em DBT específicas por módulo

Habilidades de *mindfulness*
Habilidades centrais de *mindfulness*
   Mente sábia (estados da mente)
   Habilidades "o que fazer" (observar, descrever, participar)
   Habilidades "como fazer" (adotar uma postura não julgadora, fazer uma coisa de cada vez, ser efetivo)
Outras perspectivas em *mindfulness*
   Práticas de *mindfulness*: uma perspectiva espiritual (inclusive a mente sábia e a prática da bondade amorosa)
   Meios hábeis: equilibrar a mente do fazer com a mente do ser
   Mente sábia: trilhando o caminho do meio

Habilidades de efetividade interpessoal
Alcançando objetivos habilmente
   Esclarecer as prioridades
   Efetividade nos objetivos
     DEAR MAN (Descrever, Expressar, comunicar Assertivamente, Reforçar; Manter-se em *mindfulness*, Aparentar confiança, Negociar)
   Efetividade nos relacionamentos
     GIVE (ser Gentil, estar Interessado, Validar e adotar um Estilo tranquilo)
   Efetividade no autorrespeito
     FAST (ser justo – *be Fair*, sem desculpar-se – *no Apologies*, Sustentar valores, ser Transparente)
   Avaliando o quão intensamente pedir algo ou dizer não
Habilidades de efetividade interpessoal complementares
   Construir relacionamentos e terminar relacionamentos destrutivos
   Habilidades para encontrar potenciais amigos
   Mindfulness direcionada aos outros
   Como terminar relacionamentos
   Habilidades de trilhar o caminho do meio
   Dialéticas
   Validação
   Estratégias de modificação comportamental

Habilidades de regulação emocional
Entender, identificar e nomear as emoções
Modificar as respostas emocionais
   Verificar os fatos
   Ação oposta
   Solução de problemas
Reduzir a vulnerabilidade à mente emocional
   ABC SABER (Acumular emoções positivas, construir maestria – *Build mastery*, antecipação – *Cope ahead*, cuidar da Saúde – prevenir e tratar doenças físicas, equilibrar a Alimentação, Balancear o sono, fazer Exercícios físicos, evitaR substâncias que alteram o humor)
Manejo de emoções realmente difíceis
   Mindfulness das emoções atuais
   Manejo de emoções extremas

Habilidades de tolerância ao mal-estar
Habilidades de sobrevivência a crises
   Habilidade STOP
   Prós e contras
   Alterando a fisiologia corporal: habilidades TIP (Temperatura, exercício Intenso, respiração Pausada, relaxamento muscular Progressivo)
   Distraindo-se com a mente sábia ACCEPTS (Atividades, Contribuições, Comparações, Emoções, afastamentos – *Pushing away*, pensamentos – *Thoughts* e Sensações)
   Autoacalmar-se por meio dos sentidos (visão, audição, olfato, paladar, tato; escaneamento corporal)
   Melhorar o momento (IMPROVE) (Imagística, significado – *Meaning*, oração – *Prayer*, ações Relaxantes, uma coisa no momento – *One thing in the moment*, férias breves – *Vacation*, Encorajando a si mesmo e repensando a situação)

Habilidades de aceitação da realidade
   Aceitação radical
   Redirecionar a mente
   Boa disposição
   Meio sorriso
   Mãos dispostas
   Mindfulness dos pensamentos atuais

Habilidades complementares de tolerância ao mal-estar quando a crise é uma adição:
   Abstinência dialética
   Esvaziar a mente
   Reforço da comunidade
   Queimar pontes e construir novas
   Rebelião alternativa e negação adaptativa

---

sessões e uma equipe de consultoria de terapeutas (ver Fig. 1.3). Cada um dos modos tem alvos de tratamento distintos, bem como diferentes estratégias disponíveis para alcançá-los. Não é o modo em si que é crucial, mas sua capacidade de lidar com uma função específica. Por exemplo, para assegurar que um paciente generalize novas habilidades da terapia para a sua vida cotidiana, existem várias formas, dependendo do contexto. Em um contexto de comunidades terapêuticas, toda a equipe pode ser treinada para modelar, fornecer *coaching* e reforçar o uso das habilidades; em geral, em contextos ambientais, a generalização ocorre por meio de *coaching* telefônico. O terapeuta individual (que é sempre

Módulos das habilidades em DBT

As habilidades ensinadas aos pacientes refletem uma dialética-chave descrita anteriormente – a necessidade de se aceitarem como são e de mudarem. Portanto, existem conjuntos de habilidades de aceitação e de mudança. Para qualquer problema encontrado, abordagens eficazes podem incluir tanto a aceitação quanto a mudança (ver Fig. 1.4). As habilidades são divididas novamente em quatro módulos, pelos tópicos que abordam: *mindfulness*, regulação emocional, efetividade interpessoal e tolerância ao mal-estar. Cada módulo de habilidades, por sua vez, é subdividido em uma série de seções, que são subdivididas em uma série de habilidades separadas – que são normalmente ensinadas em sequência, mas também podem ser revisadas e ensinadas isoladamente. Os pacientes podem trabalhar em uma única habilidade ou em um conjunto delas de cada vez; isso os ajuda a impedir que se sintam sobrecarregados por precisar aprender e mudar muitas coisas. Tão logo tenham feito progresso em um conjunto de habilidades, os pacientes podem incorporá-las no trabalho em um novo módulo. Algumas das habilidades mais complexas, como as de assertividade interpessoal (como as habilidades "*DEAR MAN*" descritas no Cap. 8), também são compostas de partes menores, a fim de aumentar a compreensão e a acessibilidade.

Papéis do treinador das habilidades e do terapeuta individual

Conforme descrito anteriormente neste capítulo, o modelo teórico em que se baseia a DBT postula que uma combinação entre os déficits de repertórios comportamentais adaptativos, ou de habilidades, com os problemas motivacionais subjaz à desregulação emocional. Primeiro, os indivíduos com desregulação emocional global severa, incluindo aqueles com TPB, possuem um importante déficit de habilidades interpessoais, de autorregulação e de tolerância ao mal-estar. Em especial, eles são incapazes de inibir comportamentos mal-adaptativos dependentes do humor ou de iniciar comportamentos que são independentes do humor atual e necessários para atingir metas de longo prazo. Segundo, as fortes emoções e as crenças disfuncionais associadas, aprendidas no ambiente invalidante original – em conjunto com os atuais ambientes invalidantes – formam um contexto motivacional que inibe o uso de quaisquer habilidades comportamentais que a pessoa tenha. Muitas vezes, a pessoa também é reforçada ao realizar comportamentos inadequados e disfuncionais. Portanto, é preciso prestar atenção ao aumento tanto do repertório de habilidades do indivíduo quanto da sua motivação para utilizá-lo. No entanto, à medida que meus colegas e eu desenvolvemos essa abordagem de tratamento, logo se tornou aparente que (1) o treinamento de habilidades

FIGURA 1.2. Funções do tratamento na DBT *standard*. Adaptada de Lungu, A., & Linehan, M. M. (2015). Dialectical behaviour therapy: A comprehensive multi-and trans-diagnostic intervention. Em A. Nezu & C. Nezu (Eds.), *The Oxford handbook of cognitive behavioural therapies*. New York: Oxford University Press. Copyright 2014 by The Guilford Press. Adaptada com permissão de The Guilford Press and Oxford University Press.

- Aumentar a motivação
- Acentuar as capacidades
- Assegurar a generalização
- Melhorar o ambiente
- Manter as habilidades e a motivação dos provedores de tratamento

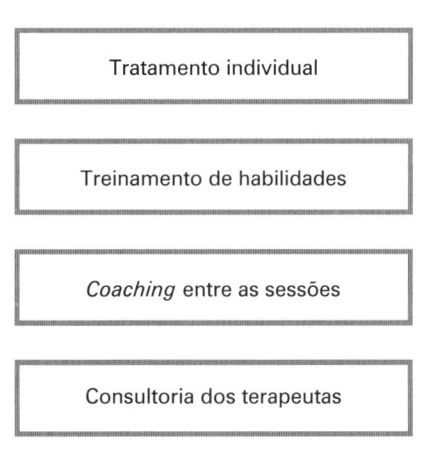

FIGURA 1.3. Os modos de tratamento. Adaptada de Lungu, A., & Linehan, M. M. (2015). Dialectical behaviour therapy: A comprehensive multi-and trans-diagnostic intervention. Em A. Nezu & C. Nezu (Eds.), *The Oxford handbook of cognitive behavioural therapies*. New York: Oxford University Press. Copyright 2014 by The Guilford Press. Adaptada com permissão de The Guilford Press and Oxford University Press.

- Tratamento individual
- Treinamento de habilidades
- *Coaching* entre as sessões
- Consultoria dos terapeutas

o principal terapeuta na DBT *standard*), em conjunto com o paciente, é responsável por organizar o tratamento para que todas as funções sejam atendidas.

```
Habilidades de aceitação ──→ Mindfulness
                         └─→ Tolerância ao mal-estar

Habilidades de mudança ──→ Regulação emocional
                       └─→ Efetividade interpessoal
```

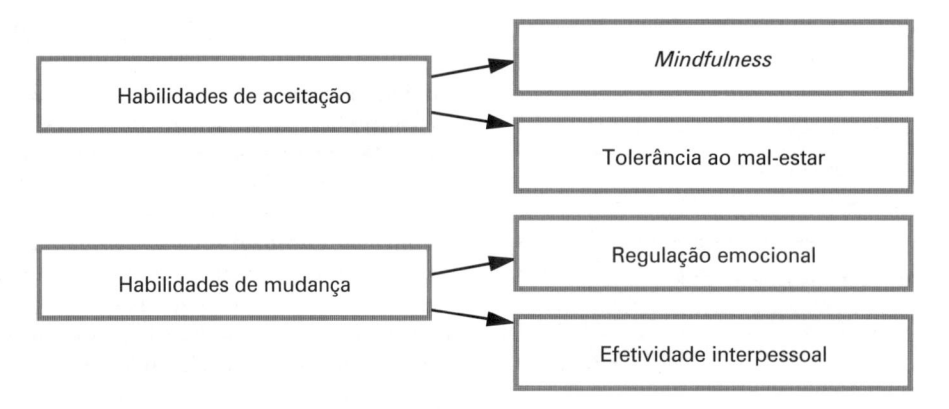

FIGURA 1.4. Modularidade das habilidades de aceitação e mudança. Adaptada de Lungu, A., & Linehan, M. M. (2015). Dialectical behaviour therapy: A comprehensive multi- and trans-diagnostic intervention. Em A. Nezu & C. Nezu (Eds.), *The Oxford handbook of cognitive behavioural therapies*. New York: Oxford University Press. Copyright 2014 by The Guilford Press. Adaptada com permissão de The Guilford Press e Oxford University Press.

comportamentais na extensão em que acreditamos ser necessária é extraordinariamente difícil, se não impossível, no âmbito do contexto de uma terapia orientada para reduzir a motivação para morrer e/ou as ações direcionadas pela alta reatividade emocional; e (2) a atenção suficiente às questões motivacionais não pode ser dada em um tratamento com a agenda terapêutica, rigorosamente controlada, necessária ao treinamento de habilidades. A partir desse dilema, nasceu a ideia de dividir o tratamento em dois componentes: aquele cujo foco principal é o treinamento de habilidades comportamentais, e outro cujo foco principal consiste nas questões motivacionais (incluindo a motivação para ficar vivo, para substituir comportamentos disfuncionais por habilidosos e construir uma vida que valha a pena ser vivida).

O papel do treinador de habilidades em DBT *standard* com pacientes ambulatoriais com desregulação emocional severa é aumentar a sua capacidade por meio do ensino das habilidades em DBT e suscitar a prática delas. O papel do terapeuta individual é controlar as crises e ajudar o paciente a aplicar as habilidades que estiver aprendendo para substituir comportamentos disfuncionais. O terapeuta individual fornece *coaching* telefônico das habilidades para o paciente, conforme necessário. Além disso, como observado anteriormente e na Figura 1.3, um componente integral da DBT *standard* é a equipe de consultoria de terapeutas – treinadores de habilidades e terapeutas individuais se reúnem com regularidade, não só para apoiar uns aos outros, mas também para proporcionar um equilíbrio dialético entre si em suas interações com os pacientes.

A terapia individual para indivíduos cronicamente suicidas e outros com transtornos graves pode ser necessária por várias razões. Em primeiro lugar, em um grupo de pacientes com graves e iminentes tendências suicidas, às vezes, pode ser extraordinariamente difícil para os treinadores de habilidades lidar com as ligações ou telefonemas de crises que talvez sejam necessárias. A carga de trabalho é simplesmente excessiva. Em segundo lugar, em um grupo orientado para habilidades que se reúne apenas uma vez por semana, não há muito tempo para resolver questões de processo individual que possam surgir. Tampouco há tempo para ajudar de maneira adequada cada indivíduo a integrar as habilidades na sua vida. Alguns pacientes precisam de muito mais tempo do que os outros para aprender habilidades específicas. O ajuste necessário do ritmo às necessidades médias do grupo torna muito provável que, sem atenção externa, os indivíduos não consigam aprender pelo menos algumas das habilidades.

Que tipo de psicoterapia individual funciona melhor com o treinamento de habilidades? Até a presente data, os resultados das nossas pesquisas são contraditórios. Em nosso primeiro estudo sobre o tema, descobrimos que o treinamento de habilidades mais a terapia individual em DBT foi superior ao treinamento de habilidades mais terapia individual que não a DBT.[17] Em um segundo estudo, constatamos que o treinamento de habilidades mais uma versão de manejo de caso intensivo também podem ser eficazes para alguns pacientes, enquanto, para outros, a DBT *standard* com a terapia individual da DBT pode ser melhor.[18] Na DBT, "manejo ou a gestão de caso" refere-se a ajudar o paciente a gerenciar seu ambiente físico e social, de modo que o funcionamento geral da vida e o bem-estar sejam melhorados, o progresso rumo às metas de vida, facilitado, e o progresso do tratamento, acelerado.[3] Muitas vezes, terapeutas individuais dos pacientes podem atuar como gestores de casos, ajudando-os a interagir com outros profissionais ou agências, bem como a lidar com problemas de sobrevivência no mundo cotidiano. Nesse estudo, no entanto, o manejo de casos substituiu a terapia individual da DBT. Nessa versão de manejo de casos, a carga de trabalho foi muito pequena (seis pessoas). Gestores de casos reuniram-se semanalmente com suas equipes; usaram a *checklist* de estratégias de comportamento suicidas em DBT (DBT Suicidal Behavior Strategies Checklist, ver Cap. 5, Tab. 5.2); estavam disponíveis para *coaching* telefônico durante o horário de trabalho, bem como tinham acesso a uma linha telefônica comunitária de crise nos demais horários; e aplicavam muitos dos elementos de aceitação da DBT (validação, intervenção ambiental) que equilibravam o foco da mudança de muitas das habilidades da DBT.

Terapeutas que conduzem o treinamento de habilidades, no entanto, talvez nem sempre tenham controle sobre o tipo de psicoterapia individual que seus pacientes fazem. Isso é especialmente provável em contextos de saúde mental comunitária e em internações psiquiátricas ou unidades residenciais. Em contextos em que a DBT acaba de ser introduzida, talvez não haja um número suficiente de terapeutas individuais com essa formação para atender a todos. Ou talvez uma unidade esteja tentando integrar diferentes abordagens para o tratamento. Por exemplo, algumas unidades de internação psiquiátrica têm tentado uma integração do treinamento de habilidades em DBT com a terapia psicodinâmica individual. Unidades de internação de pacientes agudos podem estruturar o tratamento psicossocial principalmente em torno do ambiente comunitário e do treinamento de habilidades, com a terapia individual consistindo em terapia de apoio como um complemento à farmacoterapia. O próximo capítulo discute questões para os treinadores de habilidades na gestão de terapeutas individuais que não trabalhem com DBT.

Modificações das estratégias terapêuticas cognitivas e comportamentais em DBT

A DBT como um todo e, em particular, o seu treinamento de habilidades, aplica uma vasta gama de estratégias terapêuticas cognitivas e comportamentais. Como os programas-padrão de terapias cognitivas e comportamentais, a DBT enfatiza a constante avaliação e coleta de dados sobre os comportamentos atuais; a definição clara e precisa das metas do tratamento; e a colaboração ativa entre o terapeuta e o paciente, incluindo tanto a atenção para orientar este último à intervenção quanto para a obtenção de comprometimento de ambas as partes com as metas do tratamento. Muitos componentes da DBT (p. ex., solução de problemas, treinamento de habilidades, manejo de contingências, exposição e modificação cognitiva) têm sido proeminentes nas terapias cognitivas e comportamentais durante anos.

Embora a DBT tome emprestados muitos princípios e procedimentos das terapias cognitivas e comportamentais padrão, ela se desenvolveu e evoluiu ao longo do tempo à medida que eu tentava e, de várias maneiras, fracassei ao aplicar a TCC-padrão na população de pacientes que estava tratando. Cada modificação que idealizei surgiu enquanto eu tentava solucionar problemas específicos que não conseguiria resolver com as intervenções de terapias cognitivas e comportamentais disponíveis na época. Essas modificações conduziram à ênfase da DBT em 10 áreas que, embora não sejam novas, não tinham recebido tanta atenção nas aplicações tradicionais das terapias cognitivas e comportamentais. Os componentes de tratamento que a DBT adicionou às terapias cognitivas e comportamentais estão listados a seguir. Muitos, se não a maioria, são agora comuns em muitas intervenções em terapias cognitivas e comportamentais.

1. Síntese de aceitação com mudança.
2. Inclusão de *mindfulness* como prática para terapeutas e como habilidade fundamental para os pacientes.
3. Ênfase em tratar comportamentos que interferem na terapia, apresentados tanto pelo paciente quanto pelo terapeuta.
4. Ênfases na relação terapêutica e na autorrevelação como fundamentais à terapia.
5. Ênfase nos processos dialéticos.
6. Ênfase nos estágios do tratamento e em focar como alvo comportamentos de acordo com a gravidade e a ameaça.
7. Inclusão de um protocolo específico de avaliação e manejo do risco de suicídio.
8. Inclusão de habilidades comportamentais, obtidas principalmente de outras intervenções com base em evidências.
9. A equipe de tratamento é um componente integral da terapia.
10. Foco na avaliação contínua dos múltiplos desfechos por meio do cartão diário.

Até que ponto essas diferenças entre a DBT e as abordagens-padrão das terapias cognitivas e comportamentais são importantes? Essa é, naturalmente, uma questão empírica. Seja como for, as intervenções das terapias cognitivas e comportamentais expandiram seu escopo desde que a DBT apareceu pela primeira vez, e os componentes da DBT foram inseridos em muitas intervenções-padrão. As diferenças entre estas e a DBT têm diminuído. Isso é mais evidente na crescente atenção à síntese de aceitação e mudança e à inclusão de *mindfulness* em muitos tratamentos atuais (p. ex., terapia cognitiva baseada em *mindfulness*, terapia de aceitação e compromisso); também pode ser vista na ênfase em atender a comportamentos apresentados durante as sessões, em especial aqueles que interferem na terapia (p. ex., na psicoterapia analítico funcional). Até a presente data, os pesquisadores ainda não encontraram evidências de que a relação terapêutica necessariamente medeie os desfechos na terapia comportamental. Hoje, porém, o campo como um todo coloca mais ênfase no desenvolvimento e na manutenção de um relacionamento interpessoal colaborativo. Os Capítulos 4 e 5 discutem as estratégias de DBT listadas anteriormente, bem como aplicam as estratégias das terapias cognitivas e comportamentais no contexto do treinamento de habilidades em DBT.

EFICÁCIA DA DBT *STANDARD*

Uma visão geral dos ensaios clínicos randomizados controlados (ECRs) examinando a eficácia da DBT *standard* é apresentada na Tabela 1.2. Conforme observado anteriormente, a DBT *standard* inclui terapia individual, treinamento de habilidades, *coaching* entre as sessões e equipe

TABELA 1.2. ECRs da DBT *standard*

Tratamento/diagnóstico/população do estudo	Grupo de comparação	Desfechos significativos
DBT para TPB: **44** mulheres	Tratamento habitual (TAU)	**DBT diminuiu** risco de comportamento suicida, utilização dos serviços e abandono do tratamento **DBT e TAU** (*treatment as usual*) **diminuíram** ideação suicida, depressão e desesperança[1, 17, 65]
DBT para TPB: **58** mulheres	TAU	**DBT diminuiu** tentativas de suicídio **DBT diminuiu** comportamento autolesivo sem intencionalidade suicida (CASIS); **TAU aumentou** CASIS **DBT e TAU diminuíram** uso de substâncias[20, 21]
DBT para TPB: **101** mulheres	Tratamento comunitário por especialistas (CTBE, *community treatment by experts*)	**DBT diminuiu** tentativas de suicídio, atendimento em unidades de emergência e internações hospitalares por risco de suicídio e abandono de tratamento **DBT produziu** redução significativa nos transtornos por uso de substâncias; mudanças significativas na autoafirmação, amor próprio e autoproteção; e menos ataques autodirigidos ao longo do tratamento e seguimento posterior **DBT e CTBE diminuíram** ideação suicida, depressão **DBT e CTBE aumentaram** remissão do transtorno depressivo maior, ansiedade e transtornos alimentares **CTBE produziu** uma interação significativa no tratamento de afirmação do terapeuta/projeção do terapeuta **DBT aumentou** afiliação introjetada[42]
DBT para TPB: **73** mulheres	TAU + lista de espera	**DBT e TAU diminuíram** CASIS, as internações hospitalares ou a duração da estadia no hospital, a qualidade de vida e a incapacitação[64]
DBT para veteranos com TPB: **20** mulheres	TAU	**DBT diminuiu** CASIS, internações hospitalares, ideação suicida, sintomas dissociativos, desesperança, depressão e supressão/expressão da raiva[22]
DBT para veteranos com TPB: **20** mulheres	TAU	**DBT diminuiu** CASIS, ideação suicida, depressão (autorrelato), desesperança, expressão da raiva **DBT e TAU diminuíram** uso de serviços de saúde, depressão, ansiedade e a supressão da raiva[23]
DBT para TPB com transtorno por uso de substâncias atual: **28** mulheres	TAU	**DBT diminuiu** abuso de substâncias **DBT e TAU diminuíram** desfechos relacionados com a raiva[34]
DBT + levo-alfa-acetilmetadol (LAAM; um medicamento agonista opioide) para TPB com transtorno por uso de substâncias atual de opioides: **23** mulheres	Terapia de validação abrangente com grupo de 12 passos (CVT-12s) + LAAM	**DBT e CVT-12s diminuíram** os índices de psicopatologia gerais e uso de opiáceos; no entanto, os participantes no CVT-12s aumentaram seu uso de opiáceos nos últimos 4 meses[35]
DBT para transtornos da personalidade do *cluster* B: **42** adultos	TAU	**DBT diminuiu** comportamentos de risco autorrelatados **DBT e TAU diminuíram** CASIS, uso de serviços de saúde, agressão, expressão agressiva de raiva, depressão e irritabilidade[24]
DBT + medicação para ao menos um transtorno da personalidade e altos índices de sintomas depressivos	Apenas medicação	**DBT acelerou** a remissão do transtorno depressivo maior[37]
DBT para TPB: **180** adultos	Terapia de manejo psiquiátrico geral	**DBT e GPM diminuíram** comportamento suicida, utilização de serviços de crise, depressão, raiva e sintomas graves de estresse[66]

(Continua)

TABELA 1.2. ECRs da DBT *standard* (*Continuação*)

Tratamento/diagnóstico/população do estudo	Grupo de comparação	Desfechos significativos
DBT para estudantes universitários de 18 a 25 anos de idade com ideação suicida atual: 63 indivíduos	Supervisão por especialistas em tratamento psicodinâmico	**DBT diminuiu** CASIS, uso de medicação psicotrópica, tendências suicidas e depressão autorrelatada **DBT aumentou** satisfação com a vida[31]
DBT para pacientes internados por TEPT: 74 mulheres	TAU + lista de espera	**DBT aumentou** a remissão do TEPT[32]
DBT para pacientes internados por TPB: 60 mulheres	TAU + lista de espera	**DBT aumentou** abstinência de CASIS, **diminuiu** depressão e ansiedade **DBT e TAU diminuíram** raiva[26]
DBT para qualquer transtorno alimentar e abuso de drogas/transtorno por uso de substâncias: 21 mulheres	TAU	**DBT diminuiu** taxa de abandono de tratamento (dropout), comportamentos alimentares disfuncionais/atitudes e severidade do uso de substâncias no pós-tratamento em comparação ao pré-tratamento **DBT aumentou** capacidade de enfrentar (*coping*) e regular as emoções negativas no pós-tratamento em comparação ao pré-tratamento[33]

Fonte: Dados de Neacsiu, A. D., & Linehan, M. M. (2014). Borderline personality disorder. Em D. H. Barlow (Ed.), *Clinical handbook of psychological disorders* (5ª ed., pp. 394 – 461). New York: Guilford Press.

de DBT. Obtenha atualizações de pesquisa visitando o *site* The Linehan Institute (www.linehaninstitute.org).

DBT *standard* como tratamento para TPB

Um grande número de estudos tem avaliado a eficácia da DBT *standard* como tratamento para indivíduos de alto risco com transtornos mentais graves e complexos. A maior parte dessas pesquisas, mas não todas, foi desenvolvida em pacientes que satisfaziam os critérios diagnósticos para TPB – sobretudo porque os indivíduos com TPB têm altas taxas de suicídio e de desregulação emocional global e, em geral, apresentam uma gama complexa de graves comportamentos sem controle. É justamente para tratar da complexidade que surge dessa desregulação que a DBT originalmente foi concebida. Hoje, a DBT é o único tratamento com suficientes pesquisas de alta qualidade a ser avaliado como eficaz para essa população pelo Banco de Dados Cochrane de Revisões Sistemáticas, um grupo de revisão independente e muito conceituado na Grã-Bretanha.[19]

DBT *standard* como tratamento para comportamentos suicidas

Em adultos diagnosticados com TPB e com risco de cometer suicídio, a DBT *standard* produziu melhoras significativamente superiores nas medidas de explosões de raiva, desesperança, ideação suicida e comportamento suicida, bem como reduziu a procura por atendimentos de emergência e admissões em internações hospitalares devido ao risco de comportamentos suicidas, quando comparada ao tratamento habitual (TAU)[1, 17, 20, 21, 22, 23, 24] e ao tratamento por especialistas da comunidade.[23, 25] Neste último estudo, os terapeutas especialistas foram considerados os melhores terapeutas (não comportamentais) na área por líderes de saúde mental em Seattle, nos Estados Unidos. O objetivo da pesquisa foi descobrir se a DBT funciona em razão de suas próprias características únicas ou apenas por ser uma boa terapia padronizada. Em outras palavras, a pergunta foi "Todos os tratamentos são iguais?". A resposta foi "Não". Em comparação ao tratamento por especialistas da comunidade, a DBT reduziu as tentativas de suicídio pela metade, as admissões nas unidades de emergência hospitalares e as internações hospitalares por risco de suicídio ou por comportamento suicida em 73%. Bohus e colaboradores (2004) obtiveram conclusões semelhantes para uma adaptação da DBT em uma internação de 12 semanas para mulheres com TPB e histórico de comportamento suicida.[26] Mais pacientes que receberam DBT se abstiveram de comportamentos autolesivos no pós-tratamento em comparação àqueles que receberam TAU (62% vs. 31%).

DBT *standard* como tratamento para transtornos de humor e outros transtornos

Entre os indivíduos que satisfazem os critérios para TPB, os resultados, em todos os estudos sobre DBT, indicam que essa terapia é um tratamento efetivo para uma série de transtornos além do TPB. Em um ano de tratamento, pacientes que recebiam DBT apresentaram melhoras significativas de sintomas depressivos, com taxas de remissão de transtorno depressivo maior e transtornos relacionados a substâncias e transtornos aditivos tão boas quanto aquelas encontradas em TCC baseada em evidências e intervenções farmacológicas.[27] Participantes da DBT também relataram melhoras significativas no desenvolvimento de uma introjeção mais positiva (construto psicodinâmico que medimos para testar a visão de que a DBT trata apenas os sintomas). Pacientes da DBT desenvolveram significativamente maior autoafirmação, amor próprio e autoproteção, bem como menos ataques autodirigidos, ao longo do tratamento; além disso, mantiveram esses ganhos em um seguimento de um ano.[42]

A DBT como tratamento para o risco de suicídio e para o comportamento suicida não é limitada a adultos. A pesquisa com adolescentes[28, 29, 30] e estudantes universitários[31] com tendências suicidas também constataram significativas reduções no uso de medicações psicotrópicas, depressão e comportamentos suicidas, bem como aumento na satisfação de vida quando a DBT é comparada a grupos-controle.

DBT *standard* como tratamento geral

Embora a DBT tenha sido originalmente desenvolvida para indivíduos de alto risco, com muitos comportamentos descontrolados e dificuldades complexas, a composição modular do tratamento permite, aos terapeutas, ajustar o número dos componentes ativamente aplicados no tratamento em um dado momento. Até a presente data, adaptações da DBT mostraram-se efetivas para transtorno de estresse pós-traumático (TEPT) em pacientes que sofreram abuso sexual na infância;[32] transtornos alimentares comórbidos com transtornos relacionados a substâncias e transtornos aditivos[33] em comorbidade com TPB;[34, 35, 36] apenas transtornos alimentares;[39, 40] transtornos da personalidade do *cluster* B;[24] TEPT com e sem TPB comórbido;[41] e depressão em adultos com mais de 55 anos de idade.[37, 38] Analisados como um todo, esses estudos sugerem que a DBT é um tratamento de ampla eficácia.

Essa flexibilidade modular também nos permite introduzir, no tratamento, novas intervenções e estratégias para substituir aquelas mais antigas e menos eficazes. Assim, com o passar do tempo, é provável que a utilidade da DBT se expanda à medida que a base das pesquisas aumentar.

TREINAMENTO DE HABILIDADES EM DBT COMO TRATAMENTO ÚNICO

O treinamento de habilidades em DBT está rapidamente emergindo como tratamento único. Embora a maioria das pesquisas sobre a eficácia da DBT consista em ensaios clínicos com DBT *standard*, muitos locais, ao longo dos anos, têm fornecido apenas as habilidades em DBT, geralmente devido à insuficiência de recursos para fornecer o tratamento na íntegra. À medida que esses programas se multiplicaram, iniciaram-se as pesquisas para determinar se esses programas de tratamento eram, de fato, efetivos. Essa crescente área de pesquisa está sugerindo que apenas o treinamento de habilidades pode ser muito efetivo em diversas situações.

Evidência para a efetividade das habilidades em DBT como tratamento único

Uma visão geral dos ECRs examinando a efetividade do treinamento de habilidades em DBT sem terapia individual é apresentada na Tabela 1.3. Estudos adicionais (que não ECRs) examinando a efetividade das habilidades em DBT como tratamento único são apresentados na Tabela 1.4.

Como pode ser visto na Tabela 1.3, em ECRs, o treinamento de habilidades em DBT sem terapia individual simultânea foi considerado eficaz em várias áreas. Foi constatado que reduziu a depressão em nove estudos distintos;[38, 42, 45, 47, 48, 49, 51, 52, 54] a raiva em quatro pesquisas;[43, 46, 52, 53] e a desregulação emocional,[38, 51] inclusive a instabilidade afetiva[43] e a intensidade emocional,[44] em quatro trabalhos. Adaptações das habilidades em DBT também se revelaram efetivas no tratamento de transtornos alimentares em três estudos,[39, 45, 46] bem como de transtornos relacionados ao álcool[51] e com o transtorno de déficit de atenção/hiperatividade (TDAH).[50] Entre mulheres apenadas, as habilidades em DBT têm sido efetivas na redução dos sintomas de TEPT, depressão e problemas interpessoais.[54] Entre homens e mulheres em penitenciárias, foi observado que as habilidades em DBT diminuíram a agressividade, a impulsividade e a psicopatologia em geral.[55] As habilidades também reduziram o potencial de violência com o parceiro íntimo e a expressão da raiva entre aqueles com histórico desse tipo de violência. Entre os indivíduos em reabilitação vocacional com transtornos mentais graves, as habilidades em DBT diminuíram a depressão, a desesperança e a raiva, bem como aumentaram o número de horas de trabalho e a satisfação no emprego.[52]

Como pode ser visto na Tabela 1.4, estudos sobre o treinamento de habilidades em DBT em pesquisas estruturadas com o desenho pré e pós-tratamento (em que não há condição de controle com a qual se deseja comparar as medidas de desfecho) obtiveram resultados semelhantes aos dos ECRs. Esses estudos mostraram diminuição dos sintomas de depressão[57, 58, 60, 61, 62] e de TDAH,[61] bem como aumento do funcionamento global[60] e das estratégias de enfrentamento (*coping*) de adaptação social.[62] Três estudos foram realizados sobre o treinamento de habilidades em

TABELA 1.3. ECRs sobre DBT apenas com treinamento das habilidades

Diagnóstico/população do estudo	Grupo de comparação	Resultados significativos
TPB: **49** mulheres, **11** homens	Terapia de grupo padrão	**As habilidades em DBT diminuíram sintomas** depressivos e de ansiedade, irritabilidade, raiva, instabilidade emocional e abandono do tratamento[43]
TPB: **29** mulheres, **1** homem	Vídeo de controle	**As habilidades em DBT aumentaram** o conhecimento sobre elas e a confiança nas habilidades e **diminuíram** a intensidade emocional[44]
Bulimia nervosa: **14** mulheres	Controle de lista de espera	**As habilidades em DBT diminuíram** os comportamentos de compulsão e purgação e os sintomas depressivos[45]
Transtorno de compulsão alimentar: **101** indivíduos	Terapia de grupo como controle ativo	**As habilidades em DBT diminuíram** a compulsão alimentar[39]
Transtorno de compulsão alimentar: **22** mulheres	Controle de lista de espera	**As habilidades em DBT diminuíram** raiva, peso e preocupações com a forma e com a alimentação e **aumentaram** abstinência do comportamento de compulsão[46]
Transtorno depressivo maior: **24** homens e mulheres	Condição de controle	**As habilidades em DBT diminuíram** os escores de depressão e **aumentaram** o processamento da emoção[47]
Transtorno depressivo maior: **29** mulheres e **5** homens com mais de **60** anos	DBT + tratamento farmacológico vs. apenas tratamento farmacológico	**As habilidades em DBT diminuíram** os escores de sintomas depressivos em autoavaliações e **aumentaram** a completa remissão dos sintomas depressivos e de adição, as estratégias de enfrentamento (*coping*) adaptativas[38]
Transtorno depressivo maior: **18** mulheres, **6** homens	Controle de lista de espera	**As habilidades em DBT aumentaram** o processamento emocional associado com **decréscimos** na depressão[48]
Transtorno bipolar: **26** adultos	Controle de lista de espera	**As habilidades em DBT diminuíram** sintomas depressivos e o medo direcionado e **aumentaram as** habilidades de *mindfulness* e a regulação emocional[49]
TDAH: **51** adultos	Grupo de discussão pouco estruturado	**As habilidades em DBT diminuíram os** sintomas de TDAH[50]
Transtornos relacionados ao álcool: **87** mulheres, **58** homens (todos em idade universitária)	BASICS[a]; controle	**As habilidades em DBT diminuíram os** sintomas depressivos e os problemas decorrentes do uso de álcool e **aumentaram** a regulação emocional e o humor positivo[51]
Reabilitação vocacional para transtornos mentais graves: **12** adultos	TAU	**As habilidades em DBT diminuíram** sintomas depresivos, desesperança, raiva e **aumentaram** a satisfação no trabalho e o número de horas trabalhadas[52]
Violência conjugal: **55** homens	Programa de manejo da raiva	**As habilidades em DBT diminuíram** o potencial de violência conjugal e a expressão da raiva[53]
Detentas com histórico traumático: **24** mulheres	Comparação sem contato	**As habilidades em DBT diminuíram** TEPT e depressivos e problemas no funcionamento interpessoal[54]
Detentos em sistemas prisionais: **18** mulheres, **45** homens	Manejo de casos	**As habilidades em DBT diminuíram** a agressividade, a impulsividade e a psicopatologia geral e **aumentaram** as estratégias de enfrentamento (*coping*)[55]

[a]Brief Alcohol Screening and Intervention for College Students (Breve Varredura e Intervenção sobre Álcool em Alunos de Ensino Superior, abordagem de redução de danos).

TABELA 1.4. Ensaios clínicos que não ECRs sobre DBT apenas com treinamento de habilidades

Diagnóstico/população do estudo	Grupo de comparação	Resultados significativos
Membros da família de indivíduos com TPB: **44** homens e mulheres	Sem grupo controle; desenho pré e pós-intervenção	**As habilidades em DBT diminuíram** pesar e esgotamento e **aumentaram** a maestria. Foram observadas mudanças maiores em mulheres.[56]
Membros da família de pessoas que tentaram o suicídio: **13** homens e mulheres	Desenho pré e pós-intervenção	**As habilidades em DBT diminuíram** a ansiedade, o esgotamento percebido pelo membro da família, o superenvolvimento emocional e **aumentaram** a saúde psiquiátrica global[57]
Condutas autolesivas sem intencionalidade suicida (CASIS): **32** mulheres, **2** homens	Desenho pré e pós-intervenção	**As habilidades em DBT diminuíram** o número de internações hospitalares, consultas ambulatoriais, e a psicopatologia em geral[58]
Criminosos condenados com deficiência intelectual diagnosticada: **7** mulheres e homens	Desenho pré e pós-intervenção	**As habilidades em DBT diminuíram** o risco dinâmico e **aumentaram** pontos fortes, habilidades de enfrentamento (*coping*) e funcionamento global[59]
TOD: **54** adolescentes masculinos e femininos	Desenho pré e pós-intervenção	**As habilidades DBT diminuíram** sintomas depressivos e comportamentos negativos e **aumentaram** comportamentos positivos (p. ex., comportamentos produtivos)[60]
TDAH: **8** adultos (homens e mulheres)	Desenho pré e pós-intervenção	**As habilidades em DBT diminuíram** os sintomas de TDAH e os depressivos[61]
Vítimas de violência interpessoal: **31** mulheres	Desenho pré e pós-intervenção	**As habilidades em DBT diminuíram** sintomas depressivos, desesperança, sintomas graves de estresse e **aumentaram** a adaptação social[62]

DBT com famílias de indivíduos com muitos problemas complexos,[56, 57, 58] e todos eles mostraram redução no pesar e na sensação de esgotamento. Poucos estudos têm sido publicados sobre o treinamento de habilidades para crianças; no entanto, no caso de crianças com transtorno de oposição desafiante (TOD), o treinamento de habilidades em DBT teve associação com reduções de sintomas depressivos internalizantes e externalizantes, diminuição nos comportamentos problemáticos e aumento nos comportamentos positivos.[60]

A maioria desses estudos ofereceu apenas um componente da DBT: o treinamento de habilidades. Duas exceções foram apresentadas por Lynch e colaboradores (2007).[37] No primeiro estudo, as habilidades em DBT e o acompanhamento por *coaching* telefônico da DBT foram adicionados aos antidepressivos e comparados a apenas antidepressivos para uma amostra de idosos com transtorno depressivo maior. No segundo estudo, a DBT *standard* associada ao uso de medicação foi comparada a somente o tratamento farmacológico para uma amostra de idosos com transtorno depressivo maior e transtornos da personalidade comórbidos. Nos dois estudos, os autores constataram que o transtorno depressivo maior teve remissão com muito mais rapidez quando os indivíduos foram tratados com DBT associada a medicação do que apenas com tratamento farmacológico.

Os estudos com transtornos alimentares usaram somente adaptações do treinamento de habilidades em DBT.

Vários desses trabalhos não relataram quais habilidades da DBT foram usadas, dificultando a tarefa de determinar quais habilidades foram importantes em promover a mudança clínica. Apesar do treinamento de habilidades ter sido associado à redução da desregulação emocional em geral,[63] é necessário o desenvolvimento de mais pesquisas para determinar exatamente quais habilidades são necessárias e quais podem ser descartadas.

O próximo capítulo aborda questões essenciais no planejamento para conduzir o treinamento de habilidades, inclusive sugestões para planejar um currículo de treinamento de habilidades.

REFERÊNCIAS

1. Linehan, M. M., Armstrong, H. E., Suarez, A., Allmon, D., & Heard, H. L. (1991). Cognitive-behavioral treatment of chronically parasuicidal borderline patients. *Archives of General Psychiatry, 48,* 1060–1064.
2. Kring, A. M., & Sloan, D. M. (2010). *Emotion regulation and psychopathology: A transdiagnostic approach to etiology and treatment.* New York: Guilford Press.
3. Linehan, M. M. (1993). *Cognitive-behavioral treatment of borderline personality disorder.* New York: Guilford Press.
4. Goldberg, C. (1980). The utilization and limitations of paradoxical interventions in group psychotherapy. *International Journal of Group Psychotherapy, 30,* 287–297.

5. Heller, A. S., Johnstone, T., Shackman, A. J., Light, S. N., Peterson, M. J., Kolden, G. G., et al. (2009). Reduced capacity to sustain positive emotion in major depression reflects diminished maintenance of fronto-striatal brain activation. *Proceedings of the National Academy of Sciences USA, 106*, 22445 22450.
6. Cisler, J. M., Olatunji, B. O., Feldner, M. T., & Forsyth, J. P. (2010). Emotion regulation and the anxiety disorders: An integrative review. *Journal of Psychopathology and Behavioral Assessment, 32*, 68–82.
7. Kring, A. M., & Werner, K. H. (2004). Emotion regulation and psychopathology. In P. Philippot & R. S. Feldman (Eds.), *The regulation of emotion* (pp. 359 408). Mahwah, NJ: Erlbaum.
8. Ekman, P. E., & Davidson, R. J. (1994). *The nature of emotion: Fundamental questions*. New York: Oxford University Press.
9. Tooby, J., & Cosmides, L. (1990). The past explains the present: Emotional adaptations and the structure of ancestral environments. *Ethology and Sociobiology, 11*(4), 375–424.
10. Crowell, S. E., Beauchaine, T. P., & Linehan, M. M. (2009). A biosocial developmental model of borderline personality: Elaborating and extending Linehan's theory. *Psychological Bulletin, 135*(3), 495–510.
11. Ogata, S. N., Silk, K. R., Goodrich, S., Lohr, N. E., Westen, D., & Hill, E. M. (1990). Childhood sexual and physical abuse in adult patients with borderline personality disorder. *American Journal of Psychiatry, 147*(8), 1008–1013.
12. Wagner, A. W., & Linehan, M. M. (1994). Relationship between childhood sexual abuse and topography of parasuicide among women with borderline personality disorder. *Journal of Personality Disorders, 8*(1), 1–9.
13. Messman-Moore, T. L., & Long, P. J. (2003). The role of childhood sexual abuse sequelae in the sexual revictimization of women: An empirical review and theoretical reformulation. *Clinical Psychology Review, 23*(4), 537–571.
14. Zanarini, M. C., Frankenburg, F. R., Reich, D. B., Hennen, J., & Silk, K. R. (2005). Adult experiences of abuse reported by borderline patients and Axis II comparison subjects over six years of prospective follow-up. *Journal of Nervous and Mental Disease, 193*(6), 412–416.
15. Maccoby, E. E. (1980). *Social development: Psychological growth and the parent–child relationship*. New York: Harcourt Brace Jovanovich.
16. Neacsiu, A. D., Bohus, M., & Linehan, M. M. (2014). Dialectical behavior therapy: An intervention for emotion dysregulation. In J. J. Gross (Ed.), *Handbook of emotion regulation* (2nd ed., pp. 491–507). New York: Guilford Press.
17. Linehan, M. M., Heard, H. L., & Armstrong, H. E. (1993). Naturalistic follow-up of a behavioral treatment for chronically parasuicidal borderline patients. *Archives of General Psychiatry, 50*(12), 971–974.
18. Linehan, M. M., Korslund, K. E., Harned, M. S., Gallop, R. J., Lungu, A., Neacsiu, A. D., McDavid, J., Comtois, K. A., & Murray-Gregory, A. M. (2014). *Dialectical Behavior Therapy for high suicide risk in borderline personality disorder: A component analysis*. Manuscript submitted for publication.
19. Stoffers, J. M., Vollm, B. A., Rucker, G., Timmer, A., Huband, N., & Lieb, K. (2012). Psychological therapies for borderline personality disorder. *Cochrane Database of Systematic Reviews, 2012*(8), CD005652.
20. van den Bosch, L., Verheul, R., Schippers, G. M., & van den Brink, W. (2002). Dialectical behavior therapy of borderline patients with and without substance use problems: Implementation and long-term effects. *Addictive Behaviors, 27*(6), 911–923.
21. Verheul, R., van den Bosch, L. M., Koeter, M. W., de Ridder, M. A., Stijnen, T., & van den Brink, W. (2003). Dialectical behaviour therapy for women with borderline personality disorder: 12-month, randomised clinical trial in The Netherlands. *British Journal of Psychiatry, 182*(2), 135–140.
22. Koons, C. R., Robins, C. J., Lindsey Tweed, J., Lynch, T. R., Gonzalez, A. M., Morse, J. Q., et al. (2001). Efficacy of dialectical behavior therapy in women veterans with borderline personality disorder. *Behavior Therapy, 32*(2), 371–390.
23. Koons, C. R., Chapman, A. L., Betts, B. B., O'Rourke, B., Morse, N., & Robins, C. J. (2006). Dialectical behavior therapy adapted for the vocational rehabilitation of significantly disabled mentally ill adults. *Cognitive and Behavioral Practice, 13*(2), 146–156.
24. Feigenbaum, J. D., Fonagy, P., Pilling, S., Jones, A., Wildgoose, A., & Bebbington, P. E. (2012). A realworld study of the effectiveness of DBT in the UK National Health Service. *British Journal of Clinical Psychology, 51*(2), 121–141.
25. Linehan, M. M., Comtois, K. A., Murray, A. M., Brown, M. Z., Gallop, R. J., Heard, H. L., et al. (2006). Two-year randomized controlled trial and follow-up of dialectical behavior therapy vs. therapy by experts for suicidal behaviors and borderline personality disorder. *Archives of General Psychiatry, 63*(7), 757–766.
26. Bohus, M., Haaf, B., Simms, T., Limberger, M. F., Schmahl, C., Unckel, C., et al. (2004). Effectiveness of inpatient dialectical behavioral therapy for borderline personality disorder: A controlled trial. *Behaviour Research and Therapy, 42*, 487–499.
27. Harned, M. S., Chapman, A. L., Dexter-Mazza, E. T., Murray, A., Comtois, K. A., & Linehan, M. M. (2009). Treating co-occurring Axis I disorders in recurrently suicidal women with borderline personality disorder. *Personality Disorders: Theory, Research, and Treatment*, (1), 35–45.
28. Katz, L. Y., Cox, B. J., Gunasekara, S., & Miller, A. L. (2004). Feasibility of dialectical behavior therapy for suicidal adolescent inpatients. *Journal of the American Academy of Child and Adolescent Psychiatry, 43*(3), 276–282.
29. McDonell, M. G., Tarantino, J., Dubose, A. P., Matestic, P., Steinmetz, K., Galbreath, H., & McClellan, J. M. (2010). A pilot evaluation of dialectical behavioural therapy in adolescent long-term inpatient care. *Child and Adolescent Mental Health, 15*(4), 193–196.

30. Rathus, J. H., & Miller, A. L. (2002). Dialectical behavior therapy adapted for suicidal adolescents. *Suicide and Life-Threatening Behavior*, *32*(2), 146–157.
31. Pistorello, J., Fruzzetti, A. E., MacLane, C., Gallop, R., & Iverson, K. M. (2012). Dialectical behavior therapy (DBT) applied to college students: A randomized clinical trial. *Journal of Consulting and Clinical Psychology*, *80*(6), 982–994.
32. Bohus, M., Dyer, A. S., Priebe, K., Krüger, A., Kleindienst, N., Schmahl, C., et al. (2013). Dialectical behaviour therapy for post-traumatic stress disorder after childhood sexual abuse in patients with and without borderline personality disorder: A randomised controlled trial. *Psychotherapy and Psychosomatics*, *82*(4), 221–233.
33. Courbasson, C., Nishikawa, Y., & Dixon, L. (2012). Outcome of dialectical behaviour therapy for concurrent eating and substance use disorders. *Clinical Psychology and Psychotherapy*, *19*(5), 434–449.
34. Linehan, M. M., Schmidt, H., Dimeff, L. A., Craft, J. C., Kanter, J., & Comtois, K. A. (1999). Dialectical behavior therapy for patients with borderline personality disorder and drug-dependence. *American Journal on Addictions*, *8*(4), 279–292.
35. Linehan, M. M., Dimeff, L. A., Reynolds, S. K., Comtois, K. A., Welch, S. S., Heagerty, P., et al. (2002). Dialectical behavior therapy versus comprehensive validation therapy plus 12-step for the treatment of opioid dependent women meeting criteria for borderline personality disorder. *Drug and Alcohol Dependence*, *67*(1), 13–26.
36. Linehan, M. M., Lynch, T. R., Harned, M. S., Korslund, K. E., & Rosenthal, Z. M. (2009). *Preliminary outcomes of a randomized controlled trial of DBT vs. drug counseling for opiate-dependent BPD men and women*. Paper presented at the 43rd Annual Convention of the Association for Behavioral and Cognitive Therapies, New York.
37. Lynch, T. R., Cheavens, J. S., Cukrowicz, K. C., Thorp, S. R., Bronner, L., & Beyer, J. (2007). Treatment of older adults with co-morbid personality disorder and depression: A dialectical behavior therapy approach. *International Journal of Geriatric Psychiatry*, *22*(2), 131–143.
38. Lynch, T. R., Morse, J. Q., Mendelson, T., & Robins, C. J. (2003). Dialectical behavior therapy for depressed older adults: A randomized pilot study. *American Journal of Geriatric Psychiatry*, *11*(1), 33–45.
39. Safer, D. L., & Jo, B. (2010). Outcome from a randomized controlled trial of group therapy for binge eating disorder: Comparing dialectical behavior therapy adapted for binge eating to an active comparison group therapy. *Behavior Therapy*, *41*(1), 106–120.
40. Safer, D. L., & Joyce, E. E. (2011). Does rapid response to two group psychotherapies for binge eating disorder predict abstinence? *Behaviour Research and Therapy*, *49*(5), 339–345.
41. Bohus, M., Dyer, A. S., Priebe, K., Krüger, A., Kleindienst, N., Schmahl, C., Niedtfeld, I., & Steil, R. (2013). Dialectical behaviour therapy for post-traumatic stress disorder after childhood sexual abuse in patients with and without borderline personality disorder: A randomised controlled trial. *Psychotherapy and Psychosomatics*, *82*(4), 221–233.
42. Bedics, J. D., Atkins, D. C., Comtois, K. A., & Linehan, M. M. (2012). Weekly therapist ratings of the therapeutic relationship and patient introject during the course of dialectical behavioral therapy for the treatment of borderline personality disorder. *Psychotherapy*, *49*(2), 231–240.
43. Soler, J., Pascual, J. C., Tiana, T., Cebrià, A., Barrachina, J., Campins, M. J., et al. (2009). Dialectical behaviour therapy skills training compared to standard group therapy in borderline personality disorder: A 3-month randomised controlled clinical trial. *Behaviour Research and Therapy*, *47*(5), 353–358.
44. Waltz, J., Dimeff, L. A., Koerner, K., Linehan, M. M., Taylor, L., & Miller, C. (2009). Feasibility of using video to teach a dialectical behavior therapy skill to clients with borderline personality disorder. *Cognitive and Behavioral Practice*, *16*(2), 214–222.
45. Safer, D. L., Telch, C. F., & Agras, W. S. (2001). Dialectical behavior therapy for bulimia nervosa. *American Journal of Psychiatry*, *158*(4), 632–634.
46. Telch, C. F., Agras, W. S., & Linehan, M. M. (2001). Dialectical behavior therapy for binge eating disorder. *Journal of Consulting and Clinical Psychology*, *69*(6), 1061–1065.
47. Harley, R., Sprich, S., Safren, S., Jacobo, M., & Fava, M. (2008). Adaptation of dialectical behavior therapy skills training group for treatment-resistant depression. *Journal of Nervous and Mental Disease*, *196*(2), 136–143.
48. Feldman, G., Harley, R., Kerrigan, M., Jacobo, M., & Fava, M. (2009). Change in emotional processing during a dialectical behavior therapy-based skills group for major depressive disorder. *Behaviour Research and Therapy*, *47*(4), 316–321.
49. Van Dijk, S., Jeffrey, J., & Katz, M. R. (2013). A randomized, controlled, pilot study of dialectical behavior therapy skills in a psychoeducational group for individuals with bipolar disorder. *Journal of Affective Disorders*, *145*, 386–393.
50. Hirvikoski, T., Waaler, E., Alfredsson, J., Pihlgren, C., Holmström, A., Johnson, A., et al. (2011). Reduced ADHD symptoms in adults with ADHD after structured skills training group: Results from a randomized controlled trial. *Behaviour Research and Therapy*, *49*(3), 175–185.
51. Whiteside, U. (2011). *A brief personalized feedback intervention integrating a motivational interviewing therapeutic style and DBT skills for depressed or anxious heavy drinking young adults*. Unpublished doctoral dissertation, University of Washington.
52. Koons, C. R., Chapman, A. L., Betts, B. B., O'Rourke, B., Morse, N., & Robins, C. J. (2006). Dialectical behavior therapy adapted for the vocational rehabilitation of significantly disabled mentally ill adults. *Cognitive and Behavioral Practice*, *13*(2), 146–156.
53. Cavanaugh, M. M., Solomon, P. L., & Gelles, R. J. (2011). The Dialectical Psychoeducational Workshop (DPEW) for males at risk for intimate partner violence: A pilot randomized controlled trial. *Journal of Experimental Criminology*, *7*(3), 275–291.

54. Bradley, R. G., & Follingstad, D. R. (2003). Group therapy for incarcerated women who experienced interpersonal violence: A pilot study. *Journal of Traumatic Stress*, *16*(4), 337–340.
55. Shelton, D., Sampl, S., Kesten, K. L., Zhang, W., & Trestman, R. L. (2009). Treatment of impulsive aggression in correctional settings. *Behavioral Sciences and the Law*, *27*(5), 787–800.
56. Hoffman, P. D., Fruzzetti, A. E., Buteau, E., Neiditch, E. R., Penney, D., Bruce, M. L., et al. (2005). Family connections: A program for relatives of persons with borderline personality disorder. *Family Process*, *44*(2), 217–225.
57. Rajalin, M., Wickholm-Pethrus, L., Hursti, T., & Jokinen, J. (2009). Dialectical behavior therapy-based skills training for family members of suicide attempters. *Archives of Suicide Research*, *13*(3), 257–263.
58. Sambrook, S., Abba, N., & Chadwick, P. (2007). Evaluation of DBT emotional coping skills groups for people with parasuicidal behaviours. *Behavioural and Cognitive Psychotherapy*, *35*(2), 241–244.
59. Sakdalan, J. A., Shaw, J., & Collier, V. (2010). Staying in the here-and-now: A pilot study on the use of dialectical behaviour therapy group skills training for forensic clients with intellectual disability. *Journal of Intellectual Disability Research*, *54*(6), 568–572.
60. Nelson-Gray, R. O., Keane, S. P., Hurst, R. M., Mitchell, J. T., Warburton, J. B., Chok, J. T., et al. (2006). A modified DBT skills training program for oppositional defiant adolescents: Promising preliminary findings. *Behaviour Research and Therapy*, *44*(12), 1811–1820.
61. Hesslinger, B., van Elst, L. T., Nyberg, E., Dykierek, P., Richter, H., Berner, M., et al. (2002). Psychotherapy of attention deficit hyperactivity disorder in adults. *European Archives of Psychiatry and Clinical Neuroscience*, *252*(4), 177–184.
62. Iverson, K. M., Shenk, C., & Fruzzetti, A. E. (2009). Dialectical behavior therapy for women victims of domestic abuse: A pilot study. *Professional Psychology: Research and Practice*, *40*(3), 242–248.
63. Neacsiu, A. D., Rizvi, S. L., & Linehan, M. M. (2010). Dialectical behavior therapy skills use as a mediator and outcome of treatment for borderline personality disorder. *Behaviour Research and Therapy*, *48*(9), 832–839.
64. Carter, G. L., Willcox, C. H., Lewin, T. J., Conrad, A. M., & Bendit, N. (2010). Hunter DBT project: Randomized controlled trial of dialectical behaviour therapy in women with borderline personality disorder. *Australian and New Zealand Journal of Psychiatry*, *44*(2), 162–173.
65. 65. Linehan, M. M., Tutek, D. A., Heard, H. L., & Armstrong, H. E. (1994). Interpersonal outcome of cognitive behavioral treatment for chronically suicidal borderline patients. *American Journal of Psychiatry*, *151*(12), 1771–1775.
66. McMain, S., Links, P., Gnam, W., Guimond, T., Cardish, R., Korman, L., & Streiner, D. (2009). A randomized trial of dialectical behavior therapy versus general psychiatric management for borderline personality disorder. *American Journal of Psychiatry*, *166*(12), 1365–1374.

Capítulo 2

Planejamento para conduzir o treinamento de habilidades em DBT

O treinamento de habilidades comportamentais é indispensável quando as habilidades necessárias para resolver problemas e alcançar as metas desejadas não se encontram disponíveis no repertório comportamental do indivíduo. Ou seja, em circunstâncias ideais (nas quais o comportamento não sofre a interferência de medos, motivos conflitantes, crenças irrealistas, etc.), a pessoa não consegue gerar ou produzir as respostas comportamentais necessárias. Na DBT, o termo "habilidades" é usado como sinônimo de "competências"* e inclui, em seu sentido mais amplo, habilidades comportamentais, cognitivas e emocionais junto com a integração dessas habilidades, que é necessária ao desempenho eficaz. A efetividade é aferida pelos efeitos diretos e indiretos dos comportamentos. O desempenho eficaz pode ser definido como aquele no qual os comportamentos levam a um máximo de resultados positivos com um mínimo de desfechos negativos. Assim, o termo "habilidades" é usado no sentido de "usar meios hábeis", bem como no sentido de responder às situações de modo adaptativo ou efetivo.

É importante a ênfase na integração de comportamentos para produzir uma resposta hábil. Com muita frequência (na verdade, de maneira habitual), um indivíduo tem os componentes comportamentais de uma habilidade, mas não consegue uni-los de modo coerente quando necessário. Por exemplo, uma resposta interpessoalmente hábil exige repertório verbal – reunir as palavras que a pessoa já sabe em frases funcionais –, junto com a adequação da linguagem corporal, de entonação, do contato visual e assim por diante. É raro que as partes sejam novas; a combinação delas, porém, muitas vezes é. Na terminologia da DBT, praticamente qualquer comportamento desejado pode ser considerado uma habilidade. Assim, enfrentar os problemas (*coping*) de modo ativo e eficaz, bem como evitar as respostas mal-adaptativas e ineficazes, são dois pontos considerados no uso das habilidades de alguém. O objetivo central da DBT como um todo é substituir o comportamento não efetivo mal-adaptativo ou inábil por respostas habilidosas. O objetivo do treinamento de habilidades em DBT é ajudar o indivíduo a adquirir as habilidades necessárias. As etapas para planejar a condução do treinamento de habilidades em DBT são descritas na Tabela 2.1 e discutidas em mais detalhes a seguir. Estratégias para integrar as habilidades da DBT com outras intervenções que não sejam a DBT são descritas em um momento posterior no capítulo.

TABELA 2.1. Organizando o treinamento de habilidades em DBT em sua prática

1. Forme (ou junte-se a) uma equipe de DBT.
2. Selecione os membros do treinamento de habilidades de sua equipe.
3. Selecione os módulos das habilidades e os conjuntos de habilidades específicas.
4. Planeje um currículo do treinamento de habilidades.
5. Decida sobre:
    a) Prática intensiva *versus* espaçada em um programa de 1 ano.
    b) Treinamento de habilidades individual ou em grupo.
    c) Grupos abertos *versus* fechados.
    d) Grupos heterogêneos *versus* homogêneos.
6. Esclareça os papéis dos treinadores de habilidades, terapeutas individuais, gestores de caso, enfermeiros e auxiliares de enfermagem, bem como farmacoterapeutas, em um programa de treinamento de habilidades.

---

* N. de R. T.: O termo correto para designar o manual em português é "competências". Assim, existe um manual de competências da DBT, que desenvolve quatro agrupamentos de competências, nas quais trabalham-se habilidades específicas.

FORMANDO (OU JUNTANDO-SE A) UMA EQUIPE DE DBT[1]

A DBT pressupõe que o tratamento eficaz, incluindo o treinamento de habilidades, deve prestar atenção tanto ao comportamento e à experiência dos provedores do tratamento quanto ao comportamento e à experiência dos pacientes. Assim, o tratamento dos profissionais que trabalham nos diferentes módulos da DBT é uma parte integral de qualquer programa de DBT. Isso é importante tanto para aqueles que ensinam as habilidades quanto para todos os outros provedores dos outros modos de tratamento da DBT. Não importa o quão ajustados os pacientes possam ser, às vezes, o treinamento de habilidades pode ser incrivelmente desafiador e/ou estressante, e se manter dentro do arcabouço da DBT pode ser difícil. Os papéis da consultoria devem manter os provedores do tratamento no modelo da DBT e abordar diretamente os problemas que surjam. Os alvos fundamentais da equipe, relevantes aos treinadores de habilidades, são: aumentar a adesão aos princípios da DBT e a precisão do ensino e do *coaching* das habilidades; fornecer ideias para melhorar o ensino das habilidades; fazer a antecipação de fatores que interferem na solução de problemas que surgem no decorrer do treinamento de habilidades; aumentar e manter a motivação dos treinadores de habilidades; e dar suporte quando os limites dos terapeutas são ultrapassados (e mesmo quando estes não são!).

Os grupos de consultoria em DBT exigem que ao menos dois membros se reúnam pessoalmente uma vez por semana, se ambos estiverem na mesma localidade; quando encontros presenciais não são possíveis, os membros da equipe podem se encontrar em uma comunidade de aprendizagem *on-line* ou por meio de aplicativos de Internet. Devido ao fato de o foco principal de uma equipe de DBT estar nos provedores do tratamento, e não naqueles para quem o treinamento de habilidades é destinado, não é necessário que os provedores estejam tratando os mesmos pacientes. Por exemplo, um paciente poderia estar em tratamento individual em determinada clínica e em um grupo de treinamento de habilidades em outra, cada uma com sua própria equipe de DBT. A coordenação das intervenções, no entanto, é maior se os terapeutas individuais, gestores de caso, farmacoterapeutas e treinadores de habilidades participarem da mesma equipe. (Consulte, em Sayrs & Linehan, no prelo, uma discussão mais aprofundada de como configurar, executar e resolver problemas em uma equipe de consultoria de DBT.[2])

SELECIONANDO OS MEMBROS DO TREINAMENTO DE HABILIDADES DE SUA EQUIPE: QUALIFICAÇÕES E CARACTERÍSTICAS NECESSÁRIAS

O treinamento de habilidades pode ser conduzido por psicoterapeutas, conselheiros, gestores de caso, assistentes sociais, equipes de comunidades terapêuticas e enfermeiros psiquiátricos (em contextos de internação). Psiquiatras e enfermeiros podem ser treinadores de habilidades muito efetivos. Para indivíduos sem transtornos mentais identificados, o treinamento de habilidades também pode ser conduzido por qualquer pessoa (professores, pais, familiares, voluntários e instrutores profissionais) que seja bem treinada nos princípios do treinamento e no desenvolvimento das próprias habilidades. Clérigos, farmacoterapeutas e outros provedores de cuidados de saúde (p. ex., psiquiatras, médicos, enfermeiros, auxiliares de enfermagem, terapeutas ocupacionais e outras equipes médicas em contextos ambulatoriais), quando treinados nas habilidades, muitas vezes se tornam excelentes treinadores. Além disso, indivíduos carismáticos que passaram pelo treinamento e superaram suas próprias dificuldades também podem se tornar excelentes cotreinadores e conselheiros de habilidades e conselheiros dos pares; isso, é claro, quando forem treinados em habilidades.

Na DBT, sabemos que, para fazer o tratamento com eficácia, os treinadores de habilidades precisam estar bem treinados no que estão fazendo. Eles devem ter um ótimo conhecimento sobre as habilidades em DBT, praticá-las pessoalmente e saber como ensiná-las. Precisam conhecer e ser capazes de utilizar as técnicas básicas da terapia comportamental (como análise do comportamento, análise de solução, manejo de contingências, procedimentos de exposição e as noções básicas da construção das habilidades) e as estratégias de tratamento da DBT (como as estratégias dialéticas; de validação e solução de problemas; de comunicação recíproca e irreverente; de consultoria para o paciente; e de intervenção ambiental), bem como os protocolos da DBT – em especial protocolo para avaliar e intervir no risco de suicídio e/ou no comportamento suicida. Essas estratégias e esses protocolos são descritos na íntegra no principal texto da DBT e são revisados no Capítulo 5 deste manual. Até o momento, não temos evidências de que o tipo de formação acadêmica seja um fator crucial para melhorar os desfechos do treinamento de habilidades.

As atitudes dos treinadores de habilidades em relação aos pacientes também são importantíssimas. Aqueles que não conseguem comportar-se habilmente e afirmam não saber como agir de modo diferente são vistos por alguns terapeutas como resistentes (ou, pelo menos, regidos por motivos fora da consciência). Esses clínicos consideram práticas como dar conselhos, fornecer *coaching*, fazer sugestões ou ensinar novos comportamentos como equivalentes a incentivar a dependência e a necessidade de gratificação, que criam obstáculos à terapia "real". Outros terapeutas e treinadores de habilidades caem na armadilha de acreditar que os pacientes dificilmente conseguem fazer algo. Às vezes, acreditam inclusive que eles são incapazes de aprender novos comportamentos habilidosos. A ênfase excessiva na aceitação, na promoção de cuidados para o paciente e a intervenção ambiental acabam comprometendo o arsenal terapêutico desses terapeutas. Não é surpresa, quando essas duas orientações coexistem com um paciente da equipe de tratamento, que muitas vezes surjam conflitos e até a divisão da equipe. Uma abordagem dialética sugeriria procurar a síntese, conforme a minha análise mais completa no Capítulo 13 do principal texto da DBT.

Quando uma equipe de DBT está sendo iniciada, os critérios para se tornar membro da equipe são os mesmos para todos os participantes. Cada membro deve estar na equipe voluntariamente, deve concordar em participar das reuniões da equipe, deve estar comprometido com a aprendizagem e a aplicação da DBT e deve estar igualmente vulnerável à influência da equipe. O último critério significa que todos os participantes trarão à equipe quaisquer dificuldades e questões relacionadas com suas tentativas de aplicar os princípios e as intervenções da DBT (inclusive as habilidades) associadas com todos pacientes com os quais estiverem trabalhando.

SELECIONANDO OS MÓDULOS DAS HABILIDADES E AS HABILIDADES ESPECÍFICAS A SEREM ENSINADAS

Como observado no Capítulo 1, existem quatro módulos distintos das habilidades em DBT: *mindfulness*, efetividade interpessoal, regulação emocional e tolerância ao mal-estar. Cada módulo está dividido em seções principais e complementares, com habilidades especializadas, opcionais ou avançadas. Estas últimas seções podem ser descartadas caso não atendam às necessidades da população específica de pacientes trabalhada ou se o tempo assim exigir. As seções e as habilidades específicas também podem ser ensinadas separadamente. (Ver, na Tab. 1.1, quais habilidades são principais e quais são complementares.) Um conjunto de fichas gerais é entregue durante a orientação em relação ao treinamento de habilidades em DBT, antes do início de cada módulo das habilidades de *mindfulness*, se existirem novos membros no grupo. Um outro conjunto complementar, que ensina habilidades de análise comportamental, também está incluído nas habilidades gerais. Na DBT *standard*, o treinamento de habilidades é conduzido em grupos de 6 a 8 (10 no máximo) participantes, mais dois líderes de grupo, uma vez por semana, durante 2,5 horas (2 horas com adolescentes). Os participantes completam, em seis meses, um ciclo inteiro das habilidades principais em todos os módulos. Em um programa de tratamento de um ano, o ciclo é repetido, perfazendo o total de 12 meses. Os módulos das habilidades principais são projetados para durar de 5 a 7 semanas (efetividade interpessoal, 5 semanas; tolerância ao mal-estar, 6 semanas; regulação emocional, 7 semanas). O módulo de *mindfulness* é projetado para durar duas semanas e é repetido, junto com uma breve orientação, antes do início de cada novo módulo. Esse ciclo básico encontra-se descrito na Tabela 2.2. Consulte, nos Apêndices da Parte I, um desenho mais detalhado, junto com resumos, sessão por sessão, dos diferentes programas de treinamentos de habilidades em DBT para vários transtornos, períodos de tempo e contextos.

Não existem dados empíricos para sugerir como ordenar os módulos. Uma vez que as habilidades centrais de

TABELA 2.2. Cronograma de treinamento das principais habilidades em DBT: dois ciclos completos em todos os módulos ao longo de 12 meses

Módulo de orientação + *mindfulness*	2 semanas
Módulo de efetividade interpessoal	5 semanas
Módulo de orientação + *mindfulness*	2 semanas
Módulo de regulação emocional	7 semanas
Módulo de orientação + *mindfulness*	2 semanas
Módulo de tolerância ao mal-estar	6 semanas (24 semanas, 6 meses)
Módulo de orientação + *mindfulness*	2 semanas
Módulo de efetividade interpessoal	5 semanas
Módulo de orientação + *mindfulness*	2 semanas
Módulo de regulação emocional	7 semanas
Módulo de orientação + *mindfulness*	2 semanas
Módulo de tolerância ao mal-estar	6 semanas (48 semanas, 12 meses)

mindfulness estão entremeadas ao longo dos outros módulos do treinamento, obviamente esse é o primeiro módulo que deve ser apresentado. Em nosso programa atual, os módulos de efetividade interpessoal, regulação emocional e tolerância ao mal-estar seguem esta ordem, que é mantida neste manual.

O módulo de efetividade interpessoal centra-se em como os pacientes podem diminuir a dor e o sofrimento por interagir efetivamente com seu ambiente social, tanto para produzir alterações nos outros (quando tal se justifique) quanto para resistir à influência indesejada dos outros. O módulo de regulação emocional supõe que, embora uma situação (interpessoal ou não) possa gerar dor e sofrimento, as respostas do indivíduo também precisam e podem ser modificadas. O módulo de tolerância ao mal-estar pressupõe que, embora possa haver muita dor e sofrimento, isso pode ser tolerado, e a vida pode ser aceita e vivida, mesmo com a dor. Com certeza, essa é uma lição difícil para qualquer pessoa. No entanto, é possível defender com coerência qualquer ordem de módulos. Em muitas clínicas, os pacientes recebem as fichas sobre as estratégias de sobrevivência a crises (parte do módulo de tolerância ao mal-estar) no primeiro encontro. Essas habilidades são mais ou menos autoexplicativas, e muitos pacientes as consideram extremamente úteis. Depois, elas são analisadas detalhadamente, quando o módulo de tolerância ao mal-estar for ensinado. Para alguns, suas desregulação e falta de compreensão das emoções são tão relevantes que a ideia de começar pelo módulo de regulação emocional pode ser adotada. Isso costuma acontecer, por exemplo, em nossos grupos de habilidades multifamiliar para adolescentes.

SUGESTÕES PARA O PLANEJAMENTO DE UM CURRÍCULO PARA O TREINAMENTO DE HABILIDADES

O manual para os pacientes, no treinamento de habilidades, especialmente em um contexto de grupo, deve ser apresentado em um ritmo adaptado ao nível de compreensão dos participantes. Já que o ritmo de cada sessão será diferente, assim como o ritmo global para certos indivíduos ou grupos, o conteúdo instrucional nos Capítulos 6 a 10 deste manual não é dividido em segmentos no âmbito das sessões particulares. Na minha experiência, no entanto, na primeira vez que os treinadores ensinam esses módulos de habilidades, o volume de material parece exaustivo. Novos treinadores de habilidades tendem a gastar muito tempo nas primeiras partes de um módulo, e depois resta pouquíssimo tempo para abranger outro conteúdo, talvez ainda mais importante. Na prática, o mais importante e necessário é variar de acordo com as diferenças entre os indivíduos ou grupos, dependendo de seus níveis de experiência e habilidade. Para facilitar a cobertura de todo o conteúdo até o final do tempo programado para o módulo específico, os líderes do treinamento de habilidades devem construir planos de aula para cada sessão e tentar cobrir o material designado durante o tempo da sessão planejada para os tópicos ali contidos. Currículos para 11 programas de habilidades diferentes estão descritos nos Apêndices da Parte I. A maioria deles se baseia em descrições de protocolos que têm sido utilizados em várias pesquisas com as habilidades em DBT. A melhor estratégia no primeiro ciclo de um módulo é adotar as seguintes etapas.

1. Decida quantas semanas o seu programa de treinamento de habilidades vai durar no total e quanto tempo terá cada sessão. A extensão do programa e das sessões vai depender se os participantes têm ou não transtornos mentais, da gravidade de seus transtornos ou de outros problemas, as metas de seu programa de tratamento (p. ex., estabilização, tratamento, desenvolvimento de habilidades), disponibilidade de pessoal, recursos financeiros, dados de pesquisa sobre os desfechos relacionados a diferentes extensões de tratamento, além de fatores exclusivos ao contexto do seu tratamento.

2. Decida quais habilidades você definitivamente quer ensinar e quais você deseja incluir como auxiliares. O conteúdo das habilidades deve ser embasado nos dados de pesquisas sobre os problemas/transtornos que você estiver abordando e, quando houver poucos estudos para orientar sua escolha, baseie-se em suas convicções sobre quais habilidades são mais apropriadas para os seus pacientes.[*] Os currículos nos Apêndices estão organizados pela duração (número de semanas) de cada programa e pela população que cada programa se destina a tratar. Dê uma olhada nesse material e selecione o currículo de habilidades que mais se adapte a sua situação.

3. Decida quais fichas e fichas de tarefas você quer usar. Não as utilize sem revisá-las previamente. As fichas de tarefas estão associadas com as fichas; as fichas de tarefas para cada ficha são listadas após o número de cada ficha e vice-versa. As descrições sobre as fichas e fichas de tarefas relevantes são fornecidas nos quadros de visão geral para cada habilidade ou conjunto de habilidades nas notas de ensino.

Existem vários tipos de fichas de tarefas. As de visão geral abrangem várias habilidades e podem ser usadas quando você quiser se concentrar principalmente na prática de um grupo de habilidades, em vez de se concentrar intensamente apenas nas habilidades ensinadas em uma determinada sessão. Essas fichas de tarefas são as primeiras em cada seção e estão vinculadas às fichas que resumem cada seção.

As fichas de tarefas de habilidades específicas se concentram em uma determinada habilidade ou em um pequeno conjunto de habilidades. Em alguns casos, múltiplas fichas de tarefas focalizam o mesmo conjunto de habilidades (e recebem o mesmo número de ficha de tarefa), mas diferem no volume de práticas que fornecem. Em geral, as letras a, b e c seguindo o número da ficha de tarefa indicam diferentes demandas que as fichas de tarefas requerem dos participantes. Por exemplo, algumas pedem que os participantes pratiquem uma habilidade em especial, uma ou duas vezes entre as sessões; outras solicitam que cada habilidade em um conjunto seja praticada entre as sessões; e há também aquelas que demandam a prática diária de uma habilidade ou conjunto de habilidades. Existem, ainda, fichas de tarefas de calendário, que solicitam que os participantes escrevam sobre as habilidades que eles usam todos os dias entre as sessões.

4. Na primeira vez que ensinar as habilidades, faça a divisão de cada módulo arbitrariamente em seções correspondentes ao número exato de semanas disponíveis e tente explorar o máximo possível de cada seção. Essa experiência irá determinar como cronometrar os módulos na segunda vez, e assim por diante. Quando eu ensino terapeutas como fazer o treinamento de habilidades em DBT, em geral, recomendo que os treinadores copiem as notas de ensino que abrangem as habilidades a serem ensinadas em uma sessão específica e, em seguida, realcem os pontos principais que pretendem abordar nessa sessão. Com essa estratégia, pode ser útil primeiro ensinar o conteúdo nos módulos de habilidades na ordem sugerida neste manual. Após o primeiro ciclo, modificações no material e na ordem podem ser feitas para uma maior adequação ao seu estilo ou a uma situação particular.

---

[*] N. de R.T.: Desde que elas sejam baseadas em evidências científicas – sobre o problema a ser trabalhado, ainda que sejam poucas, ou sobre os princípios de psicoterapia comportamental.

PRÁTICAS INTENSIVAS OU ESPAÇADAS EM UM PROGRAMA DE UM ANO

Embora cada módulo de treinamento seja projetado para um ensino de 5 a 7 semanas, pode-se gastar até um ano em cada módulo. O conteúdo para cada área das habilidades é abrangente e complexo para um período tão curto de tempo. Abranger o material do treinamento de habilidades neste breve número de semanas requer uma gestão de tempo muito rigorosa. Os terapeutas também têm de estar dispostos a continuar mesmo quando alguns (ou até todos) pacientes não adquiriram as habilidades que estão sendo ensinadas. Às vezes, os participantes sentem-se sobrecarregados pelo volume de informações na primeira vez que percorrem cada módulo. Em um programa de um ano, por que não expandir cada módulo a uma série de três módulos de 10 a 14 semanas (cada um começando com duas semanas de habilidades de *mindfulness*), em vez de dois conjuntos de três módulos de 5 a 7 semanas? Em outras palavras, por que não optar pela prática intensiva (a primeira escolha) em vez de a espaçada (a segunda escolha)? Há várias razões para o formato atual.

Primeiro, todos os indivíduos – em especial aqueles que têm problemas para regular suas emoções – podem apresentar variações em sua funcionalidade e seu humor. Existe a possibilidade de os pacientes atravessarem períodos de várias semanas em que podem faltar as sessões ou, quando presentes, estar minimamente atentos (ou não conseguindo prestar atenção em nada). Apresentar o conteúdo duas vezes aumenta a probabilidade de que cada pessoa estará presente, tanto física quanto psicologicamente, pelo menos uma das vezes em que determinado segmento for abordado.

Em segundo lugar, diferentes participantes têm necessidades distintas; assim, os módulos apresentam relevância diferenciada para cada paciente, que pode ter preferência por alguns módulos específicos. Suportar durante 10 a 14 semanas um módulo do qual não se gosta é muito difícil. Suportá-lo por 5 a 7 semanas também é difícil, mas não tanto.

Em terceiro lugar, no formato de 10 a 14 semanas, o segundo e o terceiro módulo programados obtêm menos tempo de prática do que no formato de 5 a 7 semanas ensinado duas vezes. Se eu pudesse defender a ideia de que um módulo é de fato o mais importante e precisa de mais prática, isso não seria um risco. No entanto, não disponho de dados empíricos controlados para corroborar a escolha de qual seria esse módulo. Além disso, é duvidoso que um único módulo seja o melhor para todas as pessoas. A premissa central da abordagem comportamental orientada para as habilidades é que a aquisição de novas habilidades requer prática extensiva. Embora o conteúdo muitas vezes pareça esmagador quando é apresentado pela primeira vez no formato de 5 a 7 semanas, os pacientes parecem capazes de praticar as habilidades no cotidiano de suas vidas. Assim, apresentar cada módulo uma vez durante os primeiros seis meses de tratamento deixa pelo menos seis meses para a prática continuada antes do fim do treinamento.

Em quarto lugar, pode ser benéfico repassar o material após os pacientes terem uma chance de praticar as habilidades ao longo de vários meses. O material faz mais sentido. E isso oferece a oportunidade para os participantes aprenderem que os problemas que parecem muito difíceis em certo ponto talvez não pareçam assim para sempre, caso eles perseverem em suas tentativas de superá-los.

Por fim, minha experiência tem mostrado que, quando se utiliza de 10 a 14 semanas para cobrir um módulo de tratamento, é bem mais fácil desviar o tempo do treinamento de habilidades para atender as crises e as questões processuais de participantes individuais. É fácil os líderes começarem a pensar que têm tempo de sobra para tópicos desviantes dos que devem ser abordados. Embora certa atenção deva ser dada a essas questões, é fácil afastar-se do treinamento de habilidades e aproximar-se do processo da terapia de apoio quando o tempo não é a questão central. Na minha experiência, uma vez que isso acontece, é extremamente difícil de recuperar o controle da agenda do treinamento de habilidades.

TREINAMENTO DE HABILIDADES INDIVIDUAL *VERSUS* EM GRUPO

O treinamento de habilidades em DBT bem-sucedido requer disciplina tanto dos participantes quanto dos treinadores de habilidades. No treinamento de habilidades, a agenda da sessão é definida pelas habilidades a serem aprendidas. Geralmente, nos modelos mais típicos de psicoterapia e na terapia individual da DBT, em contrapartida, a agenda costuma ser definida pelos problemas atuais do paciente. Quando os problemas atuais são urgentes, permanecer em uma agenda de treinamento de habilidades exige que os treinadores assumam um papel muito ativo, controlando a direção e o foco da sessão. Muitos terapeutas e treinadores de habilidades não são treinados para assumir esse papel diretivo; assim, apesar de suas boas intenções, os seus esforços no treinamento de habilidades, muitas vezes, falham à medida que há uma escalada nos problemas dos participantes. A atenção inadequada ao ensino real das habilidades e a perda de foco resultante são particularmente mais prováveis no treinamento individual de habilidades do que no treinamento em grupo.

Até mesmo treinadores bem treinados em estratégias diretivas têm grande dificuldade em manter uma agenda diretiva quando os participantes têm problemas urgentes ou situações de crise e querem ajuda ou conselhos imediatos. As inevitáveis crises e o alto nível de dor emocional desses pacientes constituem um problema importante e contínuo. É difícil para os participantes e, consequentemente, para seus treinadores de habilidades, atender a qualquer coisa além das crises atuais durante as sessões. É particularmente difícil manter o foco nas habilidades quando um participante ameaça cometer suicídio ou abandonar o tratamento se o seu problema atual não for levado a sério. Levar o problema a sério (do ponto de vista do participante) geralmente significa renunciar à agenda do treinamento de habilidades diária em favor da resolução da crise atual.

Outros participantes podem exigir menos tempo e energia da sessão, mas suas passividade, sonolência, inquietude e/ou falta de interesse no treinamento de habilidades podem representar um obstáculo formidável. Em um caso desses, é fácil que o terapeuta ou treinador de habilidades sinta-se desgastado com o paciente e acabe apenas desistindo do esforço, especialmente se o próprio treinador não tiver uma convicção firme quanto ao treinamento de habilidades. O treinamento de habilidades também pode ser relativamente tedioso para aqueles que o fazem se os participantes forem pouco, ou nada, responsivos, em especial para os treinadores que já têm bastante experiência com outros participantes. É como um cirurgião que faz a mesma operação repetidas vezes. A flutuação do humor dos pacientes a cada semana, e mesmo ao longo de cada sessão do treinamento de habilidades (uma característica dos indivíduos que têm problemas para regular suas emoções), junto com o interesse vacilante dos terapeutas, pode criar o caos nos mais bem delineados planos de treinamento de habilidades.

O treinamento de habilidades é difícil com pacientes que apresentem múltiplos problemas, dificuldades severas para regular suas emoções, crises frequentes ou intenso desejo de alterar o comportamento de outra pessoa. Tentar conduzir o treinamento de habilidades com indivíduos assim é como tentar ensinar uma pessoa a montar uma barraca no meio de um furacão. No entanto, também acontece que, se os participantes tivessem habilidades mais efetivas em seus repertórios, seriam capazes de enfrentar muito mais habilmente as situações de crise. O dilema é este: como o treinador vai ensinar as habilidades necessárias de enfrentamento quando a incapacidade de enfrentamento atual do participante é tão grande que ele não é receptivo à aquisição de novas respostas comportamentais? No tratamento individual, muitas vezes, não há nada além dos dois participantes para manter o bom andamento da terapia. Se tanto o paciente quanto o treinador de habilidades quiserem fazer alguma alteração, eles podem fazê-lo com facilidade.

Manter o bom andamento do treinamento de habilidades também pode ser extremamente difícil quando os participantes são amigos e/ou familiares de outras pessoas que estão passando por seríssimas dificuldades. Em especial, esse é o problema quando os participantes são pais ou cônjuges/parceiros de indivíduos que correm alto risco de suicídio ou estão envolvidos em padrões comportamentais disfuncionais, que os participantes estão tendo dificuldades extremas em tolerar. Em grupos de amigos e familiares, é importantíssimo que os líderes deixem claro durante a orientação que o foco do treinamento de habilidades é sempre aumentar as habilidades dos *participantes*. O foco *não* é mudar as outras pessoas. Isso pode ser um problema em especial para qualquer parente que esteja no treinamento, sobretudo para obter consultoria sobre como manejar um membro da família, com a expectativa de ser capaz de ajudar a outra pessoa a mudar. Um problema semelhante pode ocorrer quando um membro do grupo insiste em obter ajuda para mudar outra pessoa (patrão, empregado, etc.). Se a dificuldade for persistente ou estiver interferindo com o treinamento de habilidades dos outros, constatamos que uma ou duas reuniões de consultoria individual podem ser úteis. Claramente, algumas habilidades da DBT visam a influenciar os outros. As habilidades de efetividade interpessoal na DBT concentram-se em desenvolver comportamentos que influenciem os outros, incluindo a assertividade, além de habilidades de avaliação e modificação comportamentais, como reforço, extinção, inundação e punição, destinadas a aumentar ou diminuir os comportamentos dos outros. A linha entre esse foco nas habilidades interpessoais dos participantes e na capacidade de influenciar os outros, por um lado, e o foco na mudança específica de outros, por outro, pode ser imperceptível, mas é importante. Permanecer dialético pode ser crucial no manejo dessas duas polaridades.

Por muitas das razões discutidas até aqui, o modo-padrão do treinamento de habilidades em DBT é uma intervenção grupal. Em um grupo, outros participantes – ou pelo menos o senso de obrigação dos terapeutas em relação a eles – mantêm os treinadores de habilidades no curso, mesmo quando um indivíduo quiser mudar de rumo. Quando um participante no treinamento de habilidades em grupo não estiver disposto para aprender as habilidades, outros poderão estar. O reforço que esses outros pacientes dão aos treinadores para que continuem o trabalho pode ser mais poderoso do que a punição dada pelo participante que não está disposto.

O cerne do problema é o seguinte: o treinamento de habilidades com um indivíduo que não percebe logo seus benefícios em geral não é reforçador de imediato – nem ao participante, nem à pessoa que ensina as habilidades. Para muitos indivíduos, não há sensação de alívio imediata, nem de solução dos problemas. O treinamento de habilidades é como ensinar tênis: o aprendiz geralmente não ganha a primeira partida após a primeira aula. Vencer requer prática, prática e mais prática. Tampouco o treinamento de habilidades comportamentais é tão interessante quanto uma conversa de "coração para coração" – tópico que discuti no Capítulo 12 do principal texto da DBT. O treinamento de habilidades requer um trabalho muito mais ativo tanto para os pacientes quanto para os terapeutas. Assim, para que o treinamento de habilidades individual funcione, precauções especiais devem ser tomadas para organizar os eventos, a fim de que terapeuta *e* paciente considerem-no reforçador o bastante para continuar.

Treinamento de habilidades individual

Várias circunstâncias podem tornar preferível ou necessário conduzir o treinamento de habilidades com um paciente individual em vez de em grupo. Em um contexto de prática privada ou em uma clínica pequena, talvez não haja mais de um paciente precisando do treinamento de habilidades em determinada ocasião ou talvez você não consiga organizar mais do que uma pessoa de cada vez para o treinamento. Alguns pacientes não são apropriados para grupos. Embora, de acordo com minha experiência, isso seja muito raro, um paciente que não consegue inibir o seu comportamento agressivo ostensivo em direção a outros participantes não deve ser colocado em um grupo até que esse comportamento esteja sob controle. Em geral, também é preferível tratar o transtorno de ansiedade social (fobia social) antes de pedir que um paciente participe do grupo de treinamento de habilidades. Alguns já podem ter participado do grupo de treinamento por um ano ou mais, porém, necessitam de atenção adicional focada em uma categoria ou um conjunto de habilidades.

Por fim, talvez uma pessoa não seja capaz de comparecer às sessões de grupo oferecidas. Em contextos de cuidados de saúde primários ou quando o treinamento de habilidades for integrado com a terapia individual, as habilidades podem ser ensinadas durante as sessões individuais de terapia. Nessas situações, ter as fichas e as fichas de tarefas das habilidades prontamente disponíveis facilitará que os praticantes individuais apliquem o treinamento de habilidades à estrutura do cuidado individual em andamento. Nesse caso, o terapeuta pode fazer esforços contínuos para incorporar os procedimentos do treinamento de habilidades em todas as sessões. Um problema com essa abordagem é que as regras não são claras: muitas vezes, não fica aparente ao paciente quais contingências estão operando em determinado momento na interação. O paciente que deseja focalizar uma solução imediata para uma crise, portanto, não tem diretrizes sobre quando é apropriado ou não insistir nessa atenção e, assim, ser suscetível a obter reforçamento. Esse é um problema para o terapeuta, pois torna-se extremamente difícil manter-se no curso correto. Minha própria incapacidade de fazer isso foi um dos fatores importantes no desenvolvimento da DBT como ela é hoje.

Uma segunda alternativa é que um segundo terapeuta faça o treinamento de habilidades individualmente com cada paciente. As regras de comportamento para o paciente e para o terapeuta, nesse caso, são claras. Nesse formato, as habilidades comportamentais gerais são aprendidas com o treinador de habilidades; o manejo das crises e a solução de problemas individuais, incluindo a aplicação das habilidades aprendidas em crises ou situações-problema específicas, são o foco das sessões com o terapeuta principal ou o gestor de caso. Essa abordagem parece especialmente vantajosa em certas situações. Por exemplo, em nossa clínica universitária, vários alunos estão ávidos para obter experiência em trabalhar com indivíduos com transtornos mentais graves e que precisam de terapia de longo prazo, embora os estudantes sejam incapazes de se comprometer com a terapia individual de longo prazo. Conduzir o treinamento de habilidades focado por um período de tempo é uma boa oportunidade para esses alunos e, na minha experiência, também funciona bem para os pacientes. Essa seria uma opção em qualquer contexto de residência ou formação para profissionais da área da saúde e de assistentes sociais. Em uma prática clínica em grupo, um terapeuta pode conduzir o treinamento de habilidades para o outro; uma prática ampla pode contratar alguns terapeutas com talentos específicos nessa área. O modelo de tratamento, aqui, é um pouco semelhante a um clínico geral encaminhar um paciente a um especialista para tratamento especializado.

Os terapeutas individuais que não têm ninguém a quem encaminhar os pacientes para o treinamento de habilidades ou que desejam fazê-lo por si próprios devem tornar o contexto de tal treinamento diferente daquele da psicoterapia habitual. Por exemplo, uma reunião semanal separada dedicada especificamente ao treinamento de habilidades pode ser agendada, ou o treinamento de habilidades e a terapia individual podem se alternar a cada semana. Há uma boa probabilidade de que essa última escolha funcione quando o paciente não precisa de sessões individuais semanais focadas em crises e na solução de problemas. Se possível, a sessão de habilidades deve ser conduzida em uma sala diferente daquela utilizada para a psicoterapia individual. Outras possibilidades incluem trocar cadeiras; reposicionar uma mesa ou escrivaninha para perto do terapeuta e do paciente (ou entre eles), a fim de nela colocar o material do treinamento de habilidades; usar um quadro; aumentar a iluminação; realizar sessões de treinamento de habilidades em horários diferentes daqueles utilizados para as sessões de psicoterapia individual ou por um período de tempo maior ou menor; providenciar gravações de áudio ou de vídeo das sessões se isso não for feito na psicoterapia individual, ou vice-versa; e cobrar de modo diferente. Para um terapeuta com um paciente particularmente difícil, a participação em um grupo de supervisão/consultoria é importante, a fim de manter a motivação e o foco nas habilidades. Uma tarefa dos terapeutas individuais é reforçar o uso das habilidades para aqueles indivíduos que participam do treinamento em grupo, bem como, por assim dizer, "antecipar" o ensino das habilidades, conforme necessário. Muitos terapeutas em nossa clínica também atribuem tarefas de casa das habilidades, relacionadas aos problemas atuais, para os pacientes usando as fichas de tarefas do treinamento de habilidades.

Treinamento de habilidades em grupo

A principal vantagem do treinamento de habilidades em grupo é sua eficiência. Duas pessoas já podem compor um grupo. Em nossa clínica, com pacientes muito disfuncionais, tentamos formar grupos com 6 a 8 pessoas. O tratamento em grupo tem muito a oferecer, bem mais do que qualquer terapia individual. Em primeiro lugar, os terapeutas têm a oportunidade de observar e trabalhar com comportamentos interpessoais que aparecem em relacionamentos entre pares, mas que só raramente aparecem em sessões de terapia individual. Em segundo lugar, os pacientes têm a chance de interagir com outras pessoas como eles, e a validação e o desenvolvimento de um suporte do grupo resultantes disso podem ser muito terapêuticos. A DBT incentiva relacionamentos fora das sessões entre os pacientes do grupo de habilidades, contanto que essas relações – incluindo quaisquer conflitos – possam ser discutidas dentro das sessões. Em terceiro lugar, os pacientes têm a oportunidade de aprender uns com os outros, aumentando, assim, o reforçamento das estratégias terapêuticas. Em quarto lugar, os grupos geralmente reduzem a intensidade do relacionamento pessoal entre os pacientes individuais e os líderes de grupo; em termos dinâmicos, a transferência é diluída. Isso pode ser importantíssimo, pois, às vezes, a intensidade da terapia gera mais problemas do que soluções, no caso de pacientes que têm dificuldades para regular as suas emoções. Quinto, se uma norma de praticar habilidades entre as sessões pode ser estabelecida, ela pode aumentar a prática das habilidades em indivíduos que, por conta própria, sejam muito menos propensos a realizar as tarefas de casa atribuídas em regime semanal. Por fim, os grupos de habilidades oferecem uma oportunidade relativamente não ameaçadora para que pacientes individuais aprendam como se comportar em grupo.

Em meus programas de pesquisa em andamento sobre DBT, temos oferecido uma variedade de programas de tratamento diferentes. Em nosso programa DBT *standard* de um ano, os pacientes da terapia individual também participam do treinamento de habilidades em grupo. Em nosso programa de manejo de casos da DBT de um ano, os pacientes têm um gestor de caso da DBT em paralelo ao treinamento de habilidades em grupo. Em nosso programa com adolescentes, cada jovem visita um terapeuta individual, e tanto os pais, ou outros cuidadores, quanto o adolescente frequentam o grupo de habilidades. Também oferecemos um programa de treinamento de habilidades de seis meses para amigos e familiares de indivíduos de convivência difícil ou com transtornos mentais graves. Oferecemos um grupo de treinamento de habilidades semelhante para os indivíduos com desregulação emocional.

Uma série de questões precisam ser consideradas ao configurar um grupo de habilidades – se o grupo vai ser aberto ou fechado; se vai ser heterogêneo ou homogêneo; e quantos líderes ou treinadores o grupo terá e qual será o papel dessas pessoas. A seguir, são discutidas essas questões.

GRUPOS ABERTOS *VERSUS* GRUPOS FECHADOS

Em um grupo aberto, os novos membros podem entrar em uma base contínua. Já um grupo fechado é formado e permanece junto por determinado período de tempo, e a entrada de novos membros não é permitida após a composição do grupo. A decisão de formar grupos abertos ou fechados muitas vezes depende de questões pragmáticas. Em muitos contextos clínicos, especialmente as unidades de internação, grupos abertos são uma necessidade. Em contextos ambulatoriais, no entanto, talvez seja possível reunir um número de pessoas que desejem fazer o treinamento de habilidades e que concordem em ficar juntas por um período de tempo. Se uma opção estiver disponível, qual tipo de grupo funciona melhor?

Já experimentei os dois tipos e acredito que grupos abertos funcionam melhor para o treinamento de habilidades. Existem duas razões para isso. Em primeiro lugar, em um grupo fechado, torna-se progressivamente mais fácil desviar-se da agenda do treinamento de habilidades. As questões processuais frequentemente tornam-se mais proeminentes à medida que os membros ficam mais à vontade uns com os outros. O grupo como um todo pode começar a se afastar do foco na aprendizagem das habilidades comportamentais. Embora as questões processuais possam ser importantes e não devam ser ignoradas, há uma diferença marcante entre um grupo de treinamento de habilidades comportamentais e um grupo de processo interpessoal. Adicionar periodicamente novos membros no grupo de treinamento de habilidades, que esperam aprender novas habilidades comportamentais, obriga o grupo a voltar à tarefa.

Em segundo lugar, em um grupo aberto, os novos pacientes têm a capacidade de reanimar um grupo ou permitir uma mudança de normas, quando necessário. Além disso, para indivíduos com dificuldade em relação a mudanças e/ou confiança, um grupo aberto dá a oportunidade de aprender a enfrentar as alterações em um ambiente relativamente estável. Um ritmo de mudança relativamente controlado, mas contínuo, permite a exposição terapêutica à mudança em um contexto no qual os pacientes possam ser ajudados a responder de modo efetivo.

GRUPOS HETEROGÊNEOS *VERSUS* GRUPOS HOMOGÊNEOS

Membros do grupo de treinamento de habilidades em DBT em minha clínica são, em grande parte (mas não completamente), homogêneos no que tange ao diagnóstico. Dependendo das necessidades do treinamento de meus alunos ou das pesquisas em andamento, restringimos a entrada a indivíduos que (1) satisfaçam os critérios diagnósticos para TPB; (2) tenham TPB e sejam altamente suicidas; (3) tenham TPB com sérios problemas relacionados a raiva; (4) tenham TPB e transtornos relacionados a substâncias e transtornos aditivos; (5) tenham TPB e TEPT; (6) sejam adolescentes suicidas e que os seus pais, ou cuidadores, participem juntos do treinamento de habilidades; (7) tenham dificuldades importantes de regulação emocional; ou (8) sejam amigos ou familiares de indivíduos com transtornos mentais graves. Na maioria dos grupos, também permitimos a entrada de um ou dois participantes que estão sendo tratados em nossa clínica, mas satisfazem critérios para outras psicopatologias (p. ex., transtorno depressivo maior, transtornos de ansiedade).

Os membros do grupo não são particularmente homogêneos sob outros aspectos. As idades variam de 13 a 18 anos nos grupos de adolescentes e de acima de 18 anos nos outros grupos; alguns grupos incluem indivíduos de ambos os sexos. As situações socioeconômica, educacional, conjugal e parental variam entre os membros do grupo.

À exceção dos grupos projetados para amigos e familiares e para adolescentes e seus familiares (ou cuidadores), proibimos que parceiros sexuais estejam em um mesmo grupo de treinamento de habilidades. Logo no começo, os parceiros são colocados em diferentes grupos. Se um relacionamento sexual se desenvolve entre dois membros de um grupo, temos a regra de que um deles deve se retirar. Esses relacionamentos podem criar enormes dificuldades para os membros do grupo.

Até agora, para muitos de nossos pacientes, o nosso grupo representa sua primeira experiência de estar com outros indivíduos e compartilhar dificuldades muito semelhantes. Embora, em meu ponto de vista, um grupo homogêneo seja uma vantagem para o funcionamento do treinamento de habilidades em grupo, a escolha obviamente tem seus prós e contras.

Argumentos contra um grupo homogêneo

Existe uma série de argumentos bastante fortes contra um grupo homogêneo de pacientes que têm transtornos mentais graves, incluindo intensa desregulação emocional, comportamentos suicidas ou outros comportamentos que possam ser ensinados e reforçados socialmente entre os membros do grupo. Primeiro, pode ser arriscado ter um grupo com alto risco de suicídio e/ou indivíduos muito impulsivos em um contexto ambulatorial. Qualquer tipo de terapia, individual ou em grupo, pode ser muito estressante para pacientes com desregulação emocional. A extrema reatividade emocional garante que emoções intensas serão despertadas, exigindo manejo terapêutico hábil. Um terapeuta precisa ser muito bom em ler os sinais não verbais e as comunicações verbais indiretas, bem como em responder a eles – tarefa difícil até mesmo nas melhores circunstâncias. Os comentários terapêuticos podem ser mal-interpretados ou interpretados de forma não desejada pelo terapeuta. Do mesmo modo, comentários insensíveis podem ter forte impacto.

Esses problemas são agravados na terapia de grupo. É impossível, para os terapeutas, acompanhar e responder individualmente as respostas emocionais de cada membro do grupo durante as sessões. Com mais pacientes e com um ritmo mais rápido do que na terapia individual, existem mais oportunidades para que os terapeutas cometam erros e façam comentários insensíveis, bem como para que os pacientes interpretem mal o que está acontecendo. Além disso, é mais difícil para as pessoas expressarem suas reações emocionais a um terapeuta de grupo na frente de outros membros do grupo. Assim, a possibilidade de os pacientes saírem da sessão perturbados, com respostas emocionais com as quais não conseguem lidar, é muito maior na terapia em grupo do que na individual.

Um segundo inconveniente relacionado a grupos homogêneos tem a ver com a tendência de os pacientes com elevados problemas de regulação emocional tornarem-se emocionalmente envolvidos com os problemas e as tragédias dos outros. Eles, muitas vezes, se tornam ansiosos, irritados, deprimidos e sem esperança, não só com relação aos problemas nas suas próprias vidas, mas em relação aos problemas das pessoas que lhes são próximas. Assim, o simples fato de ouvir as descrições das vidas dos outros já pode precipitar respostas emocionais intensas e dolorosas. Essa também tem sido uma questão muito difícil para os membros da nossa equipe; também somos obrigados a ouvir histórias dolorosas de nossos pacientes uma após a outra. Imagine o quanto isso fica mais difícil para os indivíduos que têm pouca capacidade de modular suas respostas a informações emocionalmente carregadas.

Outro argumento contra grupos homogêneos que têm dificuldade para regular suas emoções ou seus impulsos baseia-se na noção de que, nesse tipo de grupos, não haverá ninguém para modelar comportamentos apropriados e adaptativos – ou, da mesma forma, haverá ampla modelação de comportamentos inadequados. Eu simplesmente não constatei que isso aconteça. Na verdade, cada vez mais me espanto com a capacidade de nossos pacientes de ser úteis uns aos outros no enfrentamento dos problemas da vida. Em difíceis protocolos de terapia, como procedimentos baseados em exposição, não é incomum que os pacientes se ajudem a enfrentar o tratamento. A única área em que uma ausência de modelação apropriada parece existir é no manejo de emoções negativas extremas. Especialmente com indivíduos suicidas em início do tratamento, muitas vezes, é necessário que os líderes do grupo assumam boa parte da responsabilidade pela modelação de como lidar com as emoções negativas de forma não suicida (ver Cap. 5).

Um quarto argumento contra grupos homogêneos – particularmente com indivíduos que têm TPB ou transtorno depressivo maior – tem a ver com sua passividade, sua capacidade de "incorporar" o estado de ânimo e os comportamentos dos outros, bem como sua incapacidade de agir de forma independente do humor. A modelação ("contágio") do comportamento suicida pode ser um problema particularmente difícil. Às vezes, se um membro do grupo vem para uma sessão desanimado ou deprimido, todos os membros do grupo em breve se sentem da mesma forma. Se os líderes de grupo não forem cuidadosos, até mesmo eles podem afundar junto com os pacientes. Uma das razões pelas quais temos dois líderes para cada grupo em nossa clínica é que, quando isso acontece, cada terapeuta terá alguém para manter seu funcionamento em um nível de energia adequado para enfrentar as demandas do grupo. Isso pode ser dificílimo.

Por fim, às vezes, diz-se que algumas populações (p. ex., adolescentes ou pessoas com TPB) são mais propensas a "buscar atenção" do que outras, e que essa tendência será prejudicial a qualquer processo grupal. Mais uma vez, não constatei nada que confirmasse essa hipótese.

Argumentos a favor de um grupo homogêneo

No meu ponto de vista, existem dois argumentos poderosos para um grupo homogêneo. Primeiro, a homogeneidade permite que os líderes de grupo ajustem as habilidades e os conceitos teóricos que oferecem aos problemas específicos dos membros do grupo. A maioria das habilidades ensinadas se aplica a muitas populações de pacientes. No entanto, um grupo heterogêneo exige uma apresentação muito mais genérica das habilidades, e a aplicação delas aos problemas centrais de cada pessoa precisa ser trabalhada individualmente. Com um grupo homogêneo, podem ser dados exemplos que refletem seus problemas e suas situações específicas. Seria difícil apresentar um esquema conceitual comum em um grupo heterogêneo, a menos que fosse muito geral.

Um segundo argumento para um grupo homogêneo é a oportunidade de que os pacientes convivam com indivíduos que compartilham problemas e preocupações similares. Na minha experiência, essa é uma experiência validante muito poderosa para os pacientes. Muitos têm participado de outros grupos, mas não tiveram a experiência de conviver com gente parecida. Pessoas com TPB e com outros transtornos mentais graves podem, enfim, encontrar outras que realmente compreendam seus impulsos de ação muitas vezes inexplicáveis de se autolesionar, o desejo de morrer, a incapacidade de regular a raiva, o impulso de usar drogas, a incapacidade de sair de um humor deprimido, a frustração de ser incapaz de controlar as emoções e o comportamento, bem como a dor de experiências emocionalmente invalidantes. Os adolescentes têm encontrado outros jovens que compreendem suas dificuldades com os pais, ou com os cuidadores, a dor de sofrer *bullying*, seu intenso desejo por aceitação e suas crenças de que não são aceitos. Em um grupo de amigos e familiares, os pacientes compartilham a dor de ter as pessoas amadas sofrendo e a frequente sensação de desespero e desamparo.

Um fator que pode complicar a vantagem de ter um grupo inteiro de pessoas com o mesmo transtorno ou problema tem a ver com as diferentes taxas de progresso individual no tratamento. Quando um paciente está se envolvendo em comportamentos disfuncionais, é muito validante ter outros membros do grupo lutando contra o mesmo problema. No entanto, uma vez que o paciente quebra essa disfuncionalidade, pode ser muito difícil para ele se os outros ainda estiverem envolvidos nos mesmos comportamentos. Ouvir falar sobre o comportamento fora de controle dos outros parece causar uma vontade maior de fazer a mesma coisa; claro, essa é uma experiência ameaçadora para uma pessoa que está trabalhando arduamente em evitar padrões disfuncionais de comportamento. Além disso, constatamos que, à medida que os pacientes progridem no tratamento, eles, muitas vezes, começam a mudar sua autoimagem daquela de "pessoa com um transtorno" para aquela de "pessoa normal". Especialmente se forem muito críticos, eles podem achar muito difícil permanecer em um grupo definido como um grupo de indivíduos com transtornos mentais graves. Essas duas questões – o impulso de imitar o comportamento disfuncional e a necessidade de mudar a autoimagem de "disfuncional" para "não disfuncional" – devem ser manejadas com eficácia pelos líderes de grupo para que o indivíduo continue no grupo.

ESCLARECENDO OS PAPÉIS DOS TERAPEUTAS

Líderes do grupo de habilidades

Em grupos de DBT *standard*, utilizamos o modelo de um líder de grupo principal e um colíder. As funções dos dois, durante uma sessão normal, diferem. O líder principal começa as reuniões, conduz as análises comportamentais iniciais das práticas de tarefa de casa e apresenta o novo material sobre as habilidades. Ele também é responsável por controlar o tempo da sessão, indo de pessoa em pessoa, conforme o tempo disponível. Assim, o líder principal do grupo tem a responsabilidade geral pela aquisição das habilidades.

As funções do colíder são mais diversificadas. Primeiro, ele controla as tensões que surgem entre os membros e o líder principal, proporcionando um equilíbrio a partir do qual uma síntese pode ser criada. Segundo, enquanto o líder principal está focado no grupo como um todo, o colíder mantém o foco em cada membro individual, observando toda e qualquer necessidade de atenção individual, seja abordando-a diretamente durante as sessões de grupo, seja consultando o líder principal nos intervalos. Terceiro, o colíder atua como um professor auxiliar e tutor, oferecendo explicações alternativas, exemplos e assim por diante. O colíder pode mudar de lugar no círculo do grupo, conforme a necessidade, para auxiliar os participantes a encontrarem as fichas ou fichas de tarefas certas, bem como fornecer o apoio necessário. O colíder é, muitas vezes, a pessoa que mantém o controle sobre a atribuição das tarefas de casa. Isso é especialmente importante quando tarefas individuais especiais são atribuídas a um ou mais participantes do grupo. Nesses casos, o colíder também é o encarregado de recordar as várias tarefas.

Em geral, se existe um "vilão", este é o líder principal, que impõe as normas ao grupo; se há um "mocinho", é o colíder, que sempre tenta ver a vida do ponto de vista da pessoa que está "por baixo". Com frequência, em uma reunião de grupo, a pessoa que está "por baixo" é um membro do grupo; assim, emerge a imagem de "mocinho" para o colíder. Contanto que os dois líderes mantenham a perspectiva dialética do todo, essa divisão de trabalho e funções pode ser muito terapêutica. Obviamente, para que isso funcione, é necessário um nível de segurança pessoal por parte de ambos os terapeutas.

Aqui, as estratégias de consultoria em DBT podem ser especialmente importantes. A equipe de consultoria da DBT atua como a terceira base desse tripé que proporciona o equilíbrio dialético entre os dois colíderes, assim como o colíder faz entre o líder principal e um membro do grupo em uma sessão grupal. Desse modo, a função da equipe de consultoria da DBT é realçar a verdade em cada lado de uma tensão expressada, promovendo a reconciliação e a síntese.

Ao longo dos anos, muitas equipes de DBT tentaram me convencer que, no treinamento de habilidades, um único líder já seria o suficiente para a maioria dos grupos. Ainda não estou convencida. Com indivíduos que possuem desregulação emocional muito intensa e/ou com alto risco de suicídio, um colíder é inestimável como a figura que pode sair da sala, se necessário, para impedir uma pessoa que esteja francamente suicida de executar uma ameaça de suicídio; sair e pegar gelos para um paciente com extrema ativação/excitação emocional; validar uma pessoa que se sente atacada pelo líder; ou acompanhar alguém durante um intervalo, enquanto o líder acompanha outra. Em um grupo de habilidades multifamiliar, o colíder pode treinar o adolescente enquanto o líder incita o pai, a mãe ou um cuidador responsável a praticar suas habilidades com o jovem. Em grupos de amigos e familiares, bem como naqueles em que os participantes não apresentem transtornos mentais identificados, é surpreendente o quão útil a figura do colíder pode ser na mediação das questões de processo que muitas vezes surgem. Em suma, gerenciar um grupo no treinamento de habilidades é uma tarefa complexa. Por fim, nada substitui a presença de um observador ao comportamento e às habilidades de alguém na condição de líder ou colíder do grupo. Por exemplo, devido ao meu cronograma de trabalho e a um do grupo de treinamento de habilidades que ocorria à noite, eu presidia as sessões de grupo na condição de líder principal com pouquíssimo ânimo, aparência cansada e parecendo desinteressada. Naturalmente, isso não é nada auspicioso para o sucesso de uma sessão de treinamento de habilidades. Minha colíder me alertou sobre isso, e nós elaboramos um plano para me "turbinar" a cada semana (beber uma coca-cola bem gelada antes da sessão de grupo). Agora, minha colíder não só me lembra disso a cada semana, mas também me dá um *feedback* nos intervalos, caso eu precise fazer um esforço maior para me "reanimar".

Treinadores de habilidades em sessões individuais

No treinamento de habilidades em sessões individuais, o treinador exerce o papel do líder das habilidades e do colíder, conforme descrito na seção anterior. No trabalho individual, é extremamente importante que o treinador de habilidades não se desvie do papel de ensinar as habilidades, equilibrando o ensino com a necessária antecipação de fatores que interferem na solução de problemas que possam surgir na aprendizagem e no uso das habilidades. Embora esse treinador em sessões individuais não seja um terapeuta individual, é conveniente que ele sugira habilidades específicas aos problemas apresentados pelos pacientes, tais como ação oposta quando o paciente está evitando algo ou antecipação quando o sujeito tem medo de fracassar em algo. Posto isso, é importante que um treinador de habilidades em sessões individuais não cometa o equívoco de desempenhar o papel de um terapeuta individual. A melhor maneira de evitar isso é sempre manter em mente o mantra: "Quais habilidades você pode usar?".

Terapeutas individuais da DBT

Um terapeuta individual para uma pessoa em treinamento de habilidades é o principal provedor do tratamento e, assim, é o responsável pelo planejamento global de todo o processo terapêutico; pelo manejo de crises, incluindo as crises suicidas; por realizar o *coaching* telefônico e receber os telefonemas de crise, conforme o necessário, ou organizar que outro provedor receba essas ligações; e por tomar decisões sobre modificações no tratamento, incluindo a quantidade de ciclos completos no treinamento de habilidades que o paciente deve participar, se a obtenção de um nível maior de cuidados é necessária, e assim por diante. Exceto em uma crise para evitar ferimentos graves ou morte, os treinadores de habilidades delegam o manejo de crises para os terapeutas individuais.

A tarefa do terapeuta com um indivíduo que estiver em treinamento de habilidades também inclui a aplicação das "lentes" das habilidades comportamentais para ajudar os pacientes a criar soluções para os seus problemas. Com efeito, ao confrontar o problema de um paciente, um terapeuta individual bem treinado pode encontrar uma abordagem para a solução do problema usando as habilidades de cada módulo. Assim, quando a tolerância ao mal-estar for o módulo de tratamento atual (ou o terapeuta desejar que o paciente pratique uma habilidade de tolerância ao mal-estar), os problemas podem ser vistos como aqueles nos quais tal tolerância é necessária. Se a efetividade interpessoal estiver em foco, uma possibilidade é que o terapeuta individual pergunte como o problema (ou a solução) pode estar relacionado com as ações interpessoais. Em geral, os problemas se tornam "problemas" porque os eventos estão associados com respostas emocionais aversivas; uma solução pode ser o paciente trabalhar para modificar as respostas emocionais a uma situação. Uma resposta eficaz também pode ser desenvolvida em termos de aceitação radical ou das habilidades centrais de *mindfulness*.

Gestores de caso da DBT*

Se um paciente não tiver nenhum psicoterapeuta individual, um gestor de caso da DBT é o principal provedor e se torna responsável por todas as tarefas supradescritas para o terapeuta individual. Além disso, embora tanto psicoterapeutas quanto gestores de caso focalizem a avaliação clínica, o planejamento e a solução de problemas, os gestores de caso são normalmente mais ativos em facilitar o cuidado no ambiente cotidiano do paciente. Assim, o papel desse gestor inclui também a identificação dos recursos de serviços, a comunicação ativa com os provedores de serviços, a coordenação dos cuidados e a escolha de opções e serviços para atender às necessidades do indivíduo e da família. Nesse

---

* N. de R. T.: A figura do gestor de caso não é tão comum no Brasil como nos Estados Unidos.

papel, o gestor de caso não só ajuda a identificar os provedores e as instalações apropriadas ao longo do *continuum* de serviços, mas também trabalha ativamente com o paciente para garantir que os recursos disponíveis estão sendo usados de maneira oportuna e econômica. Em suma, em contraste com um terapeuta individual da DBT, um gestor de caso faz muito mais intervenções ambientais. Porém, a tarefa do gestor em DBT é mover-se mais ao centro e aumentar o uso das estratégias de "consultoria ao paciente" (ver adiante). Aqui, a ideia é treinar os indivíduos a participar ativamente nas tarefas que, em geral, os gestores de caso fazem para os pacientes – em outras palavras, ensiná-los a pescar, em vez de pegar o peixe para eles. Portanto, a obtenção de êxito nesse caso depende de treinar os pacientes nas habilidades necessárias de efetividade interpessoal, regulação emocional, tolerância ao mal-estar e *mindfulness*.[3]

Enfermeiros e auxiliares de enfermagem da DBT

O papel principal dos enfermeiros e dos auxiliares de enfermagem é gerenciar as contingências nas unidades de internação e residenciais, prover *coaching* para os pacientes no uso das habilidades da DBT, bem como usá-las para solucionar problemas e dificuldades. O papel deles no fortalecimento e na generalização das habilidades é, muitas vezes, crucial em programas de tratamento baseados em comunidades terapêuticas. Em geral, esses provedores fazem uso extensivo da habilidade de análise em cadeia (ver Cap. 6), para auxiliar os pacientes a entenderem os fatores que desencadeiam e controlam os seus comportamentos na situação em que estes ocorrem. A partir dessa análise, um enfermeiro ou auxiliar de enfermagem consegue fornecer sugestões mais eficazes para uma resposta mais hábil ou pode intervir com maior clareza nas contingências que envolvem o comportamento.

Farmacoterapeutas da DBT

As funções principais de um farmacoterapeuta (seja psiquiatra ou *nurse practitioner*)[*] são fornecer medicamentos com base em evidências adaptados às necessidades de cada paciente e monitorar a conformidade com o regime de medicação prescrita, bem como os resultados e efeitos colaterais. Outra tarefa essencial do farmacoterapeuta em DBT é, sempre que possível, treinar o paciente em habilidades relevantes. As habilidades na DBT destinadas a tratar de doenças físicas, como insônia, pesadelos, má nutrição, efeitos de drogas e álcool e falta de exercícios, podem parecer mais adequadas nesses casos, mas é igualmente importante focalizar o vasto leque de outras habilidades da DBT. Como outros provedores, o farmacoterapeuta (exceto nas emergências) também transfere a intervenção de crise ao provedor principal (terapeuta individual ou gestor de caso); contudo, até que isso ocorra, pergunta-se com frequência: "Quais habilidades você pode usar até controlar o paciente?". Em alguns contextos, quando não há nenhum terapeuta individual ou gestor de caso, o farmacoterapeuta da DBT assume o papel de principal provedor do tratamento responsável pelas tarefas supradescritas. Em outros contextos, particularmente quando o contato com o farmacoterapeuta não é muito frequente e não se sabe se o paciente tem transtornos mentais graves, o líder das habilidades assume o papel de terapeuta principal. É importante que essas funções sejam discutidas e esclarecidas nas equipes de DBT.

Responsabilidades dos treinadores de habilidades com os terapeutas individuais do tratamento

A capacidade de aplicar qualquer uma das habilidades comportamentais a qualquer situação problemática é, ao mesmo tempo, importante e muito difícil. Os terapeutas individuais devem conhecer minuciosamente as habilidades comportamentais e ser capazes de pensar rápido em uma sessão ou em uma crise. Considerando esse papel do terapeuta individual, é responsabilidade dos treinadores de habilidades se certificar de que ele tenha acesso às habilidades que o paciente está aprendendo. Quando um terapeuta individual não está familiarizado com as habilidades que estão sendo ensinadas, a solução é fazer o possível para informá-lo. Em geral, essa informação, junto com o atendimento e qualquer outra informação clínica importante, é fornecida a todos os terapeutas nas reuniões semanais da equipe de DBT. As estratégias para isso são discutidas a seguir.

Consultoria entre os terapeutas individuais da DBT e os treinadores de habilidades

A comunicação entre os terapeutas individuais da DBT e os treinadores de habilidades é extremamente importante. Se as expectativas de cada grupo de terapeutas em relação ao outro não forem verbalizadas e revisadas com frequência, é muito provável que um tratamento não aprimore o outro. Entre os aspectos mais importantes da DBT, estão as estratégias da equipe de consultoria da DBT (descritas no Cap. 13 do principal texto da DBT). Essas estratégias exigem que todos os terapeutas se reúnam de modo rotineiro. As metas dessas reuniões são compartilhar informações e manter os terapeutas dentro do escopo da DBT.

Na minha clínica, é realizada uma reunião de consultoria por semana com a duração de 1-1,5 hora. Durante o encontro, os treinadores de habilidades explicam à equipe

---

[*] N. de R. T.: No Brasil, não temos esse tipo de profissional da enfermagem. Nos Estados Unidos, essa categoria de enfermagem possui licença de prescrever medicamentos, função que, no Brasil, só pode ser realizada por um médico; neste caso, um psiquiatra.

quais habilidades são o foco atual das sessões de grupo. Quando necessário, eles realmente ensinam as habilidades aos outros membros da equipe. Nesse contexto, é útil, para os pacientes, que seus terapeutas individuais e treinadores de habilidades compartilhem uma linguagem comum ao discutir a aplicação das habilidades comportamentais. Isso também diminui o potencial para gerar confusões. Embora a consistência e a conformidade entre os vários agentes de tratamento não sejam particularmente valorizadas na DBT, essa consistência pode ser útil aqui, pois o número de novas habilidades a se aprender é muito grande. Os encontros semanais aumentam esse compartilhamento. Além disso, são mencionados quaisquer problemas que os pacientes individuais possam ter na aplicação das habilidades e/ou na interação durante os encontros em grupo para o treinamento de habilidades. O terapeuta individual consulta os treinadores de habilidades e leva em conta essas informações no planejamento do tratamento individual.

Minha ênfase sobre a importância das reuniões entre os terapeutas individuais e os treinadores de habilidades pode parecer contraditória em relação às estratégias de "consultoria ao paciente", que também são parte integral da DBT. Primeiro, devo salientar que essas estratégias de consultoria exigem que os terapeutas da DBT andem sobre uma linha muito estreita. As questões são um tanto complexas. Quando a unidade terapêutica é definida como um grupo de pessoas, tal como uma equipe de DBT, uma clínica, uma unidade de internação ou alguma entidade em que vários terapeutas interagem e tratam pacientes específicos em um único programa de tratamento coordenado, então a consultoria entre terapeutas é essencial, desde que os pacientes sejam informados sobre ela e consintam com essa colaboração. Aplicar as estratégias de consultoria nesses casos simplesmente requer que os terapeutas se abstenham de interferir uns com os outros em *prol* de um paciente. Assim, os terapeutas devem ser cuidadosos para não cair na armadilha de servir como intermediários para um paciente. (Consulte, no Cap. 13 do principal texto da DBT, uma discussão das estratégias de consultoria ao paciente; elas também são discutidas brevemente no Cap. 5 deste livro.)

Quando o terapeuta individual é um treinador de habilidades

Não raro, os treinadores de habilidades também são os terapeutas individuais ou gestores de caso para alguns dos pacientes no grupo de habilidades. Com menos frequência, um farmacoterapeuta também pode ser um treinador de habilidades para seus pacientes. Em qualquer um desses casos, é importante manter os papéis claros. Em outras palavras, quando alguém estiver ensinando as habilidades, é importante concentrar-se nelas e esperar o término da sessão para voltar a desempenhar o outro papel. Isso não ocorre apenas devido às restrições de tempo em uma aula de habilidades, mas também pelo fato de que, tão logo os treinadores de habilidades começam a manejar crises, os pacientes individuais (em especial, aqueles cujas vidas envolvem crises constantes) são propensos a suscitar mais crises para discutir e solucionar. Concentrar-se na aprendizagem de novos comportamentos pode exigir um esforço bem maior do que se recostar e debater as crises da vida.

TREINAMENTO DE HABILIDADES EM DBT FORA DA DBT *STANDARD*

A DBT *standard* combina o treinamento de habilidades com a terapia individual ou gestão de caso intensiva, além de *coaching* telefônico pelo terapeuta individual e encontros semanais da equipe de tratamento. Quando o treinamento de habilidades em DBT é oferecido sem o componente do terapeuta individual, algumas modificações na sua condução podem ser necessárias. Por exemplo, sem um terapeuta individual, talvez os treinadores de habilidades decidam fornecer *coaching* por telefone, mensagem de texto ou *e-mail* entre as sessões. Também pode haver uma ênfase maior no uso dos aplicativos para *coaching* por *smartphone* da DBT, bem como outros aplicativos e *sites* da DBT. (Para localizar essas ferramentas, digite *"DBT self-help"* em seu mecanismo de buscas.) Às vezes, os treinadores de habilidades podem oferecer sessões de consultoria individual aos membros do grupo. Isso pode ser particularmente necessário em grupos para amigos e familiares, às vezes, quando os membros do grupo estão muito perturbados devido a um amigo ou parente e querem e precisam de mais *coaching* no uso das habilidades do que é possível em uma única sessão de grupo.

Esclarecendo os papéis dos terapeutas individuais *versus* os papéis dos treinadores de habilidades em crises suicidas

A DBT *standard* – incluindo terapia individual, treinamento de habilidades, *coaching*/intervenção de crise por telefone conforme necessário e a equipe de consultoria da DBT – foi projetada especificamente para indivíduos altamente suicidas com alta desregulação emocional. A redução de comportamentos suicidas e outros comportamentos mal-adaptativos *não* é a meta imediata do treinamento de habilidades em DBT. Em vez disso, esse treinamento é focado em ensinar habilidades *gerais* que os pacientes possam aplicar aos problemas de sua vida atual. A aplicação dessas habilidades ao comportamento suicida atual, a comportamentos que interferem com o progresso da terapia (exceto aqueles que interferem com o treinamento de habilidades) e a outros comportamentos muito disfuncionais não é necessariamente almejada pelos treinadores de habilidades.

Na verdade, como será discutido mais adiante, a discussão de comportamentos autolesivos, de uso de substâncias e quaisquer outros que possam gerar modelação nos outros membros do grupo, é ativamente desencorajada no treinamento de habilidades. Relatos de ideação suicida, comportamento autolesivo prévio e outros comportamentos mal-adaptativos ou que interferem na terapia – incluindo problemas extremos com o treinamento de habilidades – costumam ser transferidos para os terapeutas individuais, sobretudo devido às limitações de tempo na condução do treinamento de habilidades.

Os problemas com a manutenção dessa orientação do treinamento de habilidades surgem quando um terapeuta individual envia seus pacientes ao treinamento de habilidades por conta dos consistentes dados que demonstram que a DBT é uma intervenção eficaz para indivíduos altamente suicidas. Nossos colegas terapeutas que não praticam a DBT sabem que os terapeutas treinados em DBT possuem treinamento também na avaliação e no manejo de comportamentos suicidas. Assim, um "terapeuta não DBT" pode, equivocadamente, confiar a um treinador de habilidades em DBT o manejo de comportamentos suicidas de alto risco, ao menos quando o treinador de habilidades estiver presente ou disponível por telefone. Infelizmente, da mesma forma, o terapeuta do treinamento de habilidades em DBT confia que o terapeuta individual assumirá essa responsabilidade. Em certos casos, um treinador de habilidades em DBT, se não estiver treinado em DBT como um tratamento integral, talvez nem seja treinado no manejo de comportamentos suicidas. E aí reside o problema: os treinadores de habilidades ensinam habilidades.

Manejando o trabalho com pacientes de terapeutas individuais fora da DBT

Quando um paciente estiver em terapia (ou em gestão de caso) com um terapeuta que não utilize a DBT, é particularmente importante para o(s) treinador(es) de habilidades estabelecer um acordo muito claro com o terapeuta individual. Na minha clínica, só concordamos em aceitar um paciente com alto risco de suicídio e/ou com transtornos mentais graves se o seu terapeuta individual concordar com os itens a seguir:

1. O terapeuta principal ou um terapeuta individual de apoio designado deve concordar em resistir à tentação de confiar no treinador de habilidades para conduzir as intervenções destinadas a reduzir os comportamentos suicidas atuais e quaisquer outros que sejam gravemente disfuncionais. Isso significa que o terapeuta individual deve concordar em estar disponível para ligações telefônicas de crise do treinador de habilidades e/ou do paciente durante e após as sessões do treinamento. Esse acordo destina-se a assegurar que o terapeuta individual, em vez do treinador de habilidades, tome as decisões de tratamento sobre o paciente quando surgem problemas ou crises. Em essência, o treinador de habilidades liga para o terapeuta individual caso uma crise surja e, depois, segue as indicações do tratamento. Essa política baseia-se na presunção de que o terapeuta individual conhece o paciente muito melhor do que o treinador de habilidades, e que esse conhecimento é essencial nas tomadas de decisão sobre o manejo das crises. O terapeuta individual deve estar ciente dessa política, assim como precisa estar disposto a ser responsável pela gestão do tratamento e pelas tomadas de decisão a esse respeito. Embora um treinador de habilidades possa garantir que um paciente realmente chegue ao serviço de atendimento de emergência do hospital local, isso é muito diferente de tomar a decisão de enviá-lo. Uma exceção a essa política é feita quando um paciente está altamente suicida e o treinador de habilidades acredita ser necessário tratamento médico ou avaliação de emergência para internação hospitalar, mas o terapeuta individual discorda sem fundamentação adequada ou se recusa a tomar a decisão de manejo necessária. Terapeutas individuais também devem ser avisados de que os terapeutas de habilidades não estão disponíveis para os telefonemas de crises de seus pacientes.

2. O terapeuta individual deve concordar em fornecer *coaching* para o paciente na utilização das habilidades da DBT na vida cotidiana. Em geral, fornecemos a nossos pacientes cópias extras de todas as fichas e fichas de tarefas das habilidades, bem como solicitamos que repassem essas cópias a seus terapeutas individuais. Para ser bem-sucedido, um psicoterapeuta individual precisa extrair informações suficientes sobre as habilidades ensinadas no treinamento, a fim de conseguir ajudar o indivíduo a aplicá-las em áreas problemáticas. O terapeuta também precisa saber (ou aprender) as habilidades e ser capaz de aplicá-las em si mesmo; isso não é tão simples quanto possa parecer. É importante também informar aos terapeutas que os treinadores de habilidades não fazem *coaching* telefônico das habilidades, já que essa tarefa deve ser função do terapeuta individual.

3. Os terapeutas devem compreender e concordar que os treinadores de habilidades não lhes fornecerão relatórios sobre os comportamentos do seu paciente nas sessões de grupo ou relatórios sobre a assiduidade. Se o terapeuta quiser essas informações e o paciente concordar, o treinador de habilidades pode concordar em apresentar relatórios periódicos ao paciente, que pode, então, repassá-los ao terapeuta. O princípio aqui faz parte da estratégia da consultoria ao paciente, que o promove a uma fonte confiável de informações, capaz de intervir de forma eficaz em seu próprio benefício com a sua da rede de cuidados de saúde. (Consulte o Cap. 13 do principal texto da DBT.)

Em nossa clínica, usamos o acordo apresentado na Figura 2.1 e solicitamos que cada terapeuta individual que não trabalhe com DBT assine o documento. A experiência na minha clínica tem sido que a maioria dos terapeutas individuais na prática privada concorda com essas estipulações para introduzir seus pacientes em nossos grupos de treinamento de habilidades. Porém, tivemos alguns que, inicialmente, concordaram com esse acordo, mas, quando crises graves surgiram, insistiram que nós tomássemos as decisões clínicas em relação a seus pacientes. Também tivemos pacientes que frequentavam terapeutas que se recusavam a fazer ligações telefônicas extras e, em vez disso, utilizavam a nossa linha de crise como seu "terapeuta de apoio". Infelizmente, muitas clínicas de intervenção em crises são operadas por voluntários com pouco ou nenhum treinamento clínico formal. Assim, em geral, um treinador de habilidades não pode entregar a responsabilidade do paciente a um voluntário da linha de crise. É fundamental, portanto, que os treinadores de habilidades que não queiram assumir a responsabilidade pelo manejo de crises (em particular, das crises suicidas) discutam sobre isso com os terapeutas individuais dos pacientes antes de iniciar o treinamento de habilidades, bem como esclareçam quem estará de plantão durante e após as sessões do treinamento de habilidades. Portanto, também podemos pedir ao terapeuta principal de cada paciente que preencha um plano de crises. Um formulário para obter um plano de crises e outras informações essenciais é mostrado na Figura 2.2.

Quando os psicoterapeutas individuais não incorporam o *coaching* das habilidades na psicoterapia

A intervenção ativa e o *coaching* das habilidades talvez não sejam compatíveis com a psicoterapia individual da qual um terapeuta em particular esteja disposto a participar. Alguns profissionais, por exemplo, encaram ajudar os pacientes a aprender novos comportamentos habilidosos como tratar os "sintomas", em vez de a "doença". Em determinado caso, os psicoterapeutas individuais (que eram médicos) disseram aos pacientes para obter *coaching* dos enfermeiros sobre como substituir os comportamentos mal-adaptativos por habilidades. Isso enviou a mensagem de que as novas habilidades não eram importantes, já que a "terapia real" estava ocorrendo com os seus terapeutas individuais. Os pacientes que trabalham com terapeutas desse tipo irão precisar de ajuda extra no uso das habilidades que estiverem aprendendo.

Os treinadores de habilidades podem fazer algumas modificações opcionais para abordar essas questões. Podem estabelecer um encontro de habilidades semanal extra, no qual os pacientes possam obter ajuda para descobrir como usar suas habilidades em situações problemáticas. Contudo, as pessoas, muitas vezes, precisam de ajuda no momento em que estão em crise. O treinamento de habilidades é como ensinar a jogar basquetebol: os treinadores não só conduzem sessões práticas durante a semana, mas também assistem ao jogo semanal para ajudar os jogadores a pôr em prática o que treinaram durante a semana toda. Com pacientes ambulatoriais, em geral, isso é desenvolvido de melhor forma por meio de telefonemas. Na DBT *standard*, em que os pacientes têm psicoterapeutas individuais de DBT, os telefonemas para os treinadores de habilidades são muito limitados; quase todas ligações para buscar ajuda são direcionadas aos terapeutas individuais. Porém, se esse profissional não atende às ligações nem fornece *coaching* telefônico, um treinador de habilidades pode decidir aceitá-las, pelo menos quando o motivo da chamada é obter esse acompanhamento.

Em uma unidade de internação, os membros da equipe devem aprender as habilidades comportamentais junto com os pacientes. Assim, os membros da equipe podem servir como *coaches* para os pacientes. Uma unidade de internação oferece encontros semanais para consultoria sobre as habilidades. Os encontros são conduzidos como se fossem um expediente de orientação acadêmica; os pacientes podem vir a qualquer momento durante o horário destinado para o *coaching*. Em uma situação ideal, os pacientes também ligam uns para os outros a fim de solicitar ajuda. Em outro contexto de internação, um terapeuta ensina novas habili-

---

Nome do paciente: _____
Nome do terapeuta principal: _____ Data (dd/mm/aaaa): _____

Eu sou o principal ☐ psicoterapeuta ☐ gestor de caso ☐ farmacoterapeuta do paciente referido. Eu entendo que meu paciente não será elegível para participar do programa de treinamento de habilidades em DBT _____a menos que ele ou ela frequente sessões rotineiras de tratamento individual de modo contínuo. Na condição de terapeuta principal para este paciente, concordo que vou:

1. Assumir plena responsabilidade clínica pelo meu paciente.
2. Administrar ou fornecer serviços de apoio para gerir emergências clínicas do paciente
3. Estar disponível por telefone ou fornecer um número de telefone de um terapeuta de apoio durante as sessões do treinamento de habilidades do meu paciente.
4. Fornecer e manter atualizado o formulário de Plano de Crises e Informações do Terapeuta Principal [Fig. 2.2] em anexo.
5. Ajudar o meu paciente a aplicar as habilidades em DBT nos seus problemas clínicos.

FIGURA 2.1. Acordo do terapeuta principal para pacientes no treinamento de habilidades em DBT.

dades; os membros da equipe de enfermagem conduzem grupos rotineiros de revisão das tarefas de casa, nos quais os pacientes se encontram para contar suas tentativas de praticar novas habilidades e obter ajuda em áreas de dificuldade; e terapeutas individuais reforçam o uso das habilidades pelos pacientes. Em contextos residenciais, talvez seja útil oferecer grupos de habilidades avançadas nos quais os participantes ajudam uns aos outros a aplicar as habilidades em situações diárias.

A generalização das habilidades também pode ser bastante aprimorada se os indivíduos no ambiente do paciente – os familiares, por exemplo – também aprenderem as habilidades e, então, ajudarem a fornecer *coaching* todos os dias.[4] Desse modo, um treinador de habilidades ou um terapeuta individual pode ajudar um familiar a fornecer *coaching* para o paciente. O treinamento de habilidades para adolescentes normalmente inclui o jovem e, pelo menos, um dos pais, ou cuidador responsável; assim, cada

---

Isto deve ser completado com a plena consciência do seu paciente sobre todas as partes com quem as informações aqui contidas possam ser compartilhadas.

Preencha este formulário impresso e peça ao paciente que o devolva aos líderes de grupo, ou preencha a cópia digital em: _____ e envie um e-mail a um dos líderes do grupo em: _____ .

Nome do líder do grupo: _____ E-mail: _____
Data (dd/mm/aaaa): _____
Nome do paciente: _____ ID clínica: _____
Data de nascimento (dd/mm/aaaa): _____
O grupo reúne-se em (dia da semana, horário e local): _____

Terapeuta principal:
Nome: _____ Telefone (escritório): _____ Telefone (celular): _____
Fax: _____ *E-mail*: _____ Horário disponível: _____
Endereço: _____

Se o seu paciente tem intenso risco de suicídio ou crises, exigindo intervenção imediata, e você estiver indisponível, quem deve ser chamado?

Seu terapeuta de apoio (quando você estiver na cidade):
Nome: _____ Telefone (dia): _____ Telefone (noite): _____ Telefone (celular): _____
Endereço: _____

Seu terapeuta de apoio (quando você estiver fora da cidade):
Nome: _____ Telefone (dia): _____ Telefone (noite): _____ Telefone (celular): _____
Endereço: _____

Farmacoterapeuta/Médico principal/*Nurse practitioner* (se aplicável):
Nome: _____ Telefone (dia): _____ Telefone (noite): _____ Telefone (celular): _____

Gestor de caso (se aplicável):
Nome: _____ Telefone (dia): _____ Telefone (noite): _____ Telefone (celular): _____

Outras pessoas significativas (para ligar em caso de emergência):
Nome: _____ Telefone: _____ Cidade: _____
Nome: _____ Telefone: _____ Cidade: _____

PLANO DE CRISE
Como você pode ser encontrado durante uma crise se um plano de encaminhamento for necessário?
_____
_____

Quem deve ser chamado para o plano de encaminhamento se você não estiver disponível?
_____
_____

(Continua)

FIGURA 2.2. Plano de crises e informações do terapeuta principal (confidencial).

1. Breve histórico do comportamento suicida do paciente.
   _____
   _____
   _____

2. Situação recente do comportamento suicida do paciente (últimos 3 meses). Descreva a tentativa de suicídio/comportamento autolesivo mais recente e a mais grave. Descreva forma, data, circunstâncias e qual intervenção foi utilizada, se for o caso (p. ex., sala de emergência, enfermaria, UTI).
   _____
   _____
   _____

3. Plano de crises: Descreva o plano de crises combinado entre você e o paciente para o manejo do comportamento suicida. Descreva emoções, pensamentos e comportamentos típicos que podem preceder as tentativas de suicídio/comportamento autolesivos, bem como as estratégias usadas com sucesso pelo paciente no passado. (*EXEMPLO: Minha paciente afirma que se ela fica irritada ou sente-se desamparada, isso a leva a desregulação emocional. Dessa forma, por sua vez, acaba sendo o gatilho para o impulso de ação de se machucar por meio de queimaduras. Ela afirma que tem enfrentado com sucesso essas situações usando as seguintes estratégias de distração: ligar para sua mãe, brincar com os cachorros, passear no parque, fazer crochê, tomar banho, fazer exercícios físicos vigorosos, ouvir música alta ou rezar. Como último recurso, ela irá ligar para mim ou ao meu terapeuta de apoio e discutir maneiras para superar a situação. Quando ela liga, afirma achar realmente útil quando eu a ajudo a encontrar um meio de distração, lembrando-a de que ela já tolerou impulsos assim antes, e eu a auxilio a tentar resolver o problema que talvez a esteja levando a se sentir assim. Esse plano foi desenvolvido com a minha paciente.*)

4. Se, na avaliação, se conclui que o paciente corre risco iminente de comportamento suicida, autolesivo ou de conduta violenta, e nem você nem o terapeuta de apoio podem ser informados com rapidez, como os treinadores de habilidades ou outros profissionais devem manejá-lo?
   _____
   _____
   _____
   _____

5. Descreva qualquer histórico de violência e uso de armas. Também especificamente descreva todas as ocasiões de violência e uso de armas nos últimos 3 meses. Descreva quaisquer planos que você e o paciente tenham para lidar com esse comportamento.
   _____
   _____
   _____

6. Descreva qualquer histórico de uso de substância. Também descreva de modo específico a história de abuso de substância nos últimos 3 meses. Descreva quaisquer planos atuais que você e o paciente tenham para lidar com esse comportamento.
   _____
   _____
   _____

7. Medicamentos: _____ Peso (kg) Altura (centímetros) _____

Medicamentos	Dose	Para	Medicamentos	Dose	Para

FIGURA 2.2. Plano de crises e informações do terapeuta principal (confidencial) (*Continuação*).

um pode dar *coaching* para o outro. Nos Estados Unidos, oficiais da condicional podem ser ensinados sobre as habilidades e, em seguida, estar aptos a oferecer *coaching* às pessoas em regime semiaberto em seus casos. Os terapeutas individuais também podem ser ensinados sobre as habilidades e, logo, estarem aptos a dar *coaching* para os seus pacientes. Um currículo de habilidades foi desenvolvido para uso em contextos escolares, de maneira que professores e conselheiros escolares possam dar *coaching* para os alunos.[4,5]

Integrando o treinamento de habilidades com a terapia individual que não seja a DBT

Muitos profissionais que não trabalham com a DBT, como psicoterapeutas, conselheiros, gestores de caso, farmacoterapeutas e outros provedores de saúde mental, enfermeiros e médicos, constatam que, às vezes, é vantajoso integrar as habilidades da DBT no tratamento dos pacientes. Os terapeutas individuais talvez queiram usar apenas uma ou diversas habilidades em diferentes módulos. As estratégias para incorporar as habilidades na terapia em curso são as seguintes. Primeiro, leia com atenção as notas de tratamento para cada uma das habilidades a ser usada. Aqui, o importante é que os terapeutas individuais conheçam as habilidades e saibam quais delas se adaptam a determinado problema ou conjunto de problemas. Em segundo lugar, decida se deve usar uma ficha e/ou ficha de tarefa ao ensinar a habilidade ou se vai ensiná-la oralmente, sem esses materiais. Se estiver planejando ocasionalmente usar fichas e/ou fichas de tarefas, faça cópias e as mantenha à disposição em seu escritório. Quando surge a ocasião para ensinar uma habilidade especial, discuta a ideia de aprender uma nova habilidade com o paciente. Use as estratégias de orientação discutidas no Capítulo 6 deste livro, se necessário, para "vender" a habilidade que você deseja ensinar. Ao fornecer uma cópia da ficha ao paciente e guardar uma para si, reveja a habilidade usando os procedimentos do treinamento descritos no Capítulo 6. Pratique a habilidade com o paciente, se possível, e dê uma tarefa ou sugestão para ele praticar a habilidade antes da próxima consulta. Na medida do possível, esteja aberto às ligações telefônicas do paciente entre as sessões para o *coaching* telefônico de habilidades. Certifique-se de perguntar sobre a prática do paciente na próxima sessão. Verifique periodicamente com ele para ver se continua aplicando as habilidades ensinadas. Incentive continuamente o comportamento habilidoso. Embora possa parecer que a qualidade diretiva do treinamento de habilidades em DBT seja incompatível com tratamentos psicanalíticos e de apoio, o fato de que muitos terapeutas não comportamentais e terapeutas analíticos ensinam e/ou integram as habilidades da DBT em suas terapias indica que isso não é verdade (procure exemplos digitando "*psychoanalytic DBT skills*", ou "habilidades da DBT na psicanálise", em seu mecanismo de busca).

REFERÊNCIAS

1. Neacsiu, A. D., & Linehan, M. M. (2014). Borderline personality disorder. In D. Barlow (Ed.), *Clinical handbook of psychological disorders* (5th ed., pp. 394–461). New York: Guilford Press.
2. Sayrs, J. H. R., & Linehan, M. M. (in press). *Developing therapeutic treatment teams: The DBT model.* New York: Guilford Press.
3. Case Management Society of America. (n.d.). Retrieved from *www.cmsa.org/Home/CMSA/WhatisaCaseManager/tabid/224/Default.aspx*
4. Miller, A. L., Rathus, J. H., & Linehan, M. M. (2007). *Dialectical behavior therapy with suicidal adolescents.* New York: Guilford Press.
5. Mazza, J. J., Dexter-Mazza, E. T., Murphy, H. E., Miller, A. L., & Rathus, J. H. (in press). *Dialectical behavior therapy in schools.* New York: Guilford Press.

Capítulo 3

Estruturando as sessões do treinamento de habilidades

Neste capítulo, discuto como estruturar diversos tipos de sessões do treinamento de habilidades em DBT, inclusive as sessões de pré-tratamento, que devem ser realizadas antes de um indivíduo começar o treinamento de habilidades. Essas sessões iniciais abrangem orientações e comprometimentos preliminares com o treinamento em DBT. Tão logo elas sejam concluídas, seguem-se vários tipos específicos de sessões do treinamento de habilidades, incluindo (1) sessões que constroem aliança e orientam os novos participantes ao treinamento; (2) sessões do treinamento de habilidades em andamento; e (3) sessões finais, quando um ou mais indivíduos estiverem terminando o seu programa de treinamento em DBT.

SESSÕES PRÉ-TRATAMENTO: TAREFAS PARA COMPLETAR ANTES DE COMEÇAR O TREINAMENTO DE HABILIDADES

Em DBT, "pré-tratamento" refere-se a todas as sessões e conversas que ocorrem entre um paciente e um terapeuta principal até ambas as partes chegarem à conclusão de que a DBT é a intervenção adequada para as metas e os desejos do indivíduo e concordem em trabalhar juntos.

Existem cinco tarefas pré-tratamento (descritas na Tab. 3.1): (1) conduzir uma avaliação pré-tratamento e decidir a adequação do treinamento de habilidades para o paciente; (2) decidir sobre a intensidade do tratamento e o tipo de treinamento de habilidades necessárias para esse indivíduo em particular; (3) orientar o paciente para as especificidades do treinamento; (4) desenvolver um comprometimento colaborativo para realizar o treinamento de habilidades em conjunto; e (5) começar a desenvolver uma aliança terapêutica. Cada um desses passos deve ser percorrido durante as entrevistas individuais iniciais com cada paciente antes de realizar a admissão dele no treinamento de habilidades, e os passos 3 a 5 devem ser repetidos durante a orientação para as habilidades, que precede cada repetição do módulo de *mindfulness*.

Conduzindo uma avaliação pré-tratamento

A avaliação para o treinamento de habilidades deve começar com uma avaliação clínica, incluindo nisso os atuais problemas e as metas, os comportamentos de risco à vida prévios e atuais, uma investigação diagnóstica conforme o necessário e uma avaliação de déficits de leitura e de linguagem (se as habilidades do paciente nessas áreas parecerem questionáveis). O avaliador também deve fazer um histórico geral e perguntar sobre histórico prévio de tratamentos com a DBT e com o treinamento de habilidades em DBT. Essas avaliações podem ser feitas de modo informal ou formal, isto é, com análises comportamentais estruturadas. Dependendo do seu contexto, pode ser aconselhável realizar uma entrevista de avaliação por telefone antes de marcar uma entrevista pessoalmente com o paciente. Constatamos que essa prática é particularmente importante para os nossos grupos de amigos e familiares, bem como para grupos destinados a tratar indivíduos com problemas ou diagnósticos específicos (p. ex., transtornos relacionados a substâncias e transtornos aditivos). O avaliador também deve

TABELA 3.1. Tarefas pré-tratamento: tarefas para completar antes de começar o treinamento de habilidades

- Conduzir a avaliação pré-tratamento.
- Determinar a intensidade e o tipo de tratamento necessário.
- Orientar o paciente sobre as especificidades do treinamento de habilidades.
- Desenvolver um comprometimento colaborativo.
- Começar a desenvolver a aliança terapêutica.

decidir se o treinamento de habilidades, para esse paciente, é mais adequado no formato individual ou em grupo.

Determinando qual a intensidade do tratamento e qual o tipo do treinamento das habilidades necessários

Uma importante função da sequência de avaliação, descrita anteriormente, é determinar se o paciente individual necessita de um tratamento mais abrangente do que o treinamento de habilidades em DBT como tratamento único. Em outras palavras, a pessoa precisa de algo além dessas habilidades? Muitas opções e intensidades de cuidados podem ser consideradas, tais como a DBT *standard* em regime ambulatorial; treinamento de habilidades em DBT mais gerenciamento de caso intensivo; treinamento de habilidades em DBT integrado com a DBT individual; DBT adicionada a gerenciamento de casos ou psicoterapia que não seja a DBT; e DBT nos regimes de internação, residenciais (p. ex., as comunidades terapêuticas) e hospital dia. (Ver, na obra de Dimeff e Koerner, as descrições dos vários modelos de intervenção da DBT.)[1] O número e o tipo de componentes de tratamento adicional dependerão em grande parte do "nível da(s) patologia(s)" do paciente, que é definido pela presença atual de transtornos mentais (se houver) e pela gravidade, por quão invasivo o transtorno pode ser e pela complexidade da doença, bem como pela incapacitação e a ameaça iminente à vida do indivíduo. O nível do(s) transtorno(s) mental(is) é(são) vinculado(s) a um dos quatro estágios do tratamento na DBT. Os estágios do tratamento, por sua vez, vinculam-se às metas e aos alvos específicos do comportamento a ser aumentado ou diminuído. A Tabela 3.2 serve de guia para tomar essa série de decisões.

Em geral, os critérios para colocar um paciente no Estágio 1 são a presença de grave transtorno mental, descontrole comportamental e/ou ameaça iminente à vida. Qualquer uma dessas condições irá proibir o trabalho em quaisquer outras metas até que se obtenha melhor controle sobre o comportamento e o funcionamento geral do paciente. Como Mintz sugeriu ao discutir o tratamento do paciente suicida, todas as formas de psicoterapia são ineficazes com um paciente morto.[2] Nos estágios seguintes (2 a 4), as metas do tratamento são substituir o "desespero silencioso", por uma experiência emocional não traumática (Estágio 2); alcançar a felicidade e a infelicidade "comuns", bem como reduzir os transtornos mentais e os problemas atuais da vida (Estágio 3); e resolver a sensação de incompletude e alcançar a sensação de liberdade e alegria (Estágio 4). Nem todos os pacientes entram na terapia no mesmo estágio de problemas; nem todos passam por todos os estágios de tratamento; e eles podem oscilar entre esses estágios.

Como observado no Capítulo 1, o treinamento de habilidades em DBT agora está sendo oferecido como tratamento único para vários transtornos mentais e para uma série de outros problemas específicos; como intervenção preventiva em sistemas de ensino; e como um conjunto de habilidades interpessoais, de *mindfulness* e resiliência para o público em geral. Assim, a avaliação é fundamental para selecionar o tipo certo de programa de habilidades para o paciente. No momento em que escrevo, porém, há pouquíssimas pesquisas sobre como combinar os indivíduos que buscam a DBT com o nível de cuidado necessário. Assim, as recomendações da Tabela 3.2 baseiam-se na minha própria experiência clínica e na de outros, em vez de em dados mais concretos.

Uma vez que o nível de cuidado é determinado, a próxima coisa a ser decidida é qual o currículo do treinamento de habilidades que mais se adapta ao paciente. Na medida do possível, essa decisão deve basear-se nas evidências científicas apresentadas até a presente data sobre os currículos do treinamento de habilidades em questão e a sua eficácia para os problemas apresentados pelos pacientes. Infelizmente, muitos relatos de pesquisas não listam as habilidades específicas utilizadas. Em nossas clínicas, sempre ensinamos as principais habilidades da DBT, e outros componentes, como as habilidades para transtornos relacionados a substâncias e transtornos aditivos, as quais baseiam-se nos problemas específicos que estivermos tratando. Tentei oferecer algum auxílio para essas escolhas nos Apêndices da Parte I, após o Capítulo 5.

Por fim, é importante decidir como você vai avaliar o progresso no tratamento. Muitas pessoas usam o cartão diário da DBT (consulte o Cap. 4 deste manual) como o método para avaliar continuamente se os comportamentos-problema estão aumentando ou diminuindo, bem como mudanças de humor, autoeficácia, uso das habilidades e as convicções do paciente de que as habilidades estão ajudando. No entanto, já que o cartão diário foi desenvolvido como um meio para paciente e terapeuta analisarem o comportamento semanalmente, como instrumento norteador para embasar a terapia semanal, ele não está configurado de forma ideal para a análise de dados. Usar o cartão diário como maneira de rastrear o progresso ao longo do tempo normalmente significa transferir os dados para algum tipo de banco de dados ou sistema de gravação e, depois, analisá-los em termos das mudanças ao longo do tempo em cada variável que você estiver interessado. Isso pode ser feito pelo uso da estatística e/ou pelo desenho de gráficos que retratam a mudança ao longo do tempo.

Em nossas clínicas e em muitas outras que oferecem intervenções comportamentais, também usamos instrumentos de avaliação padronizados que são gratuitos ou baratos e que têm propriedades psicométricas aceitáveis. Uma lista desses instrumentos que usamos é fornecida na Tabela 3.3. Se você usar os instrumentos dessa lista, será importante selecionar aqueles que vão mensurar os desfechos que são importantes para a sua população de pacientes. Em um tratamento de seis meses, pode ser útil dar questionários no pré-tratamento, no terceiro mês e no sexto mês. Em tratamentos de um ano,

TABELA 3.2. Determinando a intensidade do tratamento e o tipo de tratamento necessários

Características do paciente/alvos do tratamento	Intervenções sugeridas[a]
Estágio 1 da DBT	
1. **Comportamentos que ameaçam a vida, por exemplo:** a) Tentativas de suicídio b) Comportamentos de crise suicida c) Comportamento autolesivo deliberado d) Outros comportamentos de ameaça iminente à vida 2. **Graves comportamentos que interferem na terapia, por exemplo:** e) Comportamentos não colaborativos f) Oposição frequente ao terapeuta e/ou não cumprimento de tarefas g) Comportamentos de não assiduidade h) Comportamentos que interferem com outros pacientes i) Comportamentos que interferem com a capacidade dos terapeutas para tratar 3. **Graves comportamentos que interferem com a qualidade de vida, por exemplo:** j) Transtorno mental grave e/ou incapacitante k) Extrema pobreza/privação/sem casa para morar l) Comportamentos criminais com risco alto e iminente de prisão m) Violência doméstica n) Descontrole de comportamento com graves consequências 4. **Déficits graves de habilidades**	**DBT *standard*: Ambulatório** Treinamento de habilidades em DBT + *Coaching* telefônico de habilidades entre as sessões + Equipe de consultoria da DBT + Terapia individual da DBT... *ou* Gerenciamento de caso intensivo + protocolo de suicídio da DBT + Plano de crises com serviço telefônico de crises da área... *ou* **DBT *standard*: Programas de tratamento em regime de internação, residencial e hospital-dia** Treinamento de habilidades em DBT + *Coaching* das habilidades entre as sessões + Terapia individual da DBT + Equipe de DBT... *ou* **Treinamento de habilidades em DBT durante a lista de espera** + Equipe de consultoria da DBT
Estágio 2 da DBT	
1. **TEPT (Transtorno de estresse pós-traumático)** 2. **Transtornos mentais residuais com gravidade moderada não tratados no Estágio 1, por exemplo:** a) Transtornos de ansiedade b) Transtornos alimentares c) Transtornos depressivos d) Transtorno bipolar e transtornos relacionados 3. **Desregulação emocional relacionada a intensidade da ativação ou duração das emoções de forma disfuncional, por exemplo:** e) Vergonha, culpa, sensibilidade às críticas f) Raiva, repulsa, inveja, ciúme g) Solidão, luto inibido h) Vazio, tristeza excessiva i) Medo	**DBT *standard*: Ambulatorial** (ver anteriormente) + **Protocolo para o tratamento do TEPT da DBT** + exposição prolongada ou outro tratamento para TEPT com base em evidências **Currículo do treinamento de habilidades em DBT para:** Transtornos alimentares Desregulação emocional Depressão resistente a tratamento
Estágio 3 da DBT	
1. **Problemas na vida, tais como:** a) Transtornos mentais de gravidade leve b) Dificuldades em estabelecer e/ou atingir as metas de vida c) Dificuldades na solução de problemas d) Baixa, autoeficácia/autoestima e) Qualidade de vida insuficientes f) Mal-estar nos relacionamentos/conjugalidade g) Dificuldades/mal-estar no trabalho h) Desregulação emocional leve i) Indecisão/desejo por consultoria j) Necessidade de *check-ins*, *check-ups*, *tune-ups*[*]	**Treinamento de habilidades em DBT + equipe de DBT +** tratamento individual (DBT ou não DBT) e/ou *coaching* das habilidades conforme o necessário
Estágio 4 da DBT	
1. **Incompletude, por exemplo:** a) Desejo por realização espiritual/direção espiritual b) Desejo por experiências culminantes/experiência da realidade como ela é c) Tédio d) Questões relacionadas ao término da vida	**Treinamento de habilidades de aceitação da realidade e de *mindfulness* na DBT + equipe de DBT e/ou retiros de *mindfulness* com os participantes** (em desenvolvimento)

[a] É importante reconhecer que as sugestões aqui fornecidas se baseiam na minha experiência e em pesquisas até a presente data. Os estudos sobre DBT, no entanto, estão se expandindo em um ritmo rápido, e é importante que o leitor se mantenha atualizado em relação a eles à medida que são publicados. É provável que essas recomendações mudem ao longo do tempo e à medida que novos resultados de pesquisa são obtidos.

---

[*] N. de T.: Em DBT, "*check-ins*" são rápidas interações entre pacientes e provedores em cenários de internação; "*check-ups*" são avaliações rotineiras sobre a recuperação; e "*tune-ups*" são uma espécie de reciclagem, um retorno breve à terapia para ajustes pontuais.

TABELA 3.3. Instrumentos de avaliação utilizados com potenciais participantes da DBT no Behavioral Research and Therapy Clinics, da University of Washington

Instrumentos para a avaliação de adultos

Borderline Symptom List-23, BSL-23 Bohus, M., Kleindienst, N., Limberger, M. F., Stieglitz, R., Domsalla, M., Chapman, A. L., et al. (2009). The short version of the Borderline Symptom List (BSL-23): Development and initial data on psychometric properties. *Psychopathology, 42*(1), 32–39. http://depts.washington.edu/uwbrtc/resources/assessment-instruments	**Lifetime Suicide Attempt Self-Injury Count, S-SASI**[a] Linehan, M. M., & Comtois, K. A. (1996). Manuscrito não publicado, University of Washington. http://depts.washington.edu/uwbrtc/resources/assessment-instruments
DBT Diary Card[a] Ver Capítulo 4. http://depts.washington.edu/uwbrtc/resources/assessment-instruments	**Patient Health Questionnaire–9, PHQ-9** Kroenke, K., & Spitzer, R. L. (2002). The PHQ-9: A new depression and diagnostic severity measure. *Psychiatric Annals, 32*, 509–521. www.integration.samhsa.gov/images/res/PHQ%20-%20Questions.pdf
Demographic Data Scale, DDS[a] Linehan, M. M. (1994). Instrumento não publicado, University of Washington. http://depts.washington.edu/uwbrtc/resources/assessment-instruments	**Posttraumatic Stress Disorder Checklist** Weathers, F. W., Litz, B. T., Herman, D. S., Huska, J. A., & Keane, T. M. (1993). *The PTSD Checklist (PCL): Reliability, validity, and diagnostic utility.* Artigo apresentado na 9ª conferência anual da International Society for Traumatic Stress Studies, San Antonio, TX. www.bhevolution.org/public/document/pcl.pdf
Dialectical Behavior Therapy Ways of Coping Checklist[a] Neacsiu, A. D., Rizvi, S. L., Vitaliano, P. P., Lynch, T. R., & Linehan, M. M. (2010). The Dialectical Behavior Therapy Ways of Coping Checklist (DBTWCCL): Development and psychometric properties. *Journal of Clinical Psychology, 66*(1), 1–20. http://depts.washington.edu/uwbrtc/resources/assessment-instruments	**Reasons for Living Inventory, RFL** Linehan, M. M., Goodstein, J. L., Nielsen, S. L., & Chiles, J. A. (1983). When you are thinking of killing yourself: The Reasons for Living Inventory. *Journal of Consulting and Clinical Psychology, 51*(2), 276–286. http://depts.washington.edu/uwbrtc/resources/assessment-instruments/
Difficulties in Emotion Regulation Scale, DERS Gratz, K. L., & Roemer, L. (2004). Multidimensional assessment of emotion regulation and dysregulation: Development, factor structure, and initial validation of the Difficulties in Emotion Regulation Scale. *Journal of Psychopathology and Behavioral Assessment, 26*, 41–54. chipts.ucla.edu/downloads/299	**Suicidal Behaviors Questionnaire, SBQ**[a] Linehan, M. M. (1981). Manuscrito não publicado, University of Washington. http://depts.washington.edu/uwbrtc/resources/assessment-instruments
Dissociative Experiences Scale, DES Bernstein, E. M., & Putnam, F. W. (1986). Development, reliability, and validity of a dissociative scale. *Journal of Nervous and Mental Disease, 174*, 727–735. serene.me.uk/tests/des.pdf	**Suicide Attempt Self-Injury Interview, SASII**[a] Linehan, M. M., Comtois, K. A., Brown, M. Z., Heard, H. L., & Wagner, A. (2006). Suicide Attempt Self-Injury Interview (SASII): Development, reliability, and validity of a scale to assess suicide attempts and intentional self-injury. *Psychological Assessment, 18*(3), 303–312. http://depts.washington.edu/uwbrtc/resources/assessment-instruments

(Continua)

TABELA 3.3. Instrumentos de avaliação utilizados com potenciais participantes da DBT no Behavioral Research and Therapy Clinics, da University of Washington (*Continuação*)

Hamilton Anxiety Scale, HAM-A Hamilton, M. (1959). The assessment of anxiety states by rating. *British Journal of Medical Psychology, 32*, 50–55. *www.psychiatrictimes.com/clinical-scales-anxiety/clinical-scales-anxiety/ham-hamilton-anxiety-scale*	**State–Trait Anger Expression Inventory, STAXI** Spielberger, C. D., Jacobs, G. A., Russell, S., & Crane, R. S. (1983). Assessment of anger: The State–Trait Anger Scale. *Advances in Personality Assessment, 2*(2), 1–47. Contato: Psychological Assessment Resources, 800-331-8378, *www4.parinc.com*
Hamilton Depression Scale, HAM-D Hamilton, M. (1960). A rating scale for depression. *Journal of Neurology, Neurosurgery and Psychiatry, 23*, 56–62. *healthnet.umassmed.edu/mhealth/HAMD.pdf*	
Structured Clinical Interview for DSM-IV, Axis I, SCID First, M. B., Spitzer, R. L., Gibbon, M., & Williams, J. B. W. (1995). *Structured Clinical Interview for Axis I DSM-IV Disorders – Patient Edition (SCID-I/P)*. New York: Biometrics Research Department, New York State Psychiatric Institute. Contato: Biometrics Research para a versão de pesquisa da SCID, 212-960-5524	**University of Washington Risk Assessment Protocol, UWRAP**[a] Reynolds, S. K., Lindenboim, N., Comtois, K. A., Murray, A., & Linehan, M. M. (2006). Risky assessments: Participant suicidality and distress associated with research assessments in a treatment study of suicidal behavior. *Suicide and Life-Threatening Behavior, 36*(1), 19–33. *http://depts.washington.edu/uwbrtc/resources/assessment-instruments*
Structured Clinical Interview for DSM-IV, Axis II Personality Disorders, SCID-II First, M. B., Gibbon, M., Spitzer, R. L., Williams, J. B. W., & Benjamin, L. (1996). *User's guide for the Structured Clinical Interview for DSM-IV Axis II Personality Disorders (SCID-II)*. New York: Biometrics Research Department, New York State Psychiatric Institute. Contato: American Psychiatric Press, Inc., 800-368-5777, *www.appi.org/index.html*	**University of Washington Risk Assessment & Management Protocol, UWRAMP**[a] Linehan, M. M., Comtois, K. A., & Ward-Ciesielski, E. F. (2012). Assessing and managing risk with suicidal individuals. *Cognitive and Behavioral Practice, 19*(2), 218–232. *http://depts.washington.edu/uwbrtc/resources/assessment-instruments*
UCLA Loneliness Scale Russell, D., Peplau, L. A. & Ferguson, M. L. (1978). Developing a measure of loneliness. *Journal of Personality Assessment, 42*, 290–294. *www.fetzer.org/sites/default/files/images/stories/pdf/selfmeasures/Self_Measures_for_Loneliness_and_Interpersonal_Problems_UCLA_LONELINESS.pdf*	**Brief Reasons for Living Inventory for Adolescents, BRFL-A** Osman, A., Kopper, B. A., Barrios, F. X., Osman, J. R., Besett, T., & Linehan, M. M. (1996). The Brief Reasons for Living Inventory for Adolescents (BRFL-A). *Journal of Abnormal Child Psychology, 24*(4), 433–443. *https://depts.washington.edu/brtc/files/Osman,%20A.%20(1996)%20The%20Brief%20RFL%20for%20Adolescents%20(BRFL-A).pdf*
Schedule for Affective Disorders and Schizophrenia for School-Age Children, Kiddie-SADS Endicott, J., & Spitzer, R. L. (1978). A diagnostic interview: The Schedule for Affective Disorders and Schizophrenia. *Archives of General Psychiatry, 35*(7), 873–844. *www.wpic.pitt.edu/ksads*	**Suicide Ideation Questionnaire – Junior** Siemen, J. R., Warrington, C. A., & Mangano, E. L. (1994). Comparison of the Millon Adolescent Personality Inventory and the Suicide Ideation Questionnaire – Junior with an adolescent inpatient sample. *Psychological Reports, 75*(2), 947–950. Contato: Psychological Assessment Resources, 800-331-8378, *www4.parinc.com*
Suicidal Behaviors Interview, SBI Reynolds, W. M. (1990). Development of a semi-structured clinical interview for suicidal behaviors in adolescents. *Psychological Assessment, 2*(4), 382–390. Contato: *william.reynolds@ubc.ca*	

Desenvolvido pela University of Washington; é permitido copiar e distribuir aos pacientes.

Obs.: Utilizo o DSM-IV para fazer o diagnóstico do transtorno da personalidade *borderline*, mas estou mudando para o DSM-V para avaliar outros transtornos.

talvez você queira aplicar os questionários no pré-tratamento e, depois, a cada quatro meses.

Orientando o paciente sobre as especificidades do treinamento de habilidades

Após a avaliação, o terapeuta deve apresentar brevemente o modelo de déficit de habilidades da desregulação emocional e comportamental, que é discutido sucintamente no Capítulo 1 deste manual e em detalhes no Capítulo 2 do principal texto da DBT. Se a entrevista diagnóstica e o comprometimento com o treinamento de habilidades tiverem sido plenamente realizados na avaliação inicial ou pelo terapeuta individual na DBT *standard*, a entrevista de pré-tratamento com o líder ou colíder do treinamento de habilidades pode ser bem mais rápida. Na minha clínica, cada indivíduo em nosso programa de DBT *standard* primeiro tem uma avaliação inicial completa (incluindo entrevistas diagnósticas) e, em seguida, reúne-se com o terapeuta individual da DBT para uma discussão detalhada sobre o treinamento de habilidades. Então, os pacientes se encontram com o líder ou colíder por uns 15 minutos antes de sua primeira sessão de habilidades. Os participantes de nossos grupos de treinamento de habilidades (com nenhuma terapia individual) têm primeiro uma sessão de avaliação inicial e, depois, se encontram com o líder ou colíder para avaliar se o treinamento de habilidades é adequado aos seus objetivos individuais. O comprometimento inicial com o treinamento é obtido nessa reunião.

A entrevista individual de pré-tratamento com o treinador de habilidades deve orientar o paciente sobre as especificidades desse treinamento. Isso inclui como o grupo (se houver um grupo) irá funcionar, quais são os papéis do paciente e do treinador no treinamento de habilidades e como o treinamento de habilidades difere de outros tipos de terapia.

Na DBT *standard* (que inclui um terapeuta individual), essas discussões normalmente ocorrem entre um paciente e um coordenador de avaliação inicial (se existir um) e, em seguida, entre o paciente e o terapeuta individual. Do mesmo modo, na DBT *standard*, o treinador de habilidades geralmente telefona e depois se encontra com os novos pacientes por 5 a 15 minutos antes da primeira sessão de treinamento. Se o treinamento de habilidades é usado como a única intervenção do tratamento ou se as habilidades estão sendo integradas a uma terapia individual em andamento, o treinador de habilidades executa todas as tarefas que um terapeuta individual normalmente provê.

Orientando os pacientes sobre o treinamento de habilidades versus outros tipos de terapia

É essencial que os líderes discutam a diferença entre um grupo de treinamento de habilidades e as outras psicoterapias coletivas ou individuais. Muitos indivíduos anseiam por um grupo composto por pessoas com as quais possam compartilhar afinidades. Embora haja muito compartilhamento no grupo, ele não é ilimitado – e se concentra na prática de habilidades, não em sejam lá quais forem as crises que possam ter ocorrido durante a semana. Muitos participantes nunca estiveram em qualquer tipo de terapia comportamental, muito menos em um grupo orientado ao treinamento de habilidades. Minha experiência é que essa diferença não deve ser subestimada. Muitas vezes, os pacientes tiveram uma enorme quantidade de terapia não comportamental em que aprenderam vários "ingredientes necessários" para a mudança terapêutica – ingredientes que o treinamento de habilidades com frequência não aborda extensivamente. Em cada grupo que conduzimos até agora, um ou mais indivíduos se irritaram com sua incapacidade de falar "sobre o que realmente importa" no grupo. Para uma paciente, falar o que vem à cabeça estava tão firmemente associado com o processo da terapia que ela se recusava a reconhecer que o treinamento de habilidades poderia ser uma forma de terapia. É desnecessário dizer que houve muitos atritos com ela no grupo. Eu discuto a orientação para o treinamento de habilidades em mais detalhes nos Capítulos 4 e 6 deste livro.

Desenvolvendo um comprometimento colaborativo para fazer o treinamento de habilidades

Após decidir aceitar uma pessoa no treinamento de habilidades, é importante você realmente assumir o comprometimento de tratá-la. Começar um tratamento com relutância, reserva ou antagonismo ou sob comandos indesejados de outros pode prejudicar significativamente suas chances de desenvolver um relacionamento forte e colaborativo com seus participantes do treinamento de habilidades. Também é importante conversar com os pacientes em potencial sobre quaisquer pressões dos familiares que possam ser o principal impulso para a sua vinda para a DBT ou o treinamento de habilidades especificamente – em especial, com adolescentes que vêm ao tratamento com seus pais. Como a DBT *standard* requer tanto a terapia individual quanto o treinamento de habilidades, é bem possível que um terapeuta individual também esteja pressionando um paciente a participar do treinamento. Para que a DBT seja eficaz, os sujeitos devem participar voluntariamente; assim, talvez você tenha de trabalhar com os pacientes em potencial para que vejam os prós, e não só os contras, de começar o treinamento de habilidades e de aprender as habilidades oferecidas pela DBT. Lembre-se: a participação pode ser pressionada e voluntária ao mesmo tempo. Neste momento, se você aceitar um paciente um tanto relutante, mas disposto para o tratamento, as práticas de aceitação radical e ação oposta serão particularmente importantes. Trabalhar com sua equipe de DBT também será importante para fortalecer o seu comprometimento pessoal com a tarefa. Siga todas as diretrizes da DBT sobre como obter dos participantes o comprometimento com a terapia desde o início do treinamento de habilidades. Essas diretrizes são descritas e discutidas nos Capítulos 9 e 14 do principal texto da DBT. O comprometimento nunca é demais! Um treinador de habilidades não deve presumir que os outros terapeutas (p. ex., o psicoterapeuta individual ou o avaliador inicial em um contexto clínico) obtiveram o comprometimento necessário. Meus colegas e eu cometemos esse erro no início de nosso programa e pagamos um preço alto por isso. A sessão pré-tratamento também é uma boa oportunidade para começar a desenvolver uma aliança terapêutica com o paciente (a quinta tarefa pré-tratamento; consulte, nos Capítulos 14 e 15 do principal texto da DBT, mais informações sobre este tópico).

Começando a desenvolver a aliança

O uso das estratégias da DBT *standard* para a relação terapêutica, como aceitação do relacionamento e aprimoramento das relações, é particularmente importante no início do treinamento de habilidades (ver a seguir). Em um contexto de grupo, uma das primeiras tarefas dos líderes é aprimorar o vínculo com e entre os membros do grupo e iniciar o processo de construção da coesão grupal. Constatamos que foi útil os líderes telefonarem para cada novo membro do grupo alguns dias antes do primeiro encontro do treinamento de habilidades para lembrá-lo sobre a sessão, esclarecer instruções e comunicar o quanto sua presença será bem-vinda. Também é uma boa ocasião para os líderes abordarem os receios de última hora e os planos de desistir antes de sequer começar. Os indivíduos que ingressam em um grupo em andamento também são convidados a chegar mais cedo em sua primeira sessão para uma breve orientação sobre as noções básicas do treinamento de habilidades em DBT. Na sessão anterior ao ingresso de novos membros, geralmente, discutimos a importância de incentivar e acolher os novos membros. Os pacientes que começam um módulo atrasado recebem, além disso, uma breve revisão das habilidades já ensinadas.

Os líderes devem chegar alguns minutos mais cedo antes de cada reunião, em especial no primeiro encontro de um novo grupo, para dar as boas-vindas e interagir brevemente com os participantes. Para pacientes relutantes e/ou temerosos, esta pode ser uma experiência reconfortante. Também oferece uma oportunidade para que os líderes ouçam as preocupações e refutem os planos de sair mais cedo. Tentamos limitar as interações individuais ao contexto de enturmar o grupo, a fim de manter a identidade essencial do grupo em contraposição à terapia individual. Esse assunto é discutido adiante.

Como seria de esperar, os membros do grupo estão muito tímidos e temerosos durante a primeira sessão. O comportamento apropriado não está claro para eles, e a confiabilidade dos pacientes é duvidosa. Geralmente, começamos pedindo que cada pessoa se apresente, explique como ficou sabendo sobre o grupo e forneça qualquer informação sobre si que queira compartilhar. Os líderes do grupo também dão informações sobre si e sobre como se tornaram líderes de grupo.

A próxima tarefa dos treinadores é ajudar os participantes a compreenderem a relevância de um modelo de treinamento de habilidades para suas próprias vidas. É dada uma visão geral sobre o ano de tratamento no treinamento de habilidades (ver Tab. 2.2 do Cap. 2); apresenta-se uma teoria da desregulação emocional que salienta o papel das estratégias inadequadas; e o formato das próximas sessões é descrito. Se o grupo for homogêneo no que diz respeito ao transtorno ou tipo de problema (p. ex., transtornos relacionados a substâncias e transtornos aditivos, comportamento suicida, transtornos alimentares), então se fornece, também, um modelo semelhante de déficit de habilidades para o comportamento-problema específico. As discussões são sempre enfatizadas conforme a relevância do conteúdo para as próprias experiências do paciente. Uma ficha (Ficha geral 1) ilustrando a relação entre as características da desregulação emocional e os objetivos do treinamento de habilidades é distribuída e discutida (ver detalhes no Cap. 6 deste manual); normalmente, eu também escrevo isso no quadro da sala de terapia.

O essencial, aqui, é o treinador de habilidades comunicar a esperança de que o tratamento será eficaz em ajudar os pacientes a melhorar a qualidade de suas vidas. Deve ser feita uma "propaganda" aos participantes sobre as vantagens do tratamento. (Ver, nos Caps. 9 e 14 do principal texto da DBT, uma discussão mais aprofundada sobre "fazer propaganda" da terapia aos pacientes e obter comprometimento.) Neste momento, costumo salientar que a DBT não é um programa de prevenção ao suicídio (nem um programa de abstinência de substâncias ou de melhoria de sintomas), mas um programa de aprimoramento de vida em um amplo sentido. Não é nossa ideia obrigar as pessoas a viver uma vida que não valha a pena viver, mas, sim, ajudá-las a construir uma vida que elas realmente queiram viver. Estratégias dialéticas e de validação (ver Caps. 8 e 9 do principal texto da DBT e as Fichas de efetividade interpessoal 15–19A) são os principais veículos de tratamento aqui.

Aceitação do relacionamento

As estratégias de aceitação do relacionamento no treinamento de habilidades em grupo exigem que os líderes experimentem e comuniquem a aceitação dos membros do grupo em várias esferas distintas. Primeiro, o progresso clínico de cada paciente deve ser aceito como ele é. As relações entre os líderes e os membros do grupo, entre os participantes e outros terapeutas, entre os membros individuais, entre os próprios líderes de grupo e entre o grupo como um todo e os líderes também devem ser aceitas. A enorme complexidade da situação pode dificultar a aceitação, porque é fácil se sentir sobrecarregado; em geral, isso ocasiona rigidez e não aceitação. É essencial tentar não ignorar nem truncar rapidamente os conflitos e as emoções difíceis de manejar no grupo. Muitos pacientes que têm problemas para regular suas emoções também têm grandes dificuldades com o treinamento de habilidades em grupo. Alguns só fazem o treinamento porque é necessário e se sentem desconfortáveis e incapazes de interagir efetivamente nessa atmosfera. Para outros, as habilidades parecem sem importância, juvenis ou tolas. Outros, ainda, rapidamente sentem-se desmoralizados por tentativas infrutíferas de dominar as habilidades.

No treinamento de habilidades em grupo com pacientes que têm dificuldades para regular as suas emoções, não ocorre o reforçamento natural para os líderes como se observa em outros grupos. Eles enfrentam silêncios sepulcrais; respostas opositoras, inapropriadas e, às vezes, extremas para os mínimos desvios da sensibilidade perfeita; e de uma atmosfera de grupo que, às vezes, pode ser hostil, não comunicativa, não apoiadora e ingrata. O potencial para erros na liderança de um grupo assim é vasto. Um líder pode esperar não só cometer muitos erros, mas também estar intensamente ciente dos muitos equívocos que o colíder do grupo comete. As habilidades de aceitação da realidade são cruciais para que os erros sejam respondidos de forma não destrutiva.

Quando um líder ataca os membros do grupo ou os ameaça, quase sempre isso é resultado de uma falha na aceitação do relacionamento. A aceitação requer uma atitude não julgadora que encara todos os problemas como parte do processo terapêutico – "água para o moinho", por assim dizer. Os líderes simplesmente precisam perceber que a maioria das respostas problemáticas por parte do grupo deriva de padrões de respostas emocionais desreguladas. Em outras palavras, se os pacientes não apresentassem os problemas que fazem os líderes quase "enlouquecerem", não precisariam de um grupo de treinamento de habilidades. Na medida em que os líderes fracassam em reconhecer esse fato, tornam-se propensos ao envolvimento com comportamentos de rejeição e culpabilização da vítima, que podem ser muito sutis para que sejam percebidos como são, mas, ainda assim, capazes de exercer um efeito iatrogênico. Em outras palavras, uma disposição "tranquila" do líder tem de ser inata ou cultivada.

Aprimoramento das relações

Estratégias para aprimorar as relações envolvem uma série de comportamentos por parte dos treinadores de habilidades que aumentam o valor do relacionamento terapêutico. Em outras palavras, são comportamentos que tornam o relacionamento mais do que apenas uma amizade útil. Um relacionamento interpessoal positivo e colaborativo não é menos importante no treinamento de habilidades do que em qualquer outro tipo de terapia. No entanto, desenvolver esse relacionamento é consideravelmente mais complexo no grupo do treinamento de habilidades, devido ao maior número de indivíduos envolvidos na relação. A questão para os líderes de grupo é como estabelecer esse tipo de relacionamento entre os membros e os líderes do grupo, bem como entre os próprios pacientes do grupo de habilidades.

Todas as estratégias da DBT são desenvolvidas, de uma forma ou de outra, para melhorar as relações de trabalho colaborativas. As estratégias discutidas aqui são destinadas principalmente a estabelecer os líderes de grupo como *experts*, confiáveis e eficazes. Assim, a meta dessas estratégias é comunicar aos membros do grupo que, de fato, os líderes sabem o que estão fazendo e têm para oferecer algo que provavelmente será útil aos participantes. Essa tarefa não é fácil e é dificultada ainda mais pelo fato de que os membros do grupo compartilham, muitas vezes uns com os outros, seus fracassos em terapias individuais e em grupos anteriores, comentando sobre a desesperança de suas situações e as limitações de qualquer ajuda que possa ser oferecida. Os participantes retratam com frequência seus problemas como se fossem Golias, e o tratamento, como Davi, mas sem o sucesso que Davi obteve no confronto no Velho Testamento. A tarefa dos líderes é transmitir a história como ela de fato ocorreu.

Expertise, credibilidade e eficiência podem ser transmitidas em uma ampla gama de maneiras. As características do treinador, como organização, profissionalismo, interesse, conforto, autoconfiança, estilo de discurso e preparação para as sessões de terapia são tão úteis no treinamento de habilidades quanto na psicoterapia individual. Ao conduzir os grupos, é especialmente importante preparar a sala antes da chegada dos participantes: fichas e fichas de tarefas devem ser distribuídas; as cadeiras devem estar no lugar; e os comes e bebes devem estar prontos e disponíveis (se houver fornecimento destes). A chave para o problema da credibilidade, na minha experiência, é que muitos pacientes – em particular, aqueles com transtornos mentais graves e crônicos – simplesmente não acreditam que será mesmo útil aprender as habilidades apresentadas. Essa descrença afasta qualquer motivação positiva para aprendê-las, e, a menos que os pacientes aprendam as habilidades e obtenham reforços positivos, é difícil mudar essa atitude. Na verdade, essa dinâmica pode criar um círculo vicioso.

Os líderes devem vislumbrar uma maneira de romper esse círculo vicioso para que os pacientes consigam avançar. A abordagem mais útil é os líderes contarem aos membros do grupo que, na sua experiência, essas habilidades têm sido úteis para certas pessoas em determinadas ocasiões. Isso, é claro, só pode ser afirmado se essa for de fato a experiência que se tenha na coordenação dos grupos de habilidades; líderes que nunca ensinaram essas habilidades devem confiar na experiência dos outros. (Nossos resultados prévios podem formar um banco de dados para treinadores de habilidades inexperientes.) Além disso, os líderes podem compartilhar suas próprias experiências com as habilidades. Para alguns pacientes, o incentivo mais poderoso para aprender as habilidades é o conhecimento do quanto essas já foram úteis nas vidas dos líderes do treinamento de habilidades.

A credibilidade é prejudicada quando os líderes prometem que uma habilidade específica vai solucionar um problema específico. Na verdade, a DBT é uma espécie de abordagem "espalha-chumbo":* algumas habilidades funcionam parte do tempo para algumas pessoas. Até hoje, não tive nenhum paciente que não tenha se beneficiado de algo, mas nenhum se beneficia de tudo. É crucial apresentar isso na formação do grupo; caso contrário, a credibilidade dos líderes corre risco imediato.

Outra questão essencial a ser abordada é a da confiança e da confidencialidade. Oportunidades para exibir a confiabilidade ocorrem quando um membro está ausente de uma sessão do grupo de habilidades. Em todos os momentos, o sigilo deve ser mantido, e informações desnecessárias sobre um membro não devem ser transmitidas quando ele estiver ausente. A ausência de um participante, porém, pode servir como uma poderosa oportunidade para realçar a confiança dos outros membros nos líderes. O modo como o indivíduo ausente é discutido transmite informações a todos os outros participantes sobre como serão tratados quando estiverem ausentes. Em geral, a política deve ser a de proteger os membros do grupo de julgamentos negativos. Por exemplo, se um indivíduo perde a calma e sai da sessão batendo a porta atrás de si, os líderes podem responder ao fato com explicações solidárias, em vez de julgamentos críticos.

Essa mesma estratégia, é claro, pode ser usada quando todos os membros do grupo estiverem presentes. Não é incomum que os líderes notem que um participante está se comportando de modo cujo resultado será um julgamento negativo por parte dos outros membros do grupo. Ou outros participantes podem ser bastante críticos entre si. Nesses casos, o papel dos líderes é o de protetor dos acusados e daqueles que são julgados. Essa tarefa de liderança não pode ser subestimada, especialmente durante os primeiros módulos no treinamento de habilidades. Essa abordagem serve não só para modelar a observação e a descrição, com uma postura não julgadora, de comportamentos problemáticos aos membros do grupo: ela também transmite a todos os participantes que, se forem atacados, serão igualmente protegidos. A maneira mais útil de transmitir *expertise* e credibilidade é, obviamente, ser efetivo. Assim, os líderes precisam perceber quais as habilidades terão uma alta probabilidade de funcionar com determinado membro do grupo. As habilidades que estiverem funcionando devem ser realçadas, de modo que o membro também veja os benefícios.

A credibilidade do treinador no treinamento de habilidades na DBT *standard* é dificultada ainda mais pelo fato de existirem dois líderes do grupo. Na minha clínica, o colíder é geralmente um estagiário que, de fato, não tem a *expertise* do líder principal. É essencial que o líder principal não prejudique a credibilidade e a *expertise* do colíder. É importante que o colíder inexperiente encontre o

seu equilíbrio emocional e atue a partir daí. Esse equilíbrio interno, em vez de qualquer conjunto específico de habilidades terapêuticas, é o mais importante. O líder principal e o colíder não precisam ter o mesmo conjunto de habilidades nem transmitir *expertise* nas mesmas áreas. A perspectiva dialética como um todo é o que conta.

Apresentando as diretrizes do treinamento de habilidades

Apresente as regras do treinamento de habilidades de forma explícita desde o início. Essa apresentação é parte importante do processo de tratamento, não apenas precursora dele; além disso, oferece uma oportunidade para que os treinadores de habilidades especifiquem e obtenham o acordo para o contrato de tratamento de cada paciente. Minha experiência é que, em geral, a apresentação e a discussão das regras podem ser realizadas no início de cada repetição do módulo de *mindfulness*. Em um grupo aberto, as diretrizes devem ser discutidas cada vez que um novo membro ingressa no grupo. As diretrizes que constatei serem úteis são apresentadas na Ficha geral 3 e descritas a seguir.

1. *Os participantes que tentam abandonar o treinamento de habilidades NÃO estão fora do treinamento.* Somente aqueles que faltam quatro semanas seguidas das sessões programadas do treinamento de habilidades sairão de fato da terapia e não podem reentrar durante o período do contrato do tratamento. Por exemplo, se um paciente tiver um contrato de um ano, mas perde quatro semanas seguidas durante o sexto mês, então ele está fora pelos próximos seis meses, mais ou menos. No fim do tempo contratado, ele pode negociar com o(s) treinador(es) de habilidades (e com o grupo, se era membro de um e o grupo for continuar) sua readmissão. Não há exceção a essa regra. A regra para o treinamento de habilidades, portanto, é a mesma para a psicoterapia individual da DBT.

Em vários estudos utilizando essa regra, nossos índices de abandono de tratamento em programas de DBT de um ano têm sido razoavelmente baixos. Suspeito que nossa ênfase em um comprometimento de tempo limitado e a clareza das regras sobre o abandono sejam cruciais para esses índices baixos de abandono.

2. *Os participantes que se unem ao grupo do treinamento de habilidades apoiam uns aos outros.* Existem muitas maneiras de ser uma pessoa solidária nas sessões do treinamento de habilidades. É importante que os líderes do treinamento de habilidades expliquem o que é necessário para ser solidário. Isso inclui preservar a confidencialidade, manter a assiduidade, praticar as habilidades entre as sessões, validar os outros, dar *feedback* não crítico, bem como estar disposto a aceitar a ajuda de uma pessoa (um líder ou um colega do grupo) quando solicitada.

A boa norma em grupo, de ser pontual e de praticar as habilidades entre as sessões, é essencial – mas, às vezes, é

---

* N. de T.: No original, "*shotgun approach*", abordagem de marketing cuja meta é cobrir a maior área de população possível, em contraposição a "*rifle approach*", cujo objetivo é atingir um alvo mais definido.

reconhecidamente difícil de adotar. Discutir a importância da construção das normas no início de cada novo módulo pode ser muito útil. Minha experiência é que a maioria dos membros do treinamento de habilidades quer a adoção dessas normas. (Constatamos ser muito eficaz dar adesivos a cada pessoa que chega pontualmente ao treinamento das habilidades em cada semana.)

3. *Os participantes que vão se atrasar ou faltar a uma sessão ligam para avisar com antecedência.* Esta regra tem vários propósitos. Primeiro, é uma cortesia informar o treinador de habilidades, para que ele não precise esperar pelas pessoas que estão atrasadas antes de começar. Em segundo lugar, introduz um custo de resposta extra pelo atraso e comunica aos pacientes que a pontualidade é desejável. Por fim, dá informações sobre o motivo da sua ausência.

4. *Os participantes não provocam (de forma direta ou indireta) os outros membros do grupo a se envolverem em comportamentos-problema.* Esta regra pede que os pacientes não venham às sessões de habilidades sob a influência de drogas ou álcool. No entanto, se as drogas ou o álcool já foram consumidos, espera-se que eles ajam de modo limpo e sóbrio, sem evidenciar sinais do uso de substâncias. Particularmente para aqueles com transtornos relacionados a substâncias e transtornos aditivos, uma regra que diga para não comparecer às sessões de habilidades após usar as substâncias só dá aos indivíduos com déficits de habilidades de autorregulação uma boa desculpa para não aparecer. Em vez disso, a minha posição é que a aprendizagem das habilidades é dependente do contexto, e, portanto, para as pessoas com transtornos relacionados a substâncias e transtornos aditivos, aprender e praticar as habilidades sob a influência de drogas ou álcool tem relevância especial. Sem dúvida, é nessa ocasião que as habilidades são necessárias.

Esta regra também proíbe as descrições de comportamentos disfuncionais, que podem influenciar os outros membros do grupo a executá-los também. Na minha experiência, comunicações sobre autolesões, uso de substâncias, compulsão ou purgação e comportamentos semelhantes eliciam fortes efeitos de aprendizagem vicária entre indivíduos com desregulação emocional. Pode ser muito difícil resistir a esses impulsos. Portanto, exatamente como na DBT individual, os pacientes no treinamento de habilidades devem concordar em não telefonar nem se comunicar com os outros *após* um ato de comportamento autolesivo. Em cada estágio da DBT, um objetivo principal é diminuir a oportunidade para o reforçamento de comportamentos disfuncionais. Isso é particularmente verdadeiro para discussões sobre comportamentos suicidas.

5. *Os participantes não formam relacionamentos confidenciais fora das sessões do treinamento de habilidades*. A palavra-chave na quinta regra é "confidencial". Os pacientes não podem constituir, fora das sessões, relacionamentos que não possam discutir nas sessões. A DBT incentiva relacionamentos fora da sessão entre os participantes do grupo. Na verdade, o apoio que os membros podem dar uns aos outros nos problemas cotidianos é um dos pontos fortes da DBT em grupo. O modelo aqui é semelhante ao dos Alcoólicos Anônimos e outros grupos de autoajuda, nos quais manter contato entre os encontros, socializar e oferecer apoio mútuo são encarados como terapêuticos. O encorajamento desses relacionamentos, porém, oferece a possibilidade de conflitos interpessoais que são inerentes a qualquer relação. A questão fundamental é se os problemas interpessoais que surgem fora das sessões podem ser discutidos dentro delas (ou se isso é muito difícil ou ameaça escapar do controle dos líderes). Na medida em que essas coisas possam ser discutidas e as habilidades apropriadas possam ser aplicadas, um relacionamento pode ser vantajoso. Os problemas surgem quando uma relação não pode ser discutida, e os problemas aumentam a tal ponto que um membro acha difícil ou impossível comparecer às reuniões, presente física ou emocionalmente.

Os líderes de grupo devem designar parceiros sexuais atuais a diferentes grupos no início. Essa regra também funciona para alertar os participantes de que, se começarem um relacionamento sexual com outro membro do treinamento, um deles terá de abandonar o grupo. Até hoje, nós já tivemos vários relacionamentos sexuais que se desenvolveram entre os participantes; todos criaram enormes dificuldades para os parceiros envolvidos. Em um caso, o parceiro iniciante, no treinamento de habilidades, rompeu o relacionamento contra a vontade do outro, tornando muito difícil, ao parceiro rejeitado, comparecer às sessões de grupo. Em geral, essa regra é clara para todos os envolvidos. Sem ela, no entanto, lidar com um relacionamento sexual emergente entre os pacientes é muito complicado, já que a aplicação de novas normas, após as regras já terem sido apresentadas, é impraticável com indivíduos que têm emoções desreguladas.

Existem duas exceções à regra. Nos grupos de treinamento de habilidades para amigos e familiares, em que os casais, parceiros e múltiplos membros de uma família muitas vezes se juntam ao grupo, não é razoável ou viável proibir relações privadas. Uma situação semelhante surge nos grupos do treinamento de habilidades multifamiliar comumente realizados com adolescentes. Nessas situações, no entanto, é importante notar que, quando os conflitos de relacionamento ameaçam o grupo, os líderes irão abordá-los de um modo semelhante ao descrito anteriormente.

6. *Os participantes que são suicidas e/ou têm graves transtornos mentais devem estar com o tratamento individual em andamento.* Esta regra é normalmente discutida com os pacientes durante o pré-tratamento (em vez de durante uma sessão de grupo), e a obrigação de estar em tratamento individual é explicitada nessa ocasião. Aqui, convém ressaltar que esses pacientes devem, de fato, comparecer frequentemente às sessões com seus terapeutas individuais, para permanecer no treinamento de habilidades. Se eles estiverem no tratamento individual da DBT, então, não podem faltar a quatro sessões individuais seguidas. Se estiverem em outras formas de terapia individual, então, as diretrizes de comparecimento desses tratamentos devem ser obedecidas. A exceção a essa regra ocorre quando os pacientes estão na lista de espera para a terapia. Dados coletados por uma equipe de pesquisadores canadenses constataram que o treinamento de habilidades como tratamento único foi eficaz na redução das tentativas de suicídio em indivíduos suicidas em lista de espera para tratamento.[3]

Essa ênfase precoce sobre a provável necessidade de ajuda extra que os participantes com intensa desregulação emocional e alto risco de suicídio terão para dominarem as habilidades é importantíssima mais tarde, quando os pacientes se depararem com as dificuldades. É muito fácil para os treinadores de habilidades superestimar a facilidade da aprendizagem das habilidades; essa superestimação pode causar posterior desilusão e desesperança.

O treinamento de habilidades em DBT não exige que o profissional que desenvolva a terapia individual, de um determinado paciente, seja um terapeuta DBT. No entanto, a exigência da terapia individual continua sendo bastante valiosa. Em nossa experiência, é comum que os terapeutas individuais na comunidade, ao terem seus limites ultrapassados por pacientes com emoções desreguladas, encerrem a terapia precipitadamente com esses indivíduos. Quando isso acontece, pode ser extraordinariamente difícil encontrar um profissional disposto a trabalhar em terapia individual com esses pacientes, em especial com aqueles que estão sofrendo com a perda de terapeutas anteriores. Isso é especialmente problemático quando os pacientes não têm os recursos para pagar os altos honorários frequentemente cobrados por profissionais que são experientes o suficiente para serem úteis. Infelizmente, muitas clínicas de saúde pública têm poucos profissionais e não conseguem oferecer psicoterapia individual, ou os pacientes talvez já tenham história de atrito com os clínicos locais. Nesses casos, os líderes do treinamento de habilidades, muitas vezes, devem funcionar, no curto prazo, como terapeutas de apoio para o manejo de crises e ajudá-los a encontrar terapeutas individuais adequados.

Apresentando os pressupostos da DBT

Os pressupostos subjacentes ao tratamento são apresentados na Ficha geral 4 e descritos a seguir. Junto com as diretrizes do treinamento de habilidades, eles são apresentados e discutidos com os participantes do grupo do treinamento durante a orientação (que é repetida antes do início de cada módulo das habilidades de *mindfulness*) e pessoalmente com os pacientes que entram no grupo após a primeira sessão de um módulo. Um "pressuposto" é uma convicção que não pode ser provada, mas que os membros do grupo concordam em cumprir de qualquer forma. Em geral, a DBT baseia-se nos seguintes pressupostos.

1. *As pessoas estão fazendo o melhor que elas podem.* A ideia aqui é que todas as pessoas em qualquer momento de suas vidas estão fazendo o melhor que elas podem, de acordo com as causas que ocorreram até este momento para os seus comportamentos.

2. *As pessoas querem melhorar.* A característica comum de todas as pessoas é querer melhorar as suas vidas. Como observado por Dalai Lama, em uma reunião de que participei, uma característica comum de todas as pessoas é que elas querem ser felizes.

3. **As pessoas precisam fazer melhor, se esforçar mais e ter mais motivação para mudar.* O fato de que alguém está fazendo o melhor que pode e que quer melhorar ainda mais não significa que isso seja suficiente para solucionar o problema. (O asterisco aqui significa que isso nem sempre é verdadeiro. Em particular, quando o progresso for estável e estiver ocorrendo em um ritmo realista, sem nenhuma queda ou interrupção episódica nos esforços, é desnecessário fazer melhor, se esforçar mais e ter mais motivação para mudar.)

4. **As pessoas talvez não tenham causado todos os seus problemas, mas elas têm de solucioná-los de qualquer maneira.* As pessoas têm de mudar suas próprias respostas comportamentais e alterar seu ambiente para que suas vidas mudem. (O asterisco aqui indica que, com crianças ou indivíduos deficientes, outras pessoas podem ser necessárias para solucionar os problemas. Por exemplo, as crianças não podem ir ao tratamento se os pais ou outros responsáveis se recusarem a levá-las.)

5. *Novos comportamentos têm de ser aprendidos em todos os contextos relevantes.* As novas habilidades comportamentais têm de ser praticadas nas situações para as quais são necessárias, não apenas naquela em que as habilidades foram aprendidas pela primeira vez.

6. *Todos os comportamentos (ações, pensamentos, emoções) possuem causas.* Há sempre uma causa ou um conjunto de causas para as ações, os pensamentos e as emoções, mesmo que as pessoas não conheçam essas causas.

7. *Descobrir e mudar as causas do comportamento é uma maneira mais eficaz de mudar do que julgar e culpar.* Julgar e culpar são mais fáceis, mas quem quiser criar mudanças no mundo precisa modificar as cadeias de eventos que causam comportamentos e eventos indesejados.

FORMATO E ORGANIZAÇÃO DAS SESSÕES DO TREINAMENTO DE HABILIDADES EM ANDAMENTO

A estruturação do tempo da sessão é o principal fator que diferencia o treinamento de habilidades em DBT da psicoterapia individual da DBT. Nesta última, a agenda é definida pelo comportamento do paciente desde a última sessão e, também, na sessão atual; a agenda está aberta até que ele apareça para a sessão. Já no treinamento de habilidades, a agenda é definida pela habilidade comportamental a ser ensinada; a agenda é definida antes de o paciente aparecer para a sessão.

As sessões do treinamento de habilidades requerem, pelo menos, quatro seções: (1) um ritual de começo; (2) a revisão da prática das tarefas desde a última sessão; (3) apresentação de conteúdo novo; e (4) uma "desaceleração" para o fechamento. Na minha clínica, as sessões do treinamento de habilidades para indivíduos com transtornos mentais graves (incluindo o TPB) duram 2,5 horas, em geral, com um intervalo de 15 minutos no meio. O formato é razoavelmente consistente durante todo o ano. As sessões começam com um exercício de *mindfulness*, seguido pelo compartilhamento dos membros do grupo de suas tentativas (ou falta de tentativas) de prática das habilidades comportamentais durante a semana anterior, e, então, faz-se um intervalo. A segunda hora é dedicada a apresentar e discutir as novas habilidades. Os últimos 15 minutos são atribuídos à desaceleração da sessão, que envolve percorrer o círculo, e cada pessoa compartilha um fato observado no encontro (prática das habilidades de *mindfulness* de observar e descrever).

Esse formato varia ligeiramente para a sessão final de cada módulo. Em vez de apresentar novo conteúdo, a segunda metade dessa sessão é dedicada a uma revisão de todas as habilidades daquele módulo; uma revisão das habilidades dos módulos anteriores; e uma discussão dos prós e dos contras de usar as habilidades, bem como a generalização das habilidades em vários contextos e situações nas vidas dos participantes. A sessão termina com uma desaceleração, que pode consistir em observações sobre o módulo como um todo e sobre como transcorreram as semanas e as sessões do módulo.

Se algum dos indivíduos estiver encerrando sua participação no grupo do treinamento de habilidades, reserva-se um tempo para as despedidas e se discutem tópicos de conclusão. Em geral, pedimos àqueles que estiverem concluindo sua participação ideias para os lanches do último encontro. Também os deixamos escolher a prática de *mindfulness* no começo da sessão do grupo. Entregamos (em pé, com o participante ao nosso lado) a cada pessoa que termina a sua participação no grupo de habilidades um certificado de graduação, assinado pelos dois líderes, e um cartão de formatura com anotações pessoais de cada líder. A menos que haja uma boa razão para não fazer isso, terminamos a sessão dando a cada pessoa a oportunidade de dizer um adeus pessoal. Em suma, você quer dar uma despedida positiva aos participantes que terminam o treinamento.

Em nosso programa de amigos e família e no treinamento de habilidades para participantes com transtornos menos graves, os grupos duram de 90 minutos a 2 horas. Os grupos de adolescentes também têm essa duração. As sessões de treinamento das habilidades individuais normalmente duram de 45 a 60 minutos. Em cada caso, no entanto, a estrutura geral das sessões em quatro partes é a mesma, conforme resumida na Tabela 3.4. Cada uma das quatro seções é discutida em mais detalhes a seguir.

TABELA 3.4. Treinamento de habilidades-padrão

Formato da sessão

- Ritual de começo (exercício de *mindfulness*)
- Revisão das tarefas
- Intervalo
- Apresentação de novos materiais/habilidades novas
- Desaceleração e fechamento

Alguns contextos de internação dividiram esse formato em dois, com duas sessões semanais – uma dedicada à revisão das tarefas, e outra, dedicada às novas habilidades. Esse é um modelo razoável em unidades de internação e de tratamento em hospital-dia, em que os membros da equipe do local têm certa capacidade de persuadir os pacientes a participarem de duas sessões semanais. Em um cenário ambulatorial, no entanto, há o perigo de que eles não compareçam à revisão das tarefas quando não praticaram nenhuma de suas habilidades durante a semana anterior. Os treinadores de habilidades vão querer evitar que isso ocorra.

Outros cenários encurtaram o tempo da sessão, em geral, de duas horas e meia para uma hora e meia. Na experiência da minha clínica com adultos com grave descontrole comportamental e emocional, 90 minutos não é tempo suficiente para uma sessão em grupo. Até mesmo com duas horas e meia, 50 a 60 minutos para revisão das tarefas com oito membros dá, a cada participante, cerca de 6 a 8 minutos de atenção do grupo – o que não é muito. Tampouco 50 a 60 minutos para o conteúdo novo é muito. Embora os líderes do grupo possam apresentar muito conteúdo nesse intervalo, eles também precisam de tempo para praticar as novas habilidades durante a sessão, discutir as questões sobre o novo conteúdo da semana, verificar a compreensão da habilidade com cada um dos membros e repassar as novas fichas de tarefas para ter certeza de que os pacientes sabem como fazer a prática e como registrá-la. O treinamento de habilidades individual pode ser realizado em sessões semanais de 45 a 50 minutos.

Configuração e materiais da sala de sessão

É importante configurar o espaço para as sessões do treinamento de habilidades de forma diferente do que normalmente é feito para um grupo tradicional ou para a terapia individual. Até onde for possível, o objetivo deve ser suscitar a sensação de estar em uma sala de aula. Conduzimos nossas sessões de grupo em uma sala de conferências em torno de uma mesa, com um quadro para que os treinadores de habilidades possam escrever. Para o treinamento de habilidades individual, trazemos uma escrivaninha para o paciente se sentar diante dela; se isso não for possível, o ensino individual das habilidades é feito em uma sala diferente da qual é feita a terapia individual. As fichas e as fichas de tarefas do treinamento de habilidades para todos os módulos a serem ensinadas são entregues em fichários de três argolas com bolsos na frente e atrás. As fichas são impressas em uma cor de papel, e as fichas de tarefa, em outra. Em geral, tentamos não utilizar papel branco, já que isso dificulta a leitura para quem sofre de dislexia. Também usamos divisores rotulados entre as seções, bem como entre as fichas e as fichas de tarefas dentro das seções. Nos bolsos frontais do fichário, colocamos formulários para acompanhar as tarefas de prática semanal, e, nos bolsos de trás, colocamos um estoque de cartões diários da DBT. O cartão diário lista as mais importantes habilidades em DBT ensinadas. Nele, perto de cada habilidade, há um espaço para registrar se o paciente realmente praticou ou não a habilidade em cada dia durante a semana. (Ver, no Cap. 4 e na Fig. 4.1, mais detalhes sobre o cartão diário, bem como no Cap. 6 do principal texto da DBT.) Lápis ou canetas para tomar notas estão disponíveis na mesa. Os pacientes são instruídos a trazer seus fichários todas as semanas. Fichários extras ficam disponíveis, para serem emprestados, caso alguém se esqueça do seu.

Outros materiais para trazer à sessão incluem um sino de meditação, que pode ser tocado para iniciar e finalizar as práticas de *mindfulness*, e uma gama de ferramentas de tolerância ao mal-estar (p. ex., pacote de gel frio, bola de borracha com cravos, pranchas de equilíbrio), para serem usadas por pessoas que correm risco de dissociação durante as sessões. Também pode ser útil gravar as sessões em vídeo se o equipamento necessário estiver disponível. (Consulte mais informações sobre isso na discussão do Cap. 4 sobre como gerenciar a revisão das tarefas.)

Em nossas sessões de grupo, servimos café descafeinado e chá (e, geralmente, lanches também). Antes do ritual inicial, os membros tomam café ou chá, fazem um lanchinho e se acomodam. Em nossos grupos, se as pessoas quiserem trazer seus próprios lanches, elas têm de trazer o suficiente para compartilhar com todos.

Ritual do começo da sessão

Começamos com o líder ou colíder da sessão conduzindo uma prática de *mindfulness*. É feito um esforço para variar as práticas, de modo que, ao longo das semanas, consigamos praticar todas as habilidades de *mindfulness*. Essas práticas são listadas nas fichas de *mindfulness* 4A-4C e 5A-5C. Começamos cada prática tocando três vezes o sino e terminamos tocando uma vez. Então, circulamos pela sala e pedimos a cada participante (inclusive o líder e o colíder) para compartilhar a experiência dele com o grupo. Esse compartilhamento é importantíssimo, já que não toma muito tempo e dá, ao líder ou ao colíder, a oportunidade de fornecer *feedback* corretivo se for necessário. Se os membros faltarem a uma ou mais sessões anteriores, eles têm a chance de dizer ao grupo onde estiveram. Caso manter a assiduidade às sessões seja um problema para uma pessoa, atenção (não mais que 5 minutos) pode ser dada para analisar o que interfere com a vinda e como superar

isso. Se houver questões que sejam importantes de serem tratadas no grupo (p. ex., avisos, não ligar quando faltar ou chegar atrasado), elas são feitas no início da sessão. Essa breve atenção a comportamentos que interferem na terapia é muito importante e não deve ser descartada.

O terapeuta que estiver conduzindo o treinamento de habilidades de modo individual deve seguir as diretrizes de começo de sessão do Capítulo 14 do principal texto da DBT – cumprimentar o paciente com cordialidade; observar, mesmo que brevemente, o estado emocional atual do indivíduo; e, se necessário, reparar as dificuldades de relacionamento no começo da sessão. Assim, apenas uma quantidade limitada de tempo deve ser gasta nas estratégias iniciais. Se possível, o profissional deve ajudar o paciente a usar suas estratégias de sobrevivência a crises e de tolerância ao mal-estar (consulte o Cap. 10 deste manual) para gerenciar as emoções atuais, caso sejam extremas, e evitar a necessidade de reparação adicional, fazer o treinamento de habilidades e voltar à reparação no fim da sessão ou no próximo encontro da psicoterapia individual.

Revisão das tarefas: compartilhando os esforços na prática das tarefas

A próxima fase do tratamento é compartilhar os esforços, entre as sessões, para praticar as habilidades comportamentais específicas (*mindfulness*, efetividade interpessoal, regulação emocional e tolerância ao mal-estar) que estiverem sendo ensinadas. Em nossas sessões de grupo, o líder principal do grupo percorre o círculo e pede que cada membro compartilhe com os demais o que praticou ao longo da última semana. Na minha experiência, esperar que os participantes sejam voluntários toma muito tempo. Porém, talvez eu deixe os membros decidirem quem vai começar dentro do círculo. O vocabulário pode ser muito importante aqui. Os comportamentalistas estão acostumados a chamar a prática de "tarefa" e, portanto, a perguntar para os pacientes sobre a sua "prática das tarefas". Alguns de nossos pacientes gostam dessa terminologia e preferem pensar no treinamento de habilidades como um curso que estão fazendo, muito parecido com uma disciplina universitária. Outros se sentem diminuídos pela palavra, como se estivessem sendo tratados como crianças na escola e mais uma vez precisassem prestar contas aos adultos. Uma discussão sobre a semântica, logo no início do tratamento, pode ser bem-sucedida em resolver essa questão.

O compartilhamento semanal dos esforços nas práticas das tarefas é uma parte essencial do treinamento de habilidades. A certeza de que cada paciente não vai ser só convidado a comentar os esforços para praticar as habilidades, mas que, também, a não realização das tarefas será analisada em profundidade, serve de poderosa motivação para ao menos tentar praticar as habilidades durante a semana. A norma de práticas semanais *in vivo* é definida e mantida durante o compartilhamento. Cada indivíduo deve ser convidado a compartilhar suas experiências, até mesmo quem revela extrema relutância ou aversão à tarefa. Essa parte da sessão é tão importante que sua conclusão tem precedência sobre qualquer outra tarefa de grupo. Terminar o compartilhamento nos 50 a 60 minutos alocados exige excelentes habilidades de gestão de tempo por parte do líder principal, conforme já mencionado anteriormente. Porém, a costumeira ausência de um ou mais pacientes, junto também com a tendência habitual de um ou dois membros do grupo se recusarem a interagir, a não ser muito brevemente, aumentam de modo considerável o tempo disponível para cada pessoa compartilhar. A administração da prática das tarefas é discutida no Capítulo 4 deste manual.

Intervalo

A maioria dos pacientes fica inquieta após cerca de uma hora de sessão em grupo. Em geral, é feito um intervalo de 10 a 15 minutos na metade do encontro. Os membros podem tomar um café ou um chá e fazer um lanche se for o caso. A maioria dos participantes sai da sala para pegar um ar fresco. Essa parte da sessão é importante, pois fornece um período de tempo não estruturado para que os pacientes do grupo possam interagir. Em geral, os líderes de grupo ficam nas proximidades, mas um pouco afastados durante o intervalo. Desse modo, a coesão do grupo, independentemente dos líderes, é fomentada. Se um membro precisa da atenção individual de um líder, no entanto, é nesse momento que isso acontece. Um dos nossos principais problemas tem sido que os pacientes que passaram por momentos difíceis durante a sessão muitas vezes acabam se retirando durante o intervalo. Descobrimos que é aconselhável estar particularmente alerta a qualquer pessoa que pretenda ir embora, de modo que uma intervenção possa ser tentada antes de ela se ausentar.

Apresentação de conteúdo novo

A hora após o intervalo é dedicada à apresentação e à discussão das novas habilidades ou, se necessário, à revisão de algumas já abordadas. O conteúdo dos Capítulos 7 a 10 é apresentado nessa parte da sessão.

Os primeiros 30 minutos de cada *novo* módulo do treinamento de habilidades (lembre-se de que existem quatro) são investidos em discutir a justificativa para esse módulo específico. (Em um grupo em andamento, o tempo dedicado à revisão das tarefas é encurtado na primeira sessão de cada repetição do módulo de *mindfulness*.) Aqui, a tarefa dos líderes é convencer os pacientes de que as habilidades que serão cobertas no próximo módulo são relevantes para suas vidas; que, se eles melhorarem essas habilidades específicas, suas vidas vão melhorar; e, mais importante, que eles realmente têm condições de aprendê-las. Os líderes, muitas vezes, precisam ser criativos em demonstrar de que modo os conjuntos de habilidades específicas se aplicam a problemas específicos. As justificativas para cada módulo em especial são descritas nos Capítulos 7 a 10.

Desaceleração e fechamento

Alocar tempo no final de uma sessão do treinamento de habilidades em grupo para desacelerar é muito importante para pessoas com desregulação emocional. Essas sessões são quase sempre dolorosas e emocionalmente carregadas para alguns. Indivíduos que têm dificuldades para regular suas emoções estão cientes dos efeitos negativos de seus próprios déficits de habilidades. Sem ter suas próprias habilidades de regulação emocional, os pacientes podem estar em grandes dificuldades emocionais após uma sessão, especialmente se esta for encerrada sem que nada tenha sido feito para ajudá-los a regular a sua emoção.

Um período de desaceleração também fornece um tempo para que aqueles que apresentaram sintomas dissociativos durante a sessão, normalmente devido a lembranças dolorosas, voltem à sessão antes do final dela. Fui alertada para essa necessidade durante meu primeiro grupo de treinamento de habilidades em DBT. Após vários meses, foi comentado em uma discussão de grupo que quase todos os membros do grupo saíam para beber após os encontros, como um meio de controlar a emoção. Em geral, os treinadores de habilidades descobrem que tópicos que parecem muito inócuos são, na verdade, muito estressantes para indivíduos com desregulação emocional. Por exemplo, certa vez, uma componente do grupo se tornou extremamente emocional e desorganizada quando comecei a apresentar o módulo de efetividade interpessoal e falei que uma tarefa do módulo seria aprender a dizer "não" de forma efetiva. Ela andava atualmente envolvida com uma gangue de traficantes de drogas que a violentava com frequência. Ela não dizia "não" porque a gangue era seu ganha-pão.

As desacelerações devem durar de 5 a 15 minutos (no máximo). Já usei vários métodos de desaceleração. O mais popular entre nossos membros do grupo é a desaceleração do tipo "observar e descrever". Cada participante descreve uma coisa que observou durante a sessão. A observação pode ter a ver com gostar ou não gostar de um fato que ocorreu durante a sessão em grupo (p. ex., "Hoje, gostei do exercício de *mindfulness*"), algo que outra pessoa fez (p. ex., "Suzy chegou pontualmente e ficou o tempo todo") ou a descrição de uma auto-observação (p. ex., "Eu me senti muito triste ao falar de meu pai"). A ideia, nesse exercício, é que os líderes instruam os pacientes sobre como descrever apenas os fatos observados, sem acréscimo de suposições e interpretações aos fatos. Por exemplo, em vez de dizer: "Notei que fui melhor esta semana do que na última", um paciente pode ser instruído a falar: "Em minha cabeça surgiu o pensamento de que fui melhor nesta semana do que na última". Em vez de "Notei que Bill se irritou de fato esta semana", ele pode dizer "Notei que passou pela minha cabeça que o Bill se irritou de fato esta semana". Um terapeuta que estiver conduzindo o treinamento de habilidades individualmente deve seguir as estratégias de fechamento de sessão do Capítulo 14 do principal texto da DBT.

Em grupos mais avançados, uma desaceleração com processo de observação pode ser usada. Nesse método, passamos entre 5 e 15 minutos compartilhando nossas observações de como as coisas transcorreram durante a sessão. Os membros podem oferecer observações sobre si, os colegas, os líderes ou o grupo como um todo. Embora os líderes possam ter de modelar essas observações no começo, em geral, os membros aprendem o método rapidamente. Com o tempo, o grupo vai progredindo, e descobrimos que os participantes geralmente tornam-se observadores e descritores bastante astutos do comportamento, dos progressos, das alterações de humor e das aparentes dificuldades dos outros. Às vezes, os líderes podem facilitar observações e comentários mais aprofundados indagando perguntas gerais sobre as observações (p. ex., "E o que você pensa sobre isso?"). De modo alternativo, os líderes podem incentivar um membro a verificar uma observação, especialmente quando envolve uma inferência sobre os sentimentos, o estado de humor ou a opinião de outra pessoa. Outra importante tarefa do líder é estimular os participantes que não oferecem espontaneamente uma observação. Durante a desaceleração, cada membro deve ser encorajado a oferecer ao menos uma observação, mesmo que seja apenas: "é difícil oferecer uma observação". Uma desaceleração por meio de observações é também uma oportunidade para utilizar estratégias de *insight* (interpretação) em um contexto de grupo. É particularmente útil para os líderes comentar sobre os padrões de interações de grupo e as mudanças que tenham notado. Esses *insights* realçam e fomentam o crescimento do pensamento dialético. Em um contexto de grupo, comentários sobre o comportamento dos membros do grupo não só comunicam aos indivíduos em questão, mas dão informações a todos os participantes sobre como podem avaliar e interpretar seus próprios comportamentos.

Embora a desaceleração com processo de observação possa ser muito útil, também é o tipo de desaceleração com o maior potencial para criar problemas. Essas dificuldades quase sempre acontecem quando o período de observação foge do controle dos líderes e termina com observações excessivamente críticas, em respostas escaladas aos comentários críticos e, ocasionalmente, na eliciação de crises pelos membros e na recusa a participar de novas sessões. Esse pode ser um problema especial quando pacientes mais experientes ou avançados (p. ex., aqueles que já passaram por vários módulos do treinamento de habilidades) estão mesclados com aqueles que apenas começaram o treinamento. Os mais avançados podem estar prontos para processos mais elaborados que os novos ainda não conseguem tolerar. A desaceleração com processo de observação é uma ocasião natural para pacientes avançados começarem a arriscar comentários mais confrontativos. No Capítulo 5 deste manual, eu discuto com mais detalhes os problemas de excesso de trabalho processual em grupos no primeiro ano do treinamento de habilidades. Nessas duas desacelerações do tipo "observar e descrever", é importante que os líderes de grupo se manifestem por último. Quando necessário, isso dá aos líderes uma oportunidade de fazer uma observação que una o grupo e repare qualquer dano que possa ter acontecido por outras observações.

Outras desacelerações consistem em os pacientes trazerem músicas calmantes e edificantes (mas não canções exaltando o uso de drogas nem o suicídio!). Cada membro pode dizer o que pretende fazer durante a próxima semana. Qualquer notícia ou evento esportivo atual pode ser debatido se for relevante para a maioria ou para todos os membros do grupo. Qualquer tópico (filmes favoritos, bichos de estimação, estrelas de cinema, livros, comidas, etc.) pode ser discutido. A lista de tópicos depende da imaginação e do bom senso dos líderes do grupo.

OBSERVANDO OS LIMITES

A DBT geralmente não acredita na *definição* de limites, mas, em vez disso, favorece a *observação* dos limites naturais. No treinamento de habilidades, no entanto, uma série de limites é definida pela terapia em si. Eles são arbitrários, no sentido de que eu poderia ter concebido e desenvolvido regras diferentes. Outros limites que devem ser observados são aqueles dos treinadores de habilidades como indivíduos e (em um contexto grupal) do grupo como um todo.

Limites do próprio treinamento de habilidades

A limitação-chave do treinamento de habilidades em DBT é que os treinadores de habilidades não funcionam como terapeutas individuais durante as sessões do treinamento. O papel dos treinadores é claramente definido e limitado a ensinar as habilidades comportamentais e a lidar com as relações interpessoais que surgem nas sessões. Um treinador de habilidades é como um professor universitário ou de ensino médio. Mensagens de textos "pessoais" ou *e-mails* para os treinadores de habilidades são aceitáveis apenas sob certas condições: os pacientes podem entrar em contato com os treinadores caso não possam comparecer a uma sessão de grupo por algum motivo ou se tiverem um sério problema interpessoal com um treinador ou membro do grupo que não pode ser solucionado em uma sessão.

Há três exceções a esses limites de *coaching*. A primeira é quando um paciente do treinamento de habilidades também está recebendo psicoterapia individual de outro terapeuta no mesmo contexto clínico. Nessa situação, um líder do treinamento de habilidades atua como terapeuta de apoio para o terapeuta individual. Assim, quando o psicoterapeuta individual está fora da cidade, é apropriado que o paciente ligue para o treinador de habilidades sob as mesmas circunstâncias que ele ligaria para o terapeuta individual. Quando a razão para a ligação é discutir as relações interpessoais no treinamento de habilidades, existem algumas limitações: os limites naturais do líder do treinamento de habilidades, e, assim, as estratégias comuns de observar os limites na terapia individual se aplicam. É essencial que um líder do treinamento nessa situação entenda esses limites para as ligações telefônicas e os deixe bem claros. A segunda exceção é no treinamento de habilidades multifamiliar para adolescentes que também estão na DBT individual. Nessas situações, o jovem liga para o terapeuta individual para receber *coaching*, e o pai ou outro membro familiar que participa do treinamento de habilidades, por sua vez, pode ligar, para receber *coaching*, para o treinador de habilidades. A razão para isso é que, muitas vezes, é necessário o fornecimento de *coaching* para a gestão da relação com uma das outras pessoas no tratamento (ou seja, o adolescente com um pai, ou vice-versa). Surge um conflito quando a mesma pessoa estiver fornecendo *coaching* para as duas partes e surgem desentendimentos. A terceira exceção ocorre quando o treinador está ensinando as habilidades em uma unidade de internação ou residencial e também for um *coach* de habilidades, que tenha a responsabilidade de monitorar e fornecer suporte durante o período da internação, antes e após as sessões do treinamento. Nessas situações, o treinador pode fornecer *coaching ad hoc* conforme necessário durante seu turno ou (como é feito em alguns contextos) pode ter um horário de expediente para fornecer *coaching* das habilidades na unidade.

Na minha experiência, a melhor maneira de comunicar os limites para as ligações telefônicas é discutindo o importante papel do psicoterapeuta individual no programa integral da DBT, bem como salientando que os treinadores de habilidades não duplicam o trabalho desse profissional. Em nossa experiência, os pacientes captam essa regra muito rápido e raramente a violam. Se um paciente estiver em um programa com apenas o treinamento de habilidades e não tiver um terapeuta individual, então, usar a linha de crise local é recomendável, já que esses serviços normalmente são muito bons. Se for necessário e possível, talvez você queira fornecer ao pessoal da linha de crise um plano de *coaching* para pacientes específicos. Já fizemos isso em nossa clínica com ótimos resultados. Tirando o cancelamento de sessões, a maioria das ligações telefônicas, mensagens de texto e *e-mails* gira em torno de seus relacionamentos com os treinadores de habilidades ou (em um contexto grupal) com outros membros do grupo. Às vezes, o paciente pode entrar em contato para descobrir se o treinador o odeia e deseja que saia do treinamento de habilidades. Em outras vezes, um paciente pode ligar para discutir o quanto é completamente impossível continuar no treinamento de habilidades, pois as sessões são muito dolorosas. Estratégias para a solução de problemas no relacionamento devem ser implementadas pelos líderes do treinamento de habilidades durante essas ligações. Essas estratégias são discutidas em detalhe no Capítulo 15 do principal texto da DBT e no Capítulo 5 deste manual. Em um grupo somente de habilidades, como o grupo de amigos e familiares em nossa clínica, telefonemas que visam a discutir problemas de vida e reiterados pedidos para tempo individual com os treinadores de habilidades em torno das sessões do treinamento de habilidades devem alertar os treinadores que esses pacientes talvez precisem de mais ajuda do que a que é possível no treinamento de habilidades. Nesses casos, pode ser recomendado fazer o encaminhamento à terapia individual.

Um segundo limite durante o primeiro ano do treinamento de habilidades em DBT é que, em geral, as crises pessoais não são discutidas nas sessões do treinamento de habilidades. Esse limite é deixado bem claro nas primeiras sessões e é novamente esclarecido daí em diante, quando os pacientes desejarem discutir suas crises atuais. Se uma crise for extrema, é claro, os líderes do treinamento de habilidades podem optar pela violação dessa regra. Para citar um exemplo bem extremo, quando uma participante do grupo em nossa clínica foi estuprada a caminho da sessão do grupo de habilidades é claro que discutimos o fato. A morte de um familiar, divórcio, rompimento de um relacionamento ou rejeição por um terapeuta podem ser relatados e brevemente discutidos no início das sessões.

A chave para conseguir que os indivíduos com desregulação emocional sigam essa regra é a forma como as crises são tratadas. Em geral, qualquer tópico pode ser discutido se o foco estiver em como o paciente pode usar, no manejo da crise, as habilidades que estão sendo aprendidas. Assim, embora, à primeira vista, pareça que a "crise da semana" não pode ser discutida, após um segundo olhar, é óbvio que pode, desde que a discussão se dê no âmbito das habilidades em DBT. Contudo, nem sempre a pessoa está esperando esse tipo de orientação. Em vez de dar aos pacientes toda a liberdade para discutir seus problemas e compartilhar todos os detalhes, o treinador de habilidades intervém com muita rapidez para destacar a relação desses problemas com o módulo de habilidade especial do momento.

Por exemplo, se um psicoterapeuta individual encerrou a terapia com um paciente ou se ele foi demitido, isso pode ser tratado sob o seguinte prisma: quais as habilidades de efetividade interpessoal o paciente pode usar para descobrir o motivo da dispensa? Ou para encontrar um novo terapeuta ou um novo emprego? Ou para conseguir uma nova chance com o profissional ou no trabalho? Isso também pode ser abordado do ponto de vista de o quão magoado o paciente está se sentindo em resposta à rejeição e de como pode usar as habilidades de regulação emocional para se sentir melhor. Se as habilidades centrais de *mindfulness* estiverem em foco, o indivíduo pode ser incentivado a observar e a descrever o evento e suas respostas. Ele também pode ser ajudado a perceber quaisquer pensamentos julgadores e a como se concentrar no que funciona, em vez de focar na vingança. Por fim, o problema pode ser abordado em termos de como a pessoa vai sobreviver a ele ou tolerá-lo sem se envolver em comportamentos impulsivos e destrutivos. A maioria dos problemas se presta a uma análise em termos de cada um dos módulos das habilidades. Situações não interpessoais que, à primeira vista, possam parecer inapropriadas ao módulo de efetividade interpessoal podem ser encaradas como oportunidades para fazer amizades e obter o apoio social de que o paciente necessita para lidar com o problema. Os treinadores devem estar vigilantes para sempre trazer a crise de volta às habilidades. Quando as habilidades parecerem ineficazes ou insuficientes para o problema, os pacientes em terapia individual devem ser incentivados a falar com seus terapeutas.

Um terceiro limite é que as sessões do treinamento de habilidades são focadas em aumentar as habilidades dos indivíduos que comparecem às sessões. O foco não é, nem pode ser, mudar outras pessoas nas vidas dos pacientes. Embora as habilidades de efetividade interpessoal sejam muitas vezes destinadas a alterar o que outras pessoas fazem, até mesmo nesses casos o foco é que os pacientes aprendam as habilidades e sejam capazes de usá-las, e não que se mostrem eficazes em mudar as pessoas que eles desejam mudar. Esse é um limite particularmente crítico em nossos grupos de amigos e familiares. Aqui, os indivíduos vêm ao treinamento de habilidades porque convivem com pessoas que possuem muitas dificuldades em suas vidas. É natural que eles pensem que uma aula sobre as habilidades pode ensiná-los a convencer aquelas pessoas que possuem tantas respostas desreguladas a responderem de forma mais regulada. Embora esse resultado seja muito provável, se o indivíduo aprender as habilidades ensinadas no treinamento de habilidades, o foco não é esse.

Com frequência, nesse ponto é útil contar a história do "fazedor de chuva". Uma tribo de nativos norte-americanos estava no quinto ano de uma seca terrível. Todas as plantações estavam perecendo, e as pessoas corriam risco de passar fome. A tribo convidou um "fazedor de chuva" para visitar a aldeia e trazer a chuva. Quando o "fazedor de chuva" chegou, entrou na oca preparada para ele. A primeira noite passou, e as pessoas esperavam que ele saísse e começasse seu processo de fazer chuva, mas ele não começou. Após três dias, ele continuava na oca. Foi quando os anciãos da tribo entraram na oca e indagaram: "Quando você vai começar a fazer o céu derramar a chuva?".

O "fazedor de chuva" respondeu: "Estou entrando em ordem. Quando eu entrar em ordem, a tribo entrará em ordem. Quando a tribo entrar em ordem, os campos entrarão em ordem. Quando os campos entrarem em ordem, o céu entrará em ordem. E, quando o céu entrar em ordem, vai chover".

Essa história sempre me faz lembrar de uma mulher que participou de nossa aula do treinamento de habilidades, cuja filha sofria de um quadro realmente grave de TPB. Tempos depois, a mãe me encontrou e disse: "Quando eu aprendi as habilidades em DBT, eu me transformei e, quando me transformei, minha filha se transformou". É esse ponto de vista que os treinadores de habilidades devem continuar a explicar e apoiar.

Por fim, os limites do treinamento de habilidades estruturado talvez precisem ser observados em relação a questões processuais. Os líderes de grupo precisam comunicar com cuidado os limites nas questões de processo, crises individuais e discussões sobre a vida geral em um programa do treinamento de habilidades *versus* um grupo de processo de psicoterapia. (A tendência a favorecer discussões processuais e de trabalhar em crises individuais é, como já observei, muito mais pronunciada quando o treinamento de habilidades é conduzido individualmente; esse é um dos principais motivos para conduzir o treinamento de habilidades em grupos.)

Limites pessoais dos líderes do treinamento de habilidades

A abordagem de observar os limites com respeito aos líderes do treinamento não é diferente no treinamento de habilidades do que nos outros componentes da DBT. Em essência, cabe aos líderes observar seus próprios limites na condução do tratamento. Na minha experiência, o limite crucial que precisa ser observado tem a ver com as ligações telefônicas. Os treinadores de habilidades devem observar e notar sua própria capacidade de lidar com longas discussões interpessoais com os pacientes, devendo comunicar seus limites claramente a eles.

Limites de um grupo como um todo

O limite-chave dos grupos para o treinamento de habilidades em DBT, quando os pacientes que compõem o grupo têm graves problemas de regulação emocional, é que não serão tolerados ataques hostis nas sessões. Meus colegas e eu sempre deixamos bem claro aos membros do grupo que comportamentos como jogar coisas nos outros, destruir propriedade e atacar ou criticar duramente os demais participantes do grupo são proibidos. Quando um membro se engaja em algum comportamento hostil, ele é incentivado a trabalhar nesse problema com o terapeuta individual (se a pessoa tiver um) ou com um treinador de habilidades após a sessão em grupo. No entanto, é preferível que o indivíduo saia da sessão do grupo (mesmo que apenas temporariamente) do que se envolva nesses comportamentos. É claro, os líderes do grupo têm que ser cuidadosos nessa situação, sem punir o membro se ele sair ou ficar. O equilíbrio dialético é crucial, já que os líderes também querem incentivar o membro a permanecer na sessão e, tanto quanto possível, a inibir os comportamentos mal-adaptativos.

REFERÊNCIAS

1. Dimeff, L. A., & Koerner, K. (Eds.). *Dialectical behavior therapy in clinical practice.* New York: Guilford Press.
2. Mintz, R. S. (1968). Psychotherapy of the suicidal patient. In H. L. P. Resnik (Ed.), *Suicidal behaviors: Diagnosis and management* (pp. 271–296). Boston: Little, Brown.
3. McMain, S. F., Guimond, T., Habinski, L., Barnhart, R., & Streiner, D. L. (2014). *Dialectical behaviour therapy skills training versus a waitlist control for self harm and borderline personality disorder.* Manuscript submitted for publication.

Capítulo 4

Treinamento de habilidades: alvos e procedimentos do tratamento

Conforme discutido no Capítulo 3, a DBT organiza o tratamento por níveis de gravidade de problemas e estágios de tratamento. Em cada estágio, a DBT concentra-se em uma hierarquia de alvos comportamentais, realçando comportamentos a serem aumentados e comportamentos a serem diminuídos. A hierarquia ajuda a garantir que os comportamentos mais importantes sejam abordados primeiro. Quando os pacientes entram no treinamento de habilidades na DBT *standard* e quando o treinamento de habilidades em DBT é combinado com outros modos de tratamento (como tratamento em internação ou residencial), as metas são divididas entre os modos de tratamento. Por exemplo, quando um paciente do Estágio 1 apresenta comportamentos de risco de vida, graves comportamentos que interferem na terapia e/ou graves comportamentos que interferem na qualidade de vida, então, diminuir esses padrões comportamentais seria o principal alvo do terapeuta individual ou do gestor de caso. Em geral, o transtorno de estresse pós-traumático (TEPT) e outros transtornos mentais graves também seriam tratados por um terapeuta individual. Em todos os estágios do tratamento (ver Tab. 3.2), a tarefa do treinador de habilidades é aumentar os padrões comportamentais habilidosos. Este capítulo começa com uma discussão sobre os alvos do treinamento de habilidades e continua com uma discussão sobre as estratégias utilizadas para atingir esses alvos no treinamento. O capítulo termina com uma discussão detalhada sobre como gerenciar a parte da sessão que revisa as tarefas.

"Estratégias" são atividades, táticas e procedimentos coordenados que o treinador de habilidades emprega para alcançar as metas do tratamento – neste caso, a aquisição e o uso das habilidades comportamentais. "Estratégias" também incluem respostas concatenadas que o terapeuta deve dar a um determinado problema apresentado por um paciente. Junto com outros procedimentos da DBT, isso tem a ver com o modo como os treinadores abordam as metas do treinamento de habilidades. No contexto da DBT como um todo, os procedimentos do treinamento de habilidades constituem um dos quatro conjuntos de procedimentos de mudança; os outros três são os procedimentos de manejo de contingências, os procedimentos baseados em exposição e os procedimentos de modificação cognitiva. Os procedimentos do treinamento de habilidades, como o nome sugere, serão o "cerne" das intervenções no treinamento de habilidades comportamentais. Porém – vale a pena frisar –, é impossível fazer um trabalho competente no treinamento de habilidades sem uma compreensão de como fazer as contingências funcionarem com um paciente (procedimentos de manejo de contingências); como administrar a exposição a situações e conteúdos ameaçadores (procedimentos baseados em exposição); e como lidar com expectativas, convicções e pressupostos mal-adaptativos (procedimentos de modificação cognitiva). Em geral, esses procedimentos não podem ser separados da implementação dos procedimentos do treinamento de habilidades; eu só faço isso neste capítulo por uma questão didática. O próximo capítulo descreve os outros três conjuntos de procedimentos de mudança, junto com outras estratégias da DBT.

ALVOS COMPORTAMENTAIS DO TREINAMENTO DE HABILIDADES

Os alvos comportamentais do treinamento de habilidades, em ordem de importância, são:

1. interromper os comportamentos que tenham grande probabilidade de destruir a terapia;
2. aquisição, fortalecimento e generalização das habilidades; e
3. reduzir os comportamentos que interferem na terapia.

A agenda para a aquisição, o fortalecimento e a generalização das habilidades é apresentada nos Capítulos 7 a 10 deste manual. Apesar de ser a motivação principal para o treinamento de habilidades, essa agenda deve ser deixada de lado quando surgem comportamentos que tenham a possibilidade de destruir o tratamento, tanto para determinada pessoa (em contextos grupais) quanto para o grupo como um todo. Contudo, em contraste com a psicoterapia individual da DBT, comportamentos que abrandam o progresso na terapia (em vez de ameaçar destruí-la) são os últimos, não os segundos na hierarquia. Como observado no Capítulo 3, os alvos primários comportamentais na psicoterapia individual da DBT são:

1. diminuir os comportamentos suicidas e outros de risco imediato à vida;
2. diminuir os comportamentos que interferem na terapia;
3. diminuir os comportamentos que interferem na qualidade de vida; e
4. aumentar as habilidades comportamentais.

Uma comparação dessa hierarquia com aquela do treinamento de habilidades indica o papel desse treinamento no esquema geral do tratamento. Um terapeuta que esteja realizando tanto a psicoterapia individual quanto o treinamento de habilidades para determinado paciente deve ser muito claro sobre quais alvos têm prioridade em cada um dos modos de tratamento. Manter a distinção entre o treinamento de habilidades e a terapia individual é uma das chaves para a DBT bem-sucedida.

Abordar com sucesso os alvos comportamentais do treinamento de habilidades requer a integração de quase todas as estratégias de tratamento da DBT. Isso pode ser extremamente difícil no Estágio 1 da DBT (consulte, no Cap. 3 deste manual e no Cap. 6 do principal texto da DBT, uma discussão sobre os estágios), porque, muitas vezes, tanto pacientes quanto treinadores não querem dar atenção ao treinamento de habilidades. Trabalhar no processo terapêutico, ter conversas de "coração para coração", resolver crises da vida real, etc., pode ser, às vezes, mais reforçador (para pacientes e treinadores) do que a mundana tarefa de trabalhar com as habilidades comportamentais gerais. No entanto, um treinador que ignora a hierarquia de alvos não está fazendo o treinamento de habilidades em DBT. Ou seja, na DBT *o que* é discutido é tão importante quanto *como* é discutido. As dificuldades para fazer um paciente aceitar os alvos devem ser tratadas como problemas a serem solucionados. Um treinador que esteja com problemas para seguir a hierarquia de alvos (problema não improvável) deve colocar o tópico em pauta na próxima reunião da consultoria. A seguinte discussão aborda cada alvo na hierarquia do treinamento de habilidades.

Prioridade 1: Interromper comportamentos capazes de destruir o treinamento de habilidades

O alvo prioritário é interromper os comportamentos que (quando e se ocorrem) representam uma grave ameaça à continuidade do tratamento. Aqui, a ênfase é uma simples questão de lógica: se a terapia for destruída, outros alvos não podem ser atingidos. O objetivo é manter as sessões do treinamento de habilidades. O comportamento precisa ser *muito grave* para ser considerado prioritário. Incluídos nesse alvo estão comportamentos violentos, como jogar objetos, bater nas coisas fazendo muito barulho e de forma destrutiva, bem como agredir outros pacientes física ou verbalmente durante as sessões do treinamento de habilidades em grupo. (Ataques verbais aos treinadores de habilidades não são considerados um comportamento destrutivo da terapia.) Outros alvos comportamentais são práticas autolesivas (p. ex., cortar ou arranhar os pulsos, arrancar a casca de feridas para que comecem a sangrar, tomar excesso de medicamentos) e comportamentos de crise suicida durante as sessões de grupo, incluindo nos intervalos (p. ex., ameaçar firmemente que vai cometer suicídio e, em seguida, retirar-se da sessão de maneira intempestiva). Também são incluídos comportamentos que tornam impossível que os membros se concentrem ou escutem o que está sendo exposto (p. ex., gritar, chorar com histeria, dar gemidos altos ou falar constantemente fora da sua vez de falar). Às vezes, um problema interpessoal entre os membros do grupo ou entre membros e líderes, ou, ainda, um problema estrutural no modo como o treinamento de habilidades é ministrado, pode ser tão sério que o treinamento de habilidades vai desmoronar caso o problema não receba a atenção que merece. Por exemplo, um membro pode ser incapaz de voltar ao treinamento de habilidades devido a um confronto interpessoal, sentimentos de mágoa ou desesperança excessiva. Nesses casos, reparar o problema deve ser a prioridade. Um terapeuta pode atender a um problema individual por telefone entre as sessões ou antes ou após elas, ou, ainda, até mesmo durante a própria sessão. Finalmente, uma rebelião conjunta dos pacientes contra os treinadores também é considerada um alvo de alta prioridade, bem como uma rebelião dos treinadores contra os pacientes.

O objetivo do treinador de habilidades é cessar os comportamentos que destroem a terapia e reparar os possíveis danos causados na relação terapêutica com a maior rapidez e eficiência possíveis. Para pacientes na DBT *standard*, o trabalho adicional com os comportamentos destrutivos é deixado por conta do terapeuta individual. Com ou sem esse profissional, uma reunião individual antes ou depois da sessão do treinamento de habilidades pode ser necessária. Pode ser útil ensinar aos pacientes as habilidades de efetividade interpessoal, regulação emocional, tolerância ao mal-estar ou *mindfulness,* a fim de reduzir o comportamento destrutivo. Entretanto, várias outras estratégias de tratamento podem ser necessárias para deixar rapidamente esses comportamentos sob controle (p. ex., uso simultâneo de contingências positivas e aversivas).

Quando um paciente se envolve em comportamentos que são claramente destrutivos para o treinamento de habilidades, os treinadores devem responder pronta e vigorosamente. Aqui, pode ser aplicada uma versão modificada do protocolo de intervenção para comportamentos que interferem com a terapia, descrito no Capítulo 15 do principal texto da DBT; as estratégias, modificadas para o uso em um contexto do treinamento de habilidades, estão listadas na Tabela 4.1.

Administrando comportamentos suicidas

Quando comportamentos de crise suicida ocorrem (que, por definição, sugerem alta probabilidade de suicídio iminente), os treinadores de habilidades realizam apenas

TABELA 4.1. *Checklist* das estratégias para combater os comportamentos que destroem a terapia

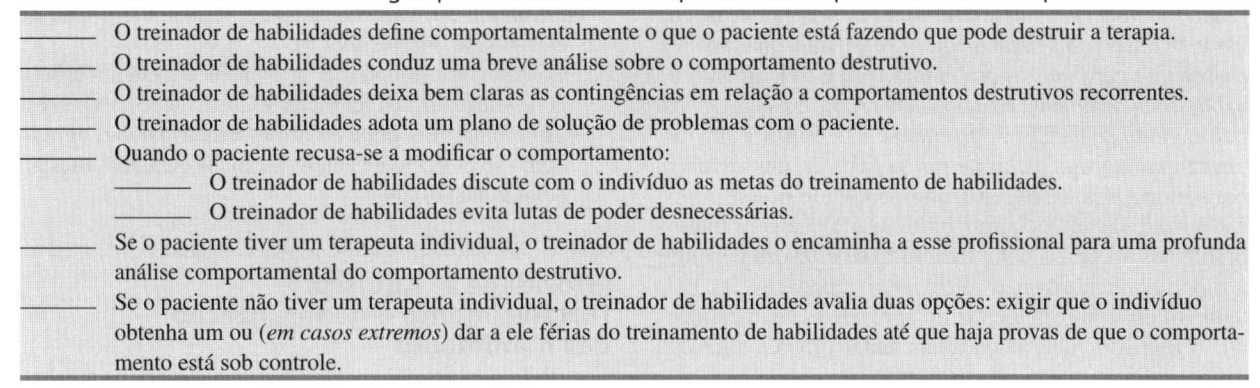

_____ O treinador de habilidades define comportamentalmente o que o paciente está fazendo que pode destruir a terapia.
_____ O treinador de habilidades conduz uma breve análise sobre o comportamento destrutivo.
_____ O treinador de habilidades deixa bem claras as contingências em relação a comportamentos destrutivos recorrentes.
_____ O treinador de habilidades adota um plano de solução de problemas com o paciente.
_____ Quando o paciente recusa-se a modificar o comportamento: _____ O treinador de habilidades discute com o indivíduo as metas do treinamento de habilidades.   _____ O treinador de habilidades evita lutas de poder desnecessárias.
_____ Se o paciente tiver um terapeuta individual, o treinador de habilidades o encaminha a esse profissional para uma profunda análise comportamental do comportamento destrutivo.
_____ Se o paciente não tiver um terapeuta individual, o treinador de habilidades avalia duas opções: exigir que o indivíduo obtenha um ou (*em casos extremos*) dar a ele férias do treinamento de habilidades até que haja provas de que o comportamento está sob controle.

Fonte: Adaptada com permissão de Linehan, M. M. (1993). *Cognitive-behavioral treatment of borderline personality disorder*. New York: Guilford Press. Copyright 1993 by the Guilford Press.

a mínima intervenção de crise necessária e, então, repassam o problema ao terapeuta individual ou ao serviço de crise local o quanto antes. Exceto para determinar se há necessidade de cuidados médicos imediatos, relatórios sobre comportamentos autolesivos prévios quase não recebem atenção durante uma sessão do treinamento de habilidades. "Lembre-se de contar a seu terapeuta" é a resposta habitual para aqueles em psicoterapia individual. (Conforme observado no Cap. 3, indivíduos suicidas e aqueles com graves transtornos mentais devem ter um terapeuta individual para participar do treinamento de habilidades.) A única exceção, conforme já mencionado, é quando esses comportamentos se tornam destrutivos em relação à continuidade da terapia para os outros membros do grupo. Nesse caso, eles se tornam alvos diretos das sessões do treinamento de habilidades em grupo. O princípio geral é que os treinadores de habilidades tratam um paciente que se encontra em uma crise suicida como um aluno que adoece seriamente na escola: o parente mais próximo (no caso, o terapeuta individual ou gestor de caso) é chamado. Um treinador de habilidades que também atue como terapeuta individual do paciente deve se dedicar ao problema *após* a sessão do treinamento. A menos que seja impossível fazer o contrário, o treinamento de habilidades não deve ser interrompido para atender a uma crise suicida.

A atenção à ideação e às comunicações suicidas durante o treinamento de habilidades é limitada a ajudar o paciente a descobrir como aplicar as habilidades em DBT que estão sendo ensinadas aos sentimentos e pensamentos suicidas. Durante o treinamento de *mindfulness*, o foco pode estar em observar e descrever o impulso de ação de se envolver em comportamentos autolesivos ou em pensamentos suicidas à medida que essas situações surgem e passam. Durante o treinamento de tolerância ao mal-estar, a ênfase pode estar em tolerar a dor ou usar as habilidades de intervenção em crises para enfrentar a situação. Durante o treinamento de regulação emocional, o foco pode estar em observar, descrever e tentar modificar as emoções relacionadas com os impulsos suicidas. Em termos de efetividade interpessoal, a ênfase pode estar em dizer não ou em pedir ajuda habilmente. A mesma estratégia é usada quando o paciente discute crises existenciais, problemas que interferem na qualidade de vida ou eventos traumáticos prévios na sua história. Tudo é água para o moinho da aplicação das habilidades, por assim dizer. As estratégias para a avaliação e o manejo do risco de suicídio para quando os terapeutas individuais estiverem indisponíveis são descritas no Capítulo 5 deste manual (em especial, ver a Tab. 5.2).

Administrando o desejo de se livrar dos pacientes difíceis

Não é raro que os treinadores de habilidades decidam que a solução para lidar com pacientes difíceis é expulsá-los do treinamento de habilidades. Por exemplo, em um grupo muito amigável, você pode ter um novo membro que é barulhento e mal-humorado, que fica emburrado na maioria das semanas, tomando muito do seu tempo. Uma pessoa pode ser hostil com você e com os outros membros do grupo, ou pode rotineiramente falar coisas insensíveis e maldosas aos demais. Em um grupo em que a maioria faz as tarefas, uma pessoa pode se recusar a realizá-las e se queixar da necessidade de fazê-las, exigindo que você semanalmente analise as tarefas não cumpridas. Outros podem rotineiramente insistir em falar de problemas pessoais e acusá-lo de ser insensível ou indiferente quando você tenta reformular o problema em termos das habilidades que poderiam ser usadas. Muitas vezes, um paciente pode chorar, gritar ou bater na mesa tão alto durante as sessões de grupo que é difícil prosseguir. Os pacientes podem colocar seus pés sobre a mesa e se recusar a baixá-los, fazer muito barulho para esvaziar bolsas ou mochilas na mesa todas as semanas para limpá-las, trazer bebidas alcoólicas disfarçadas de refrigerante e discordar veementemente de todos os pontos que você tenta frisar. Em mais de 30 anos na condução de grupos de habilidades em DBT, eu nunca expulsei um participante. No entanto, muitas vezes tive a certeza de que um grupo funcionaria melhor se eu simplesmente pudesse me livrar de um ou dois participantes. No entanto, quando uma pessoa que gera muitos problemas para o treinamento de habilidades finalmente abandona um grupo, em geral, outro participante se torna um problema. Em outras palavras, nunca vi um grupo melhorar por se livrar de um membro. Na maioria dos casos, eu tenho percebido que a minha capacidade de gerenciar um participante que gera muitos problemas ao grupo com tranquilidade e leveza permitiu aos outros membros não só enfrentar a perturbação, mas também encontrar maneiras de apreciar as contribuições que o indivíduo que desencadeia tantas problemáticas ao grupo muitas vezes consegue fazer.

Administrando o desejo do treinador de habilidades de retaliar pacientes que perturbam o grupo

Os treinadores muitas vezes têm o intenso desejo de que o treinamento de habilidades seja bem-sucedido para todos. Quando uma pessoa ameaça esse desejo, é natural que a ansiedade dos líderes do grupo aumente, junto com suas tentativas para controlar o participante ofensivo. Quando os esforços para controlar os comportamentos perturbadores fracassam, é fácil se tornar superprotetor em relação aos demais. Quando isso acontece, a raiva e os julgamentos podem aumentar, e, então, de súbito você mesmo corre o risco de adotar comportamentos capazes de interferir na terapia. Em muitos grupos, precisei segurar as pernas da mesa para me conter e não sair da sala intempestivamente ou para não dizer uma série de desaforos para os membros do grupo por serem tão ingratos pelo meu trabalho árduo. Nessas situações difíceis, pode ser muito complicado ensinar sem ser julgador, e é fácil deixar-se dominar pela "mente emocional". O que fazer nesses momentos? Retaliar ou bater em retirada? Se existe uma ocasião em que os treinadores de habilidades usam suas próprias habilidades em DBT, é esta. Todas as suas habilidades podem ser úteis. Eis apenas alguns exemplos:

1. Observe o que um paciente que gera muitos problemas para o grupo está realmente fazendo e descreva esse comportamento em sua mente, de forma não julgadora, antes de comentar sobre o comportamento.
2. Pratique a aceitação radical dos pacientes que se envolvem repetidamente em comportamentos irritantes, mas que são corrigíveis se você fizer o esforço.
3. Pratique a ação oposta em tom de voz suave ou pragmático quando você quiser se retirar.
4. Pratique a ação oposta, utilizando irreverência ou humor em tom de voz suave, para evitar ataques e diminuir a tensão entre você e o indivíduo, bem como com todo o grupo.
5. Use as habilidades DEAR MAN, GIVE, FAST (ver Fichas de efetividade interpessoal 5, 6 e 7) para pedir que a pessoa pare com os comportamentos que estão distraindo você ou os demais. Se necessário, use a estratégia do "disco arranhado" e negocie (Ficha de efetividade interpessoal 5).
6. Coloque os comportamentos-problema em um cronograma de extinção (ver Ficha de efetividade interpessoal 21) e mergulhe onde os anjos temem passar, agindo como se os pacientes estivessem cooperando, mesmo quando não estão.

Prioridade 2: Aquisição, fortalecimento e generalização das habilidades

Com poucas exceções, a maior parte do treinamento de habilidades é dedicada à aquisição, ao fortalecimento e à generalização das habilidades comportamentais em DBT: habilidades centrais de *mindfulness*, tolerância ao mal-estar, regulação emocional e efetividade interpessoal. A prática ativa e a utilização das habilidades comportamentais são extremamente difíceis para indivíduos com desregulação emocional grave, já que essas habilidades exigem que eles regulem seu próprio comportamento a fim de praticá-las. Assim, se o comportamento passivo e/ou desregulado é seguido pela mudança de atenção do líder do grupo a outro membro (em um contexto grupal) ou por uma discussão de como o paciente está se sentindo ou por qual motivo não quer participar, há o risco de reforçar o próprio comportamento (passivo ou desregulado) que o treinamento de habilidades pretende reduzir. Às vezes, os treinadores podem simplesmente forçar os pacientes a atravessar momentos difíceis no treinamento de habilidades; contudo, essa abordagem exige que os treinadores tenham plena convicção de suas avaliações comportamentais. O ponto-chave é que essa abordagem deve ser estratégica, em vez de apenas insensível. Por exemplo, às vezes, é mais hábil deixar um participante sozinho por um tempo. Isso é particularmente verdadeiro para novos membros no grupo; para indivíduos com conhecido transtorno de ansiedade social (fobia social); ou, às vezes, para aqueles que afirmaram habilmente que agora estão indispostos a cooperar, pretendem continuar indispostos ao longo de todo o grupo e obviamente não estão dando o braço a torcer. Talvez seja útil algum esforço para envolver esses pacientes, mas esforços excessivos podem se tornar um "tiro pela culatra". Se necessário, os treinadores de habilidades podem se reunir com os pacientes com sintomas graves de estresse no intervalo ou após as sessões, para discutir e solucionar os comportamentos desregulados e ou interferentes desses indivíduos.

Prioridade 3: Reduzir os comportamentos que interferem na terapia

Comportamentos que interferem na terapia, mas não a destroem, normalmente não costumam ser tratados de modo sistemático no treinamento de habilidades. Essa decisão baseia-se sobretudo no fato de que, se os comportamentos que interferem na terapia fossem um alvo de tratamento de alta prioridade para indivíduos com desregulação emocional grave, os treinadores talvez nunca conseguissem ministrar o treinamento programado. O treinamento de habilidades não aborda o processo da terapia em si, exceto como meio para ensinar e praticar as habilidades a serem ensinadas. Quando ocorrem comportamentos que interferem na terapia, as estratégias eficazes são:

1. ignorar o comportamento, se ele for breve; ou
2. pedir, em um tom pragmático, mas firme, que o paciente pare o comportamento e, então, resolutamente, concentre-se (a qualquer custo) no ensino das habilidades do módulo que está sendo trabalhado.

Essa é quase sempre a estratégia empregada com os comportamentos de menor gravidade que interferem na terapia. Às vezes, esses comportamentos oferecem uma oportunidade excelente para praticar as habilidades que estão sendo ensinadas. Na maioria das vezes, esses comportamentos são comentados de forma a comunicar claramente o desejo de que eles sejam modificados e, ao mesmo tempo, deixar o paciente saber de forma explícita que pouquíssimo tempo pode ser dedicado a problemas não relacionados com as habilidades que estão sendo ensinadas. Assim, serão ignorados passividade dependente do humor, inquietude, andar de um lado para o outro na sala, rabiscar, sentar em posições estranhas, tentar discutir a crise da semana, hipersensibilidade à crítica ou a raiva direcionada a outros pacientes ocasionalmente. O paciente é tratado (engenhosamente, às vezes) como se não estivesse adotando comportamentos disfuncionais.

Em outras situações, um treinador de habilidades pode instruir ou incitar um paciente a tentar aplicar as habilidades comportamentais ao problema em questão. Por exemplo, um paciente que está com muita raiva e ameaça se retirar pode ser instruído a tentar praticar as habilidades de tolerância ao mal-estar ou a habilidade de regulação emocional de ação oposta (ou seja, atuar em oposição ao impulso de ação da raiva). Um paciente que se recusa a participar pode ser indagado se está indisposto a cooperar. Se a resposta for "sim", o treinador pode perguntar se ele está disposto a praticar a habilidade de disposição. Eu costumo perguntar: "Alguma ideia de quando você vai estar disposto a praticar a estratégia de boa disposição?". Um paciente que está distante e dissociando pode ser encorajado a praticar as habilidades de sobrevivência a crises (p. ex., pacote de gel frio entre os olhos, respiração pausada). Em nossos grupos, nós mantemos algumas bolas de borracha com cravos, uma prancha de equilíbrio e pacotes de gel frio disponíveis para serem utilizados por pessoas que estiverem em perigo de dissociar durante as sessões do treinamento de habilidades. Os treinadores sugerem em tom pragmático o uso desses itens quando apropriado. Aqui, o ponto crucial é que, se os treinadores permitirem que as sessões do treinamento de habilidades se concentrem no processo de terapia ou nas crises de vida dos pacientes – incluindo comportamentos suicidas e condutas que interferem com a qualidade de vida –, então o treinamento estará perdido.

Como discuti no Capítulo 3 deste manual, há um período de desaceleração no final de cada sessão do treinamento de habilidades. Essa é a ocasião certa para observar os comportamentos que interferem na terapia ou, ainda mais importante, obter melhoras naqueles comportamentos que previamente interferiam na terapia. Contanto que todo mundo tenha a chance de verbalizar uma observação, esse momento pode ser usado como tempo de processo de terapia. Uma das vantagens de uma desaceleração com observações é que ela fornece um período e um lugar para discutir os comportamentos que estão interferindo na terapia. (As precauções sobre as desacelerações com o processo de fazer observações também foram discutidas no Cap. 3.)

PROCEDIMENTOS DO TREINAMENTO DE HABILIDADES: COMO ATINGIR OS ALVOS DO TREINAMENTO

Durante o treinamento de habilidades e, mais genericamente, ao longo da DBT, os treinadores de habilidades e os provedores de tratamento individual devem insistir em todas as oportunidades que os pacientes se envolvam ativamente na aquisição e na prática das habilidades necessárias para lidar com a vida como ela é. Em outras palavras, eles devem desafiar, de modo direto, vigoroso e repetido, o estilo passivo de solução de problemas dos indivíduos com desregulação emocional. Os procedimentos descritos a seguir são aplicados por cada provedor da DBT em todos os modos de tratamento, se for o caso. Eles são aplicados de maneira formal nos módulos do treinamento de habilidades estruturado.

Existem três tipos de procedimentos no treinamento de habilidades. Cada um se concentra em um dos alvos comportamentais da Prioridade 2:

1. aquisição de habilidades (p. ex., instruções, modelação);
2. fortalecimento das habilidades (p. ex., ensaio comportamental, *feedback*); e
3. generalização das habilidades (p. ex., atribuição e revisão das tarefas, discussão das semelhanças e diferenças nas situações).

Na aquisição das habilidades, o treinador está ensinando novos comportamentos. No fortalecimento e na generalização das habilidades, o treinador está tentando simultaneamente ajustar os comportamentos habilidosos e aumentar a probabilidade de que o paciente venha a usar esses comportamentos que já estão em seu repertório em situações relevantes. O fortalecimento e a generalização das habilidades, por sua vez, exigem a aplicação dos procedimentos de contingências, exposição e/ou modificação cognitiva. Ou seja, tão logo o treinador tenha a certeza de que um padrão particular de resposta está dentro do repertório atual do paciente, outros procedimentos são aplicados a fim de aumentar os comportamentos efetivos na vida cotidiana. É essa ênfase no ensino ativo, autoconsciente, típico de muitas abordagens da TCC, que diferencia a DBT de muitas abordagens psicodinâmicas para tratar os pacientes com desregulação emocional. Alguns procedimentos do treinamento de habilidades, porém, são praticamente idênticos àqueles utilizados na psicoterapia de apoio. Os alvos do treinamento de habilidades são determinados pelos parâmetros da DBT; a ênfase em certas habilidades em detrimento de outras é determinada pela análise comportamental em cada caso individual.

Aquisição das habilidades

A segunda metade de cada sessão do treinamento de habilidades é principalmente focada em ensinar o novo material, em geral, por meio de apresentações expositivas de conteúdo, debates, práticas e *role-plays*. Cada módulo do treinamento contém algumas habilidades comportamentais específicas. Uma ou, às vezes, duas habilidades são ensinadas em cada sessão, ou até três, se algumas delas são muito fáceis de aprender. Embora geralmente não seja uma boa ideia apresentar muitas habilidades (é melhor aprender bem poucas habilidades do que aprender mal muitas habilidades), eu constatei que apresentar muitas habilidades contrabalança dois problemas com indivíduos que têm dificuldades para regular suas emoções. Primeiro, apresentar muitas habilidades sugere que o treinador não está simplificando demais os problemas a serem solucionados. Em segundo lugar, ensinar uma grande quantidade de habilidades funciona como antídoto para a tendência que alguns pacientes têm de afirmarem, convictos, de que absolutamente nada funciona. Se uma coisa não funcionar, o treinador sempre pode sugerir que uma habilidade diferente seja experimentada. Com um leque de habilidades para escolher, a resistência do paciente geralmente se exaure antes de se esgotar a capacidade do treinador de oferecer novas habilidades a serem experimentadas.

Orientando e se comprometendo com o treinamento de habilidades: visão geral da tarefa

A aquisição das habilidades começa com as estratégias de orientação e de comprometimento. Orientar é um meio relevante para o treinador de habilidades mostrar que vale a pena aprender os novos comportamentos e que eles têm boas chances de funcionar. O treinamento de habilidades só pode ser realizado se a pessoa colabora ativamente com o programa de tratamento. Além disso, saber exatamente qual é a tarefa, qual o papel de cada um e o que cada um pode esperar da outra pessoa facilita muitíssimo a aprendizagem.

A orientação é aplicada em cada habilidade específica e em cada atribuição de tarefa.

Alguns pacientes têm déficits de habilidades e estão receosos quanto à aquisição das novas habilidades. Aqui, pode ser útil salientar que aprender uma nova habilidade não significa, na verdade, ter de usá-la. Ou seja, uma pessoa pode adquirir uma habilidade e depois escolher em cada situação se vai usá-la ou não. Às vezes, os pacientes não querem aprender novas habilidades porque não têm esperança de que algo realmente funcione. Acho que é útil salientar que cada habilidade que ensino ajudou a mim ou pessoas que conheço. No entanto, o treinador de habilidades não tem como garantir, antes do tempo, que habilidades específicas realmente irão ajudar determinado indivíduo. Assim, eu também saliento que é improvável que todas as habilidades sejam úteis para todas as pessoas.

Antes de ensinar qualquer nova habilidade, o treinador deve fornecer uma justificativa (ou obtê-la de modo socrático do paciente) para a utilidade de certa habilidade em especial ou daquele conjunto de habilidades. Às vezes, talvez isso exija apenas um ou dois comentários; outras vezes, pode exigir uma ampla discussão. Em algum momento, o treinador também deve explicar a justificativa para seus métodos de ensino – isto é, uma justificativa para os procedimentos do treinamento de habilidades em DBT. Aqui, o ponto mais importante a salientar e a repetir sempre que necessário é que, para aprender novas habilidades, é necessário praticar, praticar e praticar. Igualmente importante é que essa prática precisa ocorrer em situações nas quais as habilidades são necessárias. Se o paciente não internalizar esses pontos, há pouca esperança de que ele realmente aprenda algo novo. Uma vez orientado, o indivíduo precisa renovar o comprometimento para aprender cada habilidade e cada módulo das habilidades, bem como o compromisso de praticar semanalmente as novas habilidades entre uma sessão e outra.

Avaliando as competências dos pacientes

Os procedimentos de aquisição de habilidades visam a corrigir os déficits de habilidades. A DBT não supõe que todos, nem mesmo a maioria, dos problemas apresentados por uma pessoa com desregulação emocional tenham natureza motivacional. Em vez disso, a ênfase está em avaliar a extensão das habilidades do indivíduo em determinada área; então, são usados procedimentos para a aquisição de habilidades se existirem déficits. Porém, talvez seja muito difícil determinar se os pacientes com alta desregulação emocional são incapazes de fazer algo ou se são capazes, mas emocionalmente inibidos ou restringidos por fatores ambientais. Embora essa seja uma questão de avaliação complexa com qualquer população de pacientes, pode ser particularmente difícil com esses indivíduos, devido a sua incapacidade de analisar os próprios comportamentos e competências. Por exemplo, muitas vezes, eles confundem ter *medo* de fazer algo com ser *incapaz* de fazê-lo. Além disso, com frequência há contingências poderosas que os impedem de admitir que têm quaisquer capacidades comportamentais. (Analisei muitas dessas contingências no Cap. 10 do principal texto da DBT.) Os pacientes podem dizer que não sabem como se sentem nem o que pensam ou que não encontram as palavras, quando, na realidade, estão com medo ou vergonha de expressar seus pensamentos e sentimentos. Como muitos deles dizem, em geral, não querem ficar vulneráveis. Alguns pacientes foram instruídos por suas famílias e terapeutas para achar que todos os seus problemas têm base motivacional e acreditaram piamente nessa história (e, portanto, acreditam que podem fazer tudo, apenas não querem) ou se rebelaram completamente (e, portanto, nunca consideram a possibilidade de que os fatores motivacionais possam ser tão importantes quanto os fatores relacionados à capacidade). Esses dilemas de terapia são discutidos de forma mais integral no próximo capítulo.

Para avaliar se um padrão comportamental está dentro do repertório de um paciente, o treinador de habilidades precisa descobrir um modo de criar circunstâncias ideais para que o indivíduo produza o comportamento. Para comportamentos interpessoais, uma abordagem é o *role-playing* durante o treinamento de habilidades – ou, se o paciente se recusar, pedir a ele que revele o que diria em uma situação particular. De maneira alternativa, um paciente pode ser solicitado a auxiliar outro durante um *role-play*. Em geral, me espanto ao descobrir que indivíduos que aparentam ter boas habilidades interpessoais não conseguem formular respostas coerentes em certas práticas de *role-play*, enquanto aqueles que aparentam ser passivos e inábeis demonstram plena capacidade de responder habilmente se conseguirem ficar à vontade durante o *role-play*. Na análise de tolerância ao mal-estar, o treinador pode indagar quais técnicas o paciente usa ou considera úteis para tolerar situações difíceis ou estressantes. A regulação emocional, às vezes, pode ser avaliada interrompendo-se uma interação e perguntando se ele consegue alterar seu estado emocional. As habilidades de autocontrole e de *mindfulness* podem ser analisadas pela observação do comportamento dos pacientes nas sessões, especialmente quando eles não são o foco de atenção, e pelo questionamento sobre seu comportamento no dia a dia.

Se um paciente gera um comportamento, o treinador de habilidades sabe que este está no repertório da pessoa. No entanto, se o indivíduo não o produz, o profissional não pode ter certeza; como na estatística, não há como testar a hipótese nula. Na dúvida, em geral, é mais seguro prosseguir com os procedimentos de aquisição de habilidades só para garantir, e, depois, observar qualquer modificação comportamental consequente. Geralmente, fazer isso não causa mal algum, e a maioria dos procedimentos também afeta outros fatores relacionados ao comportamento habilidoso. Por exemplo, eles podem funcionar porque dão ao indivíduo "permissão" para se comportar de certa forma e, assim, acabam por reduzir as inibições. Ou seja, a consequência acaba não estando atrelada necessariamente à melhora do repertório comportamental da pessoa. Os principais procedimentos de aquisição de habilidades são as instruções e a modelação.

Instruções

Na DBT, as "instruções" são descrições verbais dos componentes das habilidades a serem aprendidas. Esse ensinamento direto constitui uma estratégia didática. As instruções podem variar de orientações gerais ("Ao verificar se os seus pensamentos estão baseados em fatos, não se esqueça de conferir a probabilidade de ocorrerem as "consequências mais temidas") até sugestões muito específicas quanto ao que cada paciente deve fazer ("Ao sentir um impulso de ação intenso, vá buscar um pacote de gel frio e segure-o em sua mão por 10 minutos") ou pensar ("Continue repetindo para você mesmo, 'Eu posso fazer isso'"). Especialmente, em um contexto de grupo, as instruções podem ser passadas em um formato de apresentação oral expositiva com um quadro-negro ou uma lousa como recurso de apoio. As instruções podem ser sugeridas como hipóteses a serem consideradas, podem ser estabelecidas como teses e antíteses a serem sintetizadas ou podem ser elaboradas a partir de um diálogo socrático. Em todos os casos, o treinador deve ter o cuidado de não simplificar a facilidade de se comportar efetivamente ou de aprender a habilidade. Com adolescentes, pode ser muito útil deixá-los ler as seções das fichas de habilidades em voz alta antes de você enveredar em instruções e exemplos específicos. Em meus grupos, quando sugiro isso, várias mãos se erguem prontamente. Com indivíduos que já aprenderam uma determinada habilidade antes, é possível pedir voluntários para descrevê-la, bem como a maneira como ela pode ser usada e em quais situações. Você pode adicionar comentários e exemplos, se necessário.

À medida que as habilidades são ensinadas, é fundamental tentar vincular cada habilidade ao seu resultado pretendido. Por exemplo, no ensino do relaxamento, os treinadores de habilidades devem descrever não só como o relaxamento funciona, mas quando, por que e para que funciona. Também é útil discutir quando ele não funciona, o motivo pelo qual não funciona e como fazê-lo funcionar quando parece não estar funcionando. Quanto mais problemas os treinadores de habilidades conseguirem prever com antecedência, maior será a probabilidade de os pacientes aprenderem a habilidade.

Vale lembrar que um alívio emocional imediato não é a meta de cada habilidade ensinada no treinamento de habilidades da DBT. Essa distinção, muitas vezes, não é entendida pelos pacientes ou novos treinadores de habilidades. Na verdade, quando os pacientes dizem que algo não funcionou, quase sempre querem dizer que não lhes deu alívio imediato. Assim, a relação das habilidades com as metas de longo prazo *versus* metas de curto prazo e de alívio no longo prazo *versus* alívio imediato precisa ser discutida repetidamente. É de especial relevância não cair na tentação de sempre tentar mostrar que um comportamento habilidoso causará um alívio imediato. Em primeiro lugar, em geral, isso não é verdade; em segundo lugar, mesmo se fosse verdade, não é necessariamente benéfico.

Usando as fichas de habilidades

As fichas do treinamento de habilidades disponíveis em *Treinamento de habilidades em DBT: manual de terapia comportamental dialética para o paciente*, fornecem instruções escritas. É importante, porém, observar que você não precisa repetir cada palavra de cada ficha durante a sessão do treino de habilidades. Elas funcionam como guias para seu ensino e como lembretes para os pacientes de qual comportamento habilidoso praticar e de como praticá-lo quando não estiverem nas sessões de habilidades. Por exemplo, muitos participantes comentaram que carregam seus manuais de habilidades consigo e, quando se esquecem de qual habilidade usar ou de como usá-la, podem procurar nas fichas. Certa vez, um de nossos pacientes disse à sua esposa, durante uma discussão, que ela precisava esperar um minuto enquanto ele saía para verificar o seu manual de habilidades. No âmbito das sessões, muitas das fichas são projetadas para encorajar os participantes a conferirem as metas e os novos comportamentos que pretendem praticar. Elas também fornecem um lugar para os pacientes tomarem notas. Para muitos, essa última função é particularmente importante. Quando atualizo as fichas e tento substituir as antigas por novas, os pacientes querem rotineiramente guardar as antigas (bem como suas velhas e já preenchidas fichas de tarefas).

Modelação

A modelação pode ser fornecida por treinadores, outros pacientes ou outras pessoas no ambiente do paciente, bem como por gravações de áudio ou vídeo, filmes ou material impresso. Qualquer procedimento que forneça para o paciente exemplos de respostas alternativas adequadas é uma forma de modelação. A vantagem de o treinador de habilidades proporcionar a modelação é que a situação e os materiais podem ser adaptados para atender às necessidades de um paciente em particular.

Há várias maneiras para fazer a modelação do comportamento habilidoso. Fazer um *role-play* em plena sessão (com o treinador de habilidades como participante) pode ser usado para demonstrar comportamentos interpessoais adequados. Quando surgem, entre um treinador e o paciente, eventos que são semelhantes àqueles que o indivíduo encontra em seu ambiente natural, o profissional pode realizar a modelação do manejo dessas situações de formas eficazes. Ele também pode usar um diálogo autodirigido (falar em voz alta) para a modelação do enfrentamento com autodeclarações, autoinstruções ou reestruturação de convicções e expectativas problemáticas. Por exemplo, o treinador pode dizer: "Ok, eis o que eu falaria para mim: 'Estou sobrecarregado. Qual é a primeira coisa a fazer quando estamos sobrecarregados? Fragmentar a situação em etapas e criar uma lista. Depois, faça o primeiro item da lista'". Contar histórias, correlacionar acontecimentos históricos ou dar exemplos alegóricos (ver Cap. 7 do principal texto da DBT), muitas vezes, pode ser útil em demonstrar estratégias de vida alternativas. Por fim, a autorrevelação pode ser usada para a modelação do comportamento adaptativo, sobretudo se um treinador de habilidades tiver na sua vida problemas semelhantes aos que um paciente esteja enfrentando no momento. Particularmente úteis são relatos dramáticos bem contados e/ou narrativas didáticas divertidas com base na experiência do treinador ao se deparar com um problema e, então, descobrir como usar as habilidades para solucioná-lo. Em nossa experiência, os pacientes adoram essas histórias, contam-nas uns aos outros e – porque, em geral, se lembram melhor das histórias do treinador do que das fichas – as utilizam para se lembrar de como usar as habilidades. Como eu já disse muitas vezes no meu programa, "Se você quer conhecer nossos treinadores de habilidades para valer, basta observá-los ensinando-as. Você irá descobrir como eles utilizaram as habilidades para superar praticamente todos os problemas em suas vidas". Essa tática é discutida detalhadamente no Capítulo 12 do principal texto da DBT, e recomenda-se uma cuidadosa atenção às diretrizes listadas no texto.

Todas as técnicas de modelação supradescritas, é claro, também podem ser usadas em um contexto de grupo pelos membros realizando a modelação entre si. O ideal é que um participante demonstre na frente do grupo inteiro como lidar habilmente com uma situação. Quanto mais à vontade os membros do grupo estiverem uns com os outros e com o líder, mais fácil é induzi-los a agir como modelos. O humor e a atenção carinhosa podem ser de grande auxílio aqui.

Além da modelação na sessão, pode ser útil fazer os pacientes observarem o comportamento e as respostas de pessoas competentes em seus próprios ambientes. Em seguida, os comportamentos observados podem ser discutidos nas sessões e praticados por todos. As fichas do treinamento de habilidades fornecem modelos de como usar habilidades específicas. Biografias, autobiografias e romances sobre pessoas que lidaram com problemas semelhantes também fornecem novas ideias. É sempre importante discutir com os pacientes quaisquer comportamentos modelados pelos treinadores de habilidades, outros pacientes ou que foram apresentados como modelos fora da terapia, para se certificar de que os pacientes estão observando as respostas relevantes.

Uma meta das sessões do treinamento de habilidades é dar informações sobre estratégias de enfrentamento específicas aos participantes. Uma segunda meta, igualmente importante, é extrair deles regras e estratégias para aplicar o que aprenderam nas situações particulares que enfrentam. Assim, o treinamento de habilidades deve ser ensinado para que o material instrucional seja aumentado em decorrência de cada discussão. Os participantes devem ser incentivados a tomar notas e a expandir as fichas e as fichas de tarefas fornecidas durante as sessões com as suas próprias ideias e as dos outros participantes. Sempre que uma estratégia particularmente boa é apresentada em uma sessão, todos (incluindo os líderes do treinamento de habilidades) devem ser instruídos a anotá-las no espaço apropriado em suas fichas ou fichas de tarefas. A estratégia, então, deve ser incluída na prática e na revisão, assim como as estratégias apresentadas inicialmente pelos líderes.

Fortalecimento das habilidades

Assim que o comportamento habilidoso tenha sido adquirido, o fortalecimento da habilidade é usado para modelar, aprimorar e aumentar a probabilidade de sua utilização. Sem a prática reforçada, uma habilidade não pode ser aprendida; nunca é demais enfatizar esse ponto, já que a prática da habilidade é um comportamento esforçado e neutraliza diretamente as tendências dos indivíduos com desregulação emocional de empregarem um estilo de comportamento passivo.

Ensaio comportamental

"Ensaio comportamental" é qualquer procedimento no qual um paciente pratica respostas a serem aprendidas. Isso pode ser feito em interações com treinadores, outros pacientes e em situações simuladas ou *in vivo*. Quaisquer comportamentos habilidosos – sequências verbais, ações não verbais, padrões de pensamentos ou procedimentos cognitivos de solução de problemas, bem como alguns componentes das respostas fisiológicas e emocionais – podem, em princípio, ser praticados.

A prática pode ser "aberta" ou "privada". Prática privada é ensaiar a resposta necessária imagisticamente e é discutida adiante. Prática aberta é o ensaio comportamental; várias formas são possíveis. Por exemplo, em um contexto de grupo, os membros podem fazer *role-play* de situações problemáticas (juntos ou com os líderes), de modo que cada membro possa praticar a resposta apropriada. Para aprender a controlar as respostas fisiológicas, os pacientes podem praticar relaxamento durante uma sessão. Quando os pacientes estiverem aprendendo a habilidade de verificar os fatos, os líderes podem começar uma rodada e pedir a cada paciente para gerar uma nova interpretação dos fatos sobre um evento. Quando problemas específicos são apresentados, os pacientes podem ser incentivados a solucionar o problema e/ou a descrever como enfrentariam a situação-problema. Quando estiverem aprendendo aceitação radical, os indivíduos podem ser instruídos a tomar nota, na ficha de tarefa fornecida, das coisas mais e menos importantes que precisam aceitar em suas vidas e, em seguida, compartilhar com o grupo o que escreveram.

A prática da resposta privada também pode ser uma forma eficaz de fortalecimento da habilidade. Pode ser mais eficaz do que os métodos abertos para ensinar habilidades mais complexas e também é útil quando um indivíduo se recusa a se envolver no ensaio aberto. Embora os pacientes possam ser convidados a realizarem práticas de regulação emocional em geral, o "comportamento emocional" não pode ser praticado diretamente. Ou seja, os pacientes não podem praticar sentirem-se irritados, ficarem tristes ou experimentarem alegria. Em vez disso, eles têm de praticar componentes específicos das emoções (mudar expressões faciais, gerar pensamentos que suscitam ou inibem as emoções, mudar a tensão muscular, etc.). Na minha experiência, adultos com desregulação emocional raramente gostam do ensaio comportamental, em especial quando é feito na frente dos outros. Assim, boas doses de persuasão e modelação serão necessárias. Se um paciente não quiser participar do *role-play* em uma situação interpessoal, por exemplo, um treinador de habilidades pode tentar envolvê-lo por meio de um diálogo ("Então, o que você diria?"). O paciente também pode ser convidado a tentar praticar apenas uma parte da nova habilidade, de modo a não sobrecarregar. A essência da mensagem é que, para *serem* diferentes, as pessoas devem praticar *agir* de forma diferente. Alguns treinadores não gostam de ensaios comportamentais, especialmente quando os obriga a participarem do *role-play* com os pacientes. Para treinadores que se sentem tímidos ou constrangidos, a melhor solução é praticar *role-play* com os membros da sua equipe de consultoria. Outras vezes, os profissionais resistem ao *role-play* porque não querem impor o ensaio para os pacientes. Esses treinadores talvez não estejam cientes da enorme quantidade de dados que indicam que o ensaio comportamental está relacionado com a melhora terapêutica.

Reforço da resposta

O reforço dos treinadores às respostas dos pacientes é um dos meios mais poderosos de modelar e fortalecer o comportamento habilidoso. Muitos indivíduos viveram em ambientes excessivamente punitivos. Com frequência, eles esperam *feedback* negativo e punitivo do mundo em geral e de seus terapeutas em particular, aplicando quase exclusivamente estratégias autopunitivas na tentativa de modelar seu próprio comportamento. No longo prazo, o reforço das habilidades pelos treinadores pode modificar a autoimagem dos pacientes de forma positiva, aumentar a frequência de comportamentos habilidosos e aumentar sua percepção de que podem controlar os resultados positivos em suas vidas. Um dos benefícios da terapia em grupo em relação à individual é que, quando um líder de grupo, de modo ativo e evidente, reforça um comportamento habilidoso em um participante, o mesmo comportamento é automaticamente reforçado vicariamente em todos os outros (se estiverem presentes). Em outras palavras, isso fornece "melhor relação custo-benefício". Além disso, a terapia de grupo pode ser muito poderosa quando membros do grupo se tornam adeptos de reforçar os comportamentos habilidosos uns dos outros.

As técnicas para fornecer reforço de forma apropriada são amplamente discutidas no Capítulo 10 do principal texto da DBT. Esses princípios são muito importantes e devem ser estudados com cuidado. Observe que o "reforço" se refere a todas as consequências ou contingências que aumentam a frequência ou a intensidade de um dado comportamento. Embora reforçadores sejam geralmente considerados atividades prazerosas, desejáveis ou gratificantes, eles não necessariamente precisam ser assim. Um reforçador é tudo que um indivíduo vai mudar para obter ou cessar um comportamento. Um reforçador positivo* é uma atividade prazerosa que é adicionada, e um reforçador negativo** é a supressão de um evento negativo. Reforçadores podem ser consequências naturais do comportamento ou eventos arbitrários determinados pelo indivíduo que fornece o reforço, ou (melhor ainda) negociados com aquele que está sendo reforçado. A identificação de reforçadores concretos é necessária para cada paciente. Em nossos grupos, usamos tanto os reforçadores naturais quanto os arbitrários. Por exemplo, os indivíduos que completam as fichas de tarefas entre sessões recebem um adesivo (reforçador positivo arbitrário) por página, e, se usam a habilidade, mas não a escrevem na ficha de tarefa, obtêm metade de um adesivo; duas metades perfazem um adesivo completo. Se completam todas as fichas de tarefas atribuídas como tarefa, também evitam serem indagados com perguntas de avaliação sobre as tarefas de casa não realizadas. Em nossa experiência, muitos pacientes realizam essas tarefas só para evitar o questionamento sobre o que aconteceu para que não as fizessem. Também reforçamos os participantes com um adesivo se eles chegam pontualmente ao treinamento de habilidades. Em geral, mantemos um bom estoque de adesivos de todos os tipos; fornecemos os adesivos da moda, se for financeiramente viável. Não temos dados de pesquisa sobre nossa estratégia de adesivos, mas definitivamente observamos melhorias na realização das tarefas de casa desde que colocamos a política em vigor.

O importante é que, uma vez delineados clara e especificamente quais comportamentos são necessários para reforçadores específicos, você deve manter suas decisões e não reforçar comportamentos que não satisfaçam os critérios identificados com clareza. Igualmente importante é não deixar de analisar os motivos para não ter feito a tarefa só por receio de como o indivíduo vai reagir. Consulte, na seção sobre administrar a revisão das tarefas, ao final deste capítulo, mais informações sobre esse tópico. Se, de modo consistente, ninguém ou quase ninguém satisfaz os critérios para receber o reforço, então, você precisa alterar seus critérios para dar os reforços ou talvez adotar a estratégia de modelagem.

Os treinadores de habilidades precisam ficar alertas e notar nos pacientes os comportamentos que representam melhoria, mesmo se esses comportamentos deixem os treinadores desconfortáveis. Por exemplo, não é terapêutico ensinar aos pacientes as habilidades interpessoais para usar com seus pais e depois punir ou ignorar essas mesmas habilidades quando eles as utilizam em uma sessão de treinamento. Não é terapêutico incentivá-los a pensar por si próprios, mas puni-los ou ignorá-los quando discordarem de um treinador. Por fim, não é terapêutico realçar que "não se encaixar" em todas as circunstâncias não é um desastre e que o sofrimento pode ser tolerado e, em seguida, não tolerar quando os pacientes não se encaixarem confortavelmente no cronograma do treinador ou em suas noções preconcebidas de como agem os indivíduos com desregulação emocional.

Feedback e coaching

Em DBT, *feedback* é fornecer informações aos pacientes sobre seu desempenho. O *feedback* deve ser pertinente ao desempenho, e não aos motivos que supostamente levam a ele. Esse ponto é muito importante. Um fator lamentável nas vidas de muitos indivíduos com grave desregulação emocional é que as pessoas raramente lhes fornecem *feedback* sobre o seu comportamento que não estejam contaminados com interpretações sobre seus supostos motivos e intenções. Quando as supostas razões não se encaixam, os indivíduos, muitas vezes, desconsideram ou são distraídos do *feedback* valioso que poderiam receber sobre o seu comportamento. O *feedback* deve ser comportamentalmente específico; ou seja, um treinador de habilidades deve dizer, com exatidão, ao indivíduo, o que ele está fazendo que parece indicar problemas ou melhoras contínuas. É inútil dizer aos pacientes que estão manipulando, expressando a necessidade de controle, exagerando, se apegando demais a alguém ou simplesmente se comportando mal se não houver uma clara descrição comportamental para esses termos. Claro, isso é especialmente verdadeiro quando um treinador detectou um comportamento-problema corretamente, mas está fazendo inferências motivacionais imprecisas. Muitas discussões entre os pacientes e os treinadores surgem justamente devido a essa imprecisão. O papel e o uso da interpretação na DBT são discutidos de forma ampla no Capítulo 9 do principal texto da DBT. Aprender a distinguir entre comportamentos observados e interpretações sobre o comportamento também é parte essencial da habilidade de descrever do módulo de *mindfulness* (consulte a Ficha de *mindfulness* 4: Assumindo o controle de sua mente: habilidades "o que fazer".

Um treinador de habilidades deve prestar bastante atenção aos comportamentos do paciente (entre as sessões

---

* N. de R. T.: Um reforçador positivo é a inserção de um dado estímulo em resposta a determinado comportamento, tendo, como consequência, a manutenção ou o aumento da frequência e/ou da intensidade de um dado comportamento.

** N. de R. T.: Um reforçador negativo é a retirada de um estímulo aversivo em resposta a um dado comportamento, tendo, como consequência, a manutenção ou o aumento da frequência e/ou da intensidade de um dado comportamento.

ou autorrelatados) e selecionar aquelas respostas sobre as quais dará *feedback*. No início do treinamento de habilidades, talvez o indivíduo faça pouca coisa que pareça competente; em geral, o treinador está bem recomendado para, neste momento, dar *feedback* sobre um número limitado de componentes da resposta, embora outros déficits possam ser comentados. Um *feedback* mais detalhado pode levar à sobrecarga de estímulo e/ou desânimo quanto ao ritmo do progresso. Um paradigma de modelagem da resposta deve ser usado, com *feedback*, *coaching* e reforço, projetado para incentivar aproximações sucessivas ao objetivo do desempenho eficaz (ver Ficha de efetividade interpessoal 20, bem como o Capítulo 10 do principal texto da DBT). Indivíduos com desregulação emocional muitas vezes anseiam desesperadamente por *feedback* sobre seu comportamento, mas ao mesmo tempo são sensíveis a *feedback* negativo. Aqui, as soluções para os treinadores são circundar o *feedback* negativo com *feedback* positivo, normalizar os déficits de habilidades contando histórias sobre si ou outros que tiveram os mesmos problemas, e/ou animar com declarações de incentivo. Tratar os pacientes como demasiadamente frágeis para lidar com *feedback* negativo não os favorece em nada. Uma parte importante do *feedback* é dar aos pacientes informações sobre os efeitos do seu comportamento nos treinadores de habilidades; isso é discutido mais amplamente no Capítulo 12 do principal texto da DBT.

Coaching é combinar *feedback* com instruções. É explicar ao paciente como uma resposta é discrepante do critério de desempenho habilidoso e como isso pode ser melhorado. A prática clínica sugere que a "permissão" para se comportar de certas maneiras que está implícita no *coaching*, às vezes, pode ser tudo de que um paciente necessita para alcançar alterações no comportamento. O *coaching* está normalmente integrado com a revisão das tarefas. Isso também é usado quando os treinadores estão ajudando os pacientes a aplicar em suas vidas cotidianas as habilidades que estão aprendendo e quando os comportamentos-problema aparecem durante as sessões do treinamento de habilidades.

Generalização das habilidades

A DBT não pressupõe que as habilidades aprendidas na terapia serão necessariamente generalizadas para as situações na vida cotidiana, fora da terapia. Portanto, é muito importante que os treinadores incentivem essa transferência de habilidades. Existem alguns procedimentos específicos que os treinadores também podem usar, conforme descrito a seguir.

Consultoria entre sessões

Se os pacientes são incapazes de aplicar as novas habilidades em seu ambiente natural, eles devem ser incentivados a obter consultoria de seus terapeutas individuais, gestores de caso, conselheiros ou de familiares solidários (particularmente se os membros da família também estiverem aprendendo as habilidades em DBT); e de outros pacientes entre as sessões. Os treinadores de habilidades podem dar a esses indivíduos lições sobre como fornecer acompanhamento adequado. Em certas regiões dos Estados Unidos, a equipe dos serviços de linha de crise também é capaz de acompanhar as habilidades em DBT. Em regime residencial, de internamento e hospitais-dia, os pacientes podem ser encorajados a procurar auxílio dos membros da equipe quando estiverem enfrentando dificuldades. Outra técnica é fornecer uma unidade de consultoria comportamental em horário de expediente. A tarefa desse consultor é ajudá-los a aplicarem suas novas habilidades na vida cotidiana.

Revisão das gravações de vídeo da sessão

Se possível, devem ser feitas gravações em vídeo das sessões do treinamento de habilidades. Em seguida, os vídeos podem ser revistos pelos pacientes entre as sessões, se houver uma sala disponível à qual possam comparecer e assisti-los. (Devido a questões de confidencialidade, é importante que os pacientes não retirem os vídeos de seu cenário clínico.) Há diversos benefícios em assistir às sessões de vídeo. Em primeiro lugar, com frequência os pacientes não conseguem prestar atenção em muitas coisas que vêm à tona durante as sessões do treinamento de habilidades devido ao uso prévio de substâncias aos encontros, alta ativação/excitação emocional durante as sessões, dissociação ou outras dificuldades de concentração que acompanham a depressão e a ansiedade. Assim, eles podem melhorar sua retenção do conteúdo visto durante os encontros assistindo aos vídeos da sessão. Em segundo lugar, os pacientes podem obter *insights* importantes ao visualizarem a si e suas interações com os outros. Esses *insights* muitas vezes ajudam as pessoas a entender e a aprimorar suas próprias habilidades interpessoais. Terceiro, muitos pacientes relatam que assistir a um vídeo do treinamento de habilidades pode ser muito útil quando estão se sentindo sobrecarregados, em pânico ou incapazes de suportar o tempo entre as sessões. Simplesmente assistir a um vídeo, em especial se o paciente pode assistir ao vídeo de uma sessão em que uma habilidade necessária foi ensinada, tem o efeito semelhante de comparecer a uma sessão adicional. Os treinadores de habilidades devem incentivar o uso dos vídeos para esses fins.

Uso de recursos em DBT com base na web, DVDs e aplicativos de habilidades em DBT

Ao longo dos anos, desenvolvi uma série de vídeos sobre o treinamento de habilidades que os pacientes podem tanto comprar quanto pedir emprestado para levar para casa e assistir. Minha experiência em ensinar as habilidades em DBT tem mostrado que, até mesmo quando eu sou a líder do treinamento de habilidades, com frequência, os participantes também gostam de me assistir ensinando a mesma habilidade em um vídeo. Às vezes, quando assisto a meus próprios vídeos, penso que eles são melhores do que eu ao vivo. Hoje, existem muitos *sites* de autoajuda para as habilidades em DBT; muitos dão instruções sobre as habilidades em DBT, bem como exemplos para aplicá-los na vida diária. Aplicativos de *smartphone* em DBT também estão se proliferando; a maioria desses aplicativos é configurada para fornecer *coaching* telefônico no uso das habilidades. Procure aplicativos em DBT na sua operadora.

Minhas gravações de áudio e vídeo *on-line* podem ser encontradas em vários lugares. Tente a página de vídeo do *site* do Behavioral Tech (*https://behavioraltech.org/training/streaming/*) ou procure "Linehan DBT videos" e "DBT self-help" em seu mecanismo de busca, no YouTube ou no iTunes.

Ensaio comportamental in vivo: atribuição das tarefas

As tarefas estão diretamente relacionadas com as habilidades comportamentais específicas que estiverem sendo ensinadas no momento. É vantajoso se um treinador de habilidades ou o próprio paciente também consegue convencer o terapeuta individual a atribuir algumas das tarefas e fichas de tarefas de acompanhamento durante a terapia individual, ou conforme necessário. Isso sempre é feito na DBT *standard*. Por exemplo, uma ficha de tarefa se concentra na identificação e na nomeação das emoções e conduz os pacientes ao longo de uma série de etapas para ajudá-los a esclarecer o que estão sentindo. O terapeuta individual pode sugerir que o indivíduo utilize esse formulário sempre que estiver confuso ou se sentindo sobrecarregado pelas emoções. As fichas de tarefas abrangem cada uma das habilidades comportamentais em DBT, mas os treinadores de habilidades e terapeutas individuais também podem revisá-las, a fim de fazer uma adequação às preferências e necessidades pessoais tanto de seus pacientes quanto de treinadores e terapeutas.

Uso das fichas de tarefas de atribuição e do cartão diário

A primeira metade de cada sessão do treinamento de habilidades é dedicada à revisão das tarefas, conforme descrito no Capítulo 3. É assim que os treinadores conferem o progresso (ou a falta dele) no comportamento dos pacientes entre as sessões, bem como fornecem o *feedback* e o *coaching* necessários. É essencial que a revisão das tarefas, incluindo o fornecimento de *feedback* e *coaching* individualizados, não seja ignorada. Quando a revisão é ignorada, os pacientes não são reforçados por sua prática, e, ao longo do tempo, é provável que eles deixem de praticar. Quando a revisão é limitada a quais habilidades foram praticadas, e o *feedback* e o *coaching* individuais sobre o uso de habilidades são ignorados, a aprendizagem é limitada. Isso é equivalente a uma professora de piano verificar que o aluno praticou durante a semana, mas nunca ouvir o aluno tocar a peça que foi praticada. Nesse caso, mínimos progressos podem ser esperados. O método primordial de rastrear a prática das habilidades é revisar as fichas de tarefas atribuídas na sessão anterior. O cartão diário da DBT também deve ser revisado quando os pacientes estiverem no treinamento de habilidades em DBT como tratamento único (ou seja, não frequentem uma terapia individual na qual o uso de habilidades é avaliado rotineiramente). O cartão diário da DBT (Fig. 4.1) lista as habilidades mais importantes ensinadas na DBT. A metade superior do cartão é revisada na terapia individual, e a metade inferior pode ser revisada tanto na terapia individual quanto nas sessões do treinamento de habilidades. Para pacientes que só frequentam um programa de habilidades e para os familiares ou responsáveis em um grupo de habilidades multifamiliar, use apenas a metade inferior do cartão diário, que abrange algumas das habilidades mais importantes. Junto a cada uma delas há um espaço para registrar todos os dias se o paciente realmente praticou ou não a habilidade. (Ver, na Tab. 4.2, instruções para ajudar o paciente a usar o cartão diário.) Se vários membros de uma família estão preenchendo o cartão diário a cada semana, pode lhes ser útil fixar o cartão à geladeira ou a algum outro lugar acessível a todos. Além disso, fichas diárias podem ser criadas para cada módulo do treinamento de habilidades e fornecidas aos pacientes conforme a necessidade. Uma revisão semanal do cartão diário é importante, pois se apenas as tarefas da semana anterior são revisadas, há o perigo de que as habilidades ensinadas anteriormente saiam do radar do paciente e não sejam mais praticadas. Não trazer o cartão diário (quando este é revisado) ou relatar nenhum esforço de prática ou aplicação das habilidades é encarado como um problema em autogestão e analisado e discutido como tal. O problema deve ser enquadrado de forma a permitir a aplicação de quaisquer habilidades que estejam sendo ensinadas no momento.

Criando um ambiente que reforça o comportamento habilidoso

As pessoas diferem em seus estilos de autorregulação. No *continuum* cujos polos são a autorregulação interna e a regulação ambiental externa, muitos indivíduos com desregulação emocional intensa com ações e pensamentos associados estão mais conectados com o polo ambiental. Muitos terapeutas parecem acreditar que o polo da autorregulação interna do *continuum* é inerentemente melhor ou mais maduro e investem um bom tempo da terapia tentando tornar os indivíduos com desregulação emocional mais autorregulados. Embora a DBT não sugira o inverso – que os estilos de regulação ambiental são preferíveis –, ela realmente sugere que apoiar os pontos fortes dos pacientes será mais fácil e mais benéfico no longo prazo. Portanto, assim que as habilidades comportamentais estejam sedimentadas,

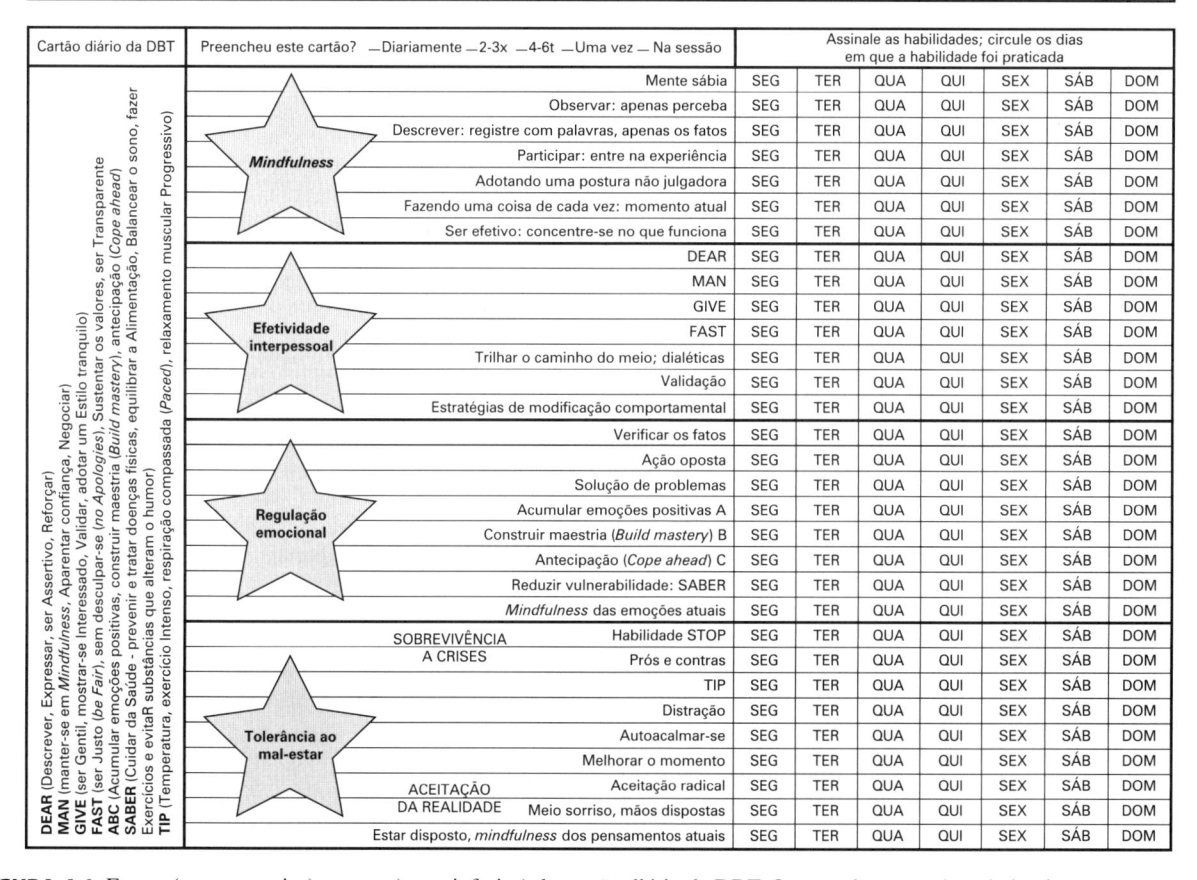

FIGURA 4.1. Frente (parte superior) e verso (parte inferior) do cartão diário da DBT. O verso do cartão é usado inteiramente nas sessões do treinamento de habilidades; a parte frontal é usada na terapia individual, à exceção da coluna "Habilidades usadas", também empregada no treinamento de habilidades. Deve ser impresso em cartões de 10 x 15 cm (frente e verso).

TABELA 4.2. Instruções para ajudar um paciente a completar o cartão diário da DBT

1. *Nome*: Insira aqui o nome, as iniciais ou o número de identificação (ID) clínica do paciente.
2. *Preenchido na sessão?* Se o cartão foi preenchido durante a sessão, faça o paciente circular o "S" de "sim"; caso contrário, circule "N" de "não".
3. *Com que frequência você preencheu [este lado]?* Na semana passada, o paciente preencheu o cartão diariamente, 2-3 vezes ou apenas uma vez?
4. *Data de início*: Peça para o paciente anotar a primeira data em que o cartão foi iniciado, incluindo o ano.
5. *Dia da semana*: Instrua o paciente a registrar as informações para cada dia da semana.
6. *Usando a escala de classificação de 0 a 5*: Você vai notar que muitas das colunas exigem que o paciente registre um valor numérico de 0 a 5. Essa é uma escala subjetiva e contínua destinada a comunicar a experiência do paciente ao longo de uma gama de comportamentos ou experiências. O ponto de âncora 0 representa a ausência de uma experiência particular (p. ex., falta de algum impulso de ação); o ponto de âncora 5 refere-se ao grau mais intenso da experiência (p. ex., os impulsos de ação mais fortes imagináveis).
7. *Impulsos de ação para*: A coluna "**Cometer suicídio**" refere-se a quaisquer impulsos de ação para cometer suicídio. A coluna "*CASIS*" refere-se a impulsos de ação para praticar quaisquer tipos de CASIS. A coluna "*Usar drogas*" refere-se ao uso de qualquer droga de abuso (p. ex., medicamentos vendidos sem receita médica/de venda livre, medicamentos vendidos sob prescrição médica, drogas de rua/ilícitas) – ou, para pacientes que não usam drogas, a qualquer impulso de ação de evitação.
8. *Classificação mais alta* refere-se às avaliações da intensidade do sofrimento emocional, da intensidade do sofrimento físico ou dor e do grau de alegria (ou felicidade) experimentados durante o dia. Faça o paciente classificar cada emoção diariamente, usando a escala de 0 a 5.
9. *Drogas/medicamentos*: Em se tratando de álcool, solicite ao paciente que anote a quantidade e qual o tipo de bebida alcoólica ingerida (p. ex., "3" para 3 cervejas). Para drogas ilegais, peça para o indivíduo especificar o tipo de droga usada (p. ex., heroína) e a quantidade utilizada. Para medicamentos vendidos sem receita médica/de venda livre, peça que anote a quantidade e qual o tipo de medicação consumiu. Para medicamentos conforme prescrição, se tomados de acordo com a receita, peça para marcar "S" para sim; se tomado em desacordo com a receita (seja muito ou pouco, ou alguns medicamentos, mas não outros), peça para registrar um "N" de não.
   - Escreva marcas de "idem" nos quadrinhos específicos seguintes, para indicar uso igual ao do dia anterior.
   - Uma maneira mais fácil: o paciente pode passar um risco na linha ou nas colunas para indicar nenhum uso. Por exemplo, se ele não usou quaisquer medicamentos com receita na semana em questão, uma linha vertical na coluna "S/N" abaixo de "Medicamentos conforme receita" é suficiente. Ou, se o paciente não usou álcool, medicamentos de venda livre ou medicamentos conforme receita na quarta-feira, então uma linha horizontal pode ser riscada através dos quadros correspondentes para esse dia da semana.
10. *Ações...*: A coluna "**Autolesão**" refere-se a qualquer tipo de CASIS ou tentativa de suicídio. A coluna "**Mentiu**" refere-se a todos os comportamentos abertos e privados que mascaram contar a verdade. É importante que o paciente adote uma postura não julgadora ao completar isso. Instrua o indivíduo para registrar o número de mentiras contadas por dia na coluna, e coloque um * nela para indicar mentira no cartão diário. A coluna *Habilidades usadas* (0-7) serve para relatar o uso mais alto da habilidade naquele dia. Ao fazer essa classificação, ele deve basear-se na Tabela de 0 – 7 das "*Habilidades usadas*" logo abaixo das colunas.
    As últimas duas colunas são opcionais. Duas subcolunas servem para rastrear emoções específicas, e as outras duas se destinam a quaisquer outros comportamentos que você e o paciente queiram rastrear. Observe que, aqui, não há escala de classificação. Assim, quando vocês estiverem decidindo o que rastrearão, também decidam como rastrear – por exemplo, com um "S", "N", uma escala de 0 a 5 ou 0 a 7 ou, ainda, descrevendo o que e quanto (ou seja, "Qual?" e n°).
11. *Med. alterada esta semana*: Instrua o paciente a escrever quaisquer alterações nos medicamentos prescritos. Essas alterações podem consistir em modificações na dose (aumentar ou diminuir) dos fármacos (p. ex., aumento de 5 para 10 mg; diminuição de 20 para 10 mg), retirada de um medicamento ou adição de um novo fármaco. Se o espaço for insuficiente, ele deve descrever essas mudanças em um pedaço de papel separado.
12. *Tarefas atribuídas e resultados desta semana*: Solicite ao paciente registrar todos os comportamentos atribuídos para a semana, descrever o que foi feito e indicar quais foram os resultados.
13. *Impulsos de ação de usar drogas (0-5) e Impulsos de ação de abandonar a terapia (0-5)*: Faça o paciente avaliar a intensidade dos impulsos de ação *atuais* para se envolver nesses comportamentos, no início da sessão.
14. *Foco das habilidades desta semana*: Instrua o paciente a escrever quaisquer habilidades que estejam especificamente em foco e foram utilizadas ou praticadas durante a semana. Esse espaço também pode ser utilizado para anotar quais habilidades precisam de mais foco durante a semana.
15. *Convicção de que posso modificar ou regular...* Usando a mesma escala de classificação 0-5, classifique a sua convicção no que tange à sua capacidade de modificar ou regular suas *emoções*, *ações* e *pensamentos* na hora de começar a sua sessão de terapia.

os pacientes devem ser ensinados a maximizar a tendência de seus ambientes naturais de reforçar os comportamentos mais hábeis em detrimento dos não hábeis. Isso pode incluir ensinar-lhes como criar estrutura, como fazer compromissos públicos, em vez de privados, como encontrar comunidades e estilos de vida que apoiem seus novos comportamentos e como obter reforço dos outros para comportamentos habilidosos, em vez de não hábeis. (Ver Fichas de tolerância ao mal-estar 19 e 20.) Isso não equivale a dizer que não se deve ensinar aos pacientes as habilidades de autorregulação; em vez disso, os tipos de habilidades de autorregulação ensinadas devem ser escolhidos conforme os pontos fortes dos indivíduos. Por exemplo, é preferível o automonitoramento escrito com um formulário diário preparado do que tentar observar o comportamento de cada dia e tomar notas mentalmente. É preferível manter a casa sem álcool do que tentar uma estratégia de autoinstrução para inibir a ação de pegar a garrafa. É mais fácil fazer dieta se um paciente come em casa em vez de em restaurantes que sirvam refeições fartas e saborosas. Usar um despertador para acordar pode ser mais eficaz do que confiar em si para acordar quando necessário.

Um tópico final precisa ser endossado aqui. Às vezes, as habilidades recém-aprendidas pelos pacientes não se generalizam, porque lá fora, no mundo real, os indivíduos punem seus próprios comportamentos. Em geral, isso acontece porque suas expectativas comportamentais para si são tão altas que eles simplesmente nunca alcançam os critérios para reforço. Esse padrão deve mudar para que sejam obtidos a generalização e o progresso. Problemas com reforço e punição autoaplicados são discutidos de modo mais amplo nos Capítulos 3, 8 e 10 do principal texto da DBT; as estratégias de validação comportamental descritas no Capítulo 8 daquele texto e neste manual também devem ser usadas no treinamento de habilidades (ver também as Fichas de efetividade interpessoal 18 e 19). Eu discuto esses tópicos com mais profundidade nos capítulos sobre o conteúdo dos módulos das habilidades deste manual (Caps. 7-10).

Sessões de casal e família

Uma maneira de maximizar a generalização é conseguir que indivíduos da comunidade social dos pacientes aprendam as habilidades em DBT – em geral, seus familiares ou seus cônjuges/parceiros. Em programas de DBT para adolescentes, por exemplo, conforme já observado, o treinamento de habilidades normalmente inclui os pais ou outros cuidadores/responsáveis. Os treinadores podem dar aos pacientes cópias das fichas de habilidades para levar para casa e ensinar as habilidades a seus familiares e/ou amigos. Assim, todos os membros de uma família podem estar aprendendo os mesmos conjuntos de habilidades, praticar juntos e fornecer *coaching* uns aos outros. Os familiares de pacientes com desregulação emocional têm sido muito receptivos a esse tipo de terapia. O treinamento de habilidades também pode ser oferecido a amigos e parentes dos adultos que estiverem no programa de tratamento da DBT. Nessas situações, os pacientes e membros da sua família podem estar em grupos separados.

Uso dos princípios da redução gradual

No início do treinamento de habilidades, os treinadores modelam, instruem, reforçam, dão *feedback* e treinam os pacientes para usar as habilidades tanto nas sessões de terapia quanto no ambiente natural. Entretanto, para que o comportamento habilidoso no ambiente cotidiano se torne independente da influência dos treinadores, os profissionais devem gradativamente reduzir o uso desses procedimentos, em especial as instruções e o reforço. Aqui, o objetivo é reduzir os procedimentos do treinamento de habilidades para um esquema de reforçamento intermitente, de modo que os treinadores estejam fornecendo instruções e *coaching* menos frequentes do que os pacientes conseguem fornecer para si, bem como menos modelação, *feedback* e reforço do que os pacientes obtêm de seus ambientes naturais.

ADMINISTRANDO A REVISÃO DA PRÁTICA DAS HABILIDADES COMO TAREFA

É importante lembrar que a DBT é um tratamento focado em problemas que tem duas estratégias centrais de intervenção: validação e solução de problemas. Ambas são importantes para manejar a revisão das tarefas. Quando os treinadores estiverem fazendo essa revisão, a estratégia é validar quando as habilidades atribuídas foram praticadas correta e efetivamente – e solucionar o problema quando nenhuma tarefa é realizada; as habilidades não são praticadas de modo correto e/ou efetivo; e/ou problemas no uso das habilidades são identificados. Até mesmo com pacientes ávidos para aprender, que leram o livro das habilidades em casa e que praticam as habilidades religiosamente, podem surgir problemas no uso correto e efetivo das habilidades. Assim, é importante não cortar esse tempo de revisão em troca de mais tempo para ensinar as novas habilidades na segunda metade da sessão.

A solução de problemas é um processo de duas etapas:

1. compreensão do problema em questão (análise comportamental) e
2. tentativa de gerar uso novo e efetivo das habilidades (análise de solução).

Compreender o problema em questão exige definir os problemas no uso das habilidades, destacar os padrões e as implicações do uso das habilidades atuais e desenvolver hipóteses sobre os fatores que interferem com a utilização efetiva das habilidades. A segunda fase, a de modificar o problema-alvo, exige fornecer *feedback* sobre a correta aplicação das habilidades quando necessário; desenvolver soluções para os problemas que tenham surgido no uso das habilidades; e incentivar os esforços para praticá-las, fornecendo a justificativa para sua utilização e implementando a antecipação de fatores que interferem na solução de problemas. O objetivo desse foco repetido em analisar e solucionar as dificuldades não é apenas conseguir que os pacientes comecem a usar as habilidades de forma efetiva, mas também conseguir que adotem as estratégias de solução de problemas uns com os outros, e, por fim, consigo mesmos.

Em grande parte, o treinamento de habilidades é um caso geral de análise de soluções. As habilidades são apresentadas como soluções práticas aos problemas da vida, e a potencial eficácia das várias habilidades em situações particulares é discutida durante cada reunião. Talvez mais do que qualquer outro conjunto de estratégias, a análise de soluções utiliza o poder de um contexto de grupo. Cada membro deve ser incentivado a oferecer ideias de soluções aos demais e ajudar a desenvolver estratégias para solucionar os problemas descritos. Por exemplo, um participante que está enfrentando problemas para prestar atenção durante as sessões do grupo e fixar as tarefas de casa atribuídas na memória de curto prazo pode ser ajudado a pensar em formas de prestar mais atenção. Quase sempre, é possível contar com a capacidade do grupo para oferecer muitas soluções que evitem que os outros se esqueçam da prática durante a semana. As dificuldades para selecionar a habilidade certa a ser utilizada ou para aplicar determinada habilidade a uma situação particular são oportunidades adicionais para a análise de soluções em grupo. Quase sempre, alguém já terá solucionado o problema em questão em seu dia a dia; assim, os líderes do grupo devem ser especialmente cuidadosos na fase da análise de soluções para não se precipitar com soluções finais antes de suscitar possíveis soluções de outros membros do grupo. No entanto, eles não devem ser relutantes em oferecer uma solução ou uma aplicação particular de uma habilidade, mesmo se outros membros do grupo ofereceram outras ideias.

Administrar o compartilhamento da prática entre as sessões exige enorme sensibilidade por parte dos líderes. Aqui, as tarefas são gentilmente provocar cada paciente a analisar seu próprio comportamento, validar as dificuldades e contrabalançar as tendências de julgar negativamente e de almejar padrões impossivelmente altos. Ao mesmo tempo, os líderes ajudam os pacientes a desenvolverem estratégias de habilidades mais eficazes para a próxima semana se necessário. Os líderes devem estar aptos a alternar a atenção entre os comportamentos da semana anterior e as tentativas na sessão para descrever, analisar e solucionar problemas. Vergonha, humilhação, constrangimento, ódio de si mesmo, raiva e medo de críticas ou de parecer "idiota" são emoções comuns que interferem com a capacidade de participar e se beneficiar da revisão das tarefas. A destreza no manejo dessas emoções é a chave para usar o compartilhamento das práticas de modo terapêutico; envolve combinar estratégias validantes com estratégias de solução de problemas, bem como comunicação irreverente com comunicação recíproca. (Ver, no Cap. 5 deste manual, mais informações sobre estratégias de validação e de comunicação.)

O primeiro passo no compartilhamento das práticas é cada membro compartilhar com o grupo as habilidades específicas utilizadas (e o sucesso ou fracasso desses esforços), bem como as situações em que elas foram usadas ao longo da semana anterior. Os pacientes irão inevitavelmente apresentar suas situações e/ou o uso da habilidade em termos muito gerais e vagos em um primeiro momento. Com frequência, eles também descreverão suas inferências sobre os motivos e as emoções dos outros, ou suas convicções críticas, como se essas inferências e convicções fossem fatos. A tarefa de um treinador de habilidades é envolver o paciente na estratégia da análise comportamental. Em outras palavras, a tarefa é conseguir que o paciente descreva (usando a habilidade de descrever das habilidades "o que fazer", do módulo de *mindfulness*) os eventos ambientais e comportamentais específicos que levaram à situação problema e às tentativas bem-sucedidas ou malsucedidas de usar as habilidades.

Obviamente, fazer essa descrição requer que o indivíduo seja capaz de observar durante a semana. Muitas vezes, os pacientes têm grande dificuldade em descrever o que aconteceu porque não são observadores argutos; porém, ao longo das semanas, com a prática repetida e o reforço repetido, sua observação e suas habilidades descritivas tendem a melhorar. Uma descrição minuciosa permite que o treinador avalie se o paciente de fato utilizou as habilidades apropriadamente. Se ele praticou e as habilidades funcionaram, deve ser apoiado e incentivado pelos líderes. O paciente prové a modelação para os demais participantes como eles podem usar aquelas mesmas habilidades em problemas semelhantes. Assim, os líderes devem tentar brevemente obter, dos outros membros do grupo, exemplos de quaisquer problemas semelhantes ou de uso de habilidades similares para fomentar essa generalização. Os elogios e os incentivos de paciente para paciente são reforçados. É muito importante convencer cada indivíduo a descrever em detalhes seu uso das habilidades nas situações problemáticas daquela semana em especial. A mesma quantidade de atenção ao detalhe deve ser dada tanto aos sucessos quanto às dificuldades da semana. Além disso, ao longo do tempo, os líderes podem usar essas informações para identificar os padrões do paciente no uso das habilidades.

As estratégias de *insight* também podem ser usadas. Durante o compartilhamento das tarefas, é muito importante olhar cuidadosamente para padrões nos problemas situacionais, bem como para respostas típicas a esses problemas. Realçar os padrões idiossincráticos pode ser especialmente útil em futuras análises comportamentais. Isso é muito importante se um paciente estiver relatando consistentemente apenas uma estratégia de habilidade. Por exemplo, em um dos meus grupos, tive um paciente que sempre tentava mudar as situações-problema como seu principal método de regulação emocional. Embora suas habilidades de solução de problemas fossem excelentes e louváveis, no entanto, também era importante que ele aprendesse outros métodos (p. ex., tolerar a situação, distrair-se). Os treinadores de habilidades devem tecer comentários sobre quaisquer padrões rígidos que percebam, bem como sobre padrões ou habilidades efetivos que os pacientes utilizem. As observações e os comentários deles sobre seus próprios padrões hábeis ou dos outros devem, naturalmente, ser notados e reforçados. (É essencial seguir as diretrizes fornecidas na seção de *insight* no Cap. 9 do principal texto da DBT.)

Nem toda situação-problema pode ser alterada. Minha experiência é que, perante uma quantidade limitada de tempo para compartilhar, os pacientes com desregulação emocional quase sempre compartilharão seus sucessos no uso das habilidades e raramente vão querer descrever seus fracassos e problemas. Assim, ouvir com atenção os sucessos desses indivíduos talvez seja ainda mais importante do que seria com outras populações.

Quando as habilidades não ajudam

Se um paciente não consegue usar as habilidades que estão sendo ensinadas ou relata o uso, mas a não obtenção de benefícios a partir delas, os líderes utilizam estratégias de solução de problemas como a análise comportamental para ajudar o indivíduo a investigar o que aconteceu, o que deu errado e como ele ou ela poderia aprimorar o uso das habilidades na próxima vez. Nesse momento, é extremamente importante conduzir o paciente por um exame detalhado do que acabou de ocorrer. Isso pode ser torturante, pois quase sempre (especialmente durante os primeiros meses de terapia) os pacientes têm receio de serem julgados pelos treinadores de habilidades e pelos outros membros, e também estão se julgando de forma negativa. Assim, é de se esperar que eles sejam muito inibidos. Às vezes, o indivíduo vai concluir precipitadamente o motivo pelo qual uma habilidade não funcionou ou por que não pôde aplicá-la, sem examinar os eventos verdadeiros. Com frequência, essas explicações são pejorativas e envolvem julgamentos (p. ex., "Sou um idiota mesmo"). Ou um paciente pode aceitar sem questionar a premissa de que sua situação é desesperadora e que as habilidades nunca vão ajudar. Pessoas com desregulação emocional raramente são capazes de analisar de modo objetivo e calmo o que as levou até um problema particular, em especial quando o problema é seu próprio comportamento. Obviamente, se elas não conseguem realizar esse tipo de análise, tentativas de solucionar o problema estão provavelmente fadadas ao fracasso desde o início. Muita gente é incapaz de perceber o papel importante do contexto ambiental no comportamento e persiste em encarar todo e qualquer comportamento em função de motivações e necessidades internas, ou coisa parecida. (Claro, é essencial que os treinadores de habilidades não compactuem com esse ponto de vista.) Assim, a tarefa do treinador de habilidades, aqui, é envolver o paciente na análise comportamental; prover modelação de avaliações comportamentais não julgadoras e não pejorativas; e (em um contexto coletivo) engajar tanto o indivíduo e o grupo no processo, de modo que as mesmas habilidades possam ser usadas em outras situações-problema. (Como fazer isso, onde iniciar e parar e quais os bloqueios a serem evitados no caminho são descritos em detalhes no Cap. 9 do principal texto da DBT.) Ao longo do tempo, é importante encorajar e reforçar os pacientes a ajudar uns aos outros a analisar e solucionar problemas difíceis.

Quando um paciente tem dificuldades com as tarefas

Durante o compartilhamento do que foi feito nas tarefas, o paciente muitas vezes irá relatar que não praticou nada durante a semana anterior. Seria um erro levar esse comentário ao pé da letra. Sob um exame atento, constatamos com frequência que o indivíduo de fato praticou; na verdade, ele apenas não conseguiu solucionar o problema. A discussão, então, se concentra na questão de modelar e definir expectativas apropriadas. Muitas vezes, constatamos que o paciente não tem uma compreensão integral de como praticar a habilidade atribuída como tarefa, ou podemos descobrir que a pessoa não entendeu boa parte das habilidades já discutidas e teve medo de fazer perguntas. Nesses casos, tanto a autocensura das questões quanto o problema na prática das tarefas devem ser discutidos. Sempre que possível, é útil pedir a outros pacientes que ajudem a pessoa que estiver com dificuldades. No caso da efetividade interpessoal, podemos pedir a outro participante do grupo que faça um *role-play* mostrando como lidaria com a situação. A regulação emocional e a tolerância ao mal-estar não se prestam à demonstração, mas outros pacientes podem compartilhar como eles enfrentaram (ou enfrentariam) isso em situações semelhantes.

Às vezes, um paciente relata que tentou usar as habilidades, mas não conseguiu executá-las. Caos no ambiente, falta de habilidades ou não compreender a atribuição ou as instruções podem ser influências importantes. Por exemplo, um paciente pode entrar em uma situação interpessoal com plena intenção de aplicar algumas das habilidades de efetividade interpessoal aprendidas, mas ficar confuso e se esquecer do que dizer ou de como responder a um determinado comentário de outra pessoa. Às vezes, um paciente pode relatar o uso apropriado da habilidade, mas que ela não funcionou. Até mesmo o mais hábil negociador nem sempre consegue o que deseja; exercícios de relaxamento, mesmo quando usados corretamente, nem sempre surtem o efeito e diminuem a ansiedade e a tensão. Nesses exemplos, é essencial obter informações precisas sobre o que aconteceu. Tanto o paciente quanto o treinador podem cair na tentação de pular esse processo e decidir que essa habilidade específica é inútil para esse determinado indivíduo. Embora talvez isso seja verdade, também pode ser verdade que o paciente não esteja aplicando a habilidade da maneira correta. Em cada ponto em análise, o treinador deve estar aberto a todo e qualquer problema. Aconteça o que acontecer, o profissional deve tratar cada problema como algo a ser solucionado e pular de imediato para "Como você poderia solucionar isso?".

Por fim, às vezes, um paciente diz que não praticou, mas, na verdade, praticou e nem se deu conta disso ou usou habilidades aprendidas fora do treinamento de habilidades. Essas informações podem ser inteiramente perdidas se as experiências do paciente durante a semana não forem exploradas com a profundidade necessária. Em geral, o que funciona para cada pessoa é muito individual. Contudo, os líderes devem ser cautelosos ao supor que determinada habilidade não se encaixa com um paciente em particular. Líderes inexperientes muitas vezes desistem facilmente de uma habilidade. Eles podem supor que uma habilidade específica não combina adequadamente com um membro específico do grupo, mas, na realidade, o paciente apenas não a aplicou corretamente.

Quando o paciente não praticou nenhuma das tarefas

Quase todos os incidentes de não conformidade com as tarefas atribuídas (ou seja, recusar-se ou esquecer-se de praticar as habilidades) e de recusa ou fracasso a se envolver em atividades do treinamento de habilidades devem suscitar um movimento imediato de análise comportamental com o indivíduo envolvido. A tendência de os pacientes oferecerem soluções e respostas simples deve ser combatida. As razões mais comuns para não praticar incluem não querer, não se lembrar e não ter uma ocasião para praticar. Raramente eles conseguem identificar os fatores situacionais que influenciam sua falta de motivação, seu fracasso em recordar ou incapacidade de observar oportunidades para praticar. Indivíduos com desregulação emocional tendem a usar a punição, comumente sob a forma de autodepreciação, como forma de controle comportamental. Claro, é importante que os líderes não caiam na tentação de conspirar com os pacientes e puni-los por não praticar. Os membros que não tentaram praticar durante a semana anterior, frequentemente, não querem discutir o motivo disso e pedem aos líderes para passar para o próximo membro. É essencial que os líderes não sejam convencidos a fazer isso. A análise sobre não fazer a tarefa pode ser muito importante. No caso de uma pessoa que está evitando o assunto devido ao medo ou à vergonha, isso oferece uma oportunidade de praticar ação oposta, habilidade ensinada no módulo de regulação emocional. Também oferece a outros participantes uma oportunidade de praticar o seu próprio manejo comportamental e habilidades de solução de problemas no contexto do grupo.

O primeiro passo é conseguir uma definição exata dos comportamentos que não ocorreram, seguida pela solução dos problemas para evitar o mesmo problema no futuro. (Ver, na análise de *missing links*, no Cap. 6 deste manual, instruções passo a passo.) Faça as perguntas seguintes na ordem:

1. *"Fazer as tarefas estava em sua memória de curto prazo?"* Isso significa "Você tinha conhecimento da tarefa atribuída?". Se a resposta for não, não há motivo algum para tentar solucionar qualquer outro problema. A falta de consciência da tarefa pode decorrer da desatenção na sessão, ausência à sessão e/ou não ler ou lembrar da tarefa. Se esse é o problema, devem ser encontradas soluções para como descobrir e saber a tarefa atribuída. Se o paciente falar que sim, prossiga à próxima pergunta.

2. *"Você esteve disposto a fazer o comportamento efetivo necessário ou esperado?"* Se a resposta a essa pergunta é não, pergunte qual foi o obstáculo no caminho de estar disposto para fazer os comportamentos efetivos. Ideias podem incluir falta de disposição, sentir-se inadequado ou sentir-se desmoralizado. Use a solução de problemas para tentar eliminar o obstáculo que bloqueou o caminho de estar disposto – por exemplo, pratique aceitação radical, liste os prós e os contras ou pratique ação oposta. Se o paciente falar sim, prossiga à terceira pergunta.

3. *"O pensamento de fazer a tarefa veio à sua mente?"* Se não, trabalhe para desenvolver maneiras para que o pensamento de fazer a tarefa venha à mente. (Peça ao grupo que gere muitas ideias.) Se a resposta for sim, siga à quarta questão.

4. *"Que obstáculo surgiu no caminho de fazer a tarefa após você pensar nela?"* Se surgiu a ideia "Vou fazer isso mais tarde", pergunte se o pensamento de fazer a tarefa retornou em um momento posterior. Se não, como antes, trabalhe em como fazer a ideia aparecer de novo. Se sim, analise o que aconteceu em seguida. Se uma falta de disposição surgiu ("Não! Não vou fazer isso!"), trabalhe para a solução desse problema. (Esteja aberto à probabilidade de que essa falta de disposição possa permanecer por um tempo.) Não use a falta de disposição para tratar a falta de disposição.

Analisando a motivação para praticar as tarefas

Um comentário frequente, que exige análise cuidadosa, é "Se eu não fiz isso é porque eu não queria fazer isso". Interpretações motivacionais muitas vezes são aprendidas em terapias anteriores, mesmo quando elas têm pouco a ver com a realidade. Mesmo se o problema *for* de motivação, a questão do que está interferindo na motivação deve ser abordada. A coisa mais importante para se lembrar aqui é oferecer hipóteses não pejorativas e comunicar ao paciente uma atitude não julgadora; em geral, o indivíduo já é suficientemente julgador. Hipóteses que são particularmente dignas de exploração incluem a desesperança de que as habilidades resultem em benefício; a desesperança do paciente de que um dia consiga aprendê-las; as convicções de que não precisa das habilidades e já as têm; e crenças de que já deveria ter aprendido essas habilidades antes e, portanto, é inadequado ou idiota ter de aprendê-las agora. Essas convicções provavelmente originam reações emocionais negativas, das quais o indivíduo tenta fugir. É muito importante comunicar aos pacientes que é normal sentir desesperança, bem como que os treinadores de habilidades não se sintam invalidados se os pacientes não tiverem total confiança neles. Embora cada uma dessas crenças possa ser bastante razoável (e devam ser validadas), agarrar-se a essas crenças provavelmente não será útil, e, portanto, a estratégia de incentivar (ver Cap. 8 do principal texto da DBT), a modificação cognitiva (ver Cap. 11 do principal texto da DBT) e a análise de soluções (ver Cap. 5 deste manual) entram em pauta.

Fracassos na motivação e na memória oferecem oportunidades importantes para os líderes ensinarem princípios da aprendizagem e manejo comportamental. (Ver Cap. 8 deste manual, especialmente a seção XVII.) Ao longo do tempo, a meta é usar esses princípios para substituir as teorias julgadoras com base na força de vontade e doenças mentais que os indivíduos com desregulação emocional muitas vezes apresentam. O fracasso em praticar é um problema a ser solucionado.

Aprimorando a conformidade com a prática das tarefas entre as sessões

Constatei que as seguintes estratégias foram úteis em ajudar os membros do grupo a melhorar a frequência da prática das habilidades entre as sessões.

1. *Dê tarefas específicas.* Ao dar uma tarefa, seja muito específico. Além disso, forneça um calendário com as tarefas de casa atribuídas para que os pacientes tomem nota e fichas de tarefas para que anotem os resultados de suas práticas. Envie *e-mails*, mensagens de texto ou outros lembretes durante a semana para recordar a todos sobre as tarefas.

2. *Dê aos pacientes algumas fichas de tarefas à escolha.* No site deste livro, geralmente há pelo menos duas fichas de tarefas para cada tarefa. Observei que os pacientes têm preferências muito específicas quando o assunto é a escolha das fichas de tarefas. Alguns gostam de escrever muito, outros não. Desenvolvi uma série de fichas de tarefas para quase todas as fichas das habilidades, de modo que os pacientes possam ter uma maior sensação de controle sobre o que eles realmente praticam e anotam.

3. *Parabenize (reforce) a conclusão das tarefas.* Isso pode ser feito dando uma recompensa tangível que se encaixe com o grupo que você está ensinando. Fornecemos um adesivo para cada ficha de tarefa que o paciente preencha entre as sessões. Se, por algum motivo, alguém não teve acesso à tarefa, então preencher quaisquer fichas de tarefas merecerá o mesmo número de adesivos. Um resultado secundário dessa estratégia é eliminar quase todos os bons motivos para não fazer nenhuma prática das habilidades em casa. Se você quiser dar um reforçador arbitrário às tarefas de casa, como um adesivo, precisa ser específico em dizer aos pacientes exatamente quantas práticas são necessárias para obter a recompensa. Dar adesivos tem surtido um efeito notável no aumento da conformidade com as tarefas não só em nossa clínica, mas também em outras das quais temos conhecimento. Conforme observado anteriormente, os pacientes em nossos grupos amam os adesivos e, muitas vezes, trazem os seus favoritos para adicionar ao nosso estoque. Eles os colocam na capa de seus manuais de habilidades. Outros grupos dão doces. Cupons que podem ser trocados por uma gama de recompensas tangíveis também podem ser eficazes. Como em programas para transtornos relacionados a substâncias e transtornos aditivos, você pode ser capaz de obter, junto a comerciantes da comunidade, a doação de um baú para presentes, a ser usado nesses programas.

4. *Não dê a recompensa se o paciente não completar a tarefa necessária.* Este ponto é fundamental. Muitos pacientes se tornarão muito frustrados, irritados, tristes ou chorosos quando não recebem uma recompensa. Pode parecer muito mais fácil dar a recompensa de qualquer forma, mas isso é um erro. Se você fizer isso várias vezes, a função dos adesivos como contingência de reforçamento na prática das tarefas será perdida. Então, aqueles que fazem suas tarefas para ganhar as recompensas podem ficar frustrados. Se você quiser reforçar outros comportamentos (p. ex., realmente ter se esforçado), pode dar outras recompensas. Por exemplo, eu dou uma verbal "10.000 estrelas douradas" (e, às vezes, uma extravagante "12.000 ou 13.000") nos intervalos, sempre que alguém se engaja em comportamentos que eu com certeza queira reforçar. Embora as estrelas sejam puramente verbais, os pacientes parecem muito dispostos a trabalhar para obtê-las. Comecei a fazer isso nos grupos das habilidades quando uma paciente reclamou, de modo petulante, em uma sessão de grupo, que ela havia ouvido falar que eu dava estrelas douradas em outros contextos, e ela queria saber por que eu nunca as dava no grupo de habilidades.

5. *Comece a revisão das tarefas com um ou dois membros que não as fizeram.* Pergunte no início da sessão quem fez ou não fez as tarefas. Inicie com aqueles que disseram não e faça a série de perguntas listadas anteriormente. Para o perfil de paciente que costumeiramente frequenta o grupo de habilidades, a análise de *não* fazer a tarefa é desagradável, apesar dos esforços do treinador para conduzi-la de modo não desagradável. Essa revisão desagradável da não conclusão das tarefas, porém, pode ser muito motivadora e não deve ser deixada de lado, não importa o quanto os pacientes tentem convencê-lo do contrário. No entanto, às vezes, você pode encerrar a revisão ao perceber que a recusa deles a prosseguir ou sua falta de disposição tornará difícil a sequência. Em geral, a minha política é ir à próxima pessoa ou tópico sempre que um paciente se recusa a responder. O que eu não faço é deixar de pedir a ele que responda (sempre em um tom de voz que sugere que me esqueci de que eles não querem ser solicitados). Em essência, coloco em um cronograma de extinção as solicitações dos pacientes para que eu os pule. A exceção, aqui, é a pessoa que deixou bastante claro que ele ou ela *não* vai participar da revisão das tarefas ou do grupo como um todo. Com esse indivíduo, talvez eu diga na revisão das tarefas: "Você continua sem praticar as tarefas [ou a não compartilhar elas]?". Ou talvez diga: "Continua de greve?". Se não houver nenhuma resposta ou se esta for sim, eu posso continuar ou dizer: "Bem, quero que saiba que a minha esperança é a última que morre".

6. ***Pule para aqueles que fizeram a tarefa após analisar um ou dois que não as fizeram.*** Faça isso quando mais do que dois dos oito pacientes não fizeram a tarefa. Certifique-se de reforçar toda e qualquer tarefa cumprida. Aqui, é crucial ouvir, e que todos no grupo escutem, os relatos das tarefas. Dê o *feedback* necessário e tente envolver os outros membros do grupo na discussão das tarefas. Relacione o uso das habilidades ou as dificuldades de uma pessoa com aquelas dos outros membros do grupo, quando possível.

Capítulo 5

Aplicação das estratégias fundamentais da DBT no treinamento de habilidades comportamentais

A estratégia mais abrangente na DBT é a ênfase na dialética em cada fase do tratamento. Como podemos ver na Figura 5.1, as estratégias centrais da abordagem são organizadas em pares, representando, por um lado, a aceitação, e, por outro, a mudança. Existem cinco grandes categorias de estratégias:

1. as dialéticas, que abrangem todas as demais;
2. as estratégias centrais (solução de problemas *vs.* validação);
3. as de comunicação estilísticas (comunicação irreverente *vs.* recíproca);
4. as de manejo de caso (consultoria ao paciente *vs.* intervenção ambiental); e
5. as integrativas.

As estratégias centrais (solução de problemas e validação), junto com as dialéticas, formam os componentes essenciais da DBT. As estratégias de comunicação especificam os estilos interpessoais e de comunicação estilísticas compatíveis com a terapia. As estratégias de manejo de caso especificam como o terapeuta interage com a rede social do paciente e como responde a ela.

Como pode ser visto na Figura 5.2, a DBT é um tratamento modular. A característica essencial de um tratamento dessa natureza é que o provedor do tratamento pode intercambiar as estratégias de tratamento no âmbito dos vários módulos, inserindo-as e retirando-as da terapia conforme necessário. O treinamento de habilidades faz parte dos procedimentos de solução de problemas das estratégias de mudança. Embora não exaustivamente, os módulos mostrados na Figura 5.2 representam as estratégias de tratamento que os treinadores de habilidades rotineiramente usam e que são descritas em mais detalhes adiante neste capítulo. O foco no treinamento de habilidades é o paciente aprender (e colocar em prática) formas novas e hábeis de responder aos problemas da vida. Embora as habilidades ensinadas possam ser divididas em "habilidades de mudança" e "habilidades de aceitação" (ver Fig. 5.3),

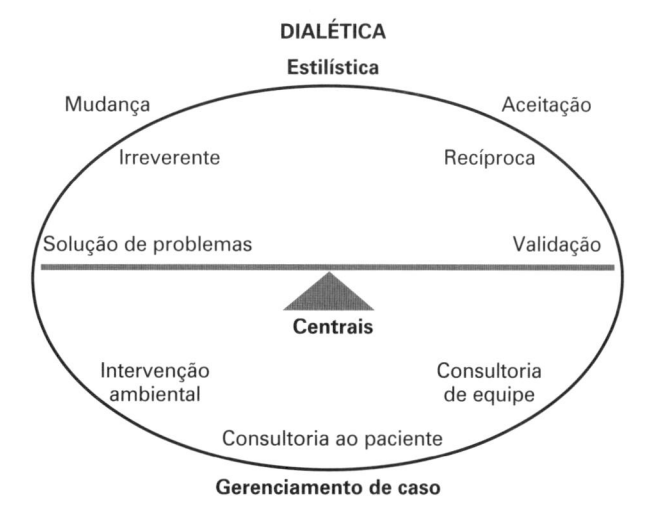

FIGURA 5.1. Estratégias de tratamento em DBT. De Linehan, M. M. (1993). *Cognitive-behavioral treatment of borderline personality disorder*. New York: Guilford Press. Copyright 1993 by The Guilford Press. Reimpressa com permissão.

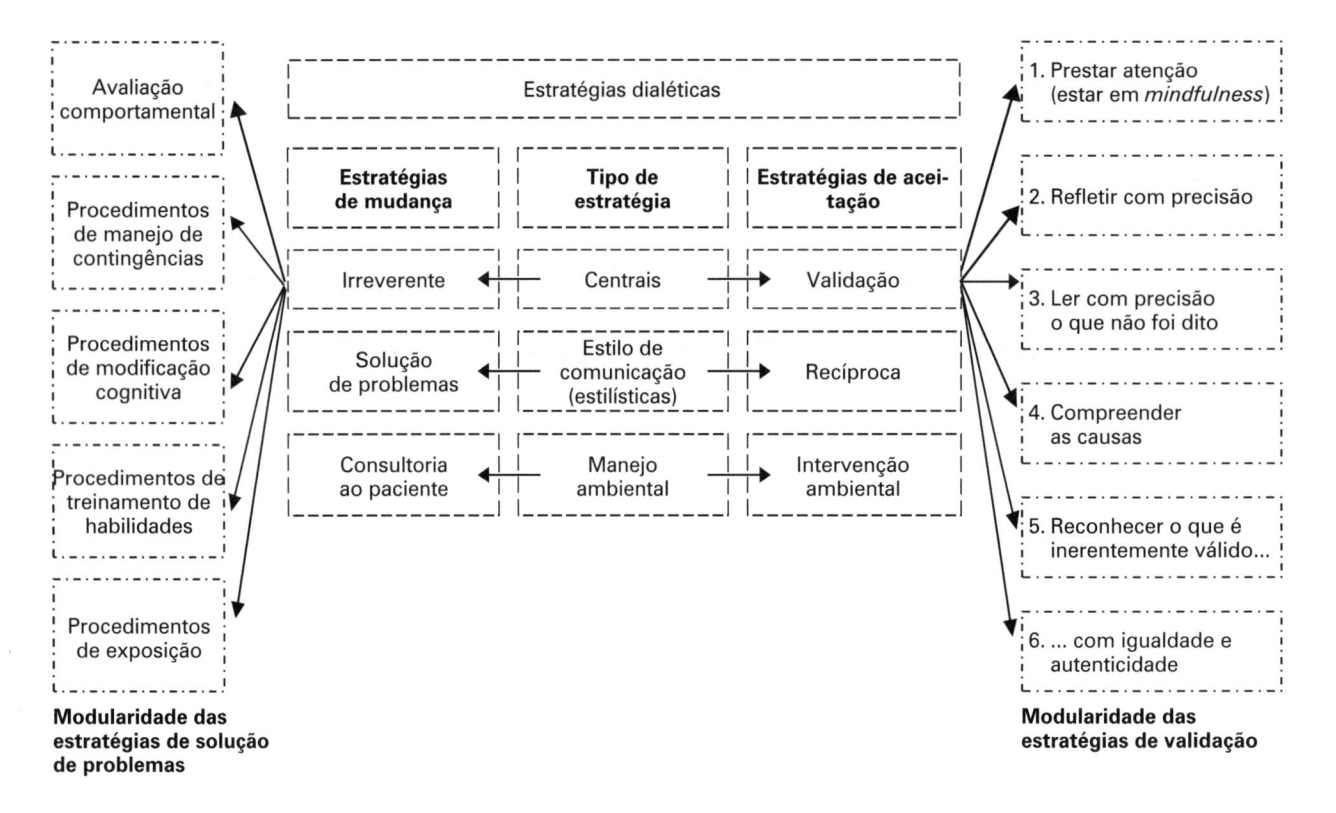

FIGURA 5.2. Exemplo da modularidade das estratégias e dos procedimentos.

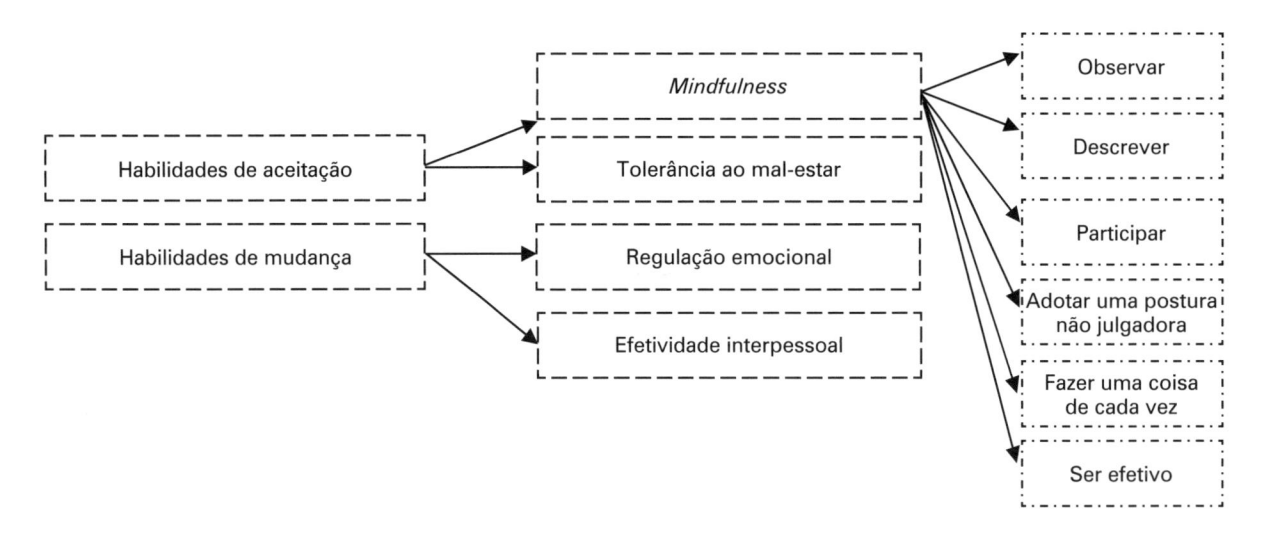

FIGURA 5.3. Exemplo da modulagem das habilidades em DBT.

aprender e usar as novas habilidades, no entanto, representa uma mudança por parte do paciente.

As estratégias integrativas resumem como manejar situações problemáticas específicas que possam surgir durante o treinamento de habilidades, tais como problemas na relação terapêutica, comportamentos suicidas, atitudes que podem destruir a terapia e tratamentos complementares. Algumas dessas já foram discutidas nos Capítulos 3 e 4. Certas estratégias terapêuticas também foram traduzidas em habilidades para os pacientes e são discutidas com maior profundidade nos Capítulos 6 a 10. Todas as estratégias são discutidas em detalhe no principal texto da DBT. Os treinadores de habilidades precisam conhecê-las na íntegra, a fim de responder com flexibilidade aos novos problemas que venham a surgir. Este capítulo revisa as estratégias e os procedimentos básicos da DBT;

também aborda alguns dos problemas que possam surgir especificamente no treinamento de habilidades, bem como algumas das modificações das estratégias que considerei úteis, particularmente em um contexto de grupo.

ESTRATÉGIAS DIALÉTICAS: MANTENDO O EQUILÍBRIO TERAPÊUTICO

O enfoque dialético na DBT ocorre em dois níveis de comportamento terapêutico. No primeiro, o treinador de habilidades deve estar alerta ao equilíbrio dialético que ocorre no ambiente de tratamento. Em um contexto de grupo, cada participante (incluindo os líderes) está em um constante estado de tensão dialética em muitos níveis e em múltiplas direções. O primeiro conjunto de tensões é composto por aquelas que se dão entre cada indivíduo e o grupo como um todo. Sob esse prisma, o grupo tem identidade própria, e cada membro pode reagir ao grupo como um todo. Assim, por exemplo, um participante pode estar atuando na tensão dialética com as normas do grupo, suas crenças, atitudes ou sua "personalidade". Além disso, na medida em que a identidade do grupo como um todo é mais do que a soma de suas partes, a identidade de cada participante é, em certos aspectos, definida por sua relação com o grupo. Tanto a identidade do grupo quanto a de cada indivíduo mudam ao longo do ano do treinamento de habilidades; por isso, a identificação dos membros com o grupo e o esforço que evolui com essas identidades fornecem uma tensão dialética que pode ser aproveitada em prol do progresso terapêutico.

Um segundo conjunto de tensões consiste naquelas que ocorrem entre cada par de indivíduos no grupo – as tensões que podem se tornar ativas a qualquer momento, quando dois participantes interagem. Uma desvantagem de permitir que os membros interajam entre si fora do grupo é que os relacionamentos entre eles podem se desenvolver fora da arena pública do grupo. Assim, muitas vezes, as tensões dialéticas entre um participante e outro não serão evidentes aos líderes ou a outros membros do grupo. A sobreposição e a interface com esses dois níveis, por assim dizer, é um terceiro conjunto de tensões dialéticas entre cada indivíduo e seu ambiente único e exclusivo – um contexto trazido à situação do tratamento via memória de longo prazo.

Os líderes do grupo devem estar cientes das múltiplas tensões que incidem sobre uma sessão do treinamento de habilidades em qualquer momento específico. Manter o equilíbrio terapêutico e mover o equilíbrio em direção à reconciliação e ao crescimento são as tarefas dos treinadores de habilidades. Aqui, é essencial que cada treinador recorde que também é um membro do grupo – e o mesmo acontece na tensão dialética com o grupo como um todo, com o outro líder e com cada membro individual.

Obviamente, aqui, a estrutura dialética necessária é um sistema dinâmico e aberto. O sistema inclui não só os membros presentes, mas também todas as influências externas que forem trazidas às sessões do grupo, por meio da memória de longo prazo e de padrões comportamentais estabelecidos. Essa estrutura dialética vai ajudar os líderes do grupo a evitar o erro de sempre interpretar o comportamento dos membros do ponto de vista de um sistema fechado, que pressupõe que todas as respostas são uma reação direta aos eventos que ocorrem nas sessões. É bem mais comum, no entanto, que as atividades em grupo ou os fatos precipitem a recordação de fatos que aconteceram fora das sessões. Com frequência, pacientes com desregulação emocional são bastante incapazes de separar o processamento cognitivo de eventos muito estressantes, de se concentrar em uma única coisa de cada vez e de parar de ruminar os problemas. Ao mesmo tempo, também é um equívoco dos líderes nunca atribuir o comportamento do paciente aos fatos que ocorrem na sessão. Os líderes devem estar em sintonia com essa tensão dialética entre os eventos influentes.

O segundo nível de foco dialético é ensinar e prover modelação do pensamento dialético como um substituto para o pensamento dicotômico, do tipo "tudo ou nada". É importante tanto para os líderes quanto para os colíderes ter destreza em um leque de técnicas dialéticas.

Estratégias dialéticas específicas

Estratégias dialéticas são descritas em linguagem simples nas fichas de habilidades sobre dialética (Fichas de efetividade interpessoal 15 e 16), e todas as estratégias dialéticas são descritas minuciosamente no Capítulo 7 do principal texto da DBT. Embora os treinadores possam usar todas as estratégias dialéticas em uma ou outra ocasião, algumas delas são particularmente úteis no treinamento de habilidades.

As estratégias dialéticas mais comuns em DBT são as narrativas de histórias e as metáforas. As notas de ensino para cada habilidade (Caps. 6-10) fornecem alguns exemplos, mas estão longe de esgotar o assunto. Por exemplo, no comecinho do treinamento de habilidades, surge a oportunidade para introduzir o paradoxo de que todo mundo está fazendo o seu melhor e, simultaneamente, todo mundo precisa se esforçar para fazer melhor ainda. Aqui, introduzir o paradoxo exige que os treinadores se abstenham de fornecer explicações racionais; com o objetivo de alcançar o entendimento e se mover rumo à síntese das polaridades, cada pessoa precisa resolver o dilema por si.

Fazer o papel de advogado do diabo é outra estratégia fundamental. O treinador apresenta uma proposição, que é uma versão extrema de uma das próprias convicções disfuncionais do paciente, e, em seguida, faz o papel de advogado do diabo para combater as tentativas do indivíduo de refutar a declaração ou regra extrema. É uma importante estratégia para ajudar os pacientes a abrir mão de mitos ineficazes sobre as emoções e sobre o uso das habilidades interpessoais. Quase todo e qualquer desastre ou crise torna-se uma oportunidade de praticar não só habilidades em especial, mas também a estratégia de fazer do limão uma limonada (ou seja, encontrar o que há de positivo em uma situação negativa).

Como já observei no Capítulo 2 deste manual, conduzir um grupo aberto (em vez de fechado) oferece a oportunidade de permitir a mudança natural – outra estratégia dialética. A dialética é de importância crucial nas duas características principais do treinamento de habilidades: avaliar o uso das habilidades e ensinar novas habilidades. Avaliar dialeticamente envolve a abertura para estar equivocado em uma análise e compreender as dificuldades dos pacientes com as habilidades. É nunca deixar de fazer a pergunta: "Estamos deixando algo de fora aqui?". Um contexto de grupo, em particular, oferece um ambiente rico para demonstrar a futilidade de abordar a solução de problemas com um conjunto cognitivo "certo *versus* errado". Não importa o quão brilhante a solução para um determinado problema possa ser, é sempre possível que um membro do grupo pense em outra estratégia igualmente eficaz. E cada solução de problemas tem seu próprio conjunto de limitações; ou seja, sempre existe o "outro lado da moeda". É extremamente importante que os líderes do grupo não empreendam um combate na tentativa de provar que as habilidades que estão sendo ensinadas são a maneira certa de lidar com todas as situações, ou até mesmo com qualquer situação particular. Embora as habilidades possam ser muito eficazes para determinados fins, elas não são mais "certas" do que outras abordagens. Assim, a tarefa dos líderes é repetir a pergunta: "Como todos podemos estar certos e como podemos testar a efetividade das nossas estratégias?".

Tensões dialéticas típicas

Sentimentos e crenças versus mente sábia

A estratégia da "mente sábia" é a primeira habilidade central de *mindfulness* ensinada (ver Cap. 7) e deve ser incentivada ao longo de todo o treinamento de habilidades. Quando um paciente faz uma afirmação que representa um estado emocional ou um sentimento (p. ex., "Eu me sinto gordo(a) e sem graça"), como se esse estado de sentimentos fornecesse informações sobre a realidade empírica ("Sou gordo(a) e sem graça"), às vezes, funciona apenas indagá-lo: "Neste momento, não estou interessado no que você acredita ou pensa. Estou interessado no que você sabe que é verdade em sua mente sábia. O que você sabe que é verdade? O que a mente sábia diz que é verdadeiro?". Cria-se uma tensão dialética entre o que o paciente acredita na "mente emocional" e aquilo que ele considera verdade ("mente racional"); a síntese é o que ele considera verdadeiro na mente sábia. Claro, é fácil abusar do impulso para empurrar para a mente sábia, em especial quando um treinador a confunde com aquilo que ele mesmo pensa ser verdadeiro. Isso pode ser particularmente difícil quando o treinador supervaloriza a sabedoria de seus próprios conhecimentos ou opiniões. O valor da humildade terapêutica jamais pode ser exagerado. Quando essas divergências surgem, a tarefa do treinador é perguntar: "O que não está sendo observado na minha própria posição?", e, ao mesmo tempo, procurar uma síntese. Na DBT, uma das principais funções da equipe de consultoria é proporcionar um equilíbrio para a arrogância que pode facilmente acompanhar a poderosa posição de um terapeuta ou treinador.

Estar disposto versus falta de disposição

A tensão entre "estar disposto" e a "falta de disposição" é importante no treinamento de habilidades. Embora eu discuta isso mais plenamente no Capítulo 10 deste manual, a tensão essencial se dá entre responder a uma situação em termos de o que esta exige (estar disposto) e responder de forma a resistir ao que ela exige ou responder levando em conta as próprias necessidades, e não as da situação (falta de disposição). Assim, a falta de disposição engloba tanto tentar "consertar" a situação quanto sentar passivamente de braços cruzados, recusando-se a dar qualquer resposta.

Muitas formas dessa tensão podem surgir durante o treinamento de habilidades. Uma forma essencial emerge no contexto do grupo, quando os líderes estão interagindo com um membro ou com o grupo como um todo, e o participante ou o grupo está se afastando e se recusando a interagir. A tensão está entre a tentativa dos líderes de influenciar o membro ou o grupo e permitir que eles próprios sejam influenciados em contrapartida. A questão essencial, formulada de modo um tanto mais direto, seria: até que ponto os líderes devem tentar, e até que ponto o participante ou o grupo como um todo deve resistir? O uso dos termos "falta de disposição" (*willfulness*) e "estar disposto" (*willingness*) pode ser muito útil neste dilema. Em muitas ocasiões, me flagrei discutindo com um paciente sobre quem está em uma postura de falta de disposição. Sou eu, o paciente ou os dois? Claro, a resposta a essa questão gira em torno do que é necessário na situação, e é nesse ponto que a habilidade se torna importante. Porém, é também uma questão de perspectiva ou enfoque dialético. Os líderes devem ter em mente as necessidades do membro ou do grupo no momento e no longo prazo – conforto atual *versus* ganho futuro – e equilibrar essas metas respectivas. Se esse equilíbrio for perdido, então os líderes correm perigo de entrarem em uma posição de falta de disposição. É muito fácil travar uma disputa de poder com os membros do grupo, na qual as necessidades dos líderes de fazer progressos, se sentirem eficazes ou de criarem uma atmosfera mais confortável entram em conflito com as necessidades dos participantes.

O problema da falta de disposição *versus* estar disposto torna-se mais evidente quando um treinador de habilidades tenta conciliar as necessidades de um indivíduo com aquelas do grupo como um todo. Isso ocorre mais comumente quando um membro se recusa a interagir, é hostil ou se comporta de forma a influenciar o humor, o conforto e o progresso do grupo inteiro. Na minha experiência, essa ameaça ao bem do grupo pode provocar a tendência de o treinador de habilidades se mostrar com falta de disposição. Aqui, em geral, a tensão está entre dois tipos de falta de disposição. Por um lado, um treinador pode estar obstinado em controlar ou criticar ativamente o membro que manifesta as condutas que interferem diretamente no grupo ou o seu comportamento. Muitas vezes, os participantes são singularmente desprovidos de habilidades para lidar com o afeto negativo; por isso, quando um membro cria conflitos, outros podem se afastar ou distanciar. À medida que o humor do grupo se torna cada vez mais tenso ou sem esperança, o treinador de habilidades naturalmente deseja revertê-lo; assim, empreende a tentativa de controlar o paciente que iniciou o conflito. Em contraste, o treinador de habilidades pode igualmente apresentar falta de disposição, ao ignorar o conflito e o humor tenso e responder de forma passiva. A passividade, neste caso, na prática, se disfarça de atividade, uma vez que ignorar a tensão geralmente se manifesta com o treinador continuando a alongar e agravar o conflito.

A síntese da falta de disposição de cada lado é estar disposto. É de importância crucial lembrar que, não importa o quão adverso possa ser o comportamento do paciente, a falta de disposição não pode ser combatida com a falta de disposição. Assim, é fundamental que os treinadores de habilidades respondam à falta de dispoição com estar disposto. Por exemplo, muitas vezes, constatei ser útil perguntar (em voz suave) a um paciente que parece com falta de disposição: "Por acaso, agora está se sentindo com falta de disposição para colaborar?". Se ele responde que sim, eu costumo indagar: "Quanto tempo você acha que vai estar com falta de disposição?". Com ou sem resposta, eu "permito" que o indivíduo mantenha a falta de disposição e só peço que me avise quando a disposição retornar. Com adolescentes que estão com falta de disposição no treinamento de habilidades, costumo perguntar: "Hum, por acaso você está em greve?". Se a resposta for sim, digo "Ok" e continuo com o restante do grupo.

Mocinho contra vilão

Em um contexto de grupo, manter os participantes trabalhando em conjunto, de modo colaborativo, costuma ser dificílimo para os líderes. As variações nos humores dos membros individuais quando chegam para uma sessão, bem como as reações aos acontecimentos durante o encontro, podem exercer enorme efeito na postura de estar disposto de qualquer indivíduo para trabalhar de modo colaborativo durante uma reunião do grupo em particular. Não é atípico que talvez um grupo inteiro "não esteja no clima" para trabalhar em uma reunião específica. Quando isso acontece, os líderes devem continuar a interagir com os membros do grupo na tentativa de fazê-los colaborar juntos outra vez. No entanto, essa tentativa de interagir é, muitas vezes, encarada pelos participantes como "forçar a barra", e o líder que faz o trabalho (geralmente, o líder principal do grupo) é encarado como "vilão". Em geral, neste momento, é útil que o colíder valide a experiência dos membros do grupo. À medida que são exigidos pelo líder principal, eles muitas vezes não só se retraem, mas tornam-se mais rígidos em sua recusa a interagir. A validação do colíder pode reduzir o afeto negativo e melhorar a capacidade dos membros do grupo para trabalhar. Quando isso ocorre, o colíder pode ser visto como o "mocinho". Assim, a tensão dialética se constrói entre os líderes. Esse cenário está intimamente relacionado com o conceito psicodinâmico de "dissociação".

O perigo é que os líderes se permitam ser "dissociados", por assim dizer, agindo como unidades independentes, em vez de um todo coeso. Isso é mais provável de acontecer se qualquer um dos líderes começar a enxergar a sua posição como "certa" e a posição do outro como "errada". Tão logo isso acontece, os líderes se distanciam um do outro e perturbam o equilíbrio que poderia ocorrer. Isso não passará despercebido, porque os participantes observam de perto a relação entre os líderes. Costumo me referir ao treinamento de habilidades em grupo como uma recriação que ocorre em jantares em família. A maioria dos membros tem muitas experiências de conflitos mal resolvidos e batalhas ocorrendo nesses jantares. O treinamento de habilidades em grupo é uma oportunidade para experimentar uma totalidade na resolução do conflito. A capacidade dos líderes de conter a dialética em seu relacionamento – de permanecer unidos e coesos, mesmo ao adotarem papéis diferentes – é essencial para essa aprendizagem. Claro, ser o "mocinho" pode ser muito confortável, e ser o "vilão" pode ser desconfortável. Assim, é preciso uma boa dose de habilidade e de segurança em si para o líder principal assumir o papel do "vilão". (Aqui, é preciso observar que nem sempre é o líder principal que encarna o "vilão"; às vezes, qualquer um dos líderes pode assumir esse papel.)

Outra tensão dialética que pode ser construída é aquela que ocorre entre os líderes do treinamento de habilidades e os psicoterapeutas individuais dos pacientes. Aqui, os treinadores podem tanto ser os "mocinhos" quanto os "vilões", e os terapeutas individuais podem exercer o papel correspondente. Na minha experiência, durante o primeiro ano de um programa de tratamento em DBT *standard*, os treinadores de habilidades são mais frequentemente os "vilões", e os terapeutas individuais, os "mocinhos"; porém, em certas ocasiões, os papéis são trocados. Na verdade, esse é um dos grandes trunfos de separar o treinamento de habilidades da terapia individual em DBT: permite que o paciente tenha um "vilão" e um "mocinho" simultaneamente. Assim, o indivíduo, muitas vezes, é capaz de tolerar sua permanência na terapia mais facilmente.

Muitas vezes, a função do "mocinho" é manter o paciente em terapia enquanto ele resolve os conflitos com o "vilão". Muitos indivíduos com desregulação emocional não têm a experiência de sustentar um relacionamento doloroso tempo o suficiente para solucionar um embate e, em seguida, experimentar o reforço da resolução de conflitos. A DBT, portanto, talvez ofereça um contexto único no qual isso pode ser conseguido. Em certo sentido, os pacientes têm sempre um consultor benigno para ajudá-los a lidar com os conflitos com os outros terapeutas. O ingrediente essencial é que, seja lá quem for o "mocinho", ele deve sempre ser capaz de analisar as relações terapêuticas como um todo, em vez de resumi-las em situações de "certo *versus* errado" e "mocinho *versus* vilão". É a capacidade dos treinadores de habilidades de analisar esses relacionamentos como um todo que enfim permitirá a seus pacientes aprender como fazer o mesmo. À medida que os treinadores modelam o equilíbrio, eles aprenderão a se equilibrar.

Conteúdo versus processo

Conforme observado anteriormente, as questões processuais não são abordadas sistematicamente durante o treinamento de habilidades em grupo, exceto quando o processo negativo ameaça destruir o grupo. Para isso correr de modo tranquilo, é fundamental que os treinadores orientem os participantes sobre a diferença entre um grupo de treinamento de habilidades e um grupo de processo terapêutico. Muitas vezes, aqueles que estiveram neste último têm dificuldades com o conceito de aprender habilidades *versus* discutir e trabalhar em processos interpessoais. Quando os conflitos interpessoais surgem em um grupo, ou as emoções tornam-se tão desreguladas que é difícil fazer progressos, de imediato surge uma tensão entre a decisão de prosseguir com o conteúdo de ensino *versus* a decisão de parar e dar atenção ao processo no grupo.

Dar atenção ao processo pode ser dificílimo, em especial quando os pacientes sofrem de desregulação grave. Em geral, esses indivíduos não suportam mais do que poucos minutos de processo. O perigo é um conflito se iniciar em uma sessão e não ser solucionado, porque os participantes se retiram ou a sessão termina. Quando isso acontece e o conflito for sério, os líderes do treinamento de habilidades talvez precisem gastar tempo conversando com os pacientes individualmente para ajudá-los a equacionar as questões. Se possível, é melhor deixar essas discussões para o intervalo da sessão, para depois do encontro, por telefone entre as sessões (se o conflito for grave) ou para antes do próximo encontro. Para salientar que essas discussões não se tratam de terapia individual, eu as conduzo no corredor – ou, se for necessário entrar em uma sala para conversar, deixo a porta aberta. Em contrapartida, se apenas o conteúdo é atendido sem qualquer atenção ao processo, o grupo pode acabar se rompendo. Em especial, isso acontece quando os líderes foram incapazes de estabelecer a norma de chegar pontualmente ao treinamento de habilidades em grupo, de fazer as tarefas, de prestar atenção nas sessões do grupo e de tratar os outros com respeito. Nesses casos, manter o equilíbrio entre conteúdo e processo é essencial.

Na minha experiência, alguns líderes do treinamento de habilidades têm mais facilidade com o conteúdo e preferem ignorar o processo, enquanto outros líderes se dão bem com o processo e preferem ignorar o conteúdo. É raro que um líder considere uma tarefa fácil encontrar esse equilíbrio crucial. Talvez a chave seja reconhecer que os indivíduos com baixa tolerância ao mal-estar se esforçam para tornar confortável todo e qualquer momento. Sua incapacidade de controlar o desconforto e de se dedicar a uma tarefa impõe um formidável obstáculo para continuar com o conteúdo quando as questões de processo estiverem em primeiro plano. Descobrimos que é sempre necessário perseverar. Em geral, perseverar exige que os treinadores ignorem algumas ou até mesmo a maioria das questões de processo e respondam como se os pacientes estivessem colaborando, mesmo quando não estiverem. É um equilíbrio delicado que só pode ser dominado com a experiência.

Seguir as regras versus reforçar a afirmação

Como observado no Capítulo 3 deste manual, o treinamento de habilidades em DBT tem algumas regras. Elas não são insignificantes, e algumas devem ser inequívocas e inabaláveis. Ao mesmo tempo, uma meta principal em DBT é ensinar as habilidades interpessoais, inclusive a capacidade de serem assertivos. Se os treinadores de habilidades estiverem fazendo direito o seu trabalho, ao longo do tempo, surge uma tensão entre manter as regras (independentemente das afirmações e dos pedidos dos pacientes para o contrário) e reforçar as crescentes habilidades de assertividade dos pacientes por meio de contornar as regras ao solicitar de forma adequada. É essencial a habilidade de equilibrar entre "ceder" e "não ceder". Aqui, a atitude dos treinadores de flexibilidade compassiva deve ser equilibrada com inabalável autoconfiança (qualidades discutidas no Cap. 4 do principal texto da DBT).

É necessário que os treinadores de habilidades pensem com clareza. Ceder apenas por ceder é tão rígido quanto manter as regras de modo incondicional. Contudo, o simples fato de o paciente solicitar, de maneira adequada, que uma regra seja contornada ou rompida não é o suficiente para a recompensa. Claramente, solicitações adequadas nem sempre recebem uma resposta favorável no mundo real. De fato, um dos principais equívocos de muitos indivíduos tratados por mim é que, se solicitarem de modo adequado, o mundo sempre lhes dará (ou deveria dar) o que precisam ou querem. Aprender a lidar com o fato de que isso nem sempre acontece é essencial para o crescimento, bem como um dos objetivos do treinamento da tolerância ao mal-estar (ver Cap. 10 deste manual). Em contrapartida, a tentativa de ensinar essa lição fundamental não deve ser confundida com recusas arbitrárias a fazer exceções quando a situação as exige. Outra vez, a noção de estar disposto pode ser encarada como a síntese e, assim, como o caminho a ser seguido pelos treinadores.

Estar disposto, no entanto, exige clareza por parte dos treinadores de habilidades. A clareza necessária tem a ver com as metas finais da terapia para um membro individual (ou para o grupo) e os meios para alcançá-las. A tensão mais frequente é aquela que se dá entre manter o conforto atual e aprender a lidar com o desconforto. Os treinadores de habilidades devem levar em conta esses dois objetivos para chegar a uma decisão sobre qual é a resposta mais efetiva para um comportamento assertivo do paciente.

É claro que a tarefa é facilitada quando os treinadores conseguem encarar a emergente assertividade do indivíduo como progresso, em vez de ameaça. No entanto, a vida torna-se bem mais difícil para os treinadores quando os pacientes começam a interagir como pares, em vez de como "pacientes". O relacionamento hierárquico entre terapeutas e pacientes que, muitas vezes, existe na terapia está ameaçado quando os pacientes fazem progressos. À medida que os treinadores conseguirem se deleitar com as habilidades emergentes dos pacientes para superá-los com raciocínios e atos, o progresso da terapia será aprimorado, e não ameaçado. O essencial em um contexto de grupo é respeitar o ponto de vista dos outros membros. Também é essencial para os treinadores reconhecer quando topam com uma muralha de tijolos que vai ser insuperável, sejam quais forem seus esforços. Nessas ocasiões, às vezes, estar disposto para contornar as regras e concordar com a solicitação assertiva de um paciente pode mudar radicalmente a natureza da relação terapêutica.

O uso de dois líderes na condução do tratamento em grupo oferece vias novas para a criação da dialética, como observado anteriormente. Em essência, o estilo de cada líder pode funcionar como um elemento na oposição dialética. Por exemplo, pode ser usada a estratégia do "policial bom e do policial mau", na qual um líder centra-se no conteúdo enquanto o outro se foca no processo. Ou um líder pode ajudar o outro e um membro do grupo a sintetizar uma tensão ou um conflito. Enquanto um líder apresenta um lado do todo, o outro apresenta sua contraparte.

ESTRATÉGIAS CENTRAIS: VALIDAÇÃO E SOLUÇÃO DE PROBLEMAS

Validação

As estratégias de validação (representam a estratégia central de aceitação) são essenciais à DBT. Conforme observado anteriormente, foi a necessidade de combinar a validação – um conjunto de estratégias de aceitação – com a solução de problemas e outras estratégias de mudança que me levou a desenvolver uma "nova" versão da terapia cognitiva e comportamental. A solução de problemas deve ser entrelaçada com a validação. Como na DBT individual, as estratégias de validação são utilizadas em todas as sessões do treinamento de habilidades em DBT. Elas envolvem uma atitude não julgadora e a busca contínua pela validade essencial das respostas de cada paciente (e, em um contexto de grupo, aquelas do grupo como um todo). Nos grupos de habilidades, tanto os líderes quanto o grupo como um todo funcionam como o polo oposto aos ambientes invalidantes comumente experimentados por indivíduos com desregulação emocional.

A primeira tarefa geral na validação durante o treinamento de habilidades é ajudar os pacientes a observar e descrever com exatidão suas próprias emoções, seus pensamentos e seus padrões comportamentais abertos. Boa parte do treinamento de habilidades comportamentais em DBT – em particular, o treinamento em *mindfulness* – visa exatamente a isso. Em segundo lugar, os treinadores comunicam empatia com o tom emocional dos pacientes, indicam compreensão de (embora não necessariamente concordância com) suas crenças e expectativas e/ou tecem observações claras sobre seus padrões de ação comportamental. Em outras palavras, os profissionais observam e descrevem o comportamento com exatidão. Em terceiro lugar, e mais importante ainda, os treinadores comunicam que as respostas emocionais, as crenças/expectativas e os comportamentos públicos dos pacientes são compreensíveis e fazem sentido no contexto de suas vidas e no seu momento atual. É particularmente importante que os treinadores de habilidades validem tanto os comportamentos governados por regras quanto aqueles que se encaixam nos fatos das situações dos pacientes. Em cada exemplo, os treinadores procuram a pepita de ouro na taça de areia – a validade naquela resposta que, caso não houvesse, seria muito disfuncional. Esse é o inverso da abordagem do ambiente invalidante. Os componentes da validação estão esboçados na Figura 5.2 e são discutidos a seguir – e com mais profundidade nas Fichas de efetividade interpessoal 17 e 18, bem como no Capítulo 8 do principal texto da DBT.

No treinamento de habilidades individual ou em grupo, é necessária uma motivação quase constante. Aqui, o maior problema dos treinadores provavelmente será manter a energia necessária para persuadir, incitar, convencer e motivar o vagaroso movimento dos pacientes na adoção de comportamentos novos e mais habilidosos. As tensões entre "Não posso; não vou" e "Você pode; você deve" podem exaurir as forças até mesmo do mais bem-disposto treinador. Cada líder de grupo deve contar com o outro para "dar uma injeção de ânimo" se estiver perdendo o fôlego ou quando precisar ser resgatado de um diálogo de falta de disposição com os membros.

É igualmente importante no treinamento de habilidades em grupo suscitar e reforçar a validação entre si. A capacidade de validar os outros é uma das habilidades ensinadas no módulo de efetividade interpessoal. Os indivíduos com desregulação emocional grave muitas vezes são excelentes em sua capacidade de se solidarizar com os demais e de validar uns aos outros. Também são capazes de respostas altamente julgadoras. (Em alguns grupos, isso pode se tornar um problema especial se a desaceleração, no fim da sessão, incluir observações individuais.) Talvez eles achem muito difícil entender e validar padrões emocionais não vivenciados, padrões de pensamento com os quais não estão familiarizados e comportamentos que eles não exibiram. A minha experiência, no entanto, é que os membros do grupo fazem o possível para validar uns aos outros, e que o maior problema é os líderes retirarem as observações críticas feitas por eles do que conseguirem extrair observações que possam fornecer *feedback* valioso aos outros. Paz a qualquer custo – um objetivo típico em alguns ambientes invalidantes – não deve ser a norma no treinamento de habilidades em grupo. Outros pacientes, é claro, preferem nenhuma paz a qualquer custo; novamente, uma dialética emerge.

Nas sessões do treinamento de habilidades em grupo, validação significa que os líderes devem sempre salientar a verdade inerente nos comentários dos pacientes e nas experiências do grupo e, simultaneamente, demonstrar os pontos de vistas contraditórios. O conflito no âmbito do grupo ou entre um membro individual e um líder é tratado validando-se ambos os lados do conflito e chegando a uma resolução que encontra a síntese dos dois pontos de vista, em vez de invalidar um ou outro.

Um guia de "como fazer" a validação

A essência da validação é a seguinte: os treinadores de habilidades comunicam aos pacientes que suas respostas fazem sentido e são compreensíveis dentro do contexto atual de suas vidas ou situações. Os treinadores ativamente os aceitam e lhes comunicam essa aceitação. As respostas dos pacientes são levadas a sério, e não desdenhadas ou banalizadas. As estratégias de validação exigem que os treinadores de habilidades busquem, reconheçam e reverberem a validade inerente nas respostas que os pacientes e/ou o grupo todo dão aos fatos. Com crianças indisciplinadas, os pais têm de "pegá-las em flagrante sendo boazinhas", com o objetivo de reforçar esse comportamento; da mesma forma, os treinadores de habilidades têm de revelar a validade nas respostas dos pacientes, às vezes, amplificá-la e, então, reforçá-la.

É importante realçar duas coisas aqui. Primeiro, a validação significa reconhecer aquilo que é válido. Não significa "transformar" em válido. Tampouco significa validar aquilo que é inválido. Os treinadores de habilidades observam, experimentam e afirmam, mas não criam a validade. Segundo, "válido" não é sinônimo de "científico". A ciência pode ser uma maneira de determinar o que é válido, lógico, sólido em princípios e/ou apoiado pela autoridade geralmente aceita. No entanto, uma autêntica experiência ou apreensão de fatos privados também é uma base para reivindicar a validade – pelo menos, quando for semelhante às experiências de outros ou quando estiver de acordo com outros fatos mais observáveis.

A validação pode ser considerada em qualquer um dos seis níveis. Cada nível é correspondentemente mais completo que o anterior, e cada um depende dos anteriores. Tomados como um todo, eles são definidores da DBT e necessários em cada interação com o paciente. Descrevi esses níveis em mais minúcia em uma publicação de 1997.[1]

- *No Nível 1 de validação, os treinadores de habilidades ouvem e observam o que os pacientes estão dizendo, sentindo e fazendo.* Também fazem esforços ativos correspondentes para entender o que está sendo dito e observado. A essência dessa etapa é que tanto o líder quanto o colíder das habilidades fiquem ligados e interessados, prestando atenção ao que os pacientes dizem e fazem no momento atual. Os treinadores percebem as nuanças da resposta na interação. A validação de Nível 1 comunica que o paciente *per se*, bem como a presença, as palavras e as respostas dele na sessão, têm a "força capaz de atrair atenção séria e [em geral] aceitação".[2] Embora os dois treinadores estejam encarregados da validação de Nível 1, prestar atenção às nuanças das respostas de todos os componentes do grupo é uma responsabilidade especial do colíder, conforme observado no Capítulo 2.

- *No Nível 2 de validação, os treinadores de habilidades repercutem com exatidão aos pacientes os próprios sentimentos, pensamentos, pressupostos e comportamentos desses indivíduos.* Os treinadores transmitem compreensão por meio da audição daquilo que os pacientes disseram e da observação daquilo que eles fazem e da maneira como respondem. A validação de Nível 2 sanciona, empodera e autentica que cada indivíduo é o que realmente é. No Nível 2, os treinadores de habilidades estão se certificando da exatidão de suas reflexões e estão sempre dispostos a abandonar seu entendimento prévio em favor de um entendimento novo.

- *No Nível 3 de validação, os treinadores de habilidades articulam o não verbalizado.* Os treinadores comunicam a compreensão de aspectos da experiência e da resposta dos pacientes a eventos que não foram comunicados diretamente. Os treinadores "fazem a leitura mental" das razões para o comportamento dos indivíduos e descobrem como estes se sentem e o que estão desejando, pensando ou fazendo, só por saber o que aconteceu. Os treinadores de habilidades conseguem estabelecer o elo entre os comportamentos e os eventos que os precipitam sem receberem quaisquer informações sobre os comportamentos em si. Os treinadores também articulam as emoções e os significados que os pacientes não expressaram. A validação de Nível 3 é a mais importante na revisão das tarefas e na resposta às dificuldades dos pacientes em aprender, aceitar ou praticar as novas habilidades.

- *No Nível 4, o comportamento é validado em termos de suas causas.* A validação, aqui, baseia-se na noção de que todo comportamento é causado por eventos que ocorrem ao longo do tempo; assim, em princípio, é compreensível. Os treinadores de habilidades validam (não confundir essa validação com "aprovar" ou "desculpar") o comportamento dos pacientes, mostrando que ele é causado pelos eventos passados. Mesmo que talvez não estejam disponíveis informações para determinar todas as causas relevantes, os sentimentos, os pensamentos e as ações dos indivíduos fazem todo o sentido no contexto das suas experiências atuais, fisiologia e vidas até o momento. No mínimo, o que "é" sempre pode ser justificado em termos de causas suficientes; ou seja, o que é "deveria ser", no sentido de que aconteceu tudo que era necessário para que o fato ocorresse.

- *No Nível 5, os treinadores de habilidades validam em termos do contexto atual ou do funcionamento normativo.* Os treinadores de habilidades comunicam que o comportamento é justificável, sensato, bem fundamentado, significativo e/ou eficaz em termos dos eventos atuais, do funcionamento normativo biológico e/ou dos principais objetivos de vida dos pacientes. Os treinadores procuram e reverberam a sabedoria ou a validade das respostas dos indivíduos (e, muitas vezes, do grupo como um todo) e comunicam que elas são compreensíveis. Os treinadores de habilidades descobrem os fatos relevantes no ambiente atual que apoiam os comportamentos dos pacientes. A disfunção destes não cega os treinadores àqueles aspectos de padrões de resposta que possam ser tanto sensatos quanto adequados ao contexto. Assim, os profissionais buscam as respostas dos pacientes para sua sensatez inerente (e também comentando sobre a disfunção inerente de vários aspectos dessas respostas, se necessário).

- *O Nível 6 de validação exige autenticidade radical por parte dos treinadores de habilidades.* A tarefa é reconhecer cada pessoa como ela é; ver e responder aos pontos fortes e às capacidades do paciente; e, ao mesmo tempo, manter uma compreensão firme e solidária de suas reais dificuldades e incapacidades. Os treinadores de habilidades acreditam em cada indivíduo e na capacidade dele de mudar e buscar os principais objetivos de vida, assim como acreditam em um amigo ou familiar. Os treinadores respondem ao paciente como uma pessoa que tem o mesmo *status*, que merece o mesmo respeito. A validação no nível mais alto é a do indivíduo "como ele é". Os treinadores de habilidades enxergam mais do que o papel – mais que um "paciente" ou um "transtorno". O Nível 6 de validação é o oposto de tratar um indivíduo de maneira condescendente ou como se ele fosse excessivamente frágil. É responder a ele como se fosse capaz de comportamento efetivo e sensato, em vez de supor que é um inválido. Enquanto os Níveis de 1 a 5 representam etapas sequenciais na validação de um tipo, o Nível 6 representa mudança tanto em nível quanto em tipo.

Duas outras formas de validação também devem ser mencionadas aqui:

- *As estratégias de motivação* (*cheerleading*) constituem uma forma adicional de validação e consistem nas principais táticas para combater a passividade ativa e as tendências em direção à desesperança em vários pacientes com desregulação emocional grave. Na motivação, os treinadores de habilidades comunicam a convicção de que os pacientes estão fazendo o seu melhor e validam a capacidade deles de, enfim, superar suas dificuldades (esse tipo de validação que, se não manejado com cuidado, pode invalidar simultaneamente as percepções de desesperança). Além disso, os treinadores expressam uma convicção no relacionamento terapêutico, oferecem tranquilidade e destacam qualquer evidência de melhoria. No âmbito da DBT, a motivação é usada em cada interação terapêutica. Embora a motivação ativa deva ser reduzida à medida que os pacientes aprendem a confiar e validar a si próprios, as estratégias de motivação continuam sendo o ingrediente essencial de uma forte aliança terapêutica.
- *A validação funcional* é ainda outra forma utilizada habitualmente em DBT. É uma validação não verbal ou comportamental, que, às vezes, pode ser mais eficaz do que a verbal. Por exemplo, se um treinador de habilidades deixa cair um bloco de 25 kg no pé do paciente, seria considerado invalidante se a resposta do treinador fosse apenas falar: "Uau, estou vendo que isso dói para valer! Você deve estar sentindo muita dor". A validação funcional implicaria o treinador remover o bloco do pé do indivíduo. Consulte, no Capítulo 8 do principal texto da DBT, mais conteúdo sobre validação.

Solução de problemas

Algumas das principais estratégias de solução de problemas foram discutidas no Capítulo 4 (análise comportamental, *insight*, estratégias didáticas, análise da solução e estratégias de orientação/comprometimento). Nesta seção, eu reviso vários procedimentos adicionais e importantes da solução de problemas, conforme descritos na Figura 5.2: manejo de contingências, procedimentos baseados em exposição e reestruturação cognitiva. Todos esses procedimentos visam à mudança e são componentes básicos de todas as principais abordagens da terapia cognitiva e comportamental. É importante não só que os terapeutas sejam aptos a usar esses procedimentos, mas também que os pacientes os conheçam. Elementos de cada procedimento foram traduzidos na forma de habilidades em DBT. Os procedimentos de manejo de contingências são ensinados no módulo de efetividade interpessoal (Cap. 8, seção XVII; ver também as Fichas de efetividade interpessoal 20 a 22). A habilidade da ação oposta (Fichas de regulação emocional 9 a 11) baseia-se em procedimentos de exposição cuja eficácia é conhecida há muito tempo como tratamento para fobias e outros quadros de ansiedade. Em DBT, esses princípios foram ampliados para aplicação em todas as emoções cuja desregulação gere problemas. A habilidade de verificar os fatos (Fichas de regulação emocional 8 e 8A) é uma tradução da reestruturação cognitiva em uma habilidade. Esses procedimentos também são abordados no Capítulo 10 do principal texto da DBT.

Procedimentos de manejo de contingências

Cada resposta no âmbito de uma interação interpessoal é potencialmente um reforço, uma punição ou uma não apresentação ou remoção do reforço. O "manejo de contingências" é a provisão das consequências para comportamentos específicos, visando a aumentar ou manter aqueles que são desejados e diminuir os indesejados. Embora as consequências naturais sejam preferidas (ver a seguir), muitas vezes, não ocorrem com frequência e prontidão suficientes para que sejam eficazes e consigam mudar os padrões comportamentais do paciente. Assim, o manejo de contingências exige que os treinadores de habilidades organizem o seu comportamento estrategicamente, de modo a reforçar os comportamentos que representam progressos e punir ou extinguir aqueles que são inábeis ou mal-adaptativos.

A orientação para o manejo de contingências no treinamento de habilidades começa na primeira sessão. Quando as regras do treinamento de habilidades em DBT são introduzidas no primeiro encontro de orientação, as principais contingências terapêuticas são discutidas. No entanto, apenas duas regras envolvem contingências claras: faltar a quatro semanas consecutivas de sessões do treinamento de habilidades programadas ou não comparecer à reunião com o terapeuta individual da DBT por quatro sessões consecutivas programadas (se o paciente estiver na DBT *standard*) ou conforme necessário pelo programa das habilidades específico (se ele estiver em um tratamento não DBT) resultarão no término da terapia. Não existem contingências claramente determinadas para a violação de outras regras. Na minha experiência, nunca é uma boa ideia dizer aos pacientes que eles serão afastados do treinamento de habilidades se descumprirem as outras regras. Porém, existem consequências contingentes. As principais são a desaprovação do treinador e/ou do membro, a atenção do líder e do grupo ao descumprimento da regra e mais distância interpessoal.

A ideia básica no manejo de contingências é a de que o comportamento funcional adaptativo do indivíduo resulta em reforço, enquanto o mal-adaptativo negativo resulta tanto em consequências aversivas quanto em consequências não discerníveis, que poderiam reforçar o comportamento. Um "reforçador", por definição, é qualquer consequência que aumente a probabilidade de o comportamento ocorrer novamente.* "Extinção" é reduzir a probabilidade de ocorrência de determinado comportamento pela remoção do(s) reforçador(es) comportamental(is). "Punição" é qualquer consequência comportamental que diminui a probabilidade da recorrência do comportamento.

Aplicando contingências de reforço

Conforme observado, *qualquer* consequência que aumenta a probabilidade de um comportamento é um reforçador. O ponto mais importante é não supor que qualquer resposta particular a um comportamento do paciente seja um reforço positivo sem verificar. Por exemplo, em nossa clínica, não só usamos adesivos como reforçadores para fazer as tarefas das habilidades e pontualidade, mas também deixamos os participantes nos dizer quais adesivos eles querem e monitoramos se isso está funcionando para aumentar e manter os comportamentos-alvo. Encomendar uma pizza

para o grupo se todos os membros estiverem presentes, por exemplo, não funcionou em nosso programa de transtornos relacionados a substâncias e transtornos aditivos. Como mencionei no Capítulo 4, quando uma paciente disse, em um dos meus grupos, que ela não achava justo que eu desse "12.000 estrelas de ouro" para pessoas que não pertenciam ao grupo (como ela ouvira falar), imediatamente comecei a distribuir "10.000 a 13.000 estrelas de ouro" a qualquer comportamento habilidoso que os participantes aparentavam ter dificuldade especial para adotar. Como as estrelas de ouro eram completamente imaginárias, não tinha me ocorrido que elas pudessem funcionar com os participantes do treinamento de habilidades. Porém, elas funcionaram.

É importante observar que os elogios sobre o uso das habilidades podem ou não reforçar os comportamentos hábeis dos pacientes. Por exemplo, se a história do indivíduo envolve muitos casos em que o elogio e o reconhecimento da habilidade e da força conduziram a uma ausência de ajuda extra e/ou de maiores expectativas, o elogio pode ser uma contingência aversiva em vez de reforçadora. Contudo, não é uma boa ideia parar de elogiar os comportamentos habilidosos completamente, por duas razões. Primeiro, um paciente pode interpretar a ausência de elogio como nunca ser capaz de fazer nada direito – em outras palavras, como uma crítica implícita. Segundo, o elogio, na maioria dos cenários, é concebido como um reforçador, e é importante que o elogio se torne um reforçador para os pacientes. Então, qual é a síntese? A melhor estratégia não é exagerar com elogios excessivos, mas dar um *feedback* claro sobre o comportamento habilidoso (ou seja, comentar que tal atitude é hábil, se de fato for, e constitui progresso, se constituir) e, quando necessário, seguir isso imediatamente com o reconhecimento de que isso não significa que o paciente pode solucionar todos os seus problemas ou que não tem mais problemas a resolver. Dessa forma, o elogio é libertado da expectativa de que a competência resultará na perda de qualquer ajuda adicional. Também é importante lembrar-se de equilibrar o elogio ao uso eficaz das habilidades com o elogio do esforço, mesmo quando este não for eficaz. O elogio do esforço é particularmente importante quando novos comportamentos estão sendo moldados. O uso (e abuso) do elogio como reforçador é discutido em mais detalhes no Capítulo 10 do principal texto da DBT.

Reforçadores naturais

Na medida do possível, os treinadores de habilidades devem tentar fornecer reforçadores naturais ao comportamento adaptativo. "Reforçadores naturais" são consequências que podem ser esperadas na vida cotidiana. Assim, se os pacientes estiverem aprendendo as habilidades de assertividade, e os treinadores nunca recompensarem os comportamentos assertivos, dando aos indivíduos o que solicitam, é insensato esperar que esses comportamentos continuem. Da mesma forma, se as tentativas dos pacientes para regular a intensa ansiedade por antecipação devida à

---

* N. de R. T.: Um reforçador, além de aumentar, também pode manter a probabilidade de um comportamento ocorrer novamente.

solicitação para falar nas sessões do treinamento de habilidades forem recebidas com os treinadores obrigando-os a falar ainda mais, então, é insensato esperar que os pacientes continuem a regular a sua ansiedade. Se os pacientes melhoram sua tolerância a eventos aversivos durante as sessões e, após isso, os treinadores permitem que os encontros se tornem mais aversivos, então é insensato esperar uma adicional tolerância ao mal-estar. O propósito é que, à medida que os pacientes começam a aplicar as habilidades ensinadas, os treinadores de habilidades devem ser cuidadosos para responder de forma a reforçar essa melhoria. Embora os princípios da modegem exijam que os treinadores enfim "aumentem a dificuldade", por assim dizer, ao exigir comportamentos cada vez mais hábeis, esses aumentos nas exigências devem ser gradativos. Caso contrário, os pacientes sempre terão a sensação de que nunca conseguem fazer o suficiente para agradar os treinadores ou ter suas necessidades atendidas. Também pode ser útil acompanhar o reforço natural com elogios.

Modelagem

Na "modelagem", aproximações gradativas ao comportamento-alvo são reforçadas. A modelagem exige que o treinador de habilidades decomponha o comportamento desejado em pequenas etapas e reforce cada uma dessas fases de modo sequencial. Tem a ver com quais comportamentos o treinador espera dos pacientes e está disposto a reforçar. Em geral, não funciona tentar extrair um comportamento adaptativo dos indivíduos sem reforçar pequenas etapas no caminho até o comportamento-alvo. Sem a modelagem, tanto os treinadores de habilidades quanto os pacientes se tornariam tão frustrados e aflitos que impediria o prosseguimento do treinamento. Inevitavelmente, os indivíduos com desregulação emocional grave e generalizada não têm habilidades de automodelagem. Expectativas irracionais por perfeição imediata (da parte dos pacientes, de seus familiares ou de seus terapeutas) podem interferir com sua capacidade para aprender as habilidades gradativamente. Assim, é fundamental que os treinadores modelem de maneira contínua os princípios da modelagem. Esses princípios devem ser discutidos e explicados abertamente, e, além disso, as expectativas dos treinadores em relação aos pacientes também devem segui-los. O que os líderes do grupo às vezes se esquecem, porém, é que esses mesmos princípios se aplicam a todo o grupo. Na minha experiência, uma das maiores dificuldades na condução do treinamento de habilidades em DBT grupal é que as expectativas dos treinadores em relação ao grupo como um todo são, muitas vezes, bem mais altas do que o grupo pode oferecer.

Extinção e punição

Tão importante quanto o reforço é a não apresentação do reforço para comportamentos orientados à extinção. Em teoria, isso pode parecer óbvio, mas, na prática, pode ser muito difícil. Em geral, os comportamentos problemáticos de pacientes desregulados emocionalmente são bastante eficazes na obtenção de resultados reforçadores ou em cessar eventos dolorosos. Com efeito, os próprios comportamentos cuja extinção se almeja têm sido frequente e intermitentemente reforçados por profissionais da saúde mental, familiares e amigos. Às vezes, o manejo de contingências requer o uso de consequências aversivas semelhantes a "estabelecer limites" (punição) em outras modalidades de tratamento, bem como a sistemática e tenaz não apresentação de reforçadores habituais (extinção).

Três diretrizes são importantes no uso de consequências aversivas. Em primeiro lugar, a punição deve ser "adequada ao crime", e um paciente deve ter alguma forma de cessar sua aplicação. Por exemplo, uma análise detalhada sobre a não realização das tarefas é geralmente aversiva à maioria dos pacientes. Tão logo estiver concluída, no entanto, a capacidade do indivíduo de abordar outros tópicos deve ser restaurada sem comentários adicionais sobre o fato de ele não ter completado a tarefa semanal. Em segundo lugar, é crucial que os treinadores de habilidades usem a punição com muito cuidado, em doses módicas e muito brevemente, e que uma atmosfera interpessoal positiva seja restaurada após qualquer melhoria do paciente. Se alguém estiver batendo na mesa, mas interrompe o ato quando é feita uma solicitação firme de "pare com isso", uma interação cordial com o paciente deve seguir. Em terceiro lugar, a punição deve ser forte o suficiente para funcionar. Embora a derradeira punição seja a interrupção do treinamento de habilidades, uma estratégia alternativa preferível para comportamentos ofensivos que ameacem destruir o grupo é colocar os pacientes em "férias do treinamento". Essa abordagem é considerada quando uma situação é tão grave que impossibilita a efetividade do treinamento de habilidades em grupo, e todas as outras contingências e intervenções fracassaram. Exemplos dessas situações podem incluir a destruição de propriedade durante as sessões, roubar propriedade importante dos outros membros da clínica e recusar-se a devolvê-la, venda contínua de drogas na entrada da clínica, colocar informações confidenciais obtidas nas sessões do grupo no Facebook, comprar armas para outros membros do grupo para que cometam suicídio ou ameaçar um treinador de habilidades na frente dos seus filhos. Isso não inclui todos os muito irritantes e, com frequência, comportamentos emocionais disfuncionais que vários pacientes adotam. Aprender a tolerar a irritação é um dos objetivos importantes do treinamento de habilidades. Essa aprendizagem pode ser igualmente importante para os treinadores de habilidades. Ao utilizar a estratégia das férias, os treinadores identificam claramente quais novos comportamentos específicos são necessários, quais precisam ser modificados e quais condições devem ser satisfeitas para que o paciente retorne. Eles mantêm contato intermitente por telefone ou mensagens, indicando um especialista ou substituto enquanto o indivíduo estiver de férias. (Em termos coloquiais, os treinadores mandam o paciente embora, depois anseiam pelo seu retorno.)

Em geral, os procedimentos aversivos devem ser usados quando um paciente está evitando atividades difíceis, como frequentar as sessões do treinamento de habilidades, fazer as tarefas, praticar nas sessões ou envolver-se ativamente na solução de problemas. Nesses casos, é essencial intervir imediatamente e incentivar os pacientes, em vez de ignorá-los e permitir que a evitação continue. Em outras palavras, a resposta de evitação deve sofrer um curto-circuito. A ideia é tornar as consequências imediatas da evitação mais aversivas do que as da não evitação. Quando os pacientes faltam a uma sessão, por exemplo, nossa política é de chamá-los imediatamente (usando um número de telefone desconhecido se necessário) e tentar motivá-los a comparecer. Durante essas ligações, os treinadores de habilidades usam várias estratégias (p. ex., as habilidades DEAR MAN e GIVE, inclusive disco arranhado, estilo tranquilo e negociação) ensinadas no módulo de efetividade interpessoal. (Costumo ter os horários de ônibus à mão quando ligo.) Abre-se uma exceção a essa política, discutida posteriormente, quando ligar reforça a ausência às sessões.

Outro padrão comum em um contexto de grupo é que um membro que não fez a tarefa tente evitar discutir isso na sessão. Se os líderes pularem esse membro e seguirem com a próxima pessoa, a evitação funcionou. A melhor estratégia, discutida em detalhes no Capítulo 4, é continuar imediatamente, de modo cordial e não julgador, a analisar a não realização da tarefa. Se o indivíduo ainda se recusa após um empurrãozinho, o líder pode enveredar na análise dos motivos pelos quais ele ou ela não quer falar – ou, se isso for adverso demais, o assunto pode ser discutido em particular, durante o intervalo. O essencial é que essa evitação não deve ser recompensada.

Os comportamentos mal-adaptativos positivos (p. ex., as tentativas de chamar atenção, choro, comportamento hostil, tentativas de discutir a crise de vida semanal) devem ser colocados em um cronograma de extinção. O treinador de habilidades ignora as atitudes mal-adaptativas do paciente e continua a interagir com ele como se não as estivesse produzindo. Ou, se os comportamentos não podem ser ignorados, o treinador pode fazer um breve comentário, sugerindo que o paciente os enfrente, usando algumas das habilidades ensinadas no módulo de habilidades atual (ou anterior). Assim, o indivíduo que começa a chorar pode ser incentivado a praticar as habilidades de tolerância ao mal-estar ou de *mindfulness*. Se um paciente sai intempestivamente da sala, o treinador, com calma, pode sugerir o uso das habilidades de regulação emocional; depois de se acalmar, ele pode voltar à sessão. Com poucas exceções (p. ex., os treinadores de habilidades têm motivos óbvios para acreditar que a pessoa está saindo para cometer suicídio, ou o participante é novo e está visivelmente abalado), os treinadores não devem adotar a rotina de ir atrás deles quando saem de modo precipitado das sessões do treinamento. Mesmo se isso não reforçasse a saída dessas pessoas, talvez pudesse servir de reforço indireto à saída de outros. No entanto, o ato de sair da sala (e, assim, evitar o treinamento de habilidades) não deve passar em branco. Assim, se o paciente estiver na terapia individual, o treinador deve alertar seu terapeuta, de modo que o comportamento possa ser tratado na terapia individual como exemplo de atitude que interfere na terapia ou a saída precipitada possa ser debatida na próxima sessão. Se não estiver em terapia individual, um dos treinadores de habilidades deve discutir o problema com o indivíduo antes, depois ou durante o intervalo de uma sessão posterior.

É muito importante lembrar-se de acalmar os pacientes cujo comportamento esteja em um cronograma de extinção e aqueles que estejam recebendo consequências aversivas. (Na minha experiência, a capacidade de colocar o comportamento do indivíduo em um cronograma de extinção e, simultaneamente, acalmar o indivíduo é uma das tarefas mais difíceis de aprender para os treinadores de habilidades novatos.) Em cada caso, o que está sendo punido é o comportamento, não a pessoa. Especialmente no treinamento de habilidades em grupo, os líderes precisam desenvolver a capacidade de ignorar muitos comportamentos e oferecer aos membros um comentário calmante após o fim dos comportamentos. Ou, até mesmo enquanto os comportamentos disfuncionais estiverem acontecendo, os profissionais podem acalmar os participantes e, ao mesmo tempo, insistir para que pratiquem suas habilidades de qualquer maneira. Para um membro chorando devido ao rompimento de um namoro, um líder pode dizer algo parecido com: "Sei o quanto é difícil para você, mas se esforce ao máximo para se distrair de seus problemas. Concentre-se na tarefa e me conte seus esforços para praticar suas habilidades nesta semana". Após escutar alguns outros participantes, o líder pode voltar a esse indivíduo e perguntar de modo breve, mas cordial: "Como está indo em sua tentativa de estar atento ao grupo? (...) Continue tentando".

Observar limites

"Observar limites" constitui um caso especial de manejo de contingências envolvendo a aplicação de estratégias de solução de problemas aos comportamentos do paciente que ameaçam ou atravessam os limites pessoais do treinador. Esses comportamentos interferem com a capacidade ou disposição do treinador para conduzir a terapia. Os treinadores devem assumir a responsabilidade pelo monitoramento de seus próprios limites pessoais e pela comunicação clara desses limites aos pacientes. Aqueles que não fazem isso acabam se esgotando, encerrando a terapia ou prejudicando seus pacientes. A DBT prefere os limites naturais aos arbitrários. Assim, os limites variam entre os terapeutas, ao longo do tempo e conforme as circunstâncias. Eles também devem ser apresentados como se fossem para o bem dos treinadores, não para o bem dos pacientes. O que interessa a estes, em última análise, talvez não seja bom para seus treinadores de habilidades.

Por exemplo, eu facilmente me distraio ao ensinar novas habilidades. Eu interrompi muitas sessões do treinamento para pedir a vários membros que parassem de ranger uma cadeira, jogar pipoca para cima ou falar com os vizinhos. Quando um paciente disse: "Marsha, você se distrai tão facilmente", eu respondi: "Sim, me distraio, então corta essa, por favor". Quando os pacientes chegam sempre atrasados, posso salientar o quão desanimada me sinto porque eles não conseguem dar um jeito de chegar a tempo. Certa vez, quando um paciente falou: "Marsha, você sempre está desanimada", eu retruquei: "E deixaria de me sentir assim se você chegasse no horário".

Um limite importante na DBT *standard* é que um treinador de habilidades em grupo aceita ligações quando um paciente quer descobrir qual era a tarefa ou para informar que não vai comparecer ou vai se atrasar, mas o profissional não aceita ligações para pedir *coaching*. Essas chamadas devem ser dirigidas ao terapeuta individual. Porém, em nossos grupos de habilidades multifamiliar, um líder de habilidades recebe ligações para *coaching* de um pai (e o terapeuta do adolescente recebe as ligações do jovem). Caso contrário, como já observado, os limites variam entre provedores, ao longo do tempo e de acordo com as circunstâncias, e, muitas vezes, a equipe da DBT talvez precise ajudar os treinadores de habilidades a expandir seus limites. Ver, no Capítulo 10 do principal texto da DBT, mais detalhes sobre observar limites.

Procedimento baseados em exposição

Procedimentos de exposição estruturados (p. ex., exposição prolongada para TEPT) não são utilizados no treinamento de habilidades em DBT. Porém, o treinamento de habilidades de DBT pode ser combinado de maneira eficaz com protocolos baseados em exposição, e muitos princípios da exposição são entremeados ao longo das habilidades em DBT. Por exemplo, como observado anteriormente, a ação oposta é uma variação dos tratamentos de exposição. Outros que também suscitam exposição incluem: *mindfulness* das emoções atuais; observar sensações; participar; habilidades de tolerância ao mal-estar de relaxamento muscular progressivo, meditação escaneamento corporal, melhorar o momento (que para muitos é uma ação oposta), aceitação radical e *mindfulness* dos pensamentos atuais; além das habilidades de regulação emocional e o protocolo de higiene do sono. Nesses casos, as habilidades em DBT podem ajudar os pacientes a lidar com os impulsos, a usar meios disfuncionais para acabar com a dor emocional, bem como regular e reduzir a raiva, a vergonha ou a humilhação que, muitas vezes, as vítimas de trauma experimentam. Procedimentos baseados em exposição menos estruturados, no entanto, são usados consistentemente no treinamento de habilidades. Primeiro, a exposição ao sinal que precede um comportamento-problema não deve ser reforçada. Por exemplo, se um paciente estiver receoso que admitir a não realização das tarefas das habilidades vai levá-lo a ser rejeitado e começa a chegar atrasado, após a revisão das tarefas, os treinadores de habilidades não devem reforçar a vergonha do indivíduo, abordando a ausência da prática das habilidades em um tom de voz julgador ou comunicando rejeição de outra maneira. Segundo, a evitação de tópicos, procedimentos e discussões de processo (quando o processo é o foco) quase sempre é bloqueada. Em terceiro lugar, os pacientes são instruídos repetidamente sobre o valor da exposição. Após vários meses em um treinamento de habilidades em DBT bem conduzido, cada indivíduo deve ser capaz de dar uma ótima justificativa de por que e quando a evitação piora as coisas, bem como por que e quando a exposição melhora as coisas. Assim, quando os pacientes empregam a exposição a tarefas difíceis ou situações temidas durante a prática das tarefas, os treinadores de habilidades devem perceber e reforçar essa atitude.

Procedimentos de modificação cognitiva

Reestruturação cognitiva

Há uma série de exercícios estruturados ao longo do programa de treinamento de habilidades para ajudar os pacientes a verificar os fatos de uma situação (consultar essa habilidade neste manual, no Cap. 9, Seção VIII, e na Ficha de regulação emocional 8) e modificar pressupostos e crenças disfuncionais. As habilidades de *mindfulness* de descrever e de adotar uma postura não julgadora concentram-se intensamente em ensinar como descrever o que é observado e como perceber a diferença entre observar um evento no ambiente, pensar sobre o evento e sentir algo sobre o evento (consulte essas habilidades no Cap. 7, nas Seções V e VII e nas Fichas de *mindfulness* 4 e 5). Porém, a reestruturação cognitiva formal desempenha um papel bem menor na DBT do que em outras formas de terapia cognitivas e comportamentais, e as técnicas cognitivas exercem apenas um pequeno papel no tratamento da DBT para desregulação emocional em particular. Esse tópico é amplamente discutido nos Capítulos 8 e 11 do principal texto da DBT.

Clarificação de contingências

A tarefa na clarificação de contingências é ajudar os pacientes a compreender as relações de contingências de "se/então" em suas vidas e na aprendizagem das habilidades. Esse recurso pode ser distinguido das estratégias didáticas. As estratégias didáticas enfatizam regras de contingências que valem para todas as pessoas ou para a maioria delas; a clarificação de contingências sempre procura as contingências que atuam na vida de um paciente individual. É procurar os prós e contras de um determinado conjunto de comportamentos *versus* outro. É importante a todos acessar os prós e contras ao decidir o que fazer em uma situação, e, por isso, é dada ênfase aos prós e contras no início de cada módulo das habilidades. No treinamento de habilidades, é importante discutir os prós e os contras de aprender e praticar cada nova habilidade, bem como analisar o que acontece quando comportamentos disfuncionais são substituídos por novas habilidades. Aqui, a ideia é ajudar os pacientes a aprender a observar melhor as relações contingenciais que ocorrem no cotidiano de suas vidas. Indivíduos com desregulação emocional muitas vezes enfrentam grandes dificuldades em observar essas contingências naturais. Quando se trata de observar os efeitos de usar as novas habilidades comportamentais, talvez eles não percebam seus benefícios. Uma das tarefas dos treinadores de habilidades é demonstrar que as contingências que antes favoreciam os comportamentos disfuncionais agora deixaram de atuar.

A prática das tarefas inclui sempre tentar uma nova habilidade e observar o seu resultado. A ideia não é provar crenças pré-concebidas – nem dos treinadores de habilidades, nem dos pacientes – sobre relacionamentos contingenciais, mas, em vez disso, explorar as verdadeiras relações contingentes que existem na vida cotidiana dos pacientes. Muitas vezes, no processo, ficará claro que as contingências, ou regras, para uma pessoa talvez não se apliquem a outra. Além disso, as normas que operam em um contexto talvez não funcionem em outro, inclusive para uma mesma pessoa.

Descobrir as regras do jogo, por assim dizer, está intimamente relacionado com a habilidade comportamental de ser efetivo ou se concentrar naquilo que funciona – uma das principais habilidades de *mindfulness*. Fazer o que funciona significa adotar comportamentos em que os resultados contingentes são os resultados desejados. Com frequência, essa é uma abordagem nova para indivíduos com desregulação emocional, já que eles são mais experientes em olhar comportamentos em termos morais de "certo" ou "errado", em vez de em termos de resultados ou consequências. As estratégias de clarificação de contingências são um passo para direcionar esses indivíduos rumo a comportamentos mais efetivos.

ESTRATÉGIAS ESTILÍSTICAS

A DBT equilibra dois estilos muito diferentes de comunicação que se referem a como o terapeuta executa outras estratégias de tratamento. O primeiro estilo, a "comunicação recíproca", é semelhante ao estilo de comunicação defendido pela terapia centrada no paciente. O segundo, a "comunicação irreverente", é bastante semelhante ao estilo defendido por Carl Whitaker em seus escritos sobre terapia estratégica.[3] As estratégias de comunicação recíproca são projetadas para reduzir um diferencial de poder percebido, tornando o terapeuta mais vulnerável ao paciente. Além disso, essas estratégias servem de modelo para interações adequadas e igualitárias no contexto de uma relação interpessoal importante. Em geral, a comunicação irreverente é mais arriscada do que a comunicação recíproca; no entanto, ela pode facilitar a solução de problemas ou produzir algum avanço após longos períodos em que o progresso parece diminuído. Para ser usada com efetividade, a comunicação irreverente deve ser equilibrada com a comunicação recíproca, e as duas devem ser entrelaçadas formando um só tecido estilístico. Sem esse equilíbrio, nenhuma das estratégias representa a DBT. A seguir, descrevo de forma sucinta as estratégias estilísticas; uma discussão mais completa é fornecida no Capítulo 12 do principal texto da DBT.

Estratégias de comunicação recíproca

Responsividade, autorrevelação, envolvimento afetuoso e autenticidade são as diretrizes básicas da comunicação recíproca. A comunicação recíproca é um estilo amigável e afetuoso que reflete cordialidade e envolvimento na interação terapêutica. Na terapia individual, a autorrevelação com autoenvolvimento consiste nas reações imediatas e pessoais do terapeuta a um paciente e seu comportamento. A comunicação recíproca no contexto do treinamento de habilidades exige que os treinadores se permitam tornar vulneráveis a seus pacientes e que expressem essa vulnerabilidade de uma forma que possa ser ouvida e compreendida. Como sempre, aqui existe uma questão de equilíbrio, e o apoio no qual esse equilíbrio se baseia é o bem-estar dos pacientes. Assim, a reciprocidade está a serviço dos pacientes, e não para o benefício dos líderes do treinamento de habilidades. As expressões de vulnerabilidade dos líderes nas sessões não só tratam o desequilíbrio de poder que todos os pacientes experimentam, mas também podem servir como eventos de modelagem importantes. Essas expressões podem ensinar como estabelecer limites entre privacidade e compartilhamento, como experimentar estados vulneráveis sem sentir vergonha e como lidar com suas próprias limitações. Além disso, elas fornecem vislumbres em direção ao mundo das, assim chamadas, pessoas "normais", normalizando a vulnerabilidade e a vida com limitações.

No treinamento de habilidades, uma das maneiras mais fáceis de os treinadores usarem a comunicação recíproca é compartilhando suas próprias vivências com o uso das habilidades que estão sendo ensinadas. Na minha experiência, um dos benefícios de liderar os grupos de habilidades é que isso me dá a oportunidade de continuar trabalhando para aprimorar as minhas próprias habilidades. Se os líderes do grupo conseguem compartilhar suas próprias tentativas (e especialmente seus fracassos) com drama e humor, melhor ainda. Às vezes, o truque é os líderes rotularem suas próprias experiências como relevantes para as habilidades que o grupo está tentando aprender. Por exemplo, quando estou ensinando a dizer "não" a pedidos indesejados, eu quase sempre discuto minhas próprias dificuldades em dizer não às pressões dos membros do grupo para me convencer a fazer coisas que eu não considero terapêuticas. Já que resistir às intensas tentativas de persuasão geralmente exige que eu use todas as minhas próprias habilidades, este exemplo abrange boa parte do material que ensinamos no treinamento de habilidades. Até agora, todos os meus grupos de habilidades ficam sabendo de meus esforços para lidar com: meu medo irracional de altura quando vou fazer trilhas (focando em uma de cada vez, distração, autoencorajamento); minha dor nas costas nos retiros de meditação (focando em uma coisa de cada vez, aceitação radical); meu súbito medo de túneis (ação oposta, preparar-se para enfrentar terremotos de vários níveis); minha desorientação quando me perdi dirigindo um carro nas ruas de Israel (aceitação radical [após horas de não aceitação] de que a mesma estrada que terminou à beira de um penhasco na primeira vez não seria a estrada correta na segunda, mesmo sendo a única que ia na direção certa); e outros vários dilemas da vida com os quais me deparo todas as semanas. Os meus colíderes já discutiram sobre seus problemas em aprender a meditar, suas dificuldades em fazer pedidos, seus problemas em lidar com os chefes e professores, seus processos de luto, e assim por diante. O ponto é que compartilhar o próprio uso das habilidades que estão sendo ensinadas pode possibilitar uma modelagem valiosa, tanto sobre como aplicar as habilidades como sobre as maneiras de responder à própria vulnerabilidade de forma não julgadora. O uso da autorrevelação é uma parte importante da DBT. No treinamento de habilidades, modelar a utilização das habilidades e as maneiras de lidar com a adversidade são as formas mais frequentes de autorrevelação. A regra principal é que a revelação deve ser do interesse dos pacientes, não do interesse dos treinadores de habilidades. Posto isso, a maioria dos pacientes adora ouvir boas histórias dos líderes. Quando pergunto aos meus pacientes se eles já ouviram alguma história específica, eles geralmente respondem: "Sim, já ouvimos, mas conte de novo, Marsha!". A boa notícia é que, como um pai que conta histórias de ninar, um líder pode contar e recontar uma boa história de novo e de novo.

Praticar a comunicação recíproca em um contexto de grupo, em comparação a um contexto individual, pode ser difícil. A sensação pode ser de muitos contra um ou dois. Essa dificuldade, é claro, deve aumentar a empatia dos líderes com os membros do grupo, que geralmente, experimentam o mesmo problema. No entanto, compartilhar essa dificuldade não a elimina. Pode ser muito difícil responder a todos os membros do grupo de forma apropriada, levando em conta que eles estão em muitos lugares diferentes (psicologicamente falando) em uma só vez. O tempo que leva para descobrir onde um indivíduo está pode interromper os esforços para explorar o estado psicológico atual dos demais. E, na medida em que os líderes do grupo atendem a essas questões de processo durante as sessões, eles estão se distanciando dos objetivos do treinamento de habilidades. Em contrapartida, um treinador de habilidades individual pode adequar e dosar as respostas conforme o paciente; o tempo certo e a atenção a vários tópicos podem ser direcionados de acordo com o estado do indivíduo. Em sessões de grupo, é muito difícil acertar uma resposta que atenda às necessidades de todos os membros. Assim, em geral, é bem mais difícil fazer o grupo seguir em frente (ou seguir para qualquer outro lugar que não seja ladeira abaixo). Essa frustração pode levar os líderes do grupo a desejar se afastar e se fechar completamente ou, em outras vezes, de se aproximar o suficiente para atacar. De qualquer forma, a frustração reduz a experiência da afetividade e do envolvimento. Em um ambiente tão estressante, às vezes é difícil relaxar. E é difícil para os líderes serem responsivos se não estiverem relaxados.

É preciso tomar muito cuidado para observar os efeitos da autorrevelação nos participantes do grupo. Em certa medida, a capacidade deles de aceitar essa posição é variável. Em um contexto de grupo, porém, as diferenças individuais podem ser mais difíceis de detectar do que no contexto individual, em que o foco está sempre em um único indivíduo. É fácil camuflar e ignorar as dificuldades. Contudo, é razoavelmente seguro dizer que todos os membros terão dificuldades quando os líderes expressarem sua frustração e/ou raiva com o grupo; por isso, é preciso tomar um cuidado extraordinário ao fazê-lo.

Estratégias de comunicação irreverente

A comunicação irreverente é usada para "surpreender" um paciente, obter sua atenção, apresentar um ponto de vista alternativo ou deslocar a resposta afetiva do indivíduo. É uma estratégia muito útil quando a pessoa está irredutível, ou quando terapeuta e paciente estão "empacados". Ela tem um sabor "excêntrico" e usa a lógica para tecer uma teia da qual o paciente não consegue se desvencilhar. Embora seja responsiva ao paciente, a comunicação irreverente quase nunca é a resposta que ele espera. Um valor importante da irreverência é que as informações inesperadas são processadas mais profundamente em termos cognitivos do que as informações esperadas.[4,5] Para que ela seja efetiva, deve ser tanto genuína (em vez de sarcástica, ou crítica), como partir de uma atitude de compaixão e afetividade em relação ao paciente. Caso contrário, ele pode ficar ainda mais tenso. Ao usar a irreverência, um terapeuta ou treinador destaca algum aspecto não intencional da comunicação do paciente ou "reenquadra" isso de forma pouco ortodoxa. Por exemplo, se ele sai bruscamente do treinamento de habilidades dizendo: "Eu vou me matar", o treinador pode comentar ao alcançá-lo: "Pensei que você havia concordado em não abandonar o treinamento de habilidades". A comunicação irreverente tem um estilo pragmático, quase mecânico, que estabelece um nítido contraste com a afetuosa responsividade da comunicação recíproca. Humor, certa ingenuidade e lábia também são características deste estilo. Um tom confrontativo também pode ser irreverente, ao se comunicar como se o paciente está blefando quando suas respostas não são as adaptativas, desejadas. Por exemplo, o treinador de habilidades pode dizer: "Você está fora de si?" ou "Você não acreditou realmente que eu ia pensar que era uma boa ideia, acreditou?". O treinador irreverente também detecta o blefe. Para o paciente que diz: "Vou desistir da terapia", o treinador de habilidades pode responder: "Você gostaria de um encaminhamento?". O truque aqui é utilizar o blefe com cuidado, com a precaução de uma rede de segurança; é importante dar uma alternativa de saída ao paciente.

A irreverência tem que ser usada com muito cuidado no treinamento de habilidades em grupo, embora possa ser usada muito mais livremente quando o treinamento de habilidades é individual. Isso acontece porque a irreverência requer um treinador de habilidades para observar com bastante minúcia seus efeitos imediatos e tomar medidas para reparar quaisquer danos o mais rápido possível. É muito difícil ser tão astuto e atencioso a todos os indivíduos em um contexto de grupo. A pessoa com quem o líder do grupo está falando pode ser muito receptiva a uma afirmação irreverente, mas outro participante, que ouve tudo, pode ficar horrorizado. Uma vez que os líderes passam a conhecer seus pacientes razoavelmente bem, eles podem se sentir mais à vontade para usar a irreverência. Como já mencionado, exemplos específicos e a justificativa para a comunicação irreverente (bem como para a comunicação recíproca) são discutidos no Capítulo 12 do principal texto da DBT.

O principal espaço para irreverência, em um contexto de grupo, normalmente é no trabalho individual com cada paciente durante a primeira hora da sessão (no momento do compartilhamento das tarefas). Na irreverência, reagimos ao comportamento-problema como se ele fosse normal e ao comportamento adaptativo funcional com entusiasmo, vigor e emoção positiva. Planos ou ações disfuncionais podem ser respondidos com reações exageradas e humorísticas ou ser encarados como uma oportunidade fabulosa para a prática das habilidades (transformando o "limão" do comportamento-problema em limonada). Os comportamentos ou as comunicações dos pacientes podem ser respondidos em um estilo brusco e de confronto. O objetivo da irreverência é sacudir o paciente, ou o grupo como um todo, para que esses enxerguem a partir de uma perspectiva nova e mais iluminada. A comunicação irreverente deve ajudar os pacientes a fazer a transição de encarar o seu próprio comportamento disfuncional como causa de vergonha e desprezo, para encará-lo como irrelevante e até mesmo engraçado e bem-humorado. Para fazer isso, um treinador de habilidades precisa estar apenas meio passo à frente dos pacientes; o "*timing*" é essencial. Uma atitude irreverente não é uma atitude insensível; tampouco é uma desculpa para um comportamento hostil ou humilhante. Um líder de grupo sempre leva o sofrimento a sério, embora com pragmatismo, calma e, às vezes, bom humor.

ESTRATÉGIAS DE MANEJO DE CASO

Estratégias de consultoria ao paciente

Em geral, a DBT exige que o treinador de habilidades exerça o papel de consultor do paciente, em vez de consultor de outras pessoas da sua rede de apoio, ou terapêutica, incluindo outros terapeutas que ele possa ter. A DBT pressupõe que o paciente seja capaz de fazer a mediação entre vários terapeutas e profissionais da saúde. Assim, o treinador de habilidades não exerce um papel parental, tampouco supõe que os pacientes sejam incapazes de se comunicar de modo simples com as pessoas de sua própria rede de tratamento. Quando a segurança é uma questão imediata ou é muito óbvio que o próprio paciente não consegue, nem conseguirá, ser seu intermediário, o treinador deve abrir mão das estratégias de "consultoria ao paciente" para lançar mão das estratégias de "intervenção ambiental" (ver a seguir). A justificativa, as estratégias e as regras para quando usar cada um desses dois grupos de estratégias são claramente definidos no Capítulo 13 do principal texto da DBT. As estratégias de consultoria são bastante diferentes da maneira na qual profissionais podem ter aprendido a se relacionar com outros profissionais que também tratam seus pacientes.

A única exceção a essas regras ocorre quando todos, os treinadores de habilidades e o terapeuta individual de um paciente, participam de um programa de DBT e fazem uma consultoria semanal com a sua equipe. O papel dos treinadores de habilidades nessas consultorias é dar ao terapeuta individual da DBT informações sobre como o paciente está se saindo no treinamento de habilidades; os treinadores o alertam quanto aos problemas que talvez precisem ser trabalhados na psicoterapia individual e compartilha percepções que estão sendo feitas durante as sessões do treinamento de habilidades.

Essas consultorias são limitadas ao compartilhamento de informações e ao planejamento conjunto do tratamento. Desde o início, deve ficar bem claro aos pacientes que eles estão sendo tratados por uma equipe de terapeutas que irá coordenar o tratamento em todas as oportunidades. A interação entre as duas modalidades de terapia é enfatizada, tanto pelo terapeuta individual, quanto pelos treinadores. Os treinadores de habilidades da DBT, no entanto, não servem como intermediários para os pacientes e seus terapeutas individuais. Se eles estiverem apresentando problemas com esses profissionais, os treinadores de habilidades geralmente os auxiliam em como podem resolver essas dificuldades. Em geral, a tarefa dos treinadores de habilidades é ajudá-los a usar as habilidades que estão aprendendo para solucionar o problema.

Se um paciente estiver em uma terapia individual independente do programa de DBT (i. e., trabalho individual com outro terapeuta em um contexto diferente de tratamento), a abordagem de consultoria pode envolver algum tipo de contato com tal profissional. Essas consultorias normalmente devem ser conduzidas na presença do paciente. O conteúdo ensinado no treinamento de habilidades pode – e geralmente deve – ser compartilhado com o psicoterapeuta individual. Nesse caso, a tarefa dos treinadores de habilidades é ajudar o paciente a fazer isso de forma eficaz. Um paciente no treinamento de habilidades pode estar sendo acompanhado por outros profissionais de saúde, como um farmacoterapeuta, entre outros. Nesses casos, os treinadores de habilidades interagem com esses profissionais conforme necessário, da mesma maneira como interagem com os terapeutas não DBT. Ou seja, dão consultoria ao paciente sobre como trabalhar com os outros profissionais da saúde, e o paciente está presente em quaisquer interações entre os treinadores de habilidades com esses profissionais.

As dificuldades que os pacientes individuais experimentam com outros terapeutas ou clínicas podem ser abordadas nas sessões do treinamento, caso possam ser relevantes para as habilidades que estão sendo ensinadas. Por exemplo, no módulo de efetividade interpessoal, um paciente pode ser ajudado a se comunicar de modo mais efetivo com outros profissionais que estejam lhe tratando. No módulo de regulação emocional, os pacientes podem ser ajudados a modular suas reações emocionais a esses profissionais. No módulo de tolerância ao mal-estar, eles podem ser auxiliados a aceitar e tolerar os comportamentos dos outros profissionais que consideram problemáticos. Em geral, os problemas com profissionais da saúde trazidos à tona nas sessões do treinamento de habilidades são tratados exatamente da mesma forma como qualquer outra dificuldade interpessoal é tratada.

Estratégias de intervenção ambiental

As estratégias para intervir direto no ambiente do paciente raramente são utilizadas pelos treinadores de habilidades. Com frequência, os pacientes vão querer muito mais intervenção ambiental do que os treinadores devem estar dispostos a dar. Um exemplo (que costuma ocorrer com indivíduos muito suicidas que estão internados) tem a ver com a obtenção da autorização de uma unidade de internação para comparecer a uma sessão. Em geral, é difícil para um paciente convencer o hospital a dar essa autorização. Então, ele pode querer que o treinador de habilidades ligue para a instituição por ele. A primeira resposta do treinador deve ser enfatizar que é responsabilidade do paciente se comportar de tal modo que a equipe de tratamento da internação queira permitir que ele saia do hospital com uma autorização para o treinamento de habilidades. Minha única concessão à política da hospitalização é que, se parecer absolutamente necessário, eu ligo para a equipe de internação para que saibam que realmente espero que os pacientes internados obtenham uma autorização para comparecer às sessões do treinamento de habilidades. Porém, eu não tento convencê-los a deixar o indivíduo sair. Nas sessões do treinamento de habilidades, os treinadores devem enfatizar que o seu trabalho é ensinar as habilidades de intervenção ambiental de modo que os próprios pacientes possam utilizá-las. No começo, os novos participantes do treinamento de habilidades podem ficar chocados com essa confiança de que, enfim, serão bem-sucedidos em aprender tais habilidades. Mas o choque é equilibrado com o prazer emergente em ser tratado como adultos que podem administrar suas próprias vidas.

ESTRATÉGIAS INTEGRATIVAS

Existem seis estratégias integrativas na DBT para responder aos seguintes problemas e tópicos específicos de tratamento:

1. tratamentos auxiliares;
2. crises;
3. comportamentos suicidas;
4. questões envolvendo a relação terapêutica;
5. ligações telefônicas; e
6. comportamentos que interferem ou a destroem a terapia.

Os dois últimos tópicos já foram discutidos nos Capítulos 3 e 4 deste manual, respectivamente. No restante deste capítulo, eu analiso sucintamente as estratégias para responder a tratamentos auxiliares, crises, comportamentos suicidas e solução de problemas na relação terapêutica, pois elas se aplicam ao treinamento de habilidades. Todas essas estratégias são discutidas em detalhes no Capítulo 15 do principal texto da DBT.

Tratamentos complementares

Na DBT *standard* (treinamentos das habilidades, tratamento individual da DBT, equipe de consultoria da DBT) não há nada que proíba cuidados de saúde auxiliares, inclusive no âmbito da saúde mental, desde que esses programas sejam claramente auxiliares à DBT e não o tratamento principal. Aqui, a ideia básica é que, para os nossos pacientes, pode haver só um terapeuta principal responsável por seu cuidado global. Na DBT *standard*, o terapeuta individual da DBT é o provedor de tratamento principal; o planejamento global da terapia, a gestão de crises e suicídio, o manejo de caso e as decisões sobre os tratamentos auxiliares estão nas mãos desse profissional. Como observado no Capítulo 2 deste manual, uma postura semelhante é adotada quando um indivíduo no treinamento de habilidades em DBT tem um terapeuta individual que não trabalha com DBT ou algum profissional que trabalhe com manejo de caso, em vez de um terapeuta DBT. Nos dois casos, o manejo das crises, de comportamentos suicidas e de tratamentos auxiliares (p. ex., o departamento de emergência, ou admissão em internação) é administrado pelos treinadores de habilidades apenas até o terapeuta principal conseguir ser contatado. Tão logo se estabeleça tal contato, o manejo com o paciente será feito por esse profissional – ou, se necessário, o treinador de habilidades irá conduzir as indicações de tratamento dadas pelo terapeuta principal.

Se uma pessoa estiver apenas no treinamento de habilidades em DBT, sem nenhum outro tipo de tratamento de saúde mental, é responsabilidade dos treinadores manejar crises, comportamentos suicidas e quaisquer outros problemas que venham a surgir durante o tratamento. Dependendo das habilidades dos treinadores e das necessidades do paciente, esses eventos podem ser gerenciados completamente pelos treinadores, ou o paciente pode ser encaminhado a um tratamento individual auxiliar. Se tais situações forem manejadas pelos treinadores de habilidades, sessões individuais serão necessárias. O manejo da suicidalidade ou das crises individuais ou familiares, é extremamente difícil em um contexto de grupo – em especial, crises que são recorrentes, como as dificuldades com um cônjuge ou filho suicida, ou adito.

Estratégias de crise

Quando um paciente do treinamento de habilidades que também está em terapia individual estiver em crise, os treinadores devem:

1. encaminhá-lo ao terapeuta individual e ajudá-lo a estabelecer o contato com o terapeuta, se necessário; e
2. ajudá-lo a aplicar as habilidades de tolerância ao mal-estar até que o contato seja estabelecido.

As estratégias de crise descritas no Capítulo 15 do principal texto da DBT devem ser usadas de uma maneira modificada. Se o paciente não tiver um terapeuta individual, todas as estratégias de crise normalmente utilizadas na terapia individual devem ser usadas; após a resolução da crise, ele deve ser encaminhado para DBT individual, outra terapia apropriada ou manejo de caso intensivo.

Exatamente da mesma maneira como os pacientes podem estar em um estado de crise, o grupo também pode. Um grupo em crise é aquele que está funcionando em um estado de sobrecarga emocional. Em geral, esse é o resultado de um trauma comum, como o de um membro do grupo cometer suicídio, um ato hostil direcionado ao grupo inteiro ou a saída de um dos treinadores. Nesses casos, os líderes devem empregar todas as estratégias de crise usadas na intervenção de crise individual; elas simplesmente são aplicadas ao grupo inteiro, em vez de a um único paciente. Os passos estão resumidos nas Tabelas 5.1 e 5.2.

Estratégias de comportamento suicida

Se o risco de suicídio for iminente e o paciente também estiver em terapia individual, o treinador de habilidades deve ligar de imediato ao terapeuta individual para obter instruções sobre como proceder. Conforme observado no Capítulo 2 deste manual, os terapeutas individuais (tanto DBT quanto não DBT) dos pacientes no treinamento de habilidades concordam, já no início, em estar disponíveis por telefone, fornecer o número de telefone de outro profissional que possa servir de apoio para ligações, se necessário, durante as sessões do treinamento de habilidades dos seus pacientes e fornecer um plano de crise atualizado. Se nem o terapeuta individual nem o terapeuta de apoio puderem ser localizados, o treinador de habilidades deve fazer a intervenção de crise até que se estabeleça contato com o terapeuta individual. Se o paciente não tiver um terapeuta individual, o treinador faz a intervenção de crise e, em seguida, o encaminha à terapia individual, se necessário (em combinação com o treinamento de habilidades continuado). Via de regra, o treinador deve ser bem mais conservador no tratamento do risco suicida do que o terapeuta individual. O plano de crise é um bom lugar para se começar. Os passos de intervenção para quando um paciente está ameaçando cometer suicídio iminente, ou CASIS, ou está se engajando em comportamentos autolesivos durante o contato (ou recém iniciou o comportamento), são discutidos em detalhe no principal texto da DBT e estão descritos na Tabela 5.2.

Solução de problemas na relação terapêutica

A solução de problemas na relação terapêutica é a aplicação de estratégias gerais de solução de problemas à relação terapêutica. No treinamento de habilidades individual, essa relação é entre o treinador e o paciente. No treinamento de habilidades em grupo, no entanto, ao menos quatro relações podem exigir solução de problemas:

1. membro *versus* líderes do grupo,
2. grupo *versus* líderes de grupo,
3. membro *versus* membro e
4. líder *versus* líder.

Não só existem mais relações a serem equilibradas, como também há muito mais questões em jogo. A natureza pública das relações é particularmente importante. Os indivíduos que têm dificuldades para regular suas emoções são especialmente sensíveis a quaisquer ameaças de rejeição ou de crítica; quando essa rejeição ou crítica é pública, eles podem experimentar uma vergonha intensa e avassaladora, que praticamente elimina toda e qualquer possibilidade de solucionar o problema de modo adequado. Assim, os líderes devem corresponder de maneira sensível ao lidar com os problemas de relação ao tratar essas pessoas. A típica solução de problemas na relação terapêutica em grupos de terapia é impossível com indivíduos sensíveis à rejeição, com desregulação emocional e sem habilidades interpessoais. Portanto, para solucionar o problema, parte desse processo deve ser conduzido individualmente, fora das sessões de grupo. Caso contrário, talvez os problemas não sejam solucionados e se agravem a tal ponto que os participantes considerem impossível continuar no grupo.

Membro versus *líder de grupo*

É essencial que os pacientes com elevada suicidalidade e/ou grave desregulação emocional formem uma relação sólida com ao menos um dos líderes do grupo para que prossigam no treinamento de habilidades. Sem esses vínculos, as provações, as atribuições e os traumas que surgem frequentemente no treinamento irão sobrecarregá-los de modo que, por fim, abandonarão a terapia. Essas relações individuais, que são distintas da relação do líder com o grupo como um todo, são reforçadas pela atenção individual

TABELA 5.1. Checklist das estratégias de crise

_____ O treinador de habilidades atende a emoção, em vez do conteúdo.
_____ O treinador de habilidades explora o problema agora.
_____ O treinador de habilidades foca-se no momento imediato.
_____ O treinador de habilidades identifica eventos essenciais que desencadeiam emoções atuais e a sensação de crise.
_____ O treinador de habilidades formula e resume o problema.
_____ O treinador de habilidades foca-se na solução de problemas.
_____ O treinador de habilidades dá conselhos e faz sugestões.
_____ O treinador de habilidades enquadra possíveis soluções com as habilidades que o grupo está aprendendo.
_____ O treinador de habilidades prevê as consequências futuras dos planos de ação.
_____ O treinador de habilidades confronta diretamente as ideias ou os comportamentos desadaptativos do grupo.
_____ O treinador de habilidades esclarece e reforça as respostas adaptativas do grupo.
_____ O treinador de habilidades identifica os fatores que interferem com planos de ação efetivos.
_____ O treinador de habilidades foca-se na tolerância do afeto.
_____ O treinador de habilidades ajuda o grupo a se comprometer com um plano de ação.
_____ O treinador de habilidades avalia o risco de suicídio dos membros do grupo (se necessário).
_____ O treinador de habilidades antecipa uma recaída da resposta à crise.

Adaptada com permissão da Tabela 15.1 em Linehan, M. M. (1993). *Cognitive-behavioral treatment of borderline personality disorder*. New York: Guilford Press. Copyright 1993 by The Guilford Press.

TABELA 5.2. Checklist das estratégias de comportamento suicida em DBT

Quando ameaças de suicídio iminente ou CASIS estiverem ocorrendo e o treinador de habilidades não puder transferir o manejo a um terapeuta individual:
_____ O treinador avalia o risco de suicídio e de CASIS.
_____ O treinador utiliza fatores conhecidos relacionados ao comportamento suicida iminente para prever o risco.
_____ O treinador conhece a provável letalidade de vários métodos de suicídio/CASIS.
_____ O treinador consulta os serviços de emergência, ou um supervisor clínico sobre o risco médico do(s) método(s) planejado(s) e/ou disponível(is).
_____ O treinador segue o plano de crise já preparado.
_____ O treinador se livra, ou faz o paciente se livrar, de itens letais.
_____ O treinador instrui o paciente empaticamente a não cometer suicídio ou a se envolver em comportamento autolesivo.
_____ O treinador mantém a posição de que o suicídio não é uma boa solução.
_____ O treinador expressa afirmações esperançosas e soluções para o enfrentamento.
_____ O treinador mantém contato enquanto o risco de suicídio for iminente e alto (até que o cuidado do paciente seja estabilizado).
_____ O treinador antecipa uma recaída (antes do cuidado ser estabilizado).
_____ O treinador comunica o risco de suicídio do paciente ao novo, ou atual terapeuta individual, assim que possível.
Quando uma ação autolesiva estiver ocorrendo durante o contato, ou acaba de acontecer:
_____ O treinador de habilidades avalia o potencial risco médico do comportamento, consultando os serviços de emergência locais, ou outros recursos médicos para determinar o risco quando necessário.
_____ O treinador de habilidades avalia a capacidade de o paciente em obter tratamento médico por conta própria.
_____ Se houver emergência médica disponível, o treinador liga para os serviços de emergência.
_____ O treinador permanece em contato com o paciente até a ajuda chegar.
_____ O treinador liga para o terapeuta individual (se houver).
_____ Se o risco for baixo, o treinador de habilidades instrui o paciente a obter tratamento médico, se necessário, e ligar para seu terapeuta individual (se estiver em terapia).

Adaptada com permissão da Tabela 15.2 em Linehan, M. M. (1993). *Cognitive-behavioral treatment of borderline personality disorder*. New York: Guilford Press. Copyright 1993 by The Guilford Press.

dada aos participantes, antes e após as sessões do grupo, bem como durante os intervalos.

Os problemas de relacionamento entre os membros e os líderes do grupo não devem ser ignorados. Dependendo da sua gravidade, um encontro para a solução de problemas pode ocorrer antes ou depois da sessão do treinamento de habilidades, ou, ainda, durante o intervalo; pelo telefone; ou em uma sessão individual, agendada para antes ou depois de uma sessão do grupo. Sempre que possível, esse encontro individual deve ser agendado para um horário próximo ao da sessão do grupo, para que não assuma o caráter de uma sessão de psicoterapia individual. O melhor é conduzir a reunião em um canto da sala do treinamento de habilidade, ou em algum lugar no corredor ou na área de espera. Além disso, o foco deve ser mantido nos problemas do membro com o grupo, ou com o líder.

Como primeiro passo, o líder deve ajudar o participante a observar e descrever exatamente qual é o problema e com quem ele está tendo dificuldades. Às vezes, o problema vai ser com um ou com outro líder. A luz pública das sessões em grupo, a sensibilidade dos membros a pequenos sinais de rejeição, ou a comentários insensíveis por parte dos líderes pode aumentar. Comentários que podem não causar problemas em uma interação individual podem causar grandes problemas na terapia do grupo. Assim, se o problema é o comportamento do líder, a solução de problemas deve ser centralizada em torno disso.

Em outros momentos, no entanto, o problema não é com o comportamento de um líder do grupo, mas sim com o próprio fato de frequentar um grupo e trabalhar coletivamente. Com indivíduos em terapia individual em curso, em geral, esses problemas são tratados pelo terapeuta individual. O terapeuta principal trabalha com o paciente todos os comportamentos que interferem no tratamento, inclusive aqueles que surgem nos tratamentos auxiliares, ou colaterais. Porém, às vezes, um paciente também pode ganhar com alguma atenção individual dos líderes do grupo. Durante sessões como essas, as estratégias podem ser trabalhadas para reduzir o estresse do paciente. Por exemplo, nós tivemos alguns membros de grupo que simplesmente não conseguiam permanecer sentados durante uma sessão completa sem se tornar hostis ou ter um ataque de pânico. Nesses casos, foram desenvolvidos planos em que, se os pacientes percebessem que seu comportamento estava prestes a sair do controle, eles se levantariam e sairiam da sessão para uns minutos de intervalo.

Uma atenção cuidadosa deve ser dada às questões de moldagem. Aqueles que têm dificuldades para regular suas emoções são propensos a comunicação indireta, que por vezes exige que os treinadores "leiam suas mentes". Quanta leitura mental o treinador de habilidades em grupo deve praticar? Quanto trabalho um treinador deve fazer para alcançar um membro afastado do grupo? O objetivo é exigir que os participantes alcancem e, se possível, superem um pouco suas capacidades, mas sem exigir tanto que eles acabem fracassando. No início do treinamento de habilidades, os líderes muitas vezes precisam ligar aos membros do grupo quando estes faltam às sessões, ou depois que saem intempestivamente dos encontros.

A chave, no entanto, é não se envolver nesses comportamentos de maneira que os pacientes comecem a esperar, ou contar com ele a ponto de se angustiarem caso um líder não se esforce para entrar em contato, ou ligar. A melhor abordagem é os líderes adotarem uma comunicação direta sobre o que vão fazer e deixar de fazer. Conforme discutido anteriormente neste capítulo, a política da DBT é entrar em contato com os membros do grupo quando essas ligações não resultarem em reforço de comportamentos desadaptativos, e abster-se de entrar em contato quando isso reforçar tais comportamentos. Obviamente, esses julgamentos são complicados. Isso é difícil, em especial no início do treinamento de habilidades, quando os líderes têm pouca ideia das respectivas capacidades dos membros do grupo; neste caso, é importante tornar as políticas claras. Em todos os casos, no entanto, é essencial não supor que uma resposta específica por parte dos líderes é um reforço. Nada substitui o cuidado de observar as consequências das diversas ações terapêuticas.

Nossas políticas gerais são as seguintes. Se um membro não aparece a uma sessão do treinamento de habilidades, essa pessoa logo recebe um telefonema de um dos líderes e é bastante estimulada a largar tudo e vir à sessão de grupo imediatamente. Esse telefonema tem como objetivo eliminar a habilidade do paciente de evitar sessões do grupo. Muitas vezes, os clientes com desregulação emocional acreditam que, se não comparecerem a uma sessão, não terão de lidar com as questões do grupo; a ligação imediata interfere com a evitação. A conversa telefônica deve ser restrita a uma discussão de como a pessoa pode vir à sessão, mesmo se ela chegar apenas para a última meia hora. Às vezes, até mesmo oferecemos enviar um líder, ou um voluntário para buscar a pessoa, quando o motivo da ausência for a falta de transporte. Em suma, a ligação telefônica nessa situação serve para eliminar o reforço para a evitação, e não para reforçar esse comportamento. (Com pacientes que sabem o número de nossa clínica e se recusam a atender, muitas vezes usamos telefones com outros números, desconhecidos, para fazer nossas chamadas.)

Se um líder espera alguns dias para ligar, ou se a ligação telefônica abordar os problemas do paciente, então a ligação pode servir de reforço à sua tendência de se afastar em vez de enfrentar os problemas. Nesse contexto, o afastamento do paciente gera esforços extensivos do treinador de habilidades para aproximá-lo, além de uma interação positiva e, às vezes, uma resolução positiva. Aqui, o dilema dialético é a necessidade de escolher entre evitar reforçar afastamento e permitir o abandono do participante. Um líder simplesmente tem de encarar o fato de que muitos pacientes que têm dificuldade para regular suas emoções não conseguem se envolver apenas na solução de problemas. Assim, em prol da moldagem, o líder deve ligar, solucionar o problema e, em seguida, enfatizar que a discussão direta do problema resulta na sua resolução. Uma vez que esse padrão esteja estabilizado, o líder pode diminuir, de modo gradativo, o grau de esforços extensivos para reaproximar o paciente e, simultaneamente, dar instruções verbais ao indivíduo de que se espera dele um aumento de esforços para se aproximar dos líderes e do grupo do treinamento de habilidades. Enquanto, no início, o líder percorre todo o caminho para alcançar o lado do paciente nessa "gangorra", ele precisa segurá-lo e começar a se movimentar de volta ao meio. Sem esse movimento, os próprios problemas que esforços extensivos para aproximar o paciente se destinam a resolver podem ser exacerbados.

Com pacientes altamente suicidas e/ou desregulados emocionalmente, os líderes devem esperar que um considerável período de tempo seja investido para resolver as crises relacionadas com o treinamento de habilidades. O ponto-chave é que as intervenções devem ser limitadas aos problemas na relação dos pacientes com o grupo como um todo ou com os líderes. Em outras situações de crise, os líderes devem instruir os pacientes a ligar para seus terapeutas individuais (ou encaminhá-los a um terapeuta individual, caso não tenham um). Se o líder suspeitar que os telefonemas possam estar reforçando o problema de um paciente, as consequências das ligações devem ser observadas de perto, e a possibilidade deve ser discutida abertamente com ele como mais um problema a ser resolvido.

Já que existem dois líderes no treinamento de habilidades em grupo, cada líder deve tomar muito cuidado ao adotar a abordagem de consultoria ao paciente. Ou seja, um líder não deve tornar-se intermediário entre um paciente e outro líder. Ele pode, no entanto, trabalhar com o paciente sobre como solucionar um problema com o outro líder. Na minha experiência, é raro que um membro do grupo esteja tendo sérios problemas com os dois líderes ao mesmo tempo. Quando isso ocorre, os treinadores de habilidades devem levar o tópico a sua equipe de consultoria terapêutica da DBT.

O problema mais difícil de abordar – e o mais fácil de ignorar – é quando o membro do grupo vem a todas as sessões e permanece durante todo o encontro, mas interage de forma hostil ou se afasta. Uma vez, eu tive um paciente que vinha e caía no sono durante a maioria das sessões de grupo. Tive a vontade de, reciprocamente, me afastar desse participante. Quando um líder se afasta de um membro do grupo, no entanto, é de se esperar que esse indivíduo se afaste ainda mais e, enfim, abandone o treinamento. Abordar essas questões diretamente nas sessões de grupo pode ser ameaçador, bem como tomar muito tempo, e geralmente não é uma boa ideia como primeira abordagem. Já que o membro do grupo não está expressando um problema diretamente e não está pedindo atenção, é responsabilidade do líder se aproximar dele e combinar uma sessão individual antes ou depois uma sessão de grupo ou, ainda, durante o intervalo.

Em geral, o insucesso em iniciar uma ação é um sinal de que o líder está frustrado e, talvez, desmotivado a manter o membro no grupo. Nessas ocasiões, ter um segundo líder pode ser um recurso enorme. Um líder pode incentivar o outro a solucionar o problema.

Grupo versus líderes do grupo

Quando o grupo inteiro está se envolvendo em comportamentos que interferem na terapia cara a cara com os líderes, o problema não pode, é claro, ser tratado individualmente; é um problema coletivo. Quando esse problema deve ser abordado diretamente e quando deve ser ignorado? Uma tentativa de resolver a questão de maneira direta, muitas vezes, sai pela culatra. Uma vez que os membros do grupo se afastam ou começam a interagir de forma hostil, eles são, com frequência, incapazes de deixar de se afastar para solucionar o problema. Qualquer movimento por parte dos líderes para abordar a dificuldade é encarado como crítica adicional ou criação de mais conflito, e o grupo simplesmente se afasta ainda mais.

Em geral, é melhor ignorar o afastamento e a hostilidade do grupo, ou comentar o assunto brevemente sem se alongar e, então, focar em estimular a participação de cada membro do grupo. Neste ponto, é essencial ser capaz de persuadir, distrair e também responder ao problema de forma relativamente indireta. Se os líderes retribuem com hostilidade, frieza e afastamento, o problema só aumentará.

Essa talvez seja uma das situações mais difíceis que os treinadores de habilidades em grupo enfrentam. Infelizmente, muitas vezes isso acontece nos primeiros meses de um novo grupo de treinamento de habilidades, em especial, quando a presença dos participantes é obrigatória, e eles, na verdade, não querem estar lá. É um pouco como tentar caminhar em areia movediça – tentar, com toda força, erguer um dos pés e, em seguida, baixá-lo na frente do outro. Embora seja exaustivo e frustrante, a recusa dos líderes em desistir, ou a ceder e retribuir com hostilidade ou frustração comunica, claramente, aos pacientes que não importa o que eles façam, não importa o quanto eles estejam afastados, o grupo irá prosseguir e continuar.

Por outro lado, os líderes talvez enfrentem maiores dificuldades se os membros do grupo estiverem afastados e sem conversar. Nessas situações, é útil conseguir "ler as mentes" dos participantes. Às vezes, é uma boa ideia os líderes iniciarem um diálogo (em voz alta) entre si, tentando descobrir o problema. Embora, ao longo do tempo, os membros do grupo devam desenvolver a capacidade de resolver os impasses do grupo com os líderes por meio da solução de problemas, no início o progresso, em geral, não é visível. É absolutamente essencial nessas situações que os líderes *não* soltem as rédeas de seus próprios julgamentos e interpretações hostis. Compaixão e empatia são essenciais. Compartilhar a frustração com a equipe de consultoria da DBT pode ser muito útil aqui. Os terapeutas individuais podem ter reunido informações úteis sobre as razões para o mal-estar do grupo dos seus próprios pacientes individuais.

Membro versus membro

Não raramente, existe um conflito entre membros no grupo do treinamento de habilidades. Na minha experiência, incentivar os participantes a discutir seus problemas entre si abertamente em uma sessão de grupo quase sempre resulta em desastre. Novamente, os pacientes que têm problemas para regular suas emoções, muitas vezes, não conseguem tolerar críticas em um contexto de grupo; assim, problemas entre os participantes precisam ser tratados em particular até que a capacidade dos membros de solucionar problemas em público seja aumentada. Nas interações privadas com um membro do grupo que está incomodado (antes ou depois de uma sessão ou durante um intervalo), a função principal do líder é acalmar o membro aflito e dialogar empaticamente com membro ofensor. Se críticas ou conflitos entre membros surgem durante uma sessão, a melhor estratégia do líder é servir como ponto de equilíbrio ou apoio. Em vez de sugerir que os membros em conflito falem um com o outro para resolver suas diferenças ou mágoas, o líder deve publicamente defender o membro ofensor e simultaneamente mostrar empatia pelo membro ofendido. Se o conflito tem a ver com questões de procedimentos, a solução de problemas pode continuar na sessão do grupo. Por exemplo, um conflito surgiu em um de nossos grupos de treinamento de habilidades entre a necessidade de um membro de fechar as cortinas da janela e a necessidade de outro participante de mantê-las abertas. Esses conflitos devem ser mediados por um líder, mas podem ser discutidos nas sessões em grupo. O papel do líder, nesses casos, é meio parecido com aquele desempenhado pelos pais ou professores com um grupo de crianças briguentas. As sensibilidades de cada membro devem ser respeitadas; o líder deve resistir à tendência de, às vezes, sacrificar um membro para o bem do todo.

Líder versus líder

Talvez o conflito mais prejudicial na condução de um grupo do treinamento de habilidades em DBT é aquele que pode surgir entre os dois líderes. Uma coordenação suave pode ser especialmente difícil quando os líderes tiverem perspectivas teóricas distintas, quando adotam pontos de vista diferentes com relação à maneira como os grupos devem ser conduzidos ou quando um ou ambos os líderes desejam um papel diferente no treinamento de habilidades do que o papel que lhes foi atribuído. Esses problemas precisam ser resolvidos fora das sessões do treinamento de habilidades, de preferência antes da primeira sessão. Quando surgem conflitos nas sessões, o procedimento habitual é o colíder submeter-se ao líder principal durante a sessão e discutir o caso mais tarde.

Um problema particular surge quando o colíder está mais bem sintonizado com os membros do grupo e com o processo em andamento do que o líder principal. Essa é uma situação em que a equipe de consultoria da DBT pode ser bastante útil. Não importa qual é a diferença da experiência entre os líderes, é importante que eles não caiam na armadilha de quem está "certo" e quem está "errado". Essa abordagem não é apenas falha do ponto de vista dialético, mas raramente é vantajosa na resolução de um conflito.

Uma situação parecida pode ocorrer quando membros do grupo reclamam de um líder ausente ao outro líder. Como deve reagir o líder que está presente? O mais importante é não criar uma divisão em relação ao líder ausente. Deve ser empregada a mesma estratégia usada quando um membro ausente estiver sendo discutido. Ou seja, o líder atual deve se referir ao líder ausente de uma maneira empática e, ao mesmo tempo, validar as preocupações dos membros presentes. É uma trilha complicada para trilhar, mas essencial.

Generalização de estratégias de relacionamento

Os líderes devem estar vigilantes quanto aos relacionamentos interpessoais no contexto do grupo serem semelhantes aos problemas que os indivíduos apresentam fora das sessões do grupo. Vários problemas costumam aparecer no treinamento em grupo. A delicada sensibilidade à crítica dos indivíduos com desregulação emocional e a rápida ativação da vergonha intensa quase sempre criam problemas. A natureza pública do contexto de grupo simplesmente exacerba essas dificuldades. Os problemas que os indivíduos têm com suas famílias ou seus filhos podem aparecer no grupo. Muitos membros têm dificuldades em lidar com figuras de autoridade, em especial quando estas lhes dizem o que fazer. Outros têm problemas em se tornar figuras de autoridade e expressar suas opiniões. Portanto, pelo menos alguns pacientes vão ter problemas em fazer as tarefas. Alguns indivíduos terão dificuldades em admitir o progresso; outros podem ter em admitir a falta de progresso ou o fato de não saber usar uma habilidade.

A incapacidade de muitos indivíduos com alta desregulação emocional de colocar problemas pessoais em uma prateleira e se focar no conteúdo do treinamento de habilidades é semelhante às suas dificuldades no trabalho, na escola ou com seus familiares. Sua incapacidade de lembrar de praticar as habilidades (ou de se dedicar à prática quando se lembram) e, depois, se punir ou repreender em uma forma crítica é indicativa de suas dificuldades gerais em se autogerir. Sua tendência a se distanciar emocionalmente e silenciar quando qualquer conflito ocorre durante as sessões de grupo é característica de suas dificuldades em lidar com os conflitos fora do grupo. Um problema muitas vezes não declarado, mas bastante difícil, de muitos participantes é a sua incapacidade de se desligar emocionalmente da dor de outros membros do grupo. A consequência da exacerbação das suas próprias emoções dolorosas pode resultar em ataques de pânico, comportamento hostil ou completo afastamento emocional. Como pode ser visto nessa pequena lista, pode-se esperar que o treinamento de habilidades em um contexto de grupo evoque boa parte dos problemas diários que os indivíduos com desregulação emocional apresentam.

Alguns membros do grupo que costumam ter a capacidade de regulação emocional razoavelmente boa, talvez demonstrem regulação mínima quando certos tópicos específicos são os assuntos. Isso é especialmente verdadeiro em dois tipos de situações. Primeiro, quando os principais problemas do indivíduo têm a ver com um parente ou amigo próximo que também tem uma grave perturbação que o paciente não parece ser capaz de ajudar. O segundo tipo de situação é quando a família ou os amigos íntimos do indivíduo persistentemente fazem coisas que lhe geram tormento. Nesses casos, o problema surge quando os pacientes se tornam determinados a convencer os líderes do grupo a ajudá-los a descobrir como mudar as outras pessoas. Esses participantes podem encarar o seu próprio uso das habilidades como relativamente inútil, ou ter um ponto cego em relação a seus próprios comportamentos inefetivos. Muitas vezes, a única estratégia que funciona com eles é insistir várias vezes que o foco do treinamento é o desenvolvimento de suas próprias habilidades, não daquelas de seus parentes ou amigos. Nesses casos, é essencial que os líderes do treinamento de habilidade permaneçam firmes. Às vezes, uma atividade pode precisar ser interrompida para abordar o problema antes de continuar. Em um dos meus grupos, por exemplo, eu estava ensinando solução de problemas. Uma paciente (cujo problema com seu filho era o exemplo a ser solucionado) repetidamente insistia que as únicas soluções possíveis eram novos comportamentos por parte de seu filho. Todas as minhas tentativas em focar nas soluções que a mãe poderia adotar foram recebidas com gritos e lágrimas de que ela estava sendo invalidada. Enfim, percebi que não poderia usar aquele problema para demonstrar a solução de problemas, falei isso e inventei um novo exemplo para ser avaliado. Depois, discuti o assunto com ela no final da sessão em grupo.

A ideia básica da generalização das estratégias de relacionamento é ajudar os membros a perceber quando seus problemas cotidianos estão aparecendo no grupo do treinamento de habilidades. No entanto, isso pode ser bastante complicado, porque deve ser feito sem invalidar os problemas reais dos participantes com o grupo ou com membros específicos. É importante que os líderes não estejam inclinados a atribuir todos os problemas da terapia aos problemas externos, em vez de às inadequações no formato de grupo ou à aplicação do tratamento pelos líderes.

As dificuldades dos pacientes em aceitar o *feedback* negativo, ou críticas implícitas, sugerem que os líderes devem ser extremamente sensíveis ao aplicar a generalização das estratégias de relacionamento. Em minha própria experiência, a melhor maneira de fazer isso é pegar um problema individual, transformá-lo em um problema universal e, em seguida, discuti-lo nesse contexto. Membros do grupo mais astutos podem se dar conta de que são os principais interessados no assunto, mas ainda assim, isso não é uma humilhação pública.

O primeiro passo na generalização das estratégias de relacionamento é associar o problema de relacionamento do contexto da sessão, com os problemas gerais que precisam ser trabalhados tanto pelo grupo de treinamento de habilidades, quanto fora dele. Às vezes, o simples fato de estabelecer essa conexão (estratégia de *insight*; consultar Cap. 9 do principal texto da DBT) pode ser terapêutico. O próximo passo é a utilização de estratégias de solução de problemas para desenvolver padrões de resposta alternativa a serem tentados pelos membros. A chave na generalização das estratégias de relacionamento é planejar, em vez de supor, a generalização. O planejamento, no mínimo, exige a discussão com os membros do grupo. A discussão deve incluir, também, o desenvolvimento de tarefas em que os pacientes podem aplicar as novas habilidades nas situações cotidianas. De qualquer modo, essa é a ideia essencial que apoia o treinamento de habilidades e a prática das tarefas; por isso, a generalização das estratégias de relacionamento é especialmente compatível com o treinamento de habilidades em DBT.

Os Apêndices da Parte I, que seguem este capítulo, fornecem uma vasta gama de opções para estruturar os programas do treinamento de habilidades em DBT. A Parte II deste manual (Caps. 6 a 10) apresenta instruções sobre como orientar os pacientes para o treinamento de habilidades e o ensino dos quatro módulos das habilidades da DBT.

REFERÊNCIAS

1. Linehan, M. M. (1997). Validation and psychotherapy. In A. C. Bohart & L. S. Greenberg (Eds.), *Empathy reconsidered: New directions in psychotherapy* (pp. 353–392). Washington, DC: American Psychological Association.
2. Cayne, B. S., & Bolander, D. O. (Eds.). (1991). *New Webster's dictionary and thesaurus of the English language.* New York: Lexicon.
3. Whitaker, C. A. (1975). Psychotherapy of the absurd: With a special emphasis on the psychotherapy of aggression. *Family Process, 14,* 1–16.
4. Bower, G. H., Black, J. B., & Turner, T. J. (1979). Scripts in memory for text. *Cognitive Psychology, 11*(2), 177–220.
5. Friedman, A. (1979). Framing pictures: The role of knowledge in automatized encoding and memory for gist. *Journal of Experimental Psychology: General, 108*(3), 316–355.

Apêndices da Parte I

INTRODUÇÃO: OPÇÕES PARA IMPLEMENTAR SEU PROGRAMA DE TREINAMENTO DE HABILIDADES EM DBT

Existem muitas maneiras de implementar um programa de treinamento de habilidades. Este manual inclui não só as habilidades-padrão usadas na maioria dos programas de seis meses e de um ano, mas também um grande conjunto de habilidades adicionais que podem ser integradas com as habilidades-padrão. Estão incluídas habilidades opcionais que expandem as padrão, bem como outras, complementares, que expandem o treinamento de habilidades a novas áreas. Você pode adaptar seu programa de habilidades a suas populações e restrições de tempo específicas.

As notas de ensino nos Capítulos 6 a 10 dão instruções sobre como usar cada uma das habilidades e identificam aquelas que são normalmente opcionais e aquelas que são complementares. Porém, o fato de a habilidade ser padrão, opcional ou complementar pode mudar, dependendo do tipo de programa de habilidades que você estiver executando. Por exemplo, a validação como habilidade separada é opcional no programa adulto, mas padrão no programa multifamiliar para adolescentes. As habilidades para comportamentos aditivos são complementares para a maioria das populações, mas padrão quando os pacientes apresentarem transtornos relacionados a substâncias e transtornos aditivos.

Estes apêndices apresentam cronogramas, sessão por sessão, para 11 diferentes programas de habilidades. Muitos dos cronogramas que forneci têm sido utilizados em estudos de tratamento nos quais os resultados da DBT foram muito consistentes. Outros cronogramas ainda estão sendo avaliados; variam desde o programa-padrão das habilidades em DBT de 24 semanas, que repete os módulos por um ano inteiro, até um programa de habilidades de quatro semanas. Os cronogramas das habilidades são apresentados no Cronograma 1 e descritos a seguir.

- ***Cronograma 1: 24 semanas, Treinamento de habilidades em DBT** standard para adultos, desenvolvido por Linehan (pesquisas de 2006 em diante)*. Este é o cronograma que usei nos estudos de desfechos clínicos a partir de 2006.[1, 2, 3] Um ciclo com todas as habilidades dura 24 semanas, e normalmente isso é repetido, totalizando 48 semanas. Nas pesquisas, temos utilizado esse modelo com indivíduos que satisfazem os critérios para TPB, com alto risco de suicídio, e também com pessoas suicidas que satisfazem os critérios para TPB e TEPT. Clinicamente, podemos usar esse cronograma com adultos suicidas que satisfazem os critérios para TPB e também com nossos grupos de habilidades para amigos e familiares. Os pacientes deste último tipo entram no grupo sem que eles próprios tenham qualquer diagnóstico conhecido de transtornos mentais; em geral, frequentam o treinamento de habilidades para conviver melhor com as pessoas que têm comportamentos difíceis de lidar em suas vidas (p. ex., crianças, parceiros, pais ou colegas de trabalho).
- ***Cronograma 2: 24 semanas, Treinamento de habilidades em DBT** standard para adultos, desenvolvido por Linehan (antes de 2006)*. Este cronograma foi usado em pesquisas e em aulas de habilidades clínicas em minha clínica da University of Washington.[4, 5] Baseia-se no manual de habilidades em DBT original, que continha poucas habilidades. No Cronograma 2, traduzi da melhor maneira possível os nomes e a numeração das habilidades originais de acordo com os nomes e números que são usados neste manual. Como você pode perceber, as primeiras pesquisas utilizavam menos habilidades que os estudos posteriores, mas, tanto no Cronograma 1 quanto no Cronograma 2, os programas têm 48 semanas de duração (24 semanas e uma repetição).
- ***Cronograma 3: 12 semanas, Treinamento de habilidades em DBT para adultos, desenvolvido por Soler*; *Cronograma 4: 20 semanas, Treinamento de habilidades em DBT para adultos, desenvolvido por McMain; e Cronograma 5: 14 semanas, Treinamento de habilidades de regulação emocional em DBT para adultos, desenvolvido por Neacsiu*. Os Cronogramas 3 a 5 resumem as habilidades usadas em três distintos programas de tratamento de habilidades como tratamento único. O Cronograma 3 foi testado com mulheres que satisfazem os critérios para TPB, em pesquisas que avaliaram a eficácia das habilidades em DBT *versus* psicoterapia em grupo-padrão.[6, 7] O Cronograma 4 foi avaliado por McMain como intervenção para indivíduos com TPB em lista de espera para DBT *standard*.[8] Esses dois estudos foram conduzidos antes de o conjunto atual de habilidades revisadas estar disponível. Traduzi da melhor maneira que pude os nomes e a numeração das habilidades usadas tanto por Soler quanto por McMain de acordo com os nomes e números utilizados neste manual. O Cronograma 5 foi avaliado por Neacsiu (usando as habilidades revisadas) como um tratamento para indivíduos sem TPB, mas com alta desregulação emocional e pelo menos um transtorno do humor.[9]
- ***Cronograma 6: 25 semanas, Treinamento de habilidades em DBT multifamiliar para adolescentes*.** Esse é o programa de habilidades multifamiliar para famílias de adolescentes com alta desregulação emocional e alto risco de suicídio. O programa das habilidades faz parte de

um programa de DBT *standard* para adolescentes. Está em vigor na University of Washington e na University of Califórnia, em Los Angeles. Constatamos que os jovens e seus pais não têm problemas em usar as mesmas fichas que nossos pacientes adultos. O *feedback* mais comum que recebemos dos adolescentes em nossas entrevistas pós-tratamento é que os grupos de habilidades foram suas partes favoritas. Consulte mais informações sobre a condução do treinamento de habilidades com adolescentes (em especial, em discussões aprofundadas sobre como tratar jovens com DBT) em nosso livro sobre DBT para o tratamento de adolescentes suicidas,[10] bem como no recente manual de habilidades em DBT para adolescentes.[11]

- *Cronograma 7: Sessões variáveis, Treinamento de habilidades em DBT para pacientes internados (internação com duração intermediária e com duração aguda – 1 a 2 dias).* Dois conjuntos de habilidades são ministrados aqui. O primeiro é para indivíduos em uma unidade de internação para uma estadia de duração intermediária; o segundo é para indivíduos em uma unidade de internação com duração aguda, normalmente por 1 a 2 dias.[12] Os dois conjuntos de habilidades pressupõem um currículo de habilidades de sete dias. Se a duração intermediária for em média de duas semanas, os pacientes podem ser expostos a cada habilidade duas vezes. Em estadias de dois dias, uma habilidade pode ser ensinada repetidamente.[13]

- *Cronograma 8: Habilidades em DBT para comportamentos aditivos (para integrar com as habilidades do Cronograma 1); e Cronograma 9: Habilidades em DBT para familiares (para integrar com as habilidades do Cronograma 1).* Os Cronogramas 8 e 9 compreendem conjuntos de habilidades que podem ser integrados em qualquer um dos conjuntos-padrão do treinamento.[14,15] São apresentados aqui como se estivessem integrados ao Cronograma 1. O Cronograma 8 é o conjunto de habilidades para comportamentos aditivos que nós integramos ao treinamento de habilidades em DBT *standard* nos estudos conduzidos na University of Washington para homens e mulheres que satisfazem os critérios para TPB e transtornos relacionados a substâncias e transtornos aditivos e/ou adição de opiáceos. O Cronograma 9 destaca as estratégias de modificação comportamental e as habilidades de validação tão importantes no treinamento de familiares.

- *Cronograma 10: Treinamento abrangente de habilidades em* **mindfulness** *da DBT.* Esse cronograma inclui as habilidades de *mindfulness* de cada módulo da DBT. Trata-se de um conjunto de habilidades especialmente indicado para quando você estiver oferecendo um programa de "introdução a *mindfulness*". As habilidades podem ser ensinadas conforme previsto no cronograma, ou ensinadas em outras modalidades que atendam às necessidades e aos desejos do grupo que você esteja ensinando. Se você tem um programa de *mindfulness* de longo prazo, pode alternar entre ensinar cada habilidade e ter uma sessão silenciosa focada na prática de *mindfulness* (p. ex., meditação, caminhada em *mindfulness* ou outras práticas). Considere iniciar as sessões com meditação (use uma sineta de *mindfulness* para demarcar o tempo e considere o uso de temporizadores rotativos). Comece com 5 a 10 minutos de meditação *mindful*, aumente aos poucos para 20 a 25 minutos. Obtenha mais instruções sobre a meditação *mindful* em seu próprio treinamento, em ideias das fichas de *mindfulness* ou em práticas de *mindfulness* com registros. Avalie a possibilidade de terminar suas sessões com breves leituras; por exemplo, em cada sessão conte uma das histórias do livro *The Song of the Bird*, de Anthony DeMello.[16] Após a leitura, dê aos participantes tempo para pensar sobre como a leitura é relevante em suas vidas. Após 4 a 5 minutos de reflexão, toque a sineta de *mindfulness*. Começando com o líder das habilidades, convide os participantes a compartilhar breves comentários sobre a leitura. (Certifique-se de deixar as pessoas dizerem: "Eu passo".)

- *Cronograma 11: Treinamento avançado de habilidades em DBT.* Esse conjunto de habilidades funciona bem em uma turma avançada de DBT. Essas habilidades muitas vezes não são incluídas nos grupos de habilidades-padrão devido a restrições de tempo, mas são com frequência solicitadas pelos participantes. É importante salientar, no entanto, que, em aulas avançadas, os membros normalmente querem ter uma grande influência em quais habilidades serão abordadas. Talvez eles queiram investir pouquíssimo tempo na revisão de antigas habilidades ou na aprendizagem de novas e, em vez disso, prefiram focalizar a agenda em questões de solucionar problemas que surgiram nas vidas dos participantes durante a semana. Quando esse for o caso, você pode ensinar as novas habilidades quando forem adequadas para a resolução dos conflitos experimentados ou pedir aos participantes para se concentrarem no uso de suas próprias habilidades a fim de ajudar uns aos outros a utilizá-las para solucionar problemas. Aqui, as questões costumam ser qual habilidade é necessária e como usá-la efetivamente. Quando essa for a pauta do dia, a prática das habilidades e a interpretação de papéis podem ocupar boa parte do tempo do grupo. Assim, um caderno com *todas* as habilidades pode ser útil para que os participantes utilizem como uma espécie de dicionário para ajudá-los a encontrar as habilidades apropriadas para problemas específicos.

Em suma, existem muitos tipos de programas de treinamento de habilidades em DBT e muitas abordagens diferentes para ensiná-las. Mundo afora, estudos estão em andamento no momento em que escrevo este texto. É útil se manter atualizado com a literatura sobre as habilidades em DBT. Para encontrar pesquisas sobre as habilidades, visite o Google Acadêmico (http://scholar.google.com) e digite "DBT *Skills Training*". Se você andou lendo sobre programas que acredita serem úteis em seu ambiente, entre em contato com os autores e peça uma lista das habilidades que foram ensinadas.

Você também pode obter novas ideias para realizar o treinamento de habilidades pesquisando na internet periodicamente. Por exemplo, você pode encontrar vídeos em que ensino algumas das habilidades no YouTube (procure "Marsha Linehan DBT *skills*"). Existem muitos *sites* de autoajuda em DBT que também podem lhe dar boas ideias de ensino (procure "DBT *self-help*"). A International Society for the Improvement and Teaching of DBT (ISITDBT; no *site* http://isitdbt.net) tem uma reunião anual na véspera do encontro anual da Association of Behavioral and Cognitive Therapies (ABCT; www.abct.org). *Workshops* e pesquisas sobre as habilidades em DBT também costumam estar disponíveis por lá. Se você estiver usando um conjunto de habilidades sem dados de pesquisa, certifique-se de manter o controle dos resultados obtidos em seu próprio programa e o *feedback* do paciente e fazer as alterações necessárias.

REFERÊNCIAS

1. Linehan, M. M., Comtois, K. A., Murray, A. M., Brown, M. Z., Gallop, R. J., Heard, H. L., et al. (2006). Two-year randomized trial + follow-up of dialectical behavior therapy vs. therapy by experts for suicidal behavior and borderline personality disorder. *Archives of General Psychiatry, 63*(7), 757–766.
2. Harned, M. S., Chapman, A. L., Dexter-Mazza, E. T., Murray, A., Comtois, K. A., & Linehan, M. M. (2008). Treating co-occurring Axis I disorders in chronically suicidal women with borderline personality disorder: A 2-year randomized trial of dialectical behavior therapy versus community treatment by experts. *Journal of Consulting and Clinical Psychology, 76*(6), 1068–1075.
3. Linehan, M. M., Korslund, K. E., Harned, M. S., Gallop, R. J., Lungu, A., Neacsiu, A. D., McDavid, J., Comtois, K. A., & Murray-Gregory, A. M. (2014). *Dialectical Behavior Therapy for high suicide risk in borderline personality disorder: A component analysis.* Manuscrito não publicado.
4. Linehan, M. M., Armstrong, H. E., Suarez, A., Allmon, D., & Heard, H. L. (1991). Cognitive-behavioral treatment of chronically parasuicidal borderline patients. *Archives of General Psychiatry, 48,* 1060–1064.
5. Linehan, M. M., Heard, H. L., & Armstrong, H. E. (1993). Naturalistic follow-up of a behavioral treatment for chronically parasuicidal borderline patients. *Archives of General Psychiatry, 50,* 971–974.
6. Soler, J., Pascual, J. C., Tiana, T., Cebria, A., Barrachina, J., Campins, M. J., et al. (2009). Dialectical behaviour therapy skills training compared to standard group therapy in borderline personality disorder: A 3-month randomized controlled clinical trial. *Behaviour Research and Therapy, 47,* 353–358.
7. Soler, J., Pascual, J. C., Campins, J., Barrachina, J., Puigdemont, D., Alvarez, E., et al. (2005). Doubleblind, placebo-controlled study of dialectical behavior therapy plus olanzapine for borderline personality disorder. *American Journal of Psychiatry, 162*(6), 1221–1224.
8. McMain, S. F., Guimond, T., Habinski, L., Barnhart, R., & Streiner, D. L. (2014). *Dialectical behaviour therapy skills training versus a waitlist control for self-harm and borderline personality disorder.* Manuscrito submetido para publicação.
9. Neacsiu, A. D., Eberle, J. W., Kramer, R., Wiesmann, T., & Linehan, M. M. (2014). Dialectical behavior therapy skills for transdiagnostic emotion dysregulation: A pilot randomized controlled trial. *Behaviour Research and Therapy, 59,* 40–51.
10. Miller, r. L., Rathus, J. H., & Linehan, M. M. (2007). *Dialectical behavior therapy with suicidal adolescents.* New York: Guilford Press.
11. Rathus, J. H., & Miller, A. L. (2015). *DBT skills manual for adolescents.* New York: Guilford Press.
12. Swenson, C. R., Witterholt, S., & Bohus, M. (2007). Dialectical behavior therapy on inpatient units. Em L. A. Dimeff & K. Koerner (Eds.), *Dialectical behavior therapy in clinical practice: Applications across disorders and settings* (pp. 69–111). New York: Guilford Press.
13. Bohus, M., Haaf, B., Simms, T., Schmahl, C., Limberger, M. F., Schmahl, C., et al. (2004). Effectiveness of inpatient DBT for BPD: A controlled trial. *Behaviour Research and Therapy, 42*(5), 487–499.
14. Linehan, M. M., Schmidt, H., Dimeff, L. A., Craft, J. C., Kanter, J., & Comtois, K. A. (1999). Dialectical behavior therapy for patients with borderline personality disorder and drug-dependence. *American Journal on Addictions, 8,* 279–292.
15. Linehan, M. M., Dimeff, L. A., Reynolds, S. K., Comtois, K. A., Shaw-Welch, S., Heagerty, P., et al. (2002). Dialectical behavior therapy versus comprehensive validation plus 12-step for the treatment of opioid dependent women meeting criteria for borderline personality disorder. *Drug and Alcohol Dependence, 67,* 13–26.
16 De Mello, A. (1984). *The song of the bird.* New York: Image Books.

CRONOGRAMA 1: 24 semanas, Treinamento de habilidades em DBT *standard* para adultos, desenvolvido por Linehan (pesquisas de 2006 em diante)

	Semana	Ficha(s)-padrão	Ficha(s) opcional(is)
Repetidas no início de cada módulo: 2 semanas de orientação e de habilidades de *mindfulness*			
Orientação; Metas e diretrizes	1	O1: Metas do treinamento de habilidades O3: Diretrizes para o treinamento de habilidades O4: Pressupostos do treinamento de habilidades	O1A: Opções para solucionar qualquer problema
Mente sábia; Habilidades de *mindfulness* "o que fazer"	1	M1: Metas da prática de *mindfulness* M2: Visão geral: habilidades centrais de *mindfulness* M3: Mente sábia: estados da mente M4: Assumindo o controle de sua mente: habilidades "o que fazer"	M1A: Definições de *mindfulness* (ficha de tarefas) M3A: Ideias para praticar a mente sábia
Habilidades de *mindfulness* "como fazer"	2	M4: Assumindo o controle de sua mente: habilidades "o que fazer" (cont.) M5: Dominando sua mente: habilidades "como fazer"	
Módulo 1		**+ 6 semanas de habilidades de tolerância ao mal-estar**	
Sobrevivência a crises; prós e contras	3	TME1: Objetivos da tolerância ao mal-estar TME2: Visão geral: habilidades de sobrevivência a crises TME2: Quando usar as habilidades de sobrevivência a crises TME5: Prós e contras	TME4: Habilidades STOP
Habilidades TIP	4	TME6: Habilidades TIP: alterando a fisiologia corporal	TME6A: Usando água fria, passo a passo TME6B: Relaxamento muscular progressivo, passo a passo
Distração; Autoacalmar-se; Melhorar (IMPROVE) o momento	5	TME7: Distraindo-se TME8: Autoacalmando-se TME9: Melhorar (IMPROVE) o momento	TME8A: Meditação de escaneamento corporal, passo a passo TME9A: Consciência sensorial, passo a passo
Aceitação da realidade	6	TME10: Visão geral: habilidades de aceitação da realidade TME11: Aceitação radical TME11B: Praticando a aceitação radical, passo a passo (ou usar a Ficha de tarefas TME 9: Aceitação radical) TME12: Redirecionando a mente	TME11A: Aceitação radical: fatores que interferem Ficha de tarefas TME9: Aceitação radical
Estar disposto; Meio sorriso; Mãos dispostas	7	TME13: Estar disposto TME14: Meio sorriso e mãos dispostas	TME14A: Praticando meio sorriso e mãos dispostas
Mindfulness dos pensamentos atuais	8	TME15: *Mindfulness* dos pensamentos atuais TME15A: Praticando *mindfulness* dos pensamentos	
	9, 10	**2 semanas: Orientação e habilidades de *mindfulness***	
Módulo 2		**+7 semanas de habilidades de regulação emocional**	
Identificar, entender e nomear as emoções	11	RE1: Metas da regulação emocional RE2: Visão geral: identificando, entendendo e nomeando as emoções RE3: O que as emoções fazem por você RE4: O que torna difícil regular suas emoções RE5: Modelo para descrever emoções RE6: Maneiras para descrever emoções	RE4A: Mitos sobre emoções
Verificar os fatos	12	RE7: Visão geral: modificando respostas emocionais RE8: Verifique os fatos (com Ficha de tarefas RE5: Verificar os fatos)	RE8A: Exemplos de emoções que estão justificadas pelos fatos

(*Continua*)

CRONOGRAMA 1: 24 semanas, Treinamento de habilidades em DBT *standard* para adultos, desenvolvido por Linehan (pesquisas de 2006 em diante) (*Continuação*)			
	Semana	Ficha(s)-padrão	Ficha(s) opcional(is)
Repetidas no início de cada módulo: 2 semanas de orientação e de habilidades de *mindfulness*			
Orientação; Metas e diretrizes	1	O1: Metas do treinamento de habilidades O3: Diretrizes para o treinamento de habilidades O4: Pressupostos do treinamento de habilidades	O1A: Opções para solucionar qualquer problema
Ação oposta	13	RE10: Ação oposta (com Ficha de tarefas RE6: Descobrindo como modificar emoções indesejadas) RE11: Descobrindo ações opostas (com Ficha de tarefas RE7)	RE 9: Ação oposta e solução de problemas: decidindo qual usar
Solução de problemas	14	RE12: Solução de problemas RE13: Revisando ação oposta e solução de problemas	
	15	RE14: Visão geral: reduzindo a vulnerabilidade à mente emocional – construindo uma vida que vale a pena ser vivida RE15: Acumulando emoções positivas: curto prazo RE16: Lista de atividades prazerosas	
	16	RE17: Acumulando emoções positivas: longo prazo RE18: Lista de valores e prioridades	RE20B: Protocolo de higiene do sono
A, B, C; SABER; *Mindfulness* das emoções atuais	17	RE19: Construir maestria e antecipação RE20: Cuidar de sua mente cuidando de seu corpo RE22: *Mindfulness* das emoções atuais: deixando o sofrimento emocional passar	RE20A: Protocolo para lidar com pesadelos, passo a passo RE20B: Protocolo de higiene do sono RE21: Visão geral: manejando emoções realmente difíceis RE23: Manejando emoções extremas RE24: Antecipando fatores que interferem na solução de problemas nas habilidades de regulação emocional: quando o que você está fazendo não está funcionando (com Ficha de tarefas RE16: Antecipando fatores que interferem na solução de problemas nas habilidades de regulação emocional) RE25: Revisão de habilidades de regulação emocional
	18, 19	**2 semanas: Orientação e habilidades de *mindfulness***	
Módulo 3		**+ 5 semanas de habilidades de efetividade interpessoal**	
Entender os obstáculos; Esclarecer as prioridades	20	EI1: Metas de efetividade interpessoal EI2: Fatores que interferem na efetividade interpessoal EI4: Esclarecendo prioridades em situações interpessoais	
DEAR MAN	21	EI5: Diretrizes para efetividade nos objetivos: obtendo o que você quer (DEAR MAN)	EI5A: Aplicando habilidades DEAR MAN a uma interação atual difícil
GIVE	22	EI6: Diretrizes para efetividade nos relacionamentos: mantendo o relacionamento (GIVE)	EI6A: Expandindo V de GIVE: níveis de validação EI17: Validação EI18: Um guia prático para validação EI18A: Identificando a validação
FAST	23	EI7: Diretrizes para efetividade de autorrespeito: mantendo o respeito por si (FAST)	
Avaliando as opções	24	EI8: Avaliando as opções para o quão intensamente pedir algo ou dizer não (com Ficha de tarefas EI6: O jogo da moeda) EI9: Antecipação de fatores que interferem na solução de problemas: quando o que você está fazendo não está funcionando (com Ficha de tarefa EI7: Solucionando habilidades de efetividade interpessoal	

Repita a sequência no programa de 1 ano.

CRONOGRAMA 2: 24 semanas, Treinamento de habilidades em DBT standard para adultos, desenvolvido por Linehan (pesquisas antes de 2006)

	Semana	Ficha(s)-padrão
Módulo 1		**2 semanas: Orientação e habilidades de *mindfulness***
Orientação; Metas e diretrizes	1	O1: Metas do treinamento de habilidades O3: Diretrizes para o treinamento de habilidades
Mente sábia; Habilidades de *mindfulness* "o que fazer"	1	M3: Mente sábia: estados da mente M4: Assumindo o controle de sua mente: habilidades "o que fazer"
Habilidades de *mindfulness* "como fazer"	2	M4: Assumindo o controle de sua mente: habilidades "o que fazer" (cont.) M5: Dominando sua mente: habilidades "como fazer"
Módulo 2		**6 semanas: Habilidades de tolerância ao mal-estar**
Prós e contras	3	TME1: Objetivos da tolerância ao mal-estar TME5: Prós e contras
Distração; Autoacalmar-se	4	TME7: Distraindo-se TME8: Autoacalmando-se
Melhorar (IMPROVE) o momento	5	TME9: Melhorar (IMPROVE) o momento
Aceitação da realidade	6	TME11: Aceitação radical TME12: Redirecionando a mente
Meio sorriso	7	TME14: Meio sorriso[a]
Estar disposto	8	TME13: Estar disposto
	9: 10	**Repetir 2 semanas de orientação e de habilidades de *mindfulness***
Módulo 3		**6 semanas: Habilidades de regulação emocional**
Entendendo as emoções	11	RE1: Metas da regulação emocional RE3: O que as emoções fazem por você RE4: O que torna difícil regular suas emoções RE4A: Mitos sobre emoções
Identificando, entendendo e nomeando as emoções	12	RE5: Modelo para descrever emoções RE6: Maneiras para descrever emoções
	13	RE15: Acumulando emoções positivas: curto prazo RE16: Lista de atividades prazerosas
	14	RE17: Acumulando emoções positivas: longo prazo RE18: Lista de valores e prioridades
	15	RE19: Construindo maestria[a] RE20: Cuidar de sua mente cuidando de seu corpo RE22: *Mindfulness* das emoções atuais: deixando o sofrimento emocional passar
Ação oposta	16	RE10: Ação oposta (com Ficha de tarefas RE6: Descobrindo como modificar emoções indesejadas) RE11: Descobrindo ações opostas
	17: 18	**Repetir 2 semanas de orientação e de habilidades de *mindfulness***
Módulo 4		**6 semanas: Habilidades de efetividade interpessoal**
Entendendo os obstáculos; Esclarecendo prioridades	19	EI1: Metas de efetividade interpessoal EI2: Fatores que interferem na efetividade interpessoal
	20	EI4: Esclarecendo prioridades em situações interpessoais
	21	EI5: Diretrizes para efetividade nos objetivos: obtendo o que você quer (DEAR MAN)
	22	EI6: Diretrizes para efetividade nos relacionamentos: mantendo o relacionamento (GIVE)
Habilidades FAST	23	EI7: Diretrizes para efetividade de autorrespeito: mantendo o respeito por si (FAST)
Avaliando as opções	24	EI8: Avaliando as opções para o quão intensamente pedir algo ou dizer não (com Ficha de tarefas EI6: O jogo da moeda) EI9: Antecipação de fatores que interferem na solução de problemas: quando o que você está fazendo não está funcionando (com Ficha de tarefas EI7: Solucionando habilidades de efetividade interpessoal)

Repita a sequência no programa de 1 ano.
[a] Estes títulos de fichas diferem de suas versões atuais porque as fichas não incluíam certas habilidades.

CRONOGRAMA 3: 13 semanas, Treinamento de habilidades em DBT para adultos, desenvolvido por Soler		
	Semana	*Ficha(s)-padrão*
2 semanas: Orientação e habilidades de *mindfulness*		
Orientação; Mente sábia	1	O1: Metas do treinamento de habilidades O3: Diretrizes do treinamento de habilidades M3: Mente sábia: estados da mente
Habilidades de *mindfulness* "o que fazer"	2	M4: Assumindo o controle de sua mente: habilidades "o que fazer"
Habilidades de *mindfulness* "como fazer"	3	M5: Dominando sua mente: habilidades "como fazer"
3 semanas: Habilidades de tolerância ao mal-estar		
Distração; autoacalmar-se; Melhorar (IMPROVE) o momento	4	TME7: Distraindo-se TME8: Autoacalmando-se TME9: Melhorar (IMPROVE) o momento
Aceitação da realidade	5	TME11: Aceitação radical TME11B: Praticando aceitação radical, passo a passo (ou Ficha de tarefas TME9, Aceitação radical) TME12: Redirecionando a mente
Estar disposto; *Mindfulness* dos pensamentos	6	TME13: Estar disposto TME15: *Mindfulness* dos pensamentos atuais
4 semanas: Habilidades de regulação emocional		
Entendendo as emoções	7	RE1: Metas da regulação emocional RE3: O que as emoções fazem por você
Identificando, entendendo e nomeando as emoções		RE5: Modelo para descrever emoções RE6: Maneiras para descrever emoções[a]
A	8	RE15: Acumulando emoções positivas: curto prazo RE16: Lista de atividades prazerosas RE17: Acumulando emoções positivas: longo prazo
B, C; SABER; *Mindfulness* das emoções	9	RE19: Construindo maestria[a] RE20: Cuidar de sua mente cuidando de seu corpo RE22: *Mindfulness* das emoções atuais
Ação oposta	10	RE10: Ação oposta (com Ficha de tarefas RE6: Descobrindo como modificar emoções indesejadas)
4 semanas: Habilidades de efetividade interpessoal		
Entendendo os obstáculos; Esclarecendo as metas	11	EI1: Metas da efetividade interpessoal EI2: Fatores que interferem na efetividade interpessoal
DEAR MAN	11	EI5: Diretrizes para efetividade nos objetivos: obtendo o que você quer (DEAR MAN)
GIVE FAST	12	EI 6: Diretrizes para efetividade nos relacionamentos: mantendo o relacionamento (GIVE) EI7: Diretrizes para efetividade de autorrespeito: mantendo o respeito por si (FAST)
Avaliando opções	13	EI8: Avaliando as opções para o quão intensamente pedir algo ou dizer não (com Ficha de tarefas EI6: O jogo da moeda)

[a] Os títulos desta ficha diferem dos títulos das versões atuais porque a ficha não inclui as habilidades de antecipação.

Apêndices da Parte I • 109

CRONOGRAMA 4: 20 semanas, Treinamento de habilidades em DBT para adultos, desenvolvido por McMain

	Semana	Ficha(s)-padrão
2 semanas: Orientação e habilidades de *mindfulness*		
Orientação; *Mindfulness*	1	O1: Metas do treinamento de habilidades M3: Mente sábia: estados da mente
4 semanas: Habilidades de tolerância ao mal-estar		
Prós e contras	2	TME1: Objetivos da tolerância ao mal-estar TME5: Prós e contras
Habilidades TIP; Autoacalmar-se	3	TME6: Habilidades TIP: alterando a fisiologia corporal TME7: Distraindo-se TME8: Autoacalmando-se
Aceitação radical; Estar disposto	4	TME11: Aceitação radical TME12: Redirecionando a mente TME13: Estar disposto TME14: Meio sorriso e mãos dispostas
Habilidades de *mindfulness* "o que fazer"	5	M4: Assumindo o controle da sua mente: habilidades "o que fazer"
5 semanas: Habilidades de efetividade interpessoal: trilhando o caminho do meio		
Dialética	6	EI16: Como pensar e agir dialeticamente EI16A: Exemplos de lados opostos que podem ser ambos verdadeiros EI16B: Opostos importantes a equilibrar
Autovalidação	7	EI17: Validação (centrando-se na autovalidação) EI19: Recuperando-se de invalidação
Validação dos outros	8	EI17: Validação (centrando-se na validação dos outros) EI18: Um guia prático para validação
Princípios comportamentais: reforço positivo	9	EI20: Estratégias para aumentar a probabilidade de comportamentos que você quer
Habilidades de *mindfulness* "como fazer"	10	M5: Habilidades de *mindful*ness "como fazer"
5 semanas: Habilidades de regulação emocional		
Justificativa; Modelo das emoções; Observando e descrevendo emoções	11	RE1: Metas da regulação emocional RE3: O que as emoções fazem por você RE5: Modelo para descrever emoções RE6: Maneiras para descrever emoções
SABER	12	RE20: Cuidar de sua mente cuidando de seu corpo
Aumentando as experiências positivas (no curto e no longo prazo); Maestria	13	RE15: Acumulando emoções positivas: curto prazo RE16: Lista de atividades prazerosas RE17: Acumulando emoções positivas: longo prazo RE18: Lista de valores e prioridades RE19: Construir maestria e antecipação
Ação oposta	14	RE9: Ação oposta e solução de problemas: decidindo qual usar RE10: Ação oposta (com Ficha de tarefas RE6: Descobrindo como modificar emoções indesejadas) RE11: Descobrindo ações opostas
Mindfulness na vida cotidiana	15	Revisão e prática das habilidades de *mindfulness* RE22: *Mindfulness* das emoções atuais: deixando o sofrimento emocional passar

(Continua)

CRONOGRAMA 4: 20 semanas, Treinamento de habilidades em DBT para adultos, desenvolvido por McMain (*Continuação*)

	Semana	Ficha(s)-padrão
5 semanas: Habilidades de efetividade interpessoal		
Justificativa; Prioridades	16	EI1: Metas de efetividade interpessoal EI3: Visão geral: alcançando objetivos habilmente EI4: Esclarecendo prioridades em situações interpessoais
DEAR MAN	17	EI5: Diretrizes para efetividade nos objetivos: obtendo o que você quer (DEAR MAN)
GIVE FAST	18	EI6: Diretrizes para efetividade nos relacionamentos: mantendo o relacionamento (GIVE) EI7: Diretrizes para efetividade de autorrespeito: mantendo o respeito por si (FAST)
Identificando obstáculos	19	EI2: Fatores que interferem na efetividade interpessoal Ficha de tarefas EI7: Solucionando habilidades de efetividade interpessoal
Avaliando as opções	20	EI8: Avaliando as opções para o quão intensamente pedir algo ou dizer não (com Ficha de tarefas EI6: O jogo da moeda)

CRONOGRAMA 5: 14 semanas, Treinamento de habilidades de regulação emocional em DBT para adultos, desenvolvido por Neacsiu

	Semana	Ficha(s)-padrão
2 semanas: Orientação e habilidades de mindfulness		
Mente sábia; Observar	1	M3: Mente sábia: estados da mente M4: Assumindo o controle da sua mente: habilidades "o que fazer"
Descrever; Participar; Adotar uma postura não julgadora; Fazer uma coisa de cada vez; Ser efetivo	2	M4: Assumindo o controle da sua mente: habilidades "o que fazer" M5: Dominando sua mente: habilidades "como fazer"
6 semanas: Habilidades de regulação emocional		
Identificar, entender e nomear as emoções	3	RE1: Metas da regulação emocional RE2: Visão geral: identificando, entendendo e nomeando as emoções RE3: O que as emoções fazem por você RE4: O que torna difícil regular suas emoções RE5: Modelo para descrever emoções RE6: Maneiras para descrever emoções
Verifique os fatos	4	RE7: Visão geral: modificando respostas emocionais RE8: Verifique os fatos (com Ficha de tarefas RE5: Verifique os fatos)
Ação oposta	5	RE10: Ação oposta (com Ficha de tarefas RE6: Descobrindo como modificar emoções indesejadas) RE11: Descobrindo ações opostas
Solução de problemas	6	RE12: Solução de problemas RE13: Revisando ação oposta e solução de problemas
Acumulando emoções positivas e construir maestria	7	RE15: Acumulando emoções positivas: curto prazo RE17: Acumulando emoções positivas: longo prazo RE19: Construir maestria e antecipação
Antecipação e SABER	8	RE19: Construir maestria e antecipação RE20: Cuidar de sua mente cuidando de seu corpo

(*Continua*)

CRONOGRAMA 5: 14 semanas, Treinamento de habilidades de regulação emocional em DBT para adultos, desenvolvido por Neacsiu (*Continuação*)

	Semana	Ficha(s)-padrão
1 semana: Revisão das habilidades de *mindfulness*		
Mente sábia; Observar	9	M3: Mente sábia: estados da mente M4: Assumindo o controle da sua mente: habilidades "o que fazer"
Descrever; Participar; Adotar uma postura não julgadora; Fazer uma coisa de cada vez; Ser efetivo	9	M4: Assumindo o controle da sua mente: habilidades "o que fazer" M5: Dominando sua mente: habilidades "como fazer"
4 semanas: Habilidades de tolerância ao mal-estar		
Habilidades TIP	10	TME6: Habilidades TIP: alterando a sua fisiologia corporal
Distração, autoacalmar-se, Melhorar (IMPROVE) o momento	11	TME7: Distraindo-se TME8: Autoacalmando-se TME9: Melhorar (IMPROVE) o momento
Aceitação radical; Redirecionando a mente	12	TME10: Visão geral: habilidades de aceitação da realidade TME11: Aceitação radical TME11B: Praticando aceitação radical, passo a passo (ou Ficha de tarefas TME9: Aceitação radical) TME12: Redirecionando a mente
Estar disposto; Meio sorriso; *Mindfulness* dos pensamentos atuais	13	TME13: Estar disposto TME14: Meio sorriso e mãos dispostas TME15: *Mindfulness* dos pensamentos atuais
1 semana: Habilidades de efetividade interpessoal		
DEAR MAN, GIVE, FAST; Princípios comportamentais de validação interpessoal em relacionamentos	14	EI5: Diretrizes para efetividade nos objetivos: obtendo o que você quer (DEAR MAN) EI6: Diretrizes para efetividade nos relacionamentos: mantendo o relacionamento (GIVE) EI7: Diretrizes para efetividade de autorrespeito: mantendo o respeito por si (FAST) EI17: Validação EI18: Um guia prático para validação EI20: Estratégias para aumentar a probabilidade de comportamentos que você quer EI21: Estratégias para diminuir ou parar comportamentos indesejados EI22: Dicas para usar estratégias de modificação comportamental efetivamente

CRONOGRAMA 6: 25 semanas, Treinamento de habilidades em DBT multifamiliar para adolescentes			
	Semana	Ficha(s)-padrão	Ficha(s) opcional(is)
	Repetido no início de cada módulo: 2 semanas: Orientação e habilidades de *mindfulness* + 1 semana: Habilidades do caminho do meio			
Orientação	1	O1: Objetivos do treinamento de habilidades O3: Diretrizes para o treinamento de habilidades O4: Pressupostos do treinamento de habilidades O5: Teoria biossocial (se não for ensinada na terapia individual)	O1A: Opções para solucionar quaisquer problemas O2: Visão geral: introdução ao treinamento de habilidades O7: Análise em cadeia (se não for ensinada na terapia individual) O8: Análise de *missing links* (se não for ensinada como parte da revisão das tarefas)
Objetivos de *mindfulness*; Mente sábia; Habilidades "o que fazer"	1	M1: Objetivos da prática de *mindfulness* M3: Mente sábia: estados da mente M4: Assumindo o controle de sua mente: habilidades "o que fazer"	M2: Visão geral: principais habilidades de *mindfulness* M3A: Ideias para a prática da mente sábia M4A–C: Ideias para a prática de observar, descrever e participar
	2	M5: Dominando sua mente: habilidades "como fazer"	M5A–C: Ideias para praticar adotar uma postura não julgadora, fazer uma coisa de cada vez e ser efetivo
Caminho do meio; Dialética	3	EI15: Dialética EI16: Como pensar e agir dialeticamente EI16A: Exemplos de opostos que podem ser ambos verdadeiros	EI16B: Opostos importantes a equilibrar EI16C: Identificando dialéticas
Módulo 1		5 semanas: Habilidades de tolerância ao mal-estar		
Sobrevivência a crises; Habilidade STOP; Prós e contras	4	TME1: Objetivos da tolerância ao mal-estar TME3: Quando usar habilidades de sobrevivência a crises TME4: Habilidade STOP TME5: Prós e contras	
Habilidades TIP	5	TME6: Habilidades TIP: alterando a fisiologia corporal	TME6A: Usando água fria, passo a passo TME6A: Relaxamento muscular progressivo, passo a passo TME6C: Repensar eficaz e relaxamento progressivo
Distração; autoacalmar-se; Melhorar (IMPROVE) o momento	6	TME7: Distraindo-se TME8: Autoacalmando-se TME9: Melhorar (IMPROVE) o momento	TME8A: Meditação de escaneamento corporal, passo a passo TME9A: Consciência sensorial, passo a passo
Aceitação da realidade	7	TME10: Visão geral: habilidades de aceitação da realidade TME11: Aceitação radical TME12: Redirecionando a mente TME14: Meio sorriso e mãos dispostas	TME11A: Aceitação radical: fatores que interferem TME11B: Praticando aceitação radical, passo a passo (ou Ficha de tarefas TME9, Aceitação radical) TME14: Meio sorriso e mãos dispostas
Estar disposto	8	TME13: Estar disposto TME21: Rebelião alternativa e negação adaptativa Revisão e graduação para aqueles que estão concluindo o treinamento de habilidades	

(*Continua*)

CRONOGRAMA 6: 25 semanas, Treinamento de habilidades em DBT multifamiliar para adolescentes (*Continuação*)			
	Semana	*Ficha(s)-padrão*	*Ficha(s) opcional(is)*
	9–10	2 semanas: Orientação e habilidades de *mindfulness*	
Módulo 2		7 semanas: Habilidades de regulação emocional	
Validação	11	EI17: Validação EI18: Um guia prático para validação	EI18A: Identificando a validação
Entendendo as emoções	12	RE1: Metas da regulação emocional RE2: Visão geral: identificando, entendendo e nomeando emoções RE5: Modelo para descrever emoções RE6: Maneiras para descrever emoções	RE3: O que as emoções fazem por você
Modificando as emoções	13	RE7: Visão geral: modificando respostas emocionais RE8: Verifique os fatos (com Ficha de tarefas RE5: Verifique os fatos)	RE8A: Exemplos de emoções que estão justificadas pelos fatos
Verificar os fatos	14	RE9: Ação oposta e solução de problemas: decidindo qual usar RE10: Ação oposta	RE11: Descobrindo ações opostas
Solução de problemas	15	RE12: Solução de problemas RE13: Revisando ação oposta e solução de problemas	
Acumulando emoções positivas	16	RE15: Acumulando emoções positivas: curto prazo RE16: Lista de atividades prazerosas RE17: Acumulando emoções positivas: longo prazo RE18: Lista de valores e prioridades	RE12: Construir maestria e antecipação RE14: Visão geral: reduzindo a vulnerabilidade à mente emocional RE17: Acumulando emoções positivas: longo prazo
Construir maestria e antecipação SABER	17	RE19: Construir maestria e antecipação RE20: Cuidar de sua sua mente cuidando de seu corpo Revisão e graduação para aqueles que estão concluindo o treinamento de habilidades	RE20A: Protocolo para lidar com pesadelos, passo a passo RE20B: Protocolo de higiene do sono
	18 e 19	2 semanas: Orientação e habilidades de *mindfulness*	
Módulo 3		6 semanas: Habilidades de efetividade interpessoal	
Esclarecendo prioridades	20	EI1: Metas da efetividade interpessoal EI2: Fatores que interferem na efetividade interpessoal EI4: Esclarecendo prioridades em situações interpessoais	EI2A: Mitos que interferem na efetividade EI3: Visão geral: alcançando objetivos habilmente
DEAR MAN	21	EI5: Diretrizes para efetividade nos objetivos: obtendo o que você quer (DEAR MAN)	EI5A: Aplicando habilidades DEAR MAN a uma interação difícil atual
GIVE	22	EI6: Diretrizes para efetividade nos relacionamentos: mantendo os relacionamentos (GIVE)	EI6A: Expandindo o V de GIVE: níveis de validação EI17: Validação (revisão)
FAST; Validação	23	EI7: Diretrizes para efetividade de autorrespeito: mantendo o respeito por si (FAST)	EI18: Um guia prático para validação (revisão) EI19: Recuperando-se de invalidação EI19A: Identificando a autoinvalidação
O jogo da moeda	24	Avaliando as opções para o quão intensamente pedir algo ou dizer não (com Ficha de tarefas EI6: O jogo da moeda)	
Antecipando os fatores que interferem na solução de problemas	25	EI9: Antecipação de fatores que interferem na solução de problemas: quando o que você está fazendo não está funcionando Revisão e graduação para aqueles que estão concluindo o treinamento de habilidades	

CRONOGRAMA 7: Sessões variáveis, Treinamento de habilidades em DBT para pacientes internados (unidades com duração de internação intermediária e aguda: 1 a 2 dias)		
Módulo	*Unidade intermediária*	*Unidade aguda*
Habilidades centrais de *mindfulness*	M3: Mente sábia: estados da mente M4: Assumindo o controle de sua mente: habilidades "o que fazer" M5: Dominando sua mente: habilidades "como fazer"	M3: Mente sábia: estados da mente M4: Assumindo o controle de sua mente: habilidades "o que fazer" M5: Dominando sua mente: habilidades "como fazer"
Tolerância ao mal-estar	TME5: Prós e contras TME6: Habilidades TIP: alterando a fisiologia corporal TME7: Distraindo-se TME8: Autoacalmando-se TME9: Melhorar (IMPROVE) o momento TME11: Aceitação radical TME12: Redirecionando a mente TME14: Meio sorriso e mãos dispostas TME13: Estar disposto	TME5: Prós e contras TME6: Habilidades TIP: alterando a fisiologia corporal TME7: Distraindo-se TME8: Autoacalmando-se TME9: Melhorar (IMPROVE) o momento TME11: Aceitação radical TME12: Redirecionando a mente
Regulação emocional	RE5: Modelo para descrever emoções RE6: Maneiras para descrever emoções RE10: Ação oposta RE15: Acumulando emoções positivas: curto prazo RE16: Lista de atividades prazerosas	RE6: Maneiras para descrever emoções RE10: Ação oposta RE15: Acumulando emoções positivas: curto prazo RE16: Lista de atividades prazerosas
Efetividade interpessoal	EI4: Esclarecendo prioridades em situações interpessoais EI5: Diretrizes para efetividade nos objetivos: obtendo o que você quer (DEAR MAN) EI6: Diretrizes para efetividade nos relacionamentos: mantendo o relacionamento (GIVE) EI7: Diretrizes para efetividade de autorrespeito: mantendo o respeito por si (FAST)	EI4: Esclarecendo prioridades em situações interpessoais EI5: Diretrizes para efetividade nos objetivos: obtendo o que você quer (DEAR MAN) EI6: Diretrizes para efetividade nos relacionamentos: mantendo o relacionamento (GIVE)

Adaptado com permissão da Tabela 4.5 em Swenson, C. R., Witterholt, S., & Bohus, M. (2007). Dialectical behavior therapy on inpatient units. Em L. A. Dimeff & K. Koerner (Eds.), *Dialectical behavior therapy in clinical practice: Applications across disorders and settings* (pp. 69–111). New York: Guilford Press. Copyright 2007 by The Guilford Press.

CRONOGRAMA 8: Habilidades em DBT para comportamentos aditivos (para integrar com as habilidades do Cronograma 1)

Módulo possível	Fichas
Geral	TME16: Visão geral: quando a crise é uma adição TME16A: Adições comuns
Habilidades centrais de *mindfulness*	TME18: Mente límpida TME18A: Padrões de comportamento característicos da mente aditiva e da mente limpa
Tolerância ao mal-estar	TME17: Abstinência dialética TME17A: Planejamento de abstinência dialética TME20: Queimando pontes e construindo novas TME21: Rebelião alternativa e negação adaptativa
Efetividade interpessoal	TME19: Reforço da comunidade

Você pode introduzir essas habilidades nos módulos listados à esquerda da lista das fichas ou pode ensiná-las como um grupo na sequência de seus números.

CRONOGRAMA 9: Comportamentos das habilidades para familiares em DBT (para integrar com as habilidades do Cronograma 1)

DEAR MAN	EI20: Estratégias para aumentar a probabilidade de comportamentos que você quer EI21: Estratégias para diminuir ou parar comportamentos indesejados EI22: Dicas para usar estratégias de modificação comportamental efetivamente EI22A: Identificando estratégias de modificação comportamental efetivas
GIVE	EI17: Validação EI18: Um guia prático para validação EI18A: Identificando a validação
FAST	EI19: Recuperando-se da invalidação EI19A: Identificando a autoinvalidação

Você pode introduzir essas habilidades nos módulos listados à esquerda da lista das fichas ou pode ensiná-las como um grupo na sequência de seus números.

CRONOGRAMA 10: Treinamento abrangente de habilidades de *mindfulness* em DBT			
	Semana	Ficha(s)-padrão	Ficha(s) opcional(is)
Orientação; Objetivos; Mente sábia	1	M1: Metas da prática de *mindfulness* M1A: Definições de *mindfulness* M2: Visão geral: habilidades centrais de *mindfulness* M3: Mente sábia: estados da mente	
Habilidades *mindfulness* "o que fazer"	2	M4: Assumindo o controle de sua mente: habilidades "o que fazer"	M4A: Ideias para praticar a observação M4B: Ideias para praticar a descrição M4C: Ideias para praticar a participação
Habilidades *mindfulness* "como fazer"	3	M5: Dominando sua mente: habilidades "como fazer"	M5A: Ideias para praticar uma postura não julgadora M5B: Ideias para praticar a concentração M5C: Ideias para praticar a efetividade
Mindfulness focado na espiritualidade	4	M7: Metas da prática de *mindfulness*: uma perspectiva espiritual M7A: Mente sábia a partir de uma perspectiva espiritual M8: Praticando bondade amorosa para aumentar o amor e a compaixão	
	5	M7: Metas da prática de *mindfulness*: uma perspectiva espiritual M7A: Mente sábia de uma perspectiva espiritual M8: Praticando a bondade amorosa para aumentar o amor e compaixão	
Meditação atenta	6	TME8A: Meditação de escaneamento corporal, passo a passo TME9A: Consciência sensorial, passo a passo	
	7	RE22: *Mindfulness* das emoções atuais: deixando o sofrimento emocional passar TME15: *Mindfulness* dos pensamentos atuais TME15A: Praticando *mindfulness* dos pensamentos	
Aceitação da realidade	8	TME10: Visão geral: habilidades de aceitação da realidade TME11: Aceitação radical TME11A: Aceitação radical: fatores que interferem TME11B: Praticando aceitação radical, passo a passo (ou usar Ficha de tarefas TME9, Aceitação radical) TME12: Redirecionando a mente	Ficha de tarefas TME9: Aceitação radical
Estar disposto	9	TME13: Estar disposto TME14: Meio sorriso e mãos dispostas	TME14A: Praticando meio sorriso e mãos dispostas
Ação consciente	10	M9: Meios hábeis: equilibrando a mente do fazer e a mente do ser	M9A: Ideias para praticar o equilíbrio da mente do fazer e da mente do ser
Caminho do meio	11	M10: Trilhando o caminho do meio: encontrando a síntese entre opostos EI12: *Mindfulness* direcionada aos outros	EI12A: Identificando *mindfulness* direcionada aos outros

CRONOGRAMA 11: Habilidades avançadas em DBT

	Semana	Ficha(s)-padrão	Ficha(s) opcional(is)
Orientação	1	Discutir metas do treinamento de habilidades avançado Desenvolver com o grupo as diretrizes para o treinamento de habilidades M1A: Opções para solucionar qualquer problema	Revisar as habilidades e decidir quais habilidades serão estudadas no grupo
		Mindfulness	
Revisão de *mindfulness*	2	M3: Mente sábia: estados da mente M4: Assumindo o controle de sua mente: habilidades "o que fazer" M5: Dominando sua mente: habilidades "como fazer"	M7: Metas da prática de *mindfulness*: uma perspectiva espiritual M7A: Mente sábia de uma perspectiva espiritual
Mindfulness	3	M7: Metas da prática de *mindfulness*: uma perspectiva espiritual M7A: Mente sábia de uma perspectiva espiritual M8: Praticando bondade amorosa para aumentar o amor e a compaixão	
		Construindo relacionamentos	
Construindo relacionamentos	4	EI10: Visão geral: construindo relacionamentos EI11: Encontrando e fazendo as pessoas gostarem de você EI12: *Mindfulness* direcionada aos outros	EI11A: Identificando habilidades para encontrar pessoas e fazê-las gostar de você EI12A: Identificando *mindfulness* direcionada aos outros
Relacionamentos	5	EI17: Validação EI18: Um guia prático para validação	EI18A: Identificando a validação
Relacionamentos	6	EI19: Recuperando-se de invalidação EI19A: Identificando a autoinvalidação EI13: Terminando relacionamentos	EI19A: Identificando a autoinvalidação EI13A: Identificando como terminar relacionamentos
		Trilhando o caminho do meio	
Trilhando o caminho do meio	7	EI15: Dialética EI16: Como pensar e agir dialeticamente EI16A: Exemplos de lados opostos que podem ser ambos verdadeiros EI16B: Opostos importantes a equilibrar	EI16C: Identificando dialéticas
Trilhando o caminho do meio	8	M9: Meios hábeis: equilibrando a mente do fazer e a mente do ser M9A: Ideias para praticar o equilíbrio da mente do fazer e da mente do ser M10: Trilhando o caminho do meio: encontrando a síntese entre opostos	
		Estratégias de mudança de comportamento	
Análise em cadeia	9	O6: Visão geral: analisando o comportamento O7: Análise em cadeia (com Ficha de tarefas O2, Análise em cadeia do comportamento-problema) O7A: Análise em cadeia, passo a passo	
Análise de *missing links*	10	O8: Análise de *missing links* (com Ficha de tarefas O3, Análise de *missing links*)	

(Continua)

118 • Introdução ao treinamento de habilidades em DBT

CRONOGRAMA 11: Habilidades avançadas em DBT (*Continuação*)

	Semana	Ficha(s)-padrão	Ficha(s) opcional(is)
Estratégias de modificação comportamental	11	EI20: Estratégias para aumentar a probabilidade de comportamentos que você quer EI21: Estratégias para diminuir ou parar comportamentos indesejados EI22: Dicas para usar estratégias de modificação de comportamento efetivamente	EI22A: Identificando estratégias de modificação comportamental efetivas
Desenvolver currículo adicional com os participantes			
	12		
	13		
	14		
	15		
	16		
	17		

Considere o ensino deste currículo como um segundo módulo ou acrescente-o ao Cronograma 1, ou, ainda, deixe os participantes escolherem as habilidades que gostariam de aprender.

PARTE II

Notas de ensino para os módulos de habilidades em DBT

Capítulo 6

Habilidades gerais: orientação e análise do comportamento*

Existem dois conjuntos de habilidades gerais. O primeiro centra-se na orientação sobre o treinamento de habilidades, incluindo uma ficha sobre a teoria biossocial da desregulação emocional. O segundo foca-se em como analisar o comportamento para que um paciente consiga descobrir as causas, ou os fatos que o influenciam. Isso permite ao indivíduo planejar como alterar o comportamento ou evitá-lo no futuro.

ORIENTAÇÃO

Uma orientação sobre o treinamento de habilidades ocorre durante a primeira sessão de um novo grupo de habilidades. Os propósitos dessa orientação são apresentar os membros uns aos outros e aos treinadores; orientar os participantes quanto aos aspectos estruturais do treinamento de habilidades (p. ex., formato, regras, número de encontros); orientá-los sobre a abordagem e os objetivos dos líderes; apresentar as habilidades como válidas de aprender e prováveis de funcionar; e gerar entusiasmo para aprender e praticar as habilidades. Este capítulo fornece um resumo dos tópicos a serem abrangidos, mas cujos conteúdos podem ser facilmente modificados, a fim de adaptá-los ao seu contexto (p. ex., formato do grupo, tempo disponível, tarifas, regras, uso do telefone). Também está incluída uma seção opcional para ensinar a teoria biossocial de como a desregulação emocional se desenvolve.

Conforme discutido no Capítulo 4, orientar é um meio primordial para o treinador de habilidades vender as habilidades aos membros do grupo. Portanto, tarefas importantes para os treinadores são destacar a utilidade das habilidades, descobrir a metas pessoais específicas dos participantes e depois vincular essas metas aos módulos das habilidades. As metas específicas do treinamento que você estiver conduzindo vão depender das habilidades que você planeja ensinar. As metas listadas na Ficha geral 1 e nas notas de ensino são gerais o suficiente para abranger a maior parte do que pode ser ensinado em grupos típicos. Metas opcionais são consideradas. As diretrizes, ou regras, para o treinamento de habilidades são apresentadas e discutidas junto com os pressupostos do treinamento.

Nas notas de ensino, inseri um sinal de visto (✓) ao lado do conteúdo que quase sempre utilizo. Se eu estiver com muita pressa, posso ignorar tudo que não estiver assinalado.

Após a primeira sessão de orientação, a reorientação pode ser revisada com os participantes ou abreviada se não houver nenhum membro novo começando no grupo. Faça um esforço para não ignorá-la, já que a revisão pode ser útil para lembrar os participantes sobre os pressupostos e as diretrizes, e é uma boa ocasião para discutir se novas diretrizes devem ser adicionadas. Se houver novos membros, os líderes devem incentivar os participantes antigos a conduzir a orientação tanto quanto for possível. Em qualquer um dos casos, se a orientação for concluída antes do fim da sessão e as fichas opcionais não estiverem sendo ensinadas, os líderes devem prosseguir para o conteúdo das principais habilidades de *mindfulness*, no Capítulo 7.

Cartão diário

O cartão diário (ver Fig. 4.1 no Cap. 4) fornece espaços para o registro da prática de todas as habilidades relevantes. Em geral, os cartões são introduzidos e explicados pelo terapeuta individual da DBT do paciente. No entanto, aqueles que não estiverem nesse tratamento individual devem ser introduzidos ao cartão diário na sessão de orientação. Se o cartão, que inclui o uso das habilidades, não estiver sendo revisado pelo terapeuta individual do participante, a porção das habilidades do cartão pode ser revisada semanalmente como parte da revisão das tarefas do grupo de habilidades, além de quaisquer outras fichas de tarefas de práticas

---

* Com agradecimentos a Anita Lungu, Debra Safer, Christy Telch e Eunice Chen.

das habilidades. Se apenas a tarefa da semana anterior for revisada, há o perigo de que as habilidades previamente ensinadas saiam do radar do paciente e não sejam praticadas.

Teoria biossocial

A teoria biossocial é frequentemente revisada nas sessões individuais da DBT, e, em alguns casos, ela é ensinada em programas multifamiliares e/ou para adolescentes. A teoria é particularmente relevante para as pessoas que satisfazem os critérios para TPB e para aquelas com desregulação emocional invasiva. É importante, se você estiver tratando outra população — por exemplo, com alto controle emocional, ou outros transtornos —, que ensine uma teoria biossocial adequada aos pacientes que estiverem sendo tratados. Porém, a ideia de que todo comportamento é um produto da biologia e do ambiente aplica-se a todos. Se os membros do grupo ou terapeutas individuais revisaram essa teoria, talvez haja pouco a ganhar em revê-la novamente.

ANÁLISE DO COMPORTAMENTO

Já que muitos terapeutas da DBT ensinam seus pacientes como conduzir sua própria análise dos comportamentos problemáticos, eu adicionei um conjunto complementar de habilidades que ensinam os participantes a analisar e solucionar comportamentos disfuncionais não efetivos ("análise em cadeia"), bem como identificar comportamentos efetivos que são necessários, mas são ausentes ("análise de *missing links*"). A análise em cadeia tem sido muito utilizada na DBT. Eu desenvolvi a análise de *missing links* por solicitação tanto dos adolescentes quanto dos pais, em nosso grupo multifamiliar.

Análise em cadeia

Conduzir a análise em cadeia de comportamentos-problema é uma parte crucial da DBT. Há muitas maneiras de ensinar os pacientes a fazer isso, e há muitos lugares e momentos para ensiná-los no decorrer da terapia. Nos programas de tratamento da DBT *standard*, os terapeutas individuais ensinam seus pacientes a fazer uma análise em cadeia no decorrer da terapia. As equipes de tratamento da DBT empregam análise em cadeia abreviada para avaliar os comportamentos apresentados pelos seus membros que interferem no trabalho. Nas minhas equipes de tratamento, sempre fazemos uma breve análise em cadeia com indivíduos que chegam atrasados às reuniões de consultoria. Muitas vezes, essa análise é ensinada em programas de tratamento residencial e de internação hospitalar. É uma parte importante do treinamento de habilidades para transtornos alimentares[1] e também pode ser muito útil em programas de transtornos relacionados a substâncias e transtornos aditivos. Quando os participantes não estiverem em terapia individual, o ensino da análise em cadeia pode ser incorporado ao treinamento de habilidades sempre que houver tempo e parecer útil. A inclusão da análise em cadeia no treinamento de habilidades *per se* é opcional.

Análise de *missing links*

Enquanto a análise em cadeia desconstrói os comportamentos-problema, a análise de *missing links* é usada para identificar comportamentos efetivos que não foram utilizados. Isto consiste em um conjunto sistemático de perguntas originalmente desenvolvido para que os terapeutas conduzam avaliações rápidas das falhas nas execuções das tarefas do grupo das habilidades, em que, muitas vezes, há tempo limitado para revisar a tarefa. Quando a análise de *missing links* foi aplicada nessas revisões de tarefa nos grupos de habilidades multifamiliares para adolescentes, os pais imediatamente quiseram aprender como fazer para analisar os comportamentos efetivos que estavam ausentes em seus filhos. Os adolescentes também queriam usá-la para analisar os comportamentos ausentes em seus pais. A partir daí, tornou-se claro que pode ser um útil conjunto estratégico de perguntas para qualquer comportamento efetivo que está ausente.

Notas de ensino

I. METAS DO TREINAMENTO DE HABILIDADES (FICHAS GERAIS 1–1A)

> **Ponto principal:** A meta geral do treinamento de habilidades em DBT é ajudar os indivíduos a mudar padrões comportamentais, emocionais, de pensamento e interpessoais associados com os problemas da vida cotidiana.
>
> **Ficha geral 1: Metas do treinamento de habilidades.** Use esta ficha para fazer os pacientes pensarem sobre como poderiam se beneficiar pessoalmente do treinamento, identificar as áreas em que estão mais interessados e as metas pessoais específicas dos comportamentos a aumentar e diminuir em seus próprios treinamentos. Para aqueles que já tiveram outros módulos de habilidades e já passaram por orientação, esta é uma oportunidade de avaliar os progressos que fizeram em suas metas pessoais, desde o início do módulo anterior. A ideia é gerar algum entusiasmo para aprender e praticar as habilidades.
>
> As pesquisas sobre DBT estão evoluindo muito rápido, e os dados sugerem que o treinamento de habilidades pode ser efetivo para uma grande variedade de metas. Se a Ficha geral 1 não se adequar às metas do seu grupo, ou paciente individual, fique à vontade para adaptar ou desenvolver uma nova lista de metas para seu(s) paciente(s).
>
> **Ficha geral 1A: Opções para solucionar qualquer problema (*opcional*).** Esta ficha opcional pode ser usada no início de um módulo de habilidades ou em outro momento que você a considere útil. A ficha foi desenvolvida como resposta aos participantes que respondem às ofertas de ajuda para solucionar seus problemas de vida com uma atitude do tipo "Sim, mas...". Pode ser particularmente útil analisar essa ficha nessas situações. Ela descreve três respostas efetivas para qualquer problema e mostra quais categorias de habilidades são necessárias para cada uma. Ela também serve como lembrete de que a única resposta que não precisa de comportamento habilidoso é a última opção: "Continue infeliz".
>
> **Ficha de tarefas geral 1: Prós e contras de usar habilidades (*opcional*).** Esta ficha de tarefas opcional é projetada para ajudar os participantes a decidir se têm algo a ganhar com a prática das habilidades da DBT. Ela é particularmente útil quando eles estão se sentindo indispostos ou apáticos e não querem praticar. Ela pode ser apresentada bem rapidamente se os indivíduos já souberem como preencher uma ficha de tarefas de prós e contras. Se não souberem, aborde os princípios da análise de prós e contras. Certifique-se de instruir os participantes a preencher os prós e contras tanto para a opção de praticar as habilidades quanto para a de não praticá-las. Pode ser útil, se houver tempo, fazer os indivíduos preencherem essa ficha de tarefas, ao menos parcialmente, durante as sessões. Sugira a eles que carreguem a ficha de tarefas consigo ou que a fixem em algum lugar em casa, para que possam facilmente consultá-la quando necessário.

A. Apresentações

Para facilitar a primeira sessão aos recém-chegados, você pode experimentar pedir que cada membro diga seu nome, conte como ouviu falar sobre o grupo e compartilhe quaisquer outras informações que gostariam. Na condição de líderes, vocês também devem dar informações pessoais e contar como chegaram a essa posição.

B. Meta geral do treinamento de habilidades

A meta geral do treinamento é aprender as habilidades para mudar comportamentos indesejados, além de emoções, pensamentos e fatos que causam sofrimento e angústia.

✓ **C. Comportamentos a diminuir**

Peça aos participantes que leiam a Ficha geral 1 e assinalem cada conjunto de comportamentos que gostariam de diminuir. Se, em determinada lista, houver um comportamento com o qual eles não tenham problema, podem riscá-lo dela. Em contrapartida, podem circular os comportamentos que consideram mais importantes para diminuir.

> **Ponto de discussão:** Discuta e compartilhe o que é assinalado e circulado. Peça aos participantes que preencham as suas metas pessoais na parte inferior da página. Discuta e compartilhe essas metas, incluindo comportamentos a diminuir e habilidades a aumentar.

Nota aos líderes: As metas a seguir estão organizadas primeiramente por módulo específico e incluem habilidades complementares que você pode ou não estar ensinando. Você pode pular a descrição e a discussão das habilidades complementares se não as estiver ensinando. Em geral, essas notas são guias e devem ser adaptadas, conforme necessário, para que se ajustem às habilidades específicas que você pretende ensinar e às características das pessoas com quem estiver trabalhando.

✓ **D. Habilidades a aumentar**

✓ **1. Habilidades de mindfulness**

As habilidades de *mindfulness* nos ajudam a focar a atenção no momento presente, percebendo tanto o que está acontecendo dentro de nós mesmos quanto o que está acontecendo ao nosso redor, além de nos tornar e manter mais centrados. *Mindfulness* tornou-se uma prática difundida, com cursos inseridos em corporações empresariais, escolas de medicina e muitos outros contextos.

Apresente as **metas de *mindfulness*** conforme as habilidades que você está ensinando:

- **Habilidades centrais de *mindfulness* (as habilidades de *mindfulness* "o que fazer" e "como fazer")** nos ensinam a observar e experimentar a realidade como ela é, ser menos críticos e viver o momento com efetividade
- **(Complementar) As habilidades de *mindfulness* sob uma perspectiva espiritual (incluindo a mente sábia sob uma perspectiva espiritual e a prática da bondade amorosa)** concentram-se em experimentar a realidade suprema, formando uma íntima conexão com o universo inteiro e desenvolvendo um senso de liberdade.
- **(Complementar) Meios hábeis – equilibrando a mente que faz com a mente que é**
- **(Complementar) Mente sábia por meio de trilhar o caminho do meio**

> **Ponto de discussão:** Discuta as metas do treinamento de habilidades de *mindfulness*. Obtenha *feedback* sobre as metas individuais. Peça aos participantes que escrevam suas metas individuais na Ficha geral 1.

✓ **2. Habilidades de efetividade interpessoal**

As habilidades de efetividade interpessoal nos ajudam a manter e melhorar o relacionamento, tanto com as pessoas próximas quanto com estranhos.

Apresente as metas de **efetividade interpessoal** conforme as habilidades que você está ensinando:

- **As habilidades centrais de efetividade interpessoal** nos ensinam a lidar com situações de conflito, a conquistar o que desejamos e precisamos, bem como a dizer "não" a pedidos e solicitações indesejadas – tudo isso de forma a manter o autorrespeito, bem como a apreciação e o respeito dos outros por nós.
- **(Complementar) Construir relacionamentos e terminar aqueles que são destrutivos.** Estas habilidades nos permitem encontrar pessoas que possam se tornar amigos em potencial, cativar as pessoas e manter relacionamentos positivos com os outros. Elas também mostram, por um lado, como aumentar a proximidade com os outros e, por outro, como terminar relacionamentos que são destrutivos.

- **(Complementar) Habilidades de trilhar o caminho do meio.** Ajudam a trilhar o caminho do meio em nossos relacionamentos, equilibrando a aceitação com a mudança em nós mesmos e em nossos relacionamentos com os outros.

Ponto de discussão: Discuta as metas do treinamento de habilidades de efetividade interpessoal. Obtenha *feedback* sobre as metas individuais. Peça aos participantes que escrevam suas metas individuais na Ficha geral 1.

✓ **3. Habilidades de regulação emocional**

A regulação emocional inclui melhorar o controle das emoções, mesmo que o completo controle emocional não possa ser alcançado. Em certa medida, somos quem somos, e as emoções fazem parte de nós. No entanto, podemos obter mais controle e talvez aprender a modular algumas emoções.

Apresente as metas de **regulação emocional** conforme as habilidades você está ensinando:

- **Identificando, entendendo e nomeando as emoções:** Estas habilidades nos permitem compreender as emoções em geral, bem como entender e identificar as nossas próprias emoções.
- **Modificando as respostas emocionais:** Estas habilidades nos ajudam a reduzir a intensidade das emoções dolorosas ou indesejadas (raiva, tristeza, vergonha, etc.) e de mudar situações que suscitam emoções indesejadas ou dolorosas.
- **Reduzindo a vulnerabilidade à mente emocional:** Estas habilidades nos permitem reduzir a vulnerabilidade a tornarmo-nos extrema, ou dolorosamente, emotivos, bem como aumentar a resiliência emocional.
- **Gerenciando emoções extremas:** Estas habilidades nos ajudam a aceitar as emoções em curso e a gerenciar as emoções extremas.

Ponto de discussão: Discuta as metas do treinamento de habilidades de regulação emocional. Obtenha *feedback* sobre as metas individuais. Peça aos participantes que escrevam suas metas individuais na Ficha geral 1.

✓ **4. Habilidades de tolerância ao mal-estar**

A tolerância ao mal-estar é a capacidade de tolerar e sobreviver a situações de crise sem piorar as coisas. Além disso, estas habilidades nos ensinam a aceitar e entrar plenamente em uma vida que não é aquela que esperávamos ou queríamos.

Apresente as metas de **tolerância ao mal-estar** conforme as habilidades que você está ensinando:

- **Habilidades de sobrevivência a crises:** Permitem tolerar emoções, impulsos e fatos dolorosos quando não podemos melhorar as coisas imediatamente.
- **Habilidades de aceitação da realidade:** Permitem reduzir o sofrimento por meio da aceitação e da experiência de uma vida que não é a que queremos.
- **(Complementar) Habilidades para quando a crise está relacionada a adições:** Permitem desistir da adição e viver uma vida de abstinência.

Ponto de discussão: Discuta as metas do treinamento de habilidades de tolerância ao mal-estar. Obtenha *feedback* sobre as metas individuais. Peça aos participantes que escrevam suas metas individuais na Ficha geral 1.

5. Análise do comportamento (complementar)

Apresente estas habilidades se você pretende ensinar as Seções VI e VII das habilidades gerais (ver a seguir).

- **Análise em cadeia e análise de *missing links*** são maneiras de descobrir as causas dos comportamentos-problema e planejar as suas soluções.

E. Formato do treinamento de habilidades

1. Ordem e extensão dos módulos de habilidades

Comente sobre a ordem e a extensão dos módulos de habilidades, se isso não foi discutido em uma entrevista anterior. Aqui, os detalhes vão depender da natureza de seu programa e de onde, ou seja, qual módulo, se enquadra a sessão de orientação. (Consulte também o Cap. 3 deste manual.)

✓ 2. Formato da sessão

Mencione brevemente o formato geral da sessão: ritual de início, revisão da prática das habilidades desde o último encontro, intervalo, apresentação de conteúdo novo e encerramento.

F. Opções para solucionar qualquer problema

> **Nota aos líderes:** Se a Ficha geral 1A opcional for usada na orientação, destaque o papel das habilidades da DBT em cada aspecto de solução de problemas. Lembre os participantes das opções se, no futuro, eles rejeitarem todas ou a maioria das sugestões para solucionar um problema.

Diga aos pacientes: "As opções para responder à dor são limitadas. Talvez haja um número infinito de coisas realmente dolorosas que possam acontecer com você. Entretanto, não há um número infinito de respostas que possamos oferecer à dor. Na verdade, se você se sentar e pensar no assunto, existem apenas quatro coisas que podemos fazer quando problemas dolorosos entram em nossa vida: solucionar o problema, modificar nossos sentimentos em relação a ele, tolerar o problema *ou* apenas continuar infeliz (e, talvez, até mesmo piorar)".

1. Solucionar o problema

Diga aos pacientes: "Em primeiro lugar, você pode tentar encontrar uma maneira de encerrar ou modificar a situação-problema, seja descobrindo um modo de evitá-la ou livrar-se dela para sempre. Esta é a primeira coisa que você poderia fazer: solucionar o problema". Dê estes exemplos conforme necessário:

Exemplo: "Se o mal-estar vem do conflito em seu casamento, uma solução poderia ser evitar passar tempo com seu cônjuge; outra poderia ser divorciar-se e deixar o relacionamento; como alternativa, você poderia, ainda, obter aconselhamento para casais e alterar a relação de modo a solucionar o conflito".

Exemplo: "Se o problema é que você tem medo de voar, pode resolver isso evitando voar; como alternativa, pode encontrar um programa de tratamento destinado a reduzir esse medo".

Dê estes exemplos de habilidades que podem ajudar na solução dos problemas:

- Trilhar o caminho do meio (parte das habilidades de efetividade interpessoal)
- Habilidades de solução de problemas (uma das habilidades de regulação emocional)

2. Sentir-se melhor em relação ao problema

Diga aos pacientes: "Uma segunda maneira de responder à dor é modificando suas respostas emocionais a ela. Você pode trabalhar para regular sua resposta emocional ao problema ou descobrir uma maneira de transformar o negativo em positivo". Dê estes exemplos conforme necessário:

Exemplo: "Lembre-se de que o conflito é parte normal do casamento e que, na verdade, não há nada para se afligir. Como outra opção, desenvolva relações mais positivas fora do casamento, para que os aspectos negativos do conflito com o seu parceiro não sejam muito importantes".

Exemplo: "Foque em tentar se sentir melhor por ter medo de voar; como outra opção, junte-se a um grupo de apoio à fobia".

Dê estes exemplos de habilidades que podem ajudar a sentir-se melhor em relação ao problema:

- Habilidades de regulação emocional
- Habilidades de *mindfulness*

3. Tolerar o problema

Diga aos pacientes: "Quando você não consegue solucionar o problema que está gerando a angústia e não consegue sentir-se melhor em relação a ele, você ainda pode aliviar parte da angústia ou mal-estar". Dê estes exemplos conforme necessário:

Exemplo: "Em um casamento cheio de conflitos, talvez você não consiga solucionar o problema por meio de divórcio ou da melhoria do relacionamento. Talvez, também, não tenha sucesso em se sentir melhor em relação ao conflito. Mas você se sentirá menos angustiado e infeliz em relação a isso se praticar aceitação radical do problema".

Exemplo: "Se você simplesmente não consegue se livrar de sua fobia de voar e também não encontra maneiras de se sentir bem consigo, então pode reduzir o sofrimento que a fobia causa aceitando-a radicalmente: as coisas são como elas são".

Dê estes exemplos de habilidades que podem ajudar a tolerar o problema:

- Habilidades de tolerância ao mal-estar
- Habilidades de *mindfulness*

4. Continuar infeliz

Diga aos pacientes: "A quarta opção é que você pode continuar infeliz. E também pode, é claro, fazer algo que piore as coisas!"[*].

Dê este exemplo de como permanecer infeliz:

- Não use *nenhuma* das habilidades!

II. VISÃO GERAL: INTRODUÇÃO AO TREINAMENTO DE HABILIDADES (FICHA GERAL 2)

Ponto principal: Muito brevemente, descreva os tópicos que serão abordados. Avise os participantes caso você não pretenda cobrir a teoria biossocial de desregulação emocional. Se não for abordá-la, certifique-se de ler você mesmo e decida se quer dar a ficha aos participantes. Caso a forneça, talvez possa sugerir que os membros a leiam antes da próxima sessão para que você possa responder a qualquer pergunta naquela ocasião.

Ficha geral 2: Visão geral: introdução ao treinamento de habilidades. Esta ficha de visão geral do treinamento pode ser revisada brevemente ou pulada, dependendo do tempo. Não ensine conteúdo enquanto estiver abordando esta página, a menos que você queira pular as fichas relacionadas.

Ficha de tarefas: Nenhuma.

---

[*] A ideia brilhante de acrescentar "você pode piorar as coisas" foi enviada a mim, via *e-mail*, por uma pessoa que havia participado do treinamento de habilidades em DBT. Infelizmente, não consigo encontrar o *e-mail* para dar o devido crédito a essa pessoa. Espero ouvir notícias dela para uma correção no futuro.

Esta introdução visa a proporcionar uma boa compreensão das diretrizes e regras que são importantes para seu programa de treinamento de habilidades, bem como os pressupostos que fundamentam o treinamento.

A. Diretrizes para o treinamento de habilidades

Este é o primeiro e mais importante tópico. Abrange os requisitos e as expectativas para o treinamento de habilidades. Este tópico e sua ficha (Ficha geral 3) talvez não sejam tão importantes se você está ensinando as habilidades em sessões individuais.

B. Pressupostos do treinamento de habilidades

Este tópico e sua ficha (Ficha geral 4) descrevem os sete pressupostos que fundamentam o treinamento de habilidades na DBT.

C. Teoria biossocial

Este tópico e sua ficha (Ficha geral 5) fornecem uma análise detalhada da teoria biossocial que sustenta nosso pensamento sobre a desregulação emocional.

III. ORIENTAÇÃO AO TREINAMENTO DE HABILIDADES (FICHAS GERAIS 3–4)

Ponto principal: Para que o treinamento de habilidades transcorra de modo tranquilo, cada participante deve conhecer e compreender as diretrizes e os pressupostos que o fundamentam.

Ficha geral 3: Diretrizes para o treinamento de habilidades. Quando você estiver discutindo essas diretrizes, é necessário não só apresentá-las, mas também abordar possíveis equívocos em como "contorná-las". É útil pedir aos participantes que se revezem na leitura das diretrizes, explicando como eles as entendem e interpretam.

Ficha geral 4: Pressupostos do treinamento de habilidades. Quando você estiver apresentando os pressupostos para o treinamento de habilidades, é útil fazer a distinção entre as diretrizes na Ficha geral 3 (que são padrões comportamentais a serem seguidos no treinamento) e os pressupostos (que são as crenças que não podem ser provadas, mas que todos os participantes concordam em respeitar, seja como for).

Ficha de tarefas geral 1: Prós e contras de usar habilidades. A ficha de tarefas é projetada para ajudar os participantes a decidir se estão dispostos a praticar e usar as habilidades que você está ensinando. Seu uso principal é comunicar que o objetivo é o participante ser *efetivo e hábil* para conquistar o que deseja (ou seja, alcançar os seus próprios objetivos). Não se trata de fazer tudo o que os participantes querem, seguir as regras, ceder ou fazer o que os outros desejam. Esta ficha de tarefas também pode ser usada como exercício para melhorar a probabilidade de ser efetivo quando os indivíduos são dominados pelas emoções (p. ex., quando querem esbravejar, gritar, catastrofizar ou fazer algo destrutivo, em vez de hábil). Também pode ser usada como ferramenta de ensino para descobrir metas a serem trabalhadas. Ignore esta ficha de tarefas se você também está ensinando outras fichas que têm fichas de tarefas associadas durante esta sessão.

Se você estiver usando uma ficha de tarefas de prós e contras pela primeira vez com os participantes, comece descrevendo o que se entende por "prós e contras". Em seguida, coloque a grade básica de 2 × 2 no quadro e discuta vários exemplos de vantagens e desvantagens com os participantes. Com transtornos relacionados a substâncias e transtornos aditivos, por exemplo, faça uma lista dos prós e contras de usar drogas e, em seguida, outra para a interrupção do uso. Saliente a importância de preencher cada um dos quatro quadrantes. Instrua os participantes a manter uma cópia da ficha de tarefas preenchida, já que pode ser *dificílimo* para eles lembrar das razões para não se engajar em comportamentos de crise quando estiverem com a mente emocional. Consulte instruções mais detalhadas para o ensino de prós e contras nas notas de ensino da Ficha de tolerância ao mal-estar 5: Prós e contras (Cap. 10, Seção V).

✓ A. Diretrizes para o treinamento de habilidades

Discuta as diretrizes da Ficha geral 3 e convença cada participante a concordar com elas. Esta é uma parte importante do processo de tratamento, e não apenas uma parte antecessora dele. Também discuta os possíveis equívocos que podem haver em como "contornar" as diretrizes. Após essa discussão, pode ser útil solicitar aos participantes, um por um, algum compromisso individual com o qual eles se comprometerão. Em um grupo aberto, as diretrizes devem ser discutidas cada vez que um novo membro se juntar ao grupo. Muitas vezes, é uma boa ideia pedir aos participantes mais antigos que expliquem as diretrizes para os novatos. Embora o termo "regras" normalmente não seja utilizado, a expectativa é que as diretrizes sejam seguidas como se fossem regras. Observe que a apresentação das diretrizes de forma autoritária provavelmente irá afastar alguns pacientes, em especial aqueles para quem as questões de controle são importantes.

1. Participantes que abandonam o treinamento de habilidades não estão fora do treinamento

Há apenas uma maneira de sair do treinamento de habilidades: faltar a quatro sessões consecutivas do treinamento. Participantes que faltarem a quatro semanas seguidas do treinamento de habilidades regulares abandonaram o barco e não podem retornar enquanto durar o tempo de seu contrato de tratamento. Por exemplo, se um paciente tem contrato de um ano, mas falta a quatro semanas seguidas no sexto mês, então ele está fora pelo semestre seguinte. No fim do tempo contratado, a pessoa pode negociar seu retorno com o(s) treinador(es) de habilidades e com o grupo (se ele estiver em um grupo e este continuar). Não há exceções a esta diretriz. Ela é igual à regra para psicoterapia individual em DBT. Mencione que, embora seja tecnicamente possível faltar a três sessões repetidas e comparecer à quarta sessão, isso seria uma violação do espírito da regra.

A mensagem a ser comunicada é que a presença de todos é esperada nas sessões do treinamento de habilidades semanalmente. A apresentação desta diretriz oferece uma oportunidade para discutir o que constitui um motivo aceitável para faltar a uma sessão. Não estar no clima, doença sem gravidade, compromissos sociais, medo, crenças de que "ninguém no grupo gosta de mim", e assim por diante, não se qualificam. Doença grave, eventos muito importantes e viagens inevitáveis para fora da cidade se qualificam como razões aceitáveis.

2. Os participantes do grupo de treinamento de habilidades apoiam uns aos outros

Existem muitas maneiras de ser uma pessoa solidária ao frequentar as sessões do treinamento de habilidades. Na condição de líderes de grupo, analise com os pacientes o que é necessário para ser solidário.

a. Confidencialidade
A importância da regra de confidencialidade é evidente. O que talvez não seja óbvio é que a regra se estenda a evitar "fofocas" fora das sessões. Aqui, a noção geral é que os problemas interpessoais entre os pacientes devem ser tratados pelas pessoas envolvidas, seja dentro ou fora das sessões. Há duas exceções à regra de confidencialidade. Primeiro, os pacientes podem discutir o que acontece nas sessões do treinamento de habilidades com seus terapeutas individuais; essa exceção é importante para que eles consigam maximizar os benefícios da terapia. Porém, alerte--os para não revelar os nomes dos outros participantes, a menos que absolutamente necessário. A outra exceção tem a ver com o risco de suicídio. Se um paciente acredita que outro possa se suicidar, ele pode e deve solicitar ajuda.

b. Assiduidade
O hábito da assiduidade – em especial, ser pontual e ficar a sessão inteira – é uma forma de ser solidário. É muito difícil perseverar em um grupo quando outros participantes não consideram importante comparecer pontualmente a cada encontro e ficar até o fim.

c. Praticar entre as sessões
É difícil continuar a prática de habilidades em um grupo quando você é o(a) único(a) que pratica rotineiramente entre as sessões. Com isso, o membro que pratica pode se sentir diferente ou culpado por realçar o fato de que os outros não praticam.

> **Nota aos líderes:** Desenvolver uma norma entre o grupo de chegar no horário certo e praticar as habilidades entre as sessões é muito importante, mas, às vezes, isso pode ser difícil. Pode ser muito útil discutir a importância de construir normas no início de cada novo módulo. Minha experiência é que a maioria dos membros do treinamento de habilidades deseja que essas regras sejam feitas e seguidas. Consulte, no Capítulo 4, ideias sobre como reforçar a pontualidade e a realização das tarefas.

d. Validar um ao outro e evitar julgamentos

e. Dar *feedback* útil e não crítico quando solicitado

Os membros precisam fazer todos os esforços necessários para validar uns aos outros e dar *feedback* útil e não crítico. Isso pode instaurar um tom de confiança e apoio desde o início. Discuta essa diretriz, bem como o quão difícil ela pode ser para alguns membros. Nas sessões seguintes, se essas diretrizes forem violadas, os líderes podem dar orientações sobre como substituir julgamentos por descrições não julgadoras, *feedback* crítico por sugestões úteis e, em vez de ficar na defensiva, aceitar os comentários dos outros.

f. Aceitar a ajuda de uma pessoa a quem solicitamos ajuda

Não é aceitável que um paciente ligue para alguém e diga: "Vou me matar" ou "Vou fazer uso de drogas" e, então, se recuse a aceitar ajuda da outra pessoa. A incapacidade de pedir ajuda de modo apropriado é um problema para muitos. Assim, no contexto do treinamento de habilidades, esta regra inicia o processo de ensinar como solicitar auxílio aos pares quando necessário. Como as outras regras, esta é, geralmente, um alívio para os pacientes. A própria regra foi sugerida por um participante de nosso grupo.

Antes de esta diretriz ser adicionada, ocasionalmente, tínhamos casos em que um paciente, em desespero e dor emocional, ligava para outro e ameaçava cometer suicídio ou se engajar em outros comportamentos disfuncionais, extraía uma promessa de confidencialidade do interlocutor e depois desligando sem nenhum progresso aparente ter sido feito durante a ligação. O amigo solícito via-se em um complicadíssimo dilema: se realmente se importasse com o autor da ligação, faria algo para ajudar. No entanto, o amigo claramente não foi capaz de ajudar e, se pedisse ajuda externa, isso violaria uma confidência. O desamparo e a angústia resultantes eram colossais.

Um dos pontos fortes do treinamento de habilidades em grupo é que os membros, muitas vezes, constroem uma forte comunidade de apoio entre si. Às vezes, eles são os únicos que realmente conseguem compreender suas experiências. Já que os problemas de todos são públicos no grupo, os participantes não precisam sentir vergonha em pedir ajuda aos outros. A oportunidade de exercer a solução de problemas não é útil só para quem liga, mas o amigo que tenta ajudar também tem a chance de praticar a geração de soluções de problemas e de razões para viver. Além disso – e esse ponto deve ser enfatizado aos pacientes –, esses telefonemas oferecem aos membros do grupo uma oportunidade estruturada para praticar a observação de seus próprios limites sobre quanta ajuda estão dispostos a dar.

3. Os participantes que vão se atrasar ou faltar a uma sessão devem telefonar com antecedência

Esta regra tem vários propósitos. Em primeiro lugar, é uma cortesia quando os pacientes informam a vocês, os treinadores de habilidades, que não será necessário aguardar por participantes que estão atrasados antes de começar. Embora tenhamos uma regra em nossos grupos de começar na hora combinada, é difícil não retardar um conteúdo ou anúncios importantes durante os primeiros minutos, na expectativa de que, a qualquer minuto, os participantes ausentes acabem comparecendo. Esse é um problema especial naquelas semanas em que apenas um ou dois indivíduos estão presentes no início. Em segundo lugar, a diretriz apresenta um custo pelo atraso e comunica aos pacientes que a pontualidade é desejável. Por fim, dá informações sobre os motivos pelo qual o participante não está presente.

Em um contexto de grupo, quando uma pessoa não vem a uma sessão e não dá nenhuma explicação com antecedência, os membros do grupo (incluindo os líderes) quase sempre começam a se preocupar com o bem-estar do participante ausente. Às vezes, no entanto, os pacientes faltam por motivos que não têm nada a ver com problemas. Assim, não ligar para justificar a falta gera preocupação desnecessária aos membros do grupo. Muitas vezes, só o fato de que os outros vão se preocupar é algo novo para alguns pacientes; para outros, a preocupação é uma fonte de apoio emocional e pode reforçar a não realização dos telefonemas com antecedência. Seja como for, a regra oferece um veículo para abordar o comportamento. A apresentação da regra é uma oportunidade para discutir a necessidade de cortesia e empatia com os sentimentos dos outros participantes, bem como a responsabilidade de cada membro em contribuir com a coesão de grupo.

4. ***Os participantes não provocam os outros a se engajar em comportamentos-problema***

   a. **Os participantes não comparecem às sessões sob a influência de álcool ou drogas**
   O valor de não usar drogas ou álcool antes de comparecer a uma sessão do grupo de habilidades é bastante óbvio; há pouca necessidade de ampliar a discussão no assunto. No entanto, isso oferece uma oportunidade para discutir a dor emocional que frequentar o treinamento de habilidades pode causar na maior parte do tempo. Aqui, expectativas precisas são essenciais para evitar o desânimo. De novo, você pode sugerir que, à medida que os pacientes aprendem as habilidades de regulação emocional, eles vão conseguir lidar melhor com o estresse do treinamento de habilidades.

   b. **Se os participantes fizeram uso de substâncias, eles devem comparecer às sessões agindo como se estivessem limpos e sóbrios**
   Se um paciente tiver usado drogas ou álcool, talvez não esteja tão claro porque ele ou ela deve comparecer ao treinamento de habilidades de qualquer forma e agir como se estivesse limpo e sóbrio. A razão é que, para indivíduos com transtornos relacionados a substâncias e transtornos aditivos, uma regra que lhes diga para não vir às sessões das habilidades após o uso dá a esses indivíduos com autorregulação frágil uma boa desculpa para não comparecer. Em vez disso, a minha posição é que a aprendizagem das habilidades é dependente do contexto, e, assim, para as pessoas com problemas de substâncias, é especialmente relevante aprender e praticar as habilidades quando estiverem sob a influência de drogas ou álcool. Sem dúvida, é nessa ocasião que as habilidades são necessárias.

   c. **Os participantes não discutem comportamentos-problema que possam contagiar os outros**
   As descrições de comportamentos disfuncionais podem levar ao contágio comportamental. Na minha experiência, as comunicações sobre CASIS, uso de substâncias, compulsão ou purgação e comportamentos semelhantes suscitam fortes efeitos de imitação entre os indivíduos com dificuldades de regulação emocional. Esses impulsos para imitar podem ser muito difíceis de resistir. Use o exemplo de um adito ouvindo outra pessoa falar de drogas, e a maioria dos participantes logo entenderá: o usuário que está tentando largar as drogas de imediato sentirá vontade de usá-las. Assim como na DBT individual, os pacientes no treinamento de habilidades devem concordar em não fazer ligações ou entrar em contato com outros membros do grupo *após* CASIS. Em geral, nossos participantes acolhem bem esta regra. Antes de eu a instituir, os indivíduos, muitas vezes, se queixavam de que, após eles próprios terem abandonado comportamentos disfuncionais, era muito assustador ouvir os outros descrevendo seus episódios desses comportamentos.

5. ***Os participantes não formam relacionamentos sexuais ou confidenciais fora das sessões do treinamento de habilidades***

   A palavra-chave na quinta regra é "privado". Os pacientes não podem estabelecer, fora das sessões, relacionamentos que, depois, não possam ser discutidos nos encontros do grupo. A DBT realmente incentiva amizades entre os participantes fora das sessões. Na verdade, o apoio de que os membros podem dar uns aos outros com os problemas cotidianos da vida é um dos pontos fortes da DBT em grupo. No entanto, isso também fornece a possibilidade de conflitos interpessoais que é inerente a qualquer relação. A questão principal é que os problemas interpessoais que surgem possam ser discutidos nas sessões (ou, se isso for muito difícil ou houver o risco de escapar do controle, possa ser discutido com os líderes em particular). Na medida em que essas questões possam ser discutidas e as habilidades apropriadas aplicadas, o relacionamento pode ser vantajoso. Os problemas surgem quando um relacionamento não pode ser discutido e aumentam a tal ponto que um membro acha difícil ou impossível comparecer às reuniões, por questões físicas ou emocionais.

Ao apresentar esta regra, alerte aos membros que é inaceitável que um participante exija plena confidencialidade sobre os problemas de outro. Isso é especialmente importante quando se trata de planos de comportamentos destrutivos, informações importantes de que uma pessoa está mentindo nas reuniões e outras situações que criem um constrangimento insustentável para um dos dois envolvidos.

Conforme discutido no Capítulo 3, parceiros sexuais atuais devem ser atribuídos a diferentes grupos logo no início. Assim, esta regra funciona para alertar os participantes: caso comecem um relacionamento sexual com outro participante, um dos dois terá de sair do grupo. Até a presente data, já tivemos vários relacionamentos sexuais começando entre os membros do grupo; cada um deles criou sérias dificuldades para os parceiros envolvidos. Em um caso, o parceiro iniciante rompeu o relacionamento contra a vontade do outro, tornando muito difícil ao indivíduo rejeitado comparecer às sessões. Em outro, um membro foi seduzido relutantemente, causando trauma e tensão no grupo. Em geral, esta regra fica clara para todos os envolvidos. Sem ela, no entanto, lidar com um relacionamento sexual emergente entre os pacientes é muito complicado, já que a aplicação das regras *post hoc* é impraticável com indivíduos que apresentam dificuldades regulação emocional.

Nota aos líderes: Os grupos de treinamento de habilidades para amigos e familiares estão isentos dessa diretriz, em que casais, parceiros e múltiplos membros da família, muitas vezes, participam. Não é razoável nem viável proibir relacionamentos privados nesses grupos ou naqueles de treinamento de habilidades em contexto multifamiliar, comumente realizados com adolescentes. Nessas situações, contudo, é importante notar: se os conflitos de relacionamento ameaçam o grupo, os líderes abordarão os conflitos de forma semelhante à descrita anteriormente. Ou seja, o tópico será discutido em grupo (se oferecer a oportunidade de praticar as habilidades) ou individualmente com um dos treinadores de habilidades (se os indivíduos em conflito não tiverem as habilidades necessárias para abordar o conflito de forma eficaz dentro do grupo).

---

6. Diretrizes adicionais

Discuta quaisquer outras diretrizes que talvez você queira seguir que não estejam na Ficha geral 3 e certifique-se de que todos as escrevam na ficha.

7. Grupos avançados

Em grupos avançados, a diretriz da DBT de evitar quatro faltas seguidas pode ser modificada. Nesse caso, discuta os critérios para determinar se um indivíduo oficialmente largou ou não o treinamento de habilidades. Por exemplo, você pode querer distinguir uma falta "justificada" (p. ex., sessão perdida devido a doença física, emergência familiar, férias fora da cidade, casamento ou funeral) de uma "não justificada" (p. ex., sessão perdida por causa de cansaço, mau humor, hospitalização psiquiátrica ou um problema solucionável).

✓ **B. Pressupostos para o treinamento de habilidades**

Um pressuposto é uma crença que não pode ser provada, mas que, seja como for, todos os participantes no treinamento (tanto pacientes quanto líderes) concordam em seguir.

1. As pessoas estão fazendo o melhor que podem

Ou seja, levando em conta a multiplicidade das causas do universo (a genética, os fatores biológicos, os fatores ambientais e as consequências do comportamento anterior), cada pessoa naquele instante é o que é. Levando em conta quem somos e o fato de que todo comportamento é causado, estamos fazendo o melhor que podemos no presente instante, considerando as causas que nos afetaram.

2. As pessoas querem melhorar

Isso é semelhante à declaração do Dalai Lama de que a característica comum de todas as pessoas é que elas querem ser felizes.[2]

3. *As pessoas precisam ser melhores, se esforçar mais e estar mais motivadas a mudar

O fato de que as pessoas estão fazendo o melhor que podem e querem melhorar ainda mais não significa que seus esforços e suas motivações são suficientes para a tarefa.

O asterisco no início deste pressuposto indica que nem sempre isso é verdadeiro. Em particular, quando o progresso é constante e há uma taxa de melhora realista, sem diminuição ou queda episódica nos esforços, não é necessário o pressuposto de fazer melhor, se esforçar mais e estar mais motivado.

4. *As pessoas talvez não tenham causado os seus próprios problemas, mas, seja lá como for, elas têm que solucioná-los

Este pressuposto é verdadeiro para os adultos, porque a eles cabe a responsabilidade por suas próprias vidas.

O asterisco antes deste pressuposto indica que nem sempre ele é verdadeiro. Com crianças e adolescentes, bem como algumas pessoas com deficiência, os pais e os demais cuidadores devem ajudá-los nessa tarefa. Por exemplo, crianças pequenas ou pessoas com deficiência não conseguem ir sozinhas ao tratamento se os pais ou cuidadores recusarem-se a levá-las.

5. Novos comportamentos devem ser aprendidos em todos os contextos relevantes

Os comportamentos aprendidos em um contexto muitas vezes não se generalizam em contextos diferentes; portanto, é importante praticar novos comportamentos em todos os ambientes em que sejam necessários. (Esta é uma das principais razões da importância de os participantes praticarem novas habilidades em seus ambientes diários.)

6. Todos os comportamentos (ações, pensamentos, emoções) são causados

Há sempre uma causa ou um conjunto de causas para nossas ações, nossos pensamentos e nossas emoções, mesmo que não saibamos quais são.

7. Descobrir e mudar as causas do comportamento funciona melhor do que julgar e culpar

Este pressuposto está muito relacionado ao anterior. Quando concordamos que todo comportamento é causado, isso conduz ao entendimento de que culpar e julgar ("não devia ser assim") não são eficazes em mudar essa situação ou esse comportamento.

Nota aos líderes: É importante salientar que nossa cultura, muitas vezes, incentiva e modela uma postura crítica; por isso, é fácil responder de forma crítica. Também é importante não julgar o julgamento. Abrindo mão de julgar, temos mais chances de alcançar as nossas metas de mudar o comportamento com mais efetividade.

C. **Comprometendo-se a aprender as habilidades**

É importante lembrar que nunca é demais obter o comprometimento dos pacientes com a aprendizagem das habilidades. O comprometimento no treinamento de habilidades é particularmente importante, porque aprender as habilidades requer uma boa quantidade de prática de tarefas, e essa prática não só demanda tempo, mas pode ser difícil de realizar. Mesmo que você tenha se encontrado individualmente com os participantes e trabalhado no comprometimento, se o tempo permitir, pode ser muito útil abordar a questão do comprometimento no grupo. Aqui, o objetivo é prestar atenção se os participantes continuam empenhados em comparecer às sessões do treinamento de habilidades, em fazer as tarefas e em se esforçar diariamente para aprender maneiras novas e hábeis, tanto de solucionar problemas quanto de trabalhar rumo a suas metas individuais.

Ponto de discussão:

1. Pergunte aos participantes se eles ainda estão comprometidos com as sessões e a prática das habilidades. Existe alguém que desde o começo nunca confirmou seu comprometimento? Em caso positivo, pergunte: "Está disposto a comprometer-se a comparecer e a praticar agora?". Discuta.
2. Pergunte sobre as dificuldades que os participantes podem encontrar no transporte, em chegar pontualmente e ficar até o final das sessões. Solucione as dificuldades com o grupo.
3. Pergunte sobre medos e preocupações em relação à vinda ao grupo. Pergunte: "Quem pensa que será muito difícil relatar suas tarefas aos outros? Quem se sentirá relutante a fazer perguntas enquanto estiver aprendendo as novas habilidades?". Discuta.

✓ **D. Cartão diário**

1. O que é um cartão diário?

O cartão diário da DBT é projetado para monitorar os comportamentos que os pacientes estão tentando diminuir, bem como as habilidades que eles estão tentando aumentar. Em linhas gerais, a metade superior do cartão monitora os comportamentos a serem diminuídos, e a metade inferior, as habilidades a serem praticadas e aumentadas. A metade superior é projetada principalmente para revisões feitas em sessões individuais. Como também é importante que os terapeutas individuais acompanhem o uso das habilidades, os pacientes classificam as habilidades que usam ("Habilidades usadas") em uma escala de 5 ou 7 pontos em uma coluna na metade superior. Por sua vez, a metade inferior lista as habilidades mais importantes ensinadas na DBT. Os participantes são instruídos a circular as habilidades que usam a cada dia. Ver, na Figura 4.1 do Capítulo 4, um exemplo do cartão diário.

Só a metade inferior do cartão (pertinente às habilidades) é revisada nas sessões do treinamento de habilidades. Se você estiver conduzindo um programa composto apenas pelo treinamento de habilidades, e os participantes estão fazendo terapia individual em outro lugar, ou não estão fazendo, forneça apenas a metade inferior do cartão. Em nosso programa destinado a amigos e familiares, damos apenas essa metade. Fazemos o mesmo com os pais no programa de habilidades multifamiliar para adolescentes. Porém, os jovens recebem o cartão completo, que são revisados junto com seus terapeutas individuais. Aqui, uma exceção deve ser feita se os treinadores de habilidades também estão fornecendo manejo de caso e/ou intervenção de crise aos participantes do treinamento de habilidades: nesse caso, faz sentido dar-lhes o cartão completo. Porém, peça a cada indivíduo que traga o cartão diário toda semana para a sessão do treinamento de habilidades, mas revise apenas a parte inferior dele, inclusive para aqueles que trazem o cartão completo. Meu pensamento sobre essa questão (não compartilhar as informações da parte superior do cartão) está resumido no Capítulo 3, na discussão sobre a quarta diretriz do treinamento de habilidades: os participantes não provocam os outros a se engajar em comportamentos-problema.

2. O cartão diário tem que ser impresso em papel-cartão?

Os primeiros cartões diários foram impressos em cartões com frente e verso. Contudo, logo ficou claro que esse cartão era muito duro para ser dobrado e guardado em algum lugar discreto quando os pacientes não estavam em casa ou quando estavam em locais públicos (como no trabalho ou na escola). Então mudamos para papel de carta padrão (215,9 x 279,4 mm). Agora existem muitas versões *on-line* de nosso cartão diário da DBT, também em aplicativos informatizados. Procure "*DBT diary card*" em seu mecanismo de busca e você os encontrará. Como você vai notar, há muitas variações.

3. Como é usado o cartão diário?

Recapitule as instruções da Tabela 4.2, no Capítulo 4, para preencher o cartão diário. Além disso, faça o seguinte:

- **Solicite aos pacientes para verificar cada habilidade e circular cada dia em que fizerem qualquer tentativa de praticá-la.** O grau da prática da habilidade (frente do cartão) é avaliado de acordo com a escala na parte inferior do cartão. Assim, os participantes devem classificar o uso das habilidades

que estão aprendendo. Observe que enfrentamentos ou solução de problemas desadaptativos (p. ex., situações de alcoolismo, CASIS) não contam como uso de habilidades.
- **Enfatize que os pacientes precisam praticar as habilidades já ensinadas e aprendidas, não só as novas.** Isso tem importância crucial nos processos de aprendizagem e mudança.
- **Faça a solução de problemas no preenchimento dos cartões.** Envolva-se para solucionar as dificuldades encontradas.
- **Saliente a confidencialidade dos cartões.** Discuta formas de manter os cartões confidenciais. Entregue cartões alternativos, apenas com acrônimos, se necessário. Sugira que os participantes não coloquem seus nomes verdadeiros nos cartões e, em vez disso, utilizem números ou pseudônimos. Alguns indivíduos não querem usar um cartão diário que possa ser entendido por qualquer pessoa, caso seja encontrado. Nesses exemplos, o cartão diário pode ser remodelado para usar acrônimos em vez dos nomes das habilidades.

IV. TEORIA BIOSSOCIAL DA DESREGULAÇÃO EMOCIONAL (FICHA GERAL 5)

> **Ponto principal:** A teoria biossocial é uma explicação de como e por que algumas pessoas têm tanta dificuldade com a regulação emocional e o controle comportamental.
>
> **Ficha geral 5: Teoria biossocial.** Esta ficha abrange tanto os aspectos biológicos quanto sociais da regulação emocional e do controle comportamental. Na DBT *standard*, as informações sobre esta ficha são abordadas na terapia individual. No tratamento para adolescentes, isso é discutido em conjunto com os pais. É uma ficha opcional em programas de DBT somente com o treinamento de habilidades. Consulte uma análise mais detalhada da teoria biossocial no Capítulo 1, bem como as referências ao final dele.
>
> **Ficha de tarefas:** Nenhuma.

> **Nota aos líderes:** Como você verá, a teoria biossocial coloca uma grande ênfase na biologia e no comportamento daqueles que vivem no meio social dos participantes. Quase todos os participantes ficarão confortáveis com a ênfase na biologia como fator importante na desregulação emocional e no descontrole comportamental. Porém, se não tratada habilmente, a ênfase no ambiente social pode constranger muitos participantes e deixar seus cuidadores, ou outras pessoas envolvidas, especialmente constrangidas ou na defensiva. Cuidado especial, empatia pelos outros e sensibilidade são necessários ao trabalhar com os indivíduos que talvez não tenham sido pais efetivos, ou outros que possam se encaixar na categoria de "invalidante". Posto isso, eu nunca amenizei a teoria para acalmar pais ou cuidadores do participante. Como não costumo julgá-los, em geral, tenho me deparado com a gratidão de pais, parentes e outros pela compreensão e orientação que a teoria lhes dá.

✓ **A. Fatores biológicos e vulnerabilidade emocional: O "bio" no biossocial**

1. Características dos indivíduos emocionalmente vulneráveis

Indivíduos que são emocionalmente vulneráveis:

- São mais sensíveis aos estímulos emocionais.
- Experimentam emoções com mais frequência do que os outros.
- Podem sentir como se as emoções os atingissem de repente e sem motivo.
- Têm emoções mais intensas do que os demais – as quais levam a pessoa a se sentir atingida por uma tonelada de tijolos.
- Têm emoções que duram por mais tempo.

2. Influências biológicas na vulnerabilidade

Esta vulnerabilidade às emoções é muito influenciada por fatores biológicos:

- Genética.
- Fatores intrauterinos durante a gravidez.
- Danos cerebrais ou distúrbios físicos, após o nascimento.

3. Variação individual da emocionalidade

Algumas pessoas são mais emocionais do que as outras.

✓ **Ponto de discussão:** Peça aos participantes para marcar as características de vulnerabilidade emocional que se encaixam com seus perfis. Discuta.

Ponto de discussão: Pergunte aos membros do grupo se eles têm irmãos ou familiares que são diferentes em padrões de emocionalidade desde (aparentemente) o nascimento. Discuta como isso provavelmente se deve a diferenças biológicas.

Ponto de discussão: Com grande frequência, indivíduos com distúrbios cerebrais graves, lesões cerebrais traumáticas e alguns outros problemas físicos adquiridos após o nascimento terão muito mais dificuldade de administrar as emoções do que antes da lesão ou da doença.

B. Fatores biológicos e impulsividade

1. Características de indivíduos impulsivos

Acham difícil inibir comportamentos.

- São mais propensos a fazer coisas que os colocam em apuros.
- Têm comportamentos que muitas vezes parecem vir do nada.
- Seu humor atrapalha no engajamento de comportamentos necessários para atingir metas.
- Têm dificuldade em controlar os comportamentos que estão ligados ao humor.

✓ #### 2. Influências biológicas na impulsividade

Genética e outros fatores biológicos também influenciam a impulsividade.

✓ #### 3. Variação individual da impulsividade

Algumas pessoas são mais impulsivas do que as outras.

✓ **Ponto de discussão:** Peça aos participantes para marcar aquelas características de impulsividade na Ficha geral 5 que se encaixam com seus perfis individuais. Discuta.

Ponto de discussão: Pergunte aos participantes se eles têm irmãos ou familiares que são diferentes em termos de impulsividade desde (aparentemente) o nascimento. Discuta como isso provavelmente se deve a diferenças biológicas.

Ponto de discussão: Com grande frequência, indivíduos com distúrbios cerebrais graves ou lesões cerebrais traumáticas terão muito mais dificuldade para administrar os impulsos de agir sem pensar do que antes da lesão ou do distúrbio. Discuta.

✓ C. O ambiente invalidante: o "social" no biossocial

1. Características do ambiente invalidante

O ambiente invalidante se caracteriza por:

✓
- Intolerância em relação a expressões de experiências emocionais privadas, particularmente aquelas não apoiadas por eventos públicos observáveis.

Por exemplo, dizer a uma criança: "Ninguém mais está sentindo o que você sente, então, pare de ser um bebê chorão".

- Reforço intermitente de expressões extremas de emoções e, simultaneamente, comunicação de que essas emoções não são justificadas.

Por exemplo: ignorar os pedidos de ajuda de uma criança que cai de um triciclo até que os gritos irritem demais o adulto que, então, responde de forma fria e severa.

- Comunicações de que emoções específicas são inválidas, estranhas, erradas ou ruins.

Por exemplo, dizer a uma criança: "Que coisa mais idiota de se falar!"

- Comunicações de que as emoções devem ser enfrentadas sem apoio.

Por exemplo, dizer: "Se você vai ficar chorando, vá para seu quarto e só saia quando conseguir se controlar".

✓
- Não responder a emoções que demandam uma resposta ou ação.

Por exemplo, dizer: "Percebo que você está chateado com a perda de seu livro para o exame de amanhã", mas não fazer nada para ajudar a encontrar o livro.

- Confundir as próprias emoções com as emoções dos outros.

Por exemplo, dizer: "Estou cansado; pessoal, é hora de dormir".

💬 **Ponto de discussão:** Suscitar dos participantes outros exemplos de invalidação em suas próprias vidas. Discuta.

✓ D. O ambiente não efetivo: um segundo "social" no biossocial

> **Nota aos líderes:** Aqui, estou usando o termo "pai/mãe", mas também me refiro a "cuidadores não parentais".

1. Razões para a falta de efetividade dos pais em ensinar

Por vários motivos, os pais podem não ser efetivos em ensinar regulação emocional e o controle comportamental às crianças.

a. Nenhum pai é perfeitamente efetivo
A maioria dos pais passa por períodos com seus filhos em que, por um tempo limitado, parecem não ser efetivos. Isso é normal em cuidados parentais. Nesses momentos, muitos pais obtêm ajuda profissional.

b. Muitos pais simplesmente não sabem como ser efetivos
Muitos pais talvez não tenham recebido, eles próprios, cuidados parentais efetivos e, portanto, nunca aprenderam o que fazer – como disciplinar uma criança o como prestar atenção em com-

portamentos positivos e reforçá-los. Talvez esses indivíduos não estejam cientes de que seu estilo parental não se encaixa com aquilo de que seus filhos precisam.

✓ **c. Os pais podem ser perfeccionistas**
Os pais podem ser perfeccionistas demais ou tão preocupados com as aparências, que enfatizam em excesso a internalização das emoções, bem como caracterizam a impulsividade como falha de caráter que só pode ser sanada se houver motivação suficiente. Raramente só isso é o bastante.

✓ **d. Alguns pais têm sérios transtornos**
Os pais que têm graves problemas físicos ou mentais talvez não sejam capazes de cuidar dos seus filhos. Eles próprios podem apresentar alta desregulação emocional e impulsividade.

✓ **e. Os pais podem estar superestressados**
Alguns pais podem estar tão sobrecarregados que não conseguem dar a seus filhos a atenção e o acompanhamento que eles necessitam. Doença grave de outros membros da família, empregos em que a tensão é alta, recursos financeiros insuficientes, vários filhos, ausência de um dos pais e muitos outros fatores podem interferir na capacidade – até mesmo do indivíduo mais atencioso – de dar a um filho o que este precisa.

💬 **Ponto de discussão:** Pergunte aos participantes se seus pais têm (ou tiveram) qualquer uma dessas características. Pergunte aos pais se qualquer uma dessas descrições se encaixa. Discuta.

2. **Razões para ambientes adultos não efetivos**

Às vezes, os adultos estão envolvidos em ambientes que não são efetivos e, talvez, até destrutivos. Exemplos incluem:

a. **Ambientes de trabalho**
Com frequência, os ambientes profissionais dos adultos punem excessivamente comportamentos que não satisfaçam os padrões do local, deixam de reforçar comportamentos efetivos e deixam de comunicar respeito. Qualquer um ou todos esses fatores podem conduzir à alta emocionalidade em uma pessoa vulnerável. Embora comportamentos impulsivos talvez não apareçam no contexto de trabalho, o estresse dentro do ambiente profissional pode levar ao excesso de impulsividade fora dele.

b. **Relacionamentos adultos**
Muitos relacionamentos adultos podem levar à alta emocionalidade. Isso acontece, em especial, quando parceiros ou amigos ignoram comportamentos efetivos e punem excessivamente comportamentos indesejados. Para muitos indivíduos que são vulneráveis, um ambiente sem ternura e cuidados pode levar a extrema tristeza, solidão, vergonha e outras emoções extremas. Às vezes, a tristeza também pode desencadear um nível elevado de raiva.

✓ **c. Indivíduos insensíveis**
Indivíduos insensíveis que são muito importantes para uma pessoa excessivamente sensível à invalidação podem desencadear reações emocionais extremas quando invalidam as principais crenças, esperanças, metas, realizações ou características dessa pessoa.

💬 **Ponto de discussão:** Pergunte aos participantes se eles estiveram, ou estão atualmente, em algum ambiente não efetivo. Discuta.

✓ **E. O que vale é a transação**

1. *Intensificando a comunicação*

Uma função primordial das emoções é comunicar. Quando a comunicação não é recebida, o remetente normalmente intensifica a comunicação. Quanto mais importante a comunicação, mais o remetente a intensifica.

2. Intensificando a invalidação

Ao mesmo tempo, porém, se o receptor não acredita na comunicação, cada vez que o indivíduo tenta comunicar a mesma coisa, o receptor intensifica a invalidação.

3. Intensificação adicional de ambas

À medida que as emoções aumentam, a invalidação se intensifica – e, por sua vez, à medida que a invalidação aumenta, as emoções e sua comunicação se intensificam ainda mais.

4. Com que se parece a transação

Uma transação é apresentada na Figura 6.1, em que A comunica a B e, depois, B responde a A, que então comunica a B, e assim por diante. Em outras palavras, cada elemento envolvido em uma transação influencia o outro. A e B podem representar dois indivíduos, um indivíduo e seu ambiente ou dois ambientes. A ideia central é que, ao longo do tempo, cada lado influencia o outro.

> **Nota aos líderes:** Descreva o seguinte cenário da maneira mais dramática possível. Interprete. Também pode ser útil escrevê-lo no quadro, enquanto interpreta.

✓ *Exemplo:* A invalidação se parece muito com a interação a seguir.

Remetente: Há um incêndio.
Receptor: Você está exagerando. Qual é o seu problema? Não tem incêndio nenhum.
Remetente: *Hum, há um incêndio aqui!*
Receptor: Você está doido! *Tente apagar!*
[Após muitos ciclos de ser invalidado por descrever a situação, o remetente responde em uma destas duas maneiras:]
Remetente: O.k., não tem incêndio. (Qual é o meu problema?)
Receptor: Bom trabalho!
[Ou, quando o remetente estiver realmente desesperado:]
Remetente: FOGO!! FOGO!! SOCORRO!!!
Receptor: Ai, não!!! O que posso fazer para ajudar?

💬 **Ponto de discussão:** Peça aos participantes para descrever uma transação como essa do exemplo, mas que tenha de fato ocorrido em suas vidas. Investigue exemplos em que os indivíduos gritaram "Fogo!" quando havia um incêndio e situações em que eles próprios invalidaram o alarme de outra pessoa. Discuta.

💬 **Ponto de discussão:** Muitas vezes, as pessoas que foram invalidadas aprendem a exagerar as suas comunicações para ter certeza de que a outra pessoa vai prestar atenção. Infelizmente, uma vez que alguém adquire esse hábito, em geral, o ambiente adota o hábito de ignorar a comunicação do indivíduo. Tente discutir momentos em que os participantes exageraram e momentos em que o exagero veio das pessoas com quem eles interagem. Discuta as maneiras de reduzir a tendência a exagerar.

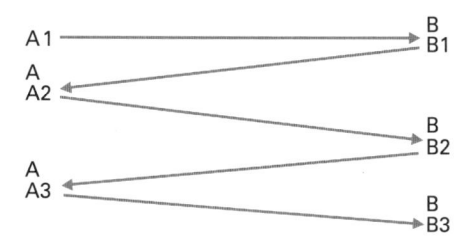

FIGURA 6.1. Diagrama de mudança transacional.

5. Resumo

Em resumo, realce que cada um de nós é influenciado por nossa constituição biológica que, por sua vez, influencia nosso comportamento, que, então, influencia o nosso ambiente, que, por fim, reage e nos influencia em um interminável relacionamento transacional ao longo do tempo. Esse ponto de vista transacional é, em grande parte, incompatível com a culpa, mesmo que seja possível identificar importantes fatores causais em nosso próprio comportamento e no dos outros.

Cuidado: lembre-se de que essa teoria biossocial é adequada a indivíduos com desregulação emocional muito alta. Porém, as habilidades da DBT são efetivas para muitos outros transtornos, e é importante fornecer um modelo biossocial adequado à psicopatologia em questão.

V. VISÃO GERAL: ANALISANDO O COMPORTAMENTO (FICHA GERAL 6)

> **Ponto principal:** A capacidade de analisar nosso próprio comportamento nos permite determinar as suas causas e o que o mantém. Para qualquer um de nós, saber isso é importante se quisermos mudar o nosso próprio comportamento.
>
> **Ficha geral 6: Visão geral: analisando o comportamento.** Esta ficha pode ser rapidamente analisada, ou ignorada, dependendo do tempo. Não ensine o conteúdo ao abordar esta página, a menos que você vá pular as fichas relacionadas a esse conteúdo.
>
> **Ficha de tarefas:** Nenhuma.

Esta seção destina-se a ajudar os pacientes a desenvolver a capacidade de analisar e compreender comportamentos que não são efetivos e são problemáticos, bem como a identificar comportamentos efetivos que estão faltando, mas que são necessários.

A. Análise em cadeia do comportamento-problema

Uma "análise em cadeia" é uma série de perguntas para orientar os pacientes, com o objetivo de descobrir quais fatores levaram aos comportamentos-problema e quais fatores podem estar dificultando a alteração dessas atitudes.

B. Análise de *missing links*

Uma "análise de *missing links*" é uma série de perguntas para orientar os pacientes a analisar os fatores associados com não se envolver em comportamentos efetivos que são necessários ou esperados.

VI. ANÁLISE EM CADEIA DO COMPORTAMENTO-PROBLEMA (FICHAS GERAIS 7–7A)

> **Ponto principal:** Mudar determinado comportamento exige compreender suas causas. Uma análise em cadeia comportamental orienta a compreensão da cadeia de eventos que conduzem a atitudes específicas e, depois, as sucedem.
>
> **Ficha geral 7: Análise em cadeia.** A capacidade de realizar uma análise em cadeia dos comportamentos-problema é uma habilidade crucial na DBT, tanto para terapeutas quanto para pacientes. A habilidade pode ser ensinada em um contexto de grupo como parte da sua estrutura padrão ou transmitida por terapeutas individuais. Conduzir a análise em cadeia dos comportamentos-problema usando a Ficha de tarefas geral 2 (ver a seguir) é uma parte essencial da DBT. No entanto, existem muitos modos de ensiná-la, e há muitos lugares e ocasiões para abordá-la no decorrer da terapia. Em muitos programas de tratamento, os terapeutas individuais ensinam seus pacientes a fazer essa análise no decorrer da terapia individual. Normalmente, ela é ensinada em

programas de tratamento residenciais e em regime de internação.[3, 4] A inclusão da análise em cadeia no treinamento de habilidades *per se* é opcional. Quando os participantes não estão em terapia individual, o ensino dessa análise pode ser incorporado no treinamento de habilidades quando houver tempo e parecer útil.

Ficha geral 7A: Análise em cadeia, passo a passo. Esta ficha dá instruções passo a passo sobre como fazer uma análise em cadeia. É importante revisar esta ficha em detalhes e vinculá-la intimamente com a Ficha de tarefas geral 2.

Ficha de tarefas geral 2: Análise em cadeia de comportamento-problema. Esta é a ficha de tarefas para fazer uma análise em cadeia. Revise esta ficha de tarefas com os participantes e, em seguida, vincule cada item dela ao mesmo item na Ficha 7 ou 7A. Observe que duas páginas são destinadas a listar elos comportamentais da cadeia de eventos. Os participantes devem usar o espaço que for necessário, e, muitas vezes, uma página é suficiente.

Ficha de tarefas geral 2A: Exemplo: análise em cadeia de comportamento-problema. Este é um exemplo preenchido da ficha de tarefas de análise em cadeia.

✓ **A. O que é análise em cadeia?**

Qualquer comportamento pode ser entendido como uma série de componentes associados. Esses elos são "encadeados", porque se seguem sucessivamente um após o outro; um elo na cadeia leva ao seguinte. Para comportamentos que são bem ensaiados (ou seja, bastante praticados), pode parecer impossível decompô-lo em pedaços – "tudo acontece de uma vez só". Uma "análise em cadeia" fornece uma série de perguntas (p. ex., o que aconteceu antes disso, o que ocorreu depois) para compreender esses elos que, às vezes, parecem inexistentes.

O propósito de uma análise em cadeia é descobrir qual é o problema (p. ex., chegar atrasado no trabalho, largar um emprego impulsivamente); o que o desencadeia; qual é a sua função; o que está interferindo com a solução do problema; e o que está disponível para ajudar a solucionar o problema.

✓ **B. Por que conduzir a análise em cadeia?**

A análise em cadeia é uma ferramenta inestimável para avaliar um comportamento a ser modificado. Embora a condução de uma análise em cadeia exija tempo e esforço, ela fornece informações essenciais para a compreensão dos eventos que conduzem a um comportamento-problema em especial (ou seja, as atitudes que os participantes querem mudar). Muitas tentativas para solucionar um entrave fracassam porque o problema em questão não é plenamente compreendido e avaliado.

Ao conduzir repetidas análises em cadeia, uma pessoa pode identificar o padrão que liga os diferentes componentes de um comportamento. Descobrir quais são os elos é o primeiro passo na busca de soluções para interromper o comportamento-problema. Quando qualquer um dos elos da cadeia pode ser rompido, o comportamento-problema pode ser interrompido.

✓ **C. Como fazer uma análise em cadeia**

Nota aos líderes: A seguir, constam dois exemplos que você pode usar para ajudar os participantes a entender como fazer uma análise em cadeia. Esse recurso é mais bem ensinado por exemplos do que seguindo, de modo didático, os passos seguintes.

Em geral, não é uma boa ideia, em um contexto de grupo, demonstrar a análise em cadeia usando um problema dos participantes, pois isso pode ser muito complicado e talvez você não tenha tempo para terminar. Você pode usar o exemplo completado na Ficha de tarefas geral 2A. Se a sessão terminar antes de completar o exemplo, os participantes devem ler o exemplo como tarefa. Se a condução da análise em cadeia for uma parte importante do seu tratamento, torne a revisão e a correção das análises durante as sessões uma parte da revisão das tarefas da casa.

✓ *Exemplo 1:* Solicite aos participantes que peguem a Ficha de tarefas geral 2A (o exemplo completado com análise em cadeia comportamental). Revise este exemplo passo a passo, observando quais informações estão sendo perguntadas e destacando como elas ajudam na compreensão e, por fim, na mudança do comportamento-problema. Saliente que as questões na ficha de tarefas correspondem às descrições passo a passo da Ficha geral 7 e instruções passo a passo da Ficha geral 7A. Discuta o processo e quaisquer dificuldades que os participantes tenham com as instruções e a ficha de tarefas.

A análise em cadeia está estruturada de modo a identificar os pontos cruciais das informações necessárias para entender e solucionar um comportamento-problema. Os passos 1-5 têm a ver com entender o problema. Os passos 6-8 têm a ver com alterar o comportamento-problema. Partindo do início da Ficha geral 7 até o seu fim, peça aos participantes para identificar:

1. Qual é, exatamente, o comportamento-problema?
2. Que evento no ambiente iniciou a cadeia de eventos (evento desencadeante)?
3. Quais fatores de vulnerabilidade estavam presentes naquele dia?
4. Que cadeia de eventos, elo por elo, levou do evento desencadeante até o comportamento-problema?
5. Que consequências o comportamento teve no ambiente?

Os próximos passos são estes:

6. Identificar comportamentos habilidosos para substituir os elos problemáticos da cadeia e, assim, diminuir a probabilidade de esse comportamento acontecer de novo.
7. Desenvolver planos de prevenção para reduzir a vulnerabilidade aos eventos desencadeantes e à ativação da cadeia.
8. Reparar as consequências negativas do comportamento-problema no ambiente e para si mesmo.

✓ *Nota especial sobre o passo 8:* **Quando alguém faz a reparação das consequências negativas, é extremamente importante, primeiro, identificar o que, de fato, foi prejudicado.** Para muita gente, isso é muito difícil de fazer. Por exemplo, alguém que trai uma pessoa e fala coisas maldosas e falsas sobre ela pode tentar se redimir trazendo flores ou bombons, como se o dano fosse falta de flores e doces. A reparação necessária, nesse caso, é pedir desculpas, retirar o que foi dito e também abster-se de fofocas, a fim de reconstruir a confiança da pessoa.

Uma descrição detalhada de cada um desses passos é dada na Ficha geral 7A.

> **Nota aos líderes:** No início, pode ser muito difícil aos participantes identificar os passos que compõem e levam ao comportamento-problema. Em outras palavras, é difícil para eles identificar as etapas que ocorreram entre o ponto A (quando *não* estavam se envolvendo no comportamento-problema) e o ponto B (quando estavam). Com paciência, uma análise em cadeia pode decompor isso.

Exemplo 2: Dê aos participantes uma cópia em branco da Ficha de tarefas geral 2 (a ficha de tarefas em branco para análise em cadeia). Faça o exemplo a seguir e peça aos pacientes para acompanhar, na ficha, onde eles colocariam as informações. No final, discuta o valor da ficha de tarefas.

Passo 1. O comportamento-problema: Gritei com o meu namorado e saí da sala batendo a porta.
Passo 2. O evento desencadeante: Cheguei do trabalho, e meu namorado estava adormecido no sofá da sala **[início da cadeia de eventos que conduziu a sair gritando e batendo a porta].**
Passo 3. O que me deixou vulnerável: Na noite anterior, meu namorado havia chegado em casa muito tarde e exausto. Fazia um bom tempo que nós não saíamos juntos após o trabalho, e eu o convenci a sairmos na noite seguinte. Eu mal podia esperar pelo passeio ao chegar em casa.
Passo 4. Os comportamentos e eventos específicos que foram os elos da cadeia:

- 1º. Quando eu o vi dormindo, pensei: "Ele está dormindo de novo. Não vamos sair".
- 2º. Pensei: "Ele não me ama".
- 3º. Na mesma hora, fiquei furiosa.
- 4º. Quis magoá-lo como ele me magoou.

Passo 5. As consequências do comportamento – o mal que o meu comportamento causou:

a) **Ao ambiente:** Meu namorado ficou muito magoado por eu ter presumido que ele não me amava.
b) **Para mim:** Senti-me culpada. Percebi que havia arruinado a noite para nós dois.

Passo 6. Na próxima vez, posso verificar os fatos, pois, quando investiguei o que estava acontecendo, descobri que ele havia tirado uma soneca para que fôssemos capazes de curtir bons momentos juntos.
Passo 7. Eu posso verificar os fatos em meu relacionamento com meu parceiro quando começar a pensar que ele não me ama.
Passo 8. Planos para reparar, corrigir e supercorrigir o mal: Vou fazer todos os esforços necessários para tratar o meu namorado como se ele me amasse constantemente. Também vou pedir desculpas a ele e, para compensar a noite que eu arruinei, vou planejar uma noite a dois inesquecível.

> **Ponto de discussão:** Discuta outras ideias para alguns ou todos os passos à medida que você trabalha com o exemplo.

Nota aos líderes: Transmita aos participantes a importância de não ficarem presos em fazer a análise perfeitamente e identificar com exatidão todas as partes da cadeia. O mais importante é que os pacientes comecem a usar a análise em cadeia, em vez de se sentirem oprimidos pela complexidade de fazê-la com perfeição. Saliente aos participantes que conduzir uma análise em cadeia é uma habilidade como qualquer outra, ou seja, a prática é essencial, e as pessoas rapidamente tornam-se mais habilidosas à medida que praticam. Em nossa experiência, conduzir a análise em cadeia, ao longo do tempo, dá aos pacientes maior conscientização sobre seus pensamentos e sentimentos.

Nota aos líderes: Ao completar uma análise em cadeia, os participantes devem concentrar-se em identificar os principais elos disfuncionais (pensamentos, eventos, ações) que parecem contribuir mais para a associação entre o evento desencadeante e o comportamento-problema. Um jeito para determinar com rapidez se determinado elo específico é fundamental envolve imaginar a probabilidade de o comportamento-problema ocorrer se tal elo não estivesse presente. É importante salientar que os elos de uma cadeia podem ser funcionais ou disfuncionais, dependendo do modo como o paciente responde a ele – afastando-o ou aproximando-o a se engajar no comportamento-problema.

VII. ANÁLISE DE *MISSING LINKS* (FICHA GERAL 8)

Ponto principal: Às vezes, o problema não é a presença do comportamento disfuncional, mas a ausência do comportamento efetivo. Analisar os *missing links* nos ajuda a identificar o que está interferindo nos comportamentos efetivos que são esperados ou necessários.

Ficha geral 8: Análise de *missing links*. Esta ficha dá instruções passo a passo de como fazer uma análise de *missing links*.

Ficha de tarefas geral 3: Análise de *missing links*. Esta é a ficha de tarefas para analisar os *missing links* ou ausentes. Também pode ser usada durante as sessões para investigar a falta de execução das tarefas como maneira de ensinar a habilidade. Se ela não for utilizada como ferramenta de ensino durante uma sessão, revise essa ficha de tarefas para se certificar de que os participantes compreenderam seu uso.

✓ **A. O que é análise de *missing links*?**

Uma "análise de *missing links*" é uma série de perguntas para ajudar a pessoa a descobrir qual é a pedra em seu caminho que a impede de se comportar de forma efetiva. Sua finalidade é mostrar onde, na cadeia de eventos, aconteceu (ou deixou de acontecer) algo que interferiu no comportamento efetivo quando este era necessário ou esperado.

Dois tipos de comportamentos efetivos podem estar ausentes.

1. Comportamentos esperados

Comportamentos esperados são aqueles que você concordou em fazer (p. ex., chegar pontualmente no emprego), recebeu instrução para fazer (p. ex., as tarefas do treinamento de habilidades), planejou fazer (p. ex., limpar seu quarto) ou desejou desesperadamente fazer (p. ex., exercitar-se no período da manhã).

2. Comportamentos necessários

Comportamentos necessários são comportamentos habilidosos que constituem respostas efetivas em uma situação específica (p. ex., comportamento interpessoal habilidoso para acalmar uma interação estressante) ou que ajudam a lidar com problemas específicos (p. ex., levantar na hora quando o seu despertador estiver quebrado).

B. Quando a análise de *missing links* é utilizada?

É provável que a análise de *missing links* e a solução de problemas sejam suficientes quando a dificuldade é não saber o que era esperado ou necessário; ou a falta de disposição para fazer o que era esperado ou necessário; ou nunca ter internalizado o pensamento de fazer o que era necessário ou esperado.

Juntas, a análise de *missing links* e a análise em cadeia podem ser úteis para descobrir o problema quando você sabe qual é o comportamento efetivo, mas ainda não o faz. Ver o exemplo a seguir.

C. Por que se incomodar?

A análise de *missing links* pode ser uma ferramenta importante para avaliar situações quando há a ausência repetida de comportamentos efetivos. Conforme observado na discussão sobre a análise em cadeia, tentativas para resolver uma dificuldade muitas vezes fracassam porque o problema em questão não é totalmente compreendido e avaliado.

Uma vantagem da análise de *missing links* é que as perguntas geralmente podem ser feitas e respondidas com muita agilidade.

✓ D. Como fazer

Diga aos pacientes: "Responda às perguntas da Ficha geral 8 até que questões adicionais deixem de ser úteis ou não façam sentido. Assim que chegar a esse ponto, comece a solução de problemas".

Por exemplo, se uma pessoa não sabia que um comportamento efetivo era necessário ou esperado, é inútil perguntar se ela estava disposta a fazer o que era necessário ou esperado. Se a pessoa está relutante desde o início e decide não adotar o comportamento efetivo, solucionar esse problema é mais importante do que indagar se o indivíduo pensou em adotar esse comportamento em situações futuras. Se a ideia de fazer algo efetivo nunca veio à mente, perguntar o que obstaculizou o caminho do comportamento efetivo (além de nunca pensar no assunto) não seria muito útil.

A Ficha de tarefas geral 3 (a ficha de tarefas de análise de *missing links*) está estruturada para identificar as informações cruciais necessárias para compreender e resolver o comportamento que está ausente.

✓ **Exercício prático:** Solicite a um participante que se voluntarie para que um comportamento ausente dele seja analisado. Em seguida, faça as perguntas e a solução de problemas descritas na Ficha geral 8 e que são listadas a seguir. Se o tempo permitir, faça vários exemplos.

1. "Você sabia que o comportamento efetivo era necessário ou esperado?"
   Em caso negativo, pergunte: "Qual é o obstáculo que o impede de saber?". Então, pare com as perguntas e prossiga, tentando solucionar o obstáculo.
   Em caso positivo, passe à Pergunta 2.
2. "Você estava disposto a adotar o comportamento efetivo necessário ou esperado?"
   Em caso negativo, pergunte: "O que obstruiu o caminho para que você se engajasse em um comportamento efetivo?". Então interrompa as perguntas e passe à solução de problemas da falta de disposição.
   Em caso positivo, passe à Pergunta 3.

3. "Por acaso, a ideia de adotar o comportamento necessário ou esperado passou por sua cabeça?"
   Em caso negativo, interrompa as perguntas e prossiga à solução de problemas de uma maneira que leve a internalização do pensamento na mente do participante.
   Em caso positivo, passe à Pergunta 4.
4. "O que o impediu de adotar imediatamente o comportamento efetivo necessário ou esperado?" Prossiga à solução de problemas para remover o obstáculo.
   Faça um esforço para gerar uma ampla gama de possíveis soluções. Isso pode demorar mais tempo do que apenas fazer e responder perguntas. Em um contexto de grupo, peça aos membros do grupo que ajudem a gerar soluções. Se necessário, consulte a habilidade de solução de problemas no módulo de regulação emocional (ver Cap. 9, seção XI deste manual e Ficha de regulação emocional 12: Solução de problemas).

Ponto de discussão: Suscitar dos participantes os padrões de comportamentos efetivos que estão faltando em suas vidas – ou, se ainda não conseguirem pensar em padrões, peça exemplos de quando eles não fizeram algo que era muito importante ser feito.

Exercício prático: Solicite a um participante que se voluntarie para que um comportamento ausente dele seja analisado e peça a outro membro do grupo que se voluntarie para analisar tal comportamento. Oriente a pessoa que faz a análise. Se a realização dessa prática não for perturbadora para o grupo, incentive cada participante a analisar os comportamentos ausentes nas tarefas dos colegas.

Exercício prático: Quando uma pessoa comparece à sessão do treinamento de habilidades sem fazer toda a tarefa atribuída, distribua cópias da Ficha de tarefas geral 3 para cada participante e faça-os preenchê-las enquanto você faz as perguntas sobre os *missing links*.

VIII. ANÁLISE DE *MISSING LINKS* COMBINADA COM ANÁLISE EM CADEIA (FICHAS GERAIS 7–8)

Um exame completo do comportamento ausente exige que você combine uma análise de *missing links* com aspectos de uma análise em cadeia desse mesmo comportamento. Isso deve acontecer quando os fatores que contribuem para você não fazer algo são complicados, ou estão, de alguma forma, impedindo-lhe de realizar a ação necessária, mesmo quando você sabe o que fazer. Quando esse for o caso, você começa com uma análise de *missing links* e, após a Pergunta 4, alterna para uma análise em cadeia. Use o exemplo a seguir, ou um exemplo próprio, para ensinar isso.

Exemplo 3: Comportamento ausente: Em meu trabalho, perdi 45 minutos de uma reunião semanal de uma hora que iniciou às 8h30 da manhã. (Aqui, comece com a pergunta 1 da Ficha geral 8.)

1. **Eu sabia que o comportamento efetivo era necessário ou esperado?** Sim
2. **Estava disposto a fazer o que era necessário?** Sim
3. **Por acaso, a ideia de fazer o que era necessário ou esperado passou pela minha cabeça?** Sim
4. **O que impediu que eu fizesse imediatamente o que era necessário ou esperado?** Uma cadeia de eventos. (Aqui, comece com a pergunta 2 da Ficha geral 7 ou 7A.)

Passo 2. Descreva o evento desencadeante que iniciou a cadeia de eventos: Após me levantar na hora certa e tomar o café, peguei o jornal. Na primeira página, havia um artigo sobre um escândalo em nossa cidade sobre o qual eu tinha interesse e queria ler **[começo da cadeia de eventos que levaram ao atraso]**.

Passo 3. O que me deixou vulnerável: Eu tinha ido dormir tarde na noite anterior. Dormi pouco, estava muito cansado e me movimentando devagar, com baixa resistência à tentação.

Passo 4. Os comportamentos e eventos específicos que foram os elos da cadeia:

1º. Quando virei a página para continuar a leitura do artigo, olhei para o relógio e vi que eu não tinha muito tempo.
2º. Pensei: "Ora, vou me vestir bem rapidinho e chegar a tempo".
3º. A segunda página estava bem interessante, então, me sentei só por mais um minuto para lê-la.
4º. Eu achava que ainda teria tempo.
5º. Quando olhei para o relógio e me dei conta que realmente precisava me mexer...

6º. ... o telefone tocou, e era minha mãe.
7º. Atendi ao telefone e comecei a falar com ela.
8º. A minha mãe começou a conversar sobre algo que estava acontecendo na casa dela.
9º. Comecei a me preocupar em desligar o telefone para chegar a tempo na reunião. (Eu ainda tinha tempo se realmente corresse para me vestir, sair de casa, entrar no carro e dirigir até o trabalho.)
10º. Eu me senti culpado, por isso, não cortei logo a ligação da minha mãe.
11º. Fiquei no telefone por 10 minutos (tempo que eu não tinha), ouvindo minha mãe.
12º. Enfim, consegui desligar o telefone.
13º. Olhei para o relógio e percebi que chegaria, pelo menos, 10 minutos atrasado.
14º. Decidi: já que, de qualquer modo, chegaria atrasado, então, eu não precisava me apressar.
15º. Terminei de ler o artigo.
16º. Em seguida, eu me vesti e saí para o trabalho, uma hora após o habitual.

Passo 5. As consequências do comportamento – o mal que o meu comportamento causou:

a. **No ambiente:** Tomou o tempo das pessoas que participavam da reunião que tiveram que me atualizar sobre o que já havia sido comentado; tomou o tempo deles esperando para ver se eu chegaria antes de começar a reunião; deu às pessoas a impressão de que eu "não vestia a camiseta" da equipe. O meu atraso causou um mal-estar entre os demais participantes da reunião.
b. **Para mim:** Eu me senti culpado e também levei muito tempo para descobrir o que havia acontecido na reunião.

Passo 6. Habilidades para substituir os elos-problema:

2º. Substituir "Ah, tudo bem, vou me vestir muito rápido" por "É melhor eu me vestir agora, por segurança; lembrar a mim mesmo de que eu chego atrasado ao emprego se eu leio o jornal antes de sair".
3º. Não sentar-se na cozinha pela manhã quando estiver cansado.
7º. Quando estiver atrasado, não atender ao telefone.
10º. Praticar habilidades interpessoais para explicar à minha mãe que vou retornar a ligação mais tarde (e cumprir a promessa!).
14º. Analisar os prós e contras de desistir e ceder à tentação de me atrasar mais do que o mínimo necessário. Apresse-se para chegar ao trabalho apenas um pouco atrasado, em vez de jogar a toalha, relaxar e se atrasar bastante.

Passo 7. Maneiras de reduzir a minha vulnerabilidade no futuro:

- Ir para a cama mais cedo e dormir mais tempo (para reduzir a vulnerabilidade).
- Telefonar para minha mãe uma vez por semana, nem que seja apenas para uma conversinha rápida (para reduzir a vulnerabilidade).

Maneiras de impedir que o evento desencadeante aconteça novamente:

- Parar de abrir o jornal.
- Pegue o jornal na frente da casa, mas não o abra antes de chegar ao trabalho.

Passo 8. Planos para reparar, corrigir e supercorrigir o mal: Posso pedir desculpas aos meus colegas pelo atraso, dizer a eles que sei o quanto é angustiante quando me atraso e informá-los que vou me esforçar para ser pontual no futuro. Posso chegar mais cedo às reuniões semanais deste grupo nos próximos dois meses e me oferecer para ser a pessoa que transmite as informações a quem se atrasar ou faltar à reunião. Também posso me oferecer para ajudar outros membros da equipe com as tarefas e/ou dizer "sim" quando solicitado a ajudar os demais.

Ponto de discussão: Discuta outras ideias para algumas ou todas as perguntas à medida que você discute o exemplo.

REFERÊNCIAS

1. Safer, D. L., Telch, C. F., & Chen, E. Y. (2009). *Dialectical behavior therapy for binge eating and bulimia*. New York: Guilford Press.
2. Dalai Lama. (2009, May 1–2). *Meditation and psychotherapy.* Conference held at Harvard University, Cambridge, MA.
3. Swenson, C. R., Witterholt, S., & Bohus, M. (2007). Dialectical behavior therapy on inpatient units. In L. A. Dimeff & K. Koerner (Eds.), *Dialectical behavior therapy in clinical practice: Applications across disorders and settings* (pp. 69–111). New York: Guilford Press.
4. Swenson, C. R., Sanderson, C., Dulit, R. A., & Linehan, M. M. (2001). The application of dialectical behavior therapy for patients with borderline personality disorder on inpatient units. *Psychiatric Quarterly, 72*(4), 307–324.

Capítulo 7

Habilidades de *mindfulness*

As habilidades de *mindfulness* são cruciais para a DBT (daí o rótulo de habilidades "centrais" de *mindfulness* para o primeiro grupo de habilidades descritas a seguir). As habilidades centrais são as primeiras a serem ensinadas e funcionam como o alicerce de todas as outras habilidades em DBT. Elas são revisadas no início de cada um dos outros três módulos de habilidades e são as únicas realçadas ao longo de todo o tratamento. As habilidades de *mindfulness* em DBT são traduções psicológicas e comportamentais das práticas de meditação da formação espiritual oriental. Praticar as habilidades de *mindfulness* é tão essencial para os terapeutas e os treinadores de habilidades quanto para os participantes. Com efeito, constatou-se que a prática de *mindfulness* pelos clínicos está associada a um melhor curso do processo terapêutico e a melhores resultados.[1] Assim, a prática de *mindfulness* costuma ser o primeiro item em pauta nas reuniões da equipe da DBT.

Mindfulness tem a ver com a qualidade da consciência ou a qualidade da presença que uma pessoa traz à vida cotidiana. É uma forma de ela viver desperta, com os olhos bem abertos. Em termos de um conjunto de habilidades, a prática de *mindfulness* é o processo intencional de observar, descrever e participar na realidade no momento, com efetividade (i.e., usando meios hábeis) e de modo não julgador. Ao formular essas habilidades, inspirei-me profundamente nas práticas Zen. Contudo, elas são compatíveis com a contemplativa ocidental e outras práticas de meditação oriental e também com os conhecimentos científicos emergentes sobre os benefícios de "permitir" as experiências em vez de suprimi-las, evitá-las ou tentar mudá-las. As duas psicologias, a oriental e a ocidental, bem como suas práticas espirituais, estão convergindo para as mesmas percepções. A prática de *mindfulness* em si foi e é fundamental para as práticas contemplativas espirituais, independentemente de religião ou crença, e as práticas de *mindfulness* aqui incluídas podem ser incorporadas às práticas espirituais e crenças de qualquer indivíduo. A DBT, no entanto, está especificamente projetada para ser não religiosa (i.e., compatível com uma gama de crenças e tradições), e, assim, as práticas são propositadamente fornecidas em formato laico. Não há necessidade de quaisquer convicções religiosas ou espirituais para praticar e dominar essas habilidades.

As habilidades de *mindfulness* também podem ser pensadas como os componentes que, juntos, constituem a fundação para as práticas de meditação ensinadas em muitos pacotes de tratamento psicológico e de redução de estresse (p. ex., Terapia cognitiva com base em *mindfulness*,[2] Prevenção de recaída com base em *mindfulness*,[3] Redução de estresse com base em *mindfulness*[4]). De certa forma, as habilidades de *mindfulness* em DBT podem ser pensadas como habilidades para iniciantes em *mindfulness* – ou seja, para indivíduos que ainda não conseguem regular-se o suficiente para a prática formal da meditação de *mindfulness*. Elas também podem ser pensadas como habilidades para pessoas avançadas – aquelas que essas pessoas precisam para praticar na vida cotidiana. Nesse sentido, essas habilidades são a aplicação da meditação de *mindfulness* à vida cotidiana.

O QUE É *MINDFULNESS*?

"*Mindfulness*" é o ato de conscientemente focar a mente no momento presente, sem julgamento e sem se apegar ao momento. É estar consciente e atento ao momento presente. Podemos contrastar *mindfulness* com comportamentos e atividades automáticos, habituais ou de decoreba. Quando estamos em *mindfulness*, estamos alertas e despertos, como uma sentinela guardando um portão. Podemos contrastar *mindfulness* com rigidamente se apegar ao presente momento, como se pudéssemos impedi-lo de se alterar se nos apegássemos com esforço suficiente. Em *mindfulness*, estamos abertos à fluidez de cada instante, à medida que ele surge e desaparece. Na "mente de principiante", cada momento é um novo começo, um instante novo e exclusivo no tempo. Podemos contrastar *mindfulness* com rejeitar, suprimir, bloquear ou evitar o momento presente, como se "fora da mente" realmente quisesse dizer "fora da existência" e "fora da influência" sobre nós. Em *mindfulness*, entramos em cada momento.

A "prática de *mindfulness*" é o esforço repetido de trazer a mente de volta à consciência do momento presente, sem julgamento e sem apego; ela inclui, portanto, o esforço repetido de libertar-se de julgamentos e libertar-se do apego a pensamentos, emoções, sensações, atividades, eventos ou situações da vida atuais. Em suma, é a prática de entrar no momento atual, sem reservas ou rancores, de entrar no processo cósmico da existência com a consciência de que a vida é um processo de constante mudança. A prática de *mindfulness* nos ensina a penetrar no momento e nos tornarmos conscientes de tudo nele, funcionando a partir dali.

"*Mindfulness* dia a dia" é uma forma de vida. É um estilo de vida com nossos olhos bem abertos. É muito difícil aceitar a realidade com os olhos fechados. Se quisermos aceitar o que está acontecendo conosco, precisamos saber o que está acontecendo conosco. Temos que abrir os nossos olhos e ver. Ora, muitas pessoas dizem: "Fico com os olhos abertos o tempo todo". Contudo, se olharmos para elas, vamos perceber que não estão olhando para o momento. Estão olhando para seu passado. Estão olhando para seu futuro. Estão olhando para suas preocupações. Estão olhando para seus pensamentos. Estão olhando para todos os outros. Estão olhando praticamente para tudo, exceto para o momento. *Mindfulness* é a prática de focar a nossa atenção a uma coisa só. E essa coisa é o momento que estamos vivenciando. O exato momento em que estamos. A beleza de *mindfulness* é que, se olharmos para o momento atual, apenas este momento, vamos descobrir que estamos olhando para o universo. E, se conseguirmos nos tornar um com o momento – apenas este momento –, ele se abre, e ficamos surpresos com a alegria que nele existe. A força para suportar o sofrimento de nossas vidas também está no momento presente. Tem a ver apenas com a prática. Não é um tipo de prática em que basta ouvi-la só uma vez e experimentá-la só uma vez para que consigamos chegar lá. *Mindfulness* não é um lugar para se alcançar. É o lugar em que estamos. A prática consiste em sair e voltar ao estado de *mindfulness*. É só a presente respiração, só o presente passo, só o presente esforço. *Mindfulness* é apenas onde estamos agora, com nossos olhos bem abertos, conscientes, acordados, atentos. Pode ser extremamente difícil. Podem surgir coisas que são difíceis de suportar. Se isso acontecer, podemos recuar, observar, abrir mão. Este momento vai passar. O contratempo pode acontecer de novo. Pode se tornar difícil novamente. Podemos olhar para ele, deixá-lo ir, deixá-lo passar. Se, em certo momento, tornar-se muito difícil, podemos simplesmente parar com suavidade. Podemos voltar outro dia, esperar e ouvir de novo.

A "meditação" é a prática de *mindfulness* enquanto estamos sentados ou em pé em silêncio por um período de tempo. Às vezes, a meditação é erroneamente considerada o núcleo de *mindfulness*. No entanto, é importante não confundir ambos os conceitos. Embora a meditação implique *mindfulness*, o inverso não é necessariamente assim: *mindfulness* não requer meditação. Essa distinção é muito importante. Embora todo mundo possa praticar *mindfulness*, nem todos podem praticar meditação. Alguns não conseguem ficar sentados ou parados em pé. Alguns sentem pavor de olhar para a própria respiração ou de vigiar a própria mente. Alguns não conseguem praticar a meditação agora, mas serão capazes de fazê-lo adiante.

A "meditação *mindful*" é a atividade de prestar atenção, fitar, vigiar ou contemplar algo. No Zen, por exemplo, a pessoa costuma receber a instrução "Vigie a sua mente".

Em outras práticas espirituais, o indivíduo pode receber palavras, textos ou objetos nos quais concentrar a sua atenção. Em uma galeria de arte, a pessoa fica em pé ou se senta para fitar trabalhos artísticos. Prestamos atenção no chilrear de pássaros ou no motor do carro que soa diferente em relação ao instante anterior. Contemplamos o pôr do sol e observamos as crianças brincando no parque. Todas essas são atividades de *mindfulness*. Às vezes, o termo "meditação" é usado para se referir à conexão com o universo ou com o milagre da vida, mas, nos círculos laicos, o entendimento mais comum é o de *mindfulness*. E igualmente comum é o entendimento de que, ao meditar, a pessoa está (em geral) sentada calmamente e se concentrando na própria respiração, nas próprias sensações corporais, em uma palavra ou em algum outro foco ditado por uma prática individual ou tradição.

A meditação como prática contemplativa ou de *mindfulness* é tanto uma prática laica, como em meditar ou em contemplar arte, quanto uma prática religiosa ou espiritual, como na oração contemplativa. Em todas as grandes religiões do mundo, há uma tradição – por mais ampla ou estreita – de prática contemplativa. Muitas vezes, essa tradição, no âmbito das religiões é chamada de tradição "mística", recomenda as práticas de *mindfulness* de vários tipos e enfatiza as experiências espirituais que podem resultar dessas atividades. O fato de a prática e a meditação com *mindfulness* serem laicas ou espirituais vai depender completamente da orientação e das crenças do indivíduo. Para a pessoa espiritualizada, *mindfulness* pode ser tanto uma prática laica quanto uma prática espiritual ou religiosa.

Na meditação e em *mindfulness*, existem dois tipos de práticas: "abrir a mente" e "concentrar a mente". Abrir a mente é a prática de observar ou vigiar o que vier à consciência. Na meditação em posição sentada, isso é simplesmente perceber pensamentos, emoções e sensações que entram na consciência sem se apegar a eles ou persegui-los. É como sentar-se e assistir a uma esteira condutora passando – notando o que está passando nela, mas sem desligá-la para examinar os objetos mais de perto. É como se sentar em uma colina, observando um porto e percebendo os navios que entram e saem, sem, no entanto, subir a bordo de uma das embarcações. Para iniciantes ou pessoas com dificuldades de atenção, abrir a mente pode ser muito difícil, porque é extremamente fácil ser capturado por um pensamento, emoção ou sensação fugaz e perder o foco na consciência. Para esses indivíduos, é recomendável concentrar a mente.

Ao concentrar a mente, a pessoa focaliza a atenção em eventos internos ou externos específicos. Por exemplo, ao focalizar eventos internos, o indivíduo pode concentrar a atenção em uma sucessão sensorial específica (uma série de sensações), emoções que surgem, pensamentos que passam pela mente ou palavras ou frases repetidas decididas de antemão. Por exemplo, algumas escolas de meditação ensinam mantras ou palavras específicas para se dizer a cada respiração. Um exemplo disso é a prática da "mente sábia" (descrita a seguir) de dizer a palavra "mente" ao inspirar e a palavra "sábia" ao expirar. Outro exemplo é contar as respirações (até 10 e, então, recomeçar), uma instrução típica no método Zen. Exercícios guiados de *mindfulness* aplicados por clínicos ou por meio de gravações de meditação dão instruções de em quê e como concentrar a mente. Ao concentrar a mente de modo externo, o indivíduo pode se concentrar em uma folha, uma pintura, uma vela, outra(s) pessoa(s) ou paisagem, como em uma caminhada ao ar livre, uma aurora ou um crepúsculo, e assim por diante.

Também existem duas posições a serem adotadas na prática: seja tomar distância ao recuar e assistir, seja avançar e se tornar "o que é" (movendo-se rumo ao que está sendo observado). Contrastes dessas posições, declaradas em linguagem metafórica, são ficar em pé no pico de uma montanha alta e imaginar as emoções como pedregulhos lá embaixo *versus* penetrar totalmente na experiência das emoções de alguém; sentar-se na borda e observar o vazio dentro de si mesmo *versus* entrar e se tornar o vazio; perceber a inibição em uma festa *versus* atirar-se completamente nela; e assistir às próprias respostas sexuais *versus* entrar por completo nelas.

HABILIDADES CENTRAIS DE *MINDFULNESS*

Estados da mente e a habilidade de *mindfulness* da "mente sábia"

As habilidades centrais de *mindfulness* são abordadas nas Seções I–X deste módulo. Em DBT, três estados primordiais da mente são apresentados: "mente racional", "mente emocional" e "mente sábia" (Seção III). Uma pessoa está em mente racional quando aborda o conhecimento de modo intelectual; está pensando de modo racional e lógico; atende somente a fatos empíricos; e ignora a emoção, a empatia, o amor ou o ódio em favor de ser engenhoso, prático e "cabeça fria" na abordagem dos problemas. As decisões e as ações são controladas pela lógica. A pessoa está em mente emocional quando o pensamento e o comportamento são controlados principalmente pelos estados emocionais atuais. Na mente emocional, as cognições são "quentes"; o pensamento sensato e lógico é difícil; os fatos são amplificados ou distorcidos para que sejam congruentes com o afeto atual; e a energia de comportamento também é congruente com o estado emocional atual.

A mente sábia é a síntese da mente emocional e da mente racional; também as ultrapassa: a mente sábia acrescenta saber intuitivo à experiência emocional e à análise lógica. Na terapia cognitiva com base em *mindfulness*, dois outros estados mentais também são discutidos: "a mente que faz", ou "modo fazer", e a "mente que é", ou "modo ser".[5] A primeira se concentra em fazer as coisas. É multitarefa, orientada a tarefas e conduzida. Em contraste, a segunda representa a mente "nada a fazer", cujo foco está em experimentar, em vez de agir. Esses dois estados mentais são relevantes para as habilidades de *mindfulness* em DBT, porque a mente sábia também pode ser considerada como uma síntese da mente que faz com a mente que é.

As habilidades de *mindfulness* são os veículos para equilibrar a mente emocional com a racional, a mente que faz com a que é, e outros conjuntos de extremos da mente e ação para alcançar a mente sábia e a ação sábia. Existem três habilidades "o que fazer" (observar, descrever e participar). Também existem três habilidades "como" (adotando uma postura não julgadora, fazendo uma coisa de cada vez e ser efetivo).

As habilidades de *mindfulness* "o que fazer"

As habilidades de *mindfulness* "o que fazer" tem a ver com: "observar", "descrever" e "participar" (Seções IV-VI). O objetivo final das práticas das habilidades de *mindfulness* é desenvolver um estilo de vida dos participantes com consciência. A participação sem consciência é uma característica de comportamentos impulsivos e dependentes do humor. Em geral, prestar especial atenção aos atos de observar e descrever as próprias respostas comportamentais só é necessário quando a pessoa está aprendendo novos comportamentos, quando há algum tipo de problema ou quando uma alteração é necessária ou desejável. Aprender a dirigir um carro de câmbio manual, dançar e datilografar são exemplos comuns desse princípio. Considere alunos iniciantes de piano, que prestam atenção minuciosa à posição das mãos e dos dedos e podem inclusive contar em voz alta as batidas ou identificar as teclas e acordes que estiverem tocando. À medida que sua habilidade se aprimora, essas observações e descrições começam a parar. Contudo, se um equívoco habitual é feito após uma música ser aprendida, talvez o pianista tenha que voltar a observar e descrever até que um novo padrão seja aprendido. Essa mesma reprogramação deliberada é necessária para mudar padrões de comportamento impulsivo ou dependente do humor. Observar a nós mesmos com curiosidade e franqueza em relação ao que vamos descobrir também pode, com o tempo, levar a uma maior compreensão e clareza sobre quem somos. Descobrimos nossas "verdadeiras identidades" apenas observando a nós mesmos.

Observar

A primeira habilidade "o que fazer" (Seção IV) é observar – ou seja, prestar atenção a acontecimentos, emoções e outras respostas comportamentais, sem *necessariamente* tentar exterminá-los quando forem dolorosos ou prolongá-los quando forem agradáveis. O que os participantes aprendem aqui é a permitir-se experimentar com consciência, no momento, tudo o que estiver acontecendo – em vez de sair de uma situação ou tentar exterminar uma emoção. Em geral, a capacidade de prestar atenção aos eventos requer uma capacidade correspondente de se afastar deles. Andar e observar o andar são duas atividades diferentes; pensar e observar o pensar são duas atividades distintas; e observar seus próprios batimentos cardíacos e o bater do coração são duas atividades diferentes. Esse foco em "vivenciar o momento" baseia-se nas abordagens psicológicas orientais, bem como em noções ocidentais de exposição não reforçada como método de extinguir respostas de evitação automática e medo.

Descrever

Uma segunda habilidade de *mindfulness* "o que fazer" (Seção V) consiste em descrever eventos e respostas pessoais em palavras. A capacidade de aplicar rótulos verbais a eventos comportamentais e ambientais é essencial tanto à comunicação quanto ao autocontrole. Aprender a descrever exige que o indivíduo aprenda a não tomar as emoções e os pensamentos como reflexões precisas e exatas dos eventos ambientais. Por exemplo, sentir medo não significa, necessariamente, que uma situação está ameaçando a vida ou o bem-estar. Muita gente confunde as respostas emocionais com os eventos desencadeantes. Os componentes físicos do medo ("Sinto os músculos do estômago se apertarem e uma constrição na garganta") podem ser confundidos no contexto de um evento determinado ("Vou fazer um teste na escola") e produzir um pensamento disfuncional ("Não passar no teste"), ao que, em seguida, se responde como se fosse um fato. Pensamentos ("Eu me sinto rejeitado" ou "Não acredito que alguém me ame") muitas vezes são confundidos com fatos ("Ninguém me ama").

Participar

A terceira habilidade de *mindfulness* "o que fazer" (Seção VI) é a capacidade de participar sem inibição. Uma pessoa que está participando entra completamente nas atividades do momento atual, sem se separar dos eventos e das interações em andamento. A qualidade da ação é espontânea; a interação entre o indivíduo e o ambiente é suave e parcialmente baseada no hábito. A participação pode também ser sem *mindfulness*. Todos nós já experimentamos dirigir nosso veículo em um complicado trajeto rumo a nossa casa enquanto nossa cabeça está concentrada em outra coisa, e acabamos chegando em casa sem qualquer consciência de como logramos isso. Contudo, participar também pode ser algo com *mindfulness*. Um bom exemplo de participação com *mindfulness* é o do atleta habilidoso que responde de modo flexível, mas tranquilo, às exigências da tarefa, com espírito alerta e consciente, mas sem inibição. Participar sem *mindfulness* é fazer a tarefa desatento; *mindfulness* é participar com atenção.

Habilidades de *mindfulness* "como fazer"

As outras três habilidades de *mindfulness* tem a ver com *como* a pessoa observa, descreve e participa; elas incluem adotar uma postura não julgadora ("adotando uma postura não julgadora"), focando em uma coisa de cada vez ("fazendo uma coisa de cada vez") e fazendo o que funciona ("sendo efetivo").

Adotar uma postura não julgadora

Adotar uma postura não julgadora (Seção VII) significa exatamente isto – adotar uma abordagem não avaliativa; não julgar algo como bom ou ruim. Isso não significa trocar um juízo negativo por um positivo. Embora os indivíduos com frequência julguem tanto a si próprios quanto aos outros em termos excessivamente positivos (idealização) ou excessivamente negativos (desvalorização), a posição aqui não é a de que devam ser mais equilibrados em suas avaliações, mas, em vez disso, de que os julgamentos ou as críticas devem ser descartados completamente na maioria dos casos. Esse é um ponto bastante sutil, mas importantíssimo. O problema de julgar é que, por exemplo, um indivíduo possivelmente "útil" sempre pode tornar-se "inútil". Em vez de julgar, a DBT salienta as consequências de comportamentos e eventos. Por exemplo, o comportamento de uma pessoa pode levar a consequências dolorosas para si e para os outros, ou os resultados dos eventos podem ser destrutivos. Uma abordagem não julgadora observa essas consequências e pode sugerir a mudança dos comportamentos ou eventos, mas não necessariamente lhes adicionaria o rótulo de "maus". A DBT também realça uma diferenciação exata entre uma coisa e outra e a descrição exata do que é observado. Nessa diferenciação, a pessoa determina se um comportamento satisfaz uma definição necessária ou não. Por exemplo, um advogado ou juiz pode diferenciar se um determinado comportamento viola a lei ou não. Um árbitro de saltos ornamentais pode distinguir se a técnica do atleta corresponde ou não à técnica exigida para o salto. Talvez o comportamento não seja bom nem ruim, mas pode satisfazer critérios que o enquadrem como fora da lei ou se adequem ao modelo ideal de um salto ornamental em particular.

Fazer uma coisa de cada vez

Em sua totalidade, *mindfulness* tem a ver com a qualidade da consciência que uma pessoa traz às atividades. A segunda habilidade de "como fazer" (Seção VIII) é concentrar a mente e a consciência na atividade do momento atual, em vez de dividir a atenção entre várias atividades ou entre uma atividade atual e pensar em outra coisa. Atingir esse grau de concentração requer o controle da atenção – recurso ausente em muitos indivíduos. Muitas vezes, os pacientes estão distraídos por pensamentos e imagens do passado, preocupações com o futuro, pensamentos ruminativos sobre problemas ou humores negativos atuais. Às vezes, eles são incapazes de colocar os problemas de lado e de se concentrar na tarefa em mãos. Quando se tornam envolvidos na tarefa, sua atenção é com frequência dividida. Esse problema é facilmente observável em suas dificuldades em participar das sessões do treinamento de habilidades. Os pacientes precisam aprender a concentrar sua atenção em uma tarefa ou atividade de cada vez, bem como envolver-se nela com prontidão, consciência e vigília.

Ser efetivo

A terceira habilidade de "como fazer" (Seção IX), ser efetivo, destina-se a reduzir a tendência dos participantes a ficar mais preocupado em "ter razão" do que naquilo que é realmente necessário em determinada situação. A efetividade é o oposto de "tapar o sol com a peneira". Como nossos pacientes costumam dizer, é "jogar o jogo" ou "fazer o que funciona". Sob um prisma de meditação oriental, concentrar-se na efetividade é "usar meios hábeis". Muitas vezes, a incapacidade de se libertar de "ter razão" em favor de alcançar os objetivos está relacionada com experiências com ambientes invalidantes. Um tópico central para as pessoas que foram frequentemente invalidadas é se elas podem, na verdade, confiar em seus próprios juízos, percepções e decisões – isto é, se podem esperar que suas próprias ações sejam corretas ou "certas". No entanto, levada ao extremo, a ênfase nos princípios em detrimento dos resultados com frequência pode ocasionar nesses indivíduos decepção ou afastamento dos outros. No fim das contas, todo mundo tem que "ceder" algumas vezes. Em geral, as pessoas consideram bem mais fácil desistir de ter razão em prol de ser efetivo quando isso é encarado como uma resposta habilidosa em vez de como "ceder".

OUTRAS PERSPECTIVAS SOBRE MINDFULNESS

Três conjuntos de habilidades complementares de *mindfulness* são incluídas: prática de *mindfulness* sob uma perspectiva espiritual; meios hábeis: integrando a mente do fazer com a mente do ser; e mente sábia: trilhando o caminho do meio (Seções XI-XVI). Essas habilidades suplementam e expandem as habilidades centrais de *mindfulness* descritas anteriormente, e cada uma pode ser alinhada com uma perspectiva espiritual em maior ou menor grau. Elas podem ser integradas no ensino das habilidades centrais, ensinadas em um curso avançado das habilidades ou utilizadas em cenários de tratamento individual conforme seja necessário e apropriado ao paciente específico.

Prática de *mindfulness*: uma perspectiva espiritual

O foco em *mindfulness* sob uma perspectiva espiritual (Seções XI-XII) é incluído por várias razões. A própria prática de *mindfulness* tem suas origens em antigas práticas espirituais. A espiritualidade e as práticas religiosas são muito importantes para a vida de muitos indivíduos. Essas práticas podem ser importantes fontes de força e também de recursos de enfrentamento em momentos difíceis. A afiliação religiosa, além disso, pode proporcionar uma comunidade que costuma fornecer importante apoio espiritual e interpessoal. Se, ao discutirmos as práticas de *mindfulness*, em especial a meditação *mindfulness*, deixarmos de fora o reconhecimento – e, na verdade, o recrutamento – da espiritualidade como fonte de força e sustentação, corremos o risco de ignorar a diversidade espiritual das populações que tratamos. Incluir as fichas sobre *mindfulness* sob uma perspectiva espiritual fornece uma via para ajudar os pacientes a fortalecer a sua própria espiritualidade e integrá-la em suas práticas de *mindfulness*.

Em contraste com os objetivos psicológicos de *mindfulness*, os objetivos da prática sob uma perspectiva espiritual incluem experimentar a realidade suprema como ela é (algo que é definido de forma diferente conforme a cultura e a prática religiosa), cultivar a sabedoria, libertar-se de apegos e aceitar radicalmente a realidade, além de aumentar o amor e a compaixão por si mesmo e pelos outros. Para muitos, a prática de *mindfulness* também inclui a reflexão e o cultivo das qualidades éticas. Aqui, é importante manter em mente que espiritualidade e religião são duas coisas diferentes. Embora existam muitas definições de espiritualidade, uma definição funcional é que ela pode ser vista como o "reconhecimento de um ser, poder ou realidade transcendentes ou de uma realidade superior a nós mesmos" (p. 14).[6] Em particular, nesse prisma, a espiritualidade é uma qualidade do indivíduo que tem a ver com o respeito pelo espiritual, transcendente ou imaterial. Como prática, a espiritualidade centra-se em crenças de que no universo "há mais do que os olhos alcançam"; ou seja, a realidade não está limitada ao que captamos por meio do mundo material e sensorial. Uma perspectiva espiritual sobre *mindfulness* é projetada para incluir todas as pessoas. Aqui, é importante reconhecer que a espiritualidade pode abranger um vasto terreno – desde a comunidade como poder superior (como se costuma dizer em grupos de 12 passos) até visões humanistas, experiências místicas, práticas religiosas e (em DBT) a mente sábia.

Enquanto a espiritualidade é uma qualidade do indivíduo, a religião é uma comunidade organizada de pessoas. A religião focaliza crenças, rituais e práticas orientados para inserir os indivíduos no âmbito da comunidade em relacionamentos mais próximos com o transcendente. Tanto a espiritualidade quanto a religião enfatizam valores e ações morais, e ambas podem fornecer significado, propósito e esperança à vida. Em particular, ambas podem criar significado para quem vive em sofrimento intenso. O propósito e a esperança podem ser extremamente importantes para encontrar uma maneira de construir uma vida que valha a pena ser vivida.

Mente sábia sob uma perspectiva espiritual; bondade amorosa

A mente sábia, sob uma perspectiva espiritual (Seção XIII), descreve diferentes tipos de práticas espirituais, além de fornecer uma lista (ver Ficha de *mindfulness* 7A) de alguns dos muitos nomes e termos utilizados com referência ao transcendente. Ela também fornece uma descrição da experiência da mente sábia sob essa perspectiva. Muitas práticas espirituais e religiosas compartilham elementos com as práticas de *mindfulness*, incluindo silêncio, aquietar a mente, atenção, interiorização e receptividade. Essas são características de experiências espirituais profundas. Muitos indivíduos vivenciam essas experiências sem se dar conta de sua importância ou validade. Esta ficha ajuda tanto os pacientes quanto os clínicos a entender essas experiências. A ênfase dos caminhos espirituais no amor e na compaixão até para com os inimigos é capturada aqui na prática de *mindfulness* da bondade amorosa (Seção XIV). Embora escrita como uma prática de desejar o bem a si mesmo e aos outros, ela também pode ser praticada em forma de breves votos para o bem-estar alheio e de si próprio.

Como falar sobre espiritualidade com os participantes do treinamento de habilidades

1. Não tenha medo de perguntar aos pacientes se eles são espiritualizados. Se for preciso definir o que você quer dizer com isso, diga apenas que é a crença de que "há mais na realidade do que conseguimos saber por meio de nossos sentidos". Para quem é espiritualizado, você pode perguntar se a pessoa acredita em Deus, em um poder superior ou algo parecido.
2. Você precisa não só respeitar a espiritualidade (ou sua ausência) dos pacientes, mas também é importante definir o tom de forma que os outros membros do grupo também ajam de maneira respeitosa.
3. Não cause danos. Não imponha a sua própria espiritualidade (ou a falta dela) aos pacientes.
4. Encontre um caminho e uma linguagem que possam ser traduzidos de várias maneiras. Muitas das notas fornecidas neste capítulo são destinadas a lhe dar múltiplas formas de falar sobre vários temas relacionados à espiritualidade. Talvez você também possa tentar adotar a linguagem utilizada pelos pacientes.

Notas para treinadores de habilidades e terapeutas agnósticos

Você não precisa ser espiritualizado para ensinar a prática de *mindfulness* sob uma perspectiva espiritual. No entanto, sugiro não ensiná-la se nenhum dos seus pacientes for espiritualizado. Alguns pontos de esclarecimento abordando perguntas comuns podem lhe facilitar tal ensino.

1. *O que a espiritualidade, a terapia e as habilidades têm em comum?*
   O objetivo da psicoterapia e do treinamento de habilidades é a mudança. Esta, no entanto, exige aceitar as coisas como são. O elemento essencial em todas as tradições espirituais e humanistas é a aceitação. *Mindfulness* emergiu de práticas contemplativas espirituais. Os elementos comuns das práticas contemplativas são compaixão, amor, aceitação radical e sabedoria.

2. *Isso não é budismo ou alguma outra religião da qual não faço parte?*
   Conforme observado na discussão anterior, *mindfulness* é uma prática não denominativa e transconfessional (ou seja, é compatível com uma gama de crenças e tradições). Assim, é importante reconhecer que a "realidade suprema" que a pessoa espiritual almeja encontrar pode receber o nome de Deus, Jeová, Grande Espírito, Alá, Bramã, Atman, "não *self*", "vazio", "essência essencial", "natureza essencial", "o terreno do ser", "poder superior" ou uma grande variedade de outros nomes. É importante que os treinadores de habilidades ajudem os pacientes a associar as habilidades daqui às suas próprias práticas e termos.

3. *Zen não é uma religião?*
   Zen é uma prática, e não uma religião. O Zen, a oração centrante cristã e muitas outras práticas de contemplação e meditação em todas as religiões e culturas são semelhantes no sentido de que se concentram em experimentar a realidade suprema, seja como isso for definido ou entendido. Embora o Zen estivesse originalmente associado ao Budismo, à medida que se mudou para a cultura ocidental, foi expandido para abraçar ateus, agnósticos e indivíduos de uma vasta gama de denominações religiosas e caminhos espirituais.

Meios hábeis: equilibrando a mente do fazer com a mente do ser

Entre o número crescente de tratamentos que combinam a meditação *mindfulness* e as práticas de ioga com as intervenções comportamentais estão a redução do estresse com base em *mindfulness*, de Jon Kabat-Zinn,[7] bem como a terapia cognitiva com base em *mindfulness*[2] e a prevenção de recaída com base em *mindfulness*.[3] As duas últimas também são baseadas na obra de Kabat-Zinn.[4] Esses tratamentos realçam as diferenças entre o "modo fazer" e o "modo ser". Para trazer essas ideias ao âmbito da DBT, adicionei a habilidade dos meios hábeis (Seção XV) e uma ficha focalizando a síntese desses dois conceitos, intitulada Meios hábeis: equilibrando a mente do fazer e a mente do ser (Ficha de *mindfulness* 9). A mente do fazer se concentra em atingir os objetivos; a mente do ser se concentra em vivenciar o presente. Em outras palavras, a primeira é a mente "algo a fazer", e a segunda é a mente "nada a fazer". Sob um prisma espiritual, a diferença entre Marta e Maria na história bíblica é que Marta estava distraída, preparando o que era necessário para Jesus quando ele os estava visitando, e Maria escolheu a "melhor parte", sentando-se aos pés dele e ouvindo.[8] A mente do ser envolve o caminho de vida contemplativo, e a mente do fazer envolve o caminho de vida ativo. (Obtenha mais informações sobre o tópico procurando "*contemplative* vs. *active life*" em seu mecanismo de busca.) A polaridade entre eles é semelhante àquela entre as mentes racional e emocional. A mente sábia sintetiza as duas. Sem conciliar aspectos das duas (da mente do ser e da mente do fazer), é difícil, se não impossível, levar uma vida equilibrada.

Mente sábia: trilhando o caminho do meio

"Trilhar o caminho do meio" é viver a vida entre os extremos, ou encontrar a síntese entre eles (Seção XVI). Esta habilidade é, até certo ponto, um resumo das habilidades prévias com algumas adições. Aqui, a ideia é que *mindfulness* reúne os opostos, encontrando a verdade em lados alternativos e opostos. Como discutido anteriormente, as habilidades de *mindfulness* focalizam a síntese da mente racional e da mente emocional, bem como entre a mente do fazer e a mente do ser. Sob uma perspectiva espiritual, as habilidades de *mindfulness* reúnem o material e o místico – a forma e o vazio como se fossem um só. (Consulte uma discussão sobre o misticismo em *Mysticism: Its History and Challenge*, de Bruno Borchert.)[9] As duas novas oposições têm a ver com encontrar a síntese entre a aceitação, de um lado, e a mudança, de outro. Na primeira dicotomia, o foco principal está em reconhecer que uma pessoa pode desistir de apegos, como na aceitação radical do momento, sem, ao mesmo tempo, suprimir o desejo de mudança. O ponto paradoxal é que o próprio esforço de reduzir o desejo é, por si só, um fracasso em aceitar radicalmente este último. As habilidades complementares no Capítulo 8 incluem trilhar o caminho do meio no contexto dos relacionamentos interpessoais, com particular ênfase na relação entre pais e adolescentes. Sob um prisma espiritual, o caminho do meio reúne o material e o místico, a forma e o vazio, a mente sábia e a nuvem do desconhecimento.[10, 28, 68] Ele está representado nas habilidades de substituir a autonegação e o ascetismo pela moderação, e de substituir a autoindulgência e o hedonismo com apenas a suficiente satisfação dos sentidos.

GERENCIANDO-SE COM *MINDFULNESS*: DICAS PARA OS TREINADORES DE HABILIDADES

O que fazer quando você se sente julgador

Nós, treinadores de habilidades, com frequência, nos sentimos tão propensos a ser julgadores quanto os pacientes de nosso treinamento. Como eles, quando nos sentimos julgadores, muitas vezes, falhamos em agir ou confrontar uns aos outros e em dizer o que precisa ser dito, porque temos medo de sermos tão julgadores quanto aqueles com quem estamos trabalhando. Começamos parando e recuando, até pousarmos fora do momento e fora do fluxo. É difícil não se fechar quando estamos com medo de alguma coisa, e isso é o que geralmente acontece quando não confrontamos outra pessoa por medo de parecer julgadores. Na condição de treinador de habilidades, o que você pode fazer para contrabalançar isso?

Com os colegas, pode ser útil começar afirmando o seu medo de parecer julgador e pedir ajuda para reduzir sua propensão a julgar. Você mesmo praticar a habilidade de não ser julgador é fundamental para a eficácia da DBT em geral e, em especial, para o ensino de *mindfulness*. A prática consistente não só facilita muito os atos de ensinar a habilidade de não ser julgador e confrontar os participantes de forma positiva, mas também lhe dá apoio para voltar ao fluxo.

Embora, como clínico, você possa falar sobre sentir-se julgador com os colegas, não pode se dar ao luxo de fazer isso com os pacientes do treinamento de habilidades. Muitos indivíduos simplesmente não conseguem tolerar a ideia de que seus treinadores de habilidades são julgadores e podem culpar a si mesmos quando os instrutores se sentem aborrecidos ou irritados. O que você pode fazer para amenizar essa situação ou evitar que problemas assim se desenvolvam?

- *Em primeiro lugar, dê o bom exemplo.* É muito difícil se envolver em modelar o hábito de não ser julgador junto aos participantes se você mesmo não estiver praticando a habilidade de modo consistente. Praticar irá ajudá-lo rapidamente a voltar a ser não julgador se você começar a ter dificuldades durante uma sessão.
- *Em segundo lugar, pratique ação oposta quando se sentir julgador.* A melhor maneira de fazer isso é começar a fazer declarações validantes em uma situação eivada de julgamentos (como comentar que os comportamentos dos pacientes são compreensíveis, considerando os atuais eventos ou sua história; como o comportamento

deles não poderia ser diferente, levando em conta os fatos; etc.). Não se esqueça de validar integralmente, lembrando-se de usar um tom de voz sem crítica nem julgamento. Continue falando até que sua propensão a ser julgador arrefeça. Esses comentários constituem ação oposta e têm certa semelhança com fazer terapia cognitiva consigo mesmo. Ou seja, à medida que fala com os pacientes, você está declarando o pensamento não julgador que acaba lhe tranquilizando e incutindo o pensamento não julgador.

- *Em terceiro lugar, lembre-se de que a aceitação não é um cheque em branco para aprovação.* Embora você possa sentir ao mesmo tempo a necessidade e, simultaneamente, a impossibilidade de praticar a aceitação quando confrontado com exigências extremas, comportamento ofensivo ou ataques insustentáveis, tenha em mente que a aceitação também implica aceitar limites.
- *Em quarto lugar, neutralize a ameaça.* Os julgamentos e a raiva subsequente muitas vezes têm a ver com nossos próprios medos, tais como "Se eu não conseguir controlar esse paciente, ele cometerá suicídio", "Se eu não conseguir explicar bem esse ponto, essa participante nunca vai se dar bem com a filha dela" ou "Não suporto isso nem por um segundo mais". Em um grupo de treinamento de habilidades, uma ameaça muito comum é que o comportamento disfuncional de um indivíduo do grupo venha a arruinar o treinamento de habilidades para os outros membros. Aqui, a função da postura julgadora é, muitas vezes, destinada a controlar esses comportamentos disfuncionais. Na minha experiência, contudo, uma das maneiras mais rápidas para perder o controle sobre outras pessoas é tentar controlá-las. Quando um participante está muito suicida, extremamente agressivo ou passivo, pode ser *muito difícil* controlar nossos próprios esforços para controlar o paciente. Não obstante, esse autocontrole costuma ser de suma importância. Como fazer isso? Use as suas habilidades! Verifique os fatos (ver Ficha de regulação emocional 8) e analise, com clareza, se os resultados que você receia são prováveis. Observe (ver Ficha de *mindfulness* 4) o que está realmente acontecendo e pergunte à mente sábia (ver Ficha de *mindfulness* 3) se os resultados temidos constituem uma catástrofe real. Antecipação (ver Ficha de regulação emocional 19) pode ser útil para aprimorar a capacidade de lidar com situações que você sabe que lhe deixarão propenso a ser julgador. Quando estiver com um participante ou grupo, motive-se em silêncio: em sua mente, continue repetindo autodeclarações de motivação que contrariem a ameaça (ver Ficha de tolerância ao mal-estar 9). Eu tenho usados autodeclarações como "Descubra a síntese", "Se eu deixar, a terapia vai funcionar", "Consigo suportar isto", "Consigo lidar com isto", "Isto não é uma catástrofe", "Minha equipe vai me ajudar", e assim por diante. Outras vezes, a ameaça é que você pode ser a causa do problema que está tentando resolver. Esse pensamento é uma ameaça tão grande que, em vez de tentar resolver a dificuldade, você pode logo começar a julgar o participante e a colocar a culpa nele. Aqui, a ação oposta contra a vergonha (ver Ficha de regulação emocional 10) pode ser útil. Fale com seus pacientes e/ou com sua equipe sobre o que você poderia ter feito para causar o problema imediato.

O que fazer quando você sai do presente

Muitas vezes, nós, treinadores de habilidades, não respondemos a uma ação do paciente no momento, mas a uma ação futura que poderia acontecer em decorrência dela. Durante uma sessão de grupo, por exemplo, nossos pensamentos sobre um paciente podem ter a seguinte trajetória: "O que você está fazendo não me incomoda, mas poderia piorar e perturbar o grupo; então, outros pacientes podem desistir ou não melhorar. Meu tratamento será um fracasso". Quando estamos em um momento muito estressante com um indivíduo que está com raiva de nós ou está atacando outro membro do grupo, temos a opção de nos lançarmos na interação do momento com pragmatismo, sem maldade, ou podemos ficar lá sentados, enfurecidos, e esperar o paciente ficar sob controle. Em vez de tratar os pacientes, às vezes, estamos esperando que eles desistam de ser quem são. Em certo sentido, estamos lavando pratos e pensando em tomar uma xícara de chá. Como treinador de habilidades, o que você pode fazer para retornar ao presente?

- *Lembre-se de que tudo que você tem a fazer neste momento é aplicar o tratamento que você está fazendo.* Quando você começa a pensar que precisa fazer terapia *e* controlar o paciente, em seguida, pode se enredar em uma confusão. Quando você foca seu pensamento no fato de que tudo o que tem a fazer é aplicar a consequência apropriada a um comportamento funcional ou disfuncional quando este aparece, você estará em uma situação e uma condição muito melhores. Pergunte-se: o que motiva a necessidade de erguer as expectativas e comparar uma realidade com a outra? Quando seu medidor inevitavelmente erra o alvo, você vai ficar chateado. Até que ponto isso está acontecendo com você?
- *Apodere-se do momento atual.* Se verificar que está saindo do momento e do estado não julgador, comece a observar as sensações físicas – a maneira como você respira, como seu corpo se posiciona. Apoderar-se do momento o impede de aventurar-se no passado ou futuro. Estar fora do momento pode restringir seu foco, reduzindo-o a uma visão de túnel. Também pode facilitar que você se distraia com outros pensamentos.

Para ensinar *mindfulness*, pratique *mindfulness*

Pratique *mindfulness* tanto em casa quanto no trabalho. Pergunte-se: uma pessoa que não toca piano pode ensinar piano? Uma pessoa que nunca fez terapia pode ensinar terapia? Uma pessoa que não sabe segurar uma raquete de tênis pode ensinar a praticar esse esporte corretamente? Embora existam tipos de comportamentos que você pode ensinar mesmo quando não consegue reproduzi-lo (p. ex., ginástica), isso não acontece com *mindfulness*. Assim, é extremamente importante que você, na condição de treinador de habilidades, também faça algum tipo de prática de *mindfulness*. Encontrar um professor de *mindfulness* pode ser muito útil, além de participar de grupos dessa prática, ler obras de meditação/*mindfulness*/prática contemplativa (p. ex., livros sobre oração contemplativa, livros Zen) e frequentar retiros de *mindfulness* guiados por professores com credenciais adequadas.*

SELECIONANDO O CONTEÚDO PARA ENSINAR

Nas páginas seguintes, há uma grande quantidade de conteúdo para cada habilidade nas notas de ensino sobre *mindfulness*. Você não irá ensinar a maior parte desse material na primeira vez que ensinar habilidades específicas. As notas são fornecidas para lhe dar uma compreensão mais profunda sobre cada habilidade, de modo que possa tanto responder às perguntas e acrescentar novos conteúdos à medida que progride. Como no Capítulo 6 (e ao longo da Parte II deste manual), neste capítulo coloquei um sinal de visto (✓) junto ao material que quase sempre ensino. Se estou com uma pressa enorme, posso pular tudo que não estiver com sinal de visto.

Também no presente capítulo (e no restante da Parte II), indiquei informações que sintetizam as pesquisas sobre recursos especiais, em segmentos chamados de "Pontos de pesquisa". O grande valor da pesquisa é que, muitas vezes, ela pode ser usada para "vender" as habilidades que você estiver ensinando.

Quando estiver ensinando as habilidades de *mindfulness* (ou, por sinal, quaisquer outras habilidades em DBT), é importante que você tenha uma compreensão básica sobre elas. As primeiras vezes que ensinar, estude cuidadosamente as notas, fichas e fichas de tarefas para cada habilidade que você pretende ensinar. Realce os pontos que quer deixar bem claros e traga consigo uma cópia das páginas de notas de ensino relevantes para ensinar com base nelas. Certifique-se de praticar cada habilidade consigo mesmo, para ter certeza que entende como usá-la. Em pouco tempo, você irá solidificar seus conhecimentos sobre cada habilidade. Nessa altura, você vai encontrar seus próprios pontos de ensino, narrativas e exemplos favoritos e poderá ignorar a maioria dos meus

---

* Visite meu *site* ou *blog* e encontre retiros de *mindfulness* Zen guiados por mim (www.linehaninstitute.org/retreats; https://blogs.uw.edu/linehan/mindfulness-retreats/). Existem muitos outros professores nos Estados Unidos e internacionalmente que também oferecem retiros de *mindfulness* e prece contemplativa. Certifique-se de ler as descrições dos retiros, já que os horários variam; além disso, alguns consistem principalmente em práticas de silêncio, e outros têm muito mais conversas e debates.

Habilidades de *mindfulness* • 157

Notas de ensino

I. METAS DESTE MÓDULO (FICHAS DE *MINDFULNESS* 1–1A)

Ponto principal: A meta de praticar as habilidades de *mindfulness* para a maioria das pessoas é reduzir o sofrimento e aumentar a felicidade. Para alguns, uma meta de *mindfulness* é vivenciar a realidade *como ela é*.

Ficha de *mindfulness* 1: Metas da prática de *mindfulness*. Apresente brevemente as metas e os benefícios da prática de *mindfulness*. Forneça informações suficientes para orientar os pacientes sobre o módulo, vinculá-lo às metas deles e gerar algum entusiasmo e motivação para aprender essas habilidades. Resumir um ou dois resultados de pesquisas pode ser muito útil. É comum ministrar as metas de praticar *mindfulness* e mente sábia em uma sessão. Se você tiver apenas duas sessões para *mindfulness*, comece algumas das habilidades de *mindfulness* "o que fazer" também na primeira sessão. Quando o tempo for curto, você pode pular esta ficha e ensinar as informações de modo oral e rápido.

Ficha de *mindfulness* 1A: Definições de *mindfulness* (opcional). Esta é uma ficha opcional, que você pode entregar com ou sem revisão. A necessidade desta ficha depende do nível de sofisticação dos pacientes. Se você não fornecê-la, é importante abordar ao menos alguns de seus pontos à medida que ensina.

Ficha de tarefas de *mindfulness* 1: Prós e contras de praticar *mindfulness* (opcional). A ficha de tarefas é projetada para ajudar os pacientes a decidir se eles têm algo a ganhar com a prática de *mindfulness*, em especial, quando estão se sentindo não dispostos a colaborar ou apáticos e não querem praticar. Ela pode ser rapidamente abordada se os pacientes já sabem como preencher uma ficha de tarefas de prós e contras. Se não souberem, instrua-os sobre como fazê-lo. Também os instrua sobre como classificar a intensidade das emoções de 0 (não há nem sinal da emoção) a 100 (impossível a emoção ser mais extrema). Explique que, ao longo do tempo, eles vão melhorar a capacidade de classificar suas emoções, e os números vão começar a adquirir significado. Os números só significam algo em referência à pessoa que faz a classificação. Por exemplo, o que é 80 para uma pessoa pode ser 70 para outra.

A. Objetivos da prática de *mindfulness*

✓ **Ponto de discussão:** Antes ou depois de revisar a ficha, peça aos participantes que assinalem cada objetivo importante nos campos da ficha e, em seguida, compartilhem suas escolhas. Em que áreas de suas vidas eles acreditam que *mindfulness* pode ser útil?

Nota aos líderes: Convencer alguns pacientes sobre a importância das habilidades de *mindfulness* – que muitos nunca ouviram falar – pode ser algo bem difícil. Nesses casos, pode ser útil informá-los sobre o quanto o ensino e a prática de *mindfulness* estão difundidos em muitos cenários. Por exemplo, a prática de *mindfulness* é ensinada nas escolas de administração, medicina e ensino médio, bem como nos anos finais do ensino fundamental em diversos países; além disso, também está começando a ser aplicada em corporações.

✓ **1. Reduzir o sofrimento e aumentar a felicidade**

- Reduzir a dor, a tensão e o estresse.
- Aumentar a alegria e o prazer.
- Melhorar a saúde física, os relacionamentos e a tolerância ao mal-estar.
- Outros objetivos que porventura os participantes tenham também podem ser discutidos e escritos na ficha.

✓ **Ponto de pesquisa:** Há algumas evidências de que a prática rotineira de *mindfulness* tenha efeitos benéficos. Os principais efeitos encontrados para *mindfulness* autônoma incluem os seguintes. Revise vários desses efeitos, mas não muitos.
- Aumento na regulação emocional.[5]
- Diminuição dos pensamentos e comportamentos dispersivos e ruminativos.[11]
- Humor disfórico diminuído.[12]
- Aumento na atividade das regiões do cérebro associadas com as emoções positivas.[13]
- Resposta imune aprimorada.[13]
- Depressão e ansiedade diminuídas.[14, 15]
- Diminuição na raiva e na irritabilidade emocional, na confusão e na desorganização cognitiva, bem como nos sintomas gastrintestinais e cardiopulmonares.[16]
- Redução dos sintomas de dor, melhora dos sintomas depressivos em pacientes com dor crônica e melhorias em lidar com a dor.[17]
- Diminuição da tensão psicológica e maior sensação de bem-estar.[18]
- Risco diminuído de recaída ou recorrência de depressão.[19]
- Aumento na cura da psoríase.[20]
- Funcionamento aprimorado do sistema imune em pacientes com HIV.[21]

A maioria desses achados foram obtidos com os indivíduos que praticaram ioga e meditação de *mindfulness* todos os dias por oito ou mais semanas. Porém, cada prática de *mindfulness*, por mais breve que seja, pode ser benéfica. Em dois desses estudos, a prática foi bastante abreviada. É provável que ganhos mais duradouros e permanentes, no entanto, exijam um longo período de prática razoavelmente constante.

✓ **2. Aumentar o controle de sua mente**

Diga aos pacientes: "Até certo ponto, estar no controle de sua mente é estar no controle de sua atenção – ou seja, em que você presta atenção e por quanto tempo".

- *Aumentar a sua capacidade de concentrar a sua atenção.* Diga aos pacientes: "Em muitos aspectos, a prática de *mindfulness* é a prática de controlar a sua atenção. Com muito treino, você consegue melhorar nisso".[22] Explique que *mindfulness* reduz a automaticidade dos processos atencionais.[25]
- *Melhorar a sua capacidade de se desconectar de pensamentos, imagens e sensações.* Explique que, muitas vezes, nós reagimos aos pensamentos e às imagens como se fossem fatos. Em nossa mente, ficamos enredados nos eventos e não distinguimos fatos no mundo de pensamentos ou imagens do mundo. *Mindfulness*, praticado de modo habitual e diligente, pode melhorar suas habilidades de perceber a diferença entre os fatos e as imagens e os pensamentos sobre os fatos.

Ponto de pesquisa: A Terapia de Aceitação e Compromisso,[23] inicialmente chamada Terapia do Distanciamento Abrangente,[24] enfoca justamente isto: distanciar-se apenas o suficiente para que as pessoas consigam se separar de seus pensamentos, suas imagens e suas emoções. O componente central da abordagem é ensinar os indivíduos como recuar e observar suas mentes – para ver pensamentos como pensamentos, imagens como imagens e emoções como emoções. A terapia cognitiva também salienta a capacidade de diferenciar os pensamentos, as imagens e as emoções dos fatos em si.

- *Diminuir a reatividade aos eventos mentais.* Diga aos pacientes: "*Mindfulness* é a prática de observar o que está acontecendo dentro e fora de si mesmo, sem fazer nada para mudá-lo. Assim, de certa forma, você pode considerá-la uma prática de observar as coisas sem reagir a elas ou tentar modificá-las. A capacidade de experimentar sem reagir é essencial em muitas situações. A prática de *mindfulness* melhora sua capacidade de ser imediatamente menos reativo a situações cotidianas. Isso lhe dá a chance de levar o tempo que for necessário antes de reagir".

💬 **Ponto de discussão:** Obtenha exemplos dos pacientes de como sua incapacidade de controlar a atenção lhe cria problemas. Os exemplos podem incluir a incapacidade de parar de pensar em coisas (p. ex., no passado, na dor ou no sofrimento emocional futuro ou atual, na dor física); a incapacidade de se concentrar em uma tarefa, quando é importante fazê-lo; e a incapacidade de se concentrar em outra pessoa ou de permanecer em uma tarefa por causa de distração.

3. Experimentar a realidade como ela é

Pergunte aos pacientes: "Se você atravessa uma sala escura, é melhor ver os móveis ou não? É mais fácil com a luz acesa ou desligada?". Explane que a meta fundamental *mindfulness* é reduzir a falta de *mindlessness* – com relação ao que está acontecendo ao nosso redor e ao que nós mesmos estamos fazendo, pensando e sentindo.

A ideia é que se nós verdadeiramente experimentarmos cada momento de nossas vidas – se nos desapegarmos de construtos mentais, ideias e julgamentos sobre as coisas –, então, enfim, veremos que nossas piores imaginações sobre a realidade não são verdadeiras. Em algum momento, veremos que a própria vida é mudança incessante, e também que apegar-se a qualquer momento da realidade, em última análise, não é de nosso interesse.

a. Estar presente para sua vida

Diga aos pacientes: "*Mindfulness* é a prática de estar no presente. É estar presente em sua própria vida. Muitas pessoas constatam, em algum momento, que sua vida está passando rápido e que estão perdendo boa parte dela. As crianças estão crescendo; os amigos que nos interessam estão se afastando; estamos ficando mais velhos. É fácil prestar tanta atenção em distrações, no passado ou no futuro, que realmente perdemos muitas coisas positivas em nossas vidas".

Exemplo: "Se você está andando na floresta e altera ligeiramente a direção sem perceber, talvez não demore muito até se encontrar bem longe do destino original".

Ponto de pesquisa: Explique aos pacientes que estar presente em nossas vidas é o oposto de evitá-las e de tentar evitar ou reprimir nossas experiências.
- A repressão aumenta a frequência dos próprios pensamentos e das próprias emoções que estamos tentando reprimir.[26, 27]
- A evitação não tem nenhum efeito permanente no nosso bem-estar. Quando evitamos situações e eventos que desencadeiam emoções difíceis, isso diminui temporariamente as emoções dolorosas, mas não surte nenhum efeito permanente em nossa resposta a essas mesmas situações e eventos no futuro. Quando evitamos e escapamos de emoções dolorosas agora, elas serão dolorosas no futuro.
- Muitas vezes, a fuga provoca mais problemas e raramente os resolve.

---

b. Estar presente para os outros

Mindfulness é se concentrar no momento presente e nas pessoas com quem estamos *agora*. É muito fácil estar "perto, mas longe" – pensando em algo ou alguém, procurando outra pessoa com quem falar, desejando estar em outro lugar, planejando o que faremos em seguida, sonhando com outras coisas, ruminando nossa dor ou nosso sofrimento. Não estamos presentes para os indivíduos ao nosso redor. Os outros, é claro, muitas vezes notam isso. Por fim, podem se afastar de nós; para eles, é difícil ser ignorado dessa forma.

c. Experimentar a realidade como ela é

- **Conexão com o universo.** Tudo e todos no universo estão conectados. Como os físicos gostam de salientar, o universo é uma rede de átomos, células e partículas interligados que estão em movimento e mudança constantes. Tocamos o ar ao nosso redor, que toca tudo ao nosso redor, e assim por diante. Cada movimento que fazemos interage com o universo inteiro em algum ponto. É esse ponto que precisamos deixar claro. No entanto, saber que estamos interconectados é uma coisa; vivenciar isso é outra coisa.[28] Muita gente se sente isolada e sozinha. A experiência deles é a de excluídos. Porém, tão logo vemos que o mundo e o universo constituem uma rede interconectada, percebemos que, na verdade, não há exterior ou interior. Assim, nossa experiência é construída na ilusão da separação. *Mindfulness* é destinada a realçar a nossa experiência do universo como ele é, sem ilusões ou distorções.

- *"Bondade" essencial.* Muitos indivíduos vivenciam-se como ruins, indignos ou defeituosos de algum modo. *Mindfulness* é a prática de nos ver como somos – em última análise, apenas nós mesmos e, inerentemente, nem bons nem maus, mas, em vez disso, apenas como somos. Sob esse prisma, todas as coisas no universo, incluindo nós mesmos, são boas. (Embora o uso do termo "bondade" talvez pareça contradizer a noção de que "bons" e "maus", são conceitos na mente do observador. Não podemos negar o uso de "bom" como adjetivo e "bondade" como um termo que denota a qualidade de algo. Assim, é importante não ir tão longe em uma noção rígida de que nunca podemos utilizar o termo "bom", como quando eu digo "Bom menino" ao meu cachorrinho quando ele faz alguma coisa que ensinei, ou "Bom trabalho" a um colega. Assim que desistirmos de usar "bom" e "mau" como julgamentos, podemos reverter para usá-los como comentários taquigráficos sobre o que é observado.)
- *Validade essencial.* Aqui, "validade" significa que cada pessoa tem um significado inerente que não pode ser eliminado ou descontado. A voz e as necessidades de cada pessoa precisam da garantia de que serão ouvidas e levadas a sério. O ponto de vista de cada pessoa é importante.

Ponto de discussão: Solicite que os pacientes relatem suas próprias experiências de estar conectado com o universo, bem como das experiências de ser um excluído.

Ponto de discussão: Solicite que os pacientes relatem suas experiências de serem maus ou indignos ou de não serem levados a sério. Discuta.

Nota aos líderes: Às vezes, os indivíduos ficarão reticentes devido a referências à prática de meditação oriental. É preciso ser muito sensível nesse ponto. Você pode tanto divorciar a meditação de qualquer religião ou relacioná-la a todas elas.

1. O fato de hoje ser comum a prática da meditação no tratamento de programas de manejo do estresse e das dores físicas crônicas, estar cada vez mais sendo usada no tratamento de transtornos emocionais e fazer parte de muitos programas de bem-estar sugere que ela pode ser praticada e eficaz fora de qualquer contexto espiritual ou religioso.
2. A prática de meditação oriental é muito semelhante à oração contemplativa cristã, à tradição mística judaica e a formas de oração ensinadas em outras religiões.

Fique alerta para dificuldades sobre esse tema e discuta-as. É importante não forçar *mindfulness* em participantes caso pensem que isso é incompatível com a sua religião. Sugira que eles pratiquem o que puderem. Diga-lhes para discutir o assunto com outras pessoas da mesma religião. Dê-lhes tempo.

Ponto de discussão: Pergunte aos pacientes se o que você disse sobre *mindfulness* até agora parece similar ou diferente de suas próprias práticas espirituais.

B. **Definições de *mindfulness***

1. *Características universais* de **mindfulness**

   a. **Viver intencionalmente com consciência no momento presente**
   Explique que isso significa despertar de comportamentos automáticos ou de memorização para participar e estar presente em nossas próprias vidas.

   b. **Sem julgar nem rejeitar o momento**
   Saliente que isso significa perceber consequências, bem como discernir o que é útil do que é prejudicial – mas deixar de avaliar, evitar, suprimir ou bloquear o momento presente.

   c. **Sem apegar-se ao momento**
   Enfatize que isso significa prestar atenção à experiência de cada novo instante, em vez de ignorar o momento presente, por meio do apego ao passado ou o anseio pelo futuro.

Exemplo: "Você não pode se apegar a ter um recém-nascido em casa, porque rapidamente o bebê começa a caminhar e a falar".

2. **Habilidades de mindfulness**

As "habilidades de *mindfulness*" são os comportamentos específicos que, juntos, compõem *mindfulness*.

3. **Prática de mindfulness**

   a. **O que é**
   A "prática de *mindfulness*" é a prática intencional de *mindfulness* e dessas habilidades. Existem muitos métodos de praticar *mindfulness*.

   b. **Como ela pode ser praticada**
   Mindfulness pode ser praticado em qualquer momento, em qualquer lugar, enquanto se faz qualquer coisa. É necessário apenas prestar atenção intencionalmente ao momento, sem ser julgador ou se apegar a ele.

   c. **Meditação**
   As semelhanças nos métodos de meditação são muito maiores do que as diferenças. As semelhanças são as seguintes:

   - *Instruções para concentrar a atenção.* Em geral, o foco é tanto em "abrir a mente", para prestar atenção em todas as sensações e todos os pensamentos à medida que surgem e desaparecem, e também em "concentrar a mente" (que varia conforme o foco da atenção, podendo consistir em uma palavra sagrada; um mantra dado por um professor; um termo selecionado pelo meditador; uma história, um evento, uma frase ou uma palavra; a respiração; sensações do corpo e da mente; ou uma grande variedade de outros objetos de foco).
   - *A ênfase em observar sem julgar*, sem apego ou evitação.
   - *A ênfase em libertar-se de análises intelectuais* e da lógica, de pensamentos discursivos e de distrações e, com delicadeza, retornar à prática, repetidamente, sem parar.
   - *Deixar que a palavra ou a prática façam o trabalho*, permitindo a si mesmo entrar na "nuvem do desconhecimento"[29] e deixar para trás a "nuvem do esquecimento".
   - *Exercer a prática na vida cotidiana.*

   d. **Oração "centrante", ou contemplativa**
   Oração "centrante", ou contemplativa, é uma prática de *mindfulness* cristã. Semelhante à meditação conforme descrita anteriormente, ela enfatiza selecionar uma palavra na qual se concentrar. A diferença é que a oração contemplativa enfatiza uma palavra sagrada, o silêncio interior e a relação com Deus.[30] (Consulte a obra de Thomas Keating.[31])

   e. **Movimento de *mindfulness***
   O movimento de *mindfulness* adota muitas formas:
   - Dança (todas as religiões, culturas indígenas)
   - Artes marciais (principalmente as religiões orientais)
   - Caminhadas com consciência focada em andar/mover-se e no mundo natural
   - Música de ritual (p. ex., percussão com tambores)

C. **A importância de praticar as habilidades de *mindfulness***

Enfatize para os pacientes: "As habilidades de *mindfulness* requerem prática, prática e prática. No começo, a prática de *mindfulness* pode ser muito difícil. Concentrar a mente pode exigir bastante energia. As distrações podem ser frequentes, e é muito fácil constatar que, poucos minutos após ter começado a praticar as habilidades de *mindfulness*, você já deixou de lado a prática e começou a fazer outra coisa".

> **Ponto de discussão:** Discuta com os pacientes a importância crucial da prática comportamental em aprender alguma habilidade nova. A prática comportamental inclui praticar o controle da mente, da

atenção, do comportamento evidente, do corpo e das emoções de alguém. Obtenha deles suas crenças sobre a necessidade de praticar na aprendizagem: "Você pode aprender sem a prática?".

Exemplo: "Os mecânicos aprenderam a avaliar o que há de errado com um carro quando ele estraga. Para ser capaz de fazer isso, é preciso prática".

II. VISÃO GERAL: HABILIDADES CENTRAIS DE *MINDFULNESS* (FICHA DE *MINDFULNESS* 2)

> **Ponto principal:** Três conjuntos de habilidades formam a espinha dorsal da prática de *mindfulness*: mente sábia; as habilidades "o que fazer" de observar, descrever e participar; e as habilidades "como fazer" de adotar uma postura não julgadora, fazer uma coisa de cada vez e ser efeitvo.
>
> **Ficha de *mindfulness* 2: Visão geral: habilidades centrais de *mindfulness*.** Use esta ficha para obter uma rápida visão geral das habilidades. Não ensine o material desta ficha a menos que você for pular as fichas sobre as habilidades específicas relacionadas.
>
> **Fichas de tarefas de *mindfulness* 2, 2A, 2B: Prática das habilidades centrais de *mindfulness*; Ficha de tarefas de *mindfulness* 2C: Calendário das habilidades centrais de *mindfulness*.** Essas fichas de tarefas oferecem quatro variações para registrar a prática das habilidades. Cada uma delas abrange todas as habilidades, e qualquer uma pode ser usada com a Ficha de *mindfulness* 2 se você a estiver usando como revisão. A Ficha de tarefas 2 fornece espaço para registrar a prática das habilidades apenas duas vezes entre as sessões; assim, ela pode ser um bom ponto de partida com indivíduos nos quais você está tentando moldar a prática de habilidades mais frequente. A Ficha de tarefas 2A instrui os pacientes a praticar e dá múltiplas oportunidades para cada habilidade. A Ficha de tarefas 2B convoca a prática de cada habilidade duas vezes. A Ficha de tarefas 2C é para aqueles que gostam de escrever diários e fornece espaço para descrever a prática todos os dias.
> Essas fichas de tarefas podem ser entregues repetidamente em cada uma das habilidades de *mindfulness* se você não quiser usar as fichas de tarefas específicas para cada habilidade. Atribua uma ficha de tarefas a todos os participantes (e traga à sessão cópias de apenas uma ficha de tarefas) ou permita que eles escolham qual desejam preencher. Dar-lhes uma escolha aumenta sua sensação de controle e talvez melhore a conformidade. A cada semana, traga novas fichas de tarefas para dar aos pacientes; assim, eles podem ir assinalando, de modo crescente, as habilidades que praticam.

✓ **A. Mente sábia**

Defina "mente sábia" para os pacientes como "encontrar, dentro de si, a sabedoria inerente que cada pessoa tem em seu interior".

✓ **B. Habilidades "o que fazer"**

Diga aos pacientes que as habilidades "o que fazer" são "aquelas que lhes dizem *o que* você realmente deve fazer ao praticar *mindfulness*. Existem três habilidades 'o que fazer': observar, descrever e participar".

✓ **C. Habilidades "como fazer"**

Explique aos pacientes que as habilidades "como fazer" são "as que lhes ensinam *como* praticar as habilidades de *mindfulness*. Sem elas, você pode se afastar de *mindfulness*. Existem três habilidades 'como fazer': adotar uma postura não julgadora, fazer uma coisa de cada vez e ser efetivo".

III. MENTE SÁBIA (FICHAS DE *MINDFULNESS* 3–3A)

> **Ponto principal:** Cada pessoa tem sabedoria interior. "Mente sábia" é a prática de *mindfulness* para acessar essa sabedoria interior. Entrando no estado mental sábio, integramos opostos (incluindo os nossos estados mentais racional e emocional) e ficamos abertos a experimentar a realidade como ela é.
>
> **Ficha de *mindfulness* 3: Mente sábia: estados da mente.** Já que a mente sábia é uma habilidade crucial em DBT, esta ficha não pode ser ignorada. À medida que você apresenta os conceitos de "mente emocional", "mente racional" e "mente sábia", pode ser útil desenhar os círculos sobrepostos da ficha no quadro e depois preenchê-los. Ao tentar descrever a mente sábia, pode ser útil desenhar a imagem de um poço no chão (ver Fig. 7.1) e usar o desenho para explicar o conceito de "acessar o interior". Em geral, você não consegue abordar todos os pontos sobre a mente sábia em uma única sessão; no entanto, ao longo de várias sessões, é possível abordar, se não todos, a maioria deles.
>
> **Ficha de *mindfulness* 3A: Ideias para praticar a mente sábia (*opcional*).** É útil ter esta ficha disponível, pois dá instruções para os vários exercícios práticos para a mente sábia.
>
> **Ficha de tarefas de *mindfulness* 3: Prática da mente sábia.** Esta ficha de tarefas relaciona as várias formas de praticar a mente sábia, todas descritas em mais detalhes na Ficha 3A. Se você não ensinar cada tipo de prática da mente sábia, descreva-as brevemente ou diga aos participantes que abordará outras maneiras de alcançar a mente sábia em aulas futuras. Se você ensinar um exercício prático diferente, peça aos pacientes para escrever esse exercício em suas fichas de tarefas, para que se lembrem do que se trata. Ao lado de cada exercício na Ficha de tarefas 3, existem quatro campos. Instrua os pacientes a assinalar um campo para cada dia em que praticarem esse exercício. Se eles praticam mais de quatro vezes em uma semana, coloque sinais de visto extras fora dos campos. Revise também como classificar a prática da mente sábia. Observe que as classificações avaliam o quão eficaz foi a prática para acessar sua própria mente sábia. As classificações não avaliam se a atividade os acalmou ou os fez sentirem-se melhor. Observe também que a parte inferior da ficha de tarefas pede aos participantes para listar todas e quaisquer coisas sábias que fizeram durante a semana. Com alguns indivíduos, esta pode ser uma importante ficha de tarefas ou parte de uma ficha de tarefas para fornecer toda semana, mesmo quando você não estiver especificamente ensinando as habilidades no módulo de *mindfulness*.
>
> **Fichas de tarefas de *mindfulness* 2, 2A, 2B, 2C: Prática de habilidades centrais de *mindfulness*.** Estas fichas de tarefas abrangem a prática de todas as principais habilidades de *mindfulness*, incluindo as habilidades "o que fazer" e "como fazer". Consulte a visão geral da Seção II sobre como utilizá-las.

✓ **A. Mente sábia**

Mente sábia é a sabedoria interior que cada pessoa tem. Quando acessamos essa sabedoria, podemos dizer que estamos em mente sábia. A sabedoria interior inclui a capacidade de identificar e utilizar meios hábeis para alcançar fins valiosos. Também pode ser definida como a capacidade de acessar e, em seguida, aplicar os conhecimentos, a experiência e o bom senso para a situação em questão. Algumas pessoas têm facilidade para acessar e aplicar sua própria sabedoria interior. Já outras têm muita dificuldade. Entretanto, todos têm a capacidade para a sabedoria. Todo mundo tem a mente sábia, mesmo que não consiga acessá-la em um ponto específico.

✓ **B. Mente racional e mente emocional**

A mente racional e a mente emocional são estados da mente que atrapalham a mente sábia. Muitas vezes, o que interfere no acesso a nossa própria sabedoria é nosso estado mental no momento. Podemos estar em diferentes estados da mente em momentos distintos. Em um estado mental, podemos sentir, pensar e agir de forma muito diferente do que fazemos em outro.

> *Por exemplo*, uma pessoa pode dizer: "Eu estava fora de mim quando disse aquilo", com o significado de "Eu não estava pensando claramente quando falei".

✓ **1. Mente emocional**

Diga aos pacientes: "A mente emocional é seu estado mental quando suas emoções estão no controle e não são equilibradas pela razão. Elas controlam o seu pensamento e o seu comportamento. Quando a mente emocional o domina por completo, você é governado por seus humores, sentimentos e desejos para fazer ou dizer as coisas. Os fatos, a razão e a lógica não são importantes".

✓ **Ponto de discussão:** Pergunte aos pacientes quais emoções geralmente os impedem de agir com sabedoria.

a. **Fatores de vulnerabilidade**
Todos nós ficamos vulneráveis à mente emocional pelos seguintes fatores: (1) doença; (2) privação do sono/cansaço; (3) drogas ou álcool; (4) fome, flatulência, comer demais ou má nutrição; (5) estresse ambiental (muitas exigências); e (6) ameaças ambientais.

Exemplo: "Você pode acordar com a mente emocional e preocupar-se imediatamente com o trabalho".

Ponto de discussão: Obtenha dos participantes outros fatores de vulnerabilidade.

b. **Benefícios das emoções**
As emoções, mesmo quando intensas, podem ser muito benéficas. O amor intenso preenche os livros de história como a motivação para os relacionamentos. O amor intenso (ou ódio intenso) alimenta guerras, que, por sua vez, transformam as culturas (p. ex., lutar para impedir a opressão e os homicídios, como na batalha contra os nazistas). Devoções ou desejos intensos nos motivam a aceitar tarefas difíceis ou a nos arriscar pelos outros (p. ex., mães resgatando os filhos em meio a um incêndio). Uma certa dose de emoção intensa é desejável. Muitas pessoas, em especial aquelas com problemas emocionais, têm emoções mais intensas do que a maioria. Certos indivíduos são as pessoas "dramáticas" do mundo e sempre serão. Pessoas com emoções intensas costumam ser apaixonadas por pessoas, causas, crenças e afins. Há momentos em que a mente emocional é a causa de grandes façanhas de coragem ou compaixão – naqueles casos em que, se a razão estivesse lá, a pessoa não superaria um grande perigo ou agiria em nome de um grande amor.

c. **Problemas com as emoções**
Problemas ocorrem quando as emoções são ineficazes e nos controlam. As emoções são ineficazes quando os resultados são positivos no curto prazo, mas muito negativos no longo prazo, ou quando a própria experiência emocional não se adapta aos fatos de nossas vidas e é muito dolorosa, ou, ainda, quando ela conduz a outros estados e eventos dolorosos (p. ex., a ansiedade e a depressão podem ser dolorosas por si só).

d. **Efeitos diferentes das emoções**
Às vezes, as pessoas se tornam tão emocionais que desligam e agem como autômatos. Elas podem dissociar e parecer muito, muito calmas. Ou podem isolar-se, ficando muito caladas. Aparentam estar tranquilas, pensativas e sendo sensatas, mas, na verdade, seu comportamento está sob o controle de emoções esmagadoras, que elas experimentariam caso se libertassem e relaxassem. Isso é mente emocional; as emoções estão no controle. Em outras vezes, claro, a mente emocional aparenta, pensa, fala e age de maneiras muito extremas.

✓ e. **A diferença entre emoção forte e mente emocional**
Diga aos pacientes: "Não confunda um estado muito emocional com a mente emocional". A mente emocional é o que ocorre quando *as emoções estão no controle*, em detrimento da razão. Com frequência, as pessoas têm emoções intensas *sem* perder o controle. Por exemplo, segurar um recém-nascido, subir ao palco para receber um prêmio ou descobrir que um ente querido morreu pode provocar emoções intensas de amor (pelo bebê), orgulho (receber um prêmio) ou luto (pela morte da pessoa amada). Cada um desses exemplos seria mente emocional apenas se as emoções turvassem a razão e a efetividade.

✓ **2. Mente racional**

Diga aos pacientes: "A mente racional é o extremo da razão. É a razão não equilibrada por emoções e valores. É a parte de você que planeja e avalia as coisas logicamente. Quando a mente racional o domina por completo, você é governado por fatos, razão, lógica e pragmática. As emoções, tais como amor, culpa ou dor, são irrelevantes".

a. Benefícios da razão

A razão pode ser muito benéfica. Sem ela, as pessoas não poderiam construir casas, estradas ou cidades; não poderiam seguir instruções; não poderiam resolver problemas lógicos, fazer ciência nem executar reuniões. Explique aos pacientes: "A razão é a parte de você que planeja e avalia as coisas logicamente. É sua parte fria. No entanto, de novo, quando a mente racional o domina por completo, você é governado por fatos, razão, lógica e pragmática. Os valores e os sentimentos não têm importância".

✓ **b. Problemas com a razão**

A mente racional é fria e indiferente a emoções, necessidades, desejos e paixões. Muitas vezes, isso pode criar problemas.

Exemplo: Um assassino de aluguel que planeja fria e metodicamente o próximo crime está em mente racional.

Exemplo: Uma pessoa atarefada concentrada apenas no que está fazendo, ignorando até mesmo os entes queridos que só desejam um leve aceno de "Oi", está na mente racional.

Diga aos pacientes: "É difícil fazer e manter amigos se você estiver apenas em mente racional. Os relacionamentos exigem respostas emocionais e sensibilidade às emoções dos outros. Quando você ignora suas próprias emoções e trata as alheias como se não tivessem importância, é difícil de manter relacionamentos. Isso é verdadeiro em múltiplos cenários – famílias, amizades e em ambientes de trabalho".

💬 **Ponto de discussão:** Quando as outras pessoas dizem que "Se ao menos você conseguisse pensar direito, estaria bem", elas querem dizer que "Se você pudesse ser racional, estaria o.k.". Junto aos pacientes, solicite ocasiões em que os outros sugeriram que, se eles não distorcessem, exagerassem ou percebessem erroneamente as coisas, teriam muito menos problemas. Quantas vezes os pacientes disseram a mesma coisa a si mesmos?

💬 **Ponto de discussão:** Discuta os prós e contras da emoção e da razão. Obtenha dos participantes suas experiências de estar em mente racional e em mente emocional.

✓ **C. Mente sábia como a síntese dos opostos**

Explique aos pacientes: "A mente sábia é a integração dos opostos: mente emocional e mente racional. Você não pode superar a mente emocional com a mente racional. Tampouco pode criar emoções com racionalidade. Você deve acessar e aproximar as duas coisas".

Nota aos líderes: Você não precisa abordar cada um dos seguintes pontos sobre mente sábia em todas as vezes. Dê apenas o suficiente para passar a mensagem. Após algumas ponderações, faça um dos exercícios descritos a seguir antes de continuar com mais informações. Você vai abordar esta seção muitas vezes. A cada vez, expanda seus pontos um pouco. (Ver, no Cap. 7 do principal texto da DBT, uma discussão mais completa sobre mente sábia.)

✓ **1. Todo mundo tem a mente sábia**

Todo mundo tem a mente sábia; algumas pessoas simplesmente nunca a vivenciaram. Além disso, ninguém está na mente sábia o tempo todo.

> **Nota aos líderes:** Os pacientes, às vezes, vão dizer que não têm a mente sábia. Aqui, você deve atuar como motivador. Acredite nas capacidades dos pacientes de encontrar a mente sábia. Use a metáfora de que a mente sábia é como ter um coração: todo mundo tem um, embora, às vezes, nem percebam. Use as analogias do "poço" ou "surfar no dial" a seguir. Lembre-os de que é preciso praticar para acessar e utilizar a mente sábia.

2. **Às vezes, a mente sábia é experimentada como um lugar especial no corpo**

   Às vezes, as pessoas experimentam a mente sábia como um ponto específico no corpo. Isso pode ser o centro corporal (a barriga), o centro da cabeça ou no meio dos olhos. Às vezes, o indivíduo pode encontrá-la seguindo a respiração, inspirando e expirando.

   Ponto de discussão: Obtenha dos pacientes onde eles pensam (ou suspeitam) que a mente sábia está dentro deles.

3. **Nem sempre é fácil encontrar ou mesmo ter certeza sobre a mente sábia**

   ✓ **Ponto narrativo:** "A mente sábia é como um poço profundo no solo" (ver a Fig. 7.1; mostre ao paciente uma cópia dessa figura ou a desenhe no quadro). "A água no fundo do poço, todo o lençol freático, é a mente sábia. Porém, no caminho para chegar lá, muitas vezes, há alçapões que impedem o progresso. Às vezes, esses alçapões são tão habilmente construídos que você de fato acredita que não há água no poço. Talvez o alçapão pareça ser o fundo do poço. Talvez esteja trancado e você precise de uma chave. Talvez esteja pregado e você precise de um martelo, ou esteja colado e você precise de um formão. Quando cai a chuva da mente emocional, é fácil confundir a água sobre o alçapão com a mente sábia".

   A mente emocional e a mente sábia têm uma qualidade de "pressentir" as coisas. A intensidade das emoções pode gerar experiências de certeza que imitam a certeza estável e fria da sabedoria. Continue a analogia do "poço interior" supracitada: "Após uma chuva forte, a água pode se acumular sobre um alçapão no interior do poço. Então, é possível confundir a água parada ali com o vasto oceano no fundo do poço".

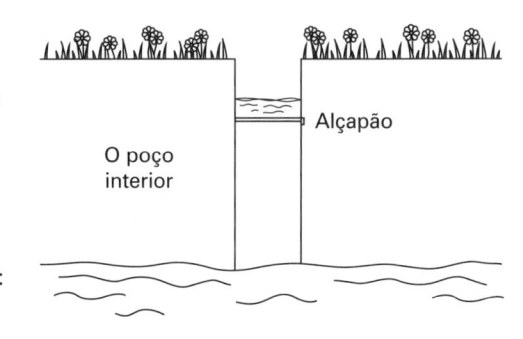

   FIGURA 7.1. O poço interior: uma ilustração da mente sábia.

   Ponto de discussão: Peça aos pacientes outras ideias sobre como explicar a diferença entre mente sábia e mente emocional. Aqui, não há solução simples. Sugira: "Se a emoção intensa é óbvia, desconfie da mente emocional. Dê tempo ao tempo; se a certeza permanecer, em especial quando você estiver se sentindo calmo e seguro, desconfie da mente sábia".

   ✓ *Exemplo:* A raiva extrema, muitas vezes, se disfarça de mente sábia. Quando estamos irritados de verdade, muitas vezes pensamos que estamos absolutamente certos em tudo o que pensamos!

4. **A mente sábia é a parte de cada pessoa que pode conhecer e experimentar a verdade**

   É quando uma pessoa sabe que algo é verdadeiro ou válido. É quando a pessoa conhece algo de forma centrada.

5. **A mente sábia é semelhante à intuição**

   A mente sábia é como a intuição – ou, talvez, a intuição faça parte da mente sábia. É um tipo de saber que é mais do que raciocínio e mais do que é observado diretamente. Tem as qualidades da experiência direta; do saber imediato; de compreender o significado, a relevância ou a verdade de um evento sem precisar analisá-lo intelectualmente;[32] e de "sentimentos de profunda coerência".[33]

6. **A mente sábia é livre de conflitos**

✓ Diga aos pacientes: "Na mente sábia, você está livre de conflitos, fazendo ação sábia quase sem esforço (mesmo quando a tarefa for indescritivelmente difícil). A mente sábia tem uma certa paz".

Exemplo: "Você está determinado a passar em um difícil curso universitário ou obter uma boa avaliação no trabalho. Você tem uma missão que lhe tomará bastante tempo, mas gostaria mesmo é de ficar em casa e relaxar. Entretanto, pensa nas consequências de fracassar e sabe que vai se dedicar".

✓ *Exemplo:* "Você está com sua filha em um barco no rio. Você sabe nadar, mas sua filha não, e ela cai na água. Na mesma hora, você pula no rio para salvá-la, embora a água esteja congelante".

Exemplo: "Você está decidindo a especialização em um programa que está cursando. Uma escolha envolve apenas aulas em que você terá bom desempenho sem muito esforço, mas as opções de emprego posteriores não são boas; a outra opção envolve frequentar aulas mais desafiadoras, mas obter treinamento especializado para empregos que você realmente gosta. Na mente sábia, você toma decisão de escolher o que gosta, mesmo sendo mais difícil".

> **Nota aos líderes:** Aqui, é importante salientar que uma meta de *mindfulness* e da mente sábia não é transformar a vida em apenas esforço e trabalho, trabalho e mais trabalho. A maioria das pessoas não precisa trabalhar o tempo todo para manter-se regulada, fazer coisas para manter sua vida nos trilhos e se mover em direção a suas metas. A ideia é praticar as habilidades o suficiente para que a vida se torne melhor e mais fácil. A mente sábia é a estrada para isso: com ela, é mais fácil agir conforme nossos melhores interesses, em vez de ser controlado por nossos humores e emoções.

7. **A mente sábia depende de integrar as maneiras do saber**

A sabedoria, a mente sábia ou o conhecimento sábio dependem da integração de todas as maneiras do saber: o saber por meio da *observação*, por meio da *análise lógica*, por meio das *experiências* que vivenciamos em nossos corpos (experiências sensoriais e cinéticas), por meio *do que* nós *fazemos* e por meio da *intuição*.[34]

8. **Encontrar a mente sábia consistentemente pode exigir bastante prática**

Ponto narrativo: "Aprender a encontrar a mente sábia é como procurar uma nova estação no rádio. Primeiro, você escuta um monte de estática e não consegue entender a letra da música – mas, ao longo do tempo, se continua a sintonizar, o sinal fica mais alto. Você aprende a posição exata da estação, e a letra torna-se parte de você, de forma que consegue acessá-la automaticamente – igualzinho a quando consegue completar a letra se alguém começa a entoar uma canção conhecida".

Ponto de discussão: Obtenha *feedback* dos pacientes sobre suas próprias experiências com a mente sábia.

Ponto de discussão: A mente sábia vai ao cerne da questão. É ver ou saber algo de modo direto e claro. É perceber o panorama quando, antes, apenas partes eram compreendidas. É "pressentir" a escolha certa em um dilema, quando o sentimento vem de nosso âmago, e não de um estado emocional atual. Peça para os pacientes contarem experiências semelhantes e outros exemplos.

Ponto de discussão: A mente sábia pode ser a bonança que segue a tempestade – uma experiência logo após uma crise ou um enorme caos. Às vezes, o indivíduo pode alcançar a sabedoria apenas quando é subitamente confrontado por outra pessoa. Ou alguém pode dizer algo perspicaz que abra uma porta interna. Peça para os pacientes contarem experiências semelhantes e outros exemplos.

✓ **D. Ideias para praticar a mente sábia**

1. Sobre os exercícios

Conduza ao menos um ou dois exercícios práticos para acessar a mente sábia e descreva vários métodos diferentes para acessar a mente sábia. Dos exercícios a seguir, constatei que os mais importantes são os seguintes: 1, 2, 4 (ou 5), 6 e 8. Em geral, os participantes não fazem ideia do que você quer dizer, até que sejam feitos alguns exercícios práticos com eles. Comece com o Exercício 1 (lasca de pedra no lago) ou 2 (descer as escadas em espiral) para dar aos pacientes uma sensação de internalização, ou, ainda, com o 3 ("mente" ao inspirar, "sábia" ao expirar). Em seguida, selecione mais um ou dois que você mesmo já experimentou ou ache que seus pacientes gostariam ou achariam úteis. Você pode entregar a Ficha de *mindfulness* 3A: Ideias para praticar a mente sábia. Embora cada exercício também esteja listado na Ficha de tarefas de *mindfulness* 3: Prática de mente sábia, ter uma ficha pode ser útil, já que os pacientes muitas vezes rabiscam, devolvem ou jogam fora suas fichas de tarefas. Descreva brevemente os exercícios que não irá praticar com eles, para que, se desejarem, possam praticá-los por conta própria.

Recomende aos participantes que mantenham os olhos abertos ao praticar *mindfulness*. A ideia é aprender a estar em *mindfulness* e com a mente sábia na vida cotidiana. A maior parte de cada dia é vivida com os olhos abertos. Aprender a estar em *mindfulness* de olhos fechados talvez impeça a generalização para a vida cotidiana. Posto isso, no entanto, alguns professores recomendam fechar os olhos durante muitas práticas de *mindfulness* e contemplativas. Embora possa ser uma questão de preferência, também pode ser uma prática de disposição (tolerância ao mal-estar) e *mindfulness*, por si só, manter os olhos abertos e apenas perceber o desconforto (que em geral não dura muito). No começo da prática de *mindfulness*, definitivamente esse não é um ponto que vale a pena discutir. Incentive os pacientes que estão acostumados com *mindfulness* ou prece contemplativa com seus olhos fechados a tentá-la por um instante com os olhos abertos. Os primeiros dois exercícios abaixo (1 e 2) exigem os olhos fechados.

2. Passos gerais para orientar exercícios práticos de mindfulness

- *Pratique um exercício* antes de tentar ensiná-lo.
- *Conte uma história, apresente um problema ou descreva uma situação* sobre um tema universal, a fim de obter a atenção e o interesse dos pacientes.
- *Narre a história, problema ou situação para si mesmo,* a fim de realçar a importância da habilidade ou do exercício sendo ensinado. Essa modelagem pode ser bastante útil se os pacientes estiverem emocionalmente apegados a você como líder, já que, sem dúvida, está lhes pedindo para tentar algo que é importante em sua própria vida e acredita que também possa sê-lo nas vidas deles.

Exemplo: "Deparei-me com uma decisão realmente significativa sobre em qual escola de educação infantil matricular meu filho. Duas escolas eram muito boas, mas tinham diferentes pontos fortes e pontos fracos. Eu precisava ser clara sobre o que era realmente mais importante para mim. Ao tomar a minha decisão, foi importante acessar a mente sábia".

- *Oriente os participantes quanto aos motivos para o exercício ou prática.* As pessoas são menos propensas a experimentar um exercício se não fazem ideia de como ele se relaciona com elas mesmas e seus próprios objetivos pessoais. Esclareça que "este é um exercício que ajuda você a entrar na mente sábia" e explique como.
- *Lembre os participantes de entrarem em uma postura de "amplo despertar"* (ou seja, uma em que provavelmente permanecerão acordados). Em geral, os pacientes em um grupo do treinamento de habilidades estarão sentados nas cadeiras. Se for assim, é melhor que mantenham os pés no chão e fiquem sentados em uma postura que os mantenha alertas e confortáveis.
- *Dê instruções claras e concisas*, dizendo exatamente o que fazer. Ver roteiros a seguir: demonstre o exercício, se necessário. Não instrua os pacientes a fazer mais do que uma coisa ao mesmo tempo (p. ex., contar sua respiração e prestar atenção às sensações que possam surgir). Se as instruções forem breves e fáceis de lembrar, forneça-as no início da prática. Se forem complicadas e o que os pacientes devem fazer mudar ao longo do tempo, dê uma visão geral antes de iniciar e, em seguida, dê instruções sequenciais durante o exercício. Até mesmo no caso de instruções breves, pode ser útil fazer ocasionais comentários de orientação durante a atividade para ajudar os indivíduos a manter seu foco. Para você não distrair os pacientes durante o exercício, fale em voz suave, mas firme, com instruções breves e pausas.

- ■ *Instrua os participantes sobre o que fazer caso se distraiam.* Diga aos pacientes que, se eles se distraírem, perceberem que interromperam o exercício ou ficarem perdidos, eles devem apenas notar isso e suavemente retornar à prática, recomeçando do início. Lembre aos pacientes que evitem o autojulgamento. A prática de notar as distrações e logo retornar à prática *é* a prática.
- ■ *Sinalize o início e o fim da prática.* Você pode fazer isso usando uma sineta de *mindfulness* (p. ex., "Para começar, vou tocar o sino três vezes, e para encerrar, vou tocar o sino uma vez"), ou pode sinalizar verbalmente (p. ex., "Comecem agora" e, no final, "Quando vocês estiverem prontos, abram os olhos" ou "Retornem à sala".).
- ■ *Convide os pacientes a compartilhar e comentar sobre suas experiências.* Esse compartilhamento é uma parte crucial da prática e não deve ser ignorado. Em geral, percorrer o círculo será o modo mais rápido, pois elimina as longas esperas entre o compartilhamento. Permita que os indivíduos digam que não desejam compartilhar. Na maioria dos grupos, é melhor desencorajar conversas paralelas (i.e., responder aos comentários dos outros, discutir as experiências dos outros). Contudo, pode ser útil permitir questões sobre fatos ou interpretação (p. ex., "Você falou X?" ou "Não entendo o que você quer dizer com XYZ; pode explicar mais?").
- ■ *Dê* **feedback** *corretivo e solucione problemas*. Essa é uma parte crucial do ensino de *mindfulness*. É particularmente importante lembrar aos pacientes, de modo consistente, que a meta da prática de *mindfulness* é praticar *mindfulness*.

3. **Roteiros para exercícios**

> **Nota aos líderes:** Ao recitar seu roteiro, o tom de voz e o ritmo têm importância crucial. Tente usar um tom baixo, suave, semi-hipnótico; fale devagar; e faça pausas ao longo do percurso. Suavemente, traga as pessoas para fora das imagens.

✓ a. **Exercício 1: Imagine-se como uma lasca de pedra no lago**
Comece as instruções com voz suave, com pausas (...) no percurso, usando o seguinte roteiro (ou algo semelhante): "Sente-se em uma posição confortável, mas atenta. Feche os olhos. Sentado ali, concentre a sua mente em sua respiração... Preste atenção no ar entrando... e no ar saindo... enquanto você naturalmente inspira e expira...". Então, diga algo parecido com isto:

> *"Imagine que você está à beira de um lago, em um dia quente e ensolarado... É um lago grande, claro e muito azul... O sol cálido brilha na água... Imagine que você é a lasquinha de um bloco de rocha perto do lago... E imagine ser suavemente lançado na direção da água... até o meio do lago... deslizando nas águas frias, claras e azuis dele... Imagine que está flutuando devagarinho... bem devagarinho... notando tudo o que existe no lago enquanto você afunda suavemente... nas águas frias, límpidas e azuis... admirando o que está ao seu redor... e agora repousa no fundo claro do lago... no centro de tudo, olhando fixamente as águas cristalinas e o que está nas proximidades.... E quando você estiver pronto, abra os olhos, volte para a sala, tentando manter sua consciência daquele centro claro que está dentro de você."*

✓ b. **Exercício 2: Imagine descer uma escada espiral interior**
Como no Exercício 1 supramencionado, comece as instruções com: "Sente-se em uma posição confortável, mas atenta. Feche os olhos. Sentado, concentre a sua mente em sua respiração. Preste atenção no ar entrando... e no ar saindo... enquanto você naturalmente inspira e expira...". Então, diga algo parecido com isto:

> *"Imagine que há uma escadaria espiral em seu interior... Imagine que você está descendo os degraus dessa escadaria... em seu próprio ritmo... deixe o poço da escadaria iluminado ou na penumbra, como você preferir... com quantas janelas preferir... devagarinho, desça degrau após degrau... e, a cada passo, perceba se você está cansado ou com medo... sente-se na escada se desejar... desça... ela é tão íngreme ou suave quanto você preferir... iluminada ou escura... à medida que desce, note o movimento rumo a seu verdadeiro centro... rumo a sua própria mente sábia... rumo à sabedoria... simplesmente andando em seu próprio ritmo... parando e sentando quando você chegar a um ponto estático... E quando estiver*

pronto, abra os olhos, volte à sala, tentando manter sua consciência daquele centro claro que está em seu interior."

✓   c. **Exercício 3: Inspire "mente", expire "sábia"**
Comece as instruções "Encontrar a mente sábia é como andar de bicicleta; você só consegue aprender com a experiência. Mantenha os olhos abertos, encontre um bom lugar para descansar os olhos...", conforme descrito anteriormente nos Exercícios 1 e 2. Então, diga:

"À medida que você inspira... em silêncio murmure a palavra 'mente'... e, ao expirar... em silêncio, murmure a palavra 'sábia'... Continue falando 'mente' ao tomar fôlego... e 'sábia' ao soltá-lo."

> **Nota aos líderes:** Você pode substituir as palavras "mente" e "sábia". Você ou os pacientes podem ter outras palavras que funcionem melhor para várias pessoas, e isso é bom.

d. **Exercício 4: Faça uma pergunta à mente sábia (inspirando) e escute a resposta (expirando)**
Comece as instruções conforme descrito para o Exercício 3. Então, diga:

"Ao inalar, faça a si mesmo uma pergunta (p. ex., Como eu posso me sentir bem comigo mesmo? Será que devo aceitar este emprego?). Enquanto exala, tente ouvir a resposta (não fale, não responda)... Continue indagando a cada vez que inspira e tentando ouvir a resposta cada vez que expira... Veja se uma resposta lhe surge... Se ela não vier, talvez não haja nenhuma resposta agora."

> **Nota aos líderes:** A prática de fazer uma pergunta à mente sábia e aguardar a resposta está em consonância com pesquisas mostrando que o impacto de falar consigo mesmo em forma interrogativa (perguntas) sobre o comportamento futuro pode ser diferente do impacto da fala declarativa (afirmações). Indagações autoimpostas podem levar a pensamentos sobre motivação intrínseca para perseguir uma meta, conduzindo a pessoa a formular intenções sobre aquela meta e aumentar a probabilidade de a pessoa adotar comportamentos ligados à meta.[35]

e. **Exercício 5: Pergunte "Isto é mente sábia?"**
Comece as instruções conforme descrito no Exercício 3. Então, diga:

"Traga à mente algo que você queira fazer ou algo que não queira fazer, uma opinião ou alguma coisa que esteja fazendo neste exato instante... Concentre a sua mente em sua respiração... observe o ar entrando e saindo enquanto você naturalmente inspira... e expira. Ao inalar, pergunte a si mesmo: 'Isto é mente sábia?'... ('Repetir a sobremesa é mente sábia?'; 'Não ir à sessão de terapia é mente sábia?'). Ao exalar, tente ouvir (não fale, não responda) a resposta.... Continue perguntando a cada inspiração e tentando ouvir a cada expiração... Veja se a resposta surge... Se ela não surgir, talvez não haja resposta agora ou talvez você esteja muito ambivalente para reconhecê-la."

> **Nota aos líderes:** Não deixe de praticar o Exercício 5 com os participantes. Acessar a mente sábia é uma das mais importantes habilidades em DBT. As perguntas podem ser de qualquer natureza: "Que motivos eu tenho para me orgulhar – para ajudar a me sentir bem comigo mesmo?"; "Devo continuar a fumar maconha?"; "Será que eu amo ele para valer?"; (Ao sair intempestivamente de uma sessão prévia do treinamento de habilidades:) "Isto é mente sábia?"; (Ao discordar com veemência de alguém:) "Isto é mente sábia?".

f. **Exercício 6: Preste atenção à respiração/deixe a atenção se acomodar no centro**

Nota aos líderes: Prestar atenção à própria respiração é a prática de *mindfulness* mais universal. Isso pode ser entremeado no ensino sobre mente sábia sem muita orientação prévia. Pode ser feito com apenas algumas respirações, enquanto os pacientes estiverem sentados, em pé ou andando. É muito importante ajudar os participantes a se libertar das expectativas em relação à respiração. Esperar que elas se tornem mais lentas ou profundas, esperar qualquer outro tipo específico de respiração ou esperar relaxar ou se sentir diferente durante a prática pode induzir respostas de pânico e, de fato, interferir com a experiência de mente sábia. Para alguns indivíduos, é impossível inclusive se concentrar na respiração por qualquer período de tempo mais extenso. Como um paciente enfatizou certa vez: "Respiração eu não faço".

Para muitos, um foco isolado na respiração permite que sua mente gere memórias de trauma, rumine pensamentos e imagens traumáticas e/ou dolorosas. O resultado pode ser emoção extrema e/ou dissociação. Outros se agitam imediatamente quando se concentram em suas respirações. Para esses indivíduos, é necessário um processo de modelagem, e talvez demore um longo tempo e/ou um tratamento com base em exposição antes possibilitar o foco meditativo na respiração. Para outros, as dificuldades com a atenção ou com parar sentado ou em pé podem tornar a atenção prolongada à respiração muito difícil. As dificuldades que as pessoas com transtornos graves frequentemente apresentam com relação às práticas de meditação constituem a principal razão pela qual a DBT não exige meditação (ou seja, foco na respiração) para indivíduos que não conseguem tolerar isso.

Comece as instruções conforme descrito no Exercício 3. Então, diga:

> *"Enquanto estiver sentado ali, concentre-se em sua respiração... assista à sua respiração entrando e à sua respiração saindo... enquanto você naturalmente inspira e expira... Preste atenção ao ar entrando e saindo... deixe sua atenção se sedimentar em seu centro exato... no fundo de sua respiração quando você inala... bem pertinho de suas entranhas ou no centro de sua testa. Neste exato ponto centrado fica a mente sábia... enquanto você inspira e expira... mantenha a sua atenção lá em seu verdadeiro centro... em suas entranhas."*

g. **Exercício 7: Expanda a consciência**

Nota aos líderes: Primeiro, peça aos pacientes para prestar atenção à respiração por alguns minutos e, em seguida, expanda a consciência deles. É importante que os pacientes mantenham os olhos abertos durante esse exercício. Você pode acrescentar: "Mantenha os olhos focados onde estão agora e expanda sua consciência às paredes ou ao chão ou à mesa". Com certeza, a maioria das pessoas vai notar a diferença ao dar esse passo extra.

Comece as instruções conforme descrito no Exercício 3. Então, diga:

> *"À medida que você inspira e expira normalmente, não altere a sua respiração... deixe sua atenção acomodar-se em seu centro... perto de suas entranhas... À medida que você inspira e expira... mantendo a atenção em seu exato centro... em suas entranhas, suavemente expanda sua consciência para o espaço maior ao seu redor... sem mudar o foco ou seus olhos, mas ampliando o foco de sua consciência... com a consciência ampliada, mantendo sua consciência primordial em seu centro."*

Ponto de discussão: Peça aos pacientes que compartilhem suas experiências com a expansão da consciência e discuta como isso é diferente das atividades em que ficam tão focados em uma tarefa, um jogo ou uma interação que se tornam alheios a tudo ao seu redor. A capacidade de estar focado, mas consciente do nosso entorno, assemelha-se àquela de uma mãe que, enquanto trabalha em casa, está constantemente ciente de onde está o seu filho pequeno. Contraste isso com tornar-se imerso em jogos digitais, assistir à TV ou praticar quaisquer outros padrões de comportamento que podem criar dependência. Discuta as implicações desse contraste com os pacientes.

h. Exercício 8: Mergulhe nas pausas entre cada inspiração e expiração
Comece as instruções conforme descrito anteriormente para o Exercício 3. Então, diga:

> *"À medida que você inspira, traga sua atenção à respiração... Observe o próprio ápice de sua respiração... na parte superior do peito. Observe a brevíssima pausa antes da expiração... Ao alcançar essa pausa, concentre a sua atenção na pausa e mergulhe nela... Observe enquanto expira, deixando a sua atenção viajar junto com a sua respiração. Na parte mais baixa de sua expiração, antes de voltar a inspirar, concentre a sua atenção naquela pausa e mergulhe nela... Continue inspirando e expirando, deixando-se mergulhar nas pausas, na mente sábia."*

> **Nota aos líderes:** Alguns pacientes simplesmente não conseguem fazer o Exercício 8. Para eles, o exercício soa incompreensível e estranho. Outros, talvez aqueles com uma tendência poética, o adoram. Esteja preparado para fazer outro exercício se planeja usar este.

✓ **E. Revisão dos exercícios práticos para a mente sábia entre as sessões**

A Ficha de *mindfulness* 3A lista todas as ideias descritas anteriormente para a prática da mente sábia. É importante apresentar algumas dessas ideias se elas não forem praticadas na sessão.

**IV. HABILIDADES DE *MINDFULNESS* "O QUE FAZER":
OBSERVAR (FICHAS DE *MINDFULNESS* 4–4A)**

> **Ponto principal:** Existem três habilidades de *mindfulness* "o que fazer" e três de "como fazer". As habilidades "o que fazer" englobam o que fazemos ao praticar *mindfulness*, e as de "como fazer" envolvem a maneira como praticamos. As três habilidades "o que fazer" são observar, descrever e participar. Observar é propositalmente prestar atenção ao momento presente.
>
> **Ficha de *mindfulness* 4: Assumindo o controle de sua mente: habilidades "o que fazer".** Em primeiro lugar, dê uma breve visão geral de cada habilidade de "o que fazer". Os pontos essenciais estão nesta ficha. Saliente que uma pessoa pode fazer apenas uma coisa de cada vez – observar, descrever ou participar –, mas não as três de uma vez só. Se você estiver tentando ensinar todas as habilidades centrais de *mindfulness* em duas sessões, aborde a mente sábia e as habilidades "o que fazer" na íntegra na primeira sessão. Observar, a primeira habilidade de "o que fazer", é fundamental para todos os ensinamentos de *mindfulness* e, portanto, deve ser estudada até os pacientes entenderem em que consiste a prática. Certifique-se de realizar exercícios práticos de observação antes de passar à próxima habilidade. Você terá a chance de aprofundar o ensino dessas habilidades durante a revisão das práticas de tarefa na próxima sessão. Elas são mais bem aprendidas com a prática, o *feedback* e o *coaching*.
>
> **Ficha de *mindfulness* 4A: Ideias para praticar a observar (*opcional*).** Esta ficha de várias páginas dá instruções para três tipos de exercícios de observação: "retornar a seus sentidos", "concentrar" e "abrir a mente". É útil ter esta ficha na sessão. Se você a distribuir, certifique-se de (ao menos sucintamente) descrever as diferenças entre esses três tipos de observação. Para alguns grupos de pacientes, essas fichas podem ser esmagadoras ou confusas, e pode ser mais útil dar atribuições específicas da prática.
>
> **Ficha de tarefas de *mindfulness* 4: Habilidades "o que fazer" de *mindfulness*: observar, descrever e participar; Ficha de tarefas de *mindfulness* 4A: *Checklist* de observar, descrever e participar; Ficha de tarefas de *mindfulness* 4B: Calendário de observar, descrever e participar.** Estas três fichas de tarefas oferecem três formatos diferentes para registrar a prática das habilidades de *mindfulness* "o que fazer". A Ficha de tarefas 4 pede que os pacientes pratiquem as habilidades de *mindfulness* apenas duas vezes entre as sessões. A Ficha de tarefas 4A os instrui a praticar e dá várias oportunidades para cada habilidade, bem como múltiplos campos de seleção para cada habilidade. A Ficha de tarefas 4B destina-se àqueles que gostam de escrever. Atribua uma ficha de tarefas para todos os pacientes, ou permita que eles a escolham; escolher pode lhes dar um maior senso de controle e possivelmente melhorar a adesão.

> Se as habilidades de *mindfulness* forem novidade para alguns participantes, pode ser demasiado pedir-lhes que pratiquem as três habilidades "o que fazer" em uma só semana. Talvez seja útil perguntar qual delas cada um considera mais difícil. Por exemplo, uma pessoa que tem TDAH, que rumina muito ou perde-se completamente no momento talvez queira primeiro praticar a observação, e depois as outras habilidades.
> Observar é também uma boa habilidade inicial para alguém que suprime ou evita as emoções ou outras experiências. Uma pessoa que costuma distorcer as informações ou interpreta mal o que está acontecendo talvez queira praticar primeiro a descrição. No entanto, a habilidade de descrever depende de uma observação apurada, por isso certifique-se de que o indivíduo tenha aprendido a habilidade de observar antes de passar à descrição. A pessoa que costuma observar os outros, mas não se envolve nem participa dos eventos, talvez queira primeiro praticar a participação. Embora você, em última análise, deseje que todos pratiquem todas as habilidades, em geral, é melhor começar com aquela que a pessoa quer praticar ou acredita ser mais necessária.
>
> **Fichas de tarefas de *mindfulness* 2, 2A, 2B, 2C: Prática de habilidades centrais de *mindfulness*.** Estas fichas de tarefas abrangem a prática de todas as habilidades centrais de *mindfulness*, incluindo as habilidades "o que fazer" e "como fazer". Saiba como usá-las na Seção II deste capítulo.

✓ **A. As habilidades de *mindfulness* "o que fazer" e "como fazer"**

Existem três habilidades de *mindfulness* "o que fazer" e três "como fazer". As habilidades "o que fazer" são o que fazemos quando praticamos *mindfulness*, e as habilidades "como fazer" são como fazemos.

Cada habilidade de "o que fazer" é uma atividade distinta. Como caminhar, andar de bicicleta ou nadar, as habilidades "o que fazer" são três atividades separadas. Assim, são praticadas uma de cada vez: ou estamos observando ou descrevendo o que foi observado ou participando no momento. Isso contrasta com as habilidades "como fazer" (fazendo uma coisa de cada vez, sendo efetivo e adotando uma postura não julgadora), que podem ser aplicadas todas ao mesmo tempo.

> **Nota aos líderes:** Você não precisa abordar cada um dos pontos seguintes todas as vezes. Mencione apenas o suficiente para transmitir a mensagem. Você vai abordar esta seção muitas vezes. A cada vez, expanda suas ideias um pouco. Antes de começar ou após mencionar apenas alguns pontos, faça um ou dois exercícios da lista no final desta seção. Um dos breves exercícios introdutórios e o exercício do limão podem ser muito úteis e envolventes.

B. Por que observar?

✓ **1. Observamos para enxergar o que existe**

Diga aos pacientes: "Observar é como andar em uma sala repleta de mobília com os olhos abertos em vez de fechados. Você pode atravessar a sala de qualquer jeito. No entanto, será mais eficiente com os olhos abertos. Se não gosta da mobília na sala, talvez queira fechar os olhos, mas, no fim das contas, isso é ineficaz. Só vai ficar esbarrando nos móveis".

Às vezes, todos nós atravessamos a vida com os olhos fechados, mas pode ser bem mais vantajoso abrir eles e realmente observar o que existe ali. A coisa boa em observar é que isso nos coloca em contato com o momento real, factual e presente. É aí que nós todos realmente vivemos – no aqui e agora. Não podemos vivenciar o passado; não podemos experimentar o futuro; e, se estivermos vivendo no passado ou no futuro, na verdade, não estamos vivendo. Observar tem tudo a ver com aprender a sentir-se plenamente vivo no aqui e agora.

✓ 💬 **Ponto de discussão:** Observar é o oposto de fazer multitarefas. Como exemplo, discuta a realização de multitarefas e a condução de veículos, com ênfase em como a multitarefa pode interferir com ver e responder ao que está bem em sua frente – incluindo as outras pessoas.

2. Observamos para coletar informações em nossos cérebros, para que possamos mudar

> **Ponto de pesquisa:** A pesquisa mostra que as informações que chegam aos nossos sentidos nos ajudarão a mudar de maneiras desejadas.
> - Subir na balança e conferir nosso peso de modo habitual muitas vezes ajuda a baixá-lo (se nos sentimos muito gordos) ou aumentá-lo (se nos sentimos muito magros).[36]
> - Sabe-se que o ato de preencher os cartões diários é reativo, ou seja, pode mudar o comportamento que o cartão está medindo.[37]

💬 **Ponto de discussão:** Extraia dos pacientes comentários sobre suas próprias tendências de evitar a realidade, em particular, tendências a evitar até mesmo perceber a realidade como ela é. Discuta as consequências dessa evitação.

💬 **Ponto de discussão:** Peça aos pacientes que revelem quaisquer problemas que tenham com atenção. Discuta.

✓ **C. Observar: o que fazer**

✓ **1. Observe o que você está experimentando por meio de seus sentidos**

Diga aos pacientes: "Observe o que você está experimentando por meio de seus olhos, ouvidos, nariz, pele e língua. Você observa o mundo fora de si mesmo por meio de seus cinco sentidos: visão, audição, olfato, paladar e tato. Também observa o mundo dentro de si mesmo por meio do sensoriamento de seus pensamentos, emoções e sensações corporais internas".

a. Perceba objetos ou eventos fora ou dentro do seu corpo

Diga aos pacientes: "O que você sente depende de onde você focaliza sua atenção. Em última análise, você vai querer ser capaz de observar eventos que ocorrem dentro de seu corpo e mente (ou seja, pensamentos, sensações, emoções, imagens), bem como aqueles que ocorrem fora do seu corpo".

> **Nota aos líderes:** Quando você está ajudando os pacientes a começar uma prática de *mindfulness*, é importante começar com algo um pouco difícil, mas também factível. Quando os pacientes aprendem uma habilidade pela primeira vez, é importante que sejam reforçados por isso. A modelagem é importante aqui, como é em aprender qualquer outra nova habilidade.

✓ **D. Exercícios práticos de observação**

Todos nós caminhamos pela vida com nossos olhos fechados. Abri-los e observar o que existe por aí pode ser muito útil – e é necessário praticar para fazer isso.

1. Breves exercícios introdutórios

✓ A seguir, uma lista de exercícios bastante sucintos que podem ser feitos à medida que você começa a ensinar a observar pela primeira vez. Você pode fazer um deles e, então, compartilhar a experiência, ou pode fazer vários em sequência e depois compartilhar. Peça aos pacientes para fazer o seguinte:

✓
- "Preste atenção em sua mão sobre uma superfície fria (mesa ou cadeira) ou uma superfície quente (como a outra mão)."
- "Preste atenção à sua coxa na cadeira."
- "Preste atenção e tente sentir seu estômago, seus ombros."
- "Aguce os ouvidos."

- "Siga o ritmo de sua respiração, inspire e expire; observe a sensação de sua barriga subir e descer."
- "Observe o primeiro pensamento que vem à mente." (Como líder, você pode facilitar isso primeiro gritando a palavra "Elefante!" e depois dando as instruções.)
- ✓ "Acaricie o lábio superior; em seguida, pare e observe quanto tempo demora até que você já não consiga mais sentir o lábio."
- "Levante, solte os braços relaxados ao lado do corpo, os pés a uns 30 centímetros um do outro. Concentre a atenção em como seus pés se sentem conectados com o chão (...). Sem movê-los, encontre o local onde você se sente mais equilibrado."

Ponto de discussão: Compartilhe as experiências no final dos exercícios.

b. **Sinta a sua mente**
Explique aos pacientes: "Às vezes, observar seus pensamentos pode ser muito difícil. Isso acontece porque, para você, seus pensamentos sobre os eventos muitas vezes podem ter a aparência de fatos, e não de pensamentos. Muita gente nunca realmente tentou apenas se recostar e assistir a seus pensamentos. Quando você observa sua própria mente, vai ver que seus pensamentos (e também suas emoções e sensações corporais) nunca param de seguir uns aos outros. De manhã à noite, há um fluxo ininterrupto de eventos dentro da sua mente; você pode notar pensamentos, emoções e outras sensações corporais. À medida que os observa, eles vêm e vão, como as nuvens no céu. Isso é o que pensamentos e sentimentos fazem dentro da mente quando somente observados – eles vêm e vão".

Exercício prático: Instrua os pacientes a sentar-se com os olhos fechados e ouvir você dizer em voz alta uma sequência de palavras (p. ex., "acima", "redondo", "sal", "alto"). Instrua-os a observar qual palavra entra na mente deles após cada termo falado. Discuta as palavras que entraram em suas mentes.

- *Certas pessoas têm medo de olhar para suas próprias mentes.* Elas têm evitado isso há anos. Para esses indivíduos, talvez seja mais eficaz primeiro começar a observar as coisas fora de seus corpos – por exemplo, sentar-se no banco do parque e observar as pessoas passarem; ou segurar alguma coisa na mão, como uma folha ou uma flor e perceber o peso do objeto, a textura, o cheiro, a forma.
- *Algumas pessoas não conseguem parar de analisar as suas mentes.* Estão prestando atenção em sua própria experiência o tempo inteiro. Para esses indivíduos, pode ser mais difícil começar observando suas próprias mentes, em especial, se estão muito acostumados a se autoanalisar. Em contraste, para observar a mente, é importante adotar uma atitude curiosa e apenas assistir ao que acontece nela. Ou seja, é importante evitar a tentativa de entender, descobrir ou analisar a mente. Essas são atividades da "mente do fazer". São todas voltadas a uma meta. Observar não é direcionado a uma meta que não seja apenas notar. Aqui, é essencial ter uma "mente de *teflon*" – conceito ao qual voltarei mais adiante.

Nota aos líderes: Algumas pessoas se dissociam ou sentem que estão abandonando seus corpos ao observar. Para aquelas com problemas em permanecer "dentro de si", talvez seja útil sugerir que imaginem que o lugar para onde elas saem é uma flor. A flor está ligada ao centro delas por um longo caule. O centro delas é a raiz da flor. Instrua-as a imaginarem-se descendo o caule até a raiz. Faça-as repetir isso todas as vezes e, então, observar a raiz.

---

2. **Preste atenção proposital a este exato momento – enquanto ele acontece**

A observação atenta pode ser pensada como prestar atenção proposital às experiências presentes. Instrua os pacientes: "Para observar, você simplesmente recua, fica alerta e observa. Ao observar, esta é a única coisa que você está fazendo, nada mais. Não reaja, não rotule, não descreva; apenas perceba a experiência. Ao observar, preste atenção na sensação física direta".

3. Observe por meio de controlar a atenção

Explique aos pacientes: "Quando você consegue controlar sua atenção, consegue controlar a mente. Existem dois tipos de atenção: concentrar a mente e abrir a mente".

a. Concentrar a mente

"Concentrar a mente" é a prática de focalizar a atenção em atividades, objetos ou eventos específicos. Muitas coisas podem ser usadas para concentrar a mente. Dê aos pacientes estes exemplos:

- "A prática de *mindfulness* mais comum é observar sua própria respiração. Sua respiração é a única coisa de que você pode ter certeza de que sempre terá enquanto estiver vivo. Você pode perder seu braço; pode perder sua perna; pode perder muitas coisas. Contudo, enquanto viver, irá respirar. Concentrar a atenção em sua respiração é uma parte central de todas as práticas de meditação de *mindfulness* e preces contemplativas."
- "Algumas escolas de meditação dão mantras ou palavras específicas para dizer com cada respiração."
- "Exercícios de *mindfulness* guiados por terapeutas, ou gravações de meditação, dão instruções intermitentes sobre onde e como concentrar a mente".
- "Contar as inspirações e as expirações até 10 e depois recomeçar é uma instrução típica no *Zen*."
- "Dizer a palavra 'mente' ao inalar e a palavra 'sábia' ao exalar é um modo de concentrar a sua mente. Algumas pessoas praticam usando uma palavra como 'calma'."

Mindfulness das emoções atuais (ver Ficha de regulação emocional 22), *mindfulness* de pensamentos atuais (Ficha de tolerância ao mal-estar 15) e *mindfulness* direcionada aos outros (Ficha de efetividade interpessoal 12) são outros exemplos de concentrar a mente, assim como os exercícios descritos no item "Concentrando a mente" da Ficha de *mindfulness* 4A.

b. Abrir a mente

Para "abrir a mente", em vez de focar atividades, objetos ou eventos específicos, focalizamos nossa atenção em observar ou assistir o que vier à consciência, à medida que for entrando e saindo da consciência. É perceber pensamentos, emoções e sensações que entram na consciência, sem se apegar ou ir atrás dos tópicos que surgem. Ao abrir a mente, tentamos, a cada momento, expandir a consciência a experimentar momento a momento. Em outras palavras, abrir a mente é observar o fluxo da experiência a cada instante. É como sentar e assistir a uma esteira transportadora em operação, observar os objetos que passam nela, mas sem interromper o movimento para analisá-los mais de perto. Outra metáfora para isso é sentar-se às margens de um córrego no outono e ver as folhas flutuando sobre a água sem prestar atenção a qualquer uma delas em particular.

No método *Zen*, essa prática é chamada *shikentaza*, que consiste em praticar *mindfulness* sem o apoio do foco na respiração ou outras técnicas de concentração. Isso também é chamado "consciência sem escolha",[38] para indicar que o indivíduo percebe tudo que vem à consciência, sem escolher uma coisa na qual prestar atenção.

> **Nota aos líderes:** Para os pacientes que têm dificuldades de atenção (ou, às vezes, inclusive alta ansiedade), a prática de abrir a mente pode ser muito difícil, porque eles se mantêm enredados em pensamentos, emoções ou sensações que vêm à consciência. Recomenda-se a esses indivíduos a prática de concentrar a mente.

✓ ### 4. Pratique assistir sem palavras: observe sem descrever o que é observado

Observar sem descrever pode ser muito difícil, e, para muita gente, isso requer muita prática. Nossas mentes talvez tenham o hábito de imediatamente adicionar rótulos a qualquer coisa que observamos. Ouvimos "piu, piu" e pensamos "ave"; ouvimos "vrum, vrum" e falamos "carro"; sentimos nossa respiração e dizemos "respiração"; vemos a foto de um passarinho na parede e dizemos "passarinho". Muitas vezes, trocamos observações por conceitos, tais como ouvir "piu, piu" e pensar: "Sei o que é isto: uma ave". Porém, quando ouvimos "piu, piu", na verdade, não estamos vendo ave nenhuma. Até onde sabemos, alguém poderia estar lá fora imitando pássaros. Na verdade, pode ser um pássaro, mas não observamos um pássaro. Era apenas um som observado. Tudo o que sabemos com certeza é o som que ouvimos. Observar é perceber o som "piu, piu". É isso. Nada mais. Na verdade, precipitadamente rotular o som como "pássaro" obstrui o caminho de prestar atenção ao som. Isso é como tentar enviar uma mensagem no celular e dirigir um veículo ao mesmo tempo ou falar ao celular e ao mesmo tempo se engajar em uma conversa em pessoa – ninguém consegue observar bem e descrever (a segunda habilidade de "o que fazer") ao mesmo tempo. Captar essa ideia pode ser difícil para muitos participantes. Podem até achar que, na prática, é impossível observar algo sem que a mente diga algo. Para muitas pessoas, a mente é um conjunto de pensamentos em constante tagarelice.

Ponto de discussão: Solicite dos pacientes suas próprias tendências para rotular as observações.

5. *Observe com uma "mente de* teflon *(ou antiaderente)"*

Permitir o vaivém de emoções, pensamentos e imagens é fundamental para observar com consciência plena. Uma "mente de *teflon*/antiaderente" é importante tanto na prática de abrir a mente como na de concentrá-la. Nas duas práticas, pensamentos, emoções e imagens vão aparecer. A ideia é deixar todas as experiências – sentimentos, pensamentos e imagens – fluírem para fora da mente, em vez de se agarrar ou se apegar a elas, ou, ainda, afastá-las.

Diga aos pacientes: "Observar o interior de sua mente pode ser como estar sentado em uma colina vendo o trem passar. Alguns dos vagões são pensamentos, conectados uns aos outros. Eles entram em nosso campo de visão, depois saem. Alguns dos vagões são emoções, sentimentos. Cada pensamento e sentimento surge, aproxima-se, depois passa e desaparece nos trilhos que contornam a colina, a perder de vista. O truque é não se envolver no conteúdo do pensamento ou sentimento. Assista, observe, mas não suba a bordo do trem".

a. Evite afastar as experiências

A "evitação experiencial"[39] tenta suprimir ou evitar o ato de experimentar o que está acontecendo no presente, no momento. Alguns indivíduos podem ter medo de observar seus pensamentos. Alguns pensamentos são assustadores, e outros, a pessoa simplesmente não gostaria de ter. Se estiver preocupada com qualquer pensamento particular, a pessoa pode tentar se livrar dele, para bloquear isso da mente.

> **Ponto de pesquisa:** Porém, há evidências científicas[27, 40] de que tentar afastar pensamentos é a melhor maneira de continuar a tê-los. Quanto mais uma pessoa se esforça para repeli-los, mais eles voltam à mente. A melhor maneira de se livrar de pensamentos indesejados é recuar e simplesmente observá-los. Eles irão embora por si só. A tentativa de evitar ou reprimir nossas experiências está associada com maior desregulação emocional, não menor.[41, 42]

b. Evite se apegar às experiências

A "fome experiencial" tenta se agarrar às experiências positivas. Tentamos criar experiências positivas à custa de perceber o que ocorre hoje em nossas vidas. Muitas vezes, as pessoas se deixam levar por drogas, álcool, sexo, direção perigosa e outras atividades inebriantes, buscando um ápice emocional ou um frio na espinha. A vida cotidiana parece chata.

Podemos tentar nos agarrar a uma sensação de segurança ou de sermos amados. Com frequência, apegar-se a relacionamentos prejudiciais ou ser excessivamente exigentes com aqueles que amamos constituem esforços para manter uma falsa sensação de segurança e proteção. Caso contrário, a vida seria por demais assustadora.

É possível inclusive tornar-se excessivamente "dependente" de experiências espirituais. A meditação *mindfulness* e/ou oração pode tornar-se um esforço para ter "ápices espirituais". Indivíduos constantemente em busca de reafirmação ou frequentemente exigindo provas de amor inabalável recaem na mesma categoria. Quando isso acontece, os indivíduos podem se tornar como peixes, nadando em círculos no oceano, em constante busca de água.

> **Nota aos líderes:** É essencial ajudar os pacientes a observar de forma desapegada. Assim, tudo o que acontecer em suas mentes é "água para o moinho", por assim dizer. Não importa o que eles façam, basta recuar e observar. Obtenha *feedback*. Trabalhe com eles até que entendam a ideia de observar. Verifique quanto tempo cada pessoa consegue observar. É comum ter que iniciar e recomeçar várias vezes ao longo de 1 ou 2 minutos.

6. Observe com "mente de principiante"

Cada momento no universo é completamente novo. Este instante, agora mesmo, nunca ocorreu antes. Na "mente de principiante", concentramos nossas mentes em perceber a experiência de cada momento, percebendo que cada instante é novo e original. Isso é fácil de esquecer. Esquecemos de observar e de perceber o momento. Um novo momento pode ser muito parecido com um anterior. Podemos até comentar "já vi esse filme antes", mas, na verdade, tudo está mudando, é constantemente novo. Na realidade, sempre estamos na "mente de principiante"; ou seja, cada momento é realmente novo e original. Ao observar, adotamos a posição de observador imparcial, investigando tudo o que aparece em nossas mentes conscientes ou chamam nossa atenção.

Diga aos pacientes: "Nada que entrou em sua mente deixou de sair. Assista, simplesmente: todas as ideias, as imagens, as emoções e as sensações acabam indo embora. É uma coisa fascinante. Se você só fica ali sentado, olhando para elas, elas vão embora. E se você tenta se livrar delas, elas continuam voltando".

7. Pratique, pratique, pratique! Treine a mente a prestar atenção

Enfatize aos pacientes: "Aprender a observar a própria mente requer paciência e prática. Significa treinar a mente para prestar atenção. Talvez pareça impossível um dia controlar sua atenção, mas é possível. Só requer prática, prática e mais prática".

- **Ponto narrativo:** Uma mente destreinada é como uma TV que recebe 100.000 canais diferentes, mas a pessoa que a está assistindo não tem o controle remoto. A mente continua percorrendo os mesmos canais sem parar – a maioria dos quais é dolorosa para os pacientes.

- **Ponto narrativo:** Uma metáfora *Zen* compara uma mente inexperiente com um cachorrinho. A mente destreinada causa problemas, como o filhote que faz xixi onde não deve, mastiga os sapatos favoritos de seu dono, come lixo e vomita. Da mesma forma, a mente destreinada vagueia por toda parte, se mete em encrenca (e faz a pessoa se meter junto!) e rumina coisas que só fazem o indivíduo se sentir pior.

✓ 8. Continue trazendo a mente de volta à observação

Diga aos pacientes: "Observe por meio de *trazer a mente de volta à observação*, sem parar, cada vez que perceber uma distração. A maioria das pessoas, quando pratica a observação, descobre que suas mentes, com frequência, e, às vezes, muito rapidamente, começam a pensar em algo – e antes que se deem conta, estão perdidas em seus pensamentos, desatentas ao momento presente; já não mais observando. Sempre que sua atenção se afasta da observação e da consciência, de modo delicado, mas firme, afaste as distrações para o lado, como se você estivesse dividindo as nuvens no céu e retorne, única e exclusivamente, ao objeto de atenção. A ideia aqui é observar ficar distraído – ou seja, observe você mesmo enquanto se torna ciente de que estava distraído. Note, se puder, quando você começa a se distrair. Pratique notar as distrações".

9. Observar exige controlar a ação

A primeira regra de observar é perceber o impulso de parar de observar. Uma das primeiras coisas que acontece quando as pessoas começam a praticar a observação é que elas querem desistir. Elas se entediam; se cansam; experimentam emoções dolorosas; seus corpos começam a sofrer; elas se lembram de algo mais importante que precisam fazer; outra coisa capta seu interesse; e assim por diante.

Diga aos pacientes: "Você não precisa agir em relação a tudo que vem à sua mente. Quando está observando, talvez você perceba que está sonolento. Perceba, mas não caia no sono. Em vez disso, traga sua atenção de volta a tudo o que você está observando. Talvez perceba que está com fome, mas não pegue algo para comer agora. Em vez disso, perceba que está com fome; perceba que sua atenção foi arrastada para pensar em comida. Perceba isso e depois traga a sua atenção de volta ao objeto que você estava observando".

Ponto de discussão: Junto aos pacientes, solicite estimativas de suas próprias capacidades para se concentrar na observação por um período de tempo qualquer. Discuta as estratégias para aumentar a capacidade de continuar observando diante das tentações para desistir.

Nota aos líderes: Um problema comum para muitos pacientes é que eles se esquecem do motivo primordial pelo qual estão observando. Eles não enxergam nenhum benefício. Talvez se sintam piores – com certeza, não melhores ou mais calmos. Querem desistir. Nesses momentos, pode ser útil fazer uma breve revisão dos prós e contras (ver Ficha de tarefas de *mindfulness* 1: Prós e contras de praticar *mindfulness*) e lembrá-los (e fazê-los lembrar a si próprios) que muito pouco pode ser feito nessa vida sem a capacidade de observar. Em última análise, essa capacidade dependerá um pouco da capacidade de tolerar o mal-estar e de inibir desejos impulsivos. Isso pode ser uma tarefa árdua para alguns participantes, exigindo muita prática antes que eles consigam parar quietos e confortáveis o tempo suficiente para observar plenamente algo no interior ou exterior.

10. Observar é muito simples, mas também pode ser surpreendentemente difícil

Para demonstrar aos pacientes a surpreendente dificuldade de observar, tente um dos seguintes exercícios: o primeiro concentra-se em não ver o que está lá, e o segundo, em ver o que não está lá.

Exercício prático: Erga uma página ou um cartaz, ou mostre um *slide* no PowerPoint, com a frase a seguir escrita na forma mostrada. Instrua os pacientes a observar a frase e, então lhes pergunte: "O que vocês enxergam?".

**O pássaro amarelo voou através
através das cortinas alaranjadas
rumo ao céu azul.**

Baixe o cartaz e discuta. As pessoas normalmente não percebem que a palavra "através" está repetida (no fim da primeira linha e no início da segunda linha). Levante o cartaz de novo e pergunte se agora os participantes percebem a palavra repetida. Discuta as experiências deles. Já que as pessoas sabem como ler e escrever, elas têm expectativas em relação a palavras e frases. Se elas viram a palavra extra na primeira vez que leram a frase, provavelmente a ignoraram; elas sabiam, com base em experiências passadas, que ela provavelmente não deveria estar lá. Se não estivessem prestando plena atenção, talvez nem tivessem notado a palavra a mais. Suas mentes automaticamente "viram" as palavras como elas deveriam ser.

É bom praticar a observação, porque é muito fácil não ver coisas que estão diante de nossos olhos, como a palavra extra no exemplo.

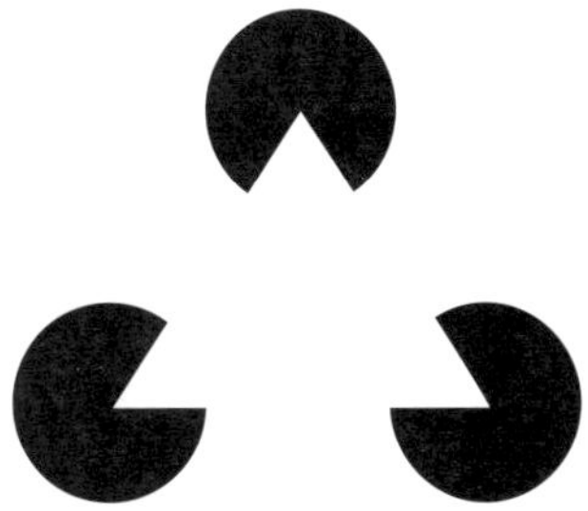

Exercício prático: Erga uma página ou um cartaz, ou mostre um *slide* do PowerPoint, com a imagem na Figura 7.2. Pergunte aos pacientes quais formas eles enxergam no interior do espaço. É claro que existem três círculos pretos e que cada um tem um entalhe, como uma torta na qual falta um pedaço. Além disso, muitas pessoas enxergam um triângulo quando observam as formas na figura. No entanto, na verdade, não há nenhum triângulo no

FIGURA 7.2. Três círculos pretos entalhados com um triângulo "desaparecido": uma ilustração do quanto a observação pode ser surpreendentemente difícil.

espaço. Os entalhes nos três círculos por acaso se alinham uns com os outros. Se houvesse linhas que conectassem os três entalhes, então haveria um triângulo. Porém, não existem linhas de conexão, por isso, não há nenhuma forma de triângulo. Nossas mentes, no entanto, conseguem fornecer essas linhas "ausentes"; por isso, conseguimos "ver" um triângulo mesmo ele não estando realmente lá. Discuta as experiências dos pacientes. A mente tem a capacidade de preencher lacunas, para "vermos" algo que esperamos mesmo quando está faltando alguma coisa. Quando a mente não está totalmente prestando atenção, ela também pode apagar algo inesperado, mesmo que esteja lá. Na verdade, a maioria das pessoas deixa de prestar atenção quando pensa que sabe o que uma coisa é. Isso pode ser útil e nos poupar muito tempo, mas pode causar muitos problemas quando o que pensamos que vemos não se alinha com o que realmente está lá.

11. Às vezes, observar pode ser muito doloroso

O problema com observar é que as pessoas podem acabar vendo coisas que não querem ver. Isso pode ser difícil. Em especial, aqueles com história de trauma podem constatar que observar é muito assustador. Eles têm medo de ver o que se passa em suas mentes. Alguns ficam temerosos de que pensamentos e imagens que em geral causam enorme ansiedade passem em suas mentes. Outros têm medo de pensamentos e imagens do passado, em especial quando desencadeiam intensas emoções de tristeza ou raiva. No entanto, existem pesquisas mostrando que o controle da atenção pode reduzir a ruminação desses pensamentos ruins.[43]

Nota aos líderes: Lembre aos pacientes que recuem em seu interior, não em seu exterior, para observar. Observação não é dissociar. Conforme descrito em uma nota prévia aos líderes, se alguns indivíduos tiverem dificuldade em ficar no interior e teimarem em sair para o seu exterior, sugira que tentem imaginar que o lugar para onde vão no exterior é uma flor.

---

12. Exercícios práticos para observar (e que exigem preparação)*

Os seguintes exercícios precisam de suprimentos e requerem preparação antecipada. São bastante ativos, a maioria das pessoas os considera divertidos, e são excelentes para os grupos mais jovens ou indivíduos que são um tanto resistentes à prática. Também são muito bons para aqueles que têm dificuldade em ficar sentado ou se concentrar sem muito o que fazer, abrindo, assim, as portas para imagens ou pensamentos traumáticos.

✓
    a. **Encontre o seu limão**
Entregue um limão para cada pessoa. Instrua os participantes a examiná-lo (tocá-lo, segurá-lo, cheirá-lo, etc.), mas não comê-lo. Após um período de tempo, recolha todos os limões em um só lugar. Misture-os. Peça aos pacientes para se aproximar e encontrar seus próprios limões. Isso pode ser feito com outras coisas (p. ex., moedas de um centavo), apenas tenha certeza de que os objetos escolhidos tenham uma semelhança razoável, mas sejam possíveis de distinguir mediante um exame cuidadoso.

    b. **Segurar chocolate com a língua**
Distribua um tablete de chocolate para cada pessoa. Peça para cada pessoa desembrulhar o doce. Antes de iniciar, dê estas instruções: "Coloque o pedaço de chocolate na língua. Segure-o na boca, percebendo o sabor, a textura e as sensações gustativas. Não engula. Perceba a vontade de engolir". Comece tocando a sineta e termine 3 a 5 minutos depois com novo toque da sineta. (Se necessário utilize outro som em vez da sineta.)

---

* Todos os exercícios desta seção (e adiante neste capítulo) marcados com a nota número 44 são adaptados com permissão de Miller, A. L., Rathus, J. H., & Linehan, M. M. (2007). *Dialectical behavior therapy with suicidal adolescents*. New York: Guilford Press. Copyright 2007 by The Guilford Press.

Habilidades de *mindfulness* • 181

c. Comer ou beber com consciência
Dê a cada participante algo para comer ou beber (ou peça que selecionem algo de uma gama de alimentos ou bebidas). Em seguida, instrua-os a comer (ou beber) bem devagarinho o que escolheram, concentrando-se na sensação da comida (ou bebida) em suas mãos; o cheiro, a textura, a temperatura, o som e o gosto do alimento (ou líquido) em suas bocas; as sensações da deglutição; e os impulsos para comer ou beber mais devagar, mais rápido ou de não comer ou beber.

d. O que há de diferente em mim?[44]
Dois membros do grupo formam pares e conscientemente observam um ao outro. Em seguida, eles se viram de costas, mudam três coisas (p. ex., óculos, relógio e cabelo) e viram em direção um ao outro. Conseguem notar as mudanças?

e. Observação da música[44]
Toque uma música e peça aos membros do grupo que a ouçam em silêncio e a observem de modo não julgador e, ao mesmo tempo, deixem a experiência cercá-los plenamente (seus pensamentos, emoções, alterações fisiológicas, impulsos). As variações incluem tocar trechos de duas ou três músicas muito diferentes (em termos de estilo, ritmo, etc.) e solicitar aos membros do grupo que observem as alterações na música e em suas reações internas.

f. Desembrulhar conscientemente um bombom Kiss da Hershey[44]
Peça para cada membro do grupo se sentar em uma posição confortável com um Kiss da Hershey diante de si. Então, diga: "Após eu tocar a sineta pela terceira vez, observe e descreva para si mesmo o exterior do doce. Sinta as diferenças na textura entre o embrulho e a folha de alumínio. À medida que você começa a desembrulhar o chocolate, note como a forma e a textura da folha de alumínio mudam em comparação com o papel externo, e também o doce. Sinta o chocolate e como ele se altera em sua mão. Se sua mente vaguear do exercício, observe a distração sem julgamento e, depois, volte a prestar atenção ao chocolate".

g. Repetindo uma atividade[44]
Instrua os pacientes: "Quando a sineta tocar, sente-se à mesa, com os braços repousados sobre ela. Devagarinho, pegue uma caneta a vários centímetros de distância. Levante-a um pouco e, em seguida, coloque-a na mesa. Mova sua mão de volta à posição original de repouso. Enquanto repete essa ação ao longo de todo o período de tempo, experimente cada repetição com frescor, como se nunca tivesse feito aquilo antes. Você pode permitir que sua atenção vagueie em direção a diferentes aspectos do movimento: assistir à sua mão ou sentir os músculos se contraindo. Pode até mesmo notar o seu sentido de tato, ficando ciente das diferentes texturas e pressões. Livre-se de quaisquer distrações ou julgamentos que você possa ter. Essa atividade irá ajudá-lo a tornar-se consciente de uma atividade simples que você realiza muitas vezes ao longo do dia".

h. Concentrando-se no perfume
Traga e distribua velas perfumadas. Em seguida, instrua os membros do grupo: "Escolha uma vela. Quando tocar a sineta, recoste-se na cadeira e encontre uma posição confortável e relaxada. Feche os olhos e comece a se concentrar no aroma da vela. Liberte-se de quaisquer distrações ou julgamentos. Note as sensações provocadas pelo perfume e as imagens que ele evoca". Depois, discuta observações, emoções, pensamentos, sentimentos e sensações com os pacientes: "Que sensações o perfume provocou em você? Que imagens vieram à sua mente? O aroma lhe trouxe alguma recordação em particular?".

i. Comer uma uva-passa com *mindfulness*
Traga e distribua as passas. Peça aos membros do grupo para segurar uma uva-passa; observar sua aparência, textura e aroma; em seguida, cada um coloca uma passa na boca e, devagarinho, com consciência, começa a comer – percebendo os sabores, as sensações e até mesmo os sons da mastigação. Isso também pode ser feito com doces (pastilhas, caramelos, balas, chicletes recheados, etc.). Comer uma uva-passa (ou outros itens pequenos) é um exercício muito conhecido, normalmente feito em tratamentos com base em *mindfulness*.

j. **Observando as emoções**
Diga aos pacientes: "Perceba as emoções que você está experimentando e tente observar como você sabe que está sentindo essas emoções. Ou seja, quais rótulos você tem em mente? Quais pensamentos, sensações corporais, etc. fornecem informações sobre as emoções?".

k. **Qual é a minha experiência?**
Diga aos pacientes: "Concentre a sua mente em sua experiência neste momento. Fique atento a quaisquer pensamentos, sentimentos, sensações corporais, impulsos ou qualquer outra coisa de que você tenha consciência. Não julgue sua experiência nem tente afastá-la ou agarrá-la. Apenas deixe as experiências vir e ir, como as nuvens se deslocam no céu."

l. **Percebendo os impulsos**[44]
Instrua os pacientes: "Sente-se de forma ereta na cadeira. Ao longo deste exercício, perceba quaisquer impulsos – seja para se mexer, mudar de posição, se coçar ou fazer outra coisa. Em vez de ceder ao impulso, simplesmente perceba-o". Em seguida, discuta a experiência com os participantes. Foi possível sentir o impulso e não agir sob sua influência?

m. *Mindfulness* **dos cinco sentidos**
Não há limite para os exercícios de observar por meio dos cinco sentidos. Use sua imaginação e criatividade.

- *Visão.* Peça aos pacientes para escolher um quadro na parede ou um objeto na sala para olhar ou peça-lhes para passar adiante fotos ou postais. Ou acenda uma vela no meio da sala, ou, ainda, faça um passeio em uma área com flores ou outros locais para ver. Instrua os pacientes a contemplar ou admirar a vista.
- *Tato.* Traga coisas com texturas diferentes para passar ao redor. Instrua os pacientes para fechar os olhos e segurar e examinar os objetos com as mãos, e/ou esfregá-los na pele. Encontre um gramado próximo para andar descalço e peça que notem a sensação da relva sob os pés descalços.
- *Olfato.* Traga coisas aromáticas, tais como especiarias, ervas, perfumes, velas ou sabonetes perfumados, jujubas *gourmet* ou outros alimentos ou óleos aromáticos. Instrua os participantes a fechar os olhos e se concentrar em seu sentido de olfato.
- *Paladar.* Traga vários quitutes pequenos, mas saborosos. Tente mesclar gostos bem diferentes e alguns muito semelhantes. Peça aos pacientes que experimentem cada amostra separadamente. Instrua-os a se concentrar no sabor e, se eles próprios forem bons cozinheiros, a tentar inibir a análise de quais elementos formam o gosto.
- *Audição.* Instrua os pacientes a fechar os olhos e ouvir os sons na sala. Ou traga uma sineta de *mindfulness* e toque-a bem devagar (mas completamente). Ou, ainda, coloque uma gravação musical e instrua os participantes a ouvir e fazer um esforço para manter a atenção apenas no som.

13. *Exercícios práticos para a consciência*

Normalmente, faça os pacientes praticarem os seguintes exercícios com os olhos abertos. Fale em tom baixo e suave. Você pode dar todas as instruções de uma só vez ou seguir o roteiro, com pausas (...). Você pode fazer um exercício e, então, compartilhar a experiência ou pode fazer vários deles sequencialmente e depois compartilhar. Conforme descrito anteriormente com os roteiros para exercícios de mente sábia, configure a prática da seguinte forma e prossiga com um dos roteiros:

"Sente-se em uma posição confortável, mas atenta. Mantenha os olhos abertos, encontre um bom lugar para descansá-los... baixe o olhar, com os olhos apenas ligeiramente abertos, ou mantenha-os mais abertos. Talvez você queira limpar o espaço na sua frente, a fim de não se distrair".

a. **Expandindo a consciência ao permanecer ciente de seu centro**

"Veja se você consegue acomodar sua atenção em seu centro... na parte inferior da sua respiração quando você inspira... pertinho de suas entranhas. Esse ponto muito centrado é a mente sábia... à medida que inspira e expira... mantenha a atenção aí, bem no seu centro... em sua barriga... Agora, enquanto mantém o centro das atenções em suas entra-

nhas, expanda sua consciência exterior... perceba, na periferia de sua visão, as cores das paredes ou o chão ou a mesa, os objetos na sala, as pessoas nas proximidades... sempre mantendo a consciência de suas entranhas... de seu ponto central... de sua mente sábia".

b. Consciência de três

"Concentre-se em sua respiração... inspire e expire, por três respirações... e, mantendo a consciência em sua respiração, expanda sua consciência para as mãos... apenas segure-as em sua consciência por três respirações... Agora, expanda sua consciência ainda mais... mantendo a consciência em sua respiração e em suas mãos, inclua sons em sua consciência... fique ciente de todos os três durante três respirações... liberte-se da perfeição se perder a consciência de um... começando tudo de novo".

Nota aos líderes: Os dois exercícios recém-mencionados são ótimos para trabalhar a habilidade de concentrar a atenção. Muitas pessoas com problemas de regulação emocional ou de controle dos impulsos têm grandes dificuldades no controle da atenção. Com muita prática desses exercícios, elas gradativamente vão melhorar em termos de controle da atenção.

c. Observar os vagões do trem

"Imagine que você está sentado em uma colina perto da ferrovia, observando o trem passar... Imagine que pensamentos, imagens, sensações e sentimentos são os vagões no trem... Só observe os vagões passando... Não suba a bordo... Só observe os vagões passando... Se perceber que está embarcando no trem, desça e comece a observar de novo... Só observando que você havia embarcado... assistindo aos vagões de trem... assistindo à sua mente outra vez".

Nota aos líderes: Há muitas variações na imagem "vagões". Em vez de vagões do trem, você pode experimentar veleiros em um lago, ovelhas no campo, e assim por diante.

d. Observando as nuvens no céu

"Imagine que a sua mente é o céu, e que os pensamentos, as sensações e os sentimentos são nuvens.... Delicadamente, note cada nuvem que flutua... ou passa apressada".

✓ **E. Revisão dos exercícios práticos de observação entre as sessões**

É importante debater alguns destes exercícios com os participantes, se eles não forem praticados na sessão. Se o tempo for curto, folheie as páginas da Ficha de *mindfulness* 5A com os participantes, de modo que percebam quantas maneiras existem para a prática de observar. Se você tiver tempo, peça aos pacientes para analisar algumas das ideias e assinalar nos campos as práticas que eles acham que lhes seriam úteis.

V. HABILIDADES DE *MINDFULNESS* "O QUE FAZER": DESCREVER (FICHAS DE *MINDFULNESS* 4–4B)

Ponto principal: Descrever é a segunda das três habilidades de *mindfulness* "o que fazer"; consiste em colocar em palavras o que é observado.

Ficha de *mindfulness* 4: Assumindo o controle de sua mente: habilidades "o que fazer". Esta é a mesma ficha usada para ensinar a habilidade de observar. Com os participantes, revise a seção "Descrever" da ficha.

> **Ficha de *mindfulness* 4B: Ideias para praticar a descrição (*opcional*).** Tal como acontece com as fichas da prática anterior, esta lista pode ser opressiva; se assim for, é melhor ignorá-la. A maior parte da prática de descrever realiza-se escrevendo nas fichas de tarefas, mas essa ficha pode ser usada para encontrar exercícios específicos para aplicar naquelas áreas em que o paciente tenha problemas para descrever com precisão.
>
> **Fichas de tarefas de *mindfulness* 2, 2A, 2B, 2C: Prática de habilidades centrais de *mindfulness*.** Estas fichas de tarefas fornecem práticas das habilidades de mente sábia, habilidades "o que fazer" e habilidades "como fazer". Consulte instruções sobre como usá-la na Seção II do presente capítulo.
>
> **Ficha de tarefas de *mindfulness* 4: Habilidades "o que fazer" de *mindfulness*: observar, descrever e participar; Ficha de tarefas de *mindfulness* 4A: *Checklist* de observar, descrever e participar; Fichas de tarefas de *mindfulness* 4B: Calendário de observar, descrever e participar.** Estas fichas de tarefas são as mesmas que as usadas no ensino da habilidade de observar. Escolha uma para distribuir, ou deixe os pacientes escolherem. O foco em ensinar a descrição está em examinar o que está escrito para ter a certeza de que foi realmente observado, nada mais, nada menos. A habilidade de descrever permeia todas as fichas de tarefas na DBT. Cada uma pede aos pacientes para descrever algo que observaram. Para orientá-los na descrição, é importante rever essas fichas de tarefas ao longo de todos os módulos, não apenas no módulo de *mindfulness*.

A. Por que descrever?

> **Nota aos líderes:** Você pode começar ensinando essa habilidade por meio de exercícios para enfocar os seguintes pontos de ensino, antes de continuar a explicar o que quer dizer com a habilidade de descrever.

✓ **Exercício prático:** Olhando fixo para um dos participantes, peça-lhe para dizer o que você está pensando. Insista nisso. Quando a pessoa não conseguir, vire-se para outra pessoa e peça a ela para descrever o que você está pensando. Continue insistindo, dizendo: "As outras pessoas lhe dizem no que você está pensando; por que você não me diz no que eu estou pensando?". Quando não conseguirem, discuta com que frequência pensamos que sabemos o que a outra pessoa está pensando. Peça que mencionem as vezes em que os outros insistiram que sabiam o que os participantes estão pensando, mas na verdade, não sabiam.

✓ **Exercício prático:** Vire-se para um dos pacientes e fale: "Estou realmente cansado, já é tarde". Em seguida, peça-lhe para descrever a sua intenção ou motivo para falar isso. Insista nisso. Quando um participante não conseguir fazê-lo ou entender mal, solicite a outro. Discuta com que frequência pensamos que sabemos a motivação das outras pessoas. Pergunte a eles as vezes em que os outros insistiram conhecer as mentes dos pacientes, mas, na verdade, não conheciam. Como eles se sentem nessa situação?

✓ **Exercício prático:** Peça a um dos membros do grupo para descrever o que você vai fazer amanhã. Insista nisso. Caso a pessoa não consiga, vire-se para outra e pergunte-lhe o mesmo. Aja como se esperasse que os participantes fossem capazes de fazer isso. Caso não consigam, discuta quantas vezes dizemos algo sobre o futuro, do tipo "Não posso fazer isso" ou "Nunca, jamais, vou fazer isso", como se estivéssemos descrevendo os fatos. Solicite a eles as vezes em que outros agiram como se conseguissem descrever o que os pacientes fossem fazer ou não – como se eles soubessem dos fatos. Pergunte: "O que é pior: descrever o seu próprio futuro como fato ou esperar que os outros descrevam-no por você?".

1. Descrever distingue o que é observado do que não é observado

Descrever desenvolve a capacidade de distinguir e diferenciar as observações de conceitos e pensamentos sobre o que observamos. Confundir conceitos mentais sobre os eventos com os eventos em si (p. ex., responder a pensamentos e conceitos como se fossem fatos) pode causar angústia emocional e confusão desnecessárias.

Exemplo: "Quando você descobre que seu filho roubou dinheiro, de imediato a sua mente consegue descrever 'Meu filho vai acabar indo para a cadeia', e essa descrição provoca angústia emocional".

Responder aos pensamentos sobre os eventos como se fossem fatos pode provocar ações ineficazes quando os pensamentos não coincidirem com o evento em si.

Exemplo: "Você marcou um jantar para comemorar seu aniversário. Chega em casa e o seu namorado ainda não está vestido para sair. Descrever que isso prova que ele não a ama pode arruinar suas chances de apreciar um belo jantar romântico".

2. **Descrever permite o feedback da comunidade mais ampla**

Aqueles que nos rodeiam podem corrigir ou validar nossas percepções e descrições sobre os eventos.

Exemplo: Pense em como as crianças aprendem: elas dizem as palavras, e seus pais e os outros as corrigem até elas se tornarem muito proficientes em descrever com precisão o que observam.

Exemplo: No método *Zen*, a entrevista com o professor, chamada *dokusan*, dá aos alunos uma oportunidade de descrever suas experiências durante sua prática de *mindfulness*. Um componente importante dessas entrevistas é que o professor está ajudando os alunos a abandonar conceitos e análises do mundo e, em vez disso, responder ao que é observado.

Exemplo: Após uma festa, é muito comum que uma pessoa descreva os eventos a outra e pergunte se esta os percebeu da mesma forma. Isso também pode ser muito importante quando se faz uma consulta sobre problemas interpessoais no trabalho ou em outras configurações.

3. **Descrever as observações registrando-as por escrito permite observar as informações**

Observar, conforme já discutido, pode alterar o comportamento em rumos desejados. Descrever também pode, às vezes, fornecer um meio de processar as informações que observamos. Muitas pessoas, por exemplo, descobrem que escrever diários é muito útil na organização dos eventos observados ao longo de seus dias.

Ponto de pesquisa: Descrever e rotular as emoções as regula.[45] Pesquisas com imagens cerebrais têm mostrado que, quando indivíduos descrevem suas respostas emocionais, o próprio ato de rotular as emoções muda a resposta cerebral no rumo da regulação emocional.[46]

✓ B. **Descrever: o que fazer**

✓ 1. **Descrever é adicionar palavras a uma observação**

Descrever é traduzir as experiências em palavras. Descrever vem após a observação; é rotular o que é observado. A verdadeira descrição envolve simplesmente ater-se aos fatos.

Exemplo: Se eu estiver olhando para uma pintura, as palavras "paisagem", "verde", "amarelo" e "pinceladas" podem vir à mente. Isso seria um exemplo de descrever. É simplesmente aplicar descritores básicos ao que existe.

Exemplo: Descrevendo a experiência interna, eu poderia dizer: "Observo um sentimento de tristeza aflorando".

Ponto de discussão: Discuta a diferença entre descrever e observar. Novamente, observar é uma espécie de perceber sem palavras. Descrever é usar palavras ou pensamentos para rotular o que é observado.

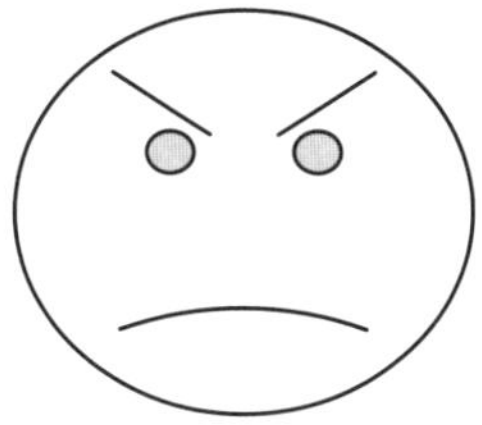

FIGURA 7.3. Expressões faciais permitem aos pacientes praticar a descrição.

✓ 👥 **Exercício prático:** Desenhe a imagem na Figura 7.3 em um quadro, ou modifique as feições de seu rosto para imitar uma expressão emocional semelhante à de uma pessoa que sente tristeza, raiva ou medo. Exagere um pouquinho na expressão. Em seguida, peça aos participantes para que descrevam seu rosto. Quase sempre, eles vão usar termos emocionais ("triste", "irritado", "assustado"). Dê a várias pessoas a oportunidade de falar; em seguida, saliente que ninguém observou uma emoção. Observaram as feições do seu rosto (p. ex., sobrancelhas unidas, os vincos na testa, lábios apertados, etc.). Diga-lhes: "Uma dica sobre como descrever as coisas é imaginar que você está instruindo alguém a como desenhar algo, ou instruindo um *designer* sobre como montar um cenário para um filme".

✓ 2. **Se não foi observado, não pode ser descrito**

Ninguém jamais observou os pensamentos, as intenções ou as emoções de outra pessoa.

✓ a. **Ninguém consegue observar os pensamentos dos outros**
Embora possamos observar pensamentos que perpassam a nossa própria mente, podemos apenas inferir ou adivinhar o que outra pessoa está pensando. Suposições sobre o que os outros estão pensando são apenas isto: suposições em nossas próprias mentes.

Exemplo: "Você acha que estou mentindo" não é a descrição de uma observação. "Fico pensando que você acha que estou mentindo" é uma descrição.

Exemplo: "Você só está pensando em um modo de não ir à festa comigo" não é a descrição de uma observação. "Acho [ou acredito] que você está tentando inventar desculpas para não ir à festa comigo" é uma descrição. Diga aos participantes: "Note também que, quando a frase é moldada dessa forma, você esclarece que está descrevendo seus próprios pensamentos".

Exemplo: "Você desaprova" não é uma descrição. "Acho que você desaprova" é uma descrição.

"Quando você faz X, eu sinto [ou penso] Y" é uma boa maneira de descrever as reações pessoais para o que os outros fazem ou dizem.

Por exemplo, dizer: "Quando você ergue as sobrancelhas e franze os lábios desse jeito [X], eu começo a pensar que você acha que estou mentindo [Y]" também é uma forma de descrever. Diga aos participantes: "Colocar dessa forma mostra que você está descrevendo seus próprios pensamentos, que você pode observar".

💬 **Ponto de discussão:** Discuta como descrever que o pensamento é um pensamento exige que a pessoa note que é um pensamento em vez de um fato. Dê exemplos das diferenças entre pensar "Você não me quer" e a outra pessoa na verdade não te querer; ou pensar "Eu sou um babaca" e ser um babaca. Obtenha *feedback*. Obtenha inúmeros exemplos. É fundamental que os participantes compreendam essa distinção.

💬 **Ponto de discussão:** Junto aos pacientes, solicite ocasiões em que os outros interpretaram mal seus pensamentos. Discuta as sensações que isso provoca.

👥 **Exercício prático:** Peça aos pacientes que observem os pensamentos e os rotulem como pensamentos. Sugira que sejam rotulados em categorias (p. ex., "pensamentos sobre mim mesmo", "pensamentos sobre os outros", etc.). Use o exercício da correia transportadora descrito anteriormente neste capítulo, mas, desta vez, à medida que a correia transporta os pensamentos e os sentimentos, peça aos pacientes que os classifiquem em categorias: "Por exemplo, você poderia ter uma caixa para pensamentos de qualquer tipo, uma caixa para sensações corporais e uma caixa para impulsos de fazer algo (como parar de descrever)".

✓ b. **Ninguém consegue observar as intenções dos outros**
Falar sobre as intenções inferidas dos outros não é descrever e pode causar problemas. Isso acontece porque (1) é extremamente difícil ler de modo correto as intenções das outras pessoas;

e (2) caracterizar incorretamente as intenções dos outros pode ser muito doloroso, em especial quando elas são socialmente inaceitáveis. Com frequência, as pessoas prestam atenção aos efeitos resultantes daquilo que os outros fizeram e, então, supõem que esses efeitos foram intencionais.

Exemplo: "Sinto-me manipulada" se traduz em "Você está me manipulando".

Exemplo: "Estou sentindo dor" se traduz em "Você fez isso para me machucar".

Exemplo: "Quando você me diz que vai abandonar a escola se eu não lhe der uma nota melhor, eu me sinto manipulado" é um exemplo de descrição mais preciso.

✓ c. **Ninguém consegue observar os sentimentos ou as emoções de outro indivíduo**
Não podemos ver os componentes experienciais internos das emoções. Porém, podemos observar muitos componentes delas, como expressões faciais, posturas, expressões verbais e ações ligadas à emoção. Comportamentos expressivos, contudo, podem ser enganosos. As expressões associadas a várias emoções podem ser muito semelhantes, e, por isso, é tanto possível como frequente que estejamos errados em nossas crenças sobre as emoções dos outros.

Exemplo: Muita gente soa como se estivesse com raiva ou irritada quando se sente muito ansiosa.

Exemplo: Com frequência, as pessoas se afastam das outras quando estão envergonhadas, levando estas a dizer que aquelas estão bravas.

Muitas vezes, também, podemos incorretamente presumir que alguém fez algo de modo intencional, quando, em vez disso, a pessoa talvez pode ter se sentido coagida ou com receio de dizer não. O mesmo vale ao pensar em coisas que uma pessoa não faz: Podemos presumir: "Se você quisesse, teria feito isso".

Exemplo: Para alguém com problema com álcool que tenha sofrido uma nova recaída, podemos dizer incorretamente: "Você simplesmente não quer ficar sóbrio".

Exemplo: Se telefonamos a alguém tarde da noite e a pessoa atende ao telefone, podemos presumir incorretamente que "Ela quer falar comigo".

Ponto de discussão: Às vezes, é mais fácil explicar esse ponto pedindo aos pacientes que pensem em ocasiões nas quais outras pessoas "descreveram" os pensamentos ou sentimentos deles incorretamente. Também solicitamos exemplos de ocasiões em que eles próprios "descreveram" as emoções, os pensamentos ou as intenções dos outros incorretamente. Realce, aqui, a diferença entre inferências e as descrições com base na observação.

Nota aos líderes: Descrever é semelhante a verificar os fatos, uma habilidade de regulação emocional. Ver Ficha de regulação emocional 8.

✓ d. **Ninguém jamais observou um conceito, um significado, uma causa ou uma mudança nas coisas**
Conceitos e significados são os resultados dos esforços de nossa mente para coordenar uma gama de observações para tentar compreendê-las. Causas e alterações são inferidas a partir da observação do mundo e de deduções lógicas a partir de nossas observações.

Exemplo: Diga aos pacientes: "Vejo você acertar uma bola com um taco, e a bola se move; concluo que a tacada causou o movimento. No entanto, não observei a 'causa', porque isso é um conceito, não é algo que eu possa observar".

Conclusões e comparações com "mais" ou "menos", ou quaisquer diferenças entre as coisas, também são os resultados de cálculos mentais que ocorrem em nossas mentes.

Exemplo: Vemos uma pessoa agindo de maneira muito irritadiça um dia e bem calminha no dia seguinte. Podemos comentar: "Percebo que você está mais calma do que ontem". Na verdade, a afirmação baseia-se na comparação, em nossas mentes, do que observamos em um dia com aquilo que estamos observando hoje e, em seguida, tirando uma conclusão. Porém, as conclusões sobre as coisas e como elas têm mudado são conceitos, e não coisas que podemos observar. Claro, podemos observar as conclusões que tiramos em nossas próprias mentes.

C. Exercícios práticos de descrever

Como os exercícios introdutórios para as práticas de observação supradescritos, estes são exercícios muito breves que podem ser feitos à medida que você começa a ensinar a descrever. Você pode fazer um exercício e, então, compartilhar a experiência, ou pode fazer vários destes em sequência e depois compartilhar. Você pode entremear instruções e perguntas à medida que aborda os pontos de ensino. Estes exercícios não precisam de preparação.

- "Observe e depois descreva o primeiro pensamento que passa em sua cabeça."
- "Observe e depois descreva um quadro na parede ou um objeto sobre a mesa."
- "Observe sons na sala por alguns minutos e depois descreva os sons que ouviu."
- "Observe as sensações em seu corpo e então descreva uma ou mais de suas sensações."
- "Observe seus pensamentos como se viessem sobre uma correia transportadora. À medida que surgem, classifique-os por categoria descritiva em caixas – por exemplo, pensamentos de planejamento, pensamentos de preocupação."

✓ D. Revisão dos exercícios práticos de descrição entre as sessões

A Ficha de *mindfulness* 4B enumera uma série de ideias para a prática de descrever. É importante esmiuçar algumas dessas ideias com os participantes.

VI. HABILIDADES DE *MINDFULNESS* "O QUE FAZER": PARTICIPAR (*MINDFULNESS* FICHAS 4–C)

Ponto principal: Participar, a terceira habilidade de *mindfulness* "o que fazer", significa entrar totalmente em uma atividade.

Ficha de *mindfulness* 4: Assumindo o controle de sua mente: habilidades "o que fazer". Esta é a mesma ficha utilizada no ensino das habilidades de observar e descrever. Revise a seção "Participar" da ficha com os pacientes.

Ficha de *mindfulness* 4C: Ideias para praticar a participação. Com frequência, os pacientes têm dificuldade para encontrar formas de praticar a participação. Isso é verdadeiro sobretudo para indivíduos socialmente tímidos. Esta ficha é sucinta e pode ser uma fonte útil de ideias.

Fichas de tarefas de *mindfulness* 2, 2A, 2B: Prática de habilidades centrais de *mindfulness*; Ficha de tarefas de *mindfulness* 2C: Calendários de habilidades centrais de *mindfulness*; Ficha de tarefas de *mindfulness* 4: Habilidades "o que fazer" de *mindfulness*: observar, descrever e participar; Ficha de tarefas de *mindfulness* 4A: *Checklist* de observar, descrever e participar; Ficha de tarefas de *mindfulness* 4B: Calendário de observar, descrever e participar. Estas fichas de tarefas são as mesmas que as utilizadas no ensino das habilidades de observar e descrever. Peça a cada um dos membros para descrever suas práticas de participação. É importante salientar, na revisão das tarefas, que praticar as habilidades durante a semana é a tarefa, e não escrever suas descrições sobre suas experiências nas lições extraclasse.

✓ **A. Participar: o que é?**

Participar é entrar totalmente e com consciência na vida em si, no presente momento, de modo não julgador. Participar é a meta final de *mindfulness*.

> **Nota aos líderes:** Não sinta que você precisa abordar todos estes pontos a cada vez. Lembre-se de que você irá revisar esta habilidade várias vezes e pode analisar novos pontos em oportunidades posteriores.

B. Por que participar?

✓ **1. *A experiência do "fluxo" está associada com participar***

O estado de "fluxo" é considerado uma experiência ótima – incompatível com o tédio e associada com prazer intenso e senso de controle. É uma característica crucial da "experiência culminante".[47]

Exemplo: Estar completamente imerso em uma atividade como esquiar ou correr pode dar uma sensação de máximo bem-estar ou uma sensação de êxtase.

2. *Participar é incompatível com a inibição*

Quando nos "tornamos o que estamos fazendo", há uma mescla de ação e consciência, de modo a deixarmos de ter a consciência de estarmos separados do que estamos fazendo.

3. *Participar é incompatível com um sentimento de exclusão*

Quando nos tornamos o que fazemos, deixamos de ter consciência da separação entre nós e nossa atividade ou nosso ambiente. Perdemos a consciência sobre a separação de nós mesmos e todo o restante. Esquecemo-nos de nós mesmos, e, portanto, também da ideia de estar dentro ou de fora.

4. *Ao participar, o esforço parece sem esforço*

Em um estado de fluxo, há ação sem esforço. Estamos absorvidos no que estamos fazendo, no que está acontecendo. Estamos conscientes de uma sensação de movimento, velocidade e facilidade. A vida e o que estamos fazendo torna-se uma espécie de dança. Até mesmo um grande esforço parece fácil.

5. *Ao participar, estamos presentes em nossas vidas e nas vidas dos entes queridos*

Quando nos tornamos o que estamos fazendo, não perdemos nossas próprias vidas. E também não perdemos fazer parte da vida dos outros. Compaixão e amor, em relação a nós mesmos ou aos outros, exige a nossa presença.

6. *Participar é uma característica fundamental do comportamento habilidoso*

Para sermos peritos em qualquer tarefa, devemos praticar e "superaprender" essa tarefa. A *expertise* em qualquer atividade requer consciência cuidadosa da tarefa sem as distrações de pensar sobre nós mesmos, sobre os outros ou até mesmo sobre a tarefa. Uma pessoa que pensa em correr durante a corrida perde a competição. Na dramaturgia de alto nível, o ator realmente encarna o personagem. Uma grande dançarina torna-se a dança. Nas Olimpíadas, ginastas deixam que seus corpos façam o trabalho.

✓ **C. Participar: o que fazer**

Faça aos pacientes uma ou mais destas sugestões:

- "Entre nas experiências presentes. Mergulhe no presente".
- "Jogue-se completamente nas atividades."

- "Não se separe dos eventos e das interações em curso. Participe completamente; mergulhe no momento; envolva-se; una-se; embarque."
- "Torne-se uma coisa só com o que você está fazendo."
- "Abra mão da inibição fazendo ação oposta a ela. Deixe-se abandonar ao momento. Concentre-se no momento de modo a promover uma "fusão" entre você e o que estiver fazendo, como se houvesse apenas o agora, apenas o que você está fazendo."
- "Aja intuitivamente a partir da mente sábia, fazendo apenas o que é necessário em cada situação."
- "Acompanhe o fluxo; responda com espontaneidade."

Exemplo: Observar e descrever são como se deparar com a placa "pare, olhe e escute". Participar é como atravessar a via.

Por exemplo, diga aos pacientes: "Se estiver chovendo, simplesmente pule nas poças como uma criança; aproveite a chuva".

✓ **D. Escolhendo quando observar, quando descrever e quando participar**

1. Observe e descreva quando algo é novo ou difícil

Instrua aos pacientes: "Abstenha-se de participar de uma atividade quando você estiver cometendo erros ou não sabe como fazer algo. Quando estiver participando, esteja muito consciente, mas não concentre ativamente sua atenção em si mesmo nem analise os detalhes do que está fazendo. Às vezes, você deve recuar, desacelerar e prestar atenção ao que está fazendo. Em particular, quando notar que há um problema em sua vida, você precisa recuar, observar ativamente e descrever tanto a situação-problema quanto suas respostas a ela. Aí você pode descobrir o que está errado, aprender as habilidades necessárias para solucionar o problema e voltar a participar".

Exemplo: "Você só pode tocar piano com excelência se participar do ato de tocar piano, ou seja, se tocar em plenitude. Porém, se aprendeu uma técnica incorreta, talvez queira aprender a versão correta. Para fazer isso, você precisa recuar, observar e descrever o que está fazendo de errado e, em seguida, praticar a maneira correta repetidamente até se tornar hábil. Então, pode parar de observar e participar de novo".

Ponto de discussão: Abstenha-se de participar e tente compreender e melhorar as coisas. Compartilhe exemplos de participar (p. ex., dirigir um carro): "Quando você troca de veículo e pega um carro com câmbio diferente, ou se você vai à Inglaterra e precisa dirigir no lado esquerdo da via, de repente você precisa parar, observar e descrever". Solicite outros exemplos dos pacientes.

2. Pratique mais a habilidade mais difícil

Diga aos pacientes: "Enfatizem a prática da habilidade de *mindfulness* que vocês acharem mais difícil. Pessoas diferentes têm problemas com habilidades diferentes". Dê as seguintes ilustrações.

✓ *Exemplo:* Algumas pessoas participam o tempo todo, e isso é problema delas. Elas não percebem que estão participando de um jeito que irrita os outros. Outras pessoas têm um monte de problemas com participar, especialmente aquelas que são tímidas, socialmente ansiosas ou que têm medo de falhar. Tudo o que elas fazem é ficar à margem e observar. Outras, ainda, têm mentes ocupadas e analíticas. Elas também se abstêm de viver no momento, mas em vez de apenas observar, elas analisam, pensam e refletem sobre cada evento que ocorre. A vida é como um comentário corrente sobre o universo. Descrever está na sexta marcha.

Ponto de discussão: É importante enfatizar a prática da habilidade mais difícil ou mais necessária a cada paciente. Discuta com os pacientes qual habilidade de "o que fazer" (observar, descrever, participar) é o ponto forte deles e qual é o seu ponto fraco. A que eles considerarem mais necessária é a que devem praticar mais.

> **Ponto de discussão:** Discuta as relações entre as três habilidades de *mindfulness*. Lembre aos pacientes: "Quando você estiver observando, observe; quando estiver descrevendo, descreva; quando estiver participando, participe".

E. Exercícios práticos de participar

1. Clube da risada

Explique aos participantes que rir pode ter efeitos muito positivos para a saúde e a felicidade. Peça a todos que comecem a rir com você e continuem até você parar. Então, comece a rir, mantendo o riso por alguns minutos. (Não se preocupe se alguns recusarem; pode ser muito difícil *não* rir quando os outros riem.)

2. Bola sonora[44]

Aqui, o jogo é lançar e capturar sons. Para lançar um som, uma pessoa ergue as mãos, inclina-se em direção à outra pessoa e imita jogar uma bola de basquete à outra pessoa, e, ao mesmo tempo, emitindo um som ("uga-uga", "zupitizu", "tralalá" ou qualquer outro som absurdo). Em geral, o som é "lançado" em uma voz cantada e espichada. A pessoa que "captura a canção" ergue as mãos perto das orelhas, se inclina para trás e imita o som. Em seguida, essa pessoa lança um som diferente para alguém mais, e assim por diante. Faça todos permanecerem em um círculo e praticarem o conceito, até todo mundo entender a dinâmica do jogo. Em seguida, inicie o jogo. A ideia é lançar e pegar sons o mais rápido que todos puderem.

3. Dança da chuva

Peça a todos para ficarem em um círculo. Diga-lhes que sua tarefa é fazer seja lá o que a pessoa à esquerda estiver fazendo, mudando o que estiverem fazendo quando o indivíduo à esquerda mudar. Lembre-os de que não devem olhar para você, apenas concentrar-se no que a pessoa à esquerda deles está fazendo. Comece esfregando as mãos para cima e para baixo. Uma vez que todos, incluindo a pessoa à sua esquerda, estiver esfregando as mãos, pare de esfregar as mãos e comece a estalar os dedos. Siga isso com os seguintes movimentos: dê batidinhas em suas coxas; marchar sem sair do lugar; dar batidinhas nas coxas outra vez; estalar os dedos novamente; esfregando as mãos outra vez; e ficar em pé. Isso é chamado de "dança da chuva" porque soa como a chuva em uma floresta.

✓ 4. Improviso

O improviso pode ser muito divertido e envolve a prática da participação consciente com espontaneidade. Também envolve abrir mão de estar separado dos outros e lançar-se na narrativa que se desenrola à medida que cada pessoa toma um rumo. Se você tem um professor de improvisação que possa comparecer e dar uma aula ao grupo, ou se um de seus líderes de grupo tiver experiência com improvisação (ou está disposto a ler e experimentar a prática), isso pode ser uma boa forma de aumentar as habilidades de participação consciente dos pacientes (e as suas também).

a. Improviso 1
Para começar este exercício, faça os membros do grupo formarem um círculo, sentados ou em pé. Instrua-os de que a ideia da prática de *mindfulness* é que cada pessoa se torne parte da comunidade que é o círculo. A ideia é tornar-se parte da roda, avançando a narrativa da comunidade. A primeira pessoa começa dizendo uma palavra para iniciar uma história. Cada um diz apenas uma palavra à medida que a história continua ao redor do círculo. Cada indivíduo tenta responder o mais rápido possível com uma palavra que avança a narrativa que foi contada quando esta chegar a ele. A ideia é que os participantes desistam de se antecipar e abram mão de se apegar às suas próprias vertentes da história quando necessário. (Exemplo: "Certa... vez... um... menino... caiu... do... céu...")

b. Improviso 2

Faça os participantes formarem um círculo. Use as mesmas instruções do improviso anterior, mas, em vez de pedir que cada pessoa diga uma palavra só, peça que diga um trecho de uma frase. (Exemplo: "Era uma vez... um grande urso... O urso era feroz... mas ele também era amável... Um menino que passava por perto... viu o urso...").

5. Reme, reme sua canoa

Divida os participantes em dois, três ou quatro grupos e, em seguida, cante "Reme, reme, reme sua canoa". Eis a letra: (a) "Reme, reme, reme sua canoa", (b) "Descendo suave o ribeirão", (c) "Que coisa boa, que coisa boa", (d) "A vida não passa de ilusão".

Enquanto cantam, os participantes devem acompanhar a letra com mímica: (a) remar, (b) acenar as mãos ligeiramente acima e abaixo para imitar o movimento rio abaixo, (c) erguer as mãos e mexer a cabeça lateralmente, (d) juntar as mãos e enterrar a cabeça nas mãos.

6. Danças

Existem muitas cantigas folclóricas de roda que um grupo pode utilizar na dança. Dois exemplos fáceis são descritos a seguir.[48]

a. Dança do pastor

De pé em um círculo, cada pessoa estica os dois braços para os vizinhos, a palma da mão direita para cima e a da esquerda para baixo, na palma da mão do colega. A dança é feita em uma contagem de 4, começando com (1) o pé esquerdo à frente, (2) o pé esquerdo à esquerda, (3) depois para trás e, então, de volta (4) ao chão, junto ao pé direito. Em seguida, repita com o pé direito: (1) à frente, (2) à direita, (3) para trás e (4) de volta ao chão, junto ao pé esquerdo. Então dê um passo (1) à esquerda com o pé esquerdo e, em seguida, leve o pé direito à esquerda e para baixo junto ao pé esquerdo; e repita os mesmos passos mais três vezes para (2), (3) e (4). Repita as duas sequências e continue repetindo até a música parar. Isso pode ser feito com qualquer cantiga com ritmo de quatro batidas. A música que usamos é a "dança do pastor".[49] Quando essa música não estiver disponível, dançamos entoando a famosa canção *We Shall Overcome*.

b. Dança do convite

O que torna a próxima dança especial é a instrução no início. Antes de começar, sugira aos participantes: "Convide uma pessoa em sua vida (viva ou morta) para dançar com você". Em seguida, de pé em um círculo, cada indivíduo estende os dois braços na frente dele, as palmas das mãos em uma postura convidativa e disposta. A dança envolve dois passos à direita e um à esquerda: (1) pé direito à direita, o esquerdo se move à direita e para baixo junto ao pé direito; e (2) repita. Em seguida, (3) o pé esquerdo à esquerda, então o pé direito à esquerda e para baixo, junto ao pé esquerdo. Diga aos pacientes: "Quando você estiver se movendo à direita, gire os quadris e o corpo em direção à direita. Então, quando estiver se movendo à esquerda, gire o pé esquerdo à esquerda e traga o pé direito junto a ele, com os quadris e o corpo em direção à esquerda. Repita a sequência e continue repetindo até a música parar". Isso pode ser dançado ao som de *Red Rain*, de Maria Farantouri (www.youtube.com/watch?v=BVsHTWLYu9g). (Comece o primeiro passo com a batida aproximadamente aos 48 segundos.) Esta dança também pode ser feita com *Nada Te Turbe*, hino que se originou na comunidade religiosa Taizé, na Espanha, e que tem uma batida muito mais fácil para dançar. É uma música cristã em espanhol, mas uma tradução em inglês pode ser encontrada no YouTube (www.youtube.com/watch?v=fvfTVxgkWpo). Qualquer outro tipo de música com batida semelhante funcionaria. Em geral, primeiro eu ensino a dança com *Nada Te Turbe* e, depois, passo a *Red Rain*.

Nota aos líderes: A ideia de "convidar os outros para dançar com você em sua mente" veio da minha experiência com essa dança, em que sempre convido a todos os pacientes internados em unidades psiquiátricas no mundo a dançar comigo. Quando sugeri isso aos meus alunos de pós-graduação, eles acharam muito comovente, e muitos até choraram. Então, esteja preparado para uma resposta emocional a isso. Certifique-se de que os pacientes compartilhem suas experiências após as danças.

7. Caminhada

Peça a todos para formarem uma fila indiana e, então, caminhar por alguns minutos no ritmo do líder. Instrua os pacientes a manter a distância de um braço em relação à pessoa da frente.

8. Escrever de trás para frente[50]

Dê a cada paciente um pedaço de papel e um lápis. Instrua-os a segurar o lápis na mão dominante e escrever o alfabeto de trás para frente (de Z a A). Uma variação é escrever com a mão trocada: peça aos pacientes para descrever suas férias ou lembranças escrevendo-as com a mão esquerda (se forem destros) ou direita (se forem canhotos). Em seguida, peça-lhes para discutir o que eles observaram durante a experiência.

9. Origami

Traga um simples conjunto de instruções origami (as instruções para fazer uma caixa são relativamente fáceis de seguir). Distribua folhas de papel e peça ao grupo para acompanhar suas instruções com as dobras. Ande em meio ao grupo ao longo de cada etapa. Quando as criações de origami estiverem concluídas, você pode discutir algumas coisas com os pacientes. Primeiro, pode discutir sua capacidade de ficarem atentos, notando se adotaram uma postura julgadora ou não julgadora, e assim por diante. Em segundo lugar, pode discutir como o pedaço de papel que começou como um quadrado ou retângulo agora mudou de forma (função e formato diferentes, etc.).

10. Trocando de lugar

Em nossos grupos (e equipes de tratamento!), as pessoas tendem a querer sentar-se no mesmo lugar de sempre. Antes de começar este exercício, espere até que todos os membros do grupo estejam sentados e acomodados. Dê uma instrução geral para observar e estar atento às reações que estão por vir. Então, peça a todos que se levantem e mudem para um assento no lado oposto da sala. Compartilhe a experiência em termos de consciência de má disposição, bem como de resistência à mudança. Solicite aos pacientes que dividam as observações sobre o que viram/experimentaram de diferente em seus lugares novos.

11. Equilibrando ovos

Aprendi este exercício com um psiquiatra chinês que visitou a minha clínica. Traga um conjunto de ovos crus em temperatura ambiente. Libere espaço em uma mesa (não use toalha de mesa). Dê um ovo a cada pessoa. Instrua todos a segurar o ovo levemente com os dedos, com a extremidade maior do ovo sobre a mesa, e, então tentar equilibrá-lo de forma que, se o participante erguer os dedos, o ovo permaneça equilibrado em sua extremidade. Continue até que a maioria dos participantes consiga realizar a tarefa.

Nota aos líderes: É importante praticar este exercício antes de tentar ensiná-lo aos pacientes. Isso exige mais concentração e atenção do que você pode imaginar.

12. Caligrafia

A caligrafia é uma forma expressiva e harmoniosa de escrita. Seja pedindo a um professor de caligrafia para dar uma aula ao grupo, seja trazendo livros de caligrafia para trabalhar, a prática da caligrafia pode ser uma maravilhosa prática de *mindfulness*, pois requer concentração consciente no momento. Para trabalhar nesta aula, você vai precisar de material, como papel, canetas ou pincéis e tinta.

13. Ikebana

Ikebana é uma forma disciplinada de arranjos florais japoneses. Tal como acontece com a caligrafia, fazer bem requer concentração e presença conscientes ao momento. Seja pedindo a um professor de *ikebana* para dar uma aula ao grupo, seja trazendo livros sobre o assunto para trabalhar, muitos indivíduos acham que isso funciona como prática de *mindfulness*. Você também vai precisar de algumas flores, folhas ou ramos.

14. Tornando-se a contagem

Instrua os pacientes: "Torne-se a contagem da sua respiração. Torne-se apenas o 'um' quando contar 1, torne-se apenas o 'dois' quando contar 2, e assim por diante".

15. Tai Chi, Qigong, ioga Hatha, dança espiritual

Existem muitas formas de movimento consciente, incluindo artes marciais, ioga e dança. Praticada com concentração e consciência ao movimento presente do corpo, cada qual é uma duradoura forma de praticar *mindfulness*.

16. Exercício manual[44]

Faça os membros do grupo ficarem em torno de uma mesa oval ou retangular. Cada membro é instruído a colocar a mão esquerda na mesa. Em seguida, cada um coloca sua mão direita embaixo da mão esquerda da pessoa que está à direita. Alguém começa a sequência tirando a mão direita da mesa e rapidamente a recolhe para baixo. A pessoa à direita levanta rapidamente a mão direita. Os movimentos manuais continuam ao redor do círculo, em sequência, até que alguém faça um toque duplo. Esse movimento inverte a direção dos movimentos da mão, que continuam na direção inversa, até alguém fazer um duplo toque novamente. Quem erguer a mão muito cedo ou muito tarde remove a mão específica e deixa a outra sobre a mesa (se a outra mão estivesse fazendo o que devia). O exercício continua até sobrar apenas um par de mãos.

17. Estouro, estralo e estalo[44]

Todos os membros do grupo são instruídos a dizer "estouro" ao cruzar o peito com o braço esquerdo ou direito e apontar imediatamente para a esquerda ou direita; dizer "estralo" ao erguer o braço esquerdo ou direito acima de suas cabeças e apontar imediatamente à esquerda ou à direita; e a dizer "estalo" ao apontar para qualquer pessoa ao redor do círculo (que não precisa estar imediatamente à esquerda ou direita). Qualquer pessoa começa dizendo "estouro" e, logo, aponta simultaneamente à esquerda ou à direita. Quem é apontado fala "estralo" e, ao mesmo tempo, aponta à esquerda ou à direita. Quem é apontado fala "estalo" e aponta alguém no círculo. Essa pessoa, então, começa com "estouro" e recomeça a sequência. Quem trocar as palavras ou confundir os gestos ao tentar manter um ritmo razoavelmente rápido cai fora desta parte do exercício. Essas pessoas, então, tornam-se "distraidoras" e, do lado de fora do círculo, tentam distrair seus colegas (verbalmente, sem contato físico). A sequência de "estouro-estralo-estalo" continua até sobrarem apenas duas pessoas no círculo.

18. Última letra, primeira letra[44]

Para começar este exercício, os membros do grupo têm de sentar em círculo. A primeira pessoa começa falando uma palavra. Em seguida, o indivíduo à direita deve dizer uma palavra que comece com a última letra da palavra que a primeira pessoa fala. (Sequência de amostra: "ônibus", "subir", "rúcula", "amarelo", etc.) Diga aos participantes: "À medida que você continua ao redor do círculo, livre-se de quaisquer distrações. Observe quaisquer julgamentos que você possa ter em relação a sua capacidade de pensar em uma palavra rapidamente". Depois discuta as observações com todos.

✓ ### 19. Aceitação pela cadeira

Lembre aos pacientes de que o foco de participar é experimentar a unidade da pessoa com o universo. Com todos os pacientes sentados, peça-lhes para fechar seus olhos e depois ouvir você dizendo:

> *"Concentre sua atenção em seu corpo tocando a cadeira na qual você está sentado... Avalie como a cadeira aceita você totalmente, o sustenta, apoia suas costas e impede que caia no chão... Observe como a cadeira não o expulsa, dizendo que você é muito gordo ou magro ou*

inadequado... Observe o quanto a cadeira é receptiva... Concentre a sua atenção no piso que segura a cadeira... Considere a bondade do piso que o sustenta, mantendo seus pés longe do chão, fornecendo um caminho para você alcançar outras coisas... Observe as paredes que delimitam você na sala, para que todo mundo que passa não ouça tudo que você diz... Perceba a bondade das paredes.... Observe o teto que impede que a chuva e o frio do inverno e o quente sol de verão o atinjam... Avalie a bondade do telhado... Permita-se ser protegido pela cadeira, protegido pelo piso, e protegido pelas paredes e pelo teto... Perceba a bondade".

Talvez você queira ler o seguinte poema de Pat Schneider.[51] Os versos destacam a ideia de que o amor e a aceitação estão bem ao nosso redor. O principal aqui é libertar-se de ideias rígidas sobre onde podemos encontrar amor, aceitação, respeito e generosidade.

A paciência das coisas singelas*

É um tipo de amor, não é?
Como a xícara contém o chá,
Como a cadeira fica em pé, sólida e quadrangular,
Como o piso recebe as solas dos sapatos
Ou os pés descalços. Como as solas dos pés sabem
Onde elas deveriam estar.
Fico pensando na paciência
Das coisas singelas, como roupas
Respeitosas, esperando nos roupeiros
E sabonetes silenciosamente ressecando nas saboneteiras,
E toalhas bebendo as gotas
Na pele de minhas costas.
E a adorável repetição dos degraus.
E há algo mais generoso do que uma janela?

✓ **F. Revisão dos exercícios práticos de participação entre as sessões**

A Ficha de *mindfulness* 4C enumera uma série de ideias para a prática de participar. É importante esmiuçar algumas dessas ideias com os pacientes.

VII. HABILIDADES DE *MINDFULNESS* "COMO FAZER": ADOTANDO UMA POSTURA NÃO JULGADORA (FICHAS DE *MINDFULNESS* 5–5A)

Ponto principal: As habilidades "como fazer" são *como* observamos, descrevemos e participamos. Existem três habilidades "como fazer": adotando uma postura não julgadora, fazendo uma coisa de cada vez e ser efetivo. Adotar uma postura não julgadora é libertar-se de avaliar e de julgar a realidade.

Ficha de *mindfulness* 5: Dominando a sua mente: habilidades "como fazer". As habilidades "como fazer" podem ser ensinadas em uma sessão. Primeiro, faça uma breve descrição de cada habilidade: adotando uma postura não julgadora, fazendo uma coisa de cada vez e sendo efetivo. Os pontos essenciais estão na ficha. Na primeira vez, você precisará passar mais tempo no módulo sobre adotar uma postura não julgadora, já que a maioria dos pacientes tem dificuldade para entender os conceitos. Também pode ser difícil para os treinadores de habilidades compreender claramente, então, certifique-se de estudá-los cuidadosamente antes de ensiná-los. Adotar uma postura não julgadora é fundamental para todos os ensinamentos de *mindfulness* e, portanto, deve ser realçado até que os pacientes entendam a prática. É importante prestar atenção às nuances dessa habilidade. Certifique-se de conduzir os exercícios práticos sobre adotar uma postura não julgadora antes de passar à próxima habilidade. Você terá uma oportunidade de ensino adicional dessas habilidades durante a revisão das práticas das tarefas. Estas habilidades são mais bem aprendidas por meio de prática, *feedback* e *coaching*.

---

* De Schneider, P. (2005). The patience of ordinary things. Em *Another river: New and selected poems*. Amherst, MA: Amherst Writers and Artists Press. Copyright 2005 by Pat Schneider. Reimpresso com permissão.

> **Ficha de *mindfulness* 5A: Ideias para praticar uma postura não julgadora.** As cinco primeiras ideias práticas para não julgar são organizadas em ordem, da mais fácil para a mais difícil. Para os indivíduos que apresentam dificuldades em reduzir o hábito de julgar, esses exercícios práticos podem ser atribuídos em sequência, um exercício por semana.
>
> **Fichas de tarefas de *mindfulness* 2, 2A, 2B: Prática de habilidades centrais de *mindfulness*; Ficha de tarefas de *mindfulness* 2C: Calendário de habilidades centrais de *mindfulness*.** Estas fichas de tarefas são as mesmas que as utilizadas no ensino das habilidades "o que fazer" de observar, descrever e participar. Cada qual pede aos pacientes que descrevam sua prática de *mindfulness*. Quando as fichas de tarefas são utilizadas para essa habilidade, peça a todos para praticarem as habilidades de observar, descrever e participar *de modo não julgador*.
>
> **Ficha de tarefas de *mindfulness* 5: Habilidades "como fazer" de *mindfulness*: adotar uma postura não julgadora, fazer uma coisa de cada vez e ser efetivo.** Esta ficha de tarefas fornece espaço para registrar só duas práticas de uma habilidade de "como fazer" por semana.
>
> **Ficha de tarefas de *mindfulness* 5A: *Checklist* de adotar uma postura não julgadora, fazer uma coisa de cada vez e ser efetivo; Ficha de tarefas de *mindfulness* 5B: Calendário para a prática de adotar uma postura não julgadora, fazer uma coisa de cada vez e ser efetivo; Ficha de tarefas de *mindfulness* 5C: Calendário de adotar uma postura não julgadora.** As Fichas de tarefas 5A e 5B oferecem diferentes formatos para registrar a prática das habilidades "como fazer". A Ficha de tarefas 5C é avançada, especial para a habilidade de adotar uma postura não julgadora. É mais útil quando você estiver trabalhando com alguém na substituição de ideias, declarações, suposições e/ou expressões críticas por outras, não críticas. Esta ficha de tarefas também pode ser muito útil para equipes de tratamento DBT em trabalhar com ideias típicas e suposições julgadoras sobre terapeutas individuais, líderes do treinamento de habilidades e/ou pacientes da terapia individual/do treinamento de habilidades.

✓ **A. Dois tipos de julgamentos**

Existem dois tipos de julgamentos: julgamentos que *diferenciam* e julgamentos que *avaliam*.

✓ **1. Julgamentos que diferenciam**

"Diferenciar" é discernir ou analisar se duas coisas são iguais ou diferentes, se algo encontra algum tipo de padrão ou se algo se encaixa nos fatos.

Algumas pessoas são pagas para comparar as coisas aos padrões ou para prever as consequências – ou seja, para criticar ou julgar. Os professores dão notas; os feirantes expõem alimentos "bons" e descartam os "ruins". A palavra "bom" também é usada para dar a crianças e adultos *feedback* sobre seu comportamento, de modo que eles saibam o que fazer e o que parar.

Exemplo: Um joalheiro especialista diferencia se um suposto diamante realmente é um diamante ou não.

✓ *Exemplo:* A Suprema Corte dos Estados Unidos diferencia se uma ação ou lei viola a constituição.

Exemplo: Um juiz do tribunal criminal diferencia se uma ação é contrária à lei ou não.

✓ *Exemplo:* Árbitros em um concurso de ortografia diferenciam se a grafia dos competidores é igual ou diferente da norma culta.

Diferenciações são necessárias. Diferenciar uma piscina cheia d'água de outra vazia é essencial antes de mergulhar nela. Muitas vezes, diz-se que uma pessoa capaz de diferenciar tem "olho clínico" (p. ex., um açougueiro que consegue selecionar o pedaço de carne que ficará mais macio após assado). Diferenciar os efeitos da raiva *versus* comportamento conciliador em relação às outras pessoas é essencial à construção de relacionamentos duradouros.

✓ **2. Julgamentos que avaliam**

"Avaliar" é julgar/criticar alguém ou algo como bom ou ruim, útil ou inútil, valioso ou não valioso.
As avaliações são algo que adicionamos aos fatos. Baseiam-se em opiniões, valores pessoais e ideias em nossas mentes. Não fazem parte da realidade factual.

✓ **3. Libertando-se das avaliações, mantendo as diferenciações**

Nosso objetivo em não julgar é se libertar dos julgamentos que avaliam como bom e ruim e, ao mesmo tempo, manter os julgamentos que diferenciam e percebem as consequências.
Às vezes, porém, "bom" e "ruim" são usados como taquigrafia para descrever as consequências.

✓ *Exemplo:* Quando o peixe está velho, viscoso e não tem gosto bom se for consumido, dizemos que está "ruim". Se estiver podre e consumi-lo vai nos fazer mal, dizemos que é "ruim". Se é fresco e não contaminado, dizemos que é "bom".

Exemplo: Quando as pessoas magoam as outras ou são destrutivas, dizemos que elas são "más". Quando ajudam as outras, nós as chamamos de "boas".

Exemplo: Se chove em um desfile e isso atrapalha as pessoas, dizemos que foi uma coisa "ruim". Se faz sol e todos estão felizes, dizemos que isso é "bom".

Exemplo: Podemos dizer que as pessoas têm "bom senso" quando elas têm habilidade em ver as consequências de seus comportamentos e decisões.

Contudo, é fácil se esquecer de declarar as consequências e simplesmente rotular outras pessoas ou eventos de "bons" e "maus/ruins". Muitas vezes, ao usarmos "bom" e "ruim", nos esquecemos de que estamos adicionando algo à realidade. Esquecemos de que estamos prevendo as consequências. Tratamos nossos julgamentos como fatos. As pessoas também consideram que seus julgamentos sobre nós são fatos.

✓ Diferenciações podem facilmente tornar-se julgadoras também. As diferenciações podem se transformar em julgamentos quando exageramos as diferenças entre duas coisas. Ou seja, descrevemos o que acreditamos ser concreto, em vez de descrever o que observamos ser concreto. A diferenciação entre várias pessoas ou ideias baseia-se em julgar certas características das pessoas ou certas ideias como "boas" ou "ruins". Quando nos sentimos ameaçados pelas diferenças, é mais fácil cometer discriminações.

Exemplo: Os negros são inferiores aos brancos.

Exemplo: As mulheres são menos úteis do que os homens.

Exemplo: Os homossexuais são pessoas más.

4. A natureza das avaliações

✓ Os julgamentos que avaliam algo como bom ou ruim estão na mente do observador. Não são qualidades daquilo que está sendo julgado pelo observador.
Somos julgadores quando adicionamos uma avaliação ou algum valor ao que observamos. "Bom" e "ruim" nunca são observados. São qualidades adicionadas às coisas pela pessoa que está observando. Se algo pode ser útil, valioso ou bom aos olhos de um indivíduo ou grupo, sempre pode ser visto como inútil, sem valor ou ruim por outro indivíduo ou grupo. Uma importante habilidade de *mindfulness* é *não* julgar e criticar as coisas dessa maneira.

✓ *Exemplo:* Diferentes culturas percebem coisas distintas como boas e ruins. Famílias diferentes têm valores distintos. Escolas diferentes têm regras distintas sobre o que é bom comportamento e o que é mau comportamento. O mesmo vale para diferentes empresas.

✓ ❈ **Ponto narrativo:** Imagine que um tigre persegue um homem para transformá-lo em jantar. O que o homem pensa? "Não, não! Isto é péssimo!". Se o tigre pega o homem e o devora, os membros da família da vítima podem dizer: "Isto é horrível! Isto é péssimo!". Ou podem dizer: "Ele não deveria andar sozinho na floresta", "Eles (os guias no safári) deveriam tê-lo protegido, não deveriam tê-lo deixado sair sozinho" ou coisa parecida. O que o tigre diz, no entanto? O tigre lambe os beiços e diz: "Nham, nham!".

5. A natureza da postura não julgadora

✓ A postura não julgadora é descrever a realidade "como ela é", sem acréscimo de avaliações de "bom" e "ruim" ou coisa parecida.

💬 **Ponto de discussão:** Discuta a diferença entre diferenciar e julgar. Solicite exemplos de quando as pessoas foram julgadas como boas ou ruins e de quando algo que fizeram foi julgado como satisfatório ou não. Por exemplo, alguém pode ter obtido um B na prova de matemática, sem necessariamente ter a sensação de que o professor esteja julgando a pessoa ou seu desempenho como "ruim".

✓ 💬 **Ponto de discussão:** Discuta quando a diferenciação entre as características das pessoas leva a comportamentos injustos – como a diferenciação com base em raça, sexo, orientação sexual, idade ou deficiência. Saber que duas coisas são diferentes pode ser importante, mas pode ser muito mais importante saber julgar com exatidão se a distinção observada faz alguma diferença. Recusar-se a contratar como pianista um homem que não tem as mãos não significa que ele não possa ser contratado como dançarino de sapateado, por exemplo.

B. Por que adotar uma postura não crítica?

1. Os julgamentos podem ter efeitos prejudiciais nos relacionamentos

Julgamentos negativos criam conflitos e podem danificar os relacionamentos com as pessoas que gostamos. Poucos de nós gostam de gente que vive nos julgando. Julgar os outros pode levar as pessoas a mudar temporariamente; porém, com mais frequência, as leva a evitar ou fazer retaliações contra quem as julga.

2. Os julgamentos podem ter efeitos negativos sobre as emoções

Adicionar julgamentos pode ter um impacto imenso em nossas emoções. Quando acrescentamos avaliações de "bom" e "ruim" a pessoas ou coisas ao nosso redor, isso pode exercer um forte efeito sobre nossas respostas emocionais às pessoas ou às coisas que estamos julgando. Desse modo, muitas vezes é difícil reconhecer que criamos os julgamentos e, assim, criamos os próprios eventos que podem desregular as nossas emoções.

✓ 💬 **Ponto de discussão:** Solicite dos participantes se eles têm mais dificuldade em se autocriticar ou criticar os outros. Eles se sentem julgados pelos outros com frequência? E quanto a juízos que eles observam ao seu redor ou no rádio, na TV ou na internet? (Observe se estão julgando aqueles que julgam).

✓ ### 3. Mudar as causas das coisas funciona melhor do que julgar

Tudo o que aconteceu no universo foi causado. Mudar as causas das coisas funciona melhor do que julgar aquilo de que não gostamos.

Em outras palavras, dizer que as coisas não "deveriam" ter acontecido ou que elas são "ruins" e "deveriam" ser diferentes é ineficaz e não muda nada. Se quisermos erradicar os motoristas bêbados das estradas, precisamos desenvolver circunstâncias que os levem a parar de beber e dirigir. Talvez precisemos de leis mais rígidas contra dirigir alcoolizado ou de mais policiamento ostensivo para fazer cumprir a legislação existente. Talvez seja necessário também fornecer um tratamento eficaz às pessoas com problemas de alcoolismo e persuadir as outras a não andar de carro com gente que está bebendo.

Da mesma forma, se queremos que as pessoas votem em algo em que acreditamos, temos que lhes dar uma causa para que sigam o nosso voto. Precisamos fornecer argumentos persuasivos nos quais elas acreditem ou argumentos para não votar contra a nossa posição. Do mesmo modo, se quisermos que um cachorrinho urine no local certo em vez de em nossos tapetes novos, temos que promover o desenvolvimento de um novo comportamento, por meio do treinamento do filhote.

✓ *Exemplo:* Em pé ao lado da mesa, peça aos pacientes para imaginar que nela está uma inestimável herança – uma toalha de renda branca com 300 anos de idade, passada de geração em geração em sua família. Então, segurando um objeto pequeno na mão, peça-lhes para imaginar que você está segurando uma taça de um requintado vinho tinto. À medida que continua largando o objeto na mesa, erguendo-o e largando-o novamente, continue perguntando: "Será que esta taça de vinho tinto deve derramar na mesa?". Se eles ou você disserem que sim, então estenda a outra mão e pegue o objeto antes de ele atingir a toalha. Comente que se você não quiser que a taça de vinho derrame sobre a mesa, tem que fazer algo cujo efeito causal seja o copo não atingir a mesa ao ser largado. Se alguém então comentar que a taça de vinho não cairia na toalha se você não abrisse as mãos, comente que seria necessário mudar o disparo neural de seu cérebro para que isso não aconteça.

💬 **Ponto de discussão:** Se ao fizermos exigências não mudamos a realidade, por que continuamos a fazê-las? Porque, às vezes, expressar as nossas exigências realmente muda a realidade. Ficar com raiva, emburrado ou chorar pela injustiça que alguém cometeu, às vezes, faz as pessoas mudarem, simplesmente para que a gente pare de ficar com raiva, emburrado ou chorar. Com os pacientes, peça ocasiões em que isso foi verdadeiro em suas vidas. Quais são as consequências positivas disso? Quais as negativas? Discuta.

4. A postura não julgadora é fundamental para mindfulness

O hábito de não julgar é enfatizado em todos os tratamentos com base em *mindfulness* (incluindo a terapia cognitiva com base em *mindfulness*, a redução do estresse com base em *mindfulness* e a prevenção de recaída com base em *mindfulness*), bem como em todos os tratamentos que enfatizam a aceitação dos outros, de si mesmo e do próprio comportamento. Isso é fundamental para todas as tradições espirituais de *mindfulness*.

✓ ## C. Adotar uma postura não julgadora: como fazer

1. Liberte-se do bom e do mau

Visualize e descreva a realidade "como ela é". Liberte-se de avaliar as pessoas, seus comportamentos e os eventos como bons ou ruins.

Exemplo: Liberte-se de falar que um indivíduo ou o comportamento de um indivíduo é "ruim" ou "bom".

Exemplo: Liberte-se de falar que uma pessoa ou característica é "inútil" ou "útil".

Exemplo: Liberte-se de rotular a si mesmo como "má pessoa" ou "boa pessoa".

Aqui, a meta é assumir uma postura não crítica ao observar, descrever e participar. Julgar é qualquer rotulação ou avaliação de algo como bom ou ruim, valoroso ou não, útil ou inútil. Abrir mão dessa rotulação é adotar uma postura não julgadora.

✓ ### 2. Substitua as avaliações com simples declarações de "é", ou com descrições do que é

A meta não é substituir o "ruim" pelo "bom", mudar "inútil" para "útil" ou fazer outras substituições semelhantes. Se você é bom, sempre pode ser ruim; se é útil, sempre pode se tornar inútil. Em segundo lugar, transformar um juízo negativo em um positivo pode obscurecer as consequências negativas de um evento. Por exemplo, dizer que um pedaço de carne podre é bom em vez de ruim pode resultar em alguém consumi-lo e, depois, ficar doente. A ideia é eliminar inteiramente as avaliações.

Exemplo: Ao comprar uma nova casa, em vez de perguntar: "É uma boa casa?", poderíamos perguntar: "Vou gostar desta casa?" ou "Ela vai ficar um bom tempo sem precisar de manutenção?" ou "Serei capaz de vendê-la por mais do que paguei ao comprá-la?".

Exemplo: Se chamamos um travesseiro de um "bom", estamos usando linguagem julgadora, em vez de dizer: "Eu gosto deste travesseiro".

No entanto, isso significa que não podemos dizer "Bom trabalho" para alguém ou usar palavras positivas de elogio aos outros? *Não*, não significa! Julgamentos positivos têm bem menos consequências negativas do que os julgamentos negativos. Em geral, tão logo reduzimos nosso julgamento interno, podemos voltar a usar a frase "Bom trabalho" e afins para dizer coisas específicas. Por exemplo, se eu disser: "Bom trabalho!" a uma de minhas alunas depois de ouvi-la contar como lidou com um problema muito difícil, em geral estou querendo dizer: "Você respondeu a isso com muita eficiência". Exclamar: "Bom trabalho!" a um garotinho de 3 anos que domina uma nova tarefa pode significar "Estou orgulhoso de você".

✓   **3. Liberte-se da expressão "deveria"**

O hábito de não julgar envolve libertar-se da palavra "deveria". Ou seja, significa deixar de ser uma pessoa que define como o mundo deveria ser e deixar de fazer exigências para que a realidade seja como queremos, simplesmente porque queremos que ela seja assim. Adotar uma postura não julgadora é abrir mão de falar e pensar que as coisas deveriam ser diferentes do que são. Também nos libertamos de falar que deveríamos ser diferentes do que somos.

✓   **4. Substitua a expressão "deveria" por descrições de sentimentos ou desejos**

O hábito de não julgar envolve substituir a expressão "deveria" por descrições de como nos sentimos ou sobre o que desejamos: "Quero que as coisas sejam diferentes", "Quero ser diferente do que sou" ou "Espero que você faça isso por mim". Uma alternativa é substituir o "deveria" por "Isso é causado": "Tudo é como deveria ser, levando em conta as causas do universo".

✓   **D. Explicando a postura não julgadora**

✓   **1. Não julgar não significa aprovar**

Ter o hábito de não julgar significa que tudo *é* o que é e que tudo é *causado*. Em vez de julgar algo como bom ou ruim, é mais útil descrever os fatos e depois tentar entender suas causas. Quando acontecem coisas destrutivas, das quais não gostamos ou que não se encaixam com nossos valores, temos mais chances de interrompê-las ou alterá-las se tentarmos entender e, em seguida, alterar as causas. Gritar "Que horrível!" não interrompe tudo isso. Mesmo acreditando que existe uma "força maligna" ou uma "entidade demoníaca" no mundo, compreender como ela funciona e por que ela comete seus atos é uma estratégia mais eficaz para obter a mudança.

💬 **Ponto de discussão:** Os pacientes podem acreditar que, ao falar que algo não é "ruim", estejam falando que é "bom", e vice-versa. Isso é verdadeiro apenas se, para começo de conversa, as pessoas tiverem a dicotomia "bom-ruim" em suas mentes e a usarem para descrever as coisas. Pergunte aos pacientes todas as vezes que os outros aplicaram juízos a eles quando sentiram que seus atos, pensamentos ou sentimentos não eram nem bons nem ruins.

💬 **Ponto de discussão:** Solicite, junto aos pacientes, ocasiões em que os outros os chamaram de "ruins" e esperaram mudança imediata *versus* ocasiões em que as pessoas tentaram auxiliá-los a entender as causas dos seus próprios comportamentos e ajudá-los a mudar. Quais são as diferenças?

✓   **2. O hábito de não julgar não significa negar as consequências**

Uma pessoa que deixa de julgar ainda pode observar ou prever as consequências. Muitas vezes, é muito importante observar e se lembrar das consequências de comportamentos e eventos, em especial quando são destrutivas para as coisas que valorizamos ou são muito gratificantes para nós. Além disso, pode ser muito importante comunicar essas consequências às outras pessoas. Falar: "Esta carne está ruim" é uma forma abreviada de dizer "Ela está infectada com bactérias, e, se você a comer, pode ficar doente". Dizer: "Essa tinta vai ficar muito bem em minha casa" significa "Vou gostar desta cor se a utilizarmos em minha casa". O comportamento que é destrutivo aos outros ou a nós mesmos ainda pode ser rotulado como "ruim". O comportamento que é construtivo para os outros ou para nós mesmos ainda pode ser rotulado como "bom".

Muitas vezes, é mais fácil julgar do que descrever as consequências das coisas. O tempo todo, as pessoas costumam usar declarações julgadoras como abreviação para as consequências e, por fim, se esquecem a quais consequências estavam se referindo. Quando há uma série de consequências negativas para um comportamento, pode ser mais fácil o tempo todo usar "bom" e "ruim", como forma de abreviação.

✓ *Exemplo:* Falar que a pessoa tem "bom senso" significa que, quando toma decisões, os resultados são normalmente benéficos para ela e/ou para outros.

✓ *Exemplo:* Todas as sociedades julgam que o homicídio é "ruim", porque as consequências de permitir que as pessoas matem umas às outras sempre que quiserem prejudicam a comunidade como um todo.

Exemplo: Na política, um lado diz: "Isto é bom, bom, bom", enquanto o outro lado retruca: "Isso é ruim, ruim, ruim". Porém, essas são apenas avaliações pessoais.

É fácil simplificar eventos ou comportamentos "bons" e "ruins" em pessoas "boas" e "ruins".

💬 **Ponto de discussão:** Discuta a diferença entre descrever e julgar. Julgar é rotular algo de forma avaliativa como "bom" ou "ruim". Descrever leva em conta "apenas os fatos". Os fatos podem ser que algo é destrutivo ou prejudicial, construtivo ou útil.

💬 **Ponto de discussão:** Obtenha exemplos da diferença entre julgar e perceber as consequências: "O seu comportamento é terrível" *versus* "Seu comportamento está me magoando" ou "O que você está fazendo vai acabar me magoando"; "Sou idiota e ruim" *versus* "Faltei ao compromisso pela terceira vez, e isso vai me trazer problemas com os meus amigos se eu não mudar".

3. **O hábito de não julgar não equivale a esconder preferências ou desejos**

Pedir mudança não é julgar.
✓ Mas as preferências e os desejos muitas vezes tornam-se julgamentos sobre a realidade.

- Dizer que as coisas "devem" mudar (simplesmente, pois queremos assim) é julgar.
- Dizer que as coisas "deveriam" ser diferentes exerce uma pressão.
- Dizer que as coisas "deveriam" ser diferentes implica que há algo errado ou ruim no modo como são.
- Dizer que as coisas "deveriam" ser diferentes implica que uma consequência que tem alguma causa não deveria ocorrer. Isso exigiria, é claro, mudar as regras do universo.

✓ O ponto importante aqui é este: quem fala isso? Se cada pessoa começasse a determinar o que "deveria" acontecer em dado momento, poderíamos dizer que cada pessoa tem o poder de ser "Deus" do universo. Claro, isso seria uma responsabilidade enorme, já que mudar uma coisa para satisfazer às nossas preferências em um dia em particular poderia ter consequências inesperadas a todo o universo.

✓ 👥 **Exercício prático:** O seguinte exercício é uma boa maneira de salientar que nossas opiniões sobre como as coisas "deveriam" ser, na verdade, baseiam-se em preferências. Peça a um paciente para dizer algo que ele ou ela pensa que "deveria" ser diferente do que é. Em seguida, pergunte: "Por quê?". Tão logo a pessoa responda, pergunte por que deveria ser assim. Por exemplo, se ela disser: "As pessoas deveriam amar mais as outras", você indagaria "Por quê?". Após o indivíduo responder, repita: "Por quê?". Por exemplo, se ele responder "Quando as pessoas são mais amáveis, há menos guerra", você perguntaria: "E por que deveria haver menos guerra?". Para cada resposta dada, continue a perguntar "E por que deveria ser assim?". Faça isso mesmo se a pessoa disser: "Porque é a vontade de Deus". Nesse caso, pergunte "E por que a vontade de Deus deveria ser realizada?". Em última análise, você receberá a resposta definitiva: "Porque eu quero que seja assim". Nesse ponto, você pode salientar que a pessoa está transformando seus próprios desejos em uma exigência sobre a realidade. Mesmo que o desejo em questão seja compartilhado pela maioria das pessoas no planeta, mesmo que fosse valorizado pela maioria dos seres, mesmo se fosse louvável e maravilhoso, ainda é uma preferência que se transformou em um comando. Infelizmente, a realidade como um todo não funciona por nossos comandos. Mudar a realidade exige a alteração das causas.

✓ Dizer que uma coisa *precisa* (ou *deve*) ocorrer para que uma segunda coisa ocorra *não* é julgador.

✓ *Por exemplo,* falar: "Eu deveria girar a chave do carro se quisesse dar a ignição", "Eu deveria estudar se quisesse ter boas notas" ou "Eu deveria procurar um emprego se quisesse encontrar um" não é julgar. Aqui, o truque é evitar a sugestão de que "para ser uma boa pessoa, eu deveria girar a chave do carro, estudar ou procurar um emprego". Também é importante evitar a sugestão de que "para ser uma boa pessoa, eu deveria querer ligar o carro, tirar boas notas ou ser contratado".

✓ **4. Valores e respostas emocionais aos eventos, por si só, não são julgamentos**

Uma pessoa pode gostar de algo sem dizer, ao mesmo tempo, se aquilo é bom ou ruim. Por exemplo, muita gente não gosta de certos alimentos sem julgar aqueles alimentos "ruins". Valores são princípios, normas ou qualidades que são consideradas desejáveis e admiráveis. Coisas que valorizamos são coisas que consideramos importantes para nosso bem-estar ou para o bem-estar da sociedade como um todo. Em geral, somos apegados aos nossos valores (i. e., sentimentos positivos emocionais sobre nossos valores). É por isso que pode ser tão difícil quando alguém discorda de nossos valores. Sentimo-nos ameaçados. É fácil encarar essa gente como "má". Querer, desejar ou admirar algo, no entanto, não é o mesmo que julgar. Odiar ou sentir nojo de algo não necessariamente significa adotar uma postura julgadora.

Julgamentos muitas vezes são formas sucintas de descrever as preferências.

Exemplo: Dizer que uma sala tem aparência "feia" ou que um livro era "horrível" baseia-se em uma preferência pessoal em decoração ou em literatura (ou, às vezes, em um padrão pessoal ou comunitário sobre como deve ser a aparência das salas ou sobre como os livros devem ser escritos).

Por exemplo, dizer "Eu deveria ganhar a vaga de emprego, porque sou o mais experiente" é apenas a minha preferência de que eles me escolham para o trabalho, ou meu valor de que as pessoas mais experientes devem conseguir os empregos em detrimento das menos experientes.

Muitas vezes, nos esquecemos de que, no fundo, isso não passa de julgamento tomado como declaração de fatos. Quando os valores e as preferências são muito importantes, sentimo-nos ameaçados por pessoas que discordam de nós. Ser ameaçado facilmente pode levar a chamar os outros de "maus".

💬 **Ponto de discussão:** Com frequência, julgar é uma forma de se isentar de responsabilidade. Explique: "Se não gostamos do que outras pessoas estão fazendo e quero que elas parem, podemos dizer: 'Isso é ruim', e não precisamos confessar o fato de que a verdadeira razão pela qual esses indivíduos deveriam parar é que nós (e talvez os outros) não gostamos, não acreditamos ou não queremos as consequências de tal ato". Junto aos pacientes, solicite ocasiões em que outros tentaram controlar seu comportamento afirmando julgamentos como fatos. Obtenha exemplos de quando eles tentaram fazer isso com outra pessoa. Dê seus próprios exemplos aqui.

✓ **5. Declarações sobre os fatos não são julgamentos, mas os julgamentos, muitas vezes, vêm junto com as declarações sobre os fatos**

Muitas palavras têm um significado literal que não é julgador, mas quase sempre são usadas como declarações julgadoras. Uma declaração de um fato pode ser um julgamento quando o fato está simultaneamente sendo julgado. Por exemplo, "Sou gorda" pode ser apenas a declaração de um fato. Porém, se uma pessoa acrescenta (em pensamentos, implicação ou tom de voz) que ser gordo é ruim ou pouco atraente, então um julgamento é adicionado. Uma das palavras julgadoras preferidas dos pacientes com quem trabalho é "idiota", como em "Fiz uma coisa idiota", "Sou um idiota" ou "Que coisa mais idiota de se dizer". Julgamentos, com frequência, se disfarçam como declarações de um fato, de modo que sejam difíceis de perceber. Às vezes, os profissionais da saúde mental são muito bons nisso. Certa vez, uma terapeuta tentou me convencer que chamar uma paciente de "narcisista" (porque ela afirmou sentir-se mais "real" quando estava perto de mim) não havia sido uma declaração julgadora.

Ponto de discussão: Discuta a diferença entre julgamento e declaração de um fato. Obtenha exemplos de declarações críticas disfarçadas de descrições de fatos.

Nota aos líderes: Alguns pacientes vão acreditar que realmente existe um "bom" absoluto e um "ruim" absoluto. Aqui, você precisa ser dialético e procurar uma síntese sobre os diferentes pontos de vista. Não espere que os pacientes descartem os julgamentos sem uma briga! Espere que eles se lembrem de Hitler (ou, mais raramente, abuso sexual) como exemplo de "ruim", com R maiúsculo. Assim, o próximo ponto de ensino é importante: os julgamentos têm o seu lugar. Abrir mão de julgar é uma ideia que vai crescer ao longo do tempo. Não force a barra no início. Em geral, você pode ganhar mais terreno ao se concentrar primeiro em reduzir as autocríticas. (Ver, no Cap. 7 do principal texto da DBT, uma discussão mais ampla desses pontos.)

✓ **6. Não julgue o julgamento**

Enfatize aos pacientes: "É importante lembrar que não é possível alterar o julgamento pelo julgamento *do julgamento*".

E. Exercícios práticos de adotar uma postura não julgadora

Como acontece no desenvolvimento das habilidades "o que fazer" (observar, descrever, participar), a prática é importante para desenvolver as habilidades "como fazer". Você pode fazer um exercício e, em seguida, pedir aos pacientes para compartilhar suas experiências durante o exercício, ou pode fazer vários desses em sequência e depois pedir a eles para compartilhar.

1. Qualquer exercício participativo

Quando solicitadas a participar de uma tarefa, como aquelas descritas para participar (ver Seção VI, E), as pessoas, em sua maioria, têm pensamentos julgadores sobre si mesmas ou sobre os outros. Utilizar exercícios de participar para praticar o hábito de adotar uma postura não julgadora funciona melhor se você começa o exercício e, em seguida, após alguns minutos, para e pergunta às pessoas se elas estão se julgando. Por exemplo, elas estão pensando: "Tenho cara de bobo" ou "Sou burra mesmo, não consigo fazer isso"? Quase sempre, quando o exercício reinicia, elas acham mais fácil libertar-se do hábito de julgar.

2. Caminhar devagar em uma fila

Peça aos pacientes que caminhem devagar em fila, em torno de um círculo em ambientes fechados ou em fila única em ambientes abertos. Quase sempre, o que acontece neste exercício é que as pessoas começam a julgar o indivíduo que está à frente ou atrás, ou julgam quem dá as instruções. Como já mencionado, é útil parar no meio do exercício e rever quem já está julgando. Então, recomece.

3. Descrever algo de que a pessoa não gosta

Peça a cada paciente que descreva uma interação não apreciada com alguém ou uma característica não apreciada de outra pessoa ou de si mesma. Solicite que os pacientes descrevam essas coisas sem usar palavras ou tons de voz julgadores.

4. Recomeçar sem julgamentos

Durante a sessão, interrompa qualquer pessoa que usar um tom de voz julgador ou palavras julgadoras. Peça-lhe que recomece a frase e que descarte o uso de palavras e tom de voz julgadores. Faça isso em todas as sessões, mesmo quando outras habilidades estiverem sendo ensinadas, até os indivíduos, por fim, adotarem o hábito de não julgar.

F. Exercícios práticos de adotar, entre uma sessão e outra, uma postura não julgadora

A seguir, são citadas ideias para a prática individual pelos pacientes que estiverem com muitos problemas com pensamentos julgadores. Os exercícios práticos são listados em ordem do mais fácil ao mais difícil. Confira cada tarefa em cada semana e aplique a próxima tarefa tão logo o exercício atual estiver consolidado. Cada sugestão é uma prática diária que começa no dia seguinte. Esses exercícios também são incluídos na Ficha de *mindfulness* 5A, junto com outras formas de praticar o hábito de adotar uma postura não julgadora; é importante rever esta ficha com os pacientes. Peça-lhes para fazer o seguinte:

- "Pratique a observação de pensamentos julgadores que perpassam a mente. Lembre-se: não julgue o julgamento."
- "Conte os pensamentos julgadores a cada dia. Você pode fazer isso de várias maneiras. Pode rasgar tiras de papel, colocá-las em um bolso e movê-las para outro cada vez que você notar um julgamento; comprar um contador de golfe ou esportivo, e cada vez que um julgamento vier à tona, acionar o contador; ou registrar os julgamentos em um *smartphone* cada vez que um surgir. No final de cada dia, anote a contagem e recomece no dia seguinte. Lembre-se de que observar e registrar o comportamento podem ser maneiras eficazes de mudar o comportamento."
- "Substitua pensamentos, instruções ou pressuposições julgadoras por aquelas não julgadoras." (A seguir, confira dicas sobre como fazer isso.)
- "Observe suas expressões faciais, posturas e nuanças de voz julgadoras (tanto internos quanto externos). Às vezes, pode ser útil pedir a entes queridos que as assinalem."
- "Altere as nuanças de voz e as expressões julgadoras para expressões não julgadoras (e, se necessário, desculpas)."

G. Dicas para substituir os pensamentos julgadores

Consulte também a lista no item 3 na Ficha de *mindfulness* 5A.

- "Descreva os fatos do evento ou situação – *apenas* o que é observado com os seus sentidos." (p. ex., "O bacalhau não está fresco e tem um odor suspeito".)
- "Descreva as consequências; detenha-se aos fatos." (p. ex., "Este peixe pode ter sabor rançoso após cozido".)
- "Descreva seus sentimentos em resposta aos fatos. As emoções não são juízos de valor." (p. ex., "Não quero servir este peixe para o jantar".)

VIII. HABILIDADES DE *MINDFULNESS* "COMO FAZER": FAZENDO UMA COISA DE CADA VEZ (FICHAS DE *MINDFULNESS* 5–5B)

> **Ponto principal:** Fazer uma coisa de cada vez, a segunda das três habilidades de *mindfulness* "como fazer", consiste em concentrar a atenção ao momento presente e se dedicar inteiramente a uma só tarefa ou atividade.
>
> **Ficha de *mindfulness* 5: Dominando sua mente: habilidades "como fazer".** Esta é a mesma ficha usada no ensino da habilidade de adotar uma postura não julgadora. Analise a seção "Fazendo uma coisa de cada vez" com os participantes. É importante notar que essa habilidade engloba duas ideias: estar presente por completo no momento e fazer uma coisa de cada vez. Ambas têm a ver com concentrar a mente.

> **Ficha de *mindfulness* 5B: Ideias para praticar fazer uma coisa de cada vez (*opcional*).** É útil manter esta ficha à mão, pois dá uma série de exercícios práticos para fazer uma coisa de cada vez.
>
> **Fichas de tarefas de *mindfulness* 2, 2A, 2B: Prática de habilidades centrais de *mindfulness*; Ficha de tarefas de *mindfulness* 2C: Calendário de habilidades centrais de *mindfulness*; Ficha de tarefas de *mindfulness* 5: Habilidades "como fazer" de *mindfulness*: adotar uma postura não julgadora, fazer uma coisa de cada vez e ser efetivo; Ficha de tarefas de *mindfulness* 5A: *Checklist* de adotar uma postura não julgadora, fazer uma coisa de cada vez e ser efetivo; Ficha de tarefas de *mindfulness* 5B: Calendário de adotar uma postura não julgadora, fazer uma coisa de cada vez e ser efetivo.** Estas fichas de tarefas são as mesmas que aquelas usadas em ensinar as habilidades de observar, descrever e participar, bem como de adotar uma postura não julgadora. Cada qual pede aos pacientes que descrevam sua prática de *mindfulness*. Para essa habilidade, peça aos pacientes que pratiquem fazer uma coisa de cada vez e depois registrem sua experiência.

✓ **A. Fazendo uma coisa de cada vez: o que é?**

✓   **1. Significa estar atento e presente, de modo pleno, a este momento único**

Fazer uma coisa de cada vez significa, por "este momento apenas", estar presente em nossas vidas e ao que estamos fazendo. Como o hábito de adotar uma postura não julgadora, fazer uma coisa de cada vez é fundamental a todo o ensino de *mindfulness* e das práticas contemplativas. É central às tradições de *mindfulness* tanto psicológicas quanto espirituais.

     a. O passado já era

O passado acabou; não existe no presente. Podemos ter pensamentos e imagens do passado. Emoções intensas podem surgir dentro de nós quando pensamos sobre o passado, ou quando imagens dele perpassam nossas mentes. Podemos nos preocupar com coisas que já fizemos ou com aquelas que outros fizeram. Podemos desejar que nossas histórias fossem diferentes, ou desejar que ainda estivéssemos no passado. Contudo, é fundamental reconhecer que esses pensamentos, imagens, sentimentos e desejos estão ocorrendo no presente.

O problema começa quando, em vez de estar conscientes sobre pensar no passado, nos perdemos nele ou em ficar imaginando e pensando nele. Paramos de prestar atenção ao que está acontecendo exatamente aqui e agora e, em vez disso, concentramos nossas mentes inadvertidamente em pensamentos e imagens sobre o que já ocorreu. Hoje, nossas emoções podem ser idênticas às emoções que sentimos no passado, fazendo-nos pensar que estamos realmente vivendo no passado ou que ele vive em nós.

     b. O futuro não começou

As mesmas considerações podem ser feitas em relação ao futuro. Ele não existe. Podemos ter muitos pensamentos e planos relativos ao futuro. Emoções intensas podem surgir dentro de nós quando pensamos no porvir. Temos muitas preocupações sobre o futuro. Na verdade, podemos passar muitas horas e noites intermináveis nos preocupando com ele. No entanto, como acontece com as preocupações sobre o passado, é importante lembrar que nossas preocupações sobre o futuro estão ocorrendo no presente. Assim como podemos nos perder em nossos pensamentos e imagens sobre o passado, podemos nos perder ruminando sobre o futuro.

Viver no presente pode incluir o planejamento para o futuro. Significa simplesmente que, ao planejarmos, temos consciência de que estamos fazendo isso (ou seja, vemos o ato de planejar como uma atividade do momento presente).

✓   **2. Fazer uma coisa de cada vez significa fazer uma coisa de cada vez**

Fazer uma coisa de cada vez também significa fazê-lo com consciência. É concentrar a atenção em apenas *uma* atividade ou coisa de cada vez, trazendo a pessoa inteira a essa coisa ou atividade.

> **Ponto de pesquisa:** Esta noção é muito semelhante a uma efetiva terapia para preocupação crônica desenvolvida por Thomas Borkovec.[52] A essência da terapia é "Preocupe-se quando você estiver se preocupando". Ela envolve dedicar 30 minutos de cada dia para o ato de se preocupar. Explique: "Você vai ao mesmo lugar todos os dias e tenta passar o tempo todo se preocupando. No restante do dia, você espanta as preocupações de sua mente, lembrando-se de que vai prestar atenção a aquela preocupação particular durante seu tempo de se preocupar. Há uma técnica semelhante para combater a insônia: anotar todas as coisas que você precisa se lembrar para o dia seguinte antes de ir dormir, então, você não terá que acordar para pensar nelas".

B. **Fazendo uma coisa de cada vez: por que fazer isso?**

✓ 1. *A dor do momento presente é dor suficiente para qualquer um*

Adicionar ao doloroso momento presente toda a dor do passado e toda a dor do futuro é demais. É muito sofrimento.

> **Ponto de pesquisa:** Uma das razões pelas quais *mindfulness* é um tratamento eficaz para a dor física é que ela nos mantém no presente. A dor atual aumenta quando ruminamos os sofrimentos do passado e receamos os do futuro. O caminho para menos dor é se libertar das dores do passado e do futuro e sofrer apenas a dor do momento presente.

✓ 2. *A "multitarefa" é ineficiente*

Hoje dispomos de um bom número de pesquisas sobre multitarefa (fazer mais de uma coisa de cada vez). Ao contrário do que a maioria das pessoas acredita, tentar fazer malabarismo com duas coisas ao mesmo tempo não poupa tempo. Na verdade, reduz a capacidade de fazer as coisas com rapidez.[53-59]

3. *A vida, os relacionamentos e a beleza passam por você*

Quando a vida é levada sem *mindfulness* ao presente, o presente se esvai. Não experimentamos muitas das coisas que nos importam. Não sentimos o cheiro das rosas.

C. **Fazendo uma coisa de cada vez: como fazer**

✓ 1. *Estar presente às suas próprias experiências*

Estar presente às nossas próprias experiências é o oposto de evitar ou tentar suprimir aquilo que vivenciamos no presente. Isso nos permite ter consciência sobre nossas experiências atuais – nossos sentimentos, nossas sensações, nossos pensamentos, nossos movimentos e nossos atos.

2. *Fixe-se no agora*

O próximo passo é ativamente se concentrar e manter a consciência em relação ao que estamos vivenciando agora, no que está acontecendo agora e no que estamos fazendo agora. Isso envolve abrir mão dos pensamentos sobre o passado e o futuro. Investimos muito tempo vivendo no passado (que acabou), vivendo no futuro (que não ainda chegou) ou respondendo a nossos conceitos e nossas ideias sobre a realidade, em vez de sobre a realidade em si. Assim, um objetivo primordial de agir atentamente é manter a consciência do momento em que estamos.

✓ *Exemplo:* "Você está em uma reunião e muito aborrecido. Em vez de ficar ali sentado, pensando em todas as coisas que você preferia estar fazendo, concentre-se em escutar. Concentre-se no presente. Isso pode lhe impedir de se sentir infeliz".

Exemplo: "Quando você estiver dirigindo, dirija. Quando estiver andando, ande. Quando estiver comendo, coma".

✓ **3. Faça uma coisa só de cada vez**

Fazer só uma coisa de cada vez é o oposto de como as pessoas geralmente gostam de operar. A maioria de nós pensa que, se pudermos fazer várias coisas ao mesmo tempo, alcançaremos mais; isso não é verdade. O truque é direcionar nossas mentes plenamente ao que estamos fazendo no momento. Isso se refere a atividades tanto físicas quanto mentais.

✓ *Exemplo:* "Você tem cinco pratos para lavar, mas só pode lavar um de cada vez".

No entanto, isso não significa que não podemos trocar de uma coisa a outra e voltar. Concentrar-se em uma coisa só no momento não significa que não podemos fazer tarefas complexas que exigem muitas atividades sequenciais. Significa que devemos ter consciência plena a tudo o que fazemos. Assim, em essência, a ideia é não dividir a atenção. Os opostos são agir sem *mindfulness* (i. e., comportamentos automáticos, sem consciência) e o comportamento distraído (i. e., fazer uma coisa enquanto pensa ou presta atenção em outra).

💬 **Ponto de discussão:** Discuta um exemplo de fazer duas coisas ao mesmo tempo, como sentar-se no treinamento de habilidades e ficar pensando no passado ou se preocupando com o futuro. Explique: "Uma perspectiva de *mindfulness* sugeriria que, se você vai pensar no passado, deve dedicar plena atenção a isso. Se vai se preocupar com o futuro, devote plena atenção a isso. Se vai comparecer à aula, dedique plena atenção a isso". Peça aos pacientes contribuírem com outros exemplos (p. ex., ver televisão ou ler durante a janta).

D. Exercícios práticos de fazer uma coisa de cada vez

A Ficha de *mindfulness* 5B enumera uma série de ideias para a prática de fazer uma coisa de cada vez. É importante esmiuçar algumas dessas ideias com os participantes.

IX. HABILIDADES DE *MINDFULNESS* "COMO FAZER": SER EFETIVO (FICHAS DE *MINDFULNESS* 5–5C)

> **Ponto principal:** Agir com efetividade, a terceira das três habilidades de *mindfulness* "como fazer", é fazer o que funciona e usar meios hábeis.
>
> **Ficha de *mindfulness* 5: Dominando sua mente: habilidades "como fazer".** Esta é a mesma ficha usada no ensino das habilidades de agir fazendo uma coisa de cada vez e adotando uma postura não julgadora. Revise a seção "Efetivamente" da ficha com os pacientes. Aqui, o ponto essencial é que, para alcançar as metas, diminuir o sofrimento e aumentar a felicidade, usar meios efetivos é fundamental. A má disposição (o oposto da habilidade da boa disposição; ver Ficha de tolerância ao mal-estar 13: Boa disposição) e o orgulho, no entanto, muitas vezes, obstruem o caminho. A melhor maneira de ensinar essa habilidade é encontrar uma forma de apelar ao supremo autointeresse de cada participante.
>
> **Ficha de *mindfulness* 5C: Ideias para praticar ser efetivo.** Praticar a efetividade pode ser difícil se você não tiver uma situação na qual ela seja necessária. Esta ficha dá algumas ideias sobre como praticá-la.

> **Fichas de tarefas de *mindfulness* 2, 2A, 2B: Prática de habilidades centrais de *mindfulness*; Ficha de tarefas de *mindfulness* 2C: Calendário de habilidades centrais de *mindfulness*; Ficha de tarefas de *mindfulness* 5: Habilidades "como fazer" de *mindfulness*: Checklist de adotar uma postura não julgadora, fazer uma coisa de cada vez e ser efetivo; Ficha de tarefas de *mindfulness* 5A: *Checklist* de adotar uma postura não julgadora, fazer uma coisa de cada vez e ser efetivo; Ficha de tarefas de *mindfulness* 5B: Calendário para a prática de adotar uma postura não julgadora, fazer uma coisa de cada vez e ser efetivo .** Estas fichas de tarefas são as mesmas utilizadas no ensino das habilidades "o que fazer", bem como no treinamento para adotar uma postura não julgadora e para fazer uma coisa de cada vez. Cada qual pede aos pacientes que descrevam sua prática de *mindfulness*. Para esta habilidade, peça que pratiquem as habilidades de efetividade. Para fazer isso, eles precisam estar vigilantes a situações em que podem cair na tentação de fazer algo disfuncional ou ineficaz. Nessas situações, a efetividade é necessária. Também os incentive a registrar por escrito quando agem com efetividade facilmente ou até mesmo de maneira automática.

✓ **A. Ser efetivo: o que é?**

Atuar de modo efetivo é fazer algo que funciona para alcançar nossas metas. Aqui, a meta é se concentrar em fazer o que funciona, em vez do que é "certo" *versus* "errado" ou "justo" *versus* "injusto". Em geral, é o oposto de "colocar os pés pelas mãos". Atuar de forma efetiva significa usando meios hábeis para conquistar nossas metas.

✓ **B. Por que agir efetivamente?**

Sem a habilidade de usar meios efetivos, é difícil conquistar as nossas metas, reduzir o sofrimento ou aumentar a felicidade. Ter razão ou provar um ponto de vista pode transmitir uma boa sensação momentânea, mas, no longo prazo, conseguir o que queremos na vida é mais gratificante.

> *Exemplo:* "Gritar com o balconista do hotel que nega que você tenha um quarto reservado (quando você sabe que ligou e fez a reserva) pode fazer você se sentir bem no momento, mas, na verdade, conseguir um quarto (coisa que pode exigir meios hábeis) provavelmente lhe faria sentir-se ainda melhor".

C. Ser efetivo: como fazer isso

1. Conheça o objetivo ou meta

Fazer o que funciona (o que é efetivo) exige, em primeiro lugar, conhecer qual é nosso objetivo ou meta em uma situação particular.

✓ 💭 **Ponto de discussão:** Não saber o que queremos dificulta a efetividade. Pode ser difícil saber o que queremos quando as emoções ficam no caminho. Podemos confundir ter medo de algo com não querer alguma coisa, estar com raiva de alguém com não querer estar perto da pessoa, ter vergonha de nossas próprias ações com não querer estar ao redor de certos indivíduos. Discuta com os pacientes quando a confusão em relação a metas e objetivos interfere com a efetividade. Solicite exemplos de quando as emoções interferiram.

2. Conheça a situação real e reaja a ela

Ser efetivo requer conhecer a situação real e reagir a ela, e não à situação que pensamos que *deveria* existir.

> *Exemplo:* Placas na estrada indicam aos motoristas que conduzam na faixa da direita, exceto na hora de ultrapassar. As pessoas que colam na traseira dos carros que transitam com lentidão na pista da esquerda dão sinal com a luz alta ou buzinam (em vez de apenas ultrapassar pela faixa da direita) estão agindo como se todas as pessoas estivessem dispostas a obedecer às normas de trânsito. Nem todas estão!

Exemplo: Uma pessoa deseja um aumento no trabalho, mas acha que seu supervisor deveria reconhecer seu merecimento; por isso, ela se recusa a pedir o aumento. Nesse caso, o indivíduo está colocando "estar com a razão" acima de alcançar a meta de conseguir o aumento.

Ponto de discussão: Obtenha exemplos de quando os pacientes "colocaram os pés pelas mãos" ao tentar defender um ponto de vista. Aqui, também compartilhe seus próprios exemplos – quanto mais ultrajante ou humorístico, melhor.

3. **Saiba o que funciona e o que não funciona para alcançar os objetivos**

A efetividade exige saber o que vai funcionar ou não para alcançar nossas metas. Na maior parte do tempo, nós sabemos o que é e o que não é efetivo se mantivermos a calma e conseguirmos pensar em nossas opções. Outras vezes, no entanto, ser efetivo significa pedir ajuda ou instruções sobre o que fazer. Para ser mais efetivos, alguns pacientes talvez precisem melhorar suas habilidades de solução de problemas (ver Ficha de regulação emocional 12). Estar aberto à experimentação, estar consciente das consequências de nossos atos e ter humildade suficiente para aprender com nossos erros são essenciais para obter efetividade.

Exemplo: "Se você quiser que as pessoas se lembrem de seu aniversário, pode lhes telefonar para lembrá-las com antecedência, em vez de deixá-las esquecer".

✓ *Exemplo:* "Quando o objetivo é deixar uma pessoa feliz, é mais efetivo fazer o que você sabe que a fará feliz do que adotar uma postura de querer 'ter razão'".

✓ *Exemplo:* "Quando há um problema no *check-in* do aeroporto, é mais efetivo conversar com calma com as pessoas que podem ajudá-lo do que gritar com elas. Gritar e fazer um escândalo pode resultar que o atendente do guichê coloque você em um voo distante!".

✓ 4. **"Jogue de acordo com as regras" quando necessário**

A efetividade também envolve "jogar de acordo com as regras" quando isso for necessário para alcançar uma meta. Jogar de acordo com as regras é mais importante em situações nas quais estamos em uma posição de baixo poder e o que queremos é importante.

Exemplo: Ser um paciente involuntário em um hospital é uma situação em que jogar de acordo com as regras é vitalmente necessário. Os funcionários do hospital estipulam as regras sobre quando um paciente pode receber privilégios. Certo ou errado, eles têm o poder, não os pacientes.

Exemplo: Outros exemplos de situações que exigem jogar conforme as regras incluem ser um presidiário, requerer um empréstimo bancário ou passar por uma revista no aeroporto. Em cada situação, as outras pessoas fazem as regras e podem aplicá-las.

5. **Ser esclarecido em relação às pessoas**

Muitas vezes, a efetividade significa ser "político" ou esclarecido em relação às pessoas. É aceitá-las onde estão (em vez de onde "deveriam" estar) e partir dali. Indivíduos diferentes são como diferentes culturas. O que funciona para uma talvez não funcione em outra. Concentrar-se no que é "certo", em vez de no que funciona, é como tentar impor a nossa própria cultura a outro país durante uma visita.

Ponto de discussão: Obtenha exemplos de quando os pacientes impuseram suas próprias culturas ou pontos de vista sobre os demais e também exemplos de quando os outros se impuseram dessa forma para os pacientes.

6. **Sacrifique um princípio para atingir uma meta quando necessário**

Às vezes, a efetividade requer sacrificar princípios para conquistar uma meta. Em situações extremas (p. ex., um campo de concentração, onde não seguir o regulamento significaria morte certa), a maioria das pessoas está disposta a sacrificar seus princípios, mesmo se as regras não forem justas. Na vida real, às vezes, isso é muito difícil. Pode ser mais difícil justamente quando for mais necessário, com pessoas em posições de autoridade.

> **Ponto de discussão:** Discuta com os pacientes qual habilidade de "como fazer" (adotar uma postura não julgadora, fazer uma coisa de cada vez, ser efetivo) é o ponto forte deles e qual é o ponto fraco. Eles devem praticar mais aquela em que têm mais dificuldade.

✓ **D. Exercícios práticos para ser efetivo**

A Ficha de *mindfulness* 5C enumera uma série de ideias para a prática da efetividade. É importante esmiuçar algumas dessas ideias com os pacientes.

X. RESUMO DO MÓDULO

No final do módulo de *mindfulness*, resuma estados da mente, as habilidades de *mindfulness* "o que fazer" (observar, descrever, participar) e de "como fazer" (adotando uma postura não julgadora, fazendo uma coisa de cada vez, sendo efetivo). Se você tiver usado habilidades complementares (consulte as Seções XI–XVI, a seguir), elas também devem ser resumidas. Lembre aos pacientes de que eles precisam continuar a praticar as habilidades de *mindfulness* ao longo de todos os módulos do treinamento de habilidades (e além).

XI. VISÃO GERAL: OUTRAS PERSPECTIVAS SOBRE *MINDFULNESS* (FICHA DE *MINDFULNESS* 6)

> **Ponto principal:** Existem muitas abordagens possíveis para *mindfulness* e muitos resultados possíveis que podem ser obtidos a partir da prática de *mindfulness*. Esse conjunto de fichas pode ser ensinado em sua totalidade, ou você pode selecionar as habilidades específicas para adaptar aos indivíduos com quem estiver trabalhando. A Ficha de *mindfulness* 7A destaca o papel da espiritualidade nas práticas de *mindfulness*, tanto aos líderes quanto aos pacientes. A ficha destina-se a promover a discussão; não há nenhuma ficha de tarefas para acompanhá-la.
>
> **Ficha de *mindfulness* 6:** Visão geral: outras perspectivas sobre *mindfulness*. Revise esta ficha rapidamente a menos que você esteja pensando em pular as fichas associadas a cada tópico (Fichas de *mindfulness* 7 a 10).
>
> **Ficha de tarefas:** Não há nenhuma ficha de tarefas associada a esta ficha.

✓ **A. *Mindfulness*: uma perspectiva espiritual**

Mindfulness como prática psicológica é derivada de *mindfulness* como prática espiritual.

B. Meios hábeis: equilibrando a mente do fazer e a mente do ser

"Meios hábeis" é um conjunto de habilidades para equilibrar o estar presente ao momento com o fazer o que é necessário no momento, trabalhando rumo a metas e, ao mesmo tempo, não se apegando à conquista das metas.

C. Mente sábia: trilhando o caminho do meio

"Trilhar o caminho do meio" é um conjunto de habilidades que destacam a importância de encontrar a síntese entre os opostos, em vez de condenar um lado ou outro.

Habilidades de *mindfulness* • 211

> **Nota aos líderes:** O conteúdo dessas habilidades sob outras perspectivas e das Fichas de *mindfulness* 6 a 10 pode ser entremeado ao seu ensino das principais habilidades de *mindfulness* (Fichas de *mindfulness* 1 a 5) ou abordado separadamente. Estas habilidades podem ser ensinadas em qualquer ordem. O conteúdo mais fácil de integrar com as principais habilidades de *mindfulness* é a Ficha de *mindfulness* 7. Ela não adiciona necessariamente novos conteúdos à Ficha de *mindfulness* 1; simplesmente amplia a lista de metas. Essas metas, tomadas em conjunto, podem ser apresentadas como metas psicológicas e espirituais. Os conceitos da mente do ser e da mente do fazer são fundamentais na terapia de redução do estresse com base em *mindfulness* e em tratamentos semelhantes. Se você estiver tratando os indivíduos que têm familiares no tratamento de DBT para adolescentes, faz sentido ensinar a Ficha de *mindfulness* 10, pois trilhar o caminho do meio (encontrar a síntese entre opostos) é uma habilidade importante na DBT para essa população.

XII. PRÁTICA DE *MINDFULNESS*: UMA PERSPECTIVA ESPIRITUAL (FICHA DE *MINDFULNESS* 7)

> **Ponto principal:** *Mindfulness* pode ser praticada por razões espirituais, psicológicas, médicas e/ou humanistas. Trata-se de uma prática muito antiga, proveniente inicialmente das práticas espirituais de muitas culturas e tradições religiosas. Sua presença nos dias modernos é encontrada nas práticas de meditação e de oração contemplativa comuns a todo o vasto leque de espiritualidades em nossos tempos.
>
> **Ficha de *mindfulness* 7: Metas da prática de *mindfulness*: uma perspectiva espiritual (*opcional*).** Esta é uma ficha opcional. Dependendo do grupo que você estiver ensinando, ela pode ser adicionada após a Ficha 1: Metas da prática de *mindfulness* (e revisada bem rapidamente) ou ser ensinada após os pacientes terem cursado o módulo de *mindfulness* uma ou mais vezes. Se adicionada à Ficha 1, mencione a lista de resultados como os resultados que muitos praticantes de *mindfulness* comentam. Concentre-se justamente em dar aos pacientes uma boa ideia sobre os prováveis benefícios da prática de *mindfulness*, em especial, para indivíduos espiritualizados. *Não* deixe esta ficha interferir com o ensino das habilidades "o que fazer" e "como fazer".
>
> **Ficha de tarefas:** Não há uma nova ficha de tarefas para esta ficha. Atribua a Ficha de tarefas de *mindfulness* 1 se necessário.

> **Nota aos líderes:** Não se esqueça de ler, no início deste capítulo, minha justificativa para a inclusão de uma perspectiva espiritual. Você mesmo não precisa ser uma pessoa espiritualizada para ensinar essa habilidade. No entanto, sugiro não ensinar essa abordagem caso nenhum dos participantes de seu treinamento de habilidades tenha uma vida espiritual ou interesse em espiritualidade. Descubra perguntando. Sua tarefa no ensino desta habilidade é auxiliar os pacientes a embasar firmemente sua prática de *mindfulness* no âmbito de suas próprias práticas espirituais. Lembre-se de não confundir espiritualidade com religião. Confira a discussão no início do capítulo sobre esse tema.

✓ **A. As metas da prática de *mindfulness* sob uma perspectiva espiritual**

- Experimentar a realidade suprema – a transcendência de limites e o fundamento do nosso ser, que conduz a uma consciência sobre nossa íntima completude com o universo inteiro.
- Crescer na sabedoria do coração e da ação.
- Experimentar a liberdade, abrindo mão dos apegos.
- Aumentar o amor e a compaixão para com os outros e nós mesmos.

A seguir, cada uma dessas metas é discutida em detalhe.

✓ 💬 **Ponto de discussão:** Peça aos pacientes para ler a Ficha de *mindfulness* 7 e assinalar cada meta que eles considerarem importante. Discuta as metas dos pacientes. Use as seguintes notas de ensino para abordar tópicos que surgem sobre as metas ou para explicar os pontos de ensino.

B. **Experimente a realidade suprema**

1. *Nossas mentes são espaçosas*

    Nossas mentes são espaçosas; ou seja, não há nenhuma fronteira que as delimite.

    - *A mente espaçosa é o oposto da rigidez e da inflexibilidade.* A flexibilidade[60] é uma das marcas registradas do bem-estar emocional.[61-66] A regulação emocional, a solução de problemas e o lidar com eventos estressantes da vida exigem um repertório flexível de respostas que uma pessoa pode usar conforme a situação exige.
    - *A mente espaçosa é a mente vazia.* Esse tipo de vazio é vivenciado como libertador e prazeroso, em vez de doloroso e constrito. "Vazio", aqui, não significa ser cabeça-oca. É aceitar o fato de que tudo no universo está em estado de mudança constante. Assim, nada é permanente (embora muita coisa no universo seja experimentada por nós como se o fosse). Até mesmo o *self* muda continuamente. O "vazio" também significa estar vazio de "*self*" ou de "ego". É o processo de nos esvaziar das conexões e nos libertar dos apegos.

    > **Nota aos líderes:** O "vazio" é um conceito que pode ser difícil de entender. É melhor deixá-lo para níveis de ensino mais avançados, após trabalhar algum tempo com a mente sábia. Embora o termo "vazio" seja amplamente usado por escritores budistas, em especial no *Zen*, é também um conceito importante em textos cristãos e de outras religiões.

    Exercício prático: Instrua os pacientes a fechar os olhos, examinar o que está acontecendo em suas mentes e se perguntar: "Cadê as fronteiras de minha mente?" ou "Posso ver as muralhas em torno de minha mente?". Depois, peça-lhes para compartilhar e discutir as observações.

    Exercício prático: Após realizar o exercício anterior, peça aos pacientes que deem uns passos ao redor da sala e, então, parem. Pergunte: "Para onde a caminhada nos levou?". Discuta como o pensar, o desejar, o querer, etc., são comportamentos da mente (e também do corpo). "Para onde a caminhada nos leva? Aonde vão meus pensamentos, desejos, impulsos e assim por diante?". Essas perguntas têm a mesma resposta.

    - *Na mente espaçosa, tudo vem e vai.* Se vigiarmos nossas mentes por um tempo, podemos ver isso. O que estava em nossas mentes há 5 segundos, 5 minutos ou um ano não está mais agora. Pensamentos, sentimentos e desejos podem entrar em nossas mentes sem parar, mas também saem sem parar.

    Exercício prático: Instrua os pacientes a fechar os olhos e observar suas mentes por alguns minutos. Peça-lhes para observar os pensamentos que vêm e vão, os sentimentos e as sensações que vêm e vão. Depois, pergunte: "Aonde vão os pensamentos? De onde eles vêm?".

    - *A mente espaçosa é plácida.* Se praticarmos *mindfulness* por tempo suficiente, não atulhados por nossas constantes tagarelices, reflexões, pensamentos e imagens internas, gradativamente desenvolveremos uma clareza interna dentro da qual nossos pensamentos e emoções vêm e vão. Vamos experimentar a placidez de nossas mentes.
    - *Sob alta excitação emocional, nossas mentes se tornam constritas e inflexíveis.* Sentir-se constrito e mentalmente inflexível pode ser muito doloroso e assustador. Não podemos mudar essa experiência por meio da força de vontade ou por comando mental. Tentar suprimir, negar ou evitar essa experiência a torna pior. Às vezes, na mente sábia, todos nós estamos constritos e inflexíveis, porque tudo em nossa mente vem e vai, e esse sentimento de estar constrito e inflexível também vem e vai.

✓ C. **Cada um de nós está intimamente conectado com o universo inteiro**

   Não podemos nos separar do universo, mesmo que tentássemos. Estamos conectados até mesmo com a mais distante estrela no universo. *Mindfulness* é um caminho para experimentar essa conexão. *Tudo no universo está interconectado.* Essa é uma grande descoberta da física moderna. É também um princípio de todas as grandes religiões e caminhos espirituais. Levando em conta essa realidade, cada um de nós também está interconectado com todo o universo.

✓
- ■ ***Não existem excluídos no universo.*** Se tudo está interconectado, então, logicamente se conclui que o universo é *um só* com muitas peças. Portanto, apesar de nos sentirmos como excluídos e possamos ser tratados como tal, na realidade não existem excluídos nem incluídos.

✓
- ■ ***Estamos conectados mesmo se não experimentarmos a conexão.*** O piso toca a porta da frente; a porta toca a varanda ou a calçada; a calçada toca a rua; a rua conduz a muitos lugares; e assim por diante. Se fecharmos os olhos e não experimentarmos algo bem à nossa frente, significa que isso desapareceu do universo e não está mais conectado conosco? Abrindo nossos olhos, vemos que ainda está lá.
- ■ ***É muito fácil experimentar a nós mesmos como seres isolados, sozinhos e desconectados quando os problemas surgem.*** Se desconhecemos a experiência de sermos amados ou valorizados pelos outros, pode ser extremamente difícil de experimentar nossas conexões com os outros. Isso é particularmente verdadeiro se os outros não permaneceram conectados conosco. Perdemos o contato com a realidade de que estamos intimamente conectados com todo o universo.
- ■ ***A experiência de estar desconectado, de ser um excluído ou de se sentir deslocado pode ser extremamente dolorosa.*** Aqui, o medo e a vergonha são emoções comuns. Não podemos mudar essa experiência por vontade própria; tentar suprimi-la também é ineficaz. Aqui, as práticas de *mindfulness* das emoções atuais e dos pensamentos atuais podem ser muito úteis.
- ■ ***A ausência de um senso de conexão também pode refletir crenças de que, para sermos contentes, a vida deve seguir o caminho que nós queremos.*** Praticar a aceitação radical e a boa disposição (habilidades de tolerância ao mal-estar) pode ser muito útil aqui.
- ■ ***Às vezes, todos nós nos sentimos sozinhos e desconectados.*** Algumas pessoas, no entanto, sentem-se desconectadas, como excluídos e sozinhas, quase o tempo inteiro. Elas podem estar fisicamente sozinhas e ser tratadas como excluídas a maior parte do tempo. Em contraste com outras pessoas que foram escolhidas como parceiros para a vida ou melhores amigos, elas podem nunca ter sido escolhidas. Talvez estejam sem família ou amigos para amá-las e cuidá-las. Assim, sua experiência pode se adaptar aos fatos de sua experiência cotidiana, e esses fatos não devem ser negados ou minimizados. No entanto, ainda é verdadeiro que na realidade ninguém está desconectado, alijado ou sozinho no universo.
- ■ ***Algumas pessoas sentem-se contentes quanto a estar sozinho e se sentir excluídas e não se importam se estão deslocadas ou não.*** (Claro, na verdade, essas pessoas não estão sozinhas e não são excluídas.) É bem provável que essas pessoas se sintam contentes porque não foram criticadas e não se autocriticam como inadequadas. Em outras palavras, são aceitas do jeito que elas são.
- ■ ***A ausência de um senso de conexão pode decorrer da inadequada consciência em relação ao momento presente.*** Às vezes, as pessoas estão muito conectadas, mas simplesmente não experimentam nem percebem isso. Talvez estejam ocupadas demais para notar (ou seja, "não têm tempo para cheirar as flores") ou tenham um hábito de desatenção à vida cotidiana.
- ■ ***Encontrar a conexão e construir um senso de inclusão exigem muito mais trabalho para algumas pessoas do que para outras.*** Diga aos pacientes: "O fato de você não ser um excluído no universo não significa que não seja um excluído na comunidade em que está ou na qual deseja estar. Talvez você não esteja sozinho no universo, mas pode estar sozinho em sua casa. O universo como um todo pode amar e cuidar de você, mas talvez não exista uma pessoa que o ame e valorize o suficiente para lhe telefonar ou querer viver com você".
- ■ ***A ausência de um senso de conexão talvez decorra de ter uma ideia muito rígida sobre o que significa ser interconectado, amado ou incluído.*** Essa tendência é bastante comum em situações em que uma pessoa faz as regras, por assim dizer, sobre o que conta como ser interconectado, amado ou incluído.

   Exemplo: Uma pessoa pode ser amada por outra muito esquecida, mas sentir-se mal-amada se esta se esquecer do seu aniversário.

   Exemplo: Uma pessoa pode ser amada por outra com gosto muito diferente. Ela pode se sentir incompreendida ou mal-amada após receber da outra um presente do qual não tenha gostado.

   Exemplo: Uma pessoa pode ter expectativas sobre como um amigo deveria expressar afeto. Essa pessoa pode esperar sempre ser recebida no aeroporto ou ter a possibilidade de pedir dinheiro emprestado indefinidamente, bem como se sentir rejeitada quando esses eventos não acontecem.

✓ 💬 **Ponto de discussão:** Peça aos pacientes que exponham seus próprios sentimentos sobre estar desconectados, sentir-se excluídos, estar sozinhos ou não se adaptar ao ambiente. Pergunte a cada pessoa se essas experiências desencadeiam emoções de vergonha ou de medo ou outras emoções. Pergunte o que é mais provável: que esses sentimentos de desconexão se devam principalmente a (1) experiências de terem sido julgados ao longo da vida; (2) experiências de sempre terem sido fisicamente sozinhos, excluídos ou ignorados a maior parte do tempo; (3) não terem consciência das conexões do momento presente; e/ou (4) outra coisa bem diferente.

> **Nota aos líderes:** Pode ser fundamental ajudar os pacientes a desenvolver um senso de amabilidade, aceitabilidade inerente e conexão. Aqui, a meta é transformar a sua experiência de exclusão em uma de inclusão. Embora muitos sejam tratados como excluídos por suas famílias ou comunidades, ninguém realmente é um excluído – já que nós realmente somos "um", não existem excluídos nem incluídos.
>
> Também pode ser muito importante que cada paciente conecte as suas próprias convicções espirituais ou religiosas com essa visão sobre nossa conexão com o universo. Seguem algumas citações que podem ajudar.

Muitos autores escreveram sobre a nossa conexão íntima com o universo inteiro. Eis apenas alguns exemplos:

Lorde Byron, o poeta, escreveu: "As montanhas, as ondas e os céus não fazem parte de mim e de minha alma, como eu deles?" (p. 530).[67]

Henry Miller, o romancista, escreveu: "Nada inventamos, verdadeiramente. Pegamos emprestado e recriamos. Desvelamos e descobrimos. Tudo já foi dado, como dizem os místicos. Só precisamos abrir nossos olhos e corações, tornar-se um só com o que existe" (p. 57).[68]

Charlene Spretnak, autora de livros sobre mulheres e espiritualidade, observou: "Na vida, há momentos sagrados em que experimentamos, de modos racionais e muito diretos, que essa fronteira (a separação entre nós mesmos e as outras pessoas e entre nós mesmos e a natureza) é uma ilusão. A unicidade é a realidade. Podemos experimentar que a estase é ilusória e que a realidade é o fluxo e a mudança contínuos, em níveis de percepção tanto muito sutis quanto rudimentares".[69]

✓ **D. Cresça em sabedoria**

Quando imersos na mente sábia, acessamos nossa sabedoria interior. A prática de *mindfulness* ao longo do tempo leva a aumentos em sabedoria e ação sábia.

1. A sabedoria é prática

A sabedoria é prática; ou seja, é concretamente benéfica à vida e ao bem-estar. A mente sábia é uma maneira de acessar o bom senso e os meios hábeis. O bom senso é descobrir o que é em qualquer momento específico, e os meios hábeis envolvem fazer o que é necessário.

2. Uma pessoa sábia é equilibrada

A marca da prática da mente sábia é uma crescente sensação de maior integração. Na quietude da mente sábia, podemos encontrar harmonia, equilíbrio e apaziguamento das emoções extremas.

3. A sabedoria envolve o coração e o cérebro

Na mente sábia, existem a sabedoria do coração e a do cérebro. Assim, nesse estado, temos acesso à nossa capacidade de saber intuitivo, bem como desenvolvemos a sensibilidade e a capacidade de "ler os corações". Na mente sábia, temos a profundidade de compreensão, além do bom senso e da aplicação do conhecimento existente (conforme já mencionado).

✓ E. Experimente a liberdade

A prática de *mindfulness* permite nos libertar das exigências de nossos próprios desejos, impulsos de ação e emoções intensas.

1. *A liberdade é a capacidade de querer algo que nos falta e achar que a vale a pena viver sem isso*

Precisamos da capacidade de ter um passado trágico e triste, ou um presente que não é o que queremos, e, ainda assim, ter um senso de libertação e liberdade. A ideia não é suprimir sentimentos, impulsos de ação e desejos, mas conviver com eles como se fossem nossos amigos.

2. *O ímpeto para cessar a dor a qualquer custo é o oposto da liberdade*

Boa parte da vida envolve o manejo de situações que são dolorosas, mas não podem ser solucionadas de imediato. Embora seja fácil pensar que podemos nos livrar da dor por meio do pensamento positivo, ignorando-a ou suprimindo-a, o fato é que, em geral, essas estratégias não funcionam. Nosso uso dessas estratégias costuma basear-se na ilusão de que não podemos suportar a dor. Sentimo-nos compelidos a fazer algo para fazê-la parar. Somos escravos de nossos impulsos incessantes para escapar do momento presente.

3. *Quando somos livres, temos uma sensação de libertação e ausência de restrições*

Somos livres para ser quem e o que somos. Somos livres para mudar. A liberdade é se afastar do desespero e dos limites.

✓ F. Aumente o amor e a compaixão

Por fim, a prática de *mindfulness* nos permite aumentar o amor e a compaixão em relação aos outros e a nós mesmos. A compaixão é uma das marcas registradas de estar na mente sábia. É difícil encontrar qualquer discussão sobre mente sábia ou sobre experimentar a realidade como ela é; sobre despertar espiritual ou religioso; ou sobre sabedoria ou iluminação sem uma discussão correspondente sobre amor e compaixão.

1. *A mente sábia liberta-se do pensamento crítico*

Diga aos pacientes: "À medida que se acomodam mais vezes na mente sábia, vocês descobrirão que se tornam mais tolerantes e mais propensos a aceitar radicalmente a si e aos outros, e com menos tendência de julgar, criticar e rejeitar a si e aos demais".

2. *A mente sábia é amável*

O resultado da mente sábia é uma maior capacidade para o amor – com relação aos outros e a si mesmo.

3. *A mente sábia é compassiva*

Diga aos pacientes: "A compaixão faz muito mais sentido quando se percebe que você e o universo são um só. Cortar o seu braço é cortar o braço do seu amigo ou do seu vizinho. Magoar os outros é magoar-se".

> **Ponto de discussão:** Solicite reações dos pacientes a esses pontos e discuta. Em especial, o último ponto pode ser difícil de entender; a interconexão de todo o universo é uma ideia conceitual, mas não uma realidade experimentada por muitas pessoas.

XIII. MENTE SÁBIA DE UMA PERSPECTIVA ESPIRITUAL (FICHA DE *MINDFULNESS* 7A)

> **Ponto principal:** Com frequência, conceitos e palavras espirituais são crenças universais que, dependendo da própria religião, são declaradas em palavras bem diferentes. É importante ver o que há de comum entre as diversas práticas e culturas. Também é importante ser capaz de selecionar a parte de uma prática que está em conformidade com as crenças e práticas de cada um.
>
> **Ficha de *mindfulness* 7A: Mente sábia de uma perspectiva espiritual (*opcional*).** Dependendo do grupo que você estiver ensinando, esta ficha opcional pode ser adicionada após a Ficha de *mindfulness* 8: Praticando bondade amorosa para aumentar o amor e a compaixão (e apresentada *muito* rapidamente). Ela também pode ser trazida à tona se os temas abordados entrarem em uma discussão sobre *mindfulness* em algum outro momento. Semelhante à Ficha de *mindfulness* 7, esta ficha pode ser útil para pacientes espirituais e/ou religiosos e suas famílias, particularmente aqueles que se sentem desconfortáveis com *mindfulness* ou com o termo "*mindfulness*" devido à sua associação com o budismo.
>
> **Ficha de tarefas:** Não há nenhuma ficha de tarefas para esta ficha.

A. Mente sábia como prática contemplativa

No sentido mais amplo, a experiência da mente sábia pode ser encarada como uma experiência contemplativa. As práticas contemplativas são associadas a todas as principais religiões e também às práticas contemplativas humanísticas.

✓ **1. Mente sábia como unidade com o sagrado**

A experiência da mente sábia, sob esses prismas, é a experiência da unidade com o sagrado quando abraçada de modo total e completo. Aqui, "o sagrado" é chamado, em várias tradições, de "o divino interior", Deus, o grande espírito, Jeová, Brahma, Alá, Parvardigar, "realidade suprema", "o absoluto", "a fonte", "nossa natureza essencial", "não *self*", "vazio", "o cerne de nosso ser", "o fundamento do ser", "nosso verdadeiro *self*" e inúmeros outros nomes.

2. Experiências de mente sábia como experiências espirituais

Essas vivências são frequentemente denominadas experiências "espirituais" ou de "iluminação". "O poço interior", como metáfora para a mente sábia (ver Fig. 7.1), intencionalmente abre-se em um oceano subterrâneo de modo a acomodar essas crenças.

✓ **B. Mente sábia como "ir para casa"**

A mente sábia pode ser considerada "ir para casa" ou "voltar ao nosso verdadeiro lar". Quando estamos fora da mente sábia podemos nos sentir perdidos. A solidão que sentimos é saudade.

1. A mente sábia como o self verdadeiro

Às vezes, a mente sábia é considerada nosso verdadeiro *self*. Sob esse prisma, cada um de nós está com a realidade suprema. Assim como a mente sábia é nosso verdadeiro lar, também é o nosso verdadeiro *self*.

2. Sete características das experiências espirituais

Sete características das profundas experiências místicas ou espirituais são as seguintes:

- *Experiencial.* A experiência envolve a experiência direta, sem intermediação, da realidade.
- *Unitária ou não dual.* A experiência é caracterizada pela consciência da não dualidade e da não separação – de nenhuma distância entre si, a realidade suprema e todos os outros seres.

- **Inefável ou não conceitual.** O que é experimentado é inalcançável e incompreensível. Pode ser comunicado somente por metáforas. É comparável a entrar em uma "nuvem de desconhecimento".[10, 29, 70]
- **Promovendo certeza.** No meio da experiência, a certeza é total, inegável e clara.
- **Prática.** A experiência é concretamente benéfica à vida e ao bem-estar da pessoa.
- **Integrativa.** A experiência é psicologicamente integrativa, estabelecendo a harmonia do amor, da compaixão, da misericórdia, da bondade e do apaziguamento das emoções extremas.
- **Sapiente.** A experiência leva à sabedoria, à capacidade aprimorada para o conhecimento intuitivo, de "ler os corações" e de discernir a motivação alheia.[71]

✓ **3. "A noite escura da alma"**

A incapacidade de acessar a mente sábia pode ser experimentada como "a noite escura da alma", descrita por São João da Cruz em seu livro homônimo.[72] A noite escura da alma é uma metáfora para a solidão e a desolação profundas.

XIV. PRATICANDO BONDADE AMOROSA (FICHA DE *MINDFULNESS* 8)

> **Ponto principal:** Raiva, ódio, hostilidade e má vontade direcionada a nós mesmos e aos outros podem ser muito dolorosos. A prática da bondade amorosa é uma forma de meditação que envolve recitar frases e palavras positivas específicas, de modo repetido, a fim de cultivar sentimentos de compaixão e amor como um antídoto à negatividade.
>
> **Ficha de *mindfulness* 8: Praticando bondade amorosa para aumentar o amor e a compaixão (*opcional*).** Embora esta seja uma ficha opcional, pode ser muito útil de várias maneiras. Como apresentado aqui, a bondade amorosa é uma meditação que visa aumentar o amor e a compaixão pelos outros. Como tal, também se encaixaria com várias habilidades no módulo de efetividade interpessoal (p. ex., ver Ficha de efetividade interpessoal 6). Ela também pode ser usada como ação oposta contra a raiva e o ódio, bem como a repulsa, direcionadas a si e aos outros (ver Ficha de regulação emocional 10). Já que a bondade amorosa envolve algumas imagens, ela também pode ser usada como uma habilidade para melhorar o momento (ver Ficha de tolerância ao mal-estar 9).
>
> **Ficha de tarefas de *mindfulness* 6: Bondade amorosa.** Revise esta ficha de tarefas com os pacientes. A ficha de tarefas dá a eles uma opção para descrever dois incidentes de praticar a bondade amorosa. Lembre-os de que podem descrever outras ocasiões no verso da página. Instrua-os para assinalar a qual(is) indivíduo(s) eles enviam a bondade amorosa. Se a enviam a mais de uma pessoa ao praticar, então devem assinalar mais de uma pessoa no episódio de prática. Lembre-os de praticar com pessoas, incluindo a si próprios, em direção a quem eles querem aumentar ou continuar um senso de bondade amorosa. A série de votos cordiais usada pelo participante deve ser listada em seguida. Lembre os pacientes de que eles podem usar o roteiro disponível na Ficha de *mindfulness* 8 ou inventar seus próprios votos. Aborde também como classificar a prática da bondade amorosa. Observe que as classificações são para o quão eficaz a prática foi em aumentar o amor, compaixão e conexão, bem como aumentar a sabedoria e a sensação de felicidade e validade pessoais.

A. Bondade amorosa: o que é?

✓ **1. A prática de enviar mentalmente seus melhores votos**

Diga aos pacientes: "A bondade amorosa é a prática de enviar mentalmente suas melhores intenções a si mesmo e aos outros. A bondade amorosa é muito semelhante a rezar para as pessoas, só que, em vez de rezar pelo bem-estar, você faz votos. Esses votos podem ser enviados para si mesmo, para pessoas que você conhece, gente que você não conhece e a todos os seres em todos os lugares. Os votos podem ser em prol de qualquer resultado positivo, tais como felicidade, segurança, saúde, felicidade, amor e assim por diante".

2. Uma antiga prática de meditação espiritual

A bondade amorosa é uma antiga prática de meditação espiritual desenvolvida originalmente como prática budista (meditação *metta*), mas é compatível com todas as tradições espirituais. O objetivo da prática é aumentar o amor e a compaixão por si mesmo e pelos outros.

3. Uma forma de visualização

Diga aos pacientes: "A bondade amorosa também pode incluir a visualização das pessoas a quem você está enviando votos (ou seja, evocar imagens delas em sua mente)".

B. Bondade amorosa: por que fazê-la?

1. Má vontade, ódio e raiva direcionados a si e aos outros podem ser desgastantes

Fortes emoções negativas podem ser corrosivas psicologicamente; elas também podem ter efeitos físicos negativos, como aumentar a pressão arterial e o risco de ataques cardíacos.[73-75]

2. A bondade amorosa reduz o ódio a si próprio

Odiar a si mesmo é extremamente doloroso. A bondade amorosa concentra-se na redução do ódio. Diga aos pacientes: "Além de, por si sós, serem dolorosos, o ódio, a raiva e a repulsa dirigidas a você mesmo podem lhe impedir de cuidar bem de si. O ódio a si mesmo pode levá-lo a pensar que não merece atividades prazerosas, ser acalmado ou até mesmo ter os seus direitos defendidos. Por sua vez, essa postura pode complicar a depressão, aumentar os sentimentos de inadequação e diminuir os sentimentos de valor e eficácia".

3. Má vontade, ódio e ira interferem na efetividade interpessoal

Diga aos pacientes: "É muito mais difícil de viver, trabalhar e negociar com pessoas com as quais você tem dificuldade para se relacionar. A bondade amorosa pode lhe ajudar a melhorar esses relacionamentos".

4. A prática diária da bondade amorosa aumenta as emoções positivas

> **Ponto de pesquisa:** Os dados sugerem que a prática diária da bondade amorosa funciona para aumentar as experiências diárias de emoções positivas (incluindo amor, alegria, gratidão, contentamento, esperança, orgulho, interesse, diversão e admiração) e a diminuir as negativas.[76] A prática da bondade amorosa aumenta a conectividade social,[77] e pesquisas crescentes sugerem que ela tem potencial como intervenção psicológica eficaz. Estudos de neuroimagem também sugerem que a prática da bondade amorosa está associada com ativação aumentada das áreas do cérebro envolvidas com o processamento emocional e empatia. Ao longo do tempo, essas emoções positivas preveem tanto maior satisfação com a vida quanto menores sintomas depressivos.[78] Além disso, a prática diária da bondade amorosa também pode aumentar a autoaceitação e aprimorar os relacionamentos ao longo do tempo.[79]

> **Nota aos líderes:** Pesquisas preliminares, mas potencialmente significativas, indicam que a meditação com bondade amorosa talvez não seja tão útil para os indivíduos que têm alta tendência a ruminar pensamentos.[80] Esses sujeitos conseguem mais progresso com um foco consciente na respiração.[81] Eu sugeriria incentivar que os pacientes experimentem as duas práticas e deixar que decidam por si mesmos qual é melhor para eles.

✓ **C. Bondade amorosa: como fazer**

   1. O componente central: envie a bondade amorosa a si mesmo e aos outros

✓   O conteúdo dos votos de bondade pode variar. O roteiro fornecido na Ficha de *mindfulness* 8 é um dos mais comuns, mas também existem muitas outras versões – por exemplo, "Que eu viva tranquilo" ("Que John viva tranquilo"), "Que eu fique seguro e protegido" ("Que John fique seguro e protegido"), "Que eu fique saudável e íntegro" ("Que todos os seres fiquem saudáveis e íntegros"), "Que eu me encha de alegria" ("Que todos os seres se encham de alegria") e assim por diante. Em geral, no entanto, apenas quatro ou cinco votos por pessoa devem ser feitos, já que é difícil se lembrar de mais do que isso.

✓   **2. Selecione votos que sejam sinceros**

   A sinceridade é um ponto essencial. Diga aos pacientes: "Se seus votos não forem sinceros, de seu coração, então, o exercício pode tornar-se um mantra, em que as palavras em si significam muito pouco. Tão logo as palavras percam significado, sua mente pode repetir as palavras, mesmo enquanto você pensa em outras coisas. Portanto, é importante que os votos tenham significado real para você. Não repita apenas um voto sem parar. Em vez disso, repasse uma breve lista de votos significativos e, então, recomece".

   💬 **Ponto de discussão:** Pergunte aos pacientes quais votos positivos eles gostariam de fazer a si e aos outros.

✓   **3. Comece com os votos para si mesmo ou a um ente querido**

   Sugira aos pacientes: "Comece fazendo votos somente a si mesmo ou a alguém que você já ama, até entender a prática. O caminho-padrão é começar com os votos para você mesmo, porque é difícil amar os outros quando não se ama a si próprio. Em geral, é mais fácil prosseguir com votos a uma pessoa que você ama ou aprecia. Pratique várias vezes com uma pessoa até experimentar a sensação de bondade amorosa e/ou compaixão, e depois prossiga à próxima pessoa. Em seguida, talvez seja útil enviar votos a uma pessoa com quem você enfrenta dificuldades ou está zangado. Termine com todos os seres vivos". Resultados positivos foram encontrados com breves práticas de *mindfulness*; é provável, porém, que mudanças exijam um regime consistente de práticas.

Nota aos líderes: É importante lembrar aos pacientes a praticar somente com pessoas por quem elas queiram aumentar o amor e a compaixão.

---

   4. Tente livrar-se da tensão ou da rigidez

   Diga aos pacientes: "Tente se livrar de toda qualquer tensão ou rigidez após cada rodada de votos, mas não se preocupe se achar difícil relaxar. Apenas solte-se o máximo possível".

✓   **5. Se pensamentos ou distrações se intrometerem, apenas observe-os e retorne suavemente à prática**

   Diga aos participantes: "Quando pensamentos o afastarem da bondade amorosa, perceba isso e faça um voto para a sua própria felicidade e, então, continue. Lembre-se de que a prática de *mindfulness* não tem a ver com forçar a sua mente a manter o foco, mas com notar quando sua mente está distraída por pensamentos, emoções, sons ou outras sensações e, então, suavemente trazê-la de volta ao objeto de foco. Você pode dizer: 'Minha mente foi dar uma caminhada. Acho que vou voltar para casa, para a bondade amorosa'. Liberte-se de pensamentos críticos e julgamentos. Liberte-se do perfeccionismo".

Nota aos líderes: Aqui, observe que as instruções são quase idênticas às instruções prévias para observar a prática de *mindfulness*.

XV. MEIOS HÁBEIS: EQUILIBRANDO A MENTE DO FAZER COM A MENTE DO SER (FICHAS DE *MINDFULNESS* 9–9A)

> **Ponto principal:** Na vida cotidiana, o viver sábio nos exige o equilíbrio entre conquistar metas, por um lado, e, por outro, *ao mesmo tempo*, libertar-se do apego à conquista das metas.
>
> **Ficha de *mindfulness* 9: Meios hábeis: equilibrando a mente do fazer com a mente do ser (*opcional*); Ficha de *mindfulness* 9A: Ideias para praticar o equilíbrio da mente do fazer e da mente do ser (*opcional*).** Estas duas fichas opcionais podem ser especialmente úteis aos pacientes que leram sobre ou fizeram terapia em uma das formas de TCC com base em *mindfulness*.[4, 82] Os conceitos da mente do fazer e da mente do ser foram extraídos dessas abordagens. A Ficha 9 integra esses conceitos com o da mente sábia. A Ficha 9A lista exercícios práticos. As fichas podem ser particularmente úteis para os indivíduos que tendem a exagerar. Em geral, essas fichas são úteis com aqueles que já passaram por treinamento de *mindfulness* várias vezes.
>
> **Ficha de tarefas de *mindfulness* 7: Equilibrando a mente do ser com a mente do fazer.** Estude esta ficha de tarefas com os pacientes. Ela é quase idêntica à Ficha de tarefas de *mindfulness* 3: Prática da mente sábia, mas também lista os exercícios práticos aplicados na Ficha 9A. Se você ensinou um exercício prático diferente, peça a eles que o escrevam em suas fichas de tarefas, para que se lembrem do que se trata. Revise os trechos sobre os quais eles tenham dúvidas. Como na Ficha de tarefas 3, para cada exercício existem quatro campos. Instrua os pacientes a marcar um campo para cada dia em que praticarem o exercício indicado. Se praticarem mais de quatro vezes em uma semana, diga para colocarem marcas de verificação extras, fora das caixas. Explique também como classificar a prática da mente sábia, caso ainda não tenha feito isso. Observe que as classificações refletem o quão eficaz a prática deles foi em acessar sua própria mente sábia. A classificação não avalia se a prática os acalmou ou os fez se sentirem melhor. Observe também que, na parte inferior, a ficha de tarefas pede que listem toda e qualquer coisa *sábia* que tenham feito durante a semana.
>
> **Ficha de tarefas de *mindfulness* 7A: Calendário de *mindfulness* do fazer e do ser; Ficha de tarefas de *mindfulness* 8: Calendário de *mindfulness* de atividades prazerosas; Ficha de tarefas de *mindfulness* 9: Calendário de *mindfulness* de eventos desagradáveis.** Cada uma dessas fichas de tarefas é um calendário que pede aos pacientes para registrar sua prática de *mindfulness* cada dia. Revise as fichas de tarefas que você pretende atribuir a eles. Cada ficha de tarefas pede a eles para prestarem atenção no momento presente, percebendo sensações, humores, sentimentos e pensamentos durante a prática de *mindfulness* e também à medida que eles a estão registrando. Os calendários concentram-se em *mindfulness* durante momentos exaustos (7A), eventos agradáveis (8) e eventos desagradáveis (9).

✓ **A. Meios hábeis**

Cada pessoa tem a capacidade de meios hábeis. "Meios hábeis" é um termo no *Zen*; refere-se a qualquer método efetivo que auxilia uma pessoa a experimentar a realidade como ela é, ou, em termos da DBT, a entrar plenamente em mente sábia.

✓ **B. Mente do fazer e mente do ser**

"Mente do fazer" e "mente do ser" são estados mentais que, em seus extremos, podem atrapalhar os meios hábeis e a mente sábia. A mente do fazer concentra-se na conquista das metas; a mente do ser concentra-se na experiência. A polaridade entre elas é similar àquela que existe entre a mente racional e a emocional.

✓ **C. A necessidade das duas mentes: a do fazer e a do ser**

Sem aspectos das duas mentes (a do fazer e a do ser), torna-se difícil, se não impossível, levar uma vida equilibrada. Quando desistimos do equilíbrio e, em vez disso, vivemos em um extremo ou outro, começamos a ver a realidade a partir dessa perspectiva extrema. Tornamo-nos tendenciosos, e torna-se elusivo experimentar a realidade como ela é.

> **Nota aos líderes:** Os conceitos da mente do fazer e da mente do ser são extraídos dos manuais de tratamento com base em *mindfulness*. Para aqueles no treinamento de habilidades que tiveram vários episódios de depressão maior, pode ser útil dar informações sobre a terapia cognitiva com base em *mindfulness*, que é um tratamento baseado em evidências para a depressão, bem como sobre o livro de autoajuda com essa mesma base.[82] Para aqueles com dependências, a prevenção de recaída com base em *mindfulness* pode ser útil e, para aqueles com dor física crônica, a redução do estresse com base em *mindfulness* pode ser valiosa.[3, 4]

✓ **D. Mente do fazer**

✓ **1. A mente do fazer se concentra em alcançar metas e fazer o que é necessário**

Diga aos pacientes: "Quando está na mente do fazer semelhante à mente racional, você visualiza os pensamentos como fatos sobre o mundo. Você está comparando onde está agora com onde gostaria de estar no futuro. Compara o seu próprio comportamento e dos outros, agora e no passado, com o que você quer se tornar. Em sua forma extrema, a mente do fazer é implacavelmente focada na tarefa, escalando ao ápice com ambição. Nesse extremo, a mente do fazer é a mente que conduz".

Esse estado mental é necessário para concluir a missão, para conquistar as metas, para planejar e para avaliar se estamos vivendo nossas vidas de acordo com nossos valores. Sem dúvida, é importante processar as informações recebidas e utilizar as informações para nos ajudar a atingir as metas imediatas e de longo alcance.

✓ **2. Pouca mente do fazer pode interferir com a conquista de metas importantes**

Um deficit em atividades de fazer pode ser destrutivo. Isso é particularmente verdadeiro para aqueles indivíduos que investem boa parte de seus momentos de vigília "zoando", dormindo ou levando uma vida de lazer ou letargia, que ignora suas necessidades mais verdadeiras. Muitos indivíduos recorrem às drogas para mobilizar-se no trabalho rumo as metas. Cocaína, anfetaminas e altos níveis de cafeína, por exemplo, são usados por muita gente para produzir um estado artificial da mente do fazer.

✓ 💭 **Ponto de discussão:** Solicite dos pacientes suas próprias experiências com a mente do fazer. Pergunte quantos sempre sentem a necessidade de fazer alguma coisa; sentem-se culpados se não forem produtivos; e/ou preenchem seu tempo com atividades, atividades e mais atividades para evitar o tempo livre, sem nada para fazer.

💭 **Ponto de discussão:** Solicite dos pacientes comportamentos de dependência que eles não conseguem parar – que passam muito tempo planejando ou fazendo.

💭 **Ponto de discussão:** Pergunte quais meios artificiais os pacientes já utilizaram para produzir a mente do fazer. Quando necessário, o que lhes ajuda a produzir, de modo natural e rápido, a mente do fazer?

3. Em excesso, a mente do fazer pode tornar-se um modo automático de ser

Quando passamos muito tempo na mente do fazer, começamos a viver as nossas vidas no piloto automático. Podemos agir por hábito, sem perceber quando a situação ou o contexto foi alterado e algo mais é necessário. Pode ser muito fácil cometer erros, tanto pequenos como grandes.

- *Problemas com fazer ocorrem quando nos tornamos viciados em "fazer".* Pessoas *workaholics* (viciadas no trabalho) são imersas na mente do fazer. Trabalham excessivamente, imersas em sempre fazer algo. Sentem o impulso intenso de sempre estar fazendo algo produtivo e, infelizmente, não curtem o trabalho. Podemos chamá-las de "viciadas em fazer". Perfeccionistas também são imersos na mente do fazer.
- *Pessoas com quaisquer tipos de dependência são imersas na mente do fazer.* A atividade que cria a dependência é tão envolvente que, embora o indivíduo possa estar no presente (esquecendo-se do mal que a dependência causa no longo prazo), sua consciência do presente está rigidamente

focada apenas na atividade viciante. Fora da consciência estão o universo mais amplo, as pessoas que ele ama e aqueles que o amam, bem como as responsabilidades e promessas das quais ele está se esquecendo.

✓ ■ ***Na mente do fazer, perdemos de vista o valor do momento presente,*** porque olhamos ao presente e ao passado em termos do quão perto ou longe estamos de uma meta futura. Estamos imersos na atividade, perdendo de vista tudo o mais que acontece ao nosso redor, como um *workaholic* que nunca tem tempo para cheirar as rosas.

✓ E. Mente do ser

1. A mente do ser consiste na "mente de principiante"

✓ Diga aos pacientes: "Na mente do ser, você está aberto e curioso em relação ao momento no qual está. Os pensamentos são vistos como sensações da mente, aflorando e escapando, indo e vindo. Você está focado nas experiências imediatas, momento a momento, com a mente aberta; aceita que cada momento é como é. Você abre mão de avaliar o passado e o presente. Tudo o que existe é 'este momento apenas'. Em sua forma extrema, a mente do ser focaliza as experiências imediatas, momento a momento, sem pensar nas metas ou nas consequências das ações ou ausência de ações atuais".

2. Pouca mente mente do ser interfere com viver a vida em sua plenitude

✓ ■ ***A mente do ser é a mente "nada a fazer, nenhum lugar para ir".*** Diga aos pacientes: "Quando não há nada a fazer e nenhum lugar para onde ir, estamos na mente do ser. A mente do ser conduz à mente espaçosa, à consciência ou à nossa conexão com o universo inteiro – com o chão que toca em nossos pés e com a estrela mais distante no universo. A mente do ser equivale a deitar-se na grama em um dia ensolarado e cálido, a cabeça em seus braços, loção em seu corpo, apenas sentindo o calor do sol. Ou é como deitar de costas em uma agradável noite de verão, olhando fixamente para o céu e observando as estrelas. É ver as nuvens passando. Ou simplesmente prestar atenção a um afago no braço ou a um sorriso de alguém que você conhece".

✓ ■ ***A mente do ser consiste em estar presente à vida de alguém.*** Muitas pessoas descobrem em algum momento que elas perderam um tempão em suas próprias vidas. Quase sempre, esta é uma conclusão muito triste. É como ter um jardim repleto de lindas rosas, mas nunca ter tempo para cheirá-las. Apreciar a vida requer vivenciá-la.

■ ***Deficits na mente do ser podem ser tão destrutivos quanto deficits na mente do fazer.***

Em geral, um deficit no modo "ser" reflete-se no excesso do modo "fazer": indivíduos passam boa parte de seus momentos de vigília comparando-se aos outros, ou comparando seu progresso na vida atual àquilo que esperavam ou queriam que ela fosse. Muitos indivíduos consideram essas constantes comparações tão difíceis que enveredam nas drogas como válvula de escape. Os opiáceos, em particular, provocam um estado artificial da mente do ser, fornecendo uma rota de fuga da ansiedade e da vergonha que a mente do fazer, às vezes, pode criar quando em frenesi.

> **Ponto de discussão:** Solicite dos pacientes suas experiências com a mente do ser. Quais meios artificiais eles já utilizaram para produzir a mente do ser? O que os ajuda a produzir a mente do ser naturalmente quando precisam dela?

> **Ponto de discussão:** Discuta os prós e contras dos dois tipos de mente. Extraia dos pacientes suas experiências com a mente do fazer e a mente do ser.

✓ **3. Em excesso, a mente do ser pode ser indulgente e egocêntrica**

Em excesso, a mente do ser talvez se concentre na experiência pessoal à custa dos outros e de suas necessidades, bem como à custa daquilo que precisa ser feito no momento. Diga aos pacientes: "Quando isso acontece, a mente do ser pode ser destrutiva se algo precisa ser feito ou algum lugar precisa ser alcançado. Sentado em meditação, deitado na praia ou vendo as nuvens passarem, é tudo legal e bacana. Mas não funciona quando você estiver dirigindo um carro para algum lugar e precisa seguir um mapa; quando você tem um orçamento semanal e precisa planejar, comprar e preparar refeições para a semana; quando há temas de casa a fazer; ou quando há *e-mails* a responder".

Exemplo: "Alguém que apenas senta-se no sofá e fica meditando o dia inteiro nunca consegue realizar um trabalho e está aprisionado pela mente do ser. O 'agora, agora, agora' pode interferir com o planejamento para o futuro para si mesmo e para aqueles que você ama e/ou dependem de você".

F. Revisão de exercícios práticos para equilibrar a mente do fazer com a mente do ser

A Ficha de *mindfulness* 9A enumera uma série de ideias para mesclar a mente do ser na vida cotidiana da mente do fazer. Também existem exercícios para aumentar a mente do fazer quando necessário. É importante abordar alguns deles com os pacientes.

XVI. MENTE SÁBIA: TRILHANDO O CAMINHO DO MEIO (FICHA DE *MINDFULNESS* 10)

> **Ponto principal:** O "caminho do meio" é uma síntese dos extremos. Normalmente, quando estamos em um extremo em qualquer *continuum*, estamos em perigo de distorcer a realidade.
>
> **Ficha de *mindfulness* 10: Trilhando o caminho do meio: encontrando a síntese entre os opostos.** Esta ficha pode ser útil aos pacientes que precisam se esforçar para equilibrar as prioridades em suas vidas. Também é compatível com um módulo do treinamento de habilidades para adolescentes, "Trilhando o caminho do meio". Em geral, como a ficha anterior, essa ficha é útil com indivíduos que já passaram pelo treinamento de *mindfulness* uma ou mais vezes. Entretanto, para aqueles cujo foco principal do tratamento recai nas relações interpessoais, a Ficha 10 pode ser importante por si só, independentemente das outras fichas de *mindfulness*.
>
> **Ficha de tarefas de *mindfulness* 10: Trilhando o caminho do meio para a mente sábia.** Observe que a ficha de tarefas lista várias polaridades que podem estar fora de equilíbrio. A primeira polaridade é a mente emocional *versus* mente racional. Se você não apresentou a Ficha 10, ainda pode usar esta ficha de tarefas, se assim desejar; pode simplesmente dizer aos pacientes para trabalhar apenas na primeira polaridade, ou pode descrever brevemente o que cada polaridade significa, sem entrar em muitos detalhes.
>
> **Ficha de tarefas de *mindfulness* 10A: Autoanalisando-se no caminho do meio.** Dê as instruções para cada passo. No Passo 1, instrua os participantes a pensar se estão fora de equilíbrio em cada uma das três polaridades. Eles devem colocar um X no meio, se não estiverem fora de equilíbrio, ou colocá-lo junto ao polo em que estão a maior parte do tempo. No Passo 2, lembre os pacientes de que precisam ser muito específicos ao descrever o que é excessivo (ou seja, exagerado) ou escasso naquilo que fazem. Isso pode exigir uma quantidade razoável de acompanhamento e revisão se você ainda não tiver ensinado a habilidade de *mindfulness* de descrever. O Passo 3 é muito importante: o que está fora de equilíbrio para uma pessoa talvez não o esteja para outra. Lembre os pacientes de que estar fora de equilíbrio significa viver de forma a se afastar do seu centro e da mente sábia. No Passo 4, certifique-se de que eles sejam bastante específicos ao se comprometerem a fazer mudanças na próxima semana. Lembre-os para serem realistas ao tomarem nota. Analise também como classificar a prática deles.
>
> **Ficha de tarefas de *mindfulness* 10B: Calendário de trilhar o caminho do meio.** Esta ficha de tarefas oferece oportunidades para registrar a prática diária em um formato diferente daquele apresentado na Ficha de tarefas 10. Também pode ser usada em conjunto com a Ficha de tarefas 10A.

✓ **A. Mente sábia: o caminho do meio entre os extremos**

Na mente sábia, substituímos o pensamento "ou/ou" pelo "tanto/quanto", no esforço para encontrar uma síntese entre as posições. A mente sábia compreende todos os seguintes fatores.

✓ **1. Síntese entre a mente racional e a emocional**

Uma pessoa que usa apenas os fatos e a razão ignora os valores e os sentimentos dos outros; em essência, esse indivíduo descarta a empatia no processo de decisão. É o tipo de pessoa que insiste em pegar o atalho porque é mais efetivo, ignorando todos os outros que desejam desfrutar da paisagem, mesmo que isso não seja tão efetivo. Uma pessoa que é governada por emoções é dependente do humor, governada pelo humor atual. É o tipo de gente que se recusa a ir pelo caminho mais aprazível porque está com raiva de todo mundo e não está com humor para ser cortês.

✓ **2. Síntese entre a mente do fazer e a mente do ser**

O caminho do meio combina o fazer com o ser. Aqui, a chave é fazer o que é necessário com consciência. Aplicar meios hábeis é fazer o necessário para ser efetivo e, ao mesmo tempo, experimentar em sua plenitude a singularidade de cada momento.

O caminho do meio entre fazer e ser tem sido relatado há milhares de anos, ao longo de muitas culturas. Em 2.400 a.C., o sábio egípcio Ptahhotep escreveu: "Aquele que faz contas o dia todo não passa um momento feliz. Aquele que alegra o coração o dia todo não provê nada para sua casa. O arqueiro acerta na mosca, e o timoneiro alcança a terra, pela diversidade de alvos. Aquele que obedece a seu coração deve comandar".[83]

Isso é semelhante ao provérbio "Muito trabalho e pouca diversão fazem de Jack um bobalhão". Alguns escritores têm feito um acréscimo a esse provérbio: "Muita diversão e pouco trabalho fazem de Jack um mero espantalho".

✓ **3. Síntese entre o intenso desejo de mudança e a aceitação radical**

O caminho do meio também envolve aceitar radicalmente o presente sem suprimir um desejo intenso por outra coisa. O caminho do meio dessa perspectiva inclui lançar-se apaixonadamente rumo às metas e, ao mesmo tempo, libertar-se da obrigação de conquistar suas metas.

✓ **4. Síntese entre a abnegação e o comodismo**

Às vezes, todos nós precisamos negar a si mesmo algo que queremos. Às vezes, porém, dar-se ao luxo pode ser bom para a alma. Aqui, o caminho do meio combina a moderação com satisfazer os sentidos, cuidar de si mesmo e curtir eventos agradáveis. O principal é que qualquer extremo – abnegação ou comodismo – pode interferir no acesso à mente sábia.

> **Nota aos líderes:** Quando você estiver explicando os itens supradescritos, pode ser muito útil desenhar uma trave de equilíbrio no quadro, com cada polaridade escrita em uma das extremidades. Consulte exemplos na Ficha de *mindfulness* 10. Se não houver um quadro, distribua a Ficha 10.

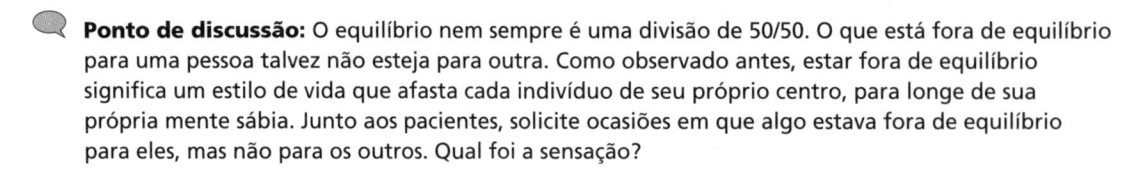

✓ **Ponto de discussão:** Pergunte áreas que os pacientes acreditam estarem fora de equilíbrio em suas próprias vidas. Discuta esses pontos.

Ponto de discussão: O equilíbrio nem sempre é uma divisão de 50/50. O que está fora de equilíbrio para uma pessoa talvez não esteja para outra. Como observado antes, estar fora de equilíbrio significa um estilo de vida que afasta cada indivíduo de seu próprio centro, para longe de sua própria mente sábia. Junto aos pacientes, solicite ocasiões em que algo estava fora de equilíbrio para eles, mas não para os outros. Qual foi a sensação?

B. Abstinência dialética

No trabalho com pessoas aditas (do uso de álcool/drogas ou outros padrões comportamentais), a síntese de opostos é chamada de "abstinência dialética". Na abstinência dialética, o indivíduo estrategicamente alterna entre a abstinência absoluta de 100% "no momento" (contanto que se abstenha de comportamentos de dependência) e manejo de recaída (caso incida ou reincida no comportamento).

- *Em cada momento que o indivíduo está em abstinência* (de drogas ou de comportamentos disfuncionais), cada célula de seu corpo está totalmente comprometida com a abstinência absoluta do comportamento de adição. Cada movimento destina-se a levar o sujeito a se afastar cada vez mais de uma vida com o comportamento de dependência e se aproximar de uma vida que vale a pena viver, sem tal comportamento.
- *Em cada momento que tiver uma recaída*, o indivíduo a aceita radicalmente e se concentra em se reerguer, por assim dizer; ele aplica todas as habilidades necessárias para voltar à abstinência.

Consulte mais informações sobre abstinência dialética na Ficha de tolerância ao mal-estar 17.

C. Resumo de outras perspectivas sobre as habilidades de *mindfulness*

Resuma as habilidades de *mindfulness* principais e complementares que foram estudadas.

REFERÊNCIAS

1. Grepmair, L., Mitterlehner, F., Loew, T., Bachler, E., Rother, W., & Nickel, M. (2007). Promoting mindfulness in psychotherapists in training influences the treatment results of their patients: A randomized, double-blind, controlled study. *Psychotherapy and Psychosomatics, 76*(6), 332–338.
2. Segal, Z. V., Williams, J. M. G., & Teasdale, J. D. (2013). *Mindfulness-based cognitive therapy for depression* (2nd ed.). New York: Guilford Press.
3. Bowen, S., Chawla, N., & Marlatt, G. A. (2011). *Mindfulness-based relapse prevention for addictive behaviors: A clinician's guide*. New York: Guilford Press.
4. Kabat-Zinn, J. (1990). *Full catastrophe living: Using the wisdom of your body and mind to face stress, pain, and illness*. New York: Delacorte.
5. Williams, J. M. G. (2008). Mindfulness, depression and modes of mind. *Cognitive Therapy and Research, 32*(6), 721–733.
6. Miller, W. R., & Martin, J. E. (1988). Spirituality and behavioral psychology: Toward integration. In W. R. Miller & J. E. Martin (Eds.), *Behavior therapy and religion* (pp. 13–24). Newbury Park, CA: Sage.
7. Kabat-Zinn, J., Lipworth, L., & Burney, R. (1985). The clinical use of mindfulness meditation for the self-regulation of chronic pain. *Journal of Behavioral Medicine, 8*(2), 163–190.
8. Luke 10:38–42. (Any version of the Bible; see, e.g., *www.devotions.net/bible/00bible.htm*)
9. Borchert, B. (1994). *Mysticism: Its history and challenge*. York Beach, ME: Samuel Weiser.
10. Johnston, W. (2005). *The cloud of unknowing* and *The book of privy counseling*. New York: Doubleday.
11. Jain, S., Shapiro, S. L., Swanick, S., Roesch, S. C., Mills, P. J., Bell, I., et al. (2007). A randomized controlled trial of mindfulness meditation versus relaxation training: Effects on distress, positive states of mind, rumination, and distraction. *Annals of Behavioral Medicine, 33*(1), 11–21.
12. Broderick, P. C. (2005). Mindfulness and coping with dysphoric mood: Contrasts with rumination and distraction. *Cognitive Therapy and Research, 29*(5), 501–510.
13. Davidson, R. J. (2003). Alterations in brain and immune function produced by mindfulness meditation. *Psychosomatic Medicine, 65*(4), 564–570.
14. Gross, C. R., Kreitzer, M. J., Reilly-Spong, M., Winbush, N. Y., Schomaker, E. K., & Thomas, W. (2009). Mindfulness meditation training to reduce symptom distress in transplant patients: Rationale, design, and experience with a recycled waitlist. *Clinical Trials, 6*(1), 76–89.
15. Kabat-Zinn, J., Massion, A. O., Kristeller, J., Peterson, L. G., Fletcher, K. E., Pbert, L., et al. (1992). Effectiveness of a meditation-based stress reduction program in the treatment of anxiety disorders. *American Journal of Psychiatry, 149*, 936–943.
16. Speca, M., Carlson, L. E., Goodey, E., & Angen, M. (2000). A randomized, wait-list controlled clinical trial: The effect of a mindfulness meditation-based stress reduction program on mood and symptoms of stress in cancer outpatients. *Psychosomatic Medicine, 62*(5), 613–622.
17. Chiesa, A., & Serretti, A. (2011). Mindfulness-based interventions for chronic pain: A systematic review of the evidence. *Journal of Alternative and Complementary Medicine, 17*(1), 83–93.
18. Pradhan, E. K., Baumgarten, M., Langenberg, P., Handwerger, B., Gilpin, A. K., Magyari, T., et al. (2007). Effect of mindfulness-based stress reduction in rheumatoid arthritis patients. *Arthritis and Rheumatism, 57*(7), 1134–1142.
19. Sephton, S. E., Salmon, P., Weissbecker, I., Ulmer, C., Floyd, A., Hoover, K., et al. (2007). Mindfulness meditation alleviates depressive symptoms in women with fibromyalgia:

Results of a randomized clinical trial. *Arthritis and Rheumatism, 57*(1), 77–85.
20. Kabat-Zinn, J., Wheeler, E., Light, T., Skillings, A., Scharf, M. J., Cropley, T. G., et al. (1998). Influence of a mindfulness meditation-based stress reduction intervention on rates of skin clearing in patients with moderate to severe psoriasis undergoing phototherapy (UVB) and photochemotherapy (PUVA). *Psychosomatic Medicine, 60*(5), 625–632.
21. Creswell, J. D., Myers, H. F., Cole, S. W., & Irwin, M. R. (2009). Mindfulness meditation training effects on CD4+ T lymphocytes in HIV-1 infected adults: A small randomized controlled trial. *Brain, Behavior, and Immunity, 23*(2), 184–188.
22. Tang, Y. Y., Ma, Y., Wang, J., Fan, Y., Feng, S., Lu, Q., et al. (2007). Short-term meditation training improves attention and self-regulation. *Proceedings of the National Academy of Sciences USA, 104*, 17152–17156.
23. Hayes, S. C., Strosahl, K. D., & Wilson, K. G. (2012). *Acceptance and commitment therapy: The process and practice of mindful change* (2nd ed.). New York: Guilford Press.
24. Hayes, S. C., & Melancon, S. M. (1989). Comprehensive distancing, paradox, and the treatment of emotional avoidance. In L. M. Ascher (Ed.), *Therapeutic paradox* (pp. 184–218). New York: Guilford Press.
25. Fischer, N. (2008). *Mindfulness.* Lecture presented at the Benedictushof, Holzkirchen, Germany.
26. Giuliano, R. J., & Wicha, N. Y. Y. (2010). Why the white bear is still there: Electrophysiological evidence for ironic semantic activation during thought suppression. *Brain Research, 1316*, 62–74.
27. Wegner, D. M., Schneider, D. J., Carter, S. R., & White, T. L. (1987). Paradoxical effects of thought suppression. *Journal of Personality and Social Psychology, 53*(1), 5–13.
28. Stapp, H. P. (2007). *Mindful universe: Quantum mechanics and the participating observer.* New York: Springer.
29. Walsh, J. (Ed.). (1981). *The cloud of unknowing.* New York: Paulist Press.
30. Jager, W. (1994). *Contemplation: A Christian path.* Ligori, MO: Triumph Books.
31. Keating, T. (n.d.). *The method of centering prayer.* Available from https://www.cpt.org/files/WS%20-%20Centering%20 Prayer.pdf
32. Deikman, A. J. (1982). *The observing self: Mysticism and psychotherapy.* Boston: Beacon Press.
33. Polanyi, M. (1958). *Personal knowledge.* Chicago: University of Chicago Press.
34. May, G. G. (1982). *Will and spirit: A contemplative psychology.* San Francisco: Harper & Row.
35. Senay, I., Albarracin, D., & Noguchi, K. (2010). Motivating goal-directed behavior through introspective self-talk: The role of the interrogative form of simple future tense. *Psychological Science, 21*(4), 499–504.
36. Butryn, M. L., Phelan, S., Hill, J. O., & Wing, R. R. (2007). Consistent self-monitoring of weight: A key component of successful weight loss maintenance. *Obesity, 15*(12), 3091–3096.
37. Nelson, R. O., & Hayes, S. C. (1981). Theoretical explanations for reactivity in self-monitoring. *Behavior Modification, 5*(1), 3–14.
38. Krishnamurti, J. (1991). *The collected works of J. Krishnamurti: Vol. 5. 1948–1949, Choiceless awareness.* Dubuque, IA: Kendall/Hunt.
39. Hayes, S. C., Wilson, K. G., Gifford, E. V., Follette, V. M., & Strosahl, K. (1996). Experiential avoidance and behavioral disorders: A functional dimensional approach to diagnosis and treatment. *Journal of Consulting and Clinical Psychology, 64*(6), 1152–1168.
40. Wegner, D. M., & Erber, R. (1992). The hyperaccessibility of suppressed thoughts. *Journal of Personality and Social Psychology, 63*(6), 903–912.
41. Levitt, J. T., Brown, T. A., Orsillo, S. M., & Barlow, D. H. (2004). The effects of acceptance versus suppression of emotion on subjective and psychophysiological response to carbon dioxide challenge in patients with panic disorder. *Behavior Therapy, 35*(4), 747–766.
42. Roemer, L., & Borkovec, T. D. (1994). Effects of suppressing thoughts about emotional material. *Journal of Abnormal Psychology, 103*(3), 467–474.
43. Teasdale, J. D., Segal, Z., & Williams, J. M. G. (1995). How does cognitive therapy prevent depressive relapse and why should attentional control (mindfulness) training help? *Behaviour Research and Therapy, 33*(1), 25–39.
44. Miller, A. L., Rathus, J. H., & Linehan, M. M. (2007). *Dialectical behavior therapy with suicidal adolescents.* New York: Guilford Press.
45. Cioffi, D. (1993). Sensate body, directive mind: Physical sensations and mental control. In D. Wegner & J. W. Pennebaker (Eds.), *Handbook of mental control* (pp. 410–442). Englewood Cliffs, NJ: Prentice-Hall.
46. Lieberman, M. D., Eisenberger, N. I., Crockett, M. J., Tom, S. M., Pfeifer, J. H., & Way, B. M. (2007). Putting feelings into words: Affect labeling disrupts amygdala activity in response to affective stimuli. *Psychological Science, 18*(5), 421–428.
47. Csikszentmihalyi, M. (1997). *Finding flow: The psychology of engagement with everyday life.* New York: Basic Books.
48. Beatrice Grimm taught me these dances at Benedictushof in Germany.
49. Besser, B. (n.d.). Shepherd's dance. On *More beginner's dances* [CD]. (Available from Barbara Besser, Nienberger Kirchplatz 1, D-4861 Munster, Germany)
50. Based on Bays, J. C. (2011). *How to train a wild elephant and other adventures in mindfulness.* Boston: Shambhala.
51. Schneider, P. (2005). The patience of ordinary things. In *Another river: New and selected poems.* Amherst, MA: Amherst Writers and Artists Press.
52. Borkovec, T. D., & Inz, J. (1990). The nature of worry in generalized anxiety disorder: A predominance of thought activity. *Behaviour Research and Therapy, 28*(2), 153–158.
53. Rubinstein, J. S., Meyer, D. E., & Evans, J. E. (2001). Executive control of cognitive processes in task switching. *Journal of Experimental Psychology: Human Perception and Performance, 27*(4), 763–797.

54. Jackson, M. (2004). Pressured to multitask, workers juggle a fragmented existence. *Health, 10,* 26.
55. Healy, M. (2004). We're all multitasking, but what's the cost? *Los Angeles Times.* Retrieved from *www.umich.edu/~bcalab/ articles/LATimesMultitasking2004.pdf*
56. Henig, R. M. (2005). Driving? Maybe you shouldn't be reading this. *The New York Times.* Retrieved from *http://www. umich.edu/~bcalab/articles/NYTimesMultitasking2004.pdf*
57. Rubinstein, J., Meyer, D., & Evans, J. E. (2001). Is multitasking more efficient?: Shifting mental gears costs time, especially when shifting to less familiar tasks. Retrieved from *www.apa.org/news/press/releases/2001/08/multitasking.aspx*
58. Cable News Network. (2001, August 5). CNN Tonight: Multitasking has problems, study finds. Retrieved from *www.umich.edu/~bcalab/articles/CNNTranscript2001.html*
59. Anderson, P. (2001, December 6). Study: Multitasking is counterproductive. Retrieved from *www.umich.edu/~bcalab/ articles/CNNArticle2001.pdf*
60. McClure, E. B., Treland, J. E., Snow, J., Schmajuk, M., Dickstein, D. P., Towbin, K. E., et al. (2005). Deficits in social cognition and response flexibility in pediatric bipolar disorder. *American Journal of Psychiatry, 162*(9), 1644–1651.
61. Bonanno, G. A., Papa, A., Lalande, K., Westphal, M., & Coifman, K. (2004). The importance of being flexible. *Psychological Science, 15*(7), 482–487.
62. Gross, J. J. (1998). Antecedent- and response-focused emotion regulation: Divergent consequences for experience, expression, and physiology. *Journal of Personality and Social Psychology, 74*(1), 224–237.
63. Gross, J. J. (1998). The emerging field of emotion regulation: An integrative review. *Review of General Psychology, 2*(3), 271–299.
64. Pennebaker, J. W., & Seagal, J. D. (1999). Forming a story: The health benefits of narrative. *Journal of Clinical Psychology, 55*(10), 1243–1254.
65. Lester, N., Smart, L., & Baum, A. (1994). Measuring coping flexibility. *Psychology and Health, 9*(6), 409–424.
66. Cheng, C. (2001). Assessing coping flexibility in real-life and laboratory settings: A multimethod approach. *Journal of Personality and Social Psychology, 80*(5), 814–833.
67. Byron, G. G. (1979). Childe Harold's pilgrimage. In M. H. Abrams (General Ed.), *The Norton anthology of English literature* (4th ed., Vol. 2, pp. 518–541). New York: Norton. (Original work published 1812–1818)
68. Miller, H. (1958). *The smile at the foot of the ladder.* New York: New Directions.
69. Spretnak, C. (n.d.). Retrieved from *www.famousquotes.com/ author/spretnak*
70. Butcher, C. A. (Trans.). (2009). *The cloud of unknowing with the book of privy counsel: A new translation.* Boston: Shambhala.
71. Teasdale, W. (1999). *The mystic heart: Discovering a universal spirituality in the world's religions.* Novato, CA: New World Library.
72. St. John of the Cross. (1990). *Dark night of the soul* (E. A. Peers, Ed. & Trans.). New York: Image Books.
73. Williams, J. E., Paton, C. C., Siegler, I. C., Eigenbrodt, M. L., Nieto, F. J., & Tyroler, H. A. (2000). Anger proneness predicts coronary heart disease risk: Prospective analysis from the Atherosclerosis Risk In Communities (ARIC) Study. *Journal of the American Heart Association, 101*(17), 2034–2039.
74. Markowitz, J. H., Matthews, K. A., Wing, R. R., Kuller, L. H., & Meilahn, E. N. (1991). Psychological, biological and health behavior predictors of blood pressure changes in middle-aged women. *Journal of Hypertension, 9,* 399–406.
75. Shapiro, D., Goldstein, I. B., & Jamner, L. D. (1996). Effects of cynical hostility, anger out, anxiety, and defensiveness on ambulatory blood pressure in black and white college students. *Psychosomatic Medicine, 58*(4), 354–364.
76. Fredrickson, B. L., Cohn, M. A., Coffey, K. A., Pek, J., & Finkel, S. M. (2008). Open hearts build lives: Positive emotions, induced through loving-kindness meditation, build consequential personal resources. *Journal of Personality and Social Psychology, 95*(5), 1045–1062.
77. Hutcherson, C. A., Seppala, E. M., & Gross, J. J. (2008). Loving-kindness meditation increases social connectedness. *Emotion, 8*(5), 720–724.
78. Hofmann, S. G., Grossman, P., & Hinton, D. E. (2011). Loving-kindness and compassion meditation: Potential for psychological interventions. *Clinical Psychology Review, 31*(7), 1126–1132.
79. Carson, J. W., Keefe, F. J., Lynch, T. R., Carson, K. M., Goli, V., Fras, A. M., et al. (2005). Loving-kindness meditation for chronic low back pain: Results from a pilot trial. *Journal of Holistic Nursing, 23,* 287–304.
80. Barnhofer, T., Chittka, T., Nightengale, H., Fisser, C., & Crane, C. (2010). State effects of two forms of meditation on prefrontal EEG asymmetry in previously depressed individuals. *Mindfulness, 1,* 21–27.
81. Feldman, G., Greeson, J., & Senville, J. (2010). Differential effects of mindful breathing, progressive muscle relaxation, and loving kindness meditation on decentering and negative reactions to repetitive thoughts. *Behaviour Research and Therapy, 48*(10), 1002–1011.
82. Williams, J. M. G., Teasdale, J. D., Kabat-Zinn, J., & Segal, Z. V. (2007). *The mindful way through depression: Freeing yourself from chronic unhappiness.* New York: Guilford Press.
83. Geary, J. (2007). *Geary's guide to the world's great aphorists.* New York: Bloomsbury USA.

Capítulo 8

Habilidades de efetividade interpessoal

OBJETIVOS DO MÓDULO

Os padrões de resposta interpessoal ensinados no treinamento de habilidades em DBT são divididos em três seções. A primeira enfoca as principais habilidades interpessoais de conquistar objetivos e, ao mesmo tempo, manter os relacionamentos e o autorrespeito. Essas habilidades são muito semelhantes àquelas ensinadas em muitas aulas sobre assertividade e solução de problemas interpessoais. A segunda seção é projetada para pessoas que desejam ajuda para desenvolver e manter relacionamentos. Concentra-se em diminuir o isolamento interpessoal, abordando como fazer amigos, cativá-los e, então, construir as habilidades de sensibilidade e comunicação necessárias para manter amizades. Também se considera como terminar relacionamentos destrutivos. A terceira seção aborda habilidades para trilhar o caminho do meio, as quais têm a ver com equilibrar a aceitação e a mudança nos relacionamentos. Essas habilidades foram desenvolvidas para trabalhar com famílias de adolescentes,[1*] mas podem ser úteis para o público em geral, bem como para os membros do grupo que desejam desenvolver melhor as habilidades de comunicação e colaboração.

HABILIDADES CENTRAIS DE EFETIVIDADE INTERPESSOAL: CONQUISTAR OBJETIVOS, MANTENDO RELACIONAMENTOS E O AUTORRESPEITO

As habilidades centrais de efetividade interpessoal incluem estratégias efetivas para a pessoa solicitar o que precisa, dizer não e administrar conflitos interpessoais habilmente. Aqui, a "efetividade" tem a ver com "fazer o que funciona" nessas áreas.

Muitos indivíduos, de modo geral, têm habilidades de efetividade interpessoal razoáveis. Os problemas surgem na aplicação dessas habilidades a situações específicas. As pessoas podem ser capazes de descrever sequências comportamentais efetivas ao discutir como outra pessoa encara uma situação problemática, mas completamente incapazes de gerar ou conduzir uma sequência comportamental similar para a sua própria situação. Nesse momento, é importante lembrar o que se quer dizer com o termo "habilidade": "a capacidade de usar os conhecimentos de modo efetivo e oportuno na execução ou no desempenho".[2] Assim, ter uma habilidade significa não só ter uma resposta específica no repertório comportamental (p. ex., dizer "não"), mas também ter a capacidade de responder de forma suscetível a obter o efeito pretendido. A capacidade de segurar uma flauta nas mãos, soprar o ar e mover os dedos nos furos do instrumento, por exemplo, *não* significa que você seja um flautista talentoso. Dominar qualquer habilidade séria exige prática e *feedback*, frequentemente repetidos muitas vezes.

Mesmo que as pessoas tenham um conhecimento muito sólido sobre habilidades interpessoais, diversos fatores podem interferir em seu uso. Por exemplo, um equívoco interpessoal que muitos indivíduos fazem é o término prematuro de relacionamentos. Esse término pode ser devido a dificuldades em diversas áreas de habilidades. Problemas na tolerância ao mal-estar podem dificultar a tolerância de medos, ansiedades ou frustrações que são típicas de situações conflituosas. Problemas na regulação emocional podem levar a dificuldades em diminuir a raiva, a frustração ou ao receio da reação dos outros. Habilidades inadequadas para a solução de problemas podem dificultar a transformação de potenciais conflitos no relacionamento em algo positivo. Problemas em prestar atenção ao momento presente de modo não crítico (ou seja, problemas com *mindfulness*) podem dificultar a avaliação de desejos ou objetivos pessoais, bem como daquilo que é necessário para melhorar a situação.

Conquista hábil dos objetivos

As habilidades centrais de efetividade interpessoal (Seções I–IX do presente capítulo) ensinam os participantes a aplicar habilidades interpessoais específicas de solução de problemas, sociais e de assertividade para modificar ambientes adversos e conquistar seus objetivos em relações

---

* As seções XIV – XVII deste capítulo, bem como outros materiais assinalados com a nota número 1, são adaptados de Miller, A. L., Rathus, J. H., & Linehan, M. M. (2007). *Dialectical behavior therapy with suicidal adolescents*. New York: Guilford Press. Copyright 2007 by The Guilford Press. Adaptado com permissão.

interpessoais. O módulo concentra-se em situações em que o objetivo é mudar alguma coisa (p. ex., pedir a alguém para fazer algo ou levar um ponto de vista a sério) ou resistir a mudanças que outra pessoa está tentando fazer (p. ex., dizer "não"). Assim, o módulo é mais apropriadamente considerado um curso de assertividade, cujo objetivo é fazer os pacientes conseguirem afirmar seus próprios desejos, objetivos e opiniões, de modo a induzir outras pessoas a responder favoravelmente. As habilidades ensinadas nesta parte do módulo maximizam as chances de que os objetivos de alguém, em uma situação específica, sejam satisfeitos e, ao mesmo não prejudiquem (e, idealmente, até melhorem) o relacionamento interpessoal e/ou o autorrespeito do indivíduo. O conteúdo instrucional é dividido em vários segmentos.

Fatores que reduzem a efetividade e identificação de objetivos

As Seções I–IV lidam com a identificação de fatores que contribuem para a efetividade interpessoal, bem como coisas que interferem em ser efetivo. Os padrões comportamentais particulares necessários para a efetividade social dependem quase integralmente dos objetivos de uma pessoa em uma situação particular. Assim, a capacidade de analisar uma situação e determinar os objetivos é crucial para a efetividade interpessoal. Em especial, a Seção IV do módulo aborda esse desafio.

Efetividade nos objetivos: DEAR MAN

A Seção V concentra-se na efetividade nos objetivos – habilidades específicas para conquistar o que se almeja, resumidas no mnemônico DEAR MAN: Descrever, Expressar, Assertivamente, Reforçar, Manter-se em *mindfulness*, Aparentar confiança e Negociar.

Efetividade nos relacionamentos: GIVE

A Seção VI aborda a efetividade nos relacionamentos – habilidades para manter um relacionamento, resumidas no mnemônico GIVE: ser Gentil, agir demonstrando estar Interessado, Validar, adotar um Estilo tranquilo.

Efetividade no autorrespeito: FAST

A Seção VII descreve habilidades para a efetividade no autorrespeito – mantendo-o; e o mnemônico é FAST: ser justo - "*be Fair*", sem desculpar-se - "*no Apologies*", Sustentar os valores, ser Transparente.

A Seção VIII enfoca as diretrizes para modular quão intensamente pedir o que se quer, ou dizer não. A Seção IX, a última seção das habilidades centrais, concentra-se na solução de problemas – em vislumbrar por que as habilidades interpessoais talvez não estejam funcionando.

Nesta parte do módulo, é muito fácil investir pouco tempo no ensino das habilidades de pedir ou dizer "não", afim de ter mais tempo para o restante. Pelo menos metade desta parte deveria ser dedicada às habilidades de efetividade nos objetivos, nos relacionamentos e no autorrespeito (Seções V, VI e VII). Práticas e *role-plays* desses novos comportamentos durante a sessão são essenciais; essas atividades constituem uma parte importante de todos os programas de treinamento de habilidades interpessoais. No entanto, integrar a prática comportamental de novos comportamentos entre as sessões pode ser um dos aspectos mais difíceis do treinamento de habilidades, tanto para novos terapeutas quanto para aqueles que não têm treinamento em terapia comportamental. Assim, pode ser muito fácil deixar isso passar despercebido neste módulo.

HABILIDADES PARA CONSTRUIR RELACIONAMENTOS E TERMINAR OS DESTRUTIVOS

As habilidades nesta parte do módulo (Seções X–XIII) são projetadas especificamente para ensinar indivíduos como conhecer novas pessoas e interagir de forma a facilitar o desenvolvimento da confiança e da amizade, bem como reduzir a probabilidade de conflitos. Elas também abrangem como terminar relacionamentos prejudiciais.

Encontrando possíveis amigos

Na Seção XI, as habilidades visam a auxiliar indivíduos a ativamente encontrar pessoas que possam tornar-se seus amigos. Isso é particularmente importante para aqueles indivíduos que estão isolados e se sentem sós a maior parte do tempo.

Mindfulness direcionada aos outros

Mindfulness direcionada aos outros e sensibilidade às necessidades dos outros, partes fundamentais no desenvolvimento e na manutenção de relacionamentos, são abordadas na Seção XII. Observe, à medida que você ensina esse material, que a habilidade de *mindfulness* de descrever é citada diversas vezes. Descrever reações, pensamentos e sentimentos próprios ou alheios é o oposto de fazer comentários julgadores sobre si mesmo ou sobre os outros. Esta é uma habilidade interpessoal essencial, pois a postura julgadora é frequentemente venenosa a relacionamentos novos e preexistentes.

Como terminar relacionamentos

Permanecer em relacionamentos destrutivos por muito tempo pode, é claro, ser tão problemático quanto não ter relacionamentos. As habilidades para aqueles que têm dificuldade para terminar relacionamentos são estudadas na Seção XIII. Esses indivíduos frequentemente têm enormes dificuldades em dizer "não", bem como em observar seus próprios limites. Muitas vezes, a desregulação emocional é a culpada aqui – o medo do que pode acontecer a si mesmo ou ao outro se a pessoa abandonar o relacionamento; tristeza descontrolada pelo sofrimento atual ou potencial do outro; culpa excessiva por causar dor ao outro; além de sentir compaixão pelo outro, mas não por si mesmo. Com frequência, nesses casos, as pessoas vacilam entre a evitação do conflito e o confronto intenso. Infelizmente, em geral, a escolha de evitação *versus* confronto baseia-se no estado emocional atual do indivíduo (ou seja, na dependência de humor), em vez de nas necessidades da situação. As habilidades de efetividade interpessoal são difíceis de desenvolver no vácuo; talvez mais do que qualquer outro conjunto de habilidades, elas dependem da melhoria simultânea em todas as áreas de habilidades.

As habilidades, nesta parte do módulo, não abrangem os pontos mais delicados de encontrar um amor ou um parceiro para a vida, nem de desenvolver relacionamentos íntimos e amizades duradouras e profundas; tampouco são direcionadas a como tornar mais palatável o tempo em solidão. No entanto, são habilidades básicas essenciais para quem quer conhecer pessoas novas, encontrar e manter um amor ou um parceiro, formar e manter amizades íntimas e duradouras, além de construir uma vida na qual o tempo passado sozinho seja preenchido com atividades satisfatórias.

Trilhando o caminho do meio

Conforme observado, as habilidades para trilhar o caminho do meio (Seções XIV-XVII) foram originalmente projetadas para o treinamento de habilidades com grupos familiares, para os adolescentes e seus responsáveis. Porém, elas também são importantes para os adultos e podem ser úteis em qualquer relacionamento. Além disso, são essenciais aos treinadores de habilidades em DBT. Existem três conjuntos de habilidades em trilhar o caminho do meio: dialética, validação e estratégias de modificação comportamental. Consideradas em conjunto, as habilidades, nesta parte do módulo, concentram-se em equilibrar a aceitação e a mudança nos relacionamentos interpessoais.

Dialética

A habilidade de dialética é tratada na seção XV. Como discutido no Capítulo 1, a dialética como visão de mundo constitui a base da DBT. Ela tem três características principais. A primeira enfatiza a plenitude da realidade e direciona nossa atenção aos contextos imediatos e mais amplos de comportamento, bem como à inter-relação de padrões de comportamento individual. Em segundo lugar, sob uma perspectiva dialética, a realidade é composta por forças opostas internas (tese e antítese), e, a partir de sua síntese, evolui um novo conjunto de forças opostas. Pensamentos, comportamentos e emoções extremos e dicotômicos são encarados como falhas dialéticas; significam que o indivíduo ficou preso nas polaridades, incapaz de se mover rumo à síntese. Em terceiro lugar, a dialética assume que a natureza da realidade é a mudança. Tanto o indivíduo quanto o ambiente estão em transição contínua. Em essência, todo relacionamento envolve transição e mudança contínuas.

Validação

Embora a validação como habilidade seja abordada como uma das habilidades GIVE de efetividade nos relacionamentos (ver anteriormente e Seção VI), ela é retomada na Seção XVI com mais profundidade, pois é essencial ao desenvolvimento e à manutenção de relacionamentos próximos e íntimos. A validação tem a ver com comunicar claramente aos outros que você está prestando atenção neles, que os entende, que não os critica nem os julga, que sente empatia por eles e que consegue ver os fatos ou a verdade da situação em que se encontram. A chave para ensinar a validação é que os participantes já tenham uma base sólida em *mindfulness*. A habilidade exige a capacidade de observar e descrever, sem a necessidade de adicionar algo ao que é observado, mas apenas escutar e interagir sem criticar. À medida que você ensina as habilidades de validação, talvez precise revisar as habilidades de *mindfulness*. Esta seção também inclui estratégias de como se recuperar da invalidação. Essa habilidade ensina os participantes como se validarem efetivamente quando necessário. Para uma discussão detalhada sobre validação e como usá-la, consulte Linehan (1997).[3]

Estratégias para modificação comportamental

Por fim, as habilidades de trilhar o caminho do meio incluem habilidades comportamentais básicas para o manejo de contingências. A ideia básica é que a aplicação sistemática e contingente de consequências aos comportamentos alheios pode ter um enorme impacto no comportamento futuro. Embora comunicar as consequências do comportamento faça parte das principais habilidades do DEAR MAN ensinadas na Seção V (Reforçar), nesta seção são ensinadas habilidades de gestão de contingências específicas – incluindo reforço positivo e negativo, modelagem, extinção, saciedade e punição. Essas são as mesmas habilidades que os terapeutas usam em DBT. (Consulte o Cap. 5 deste manual e também o Cap. 10 do principal texto da DBT.)

SELECIONANDO O CONTEÚDO PARA ENSINAR

Conforme já mencionado, há uma grande quantidade de material para cada habilidade nas notas de ensino interpessoal que seguem. Você não abordará a maior parte disso na primeira vez em que ensinar as habilidades específicas. As notas são fornecidas para lhe dar uma compreensão mais profunda de cada habilidade, de modo que consiga responder a perguntas e adicionar novos ensinamentos enquanto progride. Como nos Capítulos 6 e 7, coloquei um sinal de visto (✓) ao lado do material que quase sempre ensino. Se estou com muita pressa, pode ser que pule tudo, com exceção dos pontos assinalados.

Além disso, como no Capítulo 7, indiquei informações que resumem as pesquisas em itens chamados "Ponto de pesquisa". O grande valor da pesquisa é que ela pode frequentemente ser utilizada para "vender" aos pacientes as habilidades que você estiver ensinando.

Ademais, como no ensino de qualquer módulo de habilidades, é importante que você tenha uma compreensão básica sobre as habilidades de efetividade interpessoal específicas que estiver ensinando. Decida quais habilidades você vai ensinar primeiro. Estude cuidadosamente as notas de ensino, fichas e fichas de tarefas para cada habilidade selecionada. Destaque os pontos de vista que pretende explicar e traga consigo uma cópia das páginas relevantes como material de apoio. Pratique cada habilidade e certifique-se de que você mesmo entende como usá-las. Em pouco tempo, você irá solidificar seu conhecimento sobre cada habilidade. Nesse ponto, irá encontrar seus próprios pontos de ensino, relatos e exemplos favoritos e poderá ignorar os meus.

Por fim, uma série de fichas, neste módulo, oferece testes de múltipla escolha, breves e opcionais, sobre as habilidades ensinadas. Elas podem ser usadas em sessões de grupo e discutidas ou podem ser atribuídas como lição de casa. Um gabarito para todas essas fichas é fornecido a seguir, e o gabarito de cada ficha é fornecido no final das seções em que ela pode ser usada.

Gabarito para as fichas de múltipla escolha

Ficha de efetividade interpessoal 11A: Identificando habilidades para encontrar pessoas e fazê-las gostar de você

- Respostas efetivas: 1A, 2B, 3A, 4A, 5A, 6B, 7B, 8B, 9B, 10B, 11B, 12A

Ficha de efetividade interpessoal 12A: Identificando *Mindfulness* dos outros

- Respostas efetivas: 1B, 2B, 3A, 4A, 5A, 6A, 7B, 8B, 9B, 10A, 11B, 12B

Ficha de efetividade interpessoal 13A: Identificando como terminar relacionamentos

- Respostas efetivas: 1B, 2B, 3B, 4A, 5B, 6B, 7B, 8B

Ficha de efetividade interpessoal 16C: Identificando dialéticas

- Respostas efetivas: 1A, 2B, 3B, 4B, 5A, 6C, 7B, 8B

Ficha de efetividade interpessoal 18A: Identificando a validação

- Respostas efetivas: 1B, 2A, 3A, 4B, 5A, 6B, 7B, 8B

Ficha de efetividade interpessoal 19A: Identificando a autoinvalidação

- Respostas efetivas: 1A, 2B, 3A, 4B, 5A, 6B

Ficha de efetividade interpessoal 22A: Identificando estratégias de modificação comportamental efetivas

- Respostas efetivas: 1B, 2B, 3A, 4A, 5B, 6B, 7B, 8A

Notas de ensino

I. OBJETIVOS DESTE MÓDULO (FICHA DE EFETIVIDADE INTERPESSOAL 1)

> **Ponto principal:** O objetivo básico deste módulo é que os participantes aprendam a ser efetivos nas interações interpessoais, de modo que suas interações com os outros tenham os resultados desejados. Estas habilidades ensinam os pacientes a serem efetivos em alcançar seus próprios objetivos sem alienar a outra pessoa ou perder seu autorrespeito. As habilidades de efetividade interpessoal também são necessárias para fortalecer os relacionamentos atuais, bem como para encontrar e construir novos relacionamentos.
>
> **Ficha de efetividade interpessoal 1: Metas de efetividade interpessoal.** Esta ficha destina-se a orientar os participantes sobre os objetivos interpessoais para os quais as habilidades ensinadas neste módulo podem ser muito úteis. Introduza sucintamente o conteúdo, vincule o módulo aos objetivos dos pacientes e gere algum entusiasmo para aprender as habilidades de efetividade interpessoal. Depois, comece a próxima ficha. Se o tempo permitir, peça aos participantes que assinalem os objetivos que lhes são mais importantes. Se necessário, retome a ficha mais tarde.
>
> **Ficha de tarefas de efetividade interpessoal 1: Prós e contras de usar habilidades de efetividade interpessoal (*opcional*).** Esta ficha de tarefas é projetada para ajudar os pacientes a decidir (1) se querem usar as habilidades interpessoais em vez de táticas de poder para conseguir o que querem e (2) se irão atrás do que querem em vez de desistir. Seu uso principal é comunicar que o objetivo é ser *efetivo* no sentido de alcançar o que querem (ou seja, alcançar as próprias metas). Não se trata de ser simpático, seguir as regras, ceder ou fazer o que os outros querem. Esta ficha de tarefas também pode ser usada como exercício para melhorar a probabilidade de ser eficaz quando uma pessoa está dominada pelas emoções (p. ex., quando ela só quer berrar e gritar ou evitar por completo uma situação interpessoal). Também pode ser usada como ferramenta de ensino para saber como descobrir metas. Consulte instruções para o ensino de prós e contras nas notas de ensino do módulo de tolerância ao mal-estar (Cap. 10, Seção V), que revisam os prós e contras como forma de tomar decisões comportamentais. Considere essa ficha de tarefas como opcional se você ensinar outras fichas na sessão que abordem fichas de tarefas associadas.

✓ **Ponto de discussão:** Antes ou após analisar a Ficha de efetividade interpessoal 1, peça aos participantes para assinalarem cada objetivo que lhes seja importante e, em seguida, compartilharem suas escolhas.

Os objetivos das habilidades de efetividade interpessoal incluem os seguintes:

✓ **A. Ser hábil na conquista dos objetivos com os outros**

As habilidades nesta seção são uma variação nas competências de assertividade. Elas envolvem ter efetividade interpessoal em dois conjuntos de situações.

1. *Pedir aos outros para fazer coisas*

✓ As habilidades para pedir aos outros para fazer coisas que gostaríamos que eles fizessem incluem realizar solicitações, iniciar discussões, solucionar problemas em relacionamentos/restaurar relacionamentos e convencer os outros a levar as nossas opiniões a sério.

2. *Dizer não a pedidos indesejados efetivamente*

As habilidades para dizer "não" às solicitações indesejadas incluem resistir à pressão dos outros e manter uma posição ou um ponto de vista.

✓ 💬 **Ponto de discussão:** Pergunte aos participantes se eles têm mais problemas em pedir o que querem ou em dizer "não" quando os outros lhes fazem solicitações indesejadas. Descubra quem tem problemas para convencer outras pessoas a levar suas opiniões a sério. Existem algumas pessoas com quem, ou, às vezes quando, ser assertivo é mais difícil? E, mais fácil?

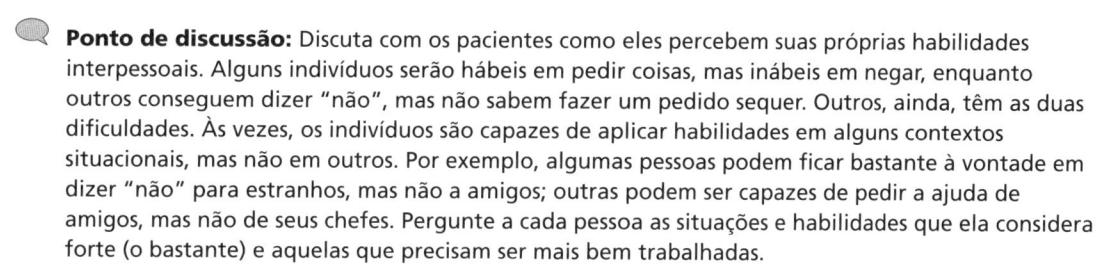

💬 **Ponto de discussão:** Discuta com os pacientes como eles percebem suas próprias habilidades interpessoais. Alguns indivíduos serão hábeis em pedir coisas, mas inábeis em negar, enquanto outros conseguem dizer "não", mas não sabem fazer um pedido sequer. Outros, ainda, têm as duas dificuldades. Às vezes, os indivíduos são capazes de aplicar habilidades em alguns contextos situacionais, mas não em outros. Por exemplo, algumas pessoas podem ficar bastante à vontade em dizer "não" para estranhos, mas não a amigos; outras podem ser capazes de pedir a ajuda de amigos, mas não de seus chefes. Pergunte a cada pessoa as situações e habilidades que ela considera forte (o bastante) e aquelas que precisam ser mais bem trabalhadas.

> **Nota aos líderes:** Aqui, o objetivo é que os participantes reconheçam a relevância do treinamento de habilidades de efetividade interpessoal para suas próprias vidas ao perceber as áreas em que eles precisam de aprimoramento. Mantenha em mente que as descrições dos pacientes de seus pontos fortes e fracos nessas habilidades talvez não correspondam a seus níveis reais. Alguns irão relatar que não têm quaisquer habilidades, mas são capazes de aplicá-las em *role-plays*; outros podem relatar fortes habilidades, mas então demonstrar claros déficits em *role-plays*. Os dois tipos de participantes irão se beneficiar de apoio e incentivo em seu processo de construir a maestria e um senso de autoeficácia com base em fatos.
>
> Sinta-se livre para compartilhar com os participantes suas próprias áreas de força e fraqueza. Isso pode servir para normalizar a noção de déficits de habilidade, ao realçar que todos nós temos áreas em que podemos melhorar as nossas habilidades. Na minha experiência, alguns indivíduos são excepcionalmente habilidosos em muitas situações interpessoais e podem dar a impressão de que não precisam de treinamento de habilidades de efetividade interpessoal. No entanto, uma discussão mais de perto, especialmente de diversos contextos situacionais, irá revelar que quase todo mundo pode se beneficiar com algum treinamento de habilidades. Portanto, mesmo com uma pessoa muito hábil, faça todo o esforço para identificar as áreas nas quais ela pode se aprimorar.

✓ **B. Construir relacionamentos, fortalecer os relacionamentos atuais e acabar os destrutivos**

As habilidades para relacionamentos incluem as habilidades para fazer o seguinte:

- Não deixar que as mágoas e os problemas se acumulem.
- Erradicar os problemas.
- Restaurar os relacionamentos (ou terminá-los, se necessário).
- Resolver os conflitos antes que eles se tornem esmagadores.

Relacionamentos conduzidos com desleixo podem desenvolver rachaduras que criam um estresse enorme. Esse estresse aumenta a vulnerabilidade emocional, e a vida pode "ir ladeira abaixo". Relacionamentos malcuidados muitas vezes explodem e até mesmo terminam quando as pessoas querem que eles continuem. Ter a capacidade de restaurar relacionamentos é muito mais importante do que impedi-los de se "rasgarem". Porém, quanto mais tempo os relacionamentos permanecem sem atenção, mais difícil é a sua restauração. Se forem ignorados, podem enfraquecer e desaparecer – e, uma vez que desapareçam, pode ser difícil ressuscitá-los. Às vezes, em vez de se extinguir, os relacionamentos se tornam insuportavelmente difíceis; assim, aprender como terminar um relacionamento insuportavelmente doloroso e sem esperança também é uma habilidade importante.

> **Nota aos líderes:** Se você estiver pensando em ensinar as habilidades para construir relacionamentos e terminar os destrutivos (Seções X–XIII deste módulo), então realce que elas são um modo de encontrar e construir novas relações, bem como de terminar relacionamentos sem futuro.

✓ **C. Trilhar o caminho do meio**

Um conjunto final de habilidades de efetividade interpessoal envolve "trilhar o caminho do meio" (conceito estudado no Cap. 7, entre as habilidades de *mindfulness* complementares). Se você estiver ensinando essas habilidades, enfatize estes pontos aos participantes:

- Manter os relacionamentos exige equilibrar as nossas prioridades com as demandas dos outros.
- Os relacionamentos exigem equilibrar a mudança com a aceitação sem abrir mão de nenhuma delas.

A manutenção de relacionamentos também exige que eles sejam transacionais. Para que eles funcionem, é importante praticar a análise de todos os lados das situações, encontrando o âmago da verdade no ponto de vista das outras pessoas. Precisamos ter habilidades para mudar o comportamento alheio, mas também devemos equilibrar isso com aceitar os outros como são.

II. FATORES QUE REDUZEM A EFETIVIDADE INTERPESSOAL (FICHAS DE EFETIVIDADE INTERPESSOAL 2–2A)

Ponto principal: A falta de habilidade, a indecisão, a interferência das emoções, a prioridade aos objetivos de curto prazo em detrimento daqueles de longo prazo, as interferências ambientais e os mitos interpessoais podem tornar a efetividade interpessoal muito difícil.

Ficha de efetividade interpessoal 2: Fatores que interferem na efetividade interpessoal. Esta ficha pode ser analisada brevemente. Se o tempo for curto, ignore os pontos de discussão e comente os tópicos citados a seguir. Você pode revisitar esta ficha mais tarde para solucionar as dificuldades em usar, com sucesso, as habilidades de efetividade interpessoal.

Ficha de efetividade interpessoal 2A: Mitos que interferem na efetividade interpessoal (*opcional*). Esta ficha pode ser usada como parte de um exercício sobre identificar e desafiar pensamentos e mitos que causam preocupação. A seguir, consulte uma descrição detalhada na Seção F. Se o tempo for curto, ignore esta ficha e, em vez disso, descreva vários mitos ao introduzir os fatores que interferem na efetividade interpessoal.

Ficha de tarefas de efetividade interpessoal 2: Desafiando os mitos que interferem na efetividade interpessoal (*opcional*). Listando os mesmos mitos que a Ficha 2A, esta ficha de tarefas ajuda os participantes a desenvolver novos desafios ou a reescrever, em linguagem mais pessoal, aqueles discutidos nas sessões de grupo. O ponto importante é que os pacientes "possuam" um desafio, não necessariamente pensem em um por conta própria. Também existem espaços para eles escreverem e desafiarem seus próprios mitos. Tenha cuidado para não fornecer um excesso de tarefas, mas, se atribuir esta ficha de tarefas, certifique-se de examiná-la com todos. Se necessário, instrua sobre como classificar a intensidade das emoções. (Consulte instruções no Cap. 10, Seção VI.)

Ficha de tarefas de efetividade interpessoal 7: Solucionando habilidades de efetividade interpessoal. Se os pacientes já estudaram o módulo das habilidades de efetividade interpessoal uma vez e esta for a segunda, incentive-os a usar essa ficha de tarefas. Ela abrange os mesmos temas, organizados na mesma sequência que a Ficha 2. No entanto, é opressiva e difícil de usar quando os participantes estiverem estudando o módulo pela primeira vez. Ela funciona muito melhor quando fornecida no final do módulo ou na repetição dessas habilidades.

(Ficha de efetividade interpessoal 9: Antecipação de fatores que interferem na solução de problemas: quando o que você está fazendo não está funcionando. Esta ficha também pode ser adequada quando o módulo é repetido. Também abrange os mesmos temas na mesma sequência que a Ficha 2 e a Ficha de tarefas 7.)

✓ **Ser interpessoalmente hábil é difícil.** Existem muitas razões para que as interações não sejam eficazes.

✓ **A. Falta das habilidades necessárias**

Diga aos participantes: "Quando não tem habilidades, você não sabe o que dizer ou como agir. Não sabe como se comportar para obter seus objetivos interpessoais".

1. Falta de capacidade versus falta de motivação

A falta de capacidade para se comportar de certa maneira é muito diferente da falta de motivação. Enfatize que as pessoas aprendem comportamentos sociais observando os outros realizando-os primeiro, praticando e aprimorando até que consigam utilizá-los para obter bons resultados. Às vezes, as pessoas não têm oportunidades suficientes para observar; portanto, elas não aprendem os comportamentos. Ou talvez não tenham a oportunidade de praticar os comportamentos que observam.

2. Capacidade, observação e modificação

Diga aos participantes: "Ter uma habilidade significa que você não só tem uma habilidade específica (p. ex., para dizer "não"), mas que consegue fazer mais duas coisas".

- "Você tem a capacidade de observar nos outros o efeito do que faz e de como faz."
- "E então, com base nesse *feedback*, você pode modificar o que faz, a fim de obter um efeito pretendido. Em geral, tornar-se interpessoalmente efetivo exige que habilidades cruciais sejam aprendidas e reaprendidas até se tornarem automáticas quando necessário. Qualquer habilidade importante, no entanto, normalmente demanda vários ciclos de prática e *feedback* até ser dominada."

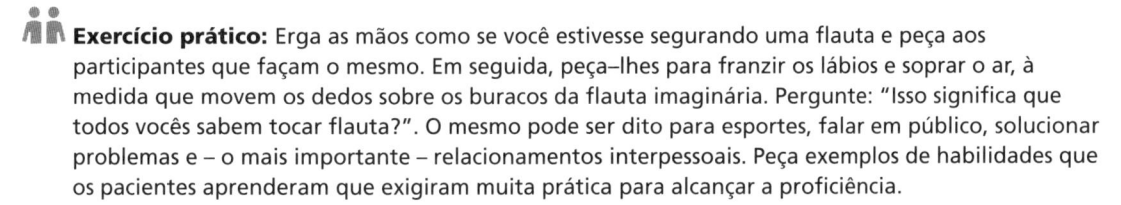

Exercício prático: Erga as mãos como se você estivesse segurando uma flauta e peça aos participantes que façam o mesmo. Em seguida, peça-lhes para franzir os lábios e soprar o ar, à medida que movem os dedos sobre os buracos da flauta imaginária. Pergunte: "Isso significa que todos vocês sabem tocar flauta?". O mesmo pode ser dito para esportes, falar em público, solucionar problemas e – o mais importante – relacionamentos interpessoais. Peça exemplos de habilidades que os pacientes aprenderam que exigiram muita prática para alcançar a proficiência.

> **Nota aos líderes:** Quando eu ensino isso, primeiro faço o exercício prático supramencionado. Então, usando as informações a seguir, explico por que a capacidade de soprar o ar e mover meus dedos não significa que sei tocar flauta.

✓ **B. Indecisão**

Diga aos participantes: "Mesmo que você tenha a habilidade para ser efetivo, talvez não saiba ou não consiga decidir o que quer. Existem várias maneiras que a indecisão pode lhe atrapalhar".

- "Não saber o que você realmente quer pode ser desnorteante e diminuir a clareza sobre o que está pedindo ou ao que está dizendo 'não'."
- "A indecisão sobre como equilibrar suas necessidades com as dos outros pode levar à ambivalência e dificultar que saiba o quão insistente deve ser ao pedir algo ou dizer 'não'."
- "Vacilar entre pedir muita coisa e não pedir nada, ou entre os equivalentes extremos de dizer não para tudo e ceder a tudo, pode mantê-lo em uma posição extrema e tornar improvável que você seja efetivo."

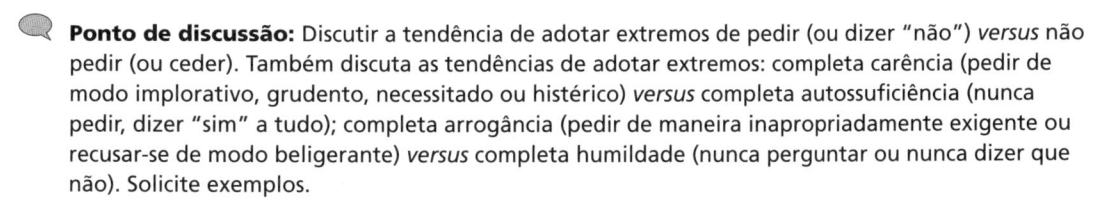

Ponto de discussão: Discutir a tendência de adotar extremos de pedir (ou dizer "não") *versus* não pedir (ou ceder). Também discuta as tendências de adotar extremos: completa carência (pedir de modo implorativo, grudento, necessitado ou histérico) *versus* completa autossuficiência (nunca pedir, dizer "sim" a tudo); completa arrogância (pedir de maneira inapropriadamente exigente ou recusar-se de modo beligerante) *versus* completa humildade (nunca perguntar ou nunca dizer que não). Solicite exemplos.

✓ C. Interferência das emoções

Diga aos participantes: "As emoções podem atrapalhar sua capacidade de se comportar de modo efetivo. Talvez você tenha a capacidade de usar habilidades interpessoais, mas suas habilidades são dependentes do humor e sofrem a interferência de suas emoções".

- As emoções podem inibir ações hábeis ou sobrecarregar as habilidades conhecidas. Na verdade, as emoções podem ser tão fortes que sua demonstração se torna automática em ações, palavras e expressões faciais e corporais.
- As reações emocionais automáticas podem basear-se em condicionamento prévio ou resultar de acreditar em mitos (discutidos a seguir).
- Uma pessoa pode ter habilidades em um conjunto de situações, mas não em outro, ou quando apresenta determinado humor, mas não outro, ou se encontra em um estado mental, mas não em outro.

> **Ponto de discussão:** Solicite exemplos de emoções fortes que interferem com o comportamento habilidoso.

> **Ponto de discussão:** Solicite exemplos de ter habilidades variáveis, dependendo das emoções ou do humor atuais.

✓ D. Priorizando objetivos de curto prazo em detrimento de objetivos de longo prazo

Vários fatores podem nos levar a dar prioridade aos objetivos de curto prazo em detrimento daqueles de longo prazo. Os dois principais são a baixa tolerância ao mal-estar e a incapacidade de pensar nas consequências.

1. Baixa tolerância ao mal-estar

A baixa tolerância ao mal-estar, muitas vezes, nos leva a pular em uma situação e exigir o que queremos, mesmo quando não for de nosso interesse a longo prazo ou for inconsistente com os objetivos de longo prazo, valores e/ou o autorrespeito.

Exemplo: Se a nossa tolerância ao mal-estar for baixa, podemos terminar um relacionamento que realmente queremos ou ceder aos desejos de outra pessoa, quando, no fundo, sabemos que não queremos isso.

2. Fracasso em avaliar as consequências

Às vezes, não pensamos nas consequências de nossos atos para nós e para as pessoas com quem interagimos. Quando nervosos, podemos fazer ameaças e exigir que as coisas sejam feitas de nosso modo e com urgência; posteriormente, em um momento mais calmo, percebemos que obter o que queremos é menos importante do que o relacionamento.

> **Ponto de discussão:** Solicite exemplos de priorizar objetivos de curto prazo em detrimento dos de longo prazo e depois se arrepender disso.

✓ E. Interferência do ambiente

Fatores ambientais, incluindo outras pessoas, podem impedir a efetividade. Às vezes, até mesmo os indivíduos mais habilidosos não conseguem conquistar o que querem, manter as amizades ou se comportar com atitudes que eles respeitem.

- Quando o ambiente é mais forte, outras pessoas podem simplesmente se recusar a nos dar o que queremos ou podem ter a autoridade para nos obrigar a fazer o que elas querem. Dizer "não" e insistir em defender nossos direitos nessas circunstâncias pode ter consequências muito negativas.
- Às vezes, é impossível conseguir que a pessoa continue gostando de nós e também obter o que queremos ou dizer "não". As pessoas podem se sentir ameaçadas, ter ciúme ou inveja ou ter um leque de outros motivos para não gostar de alguém.

- Quando nos deparamos com um conflito e alcançar um objetivo é muito importante (p. ex., alimentos ou cuidados médicos para nós mesmos ou nossos filhos), talvez tenhamos que agir de modo que fira nosso orgulho ou até mesmo nossa dignidade.
- Dedicar-se plenamente a ser interpessoalmente efetivo é a única maneira de saber se o ambiente está impedindo a efetividade. Isso inclui preparação antecipada para ser assertivo e obtenção de *feedback* sobre o plano de indivíduos confiáveis, como receber acompanhamento sobre as habilidades em DBT.

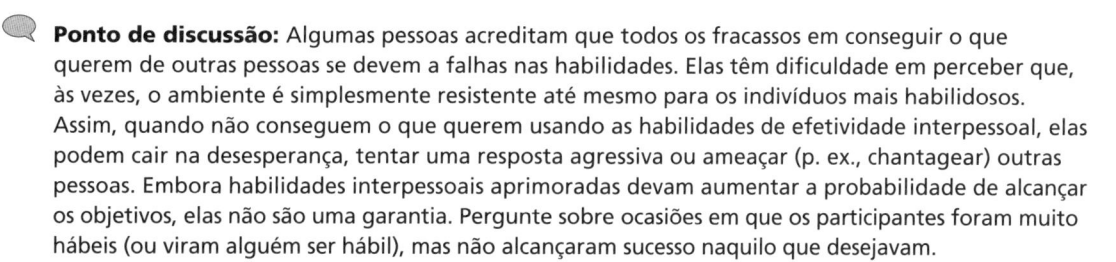

> **Ponto de discussão:** Algumas pessoas acreditam que todos os fracassos em conseguir o que querem de outras pessoas se devem a falhas nas habilidades. Elas têm dificuldade em perceber que, às vezes, o ambiente é simplesmente resistente até mesmo para os indivíduos mais habilidosos. Assim, quando não conseguem o que querem usando as habilidades de efetividade interpessoal, elas podem cair na desesperança, tentar uma resposta agressiva ou ameaçar (p. ex., chantagear) outras pessoas. Embora habilidades interpessoais aprimoradas devam aumentar a probabilidade de alcançar os objetivos, elas não são uma garantia. Pergunte sobre ocasiões em que os participantes foram muito hábeis (ou viram alguém ser hábil), mas não alcançaram sucesso naquilo que desejavam.

Nota aos líderes: Alguns indivíduos têm uma visão pouco realista do mundo e sobre a capacidade das pessoas habilidosas. A ideia de que as pessoas, muitas vezes, não têm o que querem ou precisam não está bem clara para eles. A crença de que elas sempre conseguem aquilo que querem e precisam atrapalha a necessidade de desenvolver as habilidades de tolerância ao mal-estar. Sem essas habilidades, com frequência, a frustração transforma-se em raiva. Tenha muito cuidado neste ponto, especialmente durante as discussões das tarefas.

✓ **F. Mitos interpessoais**

Todas as pessoas têm preocupações quanto a se defender, expressar opiniões, dizer "não" e assim por diante. Às vezes, as preocupações baseiam-se em mitos sobre o comportamento interpessoal.

Informe os participantes que eles podem contrariar preocupações e mitos de diversas maneiras:

- Argumentar logicamente contra eles.
- Verificar os fatos (ver Ficha de regulação emocional 8).
- Praticar ação oposta (ver Ficha de regulação emocional 10).
- Praticar enfrentamento com consequências negativas imaginadas (ver Ficha de regulação emocional 19).

Opor-se aos pensamentos de preocupação e mitos é um exemplo de modificação cognitiva ou terapia cognitiva. Às vezes, isso pode ser útil para convencer as pessoas a fazer as coisas que de fato querem fazer, mas têm medo. Os desafios aos mitos podem ser usados para questionar as preocupações que brotam quando experimentamos as habilidades interpessoais.

✓ **Exercício prático:** Realize um exercício de identificar e desafiar mitos. Se você utilizar a Ficha de efetividade interpessoal 2A, distribua-a aqui. Evite fazer uma introdução. Em vez disso, peça aos participantes que leiam os mitos, circulem aqueles que consideram verdadeiros quando estão na mente emocional e marquem com um sinal de visto aqueles que consideram verdadeiros quando estão na mente sábia. Feito isso, pergunte quais mitos eles assinalaram e quais circularam. Então, pode-se prosseguir de duas maneiras:

1. Peça aos que assinalaram ou circularam um mito que ofereçam desafios para um ou ambos.
2. Use a técnica do advogado do diabo para discutir os mitos. Nessa estratégia, você apresenta um mito e logo faz uma declaração extrema em favor dele, provocando assim uma discussão entre os pacientes para fazer o contraponto. À medida que os participantes argumentam contra o mito, você continua a tecer argumentos extremos e universais (ou seja, que se aplicam a todas as pessoas) em seu favor. Após vários argumentos, você cede e concorda com os membros do grupo. (Ver, no Cap. 7 do principal texto da DBT, uma discussão mais aprofundada dessa estratégia.) A discussão sobre cada afirmação deve ser resolvida por meio de transcender os extremos rumo a encontrar uma síntese ou um equilíbrio de pontos de vista.

Nem todos os mitos precisam ser discutidos neste exercício; os participantes devem ajudar na escolha de quais serão abordados. Independentemente da estratégia que você utilizar, a tarefa dos pacientes é desenvolver desafios personalizados ou contrapontos em oposição aos mitos. Peça a todos que tomem nota dos desafios à medida que os forem inventando. Certifique-se de que cada desafio, por um lado, contradiga o mito de alguma forma e, por outro, seja ao menos um pouco possível para os participantes. Por exemplo, talvez um paciente consiga desafiar o mito "Não mereço alcançar o que eu quero ou preciso" com "Eu mereço obter o que eu quero e preciso", mas isso pode ser muito forte para outro (e, portanto, ser rejeitado). No entanto, talvez esse segundo participante consiga praticar o desafio "Às vezes, acho fácil obter as coisas que quero ou preciso". Mais tarde, esses desafios podem ser usados como declarações de motivação, no intuito de ajudar os pacientes a conseguir agir com efetividade.

> **Nota aos líderes:** Uma possível tarefa é solicitar aos participantes que completem os desafios não realizados durante o exercício anterior. Outra tarefa é pedir que se auto-observem ao longo da semana e anotem quaisquer outros mitos a partir dos quais eles operam. Eles também devem pensar em desafios para esses outros mitos.
>
> É importante que os pacientes pratiquem a análise de seus desafios personalizados, a fim de desenvolver e fortalecer o hábito de superar os seus mitos. Talvez seja muito efetivo pedir a eles que desenvolvam um plano para revisar seus desafios, como fixá-los na porta da geladeira ou no espelho do banheiro para revisão diária.

Ponto de discussão: Se você não usar a Ficha 2A, pergunte aos participantes quais pensamentos de preocupação, suposições, crenças e mitos os atrapalharam e os impediram de pedir o que queriam ou necessitavam, ou de negar pedidos indesejados. Em seguida, gere desafios, conforme observado no exercício anterior, para alguns ou todos os mitos.

Ponto de discussão: As preocupações não gerenciadas podem interferir com a efetividade, mesmo se não forem baseadas em mitos (p. ex., "Esta pessoa pode ficar chateada comigo se eu pedir" ou "Espero que minha raiva não fuja do meu controle" ou "Esta pessoa pode dizer 'não' ao meu pedido, e eu não vou conseguir o que eu quero"). Solicite, dos participantes, preocupações que atrapalham a efetividade.

G. Interação de fatores

Diga aos participantes: "Muitas vezes, uma combinação de vários fatores pode estar lhe impedindo de ser efetivo. Por exemplo, quanto menos você sabe, mais se preocupa; quanto pior se sente, mais indeciso fica; quanto mais ineficaz você é, mais se preocupa, e assim por diante. Ou quanto mais você experimentar ambientes fechados e autoritários, mais se preocupa; quanto menos pratica as habilidades, menos você sabe; quanto pior se sente, mais indeciso fica, e assim por diante".

III VISÃO GERAL: PRINCIPAIS HABILIDADES DE EFETIVIDADE INTERPESSOAL (FICHA DE EFETIVIDADE INTERPESSOAL 3)

> **Ponto principal:** Apresente as principais habilidades de efetividade interpessoal em DBT. Estas são as habilidades de assertividade básicas necessárias para atingir os objetivos, manter os relacionamentos e aprimorar o autorrespeito. Esses três conjuntos de habilidades são contemplados nos mnemônicos DEAR MAN, GIVE e FAST. A efetividade dessas técnicas depende, em parte, de duas habilidades adicionais: esclarecer as prioridades e determinar o quão intensamente pedir ou dizer "não".
>
> **Ficha de efetividade interpessoal 3: Visão geral: alcançando objetivos habilmente.** Esta ficha de visão geral pode ser examinada brevemente ou ignorada, dependendo do tempo. Não ensine a fundo o conteúdo ao mencionar os pontos a seguir, a menos que você planeje ignorar as fichas relacionadas, todas as quais normalmente são ensinadas.
>
> **Ficha de tarefas:** Nenhuma.

Diga aos participantes: "As habilidades nesta seção do módulo são destinadas a ser efetivo quando pedir algo a alguém ou atender a uma solicitação, e, ao mesmo tempo, manter ou até mesmo aprimorar tanto o relacionamento quanto o seu autorrespeito".

✓ **A. Esclarecer as prioridades**

Diga aos participantes: "Esclarecer suas prioridades é a primeira e mais importante habilidade interpessoal. É a tarefa essencial de descobrir (1) o que você realmente quer e o quanto isso é importante, em comparação a (2) manter um relacionamento positivo e (3) manter seu próprio autorrespeito".

✓ **B. Habilidades de efetividade nos objetivos: DEAR MAN**

Diga aos pacientes: "DEAR MAN é um acrônimo da DBT para o conjunto de habilidades que lhe permite conquistar efetivamente seu objetivo ou sua meta".

✓ **C. Habilidades de efetividade nos relacionamentos: GIVE**

Continue: "GIVE é um acrônimo da DBT para o conjunto de habilidades que lhe capacita a criar ou manter um relacionamento positivo e, ao mesmo tempo, tentar conquistar seus objetivos".

✓ **D. Habilidades de efetividade no autorrespeito: FAST**

Prossiga: "FAST é um acrônimo da DBT para o conjunto das habilidades que lhe permite manter ou aumentar seu senso de autorrespeito e, ao mesmo tempo, conquistar seus objetivos".

✓ **E. Habilidades para avaliar suas opções**

Conclua a revisão dizendo aos participantes: "Cada situação é diferente. Às vezes, é importante dar o máximo para obter o seu objetivo; em outras, pode ser igualmente importante desistir de seus objetivos pessoais em favor de outra pessoa. Essas habilidades lhe ajudam a vislumbrar com que intensidade se esforçar por aquilo que você quer e com que ênfase dizer 'não' à outra pessoa".

IV. ESCLARECENDO AS METAS EM SITUAÇÕES INTERPESSOAIS (FICHA DE EFETIVIDADE INTERPESSOAL 4)

> **Ponto principal:** Para usar efetivamente as habilidades interpessoais, é preciso decidir a importância relativa de (1) conquistar o nosso objetivo, (2) manter o nosso relacionamento com a(s) pessoa(s) com quem estamos interagindo e (3) manter o nosso autorrespeito. As habilidades que usamos dependem da importância relativa dessas três metas.
>
> **Ficha de efetividade interpessoal 4: Esclarecendo prioridades em situações interpessoais.** Esta ficha analisa as metas e prioridades que um indivíduo pode ter em qualquer situação interpessoal. Certifique-se de que os participantes entendam esse material antes de progredir, pois é um importante alicerce às fichas posteriores. Em geral, o mais difícil para os pacientes é entender que essas três prioridades devem ser consideradas em todas as situações interpessoais direcionadas aos objetivos.
>
> **Ficha de tarefas de efetividade interpessoal 3: Esclarecendo prioridades em situações interpessoais.** Examine esta ficha de tarefas com os participantes. Ao descrever o evento desencadeante, lembre-as de usar a habilidade de *mindfulness* "o que" de descrever (ver Ficha de *mindfulness* 4). Isso é importantíssimo, pois quando se trata de conflitos interpessoais ou de temores em relação a uma situação interpessoal, os indivíduos, muitas vezes, não percebem que muito daquilo que descrevem como se estivesse acontecendo em uma situação, na verdade, consiste apenas em suas próprias interpretações ou suposições.

✓ **A. Por que esclarecer as metas?**

Para sermos efetivos nas interações interpessoais, é importante saber o que queremos na verdade – em outras palavras, qual é a nossa meta. Contudo, essa não é uma tarefa fácil. Muitas interações descarrilam porque não temos clareza sobre o que realmente queremos. As interações também descarrilam quando as emoções interferem e nos impedem de saber o que queremos.

Exemplo: "Se você está com medo de pedir o que quer, ou de dizer 'não' a um pedido, talvez possa estar com medo até mesmo de pensar naquilo que você quer".

Exemplo: "Sentir vergonha e pensar que você não merece ter tudo podem interferir com acreditar que é certo ter metas e objetivos".

✓ 💬 **Ponto de discussão:** Suscite, junto aos participantes, ocasiões em que eles tiveram problemas para descobrir qual era seu objetivo real em uma interação interpessoal. Discuta o desdobramento dessas interações.

✓ **B. Três metas potenciais em situações interpessoais**

✓ **1. Efetividade nos objetivos**

Diga aos pacientes: "A efetividade nos objetivos refere-se a alcançar seu objetivo ou meta em determinada situação. Em geral, o objetivo é o motivo primordial para a interação".
Enfatize: "Aqui, a questão fundamental a se perguntar é '**Qual mudança ou resultado específico eu desejo nesta interação?**'. Essa é a mudança ou o resultado específico que você quer da outra pessoa ao término da interação. Pode ser algo que o outro precisa fazer ou parar de fazer, assumir, concordar ou entender. É importante que o objetivo seja o mais específico possível. Quanto mais claro você for em relação ao que quer, mais fácil será aplicar as habilidades de efetividade nos objetivos, e mais claro ficará se você terá sucesso ou não em alcançar sua meta".

✓ *Exemplos:*
- "Defenda os seus direitos de forma que sejam levados a sério."
- "Solicite aos outros que façam algo de modo que realizem o que você pede."
- "Recuse um pedido indesejado ou insensato e mantenha a recusa."
- "Resolva conflitos interpessoais."
- "Consiga que as suas opiniões ou pontos de vista sejam levados a sério."

💬 **Ponto de discussão:** Pergunte aos participantes quais metas consideram importante (defender os direitos, fazer solicitações, recusar pedidos, etc.). Quais são mais difíceis e exigem mais habilidade?

✓ **2. Efetividade nos relacionamentos**

Diga aos pacientes: "A efetividade nos relacionamentos tem a ver com manter ou melhorar o relacionamento e, ao mesmo tempo, tentar alcançar a sua meta na interação".
Enfatize: "Aqui, a questão fundamental é se perguntar: '**Como eu quero que a outra pessoa se sinta em relação a mim ao término da interação (quer eu obtenha, quer não, os resultados ou as mudanças que desejo)?**'. Na melhor das hipóteses, você obterá o que deseja, e a pessoa pode gostar de você ou respeitá-lo ainda mais do que antes. Essa probabilidade é aumentada usando as habilidades de efetividade nos relacionamentos".

Exemplos:
- "Agir de forma a realmente convencer a outra pessoa a lhe dar o que você está pedindo ou a se sentir bem quanto ao fato de você ter negado um pedido dela."
- "Equilibrar os objetivos imediatos com as vantagens do relacionamento de longo prazo."

a. Melhorar um relacionamento pode ser um objetivo primordial
Explique aos participantes: "Se o objetivo principal da interação é convencer a outra pessoa a notar, gostar ou aprovar você, bem como parar de criticá-lo ou de rejeitá-lo, então, fortalecer o

relacionamento é o objetivo e deve ser considerado sob o prisma da efetividade. Nesse caso, a efetividade nos relacionamentos tem a ver com escolher o caminho a percorrer para evoluir, melhorar ou manter a relação, mas de modo que, ao mesmo tempo, não a prejudique no longo prazo".

Exemplo: "Você entende a perspectiva da outra pessoa, e, ao mesmo tempo, pede que ela mude a maneira como o trata. Você evita ameaças, julgamentos ou ataques".

✓ **b. Sempre tornar o relacionamento o objetivo principal não funciona**
Claro, muitos indivíduos são muito preocupados com manter os relacionamentos, a aprovação e a simpatia. Alguns estão dispostos a sacrificar os objetivos pessoais em prol das metas de relacionamento interpessoal. Eles podem operar sob o mito de que, se sacrificarem suas próprias necessidades e desejos em prol das outras pessoas, seus relacionamentos vão ser mais tranquilos, a aprovação será uma constante e nenhum problema surgirá.

Ponto de discussão: Solicite exemplos de quando os participantes tornaram os relacionamentos excessivamente importantes, à custa de seus próprios objetivos e autorrespeito – ou até mesmo dos próprios relacionamentos.

✓ **c. Em um relacionamento, subverter as necessidades pessoais não funciona.**
Desenhe uma linha do tempo no quadro, conforme a Figura 8.1. Na extremidade esquerda da linha, marque o início de um relacionamento. Em seguida, mova o giz à direita, como se o tempo estivesse progredindo, e discuta como um relacionamento se desenvolve se a pessoa constantemente subverte as próprias necessidades em prol da relação. Embora o indivíduo possa sobreviver em uma relação dessas por algum tempo, frustrações vão se acumular e terão de ser resolvidas. Em geral, quando as frustrações são duradouras, as necessidades insatisfeitas são grandes e o sentimento de injustiça é extremo, uma das duas possibilidades acontece: o indivíduo frustrado irá (1) explodir, arriscando, assim, a colocar o relacionamento em risco por conta da rejeição da outra pessoa; ou (2), dominado pela frustração, ele mesmo abandonará a relação. Seja como for, o relacionamento chega ao fim ou corre severos riscos.

Subvertendo as necessidades pessoais
―――――――――――――――――――――――
Relacionamento ao longo do tempo

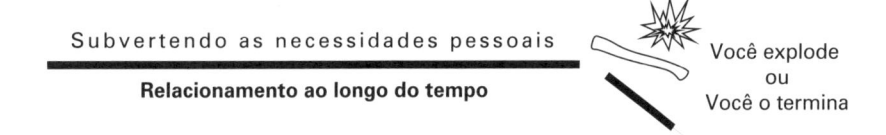

Você explode
ou
Você o termina

FIGURA 8.1. Ao longo do tempo, em geral, em um relacionamento, subverter as necessidades pessoais termina o relacionamento.

Ponto de discussão: Discuta de que maneiras constantemente subverter as necessidades pessoais em prol de um relacionamento funcionou nas vidas dos participantes. Em geral, alguém pode dar exemplos de como explodiu e arruinou um relacionamento. Os comportamentos que podem aparecer no outro extremo do *continuum* incluem: ameaças ou atos violentos, berros ou gritos, dizer palavras que ferem e tentativas de cometer suicídio. (Outros comportamentos disfuncionais também podem ser usados como exemplos.) Com frequência, esses comportamentos servem para fazer alguém levar a sério os sentimentos e as opiniões da pessoa ou podem funcionar para convencer os outros a mudar seu comportamento. É importante perguntar aos participantes como explodir ou abandonar relacionamentos inadvertidamente coloca em risco suas próprias metas.

d. Comportamentos extremos podem ser efetivos no curto prazo, mas não no longo prazo
Mencione aos pacientes: "Comportamentos extremos e inábeis no início de um relacionamento podem resultar na conquista imediata dos objetivos, mas também comprometer a própria existência de uma relação de longo prazo. Empregar as habilidades interpessoais não só melhora seus relacionamentos, mas também suas chances de obter aprovação social e interpessoal, e não o contrário".

Ponto de discussão: A esta altura, e em muitas outras ocasiões, uma estratégia que pode ser útil é pedir que os participantes imaginem outra pessoa comportando-se de forma extrema em relação a eles – por exemplo, usando violência, ameaças de suicídio ou outros atos terríveis ou perdendo a cabeça. Pergunte: "Como você se sente?". Sob esse prisma, os indivíduos muitas vezes consideram mais fácil perceber a natureza disfuncional desses comportamentos. Aqui, a principal meta é obter o comprometimento dos pacientes com relação ao valor de aprender e praticar as habilidades interpessoais. É claro que, muitas vezes, os compromissos vacilam nas situações reais em que empregar as habilidades é necessário; não obstante, obter comprometimento é o primeiro passo no processo de moldar os relacionamentos interpessoais.

> **Nota aos líderes:** Talvez os participantes tenham grande dificuldade em perceber este ponto. Na minha experiência, alguns indivíduos acreditam que comportamentos extremos são, além de efetivos, os únicos possíveis, levando em conta as circunstâncias de suas vidas ou do grupo ou da cultura em que vivem. A esta altura, é essencial ajudá-los a desenvolver algumas percepções sobre como essas estratégias são autodestrutivas no longo prazo. Outros indivíduos confundem a ideia de que um comportamento pode ter uma consequência (p. ex., pode ser doloroso ou inconveniente) com a ideia de que a pessoa tem a *intenção* da consequência. É importante discutir a diferença.

3. Efetividade no autorrespeito

Instrua os pacientes: "A efetividade no autorrespeito é manter ou melhorar seu respeito por si mesmo e respeitar seus próprios valores e crenças, enquanto tenta alcançar seus objetivos. A efetividade no autorrespeito significa agir de maneira que seja adequada ao seu senso de moralidade e faça você ter a sensação de competência e maestria".

Enfatize: "Aqui, a questão fundamental a se perguntar é '**Como eu quero me sentir em relação a mim mesmo após o fim da interação (quer eu obtenha, quer não, os resultados ou as mudanças que desejo)?**'".

a. Melhorar o autorrespeito pode ser um objetivo principal

Diga aos participantes: "Se a meta principal da interação é fazer algo que irá melhorar o seu autorrespeito, então melhorar o autorrespeito é o objetivo e deve ser considerado sob a efetividade nos objetivos. Isso acontece particularmente quando o simples ato de se levantar e falar é mais importante – em outras palavras, quando, na verdade, conseguir o que você quer não é tão importante quanto afirmar o que você quer (como ao pedir alguma coisa, dizer 'não' ou expressar uma opinião). Nesses casos, a efetividade no autorrespeito refere-se a como melhorar ou manter o seu autorrespeito. A efetividade nos relacionamentos refere-se a escolher uma forma de melhorar seu autorrespeito que não danifique, de modo simultâneo e inadvertido, seu autorrespeito no curto ou no longo prazos".

Mais uma vez, dê vários exemplos:
- "Defenda seus direitos."
- "Defenda um amigo."
- "Dê um passo à frente para fazer ou dizer algo corajoso."
- "Vote naquilo que você realmente acredita em (mesmo se estiver em minoria ou perca amigos por conta de seu voto)."

b. Sempre tornar o autorrespeito o objetivo principal não funciona

Para alguns indivíduos, manter o autorrespeito é o principal tópico em quase todas as interações. Sempre querer estar "por cima" ou ter controle ou poder, nunca deixar a outra pessoa ganhar em uma interação, querer provar algo ou defender uma posição, seja qual for – cada uma dessas posições pode comprometer a efetividade no longo prazo.

c. A violação de nossos valores morais diminui o autorrespeito no longo prazo

Ceder em coisas importantes apenas por conta da aprovação, mentir para agradar os outros ou para obter o que queremos ou, ainda, realizar qualquer atividade que seja experimentada como "vender a si mesmo" ou "vender nossas almas" são exemplos de comportamentos que diminuem o autorrespeito ao longo do tempo.

Habilidades de efetividade interpessoal • 243

✓   **d. Agir de forma indefesa também diminui o autorrespeito no longo prazo**
Mesmo se agir assim for estratégico – isto é, deliberadamente calculado para confundir alguém –, a estratégia conduzirá inevitavelmente à redução na maestria e no autorrespeito se for usada em demasia.

> **Ponto de discussão:** Suscite, dos participantes, ocasiões em que eles fizeram coisas em relacionamentos que reduziram seu senso de autorrespeito. Quando eles agiram de modo a melhorar tal senso? Em que situação precisam melhorar suas habilidades?

C. Decidir sobre a importância relativa dos três tipos de efetividade

1. *Todos os três tipos sempre devem ser considerados*

   Enfatize que os pacientes precisam considerar todos os três tipos de efetividade em cada situação com um objetivo específico interpessoal.

✓ 2. *Cada tipo de efetividade pode ser mais ou menos importante em determinada situação*

   Observe que, em geral, um tipo de efetividade pode perder a importância quando adotá-lo interfere com um tipo mais valioso de efetividade.

✓ 3. *A efetividade de um comportamento em uma situação particular varia de acordo com as prioridades da pessoa*

   Discuta os seguintes exemplos de situações, metas e prioridades.

   Exemplo:
   Situação: o proprietário do imóvel que Diego aluga retém sua caução para eventuais danos injustamente.
   Objetivo: Obter a devolução do depósito (o mais importante para Diego).
   Relacionamento: Manter a boa vontade e a simpatia do proprietário ou, pelo menos, manter boas referências (segundo fator mais importante).
   Autorrespeito: Não perder o autorrespeito ao ficar emocional demais, "jogar sujo" e ameaçar.

   Exemplo:
   Situação: A melhor amiga de Carla quer vir e discutir um problema; já Carla quer dormir.
   Objetivo: Ir dormir.
   Relacionamento: Manter um bom relacionamento com a amiga (mais importante para Carla).
   Autorrespeito: Equilibrar o carinho pela amiga com o cuidado consigo mesma (segundo fator mais importante).

   Exemplo:
   Situação: Tiffany quer um aumento; seu chefe quer sexo em troca.
   Objetivo: Conseguir o aumento; não transar com o chefe.
   Relacionamento: Manter o respeito e a boa vontade do chefe (segundo fator mais importante).
   Autorrespeito: Não violar o seu próprio código moral dormindo com o chefe (o mais importante para Tiffany).

> **Ponto de discussão:** Solicite aos participantes, ocasiões em que se arriscaram a perder o que desejavam, um relacionamento ou seu autorrespeito em troca de uma vantagem no curto prazo.
> Os exemplos podem incluir tentar ou ameaçar suicídio ou violência para conseguir o que querem ou impedir que alguém vá embora; atacar outra pessoa por expressar críticas; mentir (e ser descoberto) para conseguir algo; exigir que as coisas sejam feitas a seu modo; "colocar a culpa" em outra pessoa para obrigá-la a fazer algo; e assim por diante.

✓   **Exercício prático:** Peça aos participantes que gerem outras situações e identifiquem o(s) objetivo(s) na situação, bem como as questões de relacionamento e de autorrespeito para cada situação.

Discuta as prioridades para cada caso. Continue a gerar situações até ficar claro que os pacientes tenham compreendido os pontos essenciais. Os exemplos a seguir podem ser usados; no entanto, certifique-se de perguntar a todos o que seria mais importante para eles antes de sugerir a prioridade mostrada em negrito no final de cada exemplo.

Exemplo:
Situação: Yvonne está em uma situação financeira muito difícil e entrou no cheque especial. As taxas de juros são muito altas, e as multas, astronômicas. Yvonne vai ao banco pedir que a gerente perdoe as multas.
Objetivo: Ter as multas do cheque especial removidas.
Relacionamento: Manter a boa vontade da gerente.
Autorrespeito: Não mentir sobre o que aconteceu; não ficar muito emotiva nem chorar em frente à funcionária.
Em uma situação financeira muito grave, alcançar o objetivo pode ser mais importante.

Exemplo:
Situação: Um(a) amigo(a) convida Tony para participar de um negócio ilícito.
Objetivo: Não fazer nada ilegal.
Relacionamento: Manter um bom relacionamento com o(a) amigo(a).
Autorrespeito: Não contrariar os valores de Tony.
Se participar da atividade pode levar a problemas legais, alcançar o objetivo pode ser mais importante.

Exemplo:
Situação: O chefe de Sharon pede a ela para fazer hora extra, a fim de terminar um projeto.
Objetivo: Ir para casa e relaxar.
Relacionamento: Manter um bom relacionamento com o chefe.
Autorrespeito: Equilíbrio entre cuidar de si mesma e fazer um bom trabalho.
Se o chefe não exagerar em pedidos desse tipo, manter a relação pode ser mais importante.

Exemplo:
Situação: O chefe de Sharon pede a ela para fazer hora extra, a fim de terminar um projeto.
Objetivo: Assistir ao recital de piano do seu filho logo após o trabalho.
Relacionamento: Manter um bom relacionamento com o chefe.
Autorrespeito: Equilíbrio entre cuidar de si mesma e fazer um bom trabalho.
Mesmo se o chefe não exagerar nesses tipos de solicitações, o recital de piano pode ser mais importante.

Exemplo:
Situação: A irmã mais nova de Jim pede-lhe para acobertá-la e dizer aos seus pais que ela passou a noite na casa dele, o que não é verdade.
Objetivo: Livrar sua irmã de um problema.
Relacionamento: Manter um bom relacionamento com sua irmã.
Autorrespeito: Não violar seu código moral de não mentir.
Se mentir não for uma grande violação do código moral de Jim, o objetivo pode ser mais importante. Mas, se for, o autorrespeito pode ser o mais valioso.

Exemplo:
Situação: Juanita entra em uma polêmica com seu parceiro sobre uma questão política.
Objetivo: Expressar sua opinião e ser levada a sério.
Relacionamento: Manter um bom relacionamento com o parceiro.
Autorrespeito: Defender o que ela acredita.
O autorrespeito pode ser o mais importante.

Exercícios práticos: Peça aos participantes para gerar áreas em que precisam pedir alguma coisa ou dizer não a algo. Trabalhe com os pacientes a descrição dos objetivos, as questões de relacionamento e as questões de autorrespeito. Discuta as variações do que seria mais importante.

V. HABILIDADES DE EFETIVIDADE NOS OBJETIVOS: DEAR MAN (FICHAS DE EFETIVIDADE INTERPESSOAL 5–5A)

> **Ponto principal:** As habilidades de efetividade nos objetivos nos ajudam a sermos tão efetivos quanto possível para conquistar nossos objetivos ou metas. O termo DEAR MAN é uma maneira de se lembrar dessas habilidades.
>
> **Ficha de efetividade interpessoal 5: Diretrizes para a efetividade nos objetivos: obtendo o que você quer (DEAR MAN).** Esta ficha descreve as habilidades a serem usadas quando uma pessoa quiser pedir alguma coisa, dizer "não", manter uma posição ou ponto de vista ou alcançar algum outro objetivo interpessoal. As habilidades são: Descrever, Expressar, pedir Assertivamente, Reforçar, Manter-se em *mindfulness*, Aparentar confiança e Negociar. Ensine-a de modo sucinto e didático e, depois, prossiga aos *role-plays*.
>
> **Ficha de efetividade interpessoal 5A: Aplicando as habilidades DEAR MAN a uma interação atual difícil (*opcional*).** Esta ficha dá exemplos de como lidar com situações em que a outra pessoa também tem ótimas habilidades interpessoais e continua recusando pedidos legítimos ou pedindo o que quer mesmo quando a primeira pessoa segue dizendo não. Aqui, os conteúdos podem ser inseridos ao seu ensino ou podem ser dados aos participantes como uma leitura de casa. As habilidades descritas podem ser praticadas, se houver tempo, ou podem ser cobertas em classes avançadas.
>
> **Ficha de tarefas de efetividade interpessoal 4: Escrevendo roteiros de efetividade interpessoal.** Esta é uma ficha de tarefas para os participantes que querem descobrir o que vão fazer e dizer *antes* de praticarem suas habilidades interpessoais. Analise a ficha de tarefas com os pacientes e lembre-os de usar as habilidades de *mindfulness* "o que", de descrever (Ficha de *mindfulness* 4), ao referir-se ao evento desencadeante. Observe que esta ficha de tarefas requer que os indivíduos escrevam suas intenções para efetividade nos objetivos, nos relacionamentos e no autorrespeito. Talvez você queira rever essas definições, bem como dar um ou dois exemplos, ao revisar esse material. Nesta aula sobre habilidades DEAR MAN, diga aos participantes para preencher a ficha de tarefas até o Passo 6 (ou até onde você ensinou).
>
> **Ficha de tarefas de efetividade interpessoal 5: Rastreando o uso de habilidades de efetividade interpessoal.** Esta é uma ficha de tarefas geral para rastrear o uso das habilidades de efetividade interpessoal. Como a Ficha de tarefas 3, ela requer descrever o evento desencadeante e descobrir e anotar as prioridades interpessoais. Também investiga conflitos nas prioridades. (Essa parte não precisa ser preenchida se não houver nenhum conflito.) Em seguida, os pacientes descrevem o que realmente disseram e fizeram na situação. As linhas de assinalar são incluídas na ficha de tarefas como um lembrete sobre o que as habilidades realmente são, bem como dicas para os participantes praticarem e fazerem anotações. Por fim, a ficha de tarefas pergunta como foi a interação. Aqui, você quer que os pacientes digam se realmente alcançaram seus objetivos e quais efeitos a interação teve sobre o relacionamento e seu próprio autorrespeito.

A. O que é efetividade nos objetivos?

Diga aos membros do grupo: "A efetividade nos objetivos refere-se a conquistar seu objetivo ou meta específica em uma situação particular. Em geral, o objetivo é o motivo inicial para a interação. Na prática, essas habilidades são iguais às habilidades de assertividade. Vários tipos de situações exigem efetividade ou assertividade nos objetivos".

- "Conseguir que os outros façam o que você lhes pede."
- "Dizer não aos pedidos indesejados e manter a posição."
- "Resolver conflitos interpessoais ou fazer mudanças nos relacionamentos."
- "Conseguir que seus direitos sejam respeitados."
- "Conseguir que as suas opiniões ou pontos de vista sejam levados a sério."

B. As habilidades DEAR MAN

Diga aos participantes: "Você pode se lembrar dessas habilidades com o termo DEAR MAN.[4] Isso significa Descrever, Expressar, pedir Assertivamente, Reforçar, Manter-se em *mindfulness* Aparentar confiança e Negociar.

1. Descrever a situação

Instrua os pacientes: "Quando necessário, comece descrevendo brevemente a situação à qual você está reagindo. Atenha-se aos fatos. Não faça declarações críticas. Seja objetivo".

Por que descrever? Começar uma afirmação pela análise dos fatos pode ser útil por vários motivos. Em primeiro lugar, isso garante que a outra pessoa seja orientada aos eventos que levaram a pedidos, recusas, opiniões ou pontos de vista. Da mesma forma, ater-se aos fatos objetivos ajuda as duas partes a falar a mesma língua e iniciar um padrão de concordância. Por fim, se a outra pessoa não concordar com os fatos básicos da situação, isso dá ao paciente um bom aviso de que a afirmação talvez não seja bem-sucedida ou recebida.

Lembre os participantes de que descrever, aqui, é como usar a habilidade de *mindfulness* de descrição. Quando há conflito ou temor de que a outra pessoa vai discordar da versão do indivíduo sobre os eventos, descrever com precisão pode se tornar difícil. Para ajudar os pacientes a entender a ideia de descrever fatos observáveis, faça-os considerar o que uma terceira pessoa poderia ter observado ou, ainda, concordaria que de fato ocorreu. Ou participantes podem avaliar o que poderia ser submetido como provas em um tribunal.

Exemplo: "Trabalho aqui há dois anos e não ganhei aumento, embora minhas avaliações de desempenho tenham sido muito positivas."

Exemplo: "Esta semana, é a terceira vez que você me pediu uma carona do trabalho para casa."

Exemplo: "Já estudei nosso orçamento e nossos débitos com muito cuidado para ver se temos ou não dinheiro suficiente para um período de férias."

Exemplo: "Comprei esta blusa há duas semanas, e a nota fiscal diz que posso devolvê-la no prazo de 90 dias. A atendente se recusou a devolvê-lo, dizendo que estava na promoção. Mas eu trouxe a nota, e nela está escrito que posso devolvê-la."

Exercícios práticos: Faça um *role-play* com alguns desses exemplos e obtenha *feedback* dos membros do grupo sobre a experiência de descrever eventos. Sugira que os participantes tentem descrever situações interpessoais realmente difíceis (de modo sucinto, apenas fornecendo os fatos) ou momentos em que eles estavam com raiva de alguém. Não se esqueça de dar *feedback* quando participantes se afastarem da descrição dos eventos e começarem a descrever interpretações como se fossem os eventos. Por exemplo, eles devem se limitar a dizer: "Esta é a terceira vez que você deixou a porta aberta", como um prelúdio para pedir que alguém pare de deixar a porta aberta, se realmente for a terceira vez.

Nota aos líderes: Exercícios práticos são essenciais no ensino das habilidades interpessoais. Uma vez que um trecho de conteúdo é apresentado e discutido, prossiga ao ensaio, no qual o material recém-aprendido possa ser praticado. Para conseguir uma boa situação de prática, peça exemplos aos participantes, crie-os você mesmo ou use um ou mais dos exemplos a seguir. Entre as técnicas de ensaio, podemos citar:

- **Ensaio rápido.** Circule pela sala e peça que cada pessoa brevemente ensaie uma habilidade especial. Por exemplo, peça aos pacientes que descrevam uma situação-problema na qual queiram pedir algo. Por exemplo: "Tem um monte de louça para lavar", como indireta para pedir que alguém os ajude a lavar os pratos. Depois, solicite aos participantes que expressem sentimentos ou opiniões sobre uma situação (seja a escolhida para praticar descrever ou uma nova), e faça o mesmo com a assertividade (ao solicitar algo ou recusar diretamente) e com o reforço. Você pode pedir que todos pratiquem com a mesma situação (criada por você ou pelos pacientes), ou que cada pessoa use uma situação de sua própria vida. Em geral, praticar a mesma situação é mais rápido, se o tempo for um fator limitante. Use esse procedimento ao menos uma vez para cada habilidade individual.
- **Faça um role-play com um líder.** Uma pessoa pode ensaiar (*role-play*) uma situação com você, o líder, durante a sessão. Em geral, isso é feito quando o participante está descrevendo a tarefa e, de imediato, parece útil tentar agir de modo distinto na situação. Isso também pode ser usado quando um paciente quer (ou precisa) ajuda com determinados tipos de situações.
- **Role-play com outros participantes.** Os membros do grupo podem fazer o *role-play* de uma situação, revezando-se ao interpretar a pessoa que está pedindo ou dizendo "não" ou a outra. Assumir o papel do outro pode ser muito importante, pois dá uma ideia de como é quando alguém usa habilidades comportamentais com os pacientes.
- **Ensaio de diálogo.** Se alguém simplesmente não consegue fazer um *role-play* ou se recusa a fazê-lo, apresente a situação em forma de narrativa. Pergunte: "Então o que você diria?". Espere a resposta e logo diga: "O.k., então a outra pessoa responde _____. O que você diria em seguida?".
- **Ensaio secreto.** Se um participante se recusa até mesmo ao ensaio de diálogo, peça-lhe para fazer o *role-play* da situação mentalmente e se imaginar dando uma resposta hábil. Dê uma boa dose de deixas para guiar a atenção e o foco do paciente.

Não sacrifique o ensaio para apresentar mais conteúdo. Com frequência, o *role-play* é o procedimento mais difícil para terapeutas com pouca experiência em terapia comportamental; no entanto, é essencial. (Talvez você possa tentar os procedimentos de *role-play* com sua equipe de consultoria da DBT, ou até mesmo com um amigo, para praticar). No começo, o *role-play* também pode ser difícil para os participantes, mas, com a experiência, se torna mais fácil. No início, você às vezes precisa incentivá-los ou dar um empurrãozinho durante a prática. Se o intérprete estiver relutante, a coisa mais importante a fazer é não sair do papel, mesmo que o paciente saia. Continue respondendo à pessoa como se você realmente estivesse na situação que está sendo ensaiada. Normalmente, isso dará resultado, e o indivíduo irá voltar para o *role-play*.

2. **Expressar claramente**

Diga aos participantes: "Em seguida, expresse claramente como você se sente ou o que acredita sobre a situação. Não espere que a outra pessoa leia a sua mente ou saiba como se sente. Por exemplo, dê uma breve justificativa para um pedido ou por dizer 'não'".

Por que expressar? Explique aos participantes: "Ao compartilhar suas reações pessoais sobre a situação, você facilita que o outro descubra o que você realmente quer a partir da interação. Isso pode ajudar a alertar o outro indivíduo sobre o que torna a situação importante para você, e tem o potencial de atrair interesse pessoal para a sua situação. Às vezes, isso pode lhe fazer se sentir vulnerável, mas também tem a vantagem de fornecer informações importantes para a outra pessoa".

Exemplo: "Acredito que mereço um aumento".

Exemplo: "Estou chegando em casa tão tarde que é muito difícil para mim e minha família".

Exemplo: "Estou muito preocupado com as nossas finanças atuais".

Exemplo: "Acredito que tenho o direito de devolver isto e me sinto angustiado porque sua funcionária se recusou a aceitar, especialmente porque a mercadoria não está danificada e eu tenho a nota fiscal".

✓ 👥 **Exercícios práticos:** Faça o *role-play* de alguns exemplos e obtenha *feedback* dos membros do grupo sobre a experiência de ouvir expressões de sentimentos. Isso pode ajudar a esclarecer o valor de expressar sentimentos e pensamentos genuínos.

✓ Observe que as habilidades de Descrever e Expressar nem sempre são necessárias. Por exemplo, uma pessoa pode apenas pedir a um parente que vai à mercearia para que compre suco de laranja (sem dizer, "Acabou o estoque, e eu gostaria de alguns litros"). Em uma sala quente, abafada, a pessoa pode pedir a alguém para abrir uma janela (sem dizer, necessariamente: "A sala está abafada e estou com calor"). Ao dizer "não" a um pedido, a pessoa pode limitar-se a dizer: "Não, isso eu não posso fazer". Cada participante, no entanto, deve aprender e praticar cada uma das habilidades, mesmo que nem todas sejam sempre necessárias.

3. Pedir <u>A</u>ssertivamente

Diga aos pacientes: "A terceira habilidade DEAR MAN é pedir o que você quiser. Dizer 'não' claramente. Não espere que as pessoas saibam o que você quer fazer se não lhes contar. Não fique em cima do muro, nunca fazendo um pedido, nem dizendo 'não'. Evite dizer o que elas *devem* fazer. Seja claro, conciso e assertivo. Vá direto ao ponto e peça ou diga 'não'".

Exemplo: "Eu gostaria de um aumento. Pode me dar?".

Exemplo: "Tenho que dizer não esta noite. Não posso te dar uma carona para casa tantas vezes".

Exemplo: "Simplesmente não temos o dinheiro para as férias que planejamos para este ano".

✓ *Exemplo:* "Vai aceitar a devolução da blusa?".

✓ **a. Expressar não é pedir assertivamente**

Muitos indivíduos se sentem muito desconfortáveis em fazer uma pergunta assertiva e terão necessidade de praticar e receber um simples *feedback* sobre se estão ou não de fato fazendo uma pergunta (às vezes, confundindo <u>E</u>xpressar com Pedir <u>A</u>ssertivamente).

b. Pedir *versus* exigir
Alguns indivíduos têm a forte sensação de que pedir pelas coisas é uma fraqueza e que, em muitos casos, não devem precisar pedir o que querem, já que os outros deveriam saber ou ser orientados sobre o que fazer e, então, fazê-lo. Aqui, existem dois pontos a serem analisados.

- Primeiro, oriente-os sobre a diferença entre assertividade e agressividade. Quando as pessoas conseguem o que querem por meio de exigências, sem dar aos outros nenhuma voz ativa no resultado, isso é controlador, é potencialmente hostil e tende a prejudicar os relacionamentos. O grupo pode dar *feedback* sobre quem desejaria ser tratado assim.
- Segundo, se uma pessoa diz a alguém o que fazer (em vez de pedir), mas não solicita uma resposta sobre se ele ou ela irá fazê-lo (ou seja, com uma pergunta como "Você faria isso por mim?"), no final da interação, ela não terá certeza se a meta foi ou não alcançada. A outra pessoa aceitou, se comprometeu ou concordou com algo?

✓ 👥 **Exercício prático:** Faça um *role-play* com as estratégias de "exigir/dizer" *versus* "pedir" com os participantes, solicitando *feedback* sobre a intensidade de assertividade (como em uma escala de 0 a 10).

✓ 👥 **Exercício prático:** Faça alguns exemplos de *role-plays* e peça a cada membro do grupo que interprete o papel de fazer um pedido à pessoa sentada ao seu lado. Continue ao redor do círculo. Depois disso, peça aos pacientes que discutam como se sentiram ao serem assertivos e ao receberem o pedido. Informe aos participantes se eles pediram de forma seca ou exigente.

4. Reforçar

Diga aos pacientes: "A quarta habilidade DEAR MAN é reforçar a outra pessoa. Ou seja, identificar algo positivo ou gratificante que aconteceria se ela desse a resposta que você quer. Isso pode envolver investir tempo para considerar a perspectiva e a motivação do outro, bem como estabelecer conexões entre o que você está pedindo e o que a pessoa quer ou precisa. De modo alternativo, você poderia se oferecer para fazer algo por ela, se ela fizer essa coisa para você. No mínimo, expresse apreço após alguém ter feito algo consistente com seu pedido".

Aqui, a ideia básica é que as pessoas são motivadas pelo ganho de consequências positivas (e pela evitação das negativas). Explique aos participantes: "Conectar seu pedido a consequências que as outras pessoas desejam irá torná-las mais propensas a concordar. Além disso, se elas não ganharem ao menos um pouco de retorno ao cumprir um pedido, aceitar um 'não' ou ouvir as suas opiniões, logo elas podem parar de responder de forma positiva".

Exemplo: "Vou ser bem mais feliz, e provavelmente mais produtivo, se receber um salário que reflita meu valor para a empresa".

Exemplo: "Eu realmente apreciaria se você aceitasse que não posso sempre lhe dar carona até sua casa".

Exemplo: "Acho que ambos dormiremos melhor se ficarmos dentro do nosso orçamento".

Exemplo: "Minha esperança é que possamos resolver isso, para que eu possa continuar a comprar nesta loja e incentivar meus amigos a fazer o mesmo".

Ponto de discussão: A noção de comportamentos sendo controlados pelas consequências, em vez de pelos conceitos de "bom" e "mau" ou "certo" e "errado", pode ser particularmente difícil para alguns participantes. Discuta essa ideia com eles.

Enfatize aos pacientes que "recompensas" são mais efetivas do que "punições". Ou seja, motivar com as consequências positivas (recompensas) tende a ser mais efetivo do que com punições, não só para manter relacionamentos positivos, mas também para que as pessoas realmente continuem a adotar os comportamentos desejados após a punição ser aplicada. Com frequência, identificar as consequências positivas exige esforço extra, mas tende a compensar em termos de eficácia. Porém, quando um pedido é extremamente importante, e não houver opções para consequências positivas ou estas não funcionaram, talvez seja necessário motivar pela introdução de uma consequência negativa.

Nota aos líderes: Se você planeja ensinar as estratégias de modificação comportamental de reforço, punição e extinção (ver Seção XVII deste capítulo e as Fichas de efetividade interpessoal 20-22), ou já as ensinou, pode mencionar as duas primeiras aqui. A extinção pode ser mencionada mais tarde, quando você analisar o disco riscado e ignorar os ataques (ver a seguir).

---

5. Manter-se em mindfulness

Diga aos participantes: "A próxima habilidade DEAR MAN é manter-se em *mindfulness* em relação a seus objetivos na situação. Mantenha a sua posição e evite se distrair com outro tópico. Aqui, existem duas técnicas úteis".

a. O "disco riscado"

Instrua aos pacientes: "A primeira técnica é agir como um disco saltando no prato da vitrola. Ou seja, continua a pedir, a dizer 'não' ou a expressar sua opinião, sem parar. Isso pode incluir recomeçar o roteiro DEAR desde o início, ou a partir de qualquer outra parte que faça mais sentido. Continue repetindo exatamente a mesma coisa. A ideia é que você não precisa pensar em algo diferente para dizer cada vez. A chave é manter um tom de voz suave – 'canse-os pela bondade', por assim dizer. A força está na persistência de manter a posição".

Vá um por um no círculo e pratique com cada pessoa. Esta talvez seja uma das habilidades de efetividade nos objetivos mais importante. Em geral, os participantes podem aprendê-la sem muita dificuldade, porque é fácil de fazer e de se lembrar.

b. Ignorar ataques e desvios

Diga aos participantes: "A segunda técnica é que, se outra pessoa ataca, ameaça ou tenta mudar de assunto, ignore as ameaças, os comentários ou as tentativas dela de se esquivar de você. Apenas continue a explicar seu ponto de vista e não morda a isca".

Se os participantes se objetarem a isso (e muitos irão), continue: "Prestar atenção aos ataques dá o controle à outra pessoa. Quando você responde a um ataque, muitas vezes, perde de vista o seu objetivo – e, quando isso acontece, a outra pessoa assumiu o controle da conversa. Também, se você presta atenção e responde aos ataques de alguma forma ou deixa que eles os tirem do rumo, então você está reforçando os ataques e os desvios – ou seja, eles estarão propensos a ocorrer com mais frequência. Se quiser responder aos ataques, essa é outra questão, e pode ser tratada outra hora ou após essa discussão ser concluída".

Exemplo: Eis um exemplo de dar o controle à outra pessoa:

Solicitador: Você me daria o dinheiro que me deve?

Outro: Você é muito idiota por ficar trazendo à tona o fato de que eu te devo dinheiro quando sabe que não tenho dinheiro.

Solicitador: Não sou um idiota só por querer meu dinheiro de volta.

Outro: É, sim. Você foi contar para a minha mulher que eu te devo dinheiro e que estou três meses atrasado no pagamento do empréstimo.

Solicitador: Não, eu não contei pra ela. Quem te disse isso? [E assim por diante.]

Verifique se os participantes entendem que esse é um exemplo de ser desviado do rumo.

Ponto de discussão: Uma vez que os pacientes pegam o jeito dessa habilidade, usá-la pode ser muito divertido. Solicite *feedback* deles sobre esse assunto, prestando especial atenção para a crença de que eles precisam responder a todas as críticas ou ataques feitos por outrem.

Nota aos líderes: Certifique-se de treinar as duas práticas (ignorar os ataques e "disco riscado") com todos os participantes. Usadas em conjunto, essas duas estratégias constituem uma habilidade muito eficaz para manter uma recusa ou exercer pressão sobre alguém a fim de concordar com um pedido. Quando a outra pessoa ataca, um paciente deve simplesmente tocar o "disco riscado" outra vez. É extremamente difícil continuar atacando ou criticando uma pessoa que não responde ou não "entra no jogo". No entanto, ser um disco riscado e ignorar os desvios são estratégias bem mais difíceis do que parecem. A única maneira de os participantes pegarem o jeito é por meio da prática. Além disso, talvez seja uma boa ideia fazê-los praticar uns com os outros, para sentir na pele como é ter seus próprios ataques e estratégias de desvio ignoradas ou ouvir a outra pessoa ficar repetindo um pedido, uma opinião ou uma recusa. A chave tanto para o "disco riscado" quanto para ignorar os ataques é manter o tom de voz sem qualquer hostilidade e se manter no rumo.

✓ **6.** *Aparentar confiança*

Incentive os pacientes: "Use um tom de voz confiante e demonstre uma postura física confiante, com apropriado contato visual. Essa postura transmite à outra pessoa e a si mesmo que você é eficiente e merece respeito pelo que quer. Nada de gaguejar, sussurrar, baixar os olhos, se retrair, dizer que não tem certeza ou coisas desse tipo".

✓ **Ponto de discussão:** Observe que a habilidade é "aparentar confiança", e não "ter confiança". É perfeitamente razoável estar nervoso ou com medo durante uma conversa difícil; no entanto, demonstrar medo ou insegurança irá interferir com a efetividade. Peça aos participantes exemplos de situações em que pode ser importante aparentar confiança, mesmo quando não a temos.

💬 **Ponto de discussão:** É preciso avaliar a dose de confiança com que agir em determinada situação. A pessoa precisa se equilibrar em uma linha tênue entre parecer arrogante e parecer muito arrependido. Solicite exemplos dos pacientes.

✓ **7. *Negociar***

Diga aos participantes: "A última habilidade DEAR MAN é a negociação. Estar disposto a dar para receber. Oferecer e pedir soluções alternativas para o problema. Reduzir sua solicitação. Manter o seu não, mas se oferecer para fazer outra coisa ou solucionar o problema de outra maneira".
   Continue: "Uma técnica alternativa é 'passar a bola' – ou seja, entregar o problema ao interlocutor. Peça soluções alternativas".

Exemplo: "O que você acha que devemos fazer? Não posso dizer sim, e me parece que é isso que você deseja. O que podemos fazer aqui? Como podemos solucionar esse problema?".

💬 **Ponto de discussão:** Negociar ou passar a bola é útil quando pedidos ou recusas comuns não estão dando resultado. Há muitas variações sobre a estratégia de negociação. Faça os participantes discutirem sobre alguma ocasião em que negociaram ou passaram a bola.

C. Aplicando as habilidades DEAR MAN a uma interação atual difícil

Para contornar uma situação realmente difícil, a pessoa pode focalizar as habilidades no comportamento de outra agora. Consulte, na Ficha de efetividade interpessoal 5A, exemplos de roteiros efetivos e ineficazes para os quatro passos a seguir.

1. *Descrever a interação atual*

Diga aos participantes: "Se o 'disco riscado' e ignorar não funcionam, faça uma declaração sobre o que está acontecendo entre você e a outra pessoa agora, mas sem colocar os motivos do outro".

2. *Expressar sentimentos ou opiniões sobre a interação*

Diga: "Por exemplo, no meio de uma interação que não está indo bem, você pode expressar seus sentimentos de desconforto na situação".

3. *Peça assertivamente na situação*

Diga: "Quando uma pessoa estiver se recusando a atender o seu pedido, você pode sugerir um adiamento da conversa até outra hora. Dê a ela uma oportunidade para pensar sobre o assunto. Quando outra pessoa estiver lhe importunando, você pede, educadamente, para ela parar".

4. *Reforçar*

Diga: "Quando você estiver dizendo não a alguém que só fica pedindo, ou quando alguém não está levando a sua opinião a sério, sugira interromper a conversa, já que, de qualquer modo, você não vai mudar de ideia".

👥 **Exercício prático:** Usando a Ficha de efetividade interpessoal 5A, ande pela sala e peça para alguém ler um exemplo sobre uma declaração efetiva; então, peça à pessoa seguinte que leia uma das declarações ineficazes. Continue até que todo mundo tenha a oportunidade de ler uma declaração. Discuta a diferença nas respostas emocionais para os dois tipos de declarações.

✓ **D. Solicite e analise ideias para praticar as habilidades DEAR MAN**

Um componente essencial do treinamento de habilidades interpessoais é o ensaio comportamental, tanto nas sessões quanto entre elas, como tarefa. É importante discutir as situações em que as habilidades DEAR MAN podem ser usadas.

1. Use as habilidades ao surgir uma situação

Enfatize que os participantes devem tentar utilizar suas habilidades se, entre uma sessão e outra, ocorrer um problema em que possam fazer ou negar uma solicitação.

2. Busque ativamente situações práticas

Diga aos pacientes: "Se, no dia a dia, não surgir nada que proporcione uma oportunidade de praticar, é importante imaginar as situações. Ou seja, não apenas espere que apareça a ocasião propícia. Procure por ela ativamente". Se não surgirem situações naturalmente, sugira criar oportunidades para praticar. A seguir, são listadas algumas ideias de ocasiões que os participantes podem criar para praticar.

Ponto de discussão: Pergunte aos membros quais habilidades DEAR MAN eles estão dispostos a praticar ao longo da semana. Descreva os itens a seguir, caso os pacientes estiverem sem ideias. Discuta quaisquer objeções a fazer DEAR MAN. Seja flexível aqui. Lembre-se de seus princípios de modelagem. (Consulte o Cap. 10 do principal texto da DBT.)

3. Ideias práticas

- "Vá a uma biblioteca e peça ajuda para encontrar um livro." (Variação: "Vá a uma loja e peça, ao vendedor, para ajudá-lo a encontrar algum item.")
- "Enquanto você estiver falando com alguém, mude de assunto."
- "Convide um amigo para jantar (na sua casa ou em um restaurante)."
- "Faça ao garçom ou à garçonete uma pergunta sobre sua conta."
- "Leve livros antigos a um sebo e pergunte o quanto valem."
- "Pague por algo que custa menos de R$1,00 com uma nota de R$5,00 e espere o troco."
- "Peça um sanduíche 'customizado' em um restaurante de *fast-food*." (Uma variação disso é pedir uma alteração no menu ao pedir uma refeição.)
- "Peça a um gerente de loja para encomendar algo que você gostaria de comprar, mas que não é normalmente oferecido pela loja."
- "Peça um favor aos colegas de trabalho ou da escola (como preparar-lhe uma xícara de café enquanto preparam uma para si próprios, deixar você ver suas anotações ou emprestar o livro-texto)."
- "Peça a um conhecido uma carona para casa."
- "Discorde da opinião de alguém."
- "Peça a um de seus pais, seu cônjuge, parceiro ou filho que aceite mais responsabilidade em uma área específica."
- "Peça ajuda a um amigo para consertar algo."
- "Peça a uma pessoa para parar de fazer algo que lhe incomoda."
- "Peça a um desconhecido que horas são."

VI. HABILIDADES DE EFETIVIDADE NOS RELACIONAMENTOS: GIVE (FICHAS DE EFETIVIDADE INTERPESSOAL 6–6A)

Ponto principal: As habilidades de efetividade nos relacionamentos são destinadas a manter ou melhorar o nossa relação com as outras pessoas, enquanto tentamos alcançar o que queremos na interação. O termo GIVE é uma maneira de se lembrar dessas habilidades.

Ficha de efetividade interpessoal 6: Diretrizes para efetividade nos relacionamentos: mantendo o relacionamento. Esta ficha descreve as habilidades GIVE: (ser) <u>G</u>entil, (agir demonstrando estar) <u>In</u>teressado, <u>V</u>alidar, (adotar um) <u>E</u>stilo tranquilo. Ensine essas habilidades rápida e didaticamente e, como acontece com as habilidades de efetividade nos objetivos, avance para praticar *role-plays*.

> **Ficha de efetividade interpessoal 6A: Expandindo o V de GIVE: níveis de validação (*opcional*).**
> Este conteúdo lista seis maneiras diferentes para validar (o V em GIVE). Ele pode ser coberto com ou sem usar a ficha. Uma descrição mais completa dessas etapas de validação é fornecida na discussão sobre trilhar o caminho do meio para a efetividade interpessoal (ver Seção XVI do presente capítulo e Fichas de efetividade interpessoal 17 e 18).
>
> **Ficha de tarefas de efetividade interpessoal 4: Escrevendo roteiros de efetividade interpessoal;**
> **Ficha de tarefas de efetividade interpessoal 5: Rastreando o uso de habilidades de efetividade interpessoal.** Estas fichas de tarefas são as mesmas usadas para as habilidades DEAR MAN. Instruções para a sua utilização podem ser encontradas no início da seção V, supradescrita.

✓ **A. O que é a efetividade nos relacionamentos?**

Diga aos participantes: "A efetividade nos relacionamentos refere-se a melhorar ou manter uma boa relação com a outra pessoa em uma interação e, ao mesmo tempo, tentar alcançar o seu objetivo".

✓ "Quando o principal objetivo é melhorar o relacionamento, a efetividade interpessoal concentra-se em *como* você tenta melhorar a relação. Por exemplo, sua voz é suave e respeitosa, ou você está com raiva e gritando? Você pede ou exige? Escuta a outra pessoa, ou só fica interrompendo?".

Exemplo: "Se você chora e fica emburrada toda vez que suas melhores amigas se esquecem de seu aniversário, com certeza vai obrigá-las a se lembrar do seu aniversário no futuro, mas elas podem se lembrar com amargura, em vez de amor e carinho. Uma abordagem mais eficaz pode ser delicadamente lembrá-las alguns dias antes do tempo, ou pedir-lhes de um jeito simpático para que anotem a data no calendário delas, de modo que se lembrem".

Enfatize que a efetividade no relacionamento é sempre necessária, em qualquer interação. Às vezes, os participantes irão insistir que, em certas interações, não há objetivo algum no relacionamento – por exemplo, ao interagir com um vendedor que nunca pretendam rever ou ao romper com alguém significativo. Em geral, você pode dissipar essa ideia pedindo-lhes para imaginar dois cenários. No primeiro, o objetivo é alcançado (a ex-parceira de um participante entende que a relação acabou), mas a interação é ineficaz em termos do relacionamento (após o rompimento, a "ex"sai desejando que o paciente morra). No segundo cenário, o objetivo é alcançado, mas desta vez a interação é efetiva em termos do relacionamento (a "ex" sai pensando que o participante a tratou com muito respeito e desejando-lhe o melhor). Pergunte: se todos os fatores forem mantidos iguais, qual cenário os membros do grupo preferem? A presença de um objetivo de relacionamento torna-se óbvia. Apenas tem prioridade inferior.

✓ **B. As habilidades GIVE**

Diga aos pacientes: "Vocês podem se lembrar dessas habilidades com o termo GIVE. Isso significa (ser) Gentil, (agir demonstrando estar) Interessado, Validar, (adotar um) Estilo tranquilo.

✓ ***1. (Ser) Gentil***

Diga: "Ser gentil significa ser legal e respeitoso em sua abordagem. As pessoas tendem a responder melhor à gentileza do que à aspereza". Esclareça que ser gentil significa, especificamente, quatro coisas: nada de ataques, nada de ameaças, nada de críticas e nada de desrespeito.

a. Nada de ataques
Comece dizendo: "As pessoas não vão gostar de você se ameaçá-las, atacá-las ou expressar muita raiva diretamente".

b. Nada de ameaças
Continue: "Não faça declarações 'manipuladoras' nem ameaças ocultas. Não diga: 'Vou me matar se você...'. Tolere um 'não' aos pedidos. Permaneça na discussão, mesmo se for doloroso. Saia com classe".

Enfatize que ataques e ameaças têm efetividade limitada: "Quando você usa castigos, ameaças ou agressividade para conseguir o que quer, as pessoas podem atendê-lo enquanto você estiver por perto. Mas, quando der as costas ou não puder ver ou controlar o que estão fazendo, é improvável que façam o que você quer".

Exemplo: Um atendente de empresa aérea em um aeroporto pode ser muito cortês com uma pessoa reclamando aos berros sobre um voo perdido. Porém, o mesmo atendente pode, discretamente, retirar esse indivíduo do próximo voo.

> **Nota aos líderes:** Este ponto relativo às ameaças pode ser muito sensível para alguns participantes. Em geral, costumo apresentá-lo como se não fosse sensível e, então, pergunto se alguém tem feito ou foi acusado de fazer ameaças. A ideia é normalizar o comportamento interpessoal (fazer ameaças, "manipular") do qual alguns podem ter sido acusados de adotar. Reconheça o quão difícil é parar esse comportamento.

Em geral, surge a pergunta: "O que soa e não soa como ameaça?". Mais especificamente, os pacientes podem perguntar como a pessoa consegue comunicar o desejo de abandonar um relacionamento ou uma situação, desistir de algo porque é muito difícil (p. ex., de um emprego ou de uma escola) ou de expressar um desejo extremo (p. ex., cometer suicídio, surrar uma criança ou se divorciar) de forma tal que os outros não tomem isso como ameaça. Essa é uma boa pergunta. Em geral, a melhor maneira é que a pessoa junte a comunicação com uma declaração de querer aprimorar o relacionamento ou o emprego, não querer cometer suicídio ou pedir o divórcio.

Diga aos participantes: "A ideia é parecer que você está assumindo a responsabilidade pela situação – mesmo que não a tenha causado –, em vez de jogá-la nas costas da outra pessoa. Quando os outros sentem que você está empurrando a responsabilidade para eles, em geral dizem que você os está ameaçando ou manipulando. Em geral, se disser que vai se matar ou se machucar, usar drogas, bater nas crianças, voltar a fumar ou largar a dieta, mas, ao mesmo tempo, falar que quer ajuda ou que sabe que pode se controlar, isso não é uma ameaça. Porém, é uma ameaça dizer que vai fazer essas coisas se os outros não mudarem o que estiverem fazendo. É uma ameaça dizer ou até mesmo insinuar que você vai cometer suicídio, praticar CASIS ou fazer uso de drogas se alguém não vier lhe socorrer, fazer o que você quer, sanar ou melhorar as coisas".

Outra opção é os participantes compartilharem desejos disfuncionais *descrevendo atentamente* os impulsos, em vez de verbalizar tais impulsos diretamente. Por exemplo, a declaração "Meus impulsos para cometer suicídio estão aumentando" ou "Estou sentindo uma vontade forte de consumir bebida alcoólica" geralmente soará menos ameaçadora do que "Eu quero me matar" ou "Estou indo comprar bebidas".

✓ **c. Sem julgamento**
Continue: "A terceira parte de ser gentil é não julgar. Isso significa não ficar rotulando nem usando a expressão "deveria" tampouco fazendo humilhações implícitas na voz ou na atitude. Nada de impor culpa".

💬 **Ponto de discussão:** A noção de não julgar está entremeada ao longo de todas as habilidades. Entretanto, ela é tão importante que é ressaltada aqui como uma habilidade separada. Com os participantes, suscite ocasiões em que se sentiram julgados por outros. Tente um *role-play* para ajudá-los a sentir na pele como é ser julgado.

✓ **d. Sem desrespeito**
Diga: "A última parte de ser gentil é não desrespeitar. Isso significa não desdenhar, não expressar desprezo ou deboche ou fugir de conversas. Além disso, mais uma vez, significa não insinuar humilhações".

💬 **Ponto de discussão:** Suscite momentos em que os pacientes usaram palavras hábeis, mas comunicaram de modo não verbal que não têm nenhum respeito pela opinião ou solicitação do outro. Qual é a sensação de passar por isso? Lembre-se: quase sempre, as pessoas prestam mais atenção à comunicação não verbal do que às palavras. Quando você fez a mesma coisa? Discuta.

✓ **2. (*Agir demonstrando estar*) *Interessado***

Diga aos participantes: "A segunda habilidade GIVE é agir demonstrando estar interessado no outro. Escute a outra pessoa, seu ponto de vista, sua opinião, suas razões para dizer não ou para solicitar algo a você. Não interrompa nem tente encurtar as coisas. Não tente ler a mente, os pensamentos ou as intenções sem confirmá-los. Não suponha que suas ideias sobre o que está acontecendo no interior da mente do outro estão corretas, em especial se você acha que a outra pessoa está sendo intencionalmente hostil, ofensiva, desdenhosa ou apenas indiferente. Se você tiver uma preocupação sobre o que ela está pensando ou qual é a motivação dela, pergunte gentilmente e ouça a resposta. Seja sensível ao desejo da outra pessoa em conversar sobre o assunto mais tarde, se é isso que a pessoa quer. Tenha paciência". (Observe que este é o Nível 1 de validação na Ficha de efetividade interpessoal 6A.)

a. **As pessoas respondem bem ao interesse**
Diga aos participantes: "As pessoas vão se sentir melhores em relação a você se parecer interessado nelas e lhes der tempo e espaço para responder".

b. **A habilidade é "agir demonstrando estar" interessado, não "estar" interessado**
Continue: "Há momentos em que você pode querer ter uma interação positiva com alguém, mas não está realmente interessado no que a pessoa está falando. Escolher dar ouvidos significa escolher deliberadamente ser efetivo em alcançar seu objetivo de ajudá-la a desfrutar de uma experiência positiva, interagindo com você".

Ponto de discussão: Peça exemplos dos participantes.

Exercício prático: Divida os pacientes em duplas. (Se necessário, faça uma dupla de um paciente com um de seus líderes.) Instrua todos para que, ao sinal de "Começar", uma pessoa comece a falar com o parceiro sobre qualquer assunto; o parceiro deve ouvir com atenção, acenar com a cabeça de vez em quando e, no geral, aparentar bastante interesse. Após vários minutos, ao sinal de "Trocar", o falante deve continuar falando sobre o tema, mas o parceiro deve aparentar o maior desinteresse possível (p. ex., lixar as unhas, olhar ao redor, folhear um livro, revirar a carteira ou a bolsa). Minutos depois, pare e repita a operação, agora dando a palavra ao parceiro que escutava. Discuta o quão difícil foi continuar falando ou mesmo permanecer centrado no assunto quando o interlocutor parecia não estar escutando.

Nota aos líderes: Esse exercício é um modo bastante eficaz de revelar os efeitos negativos de desconsiderar ou invalidar a outra pessoa. Muitos participantes também querem discutir com que frequência isso aconteceu ou continua a acontecer em suas vidas. O ponto principal é que, seja lá o que lhes tenha acontecido, não é eficaz dar as costas e fazer o mesmo aos outros. Você também pode observar que, caso se sintam ignorados, os pacientes podem aplicar as habilidades de efetividade nos objetivos para convencer os outros a alterar esses comportamentos.

Ponto de discussão: Algumas pessoas acham muito fácil ficar quieto e ouvir os outros, mas outras acham muito difícil. Cientes desse último tipo podem ter uma mente agitada e estar sempre um passo ou dois à frente da pessoa que está falando, ou, ainda, ter uma língua impulsiva que simplesmente começa a falar sozinha. Discuta.

3. *Validar*

Diga aos pacientes: "A terceira habilidade GIVE é a validação. Isso significa comunicar que os sentimentos, os pensamentos e as ações da outra pessoa são compreensíveis para você, considerando o seu passado ou a situação atual". (Observe que este, na verdade, é um exemplo de validação de Nível 2 na Ficha de efetividade interpessoal 6A.)

a. **Valide o porquê mesmo discordando com o que**
   Observe que podemos validar o motivo pelo qual uma pessoa está sentindo, pensando ou fazendo algo, sem concordar com o que na verdade ela está pensando ou fazendo.

   Exemplo: Podemos dizer "Sei que você tem vontade de gritar comigo, pois, caso contrário, guardará as coisas dentro de si mesmo e nunca vai conseguir o que quer. Ao mesmo tempo, isso não me agrada em nada, e eu realmente gostaria que você parasse de gritar e apenas tentasse me dizer o que quer que eu faça".

✓ b. **Valide com palavras**
   Continue: "Reconheça verbalmente os sentimentos, os desejos, as dificuldades e as opiniões da outra pessoa sobre a situação, sem criticar por meio de palavras, tom de voz, expressão facial ou postura".

Ponto narrativo: Conte a seguinte história ou uma parecida.

   Johnny está tentando prestar atenção na aula e acidentalmente derruba o caderno da mesa, que cai no piso, fazendo um barulhão. Os colegas perto dele caem na risada. A professora gira nos calcanhares e fala: 'Só podia ser você de novo, John, atrapalhando a aula e tentando chamar atenção... Estou ficando mesmo cansada com esse comportamento!'. Johnny fica extremamente envergonhado, magoado e com raiva, pois estava se esforçando muito para se concentrar e se comportar de modo mais hábil. Mais tarde, ele vai para casa e conta a história à sua mãe, que responde: 'Por que você continua fazendo isso? Você nunca vai entrar na faculdade nesse ritmo. É melhor entrar nos eixos!'[1]

Ponto de discussão: Pergunte aos participantes como eles acham que Johnny se sentiu após as respostas da professora e da mãe. Por que essas respostas foram tão dolorosas? O que estava faltando nelas?[1]

c. **Ler e validar os sinais não verbais dos outros**
   Diga aos pacientes: "Com bastante frequência, validar exige que você leia e interprete os sinais não verbais da outra pessoa, como a expressão facial e a linguagem corporal. A partir dessas pistas, você descobre os problemas que ela pode estar tendo com seu pedido ou sua recusa. Reconheça esses problemas ou sentimentos. Por exemplo, você pode dizer: 'Sei que você anda muito ocupado', 'Percebo o quanto isso é realmente importante para você', 'Sei que isso vai afastá-lo um pouco de sua rota', ou coisa parecida". (Observe que este é um exemplo de validação de nível 3 na Ficha de efetividade interpessoal 6A.)
   Continue: "Além disso, observe e valide quando outras pessoas estão certas sobre o que elas estão dizendo, quando o comportamento delas se encaixa com os fatos da situação ou quando elas agem de modo perfeitamente compreensível, levando em conta os fatos atuais". (Observe que este é um exemplo de validação de nível 5 na Ficha de efetividade interpessoal 6A.)

   Exemplo: "Você está exigindo que uma pessoa devolva algo que lhe emprestou. Ela relembra você de que já o devolveu. Saia da defensiva e admita que você estava errado ao se lembrar de que a outra pessoa está certa".

d. **Ações valem mais do que palavras**
   Explique aos participantes: "Às vezes, validar com palavras pode ser invalidante. Isso acontece quando a situação exige atos, mas nós validamos apenas com palavras. É importante validar com atos quando a situação assim o exigir e você acredita que o pedido do outro é mesmo válido". (Observe que este é um exemplo de validação de Nível 5 na Ficha de efetividade interpessoal 6A.) Você pode dar estes dois exemplos de validações ineficazes feitas apenas com palavras:

   Exemplo: "Você está devolvendo uma blusa que comprou, mas não tem a nota fiscal. O vendedor da loja pede para você segui-lo até o supervisor e falar com ele. Você diz: 'Entendo que precisamos falar com o supervisor', mas não se mexe para acompanhar o funcionário".

✓ *Exemplo:* "Você está gritando na janela durante um incêndio 'Socorro, socorro, está quente aqui', e o bombeiro grita 'Sei que está quente', em vez de subir imediatamente para salvar você".

✓ 👥 **Exercício prático:** Peça a um participante para se aproximar de você. Então, coloque seu pé sobre o dele. Peça ao paciente para avisar quando começa a doer. Assim que o indivíduo falar algo, mantenha o nível de pressão no pé e diga: "Percebo que isso machuca o seu pé". Repita várias vezes. Discuta.

Enfatize que **validar os outros sempre é efetivo para melhorar os relacionamentos**: "Uma situação de conflito não precisa surgir, tampouco você precisa fazer um pedido ou querer dizer não a alguém para validar sentimentos, pensamentos ou ações alheias".

> **Nota aos líderes:** Obtenha uma compreensão mais ampla sobre validação nas notas associadas com as Fichas 17 e 18. Você também pode ler um capítulo que escrevi, que descreve a validação em grande detalhe.[3]

✓ **4. (Adotar um) Estilo tranquilo**

Diga aos participantes: "A última habilidade GIVE é adotar um estilo tranquilo. Ou seja, tente ser cordial. Permita-se ser bem-humorado. Sorria. Amenize a vida das pessoas. Elogie. Acalme. Esta é a diferença entre a '*soft sell*' (venda suave) e a '*hard sell*' (venda agressiva). Seja político".

💬 **Ponto de discussão:** Peça aos pacientes exemplos de conversas realmente tensas que tenham tido; em que os momentos pareciam se arrastar; ou em que tiveram a sensação de estar andando em um campo minado, no qual qualquer passo errado poderia causar uma explosão. Usar um estilo tranquilo ajuda a criar uma atmosfera confortável nessas situações. Ajuda a transmitir a mensagem que a conversa é segura e que a outra pessoa pode ficar relaxada, sem se preocupar muito. Discuta.

Enfatize aos participantes: "Convença as pessoas a gostar de lhe dar o que você quer. Elas não gostam de ser intimidadas, forçadas ou de se sentirem culpadas". Embora alguns pacientes possam ter sido chamados de manipuladores por outros, um bom manipulador faz as outras pessoas ceder com gosto. A premissa em DBT é que os indivíduos precisam aprender a ser melhores em induzir os demais a fazer aquilo que eles querem que elas façam, e, ao mesmo tempo, convencê-las a fazer isso com prazer.

VII. HABILIDADES DE EFETIVIDADE NO AUTORRESPEITO: FAST (FICHA DE EFETIVIDADE INTERPESSOAL 7)

> **Ponto principal:** As habilidades de efetividade no autorrespeito nos ajudam a manter ou melhorar nosso autorrespeito, enquanto, paralelamente, tentamos conseguir o que desejamos em uma interação. O termo FAST é uma maneira de se lembrar dessas habilidades.
>
> **Ficha de efetividade interpessoal 7: Diretrizes para efetividade de autorrespeito: mantendo o respeito por si (FAST).** Esta ficha descreve as habilidades de efetividade do autorrespeito: ser Justo "be Fair", sem Desculpar-se "no Apologies", Sustentar os valores, ser Transparente. Como acontece com as habilidades DEAR MAN e GIVE, ensine-as de modo didático, sem pressa, e, depois, passe aos *role-plays*.
>
> **Ficha de tarefas de efetividade interpessoal 4: Escrevendo roteiros de efetividade interpessoal; Ficha de tarefas de efetividade interpessoal 5: Rastreando o uso de habilidades de efetividade interpessoal.** Estas fichas de tarefas são as mesmas usadas para as habilidades DEAR MAN e GIVE. Instruções para o seu uso podem ser encontradas no início da seção V, anteriormente.
>
> **Ficha de tarefas de efetividade interpessoal 13: Autovalidação e autorrespeito (*opcional*).** Esta pode ser uma boa ficha de tarefas para usar quando fracassarem nas habilidades de efetividade interpessoal e a autovalidação for necessária. A ficha de tarefas pode ser usada em conjunto com a Ficha 7 (ver anteriormente) e com a Ficha de efetividade interpessoal 17: Validação.

✓ A. Em que consiste a efetividade no autorrespeito?

Diga aos participantes: "A efetividade no autorrespeito refere-se a agir de forma a manter ou aumentar seu autorrespeito após uma interação interpessoal. *Como* você conduz as tentativas de alcançar seus objetivos requer habilidades de efetividade no autorrespeito. Aqui, o ponto fundamental é como pedir o que você quer ou dizer 'não' a um pedido de modo a ainda se respeitar depois".

Exemplo: Algumas pessoas perdem o respeito por si mesmas se choram e/ou ficam extremamente emotivas durante uma interação interpessoal. Outras o perdem se cedem e agem passivamente, em vez de lutar pelos seus direitos. Há aquelas que o perdem se ficam extremamente zangadas, perversas ou ameaçadoras.

Pergunte: "Você defende os valores do seu grupo ou seus próprios valores? Você assume uma atitude durona para evitar se humilhar, mas, ao mesmo tempo, perde o autorrespeito sendo perverso e durão? Você mente ou fala a verdade? Age com competência ou incompetência?".

Enfatize que a efetividade no autorrespeito é sempre necessária em qualquer interação. Aqui, o problema costuma ser que, por um lado, os participantes não avaliaram como manter seu próprio autorrespeito, ou, por outro, estão extremamente concentrados nisso. A meta é identificar as habilidades necessárias para manter o autorrespeito e, ao mesmo tempo, não se esquecer das habilidades de eficiência "como" de *mindfulness* (ver Ficha de *mindfulness* 5). Diga aos pacientes: "Nem sempre a melhor decisão é desistir de conquistar o seu objetivo em prol de fazer o que acredita ser necessário para manter o autorrespeito".

✓ B. As habilidades FAST

Diga aos participantes: "Você pode se lembrar dessas habilidades com o termo FAST. Isso significa Ser Justo "*be Fair*", sem Desculpar-se "*no Apologies*", Sustentar os valores, ser Transparente.

✓ 1. Ser Justo - "be *F*air"

Diga: "A primeira habilidade FAST é ser justo consigo mesmo e com a outra pessoa em suas tentativas para conseguir o que quer. É difícil gostar de si mesmo no longo prazo se você consistentemente se aproveita dos outros. Você pode conseguir o que almeja, mas corre o risco de perder a habilidade de se respeitar".

Continue: "Valide os seus próprios sentimentos e desejos, bem como os da outra pessoa. Também é difícil respeitar a si próprio se você estiver sempre cedendo aos desejos dos outros e nunca defender seus próprios desejos ou convicções".

💬 **Ponto de discussão:** Alguns indivíduos sempre priorizam as necessidades dos outros em detrimento de suas próprias. Que impacto isso tem no autorrespeito? Discuta com os participantes.

✓ 2. Sem Desculpar-se - "no *A*pologies"

Diga aos pacientes: "A próxima habilidade FAST é não se desculpar demais. Quando o arrependimento se justifica, é claro, elas são apropriadas. Mas nada de se desculpar por estar vivo, por fazer uma solicitação, por ter uma opinião ou por discordar. O arrependimento implica que você estava errado – que foi você quem cometeu o equívoco. Ao longo do tempo, isso pode reduzir a sua sensação de maestria".

Explique: **o excesso de desculpas pode prejudicar os relacionamentos.** Às vezes, um pedido de desculpas pode melhorar uma relação. Desculpas em excesso, no entanto, podem enervar as outras pessoas e costumam diminuir tanto a efetividade nos relacionamentos quanto no autorrespeito.

✓ 3. *S*ustentar os valores

Continue: "A terceira habilidade FAST é sustentar os seus próprios valores. Evite abrir mão de seus princípios ou de sua integridade para conseguir seu objetivo ou manter uma pessoa gostando de você. Seja claro sobre qual, em sua opinião, é a maneira moral ou digna de pensar e agir e mantenha a sua posição".

> **Ponto de discussão:** Quando uma situação é complicada ou vidas estão em jogo, as pessoas podem optar por abrir mão de seus valores. O problema é que muitos indivíduos têm opiniões extremas sobre isso: ou estão dispostas a vender tudo para conquistar aprovação e simpatia (e, ao que parece, desistir completamente de seus "egos") ou interpretam tudo como uma questão de valores e encaram qualquer tipo de flexibilidade como desistência de sua integridade. Suscite exemplos.

Nota aos líderes: Este ponto de discussão pressupõe que os participantes conheçam seus próprios valores e saibam com clareza o que consideram moral e imoral. Muitos indivíduos, no entanto, têm dificuldades com uma dessas coisas ou com as duas. Para essas pessoas, pode ser útil estudar a Ficha de regulação emocional 18: Lista de valores e prioridades.

Observe que **os valores podem influenciar os relacionamentos**: "Não raro, surge um conflito entre o que os outros querem que você faça e o que seus próprios códigos morais ou valores pessoais lhe dizem para fazer. É difícil manter seu autorrespeito quando você cede aos outros e faz ou diz coisas que considera erradas. Também pode ser muito difícil defender sua posição, em especial, quando os seus valores não forem iguais aos das outras pessoas no relacionamento. Perder seu autorrespeito em uma relação pode conduzir, ao longo do tempo, à corrosão do relacionamento. Às vezes, essa corrosão ou degradação pode ser muito sutil, mas, no fim das contas, destruir uma relação".

> **Ponto de discussão:** Discuta ocasiões em que os pacientes estiveram em uma situação em que uma pessoa ou um grupo quer fazer ou dizer algo que entra em conflito com seus próprios valores morais. Discuta as dificuldades para sustentar sua opinião. Discuta as consequências de ceder e de violar seus próprios valores.

✓ **4. (Ser) Transparente**

Diga aos participantes: "A última habilidade FAST é ser verdadeiro ou transparente. Não minta, não finja que é incapaz, nem exagere. Ao longo do tempo, um padrão de desonestidade corrói seu autorrespeito. Mesmo que, em uma ocasião, a desonestidade não cause mágoa – ou até mesmo talvez seja necessária –, tê-la como modo habitual de conseguir o que se quer será prejudicial no longo prazo. Fingir desamparo é o oposto de construir a maestria".

> **Ponto de discussão:** Às vezes, ser honesto pode realmente diminuir a efetividade no relacionamento. A "mentirinha inocente" foi inventada por esse motivo. Qualquer tentativa de convencer os participantes que a honestidade é sempre a melhor política provavelmente fracassará. Discuta esse ponto com eles. A ideia fundamental é a de que, se a pessoa vai mentir, ela deve fazê-lo com *mindfulness*, e não de modo costumeiro.

Saliente que **a maestria é o oposto da passividade**. Construir a maestria exige fazer coisas que são difíceis, que envolvem um desafio. O desamparo e a incapacidade são inimigos dela. Já superar os obstáculos é uma rota para maestria. As pessoas mais bem-sucedidas neste mundo não têm menos obstáculos; apenas se levantam mais vezes após cair em comparação às pessoas sem sucesso. Levantar-se após levar um tombo é maestria. Cair é irrelevante. O impulso à maestria parece ser inato.[5] Crianças pequenas aprendendo a andar continuam caindo e se levantando, caindo e se levantando.

Nota aos líderes: Aqui, o conceito de maestria é muito parecido com a habilidade de construir a maestria na regulação emocional (ver Fichas de regulação emocional 14 e 19).

> **Ponto de discussão:** Discuta, junto aos participantes, ocasiões em que eles fizeram coisas que reduziram seu próprio senso de autorrespeito. Quando melhoraram seu senso de autorrespeito? Em que situação precisam melhorar suas habilidades?

C. Equilibrando a efetividade no autorrespeito com a efetividade nos objetivos

Explique estes pontos para os participantes em relação a equilibrar as efetividades no autorrespeito e nos objetivos:

- "Ninguém pode retirar seu autorrespeito a menos que você desista dele."
- "As habilidades DEAR MAN podem melhorar seu autorrespeito, aumentando o seu senso de maestria. No entanto, às vezes, usar essas habilidades de modo ineficaz leva a perda de autorrespeito para a outra pessoa."
- "Você também pode aprimorar o autorrespeito desistindo de coisas que você quer para o bem-estar do outro."
- "Equilibrar o que você quer e o que a outra pessoa quer e precisa pode ser o melhor caminho para o autorrespeito."

D. Equilibrando a efetividade no autorrespeito e a efetividade nos relacionamentos

Explique estes pontos aos participantes em relação a equilibrar a efetividade no autorrespeito e nos relacionamentos:

- "O bom uso das habilidades GIVE provavelmente aumentará seu senso de autorrespeito, pois, para a maioria das pessoas, ele é um tanto dependente da qualidade de suas relações."
- "Porém, se você usa com frequência as habilidades GIVE com uma pessoa que abusa ou não se importa com você, é provável que o seu autorrespeito se desgaste ao longo do tempo."
- "Usar as habilidades GIVE quando elas são necessárias, e deixá-las de lado quando a aspereza e a ousadia são necessárias, talvez seja o melhor caminho para o autorrespeito."

VIII. AVALIANDO SUAS OPÇÕES: O QUÃO INTENSAMENTE PEDIR ALGO OU DIZER NÃO (FICHA DE EFETIVIDADE INTERPESSOAL 8)

> **Ponto principal:** É importante considerar se deve pedir algo ou dizer "não", e o quão intensamente fazê-lo.
>
> **Ficha de efetividade interpessoal 8: Avaliando as opções para o quão intensamente pedir algo ou dizer não.** A primeira página desta ficha pode ser analisada rapidamente. A seção "Fatores a considerar" deve ser discutida para ter certeza de que os participantes compreendem todos os itens. Aqui, é importante receber e dar exemplos. A Ficha de tarefas de efetividade interpessoal 6 também pode ser usada para ensinar esta habilidade antes ou depois de repassar os fatores a considerar na Ficha 8.
>
> **Ficha de tarefas de efetividade interpessoal 6: O jogo da moeda: descobrindo com que intensidade pedir ou dizer não.** Use esta ficha de tarefas com os participantes em aula, como forma de ensinar esta habilidade. Traga 10 moedas de 10 centavos para a sala e cópias extras da ficha de tarefas para os pacientes praticarem como tarefa.

A. Gama das intensidades para pedir algo e para dizer "não"

Ponto de discussão: Desenhe uma linha vertical no quadro com "Baixa intensidade" na parte superior (numere com 1) e "Alta intensidade" na parte inferior (numere com 10), como na Figura 8.2. Identifique os comportamentos de baixa intensidade (não pedir, insinuar, pedir com hesitação, ceder aos pedidos dos outros, etc.) e de alta intensidade (falar com firmeza, insistir, resistir, recusar-se a negociar, etc.). Percorra a sala e peça a cada participante para identificar onde ele ou ela tende a cair neste *continuum*, e quais são os prós e contras dessa abordagem.

Ponto de discussão alternativo: Em vez de fazer a discussão supradescrita, examine os níveis de intensidade na primeira página da Ficha de efetividade interpessoal 8 e, em seguida, peça aos participantes que coloquem um sinal de visto onde eles normalmente se enquadram quando pedem

BAIXA INTENSIDADE (abrir mão, ceder)	
Pedir	**Dizer não**
Não peça; não infira.	1. Faça o que o outro quer sem ser solicitado.
Infira indiretamente; aceite o não.	2. Não se queixe; faça com alegria.
Insinue abertamente; aceite o não.	3. Faça, mesmo se você não estiver animado em relação a isso.
Peça hesitantemente; aceite o não.	4. Faça, mas mostre que você preferiria não fazer.
Peça graciosamente; mas aceite o não.	5. Diga que prefere não fazer, mas faça-o graciosamente.
Peça com confiança; aceite um não.	6. Diga não com confiança, mas reconsidere.
Peça com confiança; resista a um não.	7. Diga não com confiança; resista a dizer sim.
Peça com firmeza; resista ao não.	8. Diga não com firmeza; resista a dizer sim.
Peça com firmeza; insista; negocie; continue tentando.	9. Diga não com firmeza; resista; negocie; continue tentando.
Peça e não aceite um não como resposta.	10. Não faça.
ALTA INTENSIDADE (manter a firmeza)	

FIGURA 8.2. Opções para o quão intensamente pedir algo ou dizer "não".

algo e outro quando dizem "não". Em seguida, peça-lhes para colocar um X onde desejariam estar em cada um dos casos. Discuta.

1. **A efetividade interpessoal muda à medida que as situações e as oportunidades mudam**

   O que funciona em uma situação em um instante no tempo talvez não funcione em outra ocasião, ou, ainda, na mesma situação, mas em outra oportunidade.

   Exemplo: "Ser mandona pode convencer seu filho de 18 anos a ir buscá-la quando você estiver muito cansada para pegar um ônibus, mas essa tática talvez não funcione com seu marido".

   Exemplo: "Pedir a sua mãe para fazer uma refeição especial que ela sempre faz quando você a visita pode ser muito eficaz em um ponto em sua vida, mas, se ela estiver na cama com câncer terminal, esse pedido pode danificar o seu autorrespeito e o seu senso de moralidade".

   Enfatize que a adequabilidade não é preta ou branca; **existem níveis para pedir e dizer "não".** Ser efetivo interpessoalmente requer avaliar se é apropriado pedir ou negar algo. Ao contrário do que muitas pessoas pensam, em geral, a resposta não costuma ser tão clara como no exemplo da mãe com câncer. Em vez disso, existem níveis de pedir e de dizer "não".

2. **Analise cada situação para determinar o quão intensamente pedir algo ou dizer "não"**

   Diga aos participantes: "Pedir algo e dizer 'não' podem ser práticas muito intensas e firmes, nas quais você tenta todas habilidades que conhece para mudar a situação e obter o resultado que almeja. Pedir e dizer 'não' também podem ter baixíssima intensidade: você nem pergunta nem diz 'não' ou está muito flexível e disposto a aceitar a situação como ela é".

✓ **B. Fatores a considerar**

Repasse os "Fatores a considerar" da Ficha de efetividade interpessoal 8 com os participantes.

1. *Capacidade (sua própria ou de outra pessoa)*

   Incentive os pacientes: "Aumente a intensidade de pedir algo se a outra pessoa tiver o que você quer. Aumente a intensidade de dizer "não", se você *não* tem (e, portanto, não pode dar ou fazer) o que o outro solicita".

2. Suas prioridades

Quando um objetivo é muito importante, a intensidade de pedir algo ou dizer "não" deve ser maior. Quando alcançar a meta interfere no relacionamento e/ou no autorrespeito, a intensidade deve ser graduada de acordo com a importância para o relacionamento e o autorrespeito. Diga aos participantes: "Muitas vezes, os problemas de relacionamento são de tal natureza que você pode estar disposto a trocar um objetivo para manter a outra pessoa feliz. Em caso afirmativo, diminua a intensidade da resposta. Se conquistar um objetivo requer sacrificar seu autorrespeito, então, a intensidade talvez precise ser reduzida".

3. Autorrespeito

Diga: "Aumente a intensidade de pedir algo se você costuma fazer coisas por si mesmo e é cuidadoso para evitar dar a impressão de estar desamparado. Aumente a intensidade de dizer 'não' se isso *não* resultar em sentir-se mal consigo mesmo, e se a mente sábia disser 'não'".

4. Direitos

Diga: "Aumente a intensidade de pedir se a outra pessoa é exigida por lei ou código moral para dar o que você deseja. Aumente a intensidade de dizer 'não', se você *não* for obrigado, por lei ou questões morais, a dar à outra pessoa o que ela quer (dizer 'não', em outras palavras, *não* violaria os direitos do outro)".

5. Autoridade

Continue: "Aumente a intensidade de pedir algo se você é responsável por orientar a outra pessoa ou dizer a ela o que fazer. Aumente a intensidade de dizer 'não' se o outro *não* tiver autoridade sobre você ou se o que ele estiver pedindo não estiver no âmbito de sua autoridade".

6. Relacionamento

Continue: "Aumente a intensidade de pedir algo se o que você quiser for apropriado ao relacionamento atual. Aumente a intensidade de dizer 'não' caso o que a outra pessoa quiser de você *não* for apropriado ao relacionamento atual".

7. Objetivos de longo prazo versus de curto prazo

Continue: "Aumente a intensidade de pedir algo se ser submisso resultará em paz agora, mas criará problemas no longo prazo. Aumente a intensidade de dizer 'não' se ceder lhe dará paz no curto prazo, mas *não* o relacionamento de longo prazo com qual você sonha".

8. Reciprocidade

Diga: "Aumente a intensidade de pedir algo se você já tiver feito para a outra pessoa algo ao menos comparável ao que estiver pedindo, e se você estiver disposto a retribuir caso a outra pessoa diga 'sim'. Aumente a intensidade de dizer não se você *não* deve um favor à outra pessoa, ou se ela *não* costuma retribuir".

9. Tarefas

Diga: "Aumente a intensidade de pedir algo se você souber todos os fatos necessários para apoiar um pedido, e a meta e o pedido forem claros. Aumente a intensidade de dizer 'não' se o pedido da outra pessoa *não* for claro ou se você *não* tiver certeza daquilo para o que, na verdade, está dizendo sim".

10. Oportunidade

Diga aos participantes: "Aumente a intensidade de pedir algo se este for um bom momento para pedir (a outra pessoa está a fim de ouvir e prestar atenção; é provável que ela diga sim a um pedido). Aumente a intensidade de dizer 'não' se este 'não' for um momento inoportuno para você dizer 'não'".

Aqui, saliente que a **mente sábia** pode ser usada como fator adicional para decidir se você deve pedir algo ou dizer não e o quão intensamente se esforçar para conseguir o que quer. Diga aos pacientes para usar a mente sábia a fim de calibrar a importância de outros fatores supradescritos e atender a quaisquer fatores não incluídos na lista. Quanto mais importante o fator, mais deve ser levado em conta na avaliação final dos prós e contras dos níveis de intensidade. Ao usar a mente sábia como fator, no entanto, é importante acessar realmente a mente sábia (e não a mente emocional).

✓ **C. Descobrindo o quão intensamente pedir algo ou dizer "não": o jogo da moeda**

Exercício prático: Use a Ficha de tarefas de efetividade interpessoal 6 para dar aos participantes prática em decidir se ou quão intensamente pedir alguma coisa ou dizer não a um pedido.

✓ 1. **Peça a um participante para dar um exemplo de situação em que ele está tentando se decidir se deve pedir algo ou dizer não a alguém.** Certifique-se de usar uma situação real, não uma inventada. Dê ao indivíduo as 10 moedas que você trouxe para a sessão. Usando essa situação, analise a ficha de tarefas. Faça as perguntas do lado esquerdo, caso a pessoa estiver tentando decidir se deve pedir algo a alguém. Faça as perguntas do lado direito se o paciente estiver tentando decidir se deve dizer sim ou não a um pedido. No lado esquerdo, peça ao participante para colocar uma moeda no banco para cada resposta "sim". No lado direito, peça-lhe colocar uma moeda no banco para cada resposta "não".

✓ 2. **No lado esquerdo, conte o número de respostas "sim".** Em seguida, o participante deverá acessar a mente sábia e decidir se uma ou mais respostas "sim" devem ser adicionadas ou subtraídas. Se, após esse ajuste, houver mais respostas "sim" do que "não", o paciente deve fazer o pedido. Quanto mais respostas "sim", mais forte deve ser a solicitação.

✓ 3. **No lado direito, conte o número de respostas "não".** Em seguida, o participante deverá acessar a mente sábia e decidir se uma ou mais respostas "não" devem ser adicionadas ou subtraídas, bem como se outros fatores devem ser considerados. Se houver mais respostas "não" do que "sim", ele deve negar o pedido que lhe foi feito. Quanto mais respostas "não", mais faz sentido aumentar a intensidade de dizer não à outra pessoa.

✓ 4. **Peça aos pacientes que imaginem outra situação** em que tiveram dificuldade em pedir alguma coisa ou em dizer não a alguém. Coloque as 10 moedas na mesa e faça as perguntas na Ficha de tarefas 6 com outro participante, seguindo as instruções já citadas. Continue a fazer isso com vários membros do grupo.

IX. SOLUÇÃO DE PROBLEMAS NAS HABILIDADES DE EFETIVIDADE INTERPESSOAL (FICHA DE EFETIVIDADE INTERPESSOAL 9)

> **Ponto principal:** A dificuldade na obtenção de um objetivo pode decorrer de muitos fatores possíveis. Quando conseguimos identificar o problema, com frequência é possível solucioná-lo e ser mais efetivo em conseguir o que se almeja.
>
> **Ficha de efetividade interpessoal 9: Antecipação de fatores que interferem na solução de problemas: quando o que você está fazendo não está funcionando.** Esta ficha fornece perguntas para diagnosticar quais os fatores que estão reduzindo a efetividade interpessoal. Estes são os mesmos fatores brevemente descritos na Ficha de efetividade interpessoal 2. A solução de problemas é mais bem ensinada com o estudo da Ficha de tarefas 7 (ver a seguir).
>
> **Ficha de tarefas de efetividade interpessoal 7: Solucionando habilidades de efetividade interpessoal.** Solicite que os participantes acompanhem a Ficha de tarefas à medida que você aborda o conteúdo. Enquanto você avança, pode ser útil solicitar aos pacientes que assinalem na ficha de tarefas os problemas mais comuns com os quais se deparam. Se você fizer isso, forneça-lhes cópias extras da ficha para usar como tarefa.

✓ Diga ao grupo: "Se o que você está fazendo não estiver funcionando, adote a solução de problemas, indagando a si mesmo as perguntas na Ficha de efetividade interpessoal 9 e na Ficha de tarefas 7".

✓ **A. Falta de habilidade**

Diga aos participantes: "Quando você não tem as habilidades, não sabe como agir ou falar de forma efetiva para alcançar seus objetivos, manter o relacionamento e cultivar o autorrespeito".

Muitos deles simplesmente nunca tiveram ninguém que lhes ensinasse as habilidades interpessoais necessárias para conquistar a efetividade interpessoal. Neste módulo, as habilidades são ensinadas, mas apenas uma quantidade limitada de tempo é investida em cada uma. Talvez o participante tenha perdido uma das aulas sobre as habilidades importantes ou seja muito tímido para fazer os *role-plays*. Alcançar a efetividade interpessoal exige muita prática e muita interpretação. Da mesma forma, a prática demanda disciplina e superação do medo. Alguns pacientes talvez não tenham praticado o suficiente para internalizar a habilidade.

✓ Peça aos participantes que se façam a pergunta: **"Eu tenho as habilidades de que preciso?"**. O primeiro passo para responder a essa questão é ler cuidadosamente as instruções para cada habilidade experimentada. Se isso não ajudar, o próximo passo é escrever um roteiro e praticá-lo com um amigo ou na frente do espelho. Se necessário, os pacientes devem obter algum acompanhamento sobre como usar as habilidades ou selecionar aquela que tem mais chances de ser efetiva.

> **Ponto de discussão:** Pergunte aos participantes quais são as habilidades de efetividade interpessoal que eles acreditam não ter aprendido o suficiente para utilizar no cotidiano. Discuta se os seus problemas decorrem de não as terem aprendido direito ou de não as terem praticado o suficiente para se sentirem confiantes em usá-las. Discuta possíveis soluções para esses problemas.

Nota aos líderes: Esta é uma boa ocasião para você compartilhar, com os participantes, ocasiões em que tenha utilizado as habilidades interpessoais de modo errôneo e como, então, revisou o que estava fazendo para melhorar seus resultados. É importante incentivar os pacientes e seus terapeutas individuais (caso tenham) para frequentemente revisar e praticar as habilidades, a fim de garantir que estejam usando as habilidades corretamente. É muito fácil apenas supor isso, mas, muitas vezes, tal suposição está incorreta.

✓ **B. Objetivos obscuros**

Diga aos participantes: "Não saber seus objetivos em uma situação pode tornar praticamente impossível alcançar a efetividade. Quando você não sabe o que quer, consegui-lo é, basicamente, obra do acaso".

✓ Peça aos pacientes que se façam a pergunta: PERGUNTE: **"Sei o que eu quero na interação?"**. Se eles não tiverem certeza, devem preencher uma ficha de tarefas de prós e contras (Ficha de tarefas de efetividade interpessoal 1) comparando os diferentes objetivos; também podem usar as habilidades de regulação emocional, incluindo a ação oposta, para reduzir o medo e/ou a vergonha de pedir ou dizer "não".

> **Ponto de discussão:** Junto aos participantes, suscite ocasiões em que eles estavam ambivalentes em relação ao que realmente queriam, não conseguiam decidir sobre um objetivo ou não sabiam quais eram as suas prioridades em determinada situação. Discuta o papel do medo de conflito ou da possível culpa ou vergonha nessas situações.

> **Ponto de discussão:** Discuta ocasiões em que o medo e a vergonha foram obstáculo para que os membros do grupo descobrissem o que eles queriam. Quando isso acontece, talvez seja muito difícil reduzir a indecisão e a ambivalência sem antes reduzir a ansiedade e o medo. Da mesma forma, uma pessoa pode sentir vergonha para pedir algo ou ficar muito envergonhada para dizer "não". Como acontece com a ansiedade e o medo, reduzir a vergonha pode ser essencial para dar o primeiro passo rumo ao esclarecimento dos objetivos. Discuta as maneiras de descobrir o que se quer.

✓ **C. Metas de curto prazo interferindo com as de longo prazo**

Explique aos participantes que, às vezes, buscar impulsivamente as metas de curto prazo pode interferir com a obtenção do que realmente queremos no longo prazo. Isso é verdadeiro quando sacrificamos um relacionamento ou o nosso autorrespeito para obter uma meta imediata ou reduzir a frustração. Também pode acontecer quando desistimos consistentemente de conseguir o que queremos ou precisamos, a fim de evitar conflitos e manter os outros felizes no curto prazo.

✓ Peça aos pacientes que se façam a seguinte pergunta: **"As minhas metas de curto prazo estão atrapalhando as minhas metas de longo prazo?"**. Se não tiverem certeza, devem preencher outra cópia da Ficha de tarefas de efetividade interpessoal 1, comparando suas metas de curto prazo às de longo prazo. Dê o seguinte conselho: "Primeiro, saia da mente emocional, e depois faça isso. Tente acessar a mente sábia".

> **Ponto de discussão:** Suscite, junto aos participantes, vezes em que eles deixaram suas metas de curto prazo atrapalhar as de longo prazo. Discuta as consequências de fazer isso para si próprios, bem como para o relacionamento no longo prazo com a outra pessoa.

✓ **D. Emoções atrapalhando as habilidades**

Diga aos membros do grupo: "Às vezes, suas emoções podem ser tão extremas que você simplesmente não consegue acessar a mente sábia a fim de descobrir o que fazer e dizer. Em vez de dizer alguma coisa hábil, você faz declarações emocionais extremas e ineficazes – ou se retrai em meio ao silêncio e a cara feia, ou, ainda, abandona a interação, que também são estratégias ineficazes. Suspirar e chorar descontroladamente podem tornar impossível comunicar o que você quer dizer. Embora as lágrimas muitas vezes possam ser uma comunicação efetiva, em outros momentos, podem se tornar um vórtice catastrófico: quanto mais você chora, mais angustiado fica; quanto mais chora, menos consegue controlar o que dizer e fazer durante as interações. Isso também pode acontecer com a raiva extrema ou outras emoções intensas. Nessas situações, diz-se que você mergulhou em um mar de descontrole. A mente racional não tem uma chance de vir à tona e moderar a influência da mente emocional. Talvez você tenha as habilidades, mas as emoções interferem no uso delas".

✓ Peça aos participantes que se façam a pergunta: **"Estou muito aborrecido para usar as minhas habilidades interpessoais?"**. Explique: "Tentar técnicas complicadas quando você está em ponto de colapso das suas habilidades pode resultar em intensa frustração e, por fim, levá-lo a desistir delas. O problema é que você pode estar tão imerso na mente emocional que não sabe nem percebe que chegou ao ponto de colapso das suas habilidades. Uma solução é praticar suas habilidades interpessoais mais importantes, repetidamente, quando você *não* estiver com a mente emocional. No entanto, mesmo quando as pratica, às vezes, você está por demais envolvido nas emoções para usá-las. Quando isso acontece, use as habilidades de sobrevivência à crise e regulação emocional para cessar respostas inábeis descontroladas e reduzir a excitação emocional".

Dê aos participantes esta lista de habilidades para usar quando estiverem aborrecidos:

- *A habilidade STOP* (consulte a Ficha de tolerância ao mal-estar 4) para parar de dizer coisas de que vão se arrepender.
- *Ação oposta* (consulte a Ficha de regulação emocional 10) para adotar o hábito de usar as habilidades que eles sabem que precisam usar, mas não querem.
- *Habilidades de autoacalmar-se* (consulte a Ficha de tolerância ao mal-estar 8) antes de uma interação, para atingir a calma suficiente para a interação.
- *Habilidades TIP* (consulte a Ficha de tolerância ao mal-estar 6) para regular suas emoções rapidamente. Se os pacientes conseguirem regular suas emoções, vale a pena realizar uma pequena pausa antes da interação interpessoal para fazer isso.
- **Mindfulness** *das emoções atuais* (ver Ficha de regulação emocional 22) para tornar-se ciente de suas emoções, particularmente aquelas que possam estar interferindo com suas habilidades e, em seguida, voltar a se concentrar por completo no objetivo presente.

> **Ponto de discussão:** Discuta, com os participantes, emoções que atrapalham suas interações interpessoais. Faça uma lista no quadro. Em seguida, pergunte habilidades que poderiam ser usadas para regular as emoções e ajudar os pacientes a usar as habilidades interpessoais de modo mais efetivo.

✓ **E. Preocupações, suposições e mitos que interferem**

Diga aos participantes: "Preocupações com resultados, suposições e mitos negativos sobre o valor de expressar suas opiniões ou pensamentos podem causar problemas quando você estiver tentando melhorar as suas habilidades interpessoais. Algumas convicções invalidam todo e qualquer pedido, como, por exemplo, acreditar que pedir as coisas ou dizer 'não' é sempre egoísta. Outros mitos interferem com a manutenção dos relacionamentos, tais como acreditar que as pessoas devem saber o que você quer sem que você precise pedir".

✓   Peça aos participantes que se façam a pergunta: **"Preocupações, suposições e mitos estão atrapalhando o uso das habilidades interpessoais?"**. Então, aconselhe: "Tente desafiar os mitos e verificar os fatos quando você estiver se preocupando e fazendo suposições. Praticar ação oposta *o tempo inteiro* é uma boa maneira de testar suposições e mitos sobre as consequências negativas temidas. Ao praticar, é importante concentrar-se tanto nos objetivos atuais quanto na outra pessoa".

> **Ponto de discussão:** Suscite preocupações, suposições e mitos que atrapalham o comportamento habilidoso. Escreva alguns no quadro. Solicite que os pacientes enumerem contrapontos e escrevam suas revisões no quadro. Certifique-se também de que todos tomem nota de suas revisões.

> **Ponto de discussão:** Mesmo quando as preocupações forem verdadeiras (p. ex., talvez a outra pessoa *realmente* fique irritada com o pedido ou a negativa), elas podem distrair os indivíduos de estarem totalmente presentes ao se afirmar e, portanto, podem diminuir sua efetividade. Discuta as opções para o gerenciamento das preocupações, tais como afastar-se, redirecionar a mente e (se necessário) listar os prós e contras de se preocupar.

✓   **F. Ambiente mais poderoso que as habilidades**

Diga aos participantes: "Quando você não atinge seus objetivos, é útil procurar pontos em que não foi hábil. Também é importante considerar a energia do ambiente, em comparação ao seu próprio poder como pessoa que faz um pedido ou diz 'não'. Por exemplo, em uma empresa assolada por perdas financeiras, as solicitações de aumentos podem ser negadas, não importa o quão hábil você seja ao pedir. Se a polícia faz uma batida em sua casa com um mandado de prisão, sua recusa a ser preso será provavelmente neutralizada por meio da força. Recusar-se a pagar uma conta atrasada pode significar lidar com um cobrador. As tentativas de convencer um cônjuge ou um parceiro teimoso a tirar o lixo todas as noites podem enfrentar uma resistência insuperável, seja qual for a utilização das habilidades".

✓   Peça aos pacientes que se façam a seguinte pergunta: **"As outras pessoas na interação são tão poderosas que não precisam fazer nada do que eu peço? Elas têm a autoridade para me obrigar a fazer o que querem?"**. Dê o seguinte conselho: "Tente a solução de problemas só para ter certeza. Se o objetivo for importante, tente encontrar um aliado que seja tão (ou mais) poderoso quanto a pessoa com a qual você está interagindo. Se tudo isso mais fracassar, pratique aceitação radical de não conseguir o que quer ou de ser obrigado a fazer o que o outro lhe solicita".

> **Ponto de discussão:** Discuta como e por que alguns indivíduos talvez resistam a um pedido ou se recusem a aceitar um não de outra pessoa, apenas porque se sentem pessoalmente ameaçados pelo pedido ou pela recusa. Peça aos participantes que discutam possíveis soluções para esse problema.

> **Ponto de discussão:** Suscite situações em que as habilidades não funcionaram e nem poderiam ter funcionado, pois a outra pessoa na interação era tão poderosa que o indivíduo quase não tinha influência ou poder de barganha. Discuta como seria praticar a aceitação radical nessas situações.

> **Ponto de discussão:** Discuta situações em que os participantes eram poderosos e outra pessoa fez algo afrontoso para obrigá-los a atender uma solicitação. Qual foi a sensação?

Nota aos líderes: Quando usado intencionalmente como meio de influenciar, o comportamento ultrajante (incluindo ameaças de terríveis consequências, como suicídio, ser incapaz de enfrentar, perder tudo, etc.) é, com justiça, chamado de "manipulação". Isso pode – e, às vezes, deve – ser discutido. No entanto, deve ser feito com cuidado. Ver uma ampla discussão deste tópico no Capítulo 1 do principal texto da DBT.

Habilidades de efetividade interpessoal • 267

X. VISÃO GERAL: CONSTRUINDO RELACIONAMENTOS E TERMINANDO OS DESTRUTIVOS (FICHA DE EFETIVIDADE INTERPESSOAL 10)

> **Ponto principal:** Esta seção do módulo ensina as habilidades complementares em DBT para construir relações e cultivar a confiança, bem como para terminar os relacionamentos que são destrutivos, sem futuro ou indesejados.
>
> **Ficha de efetividade interpessoal 10: Visão geral: construindo relacionamentos e terminando relacionamentos destrutivos.** Esta é uma ficha de visão geral a ser analisada sucintamente. Fique mais tempo nela se você a estiver usando para revisar as habilidades já ensinadas. Se estiver ensinando apenas algumas das habilidades desta ficha, considere pular a visão geral por completo. Não ensine o conteúdo enquanto aborda esta ficha, a menos que você vá pular as fichas relacionadas (Fichas de efetividade interpessoal 11A –13A).
>
> **Ficha de tarefas:** Nenhuma.

✓ **A. Fazer amigos e cativá-los**

Fazer amigos é o primeiro passo para reduzir a solidão e o isolamento interpessoal. Aqui, são cobertos os princípios básicos para encontrar pessoas e desenvolver amizades – incluindo os princípios da proximidade e da semelhança, bem como as habilidades básicas de iniciar e manter uma conversa, expressar simpatia e se juntar a grupos.[6]

✓ **B. *Mindfulness* direcionada aos outros**

Amizades duram mais quando estamos em *mindfulness* direcionada aos outros. Esta habilidade inclui observar e prestar atenção aos outros, descrever o que é observado em vez de julgar, além de participar do fluxo das interações. A habilidade de *mindfulness* direcionada aos outros é uma extensão das habilidades de efetividade nos relacionamentos (GIVE) ensinadas no início deste módulo.

✓ **C. Terminando os relacionamentos destrutivos, sem futuro ou indesejados**

Às vezes, os relacionamentos devem ser terminados. Isso pode acontecer quando há pouca esperança de melhorar a relação, o relacionamento for abusivo ou interferir com prioridades de vida muito importantes. Essas habilidades se concentram em como terminar esses relacionamentos efetivamente.

XI. HABILIDADES PARA ENCONTRAR POTENCIAIS AMIGOS (FICHAS DE EFETIVIDADE INTERPESSOAL 11–11A)[*]

> **Ponto principal:** Muitas vezes, encontrar pessoas e cativá-las exige um esforço ativo. Em geral, isso não acontece por si só. Para sermos bem-sucedidos, temos de saber onde e como procurar.
>
> **Ficha de efetividade interpessoal 11: Encontrando e fazendo as pessoas gostarem de você.** Esta ficha revisa as habilidades de como procurar amigos, bem como algumas ideias sobre como ser efetivo nessa procura. Examine cada seção e, em seguida, discuta-a antes de passar à próxima. Esta ficha pode ser ensinada de modo didático ou muito interativo, dependendo do tempo.
>
> **Ficha de efetividade interpessoal 11A: Identificando habilidades para encontrar pessoas e fazê--las gostar de você (*opcional*).** Ignore esta ficha se você não tiver tempo extra ou a forneça como tarefa e discuta na próxima sessão. As respostas corretas estão listadas a seguir nas notas de ensino, bem como no final da introdução deste capítulo.

---

[*] As habilidades desta seção são adaptadas de Linehan, M. M., & Egan, K. J. (1985). *Asserting yourself.* New York: Facts on File. Copyright 1985 by Facts on File Publications. Adaptado com a permissão dos autores.

> **Ficha de tarefas de efetividade interpessoal 8: Encontrando e fazendo as pessoas gostarem de você.** Analise esta ficha de tarefas com os participantes. Não se esqueça de lembrá-los de usar a habilidade de *mindfulness* "o que" de descrever (ver Ficha de *mindfulness* 4) ao relatar os eventos e o que eles ou os outros disseram ou fizeram. Isso é "praticar *mindfulness*" quando os pacientes estiverem tomando nota de suas tarefas. A primeira seção da ficha de tarefas pede para descrever quaisquer oportunidades que tenham surgido para fazer contato com as pessoas, interagir com pares, fazer perguntas ou dar respostas ou participar de uma conversa de grupo. Aqui, é essencial convencer os pacientes a pensar de forma flexível e "inovadora".

✓ **A. Por que fazer amigos?**

Diga aos participantes: "Conhecer pessoas e cativá-las é o primeiro passo para diminuir o isolamento e a solidão. Também é importante, sempre que você se transferir para um novo local, começar um novo emprego ou participar de um grupo novo".

> **Ponto de discussão:** Algumas pessoas fazem amigos com facilidade e aparentemente sem esforço. Outras têm muito trabalho e precisam de muito tempo. Algumas pessoas têm muitos amigos para conviver; outros têm apenas um ou dois bons amigos. Há quem tenha muitos conhecidos, mas raros bons amigos; outros têm alguns bons amigos, mas raros conhecidos. Pergunte aos participantes que tipos de amigos eles têm e quais tipos gostariam de ter.

1. Amigos são essenciais para a felicidade

Muitas pessoas acreditam que "precisar" de amigos e relacionamentos significa ser emocionalmente dependentes, e que elas precisam ser capazes de ser felizes sozinhas. Essa crença contradiz quase tudo o que sabemos sobre a felicidade humana. Embora haja de fato algumas pessoas que são felizes com vidas de solidão, para a maioria dos humanos mundo afora relacionamentos íntimos e solidários com os outros são um aspecto essencial da felicidade.

✓ **2. Todos os seres humanos são amados por alguém**

Você precisará neutralizar a crença de muitos participantes de que não podem ser amados. A ideia, no entanto, não é se envolver em modificação cognitiva para conseguir que os pacientes percebam suas próprias características capazes de despertar simpatia. Embora de vez em quando isso possa funcionar, com frequência fracassa se as pessoas não acreditam que são amadas atualmente (ou que já foram amadas outrora) ou que estão conectadas com alguém em algum lugar por amor. Assim, é mais fácil salientar que, em essência, todas as pessoas realmente despertam o amor de alguém. Ou seja, em virtude de sua própria natureza humana, os participantes são passíveis de ser amados. Muitas vezes, eles tentarão refutar isso, dando o exemplo de indivíduos que cometeram crimes horríveis (p. ex., tortura ou assassinato seguido de canibalismo). Saliente que essas pessoas, após serem colocadas em prisão perpétua, com muita frequência despertam o interesse de alguém do lado de fora, que irá manter uma correspondência com elas e ou até se apaixonar.

✓ **B. A proximidade favorece a amizade[7]**

Diga aos participantes: "O primeiro passo na formação de novos relacionamentos é encontrar oportunidades para fazer contatos casuais, mas constantes, com as pessoas de seu cotidiano. Existem muitas maneiras de fazer isso. Se você compartilha um escritório com muitas pessoas, vire a sua escrivaninha de frente para o meio da sala, em vez de contra a parede. Use os elevadores ou a máquina de café quando outras pessoas também estiverem ao redor. Compareça às festas quando convidado; fique um tempinho após as atividades batendo papo com os outros; se aproxime do local onde as outras pessoas estão. Tendo a oportunidade de escolher, você pode optar por mais ou menos ocasiões de estabelecer contato com os outros. Por mais mundano que pareça, muita gente encontra muitos dos seus amigos entre os colegas, membros dos grupos ou igrejas que frequentam, bem como colegas de trabalho. *Sites* de namoro podem ser bons para encontrar parceiros românticos, mas talvez não sejam tão úteis para encontrar amigos. Posto isso, existem muitas outras oportunidades *on-line* para encontrar possíveis amigos. Por exemplo, um alpinista pode entrar na internet para encontrar parceiros de caminhadas; um fã de música, para encontrar outras pessoas que gostam do mesmo estilo musical".

Fazemos amizade com as pessoas que vemos mais frequentemente. Pesquisadores na University of Leipzig constataram que havia maior probabilidade de os alunos se tornarem amigos das pessoas sentadas por perto do que daquelas sentadas em outros locais da sala de aula, mesmo quando eram aleatoriamente designados para seus lugares.[8] Hoje, existe um corpo de pesquisa consistente que endossa essas conclusões. Não parece ter importância o motivo que reuniu essas pessoas; em um dos estudos, foi porque seus nomes começavam com a mesma letra do alfabeto.[9]

✓ **C. A semelhança tende a aumentar a simpatia**

Diga aos participantes: "Um segundo passo para se fazer amigos é se misturar com pessoas cujas atitudes são semelhantes às suas. Quando as descobre, certifique-se de que elas saibam que esse é o caso. Às vezes, pode ser verdade que "os opostos se atraem", mas, para a maioria de nós e na maioria das vezes, isso não acontece. Em vez disso, existe a grande tendência de fazer valer o ditado: "Cada qual com seu igual". Quase sempre gostamos daqueles que compartilham nossas atitudes em assuntos como política, estilo de vida, moral e assim por diante. Essas atitudes são as que importam. Grupos com base em características (como idade ou de pais ou mães solteiros) não relacionadas a essas atitudes com frequência são apenas parcialmente bem-sucedidos".

> **Nota aos líderes:** A crença de que "os opostos se atraem" pode ser difícil de abalar. Em caso afirmativo, descreva algumas das pesquisas descritas a seguir para explicar seu ponto de vista.

✓ > **Ponto de pesquisa:** Muitas pesquisas revelam que a semelhança aumenta a atração. Semelhanças não só nas atitudes, mas também em traços de personalidade, atividades, idade, educação, origem étnica, religião, *status* socioeconômico e ocupações, têm se revelado importantes para aumentar a atração entre as pessoas. Em suma, parece que gostamos de pessoas que nos lembram de nós mesmos.[10-15] A tendência de gostar daqueles que são semelhantes a nós revela-se muito precocemente no desenvolvimento. Por exemplo, um estudo mostrou que crianças de apenas 3 anos de idade escolheram fantoches cujas preferências alimentares combinavam com as suas próprias e também preferiram brincar com outra criança que compartilhava de suas preferências em relação a brinquedos.[16]

✓ > **Ponto de pesquisa:** Entretanto, ter algo em comum e simpatizar são duas coisas que nem sempre andam juntas, e, às vezes, a semelhança na prática pode ser ameaçadora.[17] Por exemplo, constatou-se que, se as pessoas que são semelhantes a nós também tiverem algum fator não atraente (como histórico de prisão ou internação em um hospital psiquiátrico), tendemos a gostar delas menos do que gostamos de pessoas diferentes, mas sem esses fatores não atraentes. Nesse caso, a semelhança é ameaçadora: não valida a nossa visão do mundo e sugere que também somos vulneráveis ao aspecto desagradável. Por esse motivo, talvez seja efetivo não revelar problemas pessoais muito cedo na formação de novos relacionamentos.

✓ **D. Habilidades conversacionais são importantes**

Três comportamentos são típicos de pessoas classificadas como "bom de papo": fazem bastante perguntas; dão "*feedback* positivo" (indicam que escutaram, compreenderam e apreciaram o que a outra pessoa falou); e dão continuidade à conversa. Dar continuidade à conversa significa falar cerca de metade do tempo – não o tempo todo, mas também não tão pouco que a outra pessoa sustente sozinha a pressão de manter a conversa.

1. **Pergunte e responda às perguntas**

   Há uma linha tênue entre fazer perguntas com habilidade e transformar uma conversa em um inquérito. Se os dois falantes são hábeis, existe a tendência de haver reciprocidade nas perguntas.

   ✓ 💬 **Ponto de discussão:** Leia as seguintes conversas e, em seguida, discuta com os participantes qual delas parece ser a melhor.

   Conversa 1
   Pessoa A: Conhece muitas pessoas aqui?
   Pessoa B: Não, mas sou amiga do Bill. Você o conhece?
   Pessoa A: Não, mas eu trabalho com a irmã dele, a Susan. De onde você conhece o Bill?
   Pessoa B: Fomos à escola juntos. Você é musicista, como Susan?

   Conversa 2
   Pessoa A: Conhece muitas pessoas aqui?
   Pessoa B: Não, não conheço.
   Pessoa A: Você é amiga da Susan?
   Pessoa B: Sim.
   Pessoa A: Como você a conhece?
   Pessoa B: Trabalhamos juntas.

   Observe que o motivo para o primeiro intercâmbio soar inteiramente mais suave e mais fácil (e resultar em maior simpatia) é que A e B não estão apenas fazendo perguntas uns aos outros, mas também oferecendo mais informações do que de fato solicitado, o que naturalmente leva a mais perguntas. Discuta.

2. **Bate-papo**

   As conversas não precisam ser profundamente significativas para serem agradáveis. O valor da "conversa fiada" ou do "bate-papo" não deve ser subestimado. Bons conversadores conseguem participar ativamente de um bate-papo. Em um experimento, alunos que foram solicitados a conhecer uns aos outros sem usar uma conversa trivial consideraram a tarefa impossível. Simplesmente não sabiam por onde começar.

3. **Autorrevelação hábil[18]**

   Autorrevelação adequada e hábil – nem muita, nem pouca – requer sensibilidade social e julgamento social. À medida que o relacionamento progride, há uma tendência a divulgar mais e mais sobre nós mesmos, mas a escassez ou o excesso de informações na hora errada podem diminuir a simpatia. Parece que as pessoas tendem a simpatizar mais com as outras quando elas revelam mais ou menos a mesma quantidade e tipo de informações.

4. **Não interrompa**

   Conversadores hábeis também não interrompem. Explique aos participantes: "Nem sempre interromper significa cortar as frases de alguém. Se você começa a falar apenas uma fração de tempo antes ou logo após alguém terminar, corre o risco de dar a impressão de que não está realmente escutando, apenas esperando que o outro fique quieto para poder dar a sua opinião!".

5. **Aprenda sobre o que falar**

   Os bons conversadores aprendem sobre o que falar, observando quais temas estão sendo discutidos e como as pessoas reagem a eles. Às vezes, o problema é não ter assunto. Para certas pessoas, isso significa não ter certeza quais temas são apropriados para quais situações. Embora não existam regras para isso, observar os outros é uma boa ideia. Para outras pessoas, o problema de "não ter assunto" tem mais a ver com a falta de atividade: se essas pessoas tiverem poucos *hobbies*, não se mantiverem a par das atualidades, raramente forem ao teatro ou ao cinema ou quase nunca fizerem viagens, talvez tenham pouco a contribuir em uma conversação.

> **Ponto de discussão:** Muitos indivíduos se sentem muito inadequados socialmente; de modo compreensível, também acham muito difícil falar sobre isso em público. Pergunte de forma direta quem tem baixa autoconfiança quanto às suas próprias habilidades de conversação. Em seguida, pergunte quem tem dificuldade em escolher quais assuntos são apropriados para uma conversa e quem tem problemas para pensar em algo para dizer. Lembre os participantes de que, muito provavelmente, suas dificuldades sejam específicas à ocasião. Pergunte quais são as situações mais difíceis. Depois, peça aos pacientes que debatam ideias para tópicos de conversação ou atividades para ajudá-los a ser mais articulados (p. ex., ler jornais, assistir a filmes novos).

Nota aos líderes: Essa habilidade pode ser difícil de ensinar se você tiver dificuldades sociais ou ansiedade social em algumas situações. Se você tiver, esta é a hora a confessar isso publicamente! Você pode se tornar um modelo muito útil se também praticar as tarefas e depois discuti-las com os participantes.

✓ **E. Expresse a simpatia seletivamente**

É muito mais fácil gostar de alguém que gosta da gente do que de quem não gosta. Podemos comunicar a simpatia e o interesse pelos outrost de muitas maneiras. Podemos contar a eles. Podemos elogiá-los ou cumprimentá-los. Podemos procurar sua companhia. Podemos ouvi-los. Podemos ser solidários às suas necessidades. Podemos apoiar suas causas ou as pessoas com quem eles se importam. No entanto, há uma série de limitações importantes quanto a expressar simpatia pelas pessoas, e elas devem ser discutidas com os participantes.

✓ *1. Não repare em características óbvias ou inexistentes*

Instrua os participantes: "Não repare em características positivas totalmente óbvias, em particular, se elas são óbvias para todos ou se são comuns entre as pessoas com que você convive. Por exemplo, não comente sobre o quanto a pessoa é bonita se ela acaba de ganhar um concurso de beleza, ou sobre a facilidade que um imigrante tem para ler em inglês se ele morou 20 anos em um país de língua inglesa. Do mesmo modo, não diga que as pessoas têm habilidades que não possuem. Por exemplo, não elogie o talento de alguém como motorista se essa pessoa rodou no teste de direção pela terceira vez. Tendemos a reagir mais positivamente a quem nos elogia por atributos que gostaríamos de ter, mas não temos certeza de que possuímos – e não por atributos de que todo mundo sabe que temos ou por aqueles que desejamos muito, mas sabemos muito bem que não temos".

✓ *2. Não elogie todo mundo por características semelhantes*

Ser amado por alguém que gosta de todo mundo não é uma grande honra. Da mesma forma, ser elogiado por alguém devido a características que quase todo mundo tem provavelmente não vai aumentar a atração. Exagerar no elogio a qualquer um, na verdade, pode ter consequências negativas não intencionais. Em contrapartida, a ausência de elogios pode ser interpretada como desaprovação e reduzir a simpatia. O elogio excessivo também pode levar os outros a questionar a sinceridade de uma pessoa e a se perguntarem se ela tem segundas intenções. A pessoa pode ser vista como bajuladora (i.e., elogiar alguém para conseguir algo). Em geral, bajuladores são malvistos. Expressar simpatia, portanto, nem sempre é um processo simples.

✓ **F. Participe de grupos de conversação**

Se esperarmos que as pessoas se aproximem de nós, talvez nunca tenhamos amigos. Às vezes, temos de dar o primeiro passo para criar amizades. Para fazer isso, precisamos encontrar novos grupos de pessoas para conviver. Quando somos convidados a uma festa na casa de alguém e não conhecemos nenhum dos convidados, é razoável esperar que o anfitrião nos apresente ao menos uma pessoa ou um grupo de pessoas. Entretanto, nem sempre isso acontece e, mesmo quando acontece, normalmente não podemos ficar com a mesma pessoa ou grupo durante toda a festa, reunião ou evento.

Existem duas habilidades importantes para se juntar a grupos de conversação em andamento. Primeiro, precisamos saber como identificar se um grupo que está conversando está aberto ou fechado para novas pessoas. Em segundo lugar, se o grupo estiver aberto, precisamos aprender a participar da conversa.

1. Descobrindo se o grupo é aberto ou fechado

É importante determinar se o grupo está aberto ou fechado. Grupos abertos estarão receptivos a nossa entrada na conversa; grupos fechados talvez não acolham novos membros.

Em grupos abertos:
- Todos estão em pé, relativamente separados.
- Os membros ocasionalmente olham ao redor da sala.
- Existem lacunas na conversa.
- Os membros estão falando sobre um tópico de interesse geral.

Em grupos fechados:
- Todo mundo está em pé e juntinho.
- Os membros prestam atenção exclusiva uns aos outros.
- Há uma conversa muito animada com poucas lacunas.
- Os membros parecem estar formando pares.

2. Descobrindo como participar de uma conversa em um grupo aberto

Em geral, a melhor maneira de entrar na conversa em grupos abertos é esperar por um período de calmaria na interação, se aproximar ou ficar ao lado de um membro do grupo com aspecto amigável e dizer algo como "Posso me juntar a vocês?".

✓ G. Participe de grupos organizados

Uma das razões mais importantes para participar de grupos é conhecer outras pessoas. Assim, entrar em grupos em andamento que se reúnem habitualmente pode ser uma maneira efetiva de fazer amigos.

1. Encontre um grupo que se reúne com frequência

Explique aos participantes: "Quanto maior a frequência em que o grupo se reúne, maior será a probabilidade de você se tornar amigo de algum de seus membros".

2. Encontre um grupo onde os membros sejam semelhantes a você

Diga aos pacientes: "Talvez seja mais difícil fazer amizade em grupos com base em características como idade, sexo ou ocupação que não estiverem associados com atitudes; nesse caso, quanto maior o grupo, maior a chance de encontrar pessoas que compartilhem de seus valores. Imagine, por exemplo, um pequeno clube local para pessoas divorciadas ou pais solteiros. Seus membros podem ter pouquíssimas coisas em comum além da solteirice, e isso pode tornar os encontros um motivo de tensão, em vez de prazer".

3. Encontre um grupo que tenha objetivos cooperativos

Em grupos organizados em torno de um interesse comum, é melhor encontrar algum que enfatize a ajuda mútua ou que vise apenas à partilha de bons momentos, em vez de um grupo competitivo cujos membros estejam sempre medindo suas habilidades com as dos outros. A cooperação conduz à simpatia. Parece que as pessoas parecem mais atraentes às outras quando estão cooperando, em vez de competindo.

Exercício prático: Forneça aos participantes a Ficha de efetividade interpessoal 11a: Identificando as habilidades para encontrar as pessoas e cativá-las. Explique a tarefa e dê aos pacientes tempo para verificar a resposta mais efetiva em cada par. Discuta as respostas. Se o tempo permitir, pergunte se os participantes estiveram em outras situações nas quais não estava claro qual seria o melhor curso de ação entre duas opções.

As respostas corretas para a Ficha 11a são as seguintes: 1A, 2B, 3A, 4A, 5A, 6B, 7B, 8B, 9B, 10B, 11B, 12A.

XII. *MINDFULNESS* DIRECIONADA AOS OUTROS
(FICHAS DE EFETIVIDADE INTERPESSOAL 12–12A)

> **Ponto principal:** É mais fácil fazer e manter amizades quando nos lembramos de prestar atenção aos outros.
>
> **Ficha de efetividade interpessoal 12:** *Mindfulness* **direcionada aos outros.** Observe que as três habilidades de *mindfulness* descritas aqui (B, C e D) são as três habilidades principais "o que" ensinadas no módulo de *mindfulness*. Sob cada uma delas estão as três principais habilidades "como", também ensinadas no referido módulo. Esta ficha pode ser ensinada de modo didático ou bastante interativo, conforme o tempo disponível.
>
> **Ficha de efetividade interpessoal 12A: Identificando** *mindfulness* **direcionada aos outros (***opcional***).** Use esta ficha se você tiver tempo extra na sessão; caso contrário, forneça ela como tarefa e a discuta no encontro seguinte. As respostas corretas podem ser encontradas no final desta seção de notas do ensino, bem como no final da introdução deste capítulo.
>
> **Ficha de tarefas de efetividade interpessoal 9:** *Mindfulness* **direcionada aos outros.** Examine esta ficha de tarefas com os participantes. Diga-lhes para assinalar qualquer uma dessas habilidades que eles tenham tentado, não importa se as completaram com sucesso ou não. Lembre-os de que a ideia é praticar, não ser perfeito. Como nas fichas de tarefas anteriores, lembre os pacientes de usar a habilidade de *mindfulness* "o que" de descrever (ver Ficha de *mindfulness* 4) ao relatar os eventos e o que eles ou outros disseram ou fizeram.

✓ **A. Por que ser *mindful* em relação aos outros?**

Os relacionamentos duram mais quando nos lembramos de prestar atenção aos outros envolvidos.

Mindfulness **direcionada aos outros é uma extensão das habilidades de efetividade nos relacionamentos (GIVE)** ensinadas antes neste módulo (ver Seção VI do presente capítulo, além da Ficha de efetividade interpessoal 6).

✓ *Mindfulness* **direcionada aos outros também é uma reiteração das principais habilidades de** *mindfulness* **"o que" e "como"** (ver Cap. 7, além das Fichas de *mindfulness* 4 e 5). Aqui, as habilidades incluem observar e prestar atenção aos outros, descrever o que é observado em vez de julgar, além de participar do fluxo das interações.

> **Nota aos líderes:** Uma boa maneira de ensinar essas habilidades é pedir primeiro que os participantes leiam a Ficha de efetividade interpessoal 12 e assinalem os campos ao lado de todas as técnicas que eles acham difíceis e precisam aprimorar. Peça a todos que compartilhem quais campos assinalaram. Depois, ensine cada um dos pontos e volte a discutir. Se você estiver preocupado com o tempo, pode deixar este exercício por último.

B. Observar as outras pessoas e prestar atenção nelas

Observar as outras pessoas, prestando atenção nelas, envolve várias sub-habilidades.

✓ **1. Preste atenção com interesse e curiosidade**

A primeira sub-habilidade é prestar atenção com interesse e curiosidade aos outros ao nosso redor. Aqui, as palavras importantes são "interesse" e "curiosidade". Quando adotamos essa atitude, estamos abertos a fazer uma nova amizade. Também estamos abertos a descobrir novas informações sobre os outros. Claro, isso é crucial, pois todas as pessoas e eventos estão em constante mudança.

2. Esteja aberto a novas informações sobre os outros

Aproximar-se das pessoas com interesse e curiosidade é o oposto de ser rígido, ou de não estar disposto a mudar a nossa opinião sobre uma pessoa, ao descobrir que estamos errados. Também é o oposto de "pegar uma pessoa pela palavra", prendendo-a ao que ela acreditava, sentia ou queria ontem ou até mesmo 5 minutos atrás. Com frequência, as pessoas mudam suas crenças ou o que almejam. Quando somos irracionais ou teimosos, muitas vezes não conseguimos ou não queremos reconhecer que o indivíduo mudou – mesmo quando queremos as mudanças.

✓ **Ponto de discussão:** Suscite, junto aos participantes, ocasiões em que os outros se mostraram fechados a saber de informações novas ou corrigidas sobre eles próprios. Como se sentiram? O que eles queriam das outras pessoas?

✓ ## 3. Deixe de concentrar o foco em si mesmo

Diga aos participantes: "Se você estiver muito concentrado em si mesmo, talvez acabe perdendo muito do que a outra pessoa está dizendo ou fazendo. Embora queira estar consciente de si mesmo durante as interações, surge um problema quando você está excessivamente concentrado em si próprio. É difícil ser empático com os outros ou validar o que estão dizendo ou fazendo se você não estiver concentrado neles".

Quando nos concentramos excessivamente em nós mesmos, duas coisas podem acontecer. Em primeiro lugar, podemos conversar principalmente sobre nós mesmos. Embora, até certo ponto, isso seja bom, em excesso pode dar aos outros a sensação de que eles não têm muita importância. Em geral, isso não conduz a interações positivas. Em segundo lugar, concentrar-se em nós mesmos durante as interações pode causar ansiedade[19] em relação ao que estamos fazendo e ao que os outros estão pensando. A ansiedade pode nos levar a evitar a companhia alheia ou a ficar muito quieto quando estamos com mais gente. Evitar as pessoas e manter a boca fechada quando nos aproximamos dos outros não são estratégias efetivas para fazer ou manter amigos.

Ponto de pesquisa: Dados sobre fobia social[20, 21] mostram que os indivíduos que são altamente temerosos de se unir ou falar em grupos com frequência são muito concentrados em si mesmos e em qual é a sua imagem perante os outros. Parte de um tratamento efetivo é conseguir que esses indivíduos pratiquem direcionar sua completa atenção às outras pessoas com quem estão interagindo. Isso talvez precise ser praticado muitas vezes, mas, em geral, é muito útil para reduzir a ansiedade quando estamos com os outros.

Exercício prático: Realize dois *role-plays* em que você pede aos pacientes para manipular o foco da atenção. Na primeira interpretação, peça aos pacientes que exijam um elevado padrão de si mesmos – ou seja, imaginem que precisam soar espirituosos e inteligentes em todos os momentos e monitorar constantemente como estão satisfazendo esse padrão. Na segunda, peça-lhes para baixarem as expectativas e se concentrar apenas no que as outras pessoas dizem. Depois dos *role-plays*, pergunte aos pacientes sobre sua experiência subjetiva de ansiedade e como eles a classificam (em uma escala de 0-100), bem como forneça *feedback* sobre o desempenho. Você também pode solicitar *feedback* dos outros membros do grupo.

4. Permaneça no presente

Outra importante sub-habilidade é permanecer no presente. Ou seja, temos que ouvir as outras pessoas em tempo real, em vez de planejar o que vamos dizer em seguida ou pensar nas consequências futuras do que os outros estão dizendo.

✓ ## 5. Pare com as multitarefas

Diga aos participantes: "É essencial não adotar um padrão de multitarefas quando você estiver interagindo com outra pessoa. Não envie mensagens de texto nem as responda, tampouco inicie conversas telefônicas durante uma conversa presencial com alguém. O ideal mesmo é desligar o telefone celular se a conversa for importante. Em grupos, não espie por cima do ombro da pessoa quando você estiver falando com ela, para ver se avista alguém mais com quem preferiria falar. É difícil para os demais sentirem que são importantes para você ou que você se importa com elas se frequentemente desvia a sua atenção delas".

> **Ponto de discussão:** Junto aos participantes, suscite ocasiões em que outras pessoas prestaram atenção em algo ou em alguém durante as interações. Qual foi a sensação?

✓ **6. Desista de fazer julgamentos e de sempre ter razão**

Declarações, entonações de voz e pensamentos julgadores afastam os outros e provêm de uma atitude de que nós estamos certos, e os outros estão errados. Essa é uma atitude ineficaz nos relacionamentos interpessoais. A tentativa de sempre ter razão pode ser letal em fazer e manter amigos. Os outros não querem sempre estar errados. Isso lhes dá a sensação de que não respeitamos seus pontos de vista, e, por isso, eles querem nos evitar.

> **Ponto de discussão:** Pergunte aos participantes quais habilidades de observação de relacionamentos eles têm mais dificuldades. Discuta meios de praticar o hábito de melhor observar os outros.

✓ **C. Descrever**

Ao considerar *mindfulness* direcionada aos outros, observar envolve várias coisas.

✓ **1. Descreva o que você observa de modo pragmático**

As palavras-chave no título desta seção são "descreva" e "pragmático". Ao descrevermos, definimos o que observamos: "quem", "o que" e "onde". Talvez estejamos descrevendo nossos pensamentos, sentimentos ou sensações – qual o cheiro ou o sabor daquilo para nós, ou o que vimos, ouvimos ou fizemos. A chave para descrever, conforme mencionado nas discussões das habilidades em *mindfulness* no Capítulo 7, é distinguir o que estamos observando no interior de nós mesmos (p. ex., pensamentos, sentimentos, imagens) daquilo que estamos observando fora.

2. Ponha de lado declarações e pensamentos julgadores

Com muita frequência, declarações e pensamentos críticos atrapalham a descrição. Em vez de apenas notar o que alguém está fazendo ou dizendo, adicionamos uma avaliação de "bom" ou "ruim" ao que observamos. Além disso, em geral, então supomos não só que estamos corretos, mas também que todo o universo deve operar conforme nossas regras sobre o que é certo e correto. A melhor maneira de manter os amigos e aumentar a proximidade emocional com os outros é substituir palavras e pensamentos julgadores por termos descritivos.

3. Não faça suposições sobre os outros

Precisamos evitar supor o que os outros estão pensando, como estão se sentindo, o que devem estar fazendo ou o que realmente querem ou não querem. Essas suposições e interpretações sobre os demais não colaboram em nada com os relacionamentos. Isso é especialmente verdadeiro quando não nos damos o trabalho de verificar os fatos. Se quisermos fazer e manter relacionamentos, é essencial tratar as suposições e as interpretações como hipóteses a serem testadas, em vez de fatos conhecidos.

Lembre aos participantes: "Lembrem-se, vocês só podem descrever o que observam por meio de seus sentidos (tato, paladar, olfato, audição, visão). Ninguém jamais observou os pensamentos, os motivos, as intenções, os sentimentos, as emoções, os desejos ou as experiências pessoais de outro indivíduo. O que podemos observar e, assim, descrever, são todas essas coisas em nós mesmos".

Com frequência, as pessoas com sensibilidade interpessoal conseguem inferir corretamente o que está havendo com alguém até mesmo quando o outro não fala nada sobre o que está acontecendo. Como veremos adiante na seção sobre validação, é muito importante ser capaz de "ler" as outras pessoas corretamente com base no conhecimento de quem elas são, das coisas que aconteceram e das comunicações não verbais. Porém, até mesmo quando conhecemos as pessoas muito bem ou sabemos tudo o que aconteceu em relação a determinada situação, ainda estamos sujeitos a nos enganar. Podemos verificar os fatos fazendo perguntas e, às vezes, observando como as pessoas reagem ao que dizemos e fazemos.

4. Não questione os motivos e as intenções dos outros

Outra coisa que pode ser muito prejudicial aos relacionamentos é questionar os motivos ou as intenções dos outros. As pessoas se sentem rejeitadas quando questionamos os seus motivos. O exemplo mais comum é supor que, se as palavras ou ações têm certo efeito, então esse efeito deve ter sido intencional. Por exemplo, é muito fácil supor que "se eu me sinto manipulado pelo que você disse ou fez, então você deve ter tido a intenção de me manipular" ou que "se eu sentir raiva do que você fez, então você teve a intenção de me deixar com raiva".

Questionar os motivos das outras pessoas também é algo comum em indivíduos que têm dificuldade de confiar nos demais. No entanto, a desconfiança de pessoas específicas sem boas razões retarda a formação de amizades e atrapalha a criação de intimidade e proximidade.

✓ 5. Dê aos outros o benefício da dúvida

Dar às outras pessoas o benefício da dúvida é uma habilidade muito efetiva para manter os relacionamentos. Até mesmo quando há alguma justificativa para inferir que a outra pessoa tem alguma intenção negativa, em geral, há ao menos uma pequena chance de outra possibilidade. Lembrar-se de dar o benefício da dúvida pode tornar mais fácil acompanhar a verificação dos fatos. Tal como acontece com a ação oposta, é importante dar o benefício da dúvida integralmente – ou seja, abrir mesmo a possibilidade de que seus pensamentos sobre as intenções da outra pessoa possam estar errados e que pode haver outras motivações benevolentes.[22]

Ponto de discussão: Com os participantes, discuta situações em que eles inferiram que a outra pessoa tinha uma intenção negativa, mas, mais tarde, descobriram que estavam enganados. Peça-lhes que considerem se outras pessoas lhes proporcionaram o benefício da dúvida.

6. Permita às outras pessoas ganharem a sua confiança

Muitos indivíduos com dificuldades para confiar nas pessoas têm ideias equivocadas sobre o processo de construção de confiança. Por exemplo, algumas insistirão que construir a confiança leva tempo, como se o próprio tempo levasse ao aumento de confiança. Na realidade, a confiança é construída quando alguém corre riscos e dá oportunidades para que os outros provem ser merecedores de confiança; quando esses indivíduos agem de forma confiável, então, a confiança é conquistada. Sem *mindfulness*, pode levar meses ou mesmo anos até que as oportunidades de ganhar confiança sejam dadas, reforçando a noção de que ela "leva tempo". Em contrapartida, os participantes podem praticar a escolha ativa de permitir que os demais conquistem sua confiança. Claro, quando os outros respondem de forma não confiável (p. ex., deliberadamente levam vantagem), então a decisão de parar de confiar neles é racional.

Ponto de discussão: Peça aos pacientes que reflitam sobre exemplos em que tenham dado aos outros oportunidades para ganhar confiança, bem como exemplos em que não deram. Também solicite exemplos de quando outros lhes deram uma chance de ganhar sua confiança.[22]

A falta e o excesso de confiança podem causar problemas. Paranoia é a crença persistente de que os outros querem nos prejudicar ou nos manipular, quando há pouca ou nenhuma evidência objetiva de que isso acontece. Claramente, isso não ajuda em nada a construção de relacionamentos mais chegados. O oposto da paranoia, no entanto, pode ser considerado um "distúrbio de confiança". Isso envolve acreditar em tudo o que as pessoas nos falam e nunca duvidar delas ou de suas motivações, apesar das evidências de que talvez não sejam dignas de confiança.

Entrar em relacionamentos ingenuamente com pessoas não confiáveis ou desonestas também pode interferir com encontrar amigos e construir proximidade e intimidade. Se formos magoados por alguém assim, pode se tornar difícil começar tudo de novo em um novo relacionamento. *Mindfulness* não necessita ser ingênuo aos fatos da natureza humana, desconsiderar informações negativas sobre alguém, ou ignorar sinais de aviso de que um relacionamento talvez não tome o rumo que esperamos.

✓ **D. Participando com os outros**

Ao considerar *mindfulness* direcionada aos outros, participar significa "mergulhar no relacionamento". Em outras palavras, significa "imergir" completamente ou nos lançarmos por inteiro em uma conversa, uma atividade em grupo ou uma relação. Significa desistir de ficar de fora de um grupo ou relacionamento.

✓ **1. Envolva-se nas interações**

Podemos nos lançar em uma conversa ou "imergir" completamente nela sem ao mesmo tempo nos lançar em um relacionamento em andamento. Ficar no presente significa participar no presente.

2. Siga o fluxo

Precisamos "seguir o fluxo" da outra pessoa em uma interação ou de uma atividade em grupo, em vez de tentar controlar cada ação, decisão e interação, como se nossa vida ou nosso bem-estar dependessem disso.

Seguir o fluxo não significa desistir de todo e qualquer controle. Quando os relacionamentos são abusivos ou quando os grupos querem que façamos coisas que violam nossos princípios morais ou que nos fazem sentir-nos extremamente desconfortáveis, é importante ao menos manter o controle daquilo que fazemos.

Ter ao menos algum controle sobre o que os outros fazem pode ser muito importante caso sejam nossos filhos, crianças sob nossos cuidados ou pessoas que se reportam a nós e que trabalham sob nossa responsabilidade. Ter algum controle também pode ser importante com relação àqueles que têm potencial de nos prejudicar (p. ex., pessoas que gastam o nosso dinheiro, tomam ou utilizam a nossa propriedade, escrevem coisas falsas sobre nós na internet, etc.).

3. Torne-se um só com as atividades e as conversas em grupo

Tão logo nos envolvemos em uma conversa ou atividade em grupo, precisamos "tornar-se um só" com a interação, libertando-se da concentração em si mesmo e resistindo à tentação de recuar após termos nos lançado de corpo e alma.

Exercício prático: Dê aos participantes a Ficha de efetividade interpessoal 12A: Identificando *mindfulness* direcionada aos outros e explique a tarefa. Dê tempo para que verifiquem a resposta mais em midfulness para cada par. Discuta as respostas. Se o tempo permitir, pergunte aos pacientes por outras situações nas quais não está claro para eles, entre duas opções, qual seria o curso de ação mais em *mindfulness*.

As respostas corretas para a Ficha 12A são as seguintes: 1B, 2B, 3A, 4A, 5A, 6A, 7B, 8B, 9B, 10A, 11B, 12B.

XIII. COMO TERMINAR RELACIONAMENTOS (FICHAS DE EFETIVIDADE INTERPESSOAL 13-13A)

> **Ponto principal:** Às vezes, terminar relacionamentos destrutivos ou que interferem com a busca de objetivos importantes pode ser mais difícil do que cultivar novas relações.
>
> **Ficha de efetividade interpessoal 13: Terminando relacionamentos.** As habilidades para acabar com os relacionamentos descritas nesta ficha são retiradas das habilidades de *mindfulness* (mente sábia), regulação emocional (solução de problemas, antecipação, ação oposta) e de efetividade interpessoal (DEAR MAN, GIVE, FAST). A única nova habilidade é a de praticar primeiro a segurança ao terminar relacionamentos abusivos ou que ameacem a vida. A chave para ensinar essas habilidades é torná-las relevantes aos participantes, discutindo relacionamentos que eles terminaram, estão pensando em terminar ou que já gostariam de ter terminado.
>
> **Ficha de efetividade interpessoal 13A: Identificando como terminar relacionamentos (*opcional*).** Você pode usar esta ficha se tiver tempo extra na sessão ou fornecê-la como tarefa e discuti-la na próxima sessão. Também pode ser pulada. As respostas corretas estão listadas no final dos pontos de ensino desta seção, bem como na introdução deste capítulo.
>
> **Ficha de tarefas de efetividade interpessoal 10: Terminando relacionamentos (*opcional*).** Atribua essa ficha de tarefas apenas para aqueles que pensam em terminar uma relação. Se eles estiverem tentando abandonar um relacionamento abusivo ou perigoso, analise-a com eles e realce a necessidade de telefonar para uma linha direta de violência doméstica (uma linha local ou, nos Estados Unidos, a *hotline* nacional de violência doméstica; consulte a parte final desta seção). Como em fichas de tarefas anteriores, lembre os participantes de usar a habilidade de *mindfulness* "o que" de descrição (ver Ficha de *mindfulness* 4) ao relatar os eventos e o que eles ou outros disseram ou fizeram. Passe algum tempo ajudando os pacientes a descobrir como declarar, de forma concisa, os problemas principais que levam ao seu desejo de sair de um relacionamento.
>
> **Ficha de tarefas de efetividade interpessoal 1: Prós e contras de usar habilidades de efetividade interpessoal (*opcional*).** Esta ficha de tarefas também pode ser usada no ensino deste conjunto de habilidades.

✓ **A. Terminar relacionamentos importantes exige pensamento claro e *finesse* interpessoal**

Existem relacionamentos importantes de todos os tipos: amizades, casamentos ou outras parcerias de vida comprometida, relações pai-filho, relacionamentos entre irmãos, as relações de trabalho e psicoterapia ou aconselhamento de relacionamentos, para citar alguns daqueles normalmente mais importantes. Cada um desses relacionamentos pode variar no grau em que aumentam ou reduzem a qualidade de nossas vidas.

✓ **B. Decida terminar relacionamentos em mente sábia, nunca na mente emocional**

Até mesmo em um bom relacionamento, não é raro ter desejos momentâneos de terminá-lo quando estamos frustrados, zangados ou apenas insatisfeitos por algum motivo. Em geral, esses sentimentos passam, e nós os esquecemos. Infelizmente, muitas pessoas terminam relacionamentos em mente emocional. Se elas tivessem esperado até a emoção passar, o valor das relações talvez parecesse muito diferente.

1. Fortes emoções negativas podem levar a ações precipitadas em situações interpessoais

Quando estamos muito agitados, o nosso comportamento fica suscetível a depender do humor, e a nossa capacidade de ter uma visão equilibrada e de longo prazo de nossos relacionamentos se deteriora. Além disso, nossa capacidade de pensar com clareza, de comunicar-se efetivamente ou de solucionar problemas em nossos relacionamentos se torna limitada. A alta excitação negativa também pode aumentar o pensamento julgador, que, por sua vez, pode intensificar ainda mais o conflito. Com a escalada do conflito, corremos o risco de sair de um relacionamento em um ataque de frustração ou raiva extremas. Mais tarde, podemos nos arrepender. Também pode ser impossível ressuscitar o relacionamento.

2. **Analise as razões para terminar um relacionamento antes de terminá-lo**

   Pode ser útil anotar por escrito os prós e contras de manter o relacionamento *versus* terminá-lo antes de tomar uma decisão.

3. **Faz sentido terminar relacionamentos destrutivos**

   Diga aos participantes: "Um relacionamento é destrutivo quando prejudica a qualidade da relação ou aspectos de si mesmo, como seu corpo físico e a segurança, seu autorrespeito ou senso de integridade, ou, ainda, sua capacidade de encontrar felicidade ou paz de espírito".

4. **Faz sentido terminar um relacionamento que interfere seriamente com a sua qualidade de vida**

   Continue: "Um relacionamento interfere com sua qualidade de vida quando bloqueia ou atrapalha a busca dos objetivos que são importantes para você, a capacidade de desfrutar a vida e de fazer as coisas das quais gosta, os relacionamentos com outras pessoas (em relação aos quais um parceiro ou amigo muito ciumento pode ressentir-se) ou o bem-estar daqueles que você ama".

5. **Faz sentido permanecer em um relacionamento quando o custo de sair é maior que o de permanecer**

   Um exemplo de um relacionamento em que o custo de saída pode ser maior que o de permanecer pode ser este: uma pessoa está cuidando de um parceiro que tem uma doença degenerativa do cérebro, que resulta na completa mudança de personalidade. O parceiro, antes amável, agora está zangado, frequentemente fora de controle e incapaz de se autocuidar e de reconhecer o parceiro que lhe fornece cuidados. O cuidador pode considerar permanecer neste relacionamento como dever moral, e terminar a relação pode resultar em culpa e remorso intensos. Nessa situação, porém, será importante para o cuidador encontrar maneiras de criar uma separação suficiente, de modo a manter uma qualidade de vida tanto dentro quanto fora do relacionamento.

6. **É importante diferenciar entre culpa justificada e injustificada ao decidir se deve terminar um relacionamento**

   "Culpa justificada" é sentir-se culpado quando uma ação concluída ou pretendida viola nossos importantes valores morais. "Culpa injustificada" é sentir-se culpado por algo que, na realidade, não viola tais valores. Com frequência, a culpa injustificada é o resultado de prestar atenção àquilo que acreditamos que os outros vão pensar, em vez de ao que nós mesmos pensamos. (Consulte as Fichas de regulação emocional 8A e 11.)

✓ C. **Tente a solução de problema para reparar um relacionamento difícil**

   A solução de problemas pode ser eficaz na reparação de um relacionamento quando este for importante e houver motivos para ter esperança.

   1. **A solução de problemas pode envolver sérios esforços no relacionamento**

      Diga aos participantes: "Em um relacionamento com um amigo, parceiro ou outra pessoa muito chegada, vocês dois podem precisar fazer sérios esforços. Para iniciar a solução de problemas, revise os passos da solução de problemas na Ficha de regulação emocional 12. Aqui, também pode ser útil um livro de exercícios da relação ou outro conjunto de diretrizes. Por exemplo, *The High-Conflict Couple,* livro escrito para casais, por Alan Fruzzetti,[23] dá muitas diretrizes que podem ser úteis em qualquer relacionamento de alto conflito".

2. A solução de problemas pode exigir o envolvimento de outras pessoas que ajudem

Em um casamento ou uma parceria comprometida, a solução de problemas pode exigir terapia de casal. Em um relacionamento com um parente, talvez exija pedir ajuda a outros familiares. Em um cenário de trabalho, pode exigir a intervenção de um mediador. Quando a decisão é manter o relacionamento, mas também aumentar a separação e o tempo pessoal, ingressar em um grupo de apoio pode auxiliar.

✓ D. Use as habilidades de antecipação a fim de planejar como terminar um relacionamento

Consulte, no Capítulo 9, Seção XVI, e na Ficha de regulação emocional 19, mais detalhes sobre antecipação.

1. Decida se vai terminar o relacionamento por escrito, pelo telefone ou pessoalmente

Diga aos participantes: "A decisão sobre como terminar o relacionamento vai depender muito do tipo da relação, de há quanto tempo ela existe e do grau de intimidade com a outra pessoa".

2. Escreva um roteiro com antecedência

Diga: "Escreva com antecedência exatamente o que você quer dizer e como quer explicar sua decisão. Se estiver terminando o relacionamento por escrito, como em um pedido de demissão no trabalho, ou por *e-mail*, com um amigo que mora longe, peça a alguém em quem você confia para ler o que você tem a dizer antes de enviar o texto. É muito fácil deixar que comentários julgadores, condescendentes ou insensíveis se insinuem na escrita, apesar de seus melhores esforços para transmitir uma mensagem diferente. Muitas vezes, outros olhos podem captar isso para você".

3. Pratique o que vai dizer

Continue: "Se vai terminar o relacionamento por telefone ou pessoalmente, pratique em sua imaginação o que, como e quando você vai dizer à outra pessoa que deseja terminar o relacionamento. Pratique na frente de um espelho, ensaiando a fala. Pratique com amigos íntimos e obtenha o *feedback* deles sobre como você soou".

4. Solucione os problemas com antecedência

Diga aos participantes: "Com antecedência, solucione os problemas em relação ao que vai dizer ou o faça em resposta ao que a outra pessoa possa responder ou fazer. Aqui, é importante tentar prever o que a outra pessoa irá realmente dizer ou fazer e, em seguida, estar preparado com um leque de respostas".

✓ E. Seja direto: use as habilidades DEAR MAN, GIVE, FAST

Em geral, relacionamentos importantes não podem ser terminados com uma simples declaração do tipo DEAR MAN, GIVE ou FAST conforme descrita nas Fichas de efetividade interpessoal 5 a 7. No entanto, estes passos podem orientar a forma de abordar uma conversa sobre como terminar um relacionamento.

1. DEAR

Diga: "Em primeiro lugar, o mais importante é ser direto e claro. Descreva os problemas do relacionamento que o levaram a querer terminá-lo. Expresse claramente como se sente em relação a isso e afirme que, agora, você quer encerrar a relação. Faça a outra pessoa confirmar que entende que o relacionamento acabou e, se possível, reforce informando que esse término será bom para os dois. Se esse não for o caso, concentre-se em como terminar bem será do interesse de ambos".

2. MAN

Incentive os participantes: "Mantenha-se em *mindfulness* e aparente confiança. Se você tiver a certeza de que terminar o relacionamento é de seu interesse, é importante não ceder às súplicas para mantê-lo.

Isso pode ser particularmente importante se você é mais importante para a outra pessoa do que esta é para você. Porém, tenha cuidado para não chegar aos extremos, a menos que você realmente queira terminar com todo e qualquer contato com a pessoa. Por exemplo, se quer se divorciar, terminar um relacionamento sexual ou sair de um apartamento que divide com um parceiro, talvez você queira manter a amizade. Assim, é importante não "queimar mais pontes" do que o necessário. Embora, talvez, você não esteja disposto a negociar o término do relacionamento, esteja pronto para negociar *como* terminá-lo, caso exista ao menos uma remota possibilidade para isso".

✓ **3. GIVE**

Em geral, a pessoa que termina o relacionamento está na posição de poder mais elevada. Assim, as habilidades GIVE são particularmente importantes nessas situações. Diga aos participantes: "Seja gentil. Iniba ataques, ameaças e julgamentos; além disso, palavras e expressões condescendentes podem ser extremamente úteis para amenizar o fim do relacionamento. Isso pode ser muito difícil de fazer quando a culpa em relação ao término facilmente resulta em condenar e julgar a outra pessoa. Embora, talvez, você saiba que vai acabar o relacionamento sejam lá quais forem as alegações da outra pessoa, ouça e valide o ponto de vista dela. Isso pode facilitar que os dois vislumbrem um final que magoe menos o outro".

4. FAST

Diga aos participantes: "Por fim, seja justo e não se desculpe. Abandonar um relacionamento com seu autorrespeito intacto exige que você seja transparente em relação aos problemas (mesmo sendo diplomático sobre como enquadrá-los) e não sacrifique seus valores ou integridade. Isso pode ser particularmente difícil quando o motivo para terminar é que você mudou, e não que a outra pessoa está fazendo coisas que tornam a relação impossível para você".

✓ **F. Pratique ação oposta ao amor, se necessário**

Diga: "Embora você saiba que um relacionamento deve terminar, às vezes, isso não coincide com o fim do amor. Com frequência, isso acontece quando você ama uma pessoa, mas percebe que o relacionamento é destrutivo ou incompatível com seus objetivos de vida. Valores incompatíveis, exigências da carreira, o bem-estar dos filhos, a falta de disposição para se transferir a locais distantes e muitas outras considerações podem impossibilitar uma aliança entre duas pessoas, mesmo que ainda exista um grande amor".

Continue: "Aqui, a questão central é se amar ou não amar a outra pessoa melhora ou prejudica sua vida. Muitas vezes, a continuação do amor melhora a vida. Outras vezes, não. Por exemplo, uma mulher adita de drogas que ama outro adito de drogas talvez precise do relacionamento para ter acesso às substâncias. Embora o parceiro possa servir-lhe de cafetão, oferecendo-a a outros homens para obter dinheiro para comprar a droga, ela talvez ainda o ame e considere muito difícil terminar a relação. Com frequência, isso também acontece nos relacionamentos com agressores sexuais. Nem sempre ser maltratado termina o amor. Se esse for o caso, para evitar uma recaída ao relacionamento destrutivo, talvez seja necessário ativar a ação oposta ao amor (conforme descrita na Ficha de regulação emocional 11: Descobrindo ações opostas)".

✓ **G. Pratique o ditado "segurança em primeiro lugar"!**

Enfatize aos participantes: "Para terminar um relacionamento com abusos físicos ou em que você teme por sua vida, é importantíssimo obter orientação adequada para sair da relação com segurança. Em muitos relacionamentos abusivos, o período de término e de abandono da relação é cercado de perigos. Assim, o risco não deve ser menosprezado se o seu parceiro em um relacionamento tem se revelado fisicamente abusivo ou ameaçado a sua vida. Nesses casos, talvez seja necessário um refúgio de proteção e um plano de segurança para sair da relação. Peça ajuda ligando para a linha direta de violência doméstica em sua cidade ou região. Também é importante obter aconselhamento de um profissional treinado e experiente no trabalho com indivíduos em relacionamentos abusivos".

> **Nota aos líderes:** Nos Estados Unidos, você também pode encaminhar os participantes ao *site* da *National Domestic Violence Hotline* (www.thehotline.org/tag/safety-planning). Fora dos Estados Unidos, você pode encontrar as linhas diretas por meio de seu mecanismo de busca. Além disso, se você não for treinado e experiente em trabalhar com pessoas agredidas e abusadas em relacionamentos, é importante encaminhar esses pacientes a um perito que tenha esse tipo de treinamento e experiência (ou obter orientação desse profissional).

> **Exercício prático:** Dê aos participantes a Ficha de efetividade interpessoal 13A: Identificando como terminar relacionamentos e explique a tarefa. Dê-lhes tempo para verificar a resposta mais efetiva para cada par. Discuta as respostas. Se o tempo permitir, pergunte-lhes por outras situações nas quais não esteja claro qual seria o curso de ação mais efetivo entre duas opções.
>
> As respostas corretas para a Ficha 13A são as seguintes: 1B, 2B, 3B, 4A, 5B, 6B, 7B, 8B.

XIV. VISÃO GERAL: HABILIDADES DE TRILHAR O CAMINHO DO MEIO (FICHA DE EFETIVIDADE INTERPESSOAL 14)[1]

> **Ponto principal:** Este conjunto de habilidades ajuda os participantes a gerenciar efetivamente a si mesmos e seus relacionamentos por meio de (1) dialética ou equilibrar aceitação e mudança; (2) validação ou trabalhar na aceitação; e (3) estratégias de modificação comportamental ou trabalhar na mudança pelo gerenciamento de pistas e consequências.
>
> **Ficha de efetividade interpessoal 14: Visão geral: trilhando o caminho do meio.** Examine brevemente esta ficha de visão geral. Fique mais tempo nela se você a estiver usando para revisar as habilidades já ensinadas. Se estiver apenas ensinando algumas das habilidades desta ficha, avalie a possibilidade de ignorá-la por completo. Não ensine o conteúdo enquanto aborda esta ficha, a menos que você pretenda ignorar as fichas relacionadas.
>
> **Ficha de tarefas:** Nenhuma.

✓ **A. Trilhando o caminho do meio**

O caminho do meio nos harmoniza com a realidade como ela é. O caminho do meio requer o ajuste dos opostos que, por sua vez, produzem o movimento, a velocidade e o fluxo da vida – por exemplo, aceitar a realidade e também trabalhar para mudá-la; validar a nós mesmos e aos outros, bem como apontar os erros; trabalhar e descansar; ou apertar e afrouxar as cordas de um violino.

Trilhar o caminho do meio não significa 50% de um ponto de vista e 50% de outro. Tampouco significa um meio-termo entre dois extremos. Trilhar o caminho do meio é se afastar de respostas emocionais, ações e pensamentos extremos para se aproximar de respostas equilibradas e integrativas às situações da vida. Trilhar o caminho do meio permite migrar a um extremo e depois voltar a um estado de equilíbrio.

B. Dialética

A dialética nos ensina que todas as coisas estão interconectadas e em estado constante de mudança. Ela permite trilhar o caminho do meio – ou seja, o do equilíbrio entre extremos.

C. Validação

As habilidades de validação são necessárias em todos os relacionamentos. Elas comunicam que sentimentos, pensamentos e ações de uma pessoa são compreensíveis, levando em conta seu passado ou sua situação atual.

Ao mesmo tempo, a validação não valida o que é inválido. As habilidades ensinadas revisam e adicionam mais detalhes às técnicas de validação ensinadas no início deste módulo, como parte das habilidades de efetividade nos relacionamentos. Em outras palavras, elas envolvem aumentar o V em GIVE.

Um corolário do ponto anterior sobre validação é que experimentar altos níveis de *invalidação* pode ser traumático. Quando isso acontece, para se recuperar é necessária a autovalidação.

✓ **D. Habilidades de modificação comportamental**

As habilidades de modificação comportamental usam princípios comportamentais da gestão de contingência (ou seja, uso das consequências) e controle de estímulo para aumentar os comportamentos desejados ou para diminuir os indesejados.

XV. DIALÉTICA (FICHAS DE EFETIVIDADE INTERPESSOAL 15–16C)[1]

> **Ponto principal:** Uma postura dialética é essencial para trilhar o caminho do meio, porque diminui a sensação de isolamento, de conflito e de polaridades.
>
> **Ficha de efetividade interpessoal 15: Dialética.** Esta ficha descreve sucintamente os conceitos básicos de uma perspectiva dialética.
>
> **Ficha de efetividade interpessoal 16: Como pensar e agir dialeticamente.** Esta é uma extensão da Ficha 15 e dá exemplos de maneiras específicas para agir dialeticamente.
>
> **Ficha de efetividade interpessoal 16A: Exemplos de lados opostos que podem ser ambos verdadeiros (*opcional*).** Esta ficha pode ser muito útil em debates na sessão para demonstrar como dois opostos podem realmente ser verdadeiros.
>
> **Ficha de efetividade interpessoal 16B: Opostos importantes a equilibrar (*opcional*).** Esta ficha pode ser muito útil durante um debate sobre como equilibrar os padrões de vida e também durante a execução da tarefa para identificar os padrões de vida que precisam de mais equilíbrio.
>
> **Ficha de efetividade interpessoal 16C: Identificando dialéticas (*opcional*).** Use esta ficha se você tiver tempo extra ou a forneça como tarefa e discuta na sessão seguinte. As respostas corretas estão listadas no final dos pontos de ensino desta seção, bem como no final da introdução deste capítulo.
>
> **Ficha de tarefas de efetividade interpessoal 11: Praticando a dialética; Ficha de tarefas de efetividade interpessoal 11A: *Checklist* das dialéticas; Ficha de tarefas de efetividade interpessoal 11B: Percebendo quando você não é dialético.** Estas fichas de tarefas oferecem três diferentes formatos para registrar a prática dialética. A Ficha de tarefas 11 solicita aos participantes que pratiquem suas habilidades dialéticas apenas duas vezes entre as sessões. A Ficha de tarefas 11A instrui os pacientes a praticar e dá inúmeras oportunidades para cada habilidade, bem como vários campos de seleção. A Ficha de tarefas 11B tem o objetivo de aumentar a consciência dos indivíduos sobre quando eles *não* estão sendo dialéticos em suas interações e sobre os resultados negativos que muitas vezes seguem o comportamento não dialético. Esta ficha de tarefas toma o lugar de uma ficha de tarefas de prós e contras, em que o objetivo é motivar o comportamento dialético.

✓ **A. Por que ser dialético?**

✓ **A dialética nos ajuda a ficar longe dos extremos e a trilhar o caminho do meio** em nossos pensamentos e ações.

É uma visão de mundo e também uma forma de solucionar desentendimentos e buscar a verdade.

✓ **B. Dialética: em que consiste?**

Existem quatro ideias principais na perspectiva dialética.

✓ **1. O universo está repleto de lados opostos e forças opostas**

Para tudo que existe, existe um oposto. Se existe uma caixa, existe uma "não caixa"; se houver luz, haverá trevas; se tiver o topo, haverá a base; existe a gordura e a magreza; há masculino e feminino; existe carga elétrica positiva e outra negativa; existe algo e não existe nada; físicos tentaram identificar o elemento mais fundamental da existência e descobriam a matéria e, depois, a antimatéria. Cada parte tem um todo, e cada todo tem uma parte. É impossível entender algo sem conhecer seu oposto.

Tudo o que existe é feito de forças opostas que ao mesmo tempo mantêm as coisas juntas e criam mudança constante. Sem a gravidade, flutuaríamos para longe da Terra. Elétrons são vinculados ao núcleo do átomo por eletromagnetismo.

✓ **A dialética nos diz que dois pontos de vista opostos podem ser verdadeiros.** Quando consideramos o que restou de nossa perspectiva (ou seja, quando consideramos pontos de vista opostos), podemos encontrar uma síntese. É assim que conseguimos nos desprender de onde estamos e provocar mudanças.

💬 **Ponto de discussão:** Discuta com os participantes a ideia de que tudo no universo possui um oposto.

✓ **2. Tudo e todas as pessoas estão conectados de alguma forma**

A dialética nos faz lembrar de nossa conexão com o universo. Compreender a interconexão de todas as coisas aumenta a compreensão a respeito de nossa influência sobre os outros e deles sobre nós. Fica mais fácil de entender e validar os outros e a nós mesmos.

Esta declaração pode ser ensinada sob três perspectivas diferentes, descritas a seguir.

a. Estamos todos conectados uns aos outros fisicamente
Para explicar este ponto, peça aos participantes para notar que o mesmo ar que eles estão inspirando e expirando, por sua vez, está sendo inspirado e expirado pelos outros. Peça-lhes para notar que os pés estão em contato com o piso que está tocando todas as outras pessoas na sala. Este piso também está tocando o corredor; o corredor está tocando os degraus que descem até a rua; a rua está tocando muitos quarteirões, os quais, por sua vez, tocam as estradas rumo às montanhas; as montanhas, por sua vez, estão tocando o céu; e assim por diante. A ideia é que podemos fazer uma conexão direta entre nós mesmos e a estrela mais distante.

b. Cada um de nós tem partes, e cada um faz parte de um todo maior
Cada um de nós tem partes (p. ex., braços, pernas, vasos sanguíneos, células), e cada um também faz parte de um todo maior (p. ex., uma família, um local de trabalho, uma cidade). As partes participam na criação do todo (p. ex., a perna contribui com o corpo inteiro) e, simultaneamente, o corpo inteiro (p. ex., os vasos sanguíneos, o osso do quadril) contribui com as partes.

> *Exemplo:* Não é possível para os participantes do programa de treinamento de habilidades evitar a alteração do programa dentro do qual eles interagem. Sem eles, o programa não existiria. Com certeza, também é verdade que eles são simultaneamente afetados pelo programa.

✓ **c. A separação é uma ilusão**
A física moderna nos diz que a separação é uma ilusão produzida pela tendência de nossos cérebros de perceber os objetos como se estes fossem entidades separadas. A física quântica, por exemplo, constata que, ao chegarmos à menor molécula e continuar indo a partículas ainda menores da matéria, em última análise descobrimos que a matéria se dissolve no vazio.

Experiências espirituais documentadas sugerem que, desde o início da história humana registrada, os indivíduos têm tido experiências profundas da realidade em termos de unidade – do universo como um só.

> **Ponto de discussão:** Muitas pessoas tiveram experiências de unidade (ou seja, de ser um só com seu entorno ou com todo o universo). Às vezes, essas experiências ocorrem em um contexto espiritual, mas em outras ocorrem em circunstâncias definitivamente laicas. Pergunte aos participantes se eles já tiveram uma experiência dessas. Discuta o impacto, se houver, de cada experiência sobre a vida do indivíduo que a teve.

Nota aos líderes: É importante validar as experiências de unidade ou unicidade. Elas podem adotar muitas formas. O problema costumeiro é que essa experiência é invalidada ou considerada sem importância por um paciente. Com frequência, a pessoa sequer comentou com alguém sobre a ocorrência. Lembre os participantes que tiveram essas experiências para recordarem-se delas. Pensar nas experiências pode lembrá-los que de fato, não estão sozinhos nem desconectados dos outros e do universo. Conheça as características de experiências espirituais nos critérios descritos na Ficha de *mindfulness* 7: Objetivos da prática de *mindfulness*: uma perspectiva espiritual.

✓ 3. **A mudança é a única constante**

A dialética nos ajuda a aceitar radicalmente as mudanças que ocorrem de modo contínuo. Isso, por sua vez, ajuda a nos tornarmos mais flexíveis. Essa flexibilidade facilita que sigamos o fluxo, o que, por sua vez, torna mais prováveis as experiências de "pico".

Tudo no universo está sempre mudando. Com efeito, a própria realidade é um processo de contínua transformação. Algumas mudanças são rápidas (como as ondas de luz movendo-se através do ar, ou nossos abdomes se movendo enquanto respiramos); outras são muito lentas (como o desgaste das rochas de um rio à medida que as águas correm, ou o surgimento de montanhas no relevo). Cada dia é mais curto ou mais longo que o anterior. Botões florais se formam, flores desabrocham, morrem e se decompõem. Devagarinho, as estrelas se movimentam no céu. A Terra se move ao redor do sol.

✓ *Exemplo:* Somos todos mais velhos do que éramos um segundo atrás. Nossos corpos estão em constante processo de mudança: as células estão se reciclando; ar novo com novas partículas entra em nossos corpos; alimentos que ingerimos são digeridos; a posição de nossos dentes em nossas bocas está mudando, mesmo que muito sutilmente. Se tivéssemos um poderoso dispositivo de ampliação, veríamos os componentes das moléculas em nossos corpos voando por aí. Nossos cérebros se alteram com cada nova experiência que temos; os neurônios estão disparando e enviando mensagens ao longo da rede neural de modo constante, e, assim, mudando permanentemente a rede global.

> **Ponto de discussão:** Discuta os ditados "Você não se banha no mesmo rio duas vezes" e "Um voto é o bastante para alterar o resultado".

O significado e a verdade também evoluem ao longo do tempo. O que era verdade para uma pessoa no passado talvez já não seja mais verdadeiro, simplesmente porque o indivíduo e o ambiente estão mudando ao longo do tempo. O que existia ontem, no ano passado ou há cinco anos não existe agora exatamente da mesma forma. Do que existe agora, uma coisa nova irá emergir. A própria realidade evolui transacionalmente ao longo do tempo. A verdade não é absoluta (e inalterável) nem relativa (e dependente apenas de quem está olhando para ela). Em vez disso, ela evolui ao longo do tempo.

✓ *Exemplo:*[*] Mary, Helen e Judy: cada uma delas tem uma filha. Cada uma defende um conjunto de valores que balizou a educação de suas respectivas filhas. À medida que suas filhas se tornam adultas, no entanto, começam a rejeitar muitos dos valores de suas mães.

- Mary decide que (1) os seus próprios valores estão certos e, assim, ela fracassou em criar a filha; ou (2) os valores da filha estão certos e, portanto, os principais valores que orientaram sua própria

---

[*] Este exemplo (Mary, Helen e Judy) e o seguinte (Mark, Howard e George) são adaptados de Basseches, M. (1984). *Dialectical thinking and adult development.* Norwood, NJ: Ablex. Copyright 1984 by Ablex Publishing Corporation. Adaptado com permissão de ABC/CLIO.

vida estão errados, e é improvável que ela conquiste o respeito da filha. **Esta é uma visão de que a verdade é absoluta.**

- Helen decide que o fato de a filha ter valores diferentes não é importante. Ela acredita que todas as pessoas têm seus próprios valores e que não existem valores certos nem errados. É importante respeitar os valores dos outros em vez de julgá-los, e ela respeita os valores da filha. **Esta é uma visão de que a verdade é relativa.**
- Judy raciocina que os valores mudam ao longo do tempo conforme interagem com as circunstâncias ambientais mutantes. À medida que agimos em nossos valores, o ambiente muda, e à medida que este muda, nossos valores se desenvolvem mais. Judy respeita os valores da filha, provenientes tanto do que ela lhe ensinou quanto das experiências que a filha teve, e que a mãe nunca teve. Judy não vê a si mesma nem a filha como errada e decide tentar ver se pode aprender com os valores da garota, assim como esta aprendeu com os seus. **Esta é uma visão dialética de que a verdade evolui ao longo do tempo.**

> *Exemplo:* Mark, Howard e George são universitários do penúltimo ano que estão fartos com testes constantes, redação de artigos científicos e obtenção de notas. Estão perdendo seu amor pela aprendizagem.

- A experiência de Mark é que ele aprende mais quando tem a liberdade de seguir seus próprios interesses intelectuais. Também acredita, contudo, que os professores universitários devem saber o que estão fazendo, e que os cursos obrigatórios, bem como os testes e as tarefas padronizados, devem ser o método educacional mais sólido. **Esta é uma visão de que a realidade é absoluta.**
- Howard acredita que os alunos devem ser capazes de cursar as disciplinas que desejarem. Ele não considera educacionalmente legítimo que os professores determinem o que os alunos devem aprender. No seu ponto de vista, aplicar testes e trabalhos padronizados é uma decisão subjetiva feita pelos docentes – e ele acredita que, com essas exigências, os professores estão usando seu poder para impor aos alunos como aprender. Ele decide cultivar a requintada arte de agradar os professores dando-lhes o que querem. **Esta é uma visão de que a verdade é relativa.**
- George reconhece que as faculdades executam tanto uma função de certificação para a sociedade como uma função educacional. O conflito entre ambas está no cerne da frustração com os exames e trabalhos padronizados. A função de certificação requer testes e notas; a função da educação requer oportunidades isentas de testes arbitrários e redação obrigatória de artigos. George reconhece que a mudança exigirá uma evolução no relacionamento entre a universidade e a sociedade ao longo do tempo. Ele decide aprender o que pode, assim como contribuir para essa evolução. Também reconhece que, nesse meio-tempo, terá que fazer concessões entre o que é necessário para a obtenção da certificação de que ele de fato aprendeu e aquilo que é necessário para a sua própria educação. **Esta é uma visão dialética de que a verdade evolui ao longo do tempo.**

> *Exemplo:* Muitas vezes, os adultos analisam em retrospectiva o trabalho árduo e os sacrifícios que fizeram na juventude para seguir em frente e, por isso, agora impõem o mesmo trabalho árduo e sacrifício sobre os jovens ao seu redor. Para esses indivíduos, o significado do trabalho árduo e do sacrifício foi aprendido ao longo do tempo em circunstâncias específicas. O significado disso para aqueles que são mais jovens também irá evoluir ao longo do tempo em circunstâncias específicas, e é provável que seja diferente, particularmente se forem obrigados a fazer sacrifícios.

✓ **4. A mudança é transacional**

A dialética nos ajuda a analisar de que modo o ambiente nos influencia e de que modo nós o influenciamos. Por sua vez, isso leva a uma melhor compreensão de nosso próprio comportamento e/ou de nossos relacionamentos. A dialética leva à compreensão, e não à culpa.

O mundo é um grande sistema, com muitas partes interagindo. O sol, as árvores, a água, o fruto, o agricultor, o merceeiro, o professor, o amigo, o pai, o irmão – todas essas coisas estão interconectadas e se influenciam mutuamente. Assim, em determinado instante, as coisas nunca são as mesmas que no momento anterior ou no seguinte.

Cada indivíduo influencia seu ambiente, da mesma forma como cada ambiente influencia o indivíduo. Aqui, reciprocidade é a palavra-chave. A afeta B, que altera B, que por sua vez altera A, e assim por diante. Cada pessoa tem uma "família" completamente diferente, a qual tem um impacto único na sua vida. A "família" talvez consista em parceiros, filhos, pais, avós, irmãos, professores, colegas, terapeutas, *coaches* e outros. O impacto que essas pessoas do ambiente exercem sobre o indivíduo é tão variado quanto o impacto que este exerce sobre elas.

Exemplo: Uma professora relativamente nova e bem-sucedida recebe um novo aluno que tem deficiência de aprendizagem. Com pouca experiência nisso, ela realiza bastante trabalho extra para descobrir a melhor forma de ensiná-lo, e ele progride bem, junto com os demais colegas da turma. Termina o ano, e o aluno sai não só dominando o conteúdo, mas também se sentindo mais seguro em suas habilidades. Ao mesmo tempo, a professora evoluiu a partir da experiência e, agora, está muito mais bem preparada para ensinar o próximo aluno que tiver alguma deficiência de aprendizagem semelhante, bem como se sente mais segura em sua capacidade de aprender estilos de ensino diferentes. Tanto aluno quanto professora cresceram e evoluíram por conta da experiência.[24]

A desregulação emocional é um bom exemplo da natureza transacional da mudança e da aprendizagem. Duas funções das emoções são ativar o comportamento e comunicar aos outros de modo que respondam. Quando as funções são desencorajadas ou bloqueadas pelo ambiente, as emoções podem escalar ou se intensificar. Por sua vez, isso pode levar a esforços mais veementes do ambiente visando bloquear as emoções. Após um tempo, pode se formar um círculo vicioso.

Ponto de discussão: Descreva a seguinte situação: A mãe leva Catarina (6 anos) a um concerto de Yo-Yo Ma, com lugares na plateia central. Enquanto Yo-Yo Ma toca seu violoncelo, Catarina pensa estar vendo um começo de incêndio atrás do palco. Ela sussurra para sua mãe que há um incêndio. A mãe observa e não enxerga nada. [Pergunte aos participantes o que eles acham que a mãe vai dizer para Catarina.] A mãe cochicha dizendo que não há incêndio nenhum. Catarina continua olhando e enxerga o fogo de novo. [Pergunte aos pacientes o que eles pensam que Catarina vai fazer agora.] A menina murmura um pouco mais alto: "Tem um incêndio!". A mãe ainda não percebe o fogo. [Pergunte aos participantes o que eles acham que a mãe vai fazer agora]. Ela responde baixinho: "Não tem, não!". Ao enxergar fumaça outra vez [pergunte: "O que a menina vai dizer?"], Catarina grita: "Mãe! Fogo!". A mãe fala [pergunte: "O que e como?"] em voz alta: "FIQUE QUIETA!". Um tempo depois, ela pega a garota pela mão e a puxa para fora do salão de concertos. A menina se sente mais segura e calma. [Pergunte: "A mãe reforçou Catarina por ter escalado as emoções?"]. Infelizmente, a mãe acabou de reforçar Catarina pela escalada. [Pergunte: "O fato de a garota se acalmar reforçou a mãe por escalar e tirá-la do concerto?"] Catarina reforçou a mãe por escalar as emoções e tirá-la do espetáculo.

C. Como pensar e agir dialeticamente

Analise a Ficha de efetividade interpessoal 16 com os participantes.

Nota aos líderes: Ao começar ou terminar a discussão desta ficha, talvez seja útil pedir aos pacientes para assinalarem em quais estratégias dialéticas mais precisam trabalhar ou que circulem aquelas habilidades que tenham mais interesse em praticar. A lista de estratégias é bem extensa, e não é necessário explorar todas. Selecione e focalize aquelas que causam mais problemas para os participantes.

✓ **1. Para tudo que existe, há sempre mais de um lado; analise pelos dois lados**

    a. Pergunte à mente sábia: O que não estou entendendo?

Exemplo: Exigir o cumprimento das regras que eram corretas quando a pessoa era criança desconsidera o fato de que ela já cresceu.

Exemplo: Seguir as diretrizes para o comportamento apropriado definido por um empregador anterior deixa de levar em conta que o comportamento apropriado pode ser diferente em outra empresa ou em um posto mais elevado.

Exemplo: Esbravejar com o namorado: "Você nunca pensa em mim! Só se importa consigo mesmo!" Quando ele prefere assistir a um jogo da Champions League em vez de falar com ela.

Ponto de discussão: Peça aos membros do grupo que avaliem o que está sendo deixado de fora no terceiro exemplo descrito anteriormente. Gere explicações alternativas mais equilibradas para o namorado escolher o jogo de futebol. Se o grupo não conseguir gerar quaisquer exemplos, você pode optar por fornecer o seguinte: a mulher percebe que o esporte é a paixão do namorado dela, e que assistir a um jogo não significa que ele não se importe com ela. Também se lembra de que o namorado pensa nela com frequência. Essa perspectiva "tanto/quanto" estabelece a síntese da postura "ou isso ou aquilo" tão comum em indivíduos desregulados emocionalmente. (Ver "Afaste-se dos extremos", a seguir.)

b. **Pergunte "Onde está o grão de verdade no outro lado?":
encontre a verdade nos dois lados**

Diga aos participantes: "Pratique olhar todos os lados de uma situação e todos os pontos de vista. Lembre-se de que ninguém, incluindo você, é dono da verdade absoluta. Há sabedoria a ser adquirida ao examinar a verdade em perspectivas opostas". Você pode usar os exemplos da Ficha de efetividade interpessoal 16A (p. ex., "Você é durão E gentil") como ilustrações. Cada pessoa tem qualidades exclusivas, e pessoas diferentes têm diferentes pontos de vista. Esse ponto normaliza e aceita as diferenças entre as pessoas, em vez de analisar as diferenças como causas de conflito. Alguns indivíduos acreditam que qualquer coisa que desvie de seus pontos de vista está errada.

> *Exemplo:* De férias na Europa, Mary quer acordar bem cedinho e sair com o carro alugado para explorar e ver tudo. Bill quer dormir e desfrutar o café da manhã grátis oferecido pelo hotel. A verdade, sob o prisma de Mary, é que essa é uma oportunidade única de conhecer a Europa, e eles sempre podem dormir e tomar o café da manhã em casa. Dormir é perder tempo na viagem. A verdade, sob o prisma de Bill, é que ele está mentalmente fatigado por seu trabalho em tempo integral e as responsabilidades em casa. Dormir e relaxar durante o café da manhã tem tudo a ver com boas férias.

Ponto de discussão: Se você tiver tempo, peça a cada participante para assinalar, na Ficha de efetividade interpessoal 16A, as oposições dialéticas com as quais eles têm a maioria dos problemas. Peça-lhes também que registrem quaisquer outras oposições com as quais tenham problemas. Discuta como encontrar as sínteses entre cada um dos opostos.

✓ c. **Afaste-se dos extremos**

Incentive os pacientes a parar de enxergar o mundo em versões "preto ou branco" ou "tudo ou nada". Muitos indivíduos pensam em extremos e se agarram rigidamente a um único ponto de vista. A vida é preta ou branca, encarada em unidades dicotômicas. Com frequência, essas pessoas têm dificuldade de receber novas informações; em vez disso, elas procuram verdades absolutas e fatos concretos que nunca mudam. O objetivo da dialética não é convencer os participantes a ver a realidade como uma série de tons cinzentos, mas ajudá-los a ver tanto o preto quanto o branco e a alcançar uma síntese dos dois que não negue a realidade do outro.

> *Exemplo:* Extremamente preocupado com o hábito da esposa de fazer dívidas em seu cartão de crédito conjunto, um homem temia ir à falência, tantas eram as dívidas que a mulher fazia. A primeira coisa que ele pensou em fazer foi tentar retirar-lhe os cartões de crédito. No entanto, fazer isso alienaria a sua esposa, e isso só aumentaria a angústia dele. Então, ele começou a ignorar o tema do dinheiro completamente, a fim de evitar o sofrimento emocional – o extremo oposto de tentar impedi-la de ter qualquer acesso aos cartões. Em vez de optar por qualquer uma dessas duas posições extremas, ele decidiu considerar ambas. Isso o levou a vislumbrar uma terceira opção, uma síntese de "caminho do meio": falar com calma com sua esposa sobre como criar um orçamento para que, junto, o casal pudesse monitorar as compras.

Ponto de discussão: Discuta o papel das emoções em fazer declarações extremas, como quando um adolescente chega em casa após a hora combinada e seu pai lhe diz: "Você está de castigo até o fim do ano!". Peça aos participantes outros exemplos de respostas comportamentais extremas.

d. Equilibrar opostos

Diga: "Trabalhe para equilibrar os opostos em sua vida. Por exemplo, valide a si mesmo assim como aos outros. Aceite a realidade, mas também trabalhe para mudá-la. Mantenha o vínculo com alguém e, ao mesmo tempo, também dê-lhe liberdade".

Ponto de discussão: Se você tiver tempo, revise a Ficha de efetividade interpessoal 16B, e peça aos participantes para assinalar quais oposições dialéticas eles têm mais problemas para equilibrar. Também lhes peça que escrevam quaisquer outras dicotomias com as quais tenham problemas. Discuta.

✓ ### e. Fazer dos limões uma limonada

Fazer dos limões uma limonada é a arte de transformar algo que parece aparentemente problemático em uma vantagem. De outra perspectiva, é encontrar o lado positivo na nuvem mais escura. Por exemplo, o sofrimento pode aumentar a empatia e nos permitir entender outras pessoas que estão sofrendo. Os problemas na vida cotidiana são uma oportunidade para praticar habilidades. Do ponto de vista de aprender novas habilidades, não ter problemas seria um desastre, já que não haveria nenhuma situação em que praticar! Claro, aqui a ideia essencial é não agir como se o limão sempre fosse uma limonada. Essa posição é invalidante e simplifica demais as dificuldades de transformar algo muito doloroso e difícil em algo útil ou valioso.

Ponto de discussão: Junto aos participantes, discuta ocasiões em que conseguiram fazer, do limão, uma limonada. Quais dificuldades pessoais eles enfrentaram e tiraram proveito ou, de alguma forma, acabaram os influenciando de forma positiva?

✓ ### f. Aceite a confusão

Aceitar a confusão, ou inserir o paradoxo, é entrar no mundo do "sim e não" ou do "falso e verdadeiro" e permitir que as coisas sejam o que são. É ficar à vontade em meio ao paradoxo e à confusão. Diga aos participantes: "É possível que uma pessoa deseje a sua felicidade, mas também se recuse a fazer o que você quer. Posso ter razão ao dizer que faz muito frio, e você, ao dizer que está sentindo muito calor. Posso fazer o meu melhor e ainda fazer melhor".

Ponto de discussão: Nesta altura, leia e discuta, na Ficha 16A, situações em que os dois opostos podem ser verdadeiros, ou retome esse ponto quando você ensinar a ficha. Se não estiver usando esse material, discuta, junto aos participantes, paradoxos em suas próprias vidas.

g. Faça o advogado do diabo

Atuar como advogado do diabo é argumentar contra uma causa ou posição apenas pelo prazer de argumentar ou para determinar a validade de um ponto de vista. O uso dessa estratégia pode tornar mais fácil de encontrar a verdade nos dois lados de um argumento. Diga aos pacientes: "Quando você estiver trabalhando com seus próprios conjuntos de crenças, talvez seja útil a técnica das duas cadeiras. Coloque duas cadeiras, uma perto da outra. Sente-se em uma para defender um lado do argumento; sente-se na outra para assumir o ponto de vista oposto; e vá alternando até alcançar a clareza sobre os dois pontos de vista". (Consulte, no Cap. 7 do principal texto da DBT, uma discussão mais completa sobre essa estratégia.)

Exercício prático: Pergunte aos participantes vários dilemas ou conflitos que tenham tido em suas vidas. Selecione um para usar como caso prático e peça à pessoa para atuar como o advogado do diabo de ambos os lados o dilema, usando a técnica das duas cadeiras. Discuta.

h. Utilize metáforas e narrativas

Ao longo da história, metáforas e narrativas têm sido utilizadas para transmitir eventos complexos que podem ter vários significados. Narrativas também são uma forma de esclarecer o que alguém está deixando passar despercebido sobre algo. Por exemplo, uma pessoa pode estar concentrada em não querer comparecer ao grupo de treinamento de habilidades e decidir que estas são desnecessárias para que conquiste seus objetivos. Você pode salientar que isso é como entrar em um barco para atravessar um rio quando o barco não tem fundo. Tentar ser o que os outros querem é como uma tulipa tentando ser uma rosa só porque foi plantada em um jardim de rosas.

Encontrar um jardim de tulipas é uma alternativa. Aprender a aceitação é como um jardineiro que está aprendendo a amar os dentes-de-leão que surgem no jardim ano após ano, apesar de seus esforços para evitá-los. Mover-se devagarinho na beira do penhasco da montanha sem olhar para baixo pode ser ao mesmo tempo arriscado e a única maneira de sobreviver quando contornar o precipício for a única rota para a segurança.

Ponto de discussão: Solicite dos participantes quaisquer histórias das quais tenham ouvido falar e que os ajudaram a captar ao mesmo tempo a complexidade e os opostos em sua mente. Discuta.

✓ **2. Esteja ciente de que você está conectado**

✓ **a. Trate os outros como você deseja ser tratado/a por eles**
Diga aos pacientes: "Lembre-se de que se você for severo, crítico ou invalidante, é provável que seja tratado da mesma maneira".

Ponto de discussão: Discuta os ditados "O que vai, volta" e "O oceano e as ondas são um só". Discuta como a consciência da conexão se encaixa com os valores da "regra de ouro". Discuta como usar as habilidades GIVE ao longo do tempo é como investir em um banco que vai render dividendos – mesmo se não houver retorno imediato em cada ato de bondade.

b. Procure semelhanças entre as pessoas em vez de diferenças
É fácil sentir-se separado das pessoas quando as consideramos diferentes de nós. Também é muito mais fácil ser crítico e julgador em relação àqueles que consideramos muito diferentes. Tendemos a nos sentir mais perto das pessoas que se parecem conosco.

Ponto de discussão: Peça que os participantes mencionem pessoas de quem se consideram próximos e outras de quem se sentem distantes. Pergunte: "Você é mais parecido com aquelas de quem se considera próximo ou distante?". Discuta.

c. Observe as conexões físicas entre todas as coisas
Diga aos pacientes: "Quando você realmente presta atenção ao mundo físico, descobre que, na verdade, tudo está conectado a tudo. Cada parte de seu corpo está conectada a outra parte, seu corpo está conectado ao piso, que está conectado ao mundo exterior (mesmo se for por meio da interconexão com muitas coisas intermediárias), e assim por diante".

Exercício prático: Este pode ser um bom momento para fazer o exercício de *mindfulness* "Aceitação pela cadeira". Consulte a descrição desse exercício na Seção VI, Parte E (exercício final), no Capítulo 7 deste manual.

✓ **3. Aceite a mudança**

a. Mergulhe na mudança
Já que a mudança é um fato da vida, podemos muito bem não só a permitir, mas também abraçá--la, mergulhando nela.

Ponto de discussão: Solicite, dos participantes, ocasiões em que permitiram a mudança, mesmo quando era difícil. Quando foi fácil aceitá-la? Discuta.

b. Prática de aceitação radical da mudança
Diga aos participantes: "Quando as pessoas e os relacionamentos começam a tomar um rumo que você não gosta, pratique aceitação radical dessas mudanças. Permita que as pessoas de quem você gosta cresçam, se desenvolvam e mudem ao longo do tempo. Seja paciente com as mudanças graduais; prepare-se para as repentinas.

Ponto de discussão: Muitos indivíduos têm problemas com a mudança. Pergunte aos participantes com quais tipos de mudança eles sentem dificuldades. Discuta como aceitar radicalmente a mudança. (Ver Ficha de tolerância ao mal-estar 11.)

c. **Pratique acostumar-se à mudança**

Incentive os pacientes a se habituar a mudar, fazendo mudanças propositais de pequenas formas. Observe que, para as pessoas que não gostam de alterações, isso equivale a praticar ação oposta. (Ver Fichas de regulação emocional 9–11). A ideia é se sentir confortável com a mudança de tanto praticá-la.

Ponto de discussão: Pergunte quem gosta de mudar e quem não gosta. Para aqueles que não gostam, discuta como poderiam ficar mais à vontade com isso.

✓ 4. *Lembre-se de que a mudança é transacional*

a. **Observe como tudo afeta todo o resto**

Diga: "Preste atenção aos efeitos que aquilo que você faz e fala gera sobre os outros, e note também como o que eles fazem e falam lhe afeta. Observe como seu humor afeta os outros ao seu redor, e como os humores dos demais afetam você. Perceber que os seus próprios comportamentos e os dos outros decorrem de transações que se dão ao longo do tempo pode ajudar você a se livrar da culpa".

✓ b. **Pratique o desapego à culpa**

Incentive os participantes a se lembrar de que todas as coisas são causadas por muitas interações ao longo do tempo. A dialética é incompatível com a culpa, primordialmente porque se concentra em como todas as coisas são causadas, e como essas causas são transacionais ao longo do tempo. Também observe como isso é semelhante ao que é ensinado na prática de não julgar.

Exercício prático: Se tiver tempo, forneça aos pacientes a Ficha de efetividade interpessoal 16C: Identificando a dialética, e explique a tarefa. Dê-lhes tempo para verificar a resposta mais dialética em cada grupo. Discuta as respostas. Se o tempo permitir, pergunte aos participantes se eles se lembram de outras situações nas quais não está claro qual seria o curso de ação mais dialético entre duas ou mais opções.

As respostas corretas para a Ficha 16C são as seguintes: 1A, 2B, 3B, 4B, 5A, 6C, 7B, 8B.

XVI. HABILIDADES DE VALIDAÇÃO (FICHAS DE EFETIVIDADE INTERPESSOAL 17–19)[1]

Ponto principal: A validação dos sentimentos, das crenças, das experiências e das ações dos outros é essencial na construção de qualquer relacionamento de confiança e intimidade. Para se recuperar da invalidação, podemos usar as mesmas habilidades para validar a nós mesmos, junto com a verificação dos fatos e o reconhecimento de que a invalidação magoa.

Ficha de efetividade interpessoal 17: Validação. A ficha examina as razões para validação, o que é validação, o que há de mais importante a ser validado e os cuidados durante sua realização. É importante abordar essas questões, mas, a menos que haja um mal-entendido sobre o assunto, em geral, esta ficha pode ser estudada rapidamente.

Ficha de efetividade interpessoal 18: Um guia prático para validação. Dedique a maior parte de seu tempo a esta ficha. É importantíssimo que os participantes pratiquem diferentes tipos de validação e discutam problemas em validar os outros. Esta ficha baseia-se em seis níveis de validação que são ensinados a terapeutas e líderes do treinamento de habilidades. As habilidades também podem ser ensinadas aos pacientes em formato de revisão das habilidades GIVE.

Ficha de efetividade interpessoal 18A: Identificando a validação (*opcional*). Use esta ficha se você tiver tempo extra, ou a forneça como tarefa e discuta na sessão seguinte. As respostas corretas estão listadas a seguir, no final da Seção E, após os pontos de ensino, bem como no fim da introdução deste capítulo.

> **Ficha de efetividade interpessoal 19: Recuperando-se de invalidação.** Analise os pontos principais deste manterial. Se você não tiver tempo para esmiuçar esta ficha, forneça-a como uma das tarefas da Ficha de tarefas interpessoal 3 e instrua os participantes a usar, consigo mesmos, as mesmas estratégias de validação que aprenderam para validar os outros.
>
> **Ficha de efetividade interpessoal 19A: Identificando a autoinvalidação (*opcional*).** Use esta ficha se você tiver tempo extra, *ou* a forneça como tarefa e discuta na sessão seguinte. As respostas corretas estão listadas a seguir, no final da Seção F, bem como no final da introdução deste capítulo.
>
> **Ficha de tarefas de efetividade interpessoal 12: Validando os outros.** Os participantes devem preencher esta ficha de tarefas sempre que tiverem a oportunidade de praticar suas habilidades de validação, mesmo se não validaram. A primeira seção da ficha de tarefas pede aos pacientes para assinalar quais habilidades de validação eles praticaram "de propósito" com os outros. A expressão "de propósito" é enfatizada, para que os pacientes façam algum esforço para realmente experimentar as habilidades. A próxima parte da ficha de tarefas pede para anotar declarações validantes que tenham sido feitas para os outros, bem como quaisquer declarações invalidantes realizadas. A capacidade de os próprios participantes perceberem suas declarações invalidantes é tão importante quanto a de idealizar e verbalizar uma declaração validante. A ficha de tarefas também pede aos pacientes para descrever uma situação em que praticaram a validação, inclusive escrever exatamente o que foi dito, o resultado interpessoal do que se disse e como se sentiram após a interação. Então, pede-se para ensaiar declarações validantes por meio da anotação daquilo que fariam diferente na próxima vez (se é que fariam). Lembre os participantes: é pouco provável que eles se recordem exatamente do que fizeram e disseram em uma situação caso não tomem nota logo após a interação.
>
> **Ficha de tarefas de efetividade interpessoal 13: Autovalidação e autorrespeito.** A exemplo da Ficha de tarefas 12, lembre os pacientes para preencher esta ficha de tarefas sempre que tenham a oportunidade de praticar suas habilidades de autovalidação, quer tenham ou não efetivamente praticado. Adapte as instruções da Ficha de tarefas 12 para autovalidação.

✓ **A. O que é validação?**

✓ 1. ***Validação é encontrar o grão de verdade na perspectiva da outra pessoa ou situação***

   Quando validamos experiências, emoções, pensamentos, palavras ou ações dos outros, estamos verificando os fatos da situação.

   Exemplo: Se um amigo diz que seu braço está doendo, podemos nos solidarizar com ele ou oferecer ajuda – validando a dor.

   Exemplo: Se uma moça está se sentindo muito triste após a morte de seu cachorrinho, podemos tanto reconhecer seus sentimentos quanto constatar que faz sentido e é racional sentir-se triste após perder um bicho de estimação.

   Exemplo: Quando vamos sair para jantar, se uma pessoa diz que não tem muito dinheiro para gastar, podemos validar o que ouvimos e entender isso, sugerindo comer em um restaurante barato.

   Exemplo: Se uma pessoa experiente nos leva a um passeio turístico, podemos segui-la, validando que ela sabe o que está fazendo e aonde vai. O comportamento dela faz sentido.

   2. ***Quando validamos, comunicamos que entendemos a perspectiva da pessoa***

✓   Reconhecemos que todos os pensamentos, emoções e comportamentos têm uma causa, mesmo se não a conhecermos.

Exemplo: Se George se esquece de um compromisso com Mike, este último pode reconhecer que é compreensível, levando em conta o turbilhão que está acontecendo na vida de George atualmente.

Exemplo: Se Sara deixa cair e quebra algo muito valioso que pertence a Ruth, esta pode reconhecer que foi um acidente.

Exemplo: Se Dave tem um problema com álcool e continua a ter recaídas, sua amiga, Keisha, pode comunicar que entende que a vontade de beber pode tornar-se irresistível e que pode ser realmente difícil se livrar da adição do álcool.

✓ 3. **Validar não é igual a concordar**

A validação não significa necessariamente aprovar (nem concordar com) o que a outra pessoa está fazendo, dizendo ou sentindo. Não significa concordar com o que você não concorda. Significa compreender a perspectiva da outra pessoa.

Exemplo: Um amigo tomou duas cervejas em um *show*; uma hora depois de tomar a segunda, pegou o volante e, no caminho de casa, foi parado em uma batida da balada segura. Tendo feito o teste do bafômetro, teve sua carteira de motorista apreendida por dirigir embriagado. Podemos dizer: "Entendo que você imaginou que seria seguro dirigir após esperar uma hora".

💬 **Ponto de discussão:** Como podemos validar sem concordar? Muitas pessoas confundem esse detalhe. Solicite ideias dos participantes sobre como validar a outra pessoa nas seguintes situações, ou em situações sugeridas pelos indivíduos. (1) Em uma discussão política, uma pessoa fala algo de que discordamos radicalmente (p. ex., "Pelo jeito, você e eu defendemos lados políticos muito diferentes). (2) Uma pessoa quer assistir a um filme que não queremos assistir (p. ex., "Entendo por que você quer assistir a esse filme, mas eu gostaria mesmo é de ver aquele outro").

✓ 4. **Validação não significa "tornar" algo válido**

A validação não significa endossar ou verificar aquilo que é inválido.

Exemplo: "Se alguém estiver com raiva de você por ter comido o último pedaço de bolo, mas você não o comeu, é possível validar que a pessoa está com raiva, e não que você realmente o comeu".

B. **Por que validar?**

1. **A validação melhora nossas interações com os outros**

Ela mostra que:

- Estamos ouvindo e entendemos.
- Não estamos sendo julgadores.
- Podemos ver os fatos ou a verdade de uma situação.

2. **Melhora a efetividade interpessoal**

Ela reduz vários obstáculos à efetividade:

- Pressão para provar quem está certo.
- Reatividade negativa.
- Raiva.

3. **Possibilita a solução de problemas, a proximidade e o apoio**

    Também torna os outros mais receptivos ao que temos a dizer.

    Ponto de discussão: Suscite ocasiões em que os participantes se sentiram invalidados, e contraste com outras vezes em que se sentiram validados. Qual a diferença entre as ocasiões? Que sensação cada qual transmitiu? Como cada uma delas afetou seu comportamento?

4. **A invalidação magoa**

    Exemplo: À mesa, Bill participa de uma reunião importante, ouvindo a apresentação de um visitante, quando, acidentalmente, derruba o *notebook* no chão, fazendo um barulhão. O líder da equipe de Bill para, se vira e diz: "Puxa vida, pare de se distrair com multitarefas! Temos um convidado importante". Bill se sente extremamente envergonhado e com raiva, pois estava prestando muita atenção na palestra e usava o computador para fazer anotações para a equipe. Mais tarde, ao chegar em casa, ele conta a história a sua parceira, que comenta: "Por que você continua fazendo isso consigo mesmo? Nesse ritmo, nunca vai conseguir uma promoção".

    Ponto de discussão: Pergunte aos participantes como eles acham que Bill deve ter se sentido após as respostas de seu líder de equipe e de sua parceira. Por que essas respostas magoam tanto? O que está faltando nelas? Realce que está faltando capacidade de entender Bill, seu comportamento e seus sentimentos.

    Ponto de discussão: Peça aos participantes exemplos de algo validante que o líder da equipe poderia fazer. Aqui, uma resposta sensata para o ocorrido seria simplesmente ignorar a queda do computador, pois ignorá-la implicaria que foi algo insignificante e não proposital. Em seguida, pergunte: "Que resposta validante a parceira de Bill poderia dar?". Se os membros do grupo tiverem dificuldade para gerar uma resposta de validação, então, ofereça um exemplo como: "Ah, isso deve ter sido tão frustrante, em especial porque você estava fazendo um favor a todos, tomando notas". Se os pacientes disserem que isso soa muito "sentimental", incentive-os a colocar em palavras uma resposta validante que gostariam de receber de alguém.

C. **Coisas importantes para validar**

1. **Valide apenas o válido**

    É muito importante validar apenas o que é válido, pois quando validamos algo não estamos apenas verificando esse algo; também estamos reforçando experiências, emoções, pensamentos, palavras ou ações que validamos.

2. **Valide os fatos de uma situação**

3. **Valide as experiências, os sentimentos, as emoções, as crenças, as opiniões ou os pensamentos de uma pessoa**

    Exemplo: Se Antwan diz que seu braço dói e, portanto, não quer ir à escola no dia de um teste importante, a mãe dele pode validar essa dor, mas invalidar a ideia de que é necessário ficar em casa.

    Exemplo: Se Maria tem um medo intenso de ir para a cama sem os sapatos, Emma pode validar que isso faz sentido (já que Maria foi atacada, em sua cama, por um intruso), mas não validar que ir para a cama sem sapatos é perigoso.

    Exemplo: Se Jorge está chateado, reclamando que foi reprovado em um teste importante, Juan pode conferir a pontuação que o aprova e validar que o amigo não foi tão bem quanto gostaria, mas invalidar que o resultado foi a reprovação.

4. Valide o sofrimento e as dificuldades

Nos três exemplos citados anteriormente, a mãe do menino, Emma e Juan validam o sofrimento ou as dificuldades da outra pessoa.

✓ ### D. Como definir o que é válido?

Uma coisa é válida se tiver uma ou mais das seguintes qualidades.

1. Relevante e significativa para o caso ou circunstância

Exemplo: Quando indagado se acha que Bill Jones tem sido um bom líder, é relevante e significativo discutir as habilidades de liderança e as convicções desse indivíduo; é irrelevante ignorar Bill Jones e, em vez disso, comentar que você considera Susan Smith muito fraca como líder.

✓ #### 2. Bem fundamentada ou justificável (em termos de fatos empíricos, inferência logicamente correta ou autoridade geralmente aceita)

Exemplo: É válido dizer que está chovendo quando de fato está, mas não quando o céu estiver azul e sem nuvens.

✓ #### 3. Apropriada ao objetivo em vista (i.e., efetiva para alcançar os objetivos principais do indivíduo)

Exemplo: Se Joanne (que tem um problema com a bebida) diz que beber faz ela imediatamente se sentir melhor, podemos validar o fato de que o álcool tem esse efeito, mas também invalidar que beber para solucionar problemas será efetivo se Joanne quiser subir a escada corporativa.

✓ ### E. Como validar

Os níveis de validação a seguir e os da Ficha de efetividade interpessoal 18 são os mesmos que os terapeutas usam no tratamento individual de DBT, e que todos os membros da equipe de DBT usam. Em sua maioria, um se beneficia do outro. Em cada nível subsequente de 1 a 6, a validação é mais forte.

> **Nota aos líderes:** Analise a Ficha 18 e leia os exemplos. Se o tempo permitir, peça outros exemplos aos participantes.

✓ #### 1. Preste atenção

Diga aos pacientes: "Quando você presta atenção, trata o indivíduo e o que ele está dizendo ou fazendo como relevante e significativo – algo que merece atenção séria. Comunica que a pessoa, no momento, é visível, vista e importante para você. Esteja atento às suas próprias reações não verbais a fim de evitar a invalidação – por exemplo, revirar os olhos, dar as costas ou dizer: 'Não me importo com o que você diz'".

Como se observa na discussão das habilidades de *mindfulness* direcionada aos outros (ver Seção XII), uma das características mais importantes de um bom relacionamento é que os indivíduos prestam atenção uns aos outros. As pessoas vão parar de nos trazer flores se nós as ignorarmos quando isso acontece. Vão parar de querer estar conosco se nós as ignorarmos quando estão por perto.

Mesmo quando discordamos ou não entendemos, precisamos prestar atenção ao comportamento, às crenças e aos sentimentos alheios. Como conseguiríamos aprender coisas novas ou conhecer outras pessoas se as ignorássemos sempre que discordássemos?

Enfatize aos participantes que prestar atenção *não* é concordar nem aprovar as atividades, as emoções, as crenças ou outras experiências de alguém. Apenas reconhece que a pessoa está viva e faz a diferença.

Quando *ignoramos* uma pessoa, comunicamos que suas atividades, sentimentos, crenças ou experiências são desimportantes, irrelevantes e que têm pouco significado para nós. Embora, no esquema superior das coisas, todos os seres sejam importantes, a maior parte do que as pessoas fazem e dizem é desimportante, irrelevante ou ineficaz. Quando isso acontece, faz sentido ignorá-las temporariamente, em especial, se queremos que elas parem o que estão fazendo ou dizendo.

Exemplos: Podemos ignorar as pessoas quando fazem birra e só prestar atenção nelas quando pedem o que querem. Podemos ignorar alguém que está nos insultando, em vez de contra-atacar. Se uma pessoa não para de mudar de assunto ou de opinião sobre algo, também podemos ignorar isso e apenas continuar a fazer seja lá o que estivermos fazendo. Se um comentarista de TV tem a fama de exagerar os fatos, podemos ignorar seu programa e assistir a algo melhor.

Exercício prático: Se ainda não foi feito, use o exercício para prestar atenção descrito nas habilidades GIVE (consulte a Seção VI, B, 2, "[agir demonstrando estar] Interessado").

✓ 2. **Comente sem julgar ou criticar**

Diga aos participantes: "O objetivo do próximo nível de validação é comunicar que você escutou com precisão o que a outra pessoa disse. Esteja aberto à correção. É importante não adicionar suas próprias suposições e interpretações".

Exemplo: Uma pessoa pode dizer com a voz desesperada: "Ela me odeia". Para validar, poderíamos dizer: "Então você está se sentindo desesperado e tem realmente certeza de que ela te odeia..." (omitindo a declaração "Isso é bobagem, afinal você sabe que ela não te odeia").

Enfatize aos participantes que comentar *não* implica aprovação ou incentivo. Tampouco implica avaliação da efetividade ou do valor. Validar não significa que necessariamente concordamos ou achamos que essa é a única perspectiva possível. A validação neste nível não requer que acrescentemos, em palavras, atos ou respostas não verbais, que as respostas da outra pessoa correspondem aos fatos empíricos quando não correspondem.

Exemplo: Podemos validar que uma pessoa pensa que alguém a está ameaçando sem concordar que ela na verdade está sendo ameaçada. Podemos validar que alguém se sente irritado sem concordar com o motivo pelo qual isso acontece.

Ponto de discussão: Solicite, dos participantes, ocasiões em que os outros não ouviram com precisão o que eles haviam falado. Qual foi a sensação? Discuta.

Exercício prático: Divida os membros do grupo em duplas. Peça a uma pessoa em cada dupla para descrever uma situação da última semana de sua vida ou da prática das habilidades. Instrua a outra a ouvir e, depois, comentar com o interlocutor. Primeiramente, o comentário deve tentar oferecer uma compreensão correta do que foi dito. Mais à frente, ela deve fazer um comentário incorreto sobre um trecho do relato que foi mal-interpretado. Instrua o interlocutor que continue tentando explicar a situação para o ouvinte. Após um tempo, peça aos participantes para alternarem os papéis, com o ouvinte falando e o falante ouvindo. Discuta como cada um se sentiu ao ser bem compreendido e ao ser mal-interpretado.

✓ 3. **"Leia mentes"**

Explique aos pacientes: "A validação de nível 3 é descobrir o que está acontecendo com uma pessoa sem que ela o tenha verbalizado em palavras.

Na linguagem cotidiana, isso é conhecido como 'sensibilidade interpessoal'. Há vários modos de ler o que está acontecendo com a outra pessoa. O tom de voz e a linguagem corporal, incluindo a expressão facial, podem comunicar aspectos da experiência que um indivíduo não colocou em palavras. Observe a postura, o rosto e o comportamento da pessoa. Junte essa informação com o que está acontecendo e com o que você já conhece sobre ela. Às vezes, apenas estar a par da situação, como quando um ente querido morreu de repente ou alguém acaba de noivar, pode ser suficiente para permitir ler o que está acontecendo com a pessoa. Em seguida, expresse como você acha que ela pode estar se sentindo, o que pode estar desejando ou pensando. Quando alguém sabe como você se sente ou o que está pensando sem precisar contar diretamente, quase sempre isso é experimentado como validante. No mínimo, essa validação comunica que você conhece a outra pessoa – que você está validando o indivíduo como ele é".

Para praticar esse nível de validação, peça, aos participantes, que encontrem uma palavra para descrever o sentimento que estão vendo no outro e, depois, contar à outra pessoa o que enxergam, como nos exemplos a seguir.

Exemplo: "Vejo que você está muito animado com essa ideia".

Exemplo: "Lamento você não ter recebido o empréstimo para pagar a hipoteca daquela casa maravilhosa. Deve ter sido muito decepcionante". (Isso é mais validante do que prestar atenção sem dizer nada ou limitar-se a dizer: "Sinto muito por isso".)

Exemplo: "Você deve estar se perguntando o que está acontecendo conosco, para termos alterado o cronograma tão radicalmente".

a. **Use a cautela e esteja aberto à correção**
A validação de nível 3 pode estar repleta de perigos e ter o potencial para grandes danos. O principal perigo é que uma descrição incorreta ou apenas parcialmente correta das experiências privadas da outra pessoa lhe seja enfiada goela abaixo. Diga aos participantes: "Não utilize as consequências ou as funções de comportamento observadas como prova de outra intenção particular. Se você se sentir manipulado com o que alguém diz ou faz, não presuma que a intenção foi manipulá-lo. Se um amigo se atrasa para pegá-lo, não suponha que ele não se importa com você. Para ser efetiva, a validação de nível 3 exige que você aceite que pode ter feito a leitura errada da outra pessoa".

b. **Ofereça uma leitura da outra pessoa com certa hesitação**
Uma boa ideia é oferecer uma leitura da outra pessoa como hipótese ou suposição, por exemplo: "Imagino que você deva estar realmente decepcionado com isso", em vez de "Você está mesmo se sentindo decepcionado com isso". Lembre aos pacientes: "Permaneçam abertos a serem corrigidos pela outra pessoa. Lembrem-se: ninguém consegue de fato observar os pensamentos e os sentimentos internos dos outros".

> **Ponto de discussão:** Suscite, junto aos pacientes, ocasiões em que outras pessoas lhes fizeram ou negaram um pedido, com nenhuma compreensão aparente de como isso os afetaria. Qual foi a sensação? O que eles desejariam que os outros tivessem dito ou feito de forma diferente? Discuta.

✓ 4. *Comunique compreensão das causas*

Diga aos pacientes: "Tente descobrir em que contexto os sentimentos, os pensamentos e as ações de uma pessoa fazem sentido, levando em conta sua história e situação atual, mesmo se você não aprova os comportamentos, as emoções ou as ações em si. O objetivo é comunicar à pessoa que o comportamento dela é compreensível à luz dos eventos anteriores ou circunstâncias. Em essência, você está dizendo: 'Devido a seu histórico X, como sua experiência/seu comportamento poderia ser diferente de Y?'".

Aqui, o primordial é que todo o comportamento é, em última análise, compreensível e sensato, se levamos em conta as causas.

a. **Histórico de aprendizagem**
Podemos comunicar que o comportamento de uma pessoa faz sentido devido ao seu histórico de aprendizagem, mesmo se não fizer em termos dos eventos atuais.

Exemplo: Podemos dizer que faz sentido ter medo de se embrenhar em um beco, caso a pessoa tenha sido assaltada em um beco escuro na semana passada, mesmo se o beco em particular for bem iluminado, ainda ser dia claro e o bairro for um lugar seguro para andar.

Exemplo: Podemos dizer a um imigrante recém-chegado aos Estados Unidos que faz sentido que a pessoa cometa muitos de erros de inglês, se ela nunca falou esse idioma antes.

Exemplo: Podemos dizer a alguém que entendemos sua raiva contra nós, levando em conta que alguém lhe contou que roubamos seu dinheiro, mesmo quando não fomos nós os autores do furto.

Exemplo: Podemos comunicar que faz sentido estar um pouco desanimado em relação a um novo programa de perda de peso, se todos os programas que a outra pessoa tentou antes fracassaram.

b. **Um evento anterior**
Podemos comunicar que o comportamento de uma pessoa faz sentido devido a um evento anterior, mesmo se não faz sentido em termos dos fatos presentes.

Exemplo: Podemos dizer que faz sentido portar um guarda-chuva rumo ao trabalho se a moça do tempo avisou que irá chover, mesmo que o dia tenha começado brilhante e ensolarado.

✓ *Exemplo:* Um amigo ouve falar que outros receberam convites e foram à festa de aniversário de um amigo, mas ele não foi convidado. Podemos dizer que faz sentido ele ficar imaginando que foi excluído de propósito. Isso faz sentido, mesmo se o fato verdadeiro (e desconhecido para os dois amigos) foi que o cachorro comeu o convite.

c. **Um transtorno mental ou físico**
Podemos comunicar que o comportamento de uma pessoa faz sentido em decorrência de um transtorno mental ou físico, mesmo que não faça sentido em termos dos fatos.

Exemplo: Podemos dizer que faz sentido a outra pessoa se cansar facilmente (e com mais intensidade do que as outras) após um leve esforço se ela estiver realizando tratamentos para o câncer.

Exemplo: Podemos dizer que faz sentido a pessoa sentir-se desesperada se ela tiver depressão, mesmo no caso de a situação não ser desesperadora.

Exemplo: Podemos dizer a alguém que sua interpretação de que estamos zangados faz sentido, levando em conta o nosso tom de voz ríspido, mesmo se estivermos ansiosos, e não com raiva.

✓ 5. *Reconheça o válido*

A validação de nível 5 é comunicar que as experiências de uma pessoa fazem sentido porque se encaixam com os fatos presentes, são bem fundamentadas, são logicamente corretos ou são efetivas para seus objetivos finais. Esse nível de validação está no âmago da DBT. É responder sim à pergunta "Isso pode ser verdade?". Envolve a procura de como o comportamento da pessoa faz sentido porque é uma resposta sensata ou normativa a uma situação atual.

Exemplo: Às vezes, Sharon mostra-se tímida em grupos. Agora ela está frequentando um grupo de treinamento de habilidades em DBT. Quando, ocasionalmente, fala no grupo, John, do outro lado da mesa, a observa com um olhar irritado e ameaçador. Após uma sessão do grupo, Sharon comenta com uma amiga do grupo: "John estava me fitando de um jeito estranho. Da próxima vez quero me sentar bem longe dele". Uma resposta que validaria Sharon em termos do que realmente aconteceu seria: "Olha, entendo perfeitamente e eu também não gostaria de me sentar perto dele se eu fosse você. Ele ficou olhando fixo quando você começou a falar".

✓   Diga aos participantes: "No nível 5, também *aja* em relação ao que você considerou válido. Muitas vezes, *não agir* em relação ao que uma pessoa diz ou faz é invalidante. Por exemplo, alguém está pedindo socorro em uma casa em chamas; o bombeiro em serviço apenas olha e diz: 'Eu vejo que você precisa ser salva', mas não tenta salvá-la. Isso seria incrivelmente invalidante".

         Exemplos: "Se você for criticado por não levar o lixo para fora em seu dia, admita que é o seu dia e o leve. Se alguém apresenta um problema, ajude a pessoa a resolvê-lo (a menos que ela só queira ser ouvida). Se as pessoas estiverem com fome, dê-lhes comida. Reconheça o esforço que o indivíduo está fazendo".

         De novo, porém, a cautela é necessária. Podemos insultar e invalidar uma pessoa se tentarmos validar algo devido a causas passadas ou características pessoais, quando as circunstâncias presentes tornam uma resposta válida.

✓   *Exemplo:* "Você é criticado por não levar o lixo para fora no seu dia e responde, dizendo: 'Você só está chateada comigo porque teve um dia ruim', ou então diz que a outra pessoa está aborrecida por conta de acontecimentos da infância. Esses são dois exemplos da validação de nível 4. Entretanto, usar esses eventos pessoais ou passados evita reconhecer que é razoável que a outra pessoa queira que você leve o lixo para fora quando é a sua vez". Isso não só é invalidante, como, em geral, também é um desaforo.

✓   **6. Demonstre igualdade**

         Diga aos participantes: "Responda à outra pessoa como se ela tivesse o mesmo *status* que você e fosse merecedora de igual respeito. A validação de nível 6 é o oposto de tratar a pessoa de modo condescendente ou como se fosse excessivamente frágil. É responder ao indivíduo como se ele fosse capaz de comportamento efetivo e sensato, em vez de supor que é inadequado ou superior. Implica em ser seu autêntico *self* dentro do relacionamento".

Exercício prático: Um por um, peça a cada participante que descreva brevemente uma parte difícil ou frustrante do seu dia ou de sua semana; peça ao colega à esquerda do indivíduo que diga algo validante (e breve). Então, essa pessoa compartilha algo com o colega à sua esquerda, que, por sua vez, diz algo validante, e assim por diante. Continue até que todos os participantes (inclusive os líderes) tenham compartilhado e validado. Em seguida, liste no quadro todos os comportamentos validantes que as pessoas notaram e compare-os com os métodos de validação listados na Ficha de efetividade interpessoal 18.

         Continue: "Talvez seja muito difícil validar quando você não entende o ponto de vista da outra pessoa, ou quando os sentimentos ou comportamentos alheios não fazem sentido para você. Nessas situações, das duas, uma: valide os sentimentos ou o ponto de vista da pessoa, mas não o que ela faz; ou admita que não entende, mas quer entender. Esse é um exemplo de ser autêntico e tratar a pessoa com igualdade".

         Exemplo: Algumas pessoas alegam que não conseguem compreender por que uma pessoa se envolve em comportamentos disfuncionais. Aqui, a chave é reconhecer que o comportamento mais disfuncional é uma resposta à dor emocional, quando a pessoa não encontra outra maneira de reduzir a dor. Nessas situações, uma resposta validante poderia ser: "Percebo que você está sofrendo muito, sem dúvida". Nesse caso, estamos validando a emoção, mas não o comportamento.

         Exemplo: Uma estratégia alternativa que pode ser muito efetiva é dizer: "Sei que você quer que eu entenda isso e, acredite, quero entender isso, mas não estou conseguindo. Vamos continuar conversando. Conte-me outra vez". Essa estratégia alternativa, apresentada de modo não crítico, comunica que a nossa falta de entendimento é o problema na conversa, e não a invalidação das emoções ou do comportamento da outra pessoa. Também comunica um profundo interesse sobre as dificuldades do outro.

Exercício prático: Se você tiver tempo, distribua a Ficha de efetividade interpessoal 18A: Identificando a validação, e explique a tarefa. Dê aos participantes tempo para verificar a resposta mais validante para cada par. Discuta as respostas. Se o tempo permitir, pergunte aos pacientes se eles têm outras situações nas quais não está claro qual seria o curso de ação validante mais efetivo entre duas opções.

As respostas corretas para a Ficha 18A são as seguintes: 1B, 2A, 3A, 4B, 5A, 6B, 7B, 8B.

F. Recuperando-se da invalidação

Analise com os participantes a Ficha de efetividade interpessoal 19: Recuperando-se da invalidação. Comece dizendo: "Recuperar-se da invalidação pode ser tão importante quanto validar os outros. Existem vários tipos de invalidação. Algumas são úteis e algumas são prejudiciais".

1. Invalidação útil

Diga aos participantes: "Quando suas opiniões, suas crenças ou seus comportamentos forem invalidados e, de fato, estiverem baseados em informações falsas ou imprecisas, a invalidação pode ser útil. Quando feitas com respeito, essas interações não costumam ser aflitivas e podem até ser vantajosas. Por exemplo, dar e receber *feedback* corretivo e envolver-se em debates sobre as opiniões podem ser essenciais para o estímulo intelectual e o crescimento pessoal".

a. **Feedback corretivo**
Continue: "O *feedback* corretivo consiste em informações que mostram claramente que seus fatos estão errados, suas crenças não fazem sentido lógico em termos dos eventos reais ou seu comportamento não é efetivo para alcançar seus objetivos. Quando o *feedback* é correto e fornecido de modo não crítico, mas aberto à discussão e ao seu ponto de vista, você pode concordar, mudar sua mente, sentir-se bem e ir em frente".

Ponto de discussão: Solicite, dos participantes, ocasiões em que lhe disseram que os fatos em que se baseavam estavam incorretos (e eles realmente estavam incorretos). Solicite ocasiões em que lhes demonstraram que suas opiniões sobre uma coisa não faziam sentido lógico.

b. **Debates de opinião**
Continue: "Debates de opinião podem ocorrer quando uma pessoa não concorda com suas opiniões ou crenças, tais como pontos de vista políticos, crenças religiosas, posições filosóficas ou outras crenças que alguém poderia, sensatamente, discordar. A pessoa pode dar fortes argumentos contra o seu ponto de vista. Em geral, o fato de você se sentir invalidado vai depender se o outro indivíduo trata seus pontos de vista com respeito e lhe escuta, mesmo discordando. É fácil sentir-se bem após uma discussão ou debate saudável, mas respeitoso, e continuar em seu caminho".

Ponto de discussão: Solicite, dos participantes, ocasiões em que tiveram acalorados debates políticos com amigos, familiares ou colegas. Discuta quem discordou deles e como se sentiram em relação a isso.

2. Invalidação corrosiva

Diga aos pacientes: "Mas a invalidação pode ser extremamente angustiante quando seu ponto de vista é desconsiderado, enquanto a validade da outra pessoa permanece sem ser questionada. O quão angustiante isso será depende da importância do indivíduo invalidador e da importância de sua própria posição para seu respeito próprio e sua capacidade de confiar em si mesmo. Existem tantos níveis de invalidação prejudicial quanto existem níveis de validação. Eis vários exemplos de invalidação prejudicial".

a. **Ser ignorado**
"Os outros não prestam atenção ao que você faz ou diz, mesmo quando aquilo que faz ou quer dizer é válido e pertinente. Você é tratado como uma pessoa insignificante e irrelevante. Isso é

particularmente nocivo se esse padrão for persistente e de longa duração. O problema é que você pode facilmente começar a se sentir insignificante e irrelevante".

b. Não ser compreendido

"Os outros não compreendem o que você tem a dizer, o que pensa ou como se sente, mesmo quando continua tentando lhes dizer. O que você diz sobre si mesmo ou as suas experiências simplesmente não interessam ao outro indivíduo. Pode ser que a pessoa seja insensível, incapaz de 'captar' aonde você quer chegar ou tenha suas próprias opiniões sobre você, não importa o que diga ou faça.

O problema disso é que você pode começar a questionar sua capacidade de se comunicar com os outros. Talvez você inclusive comece a se perguntar: será que eles estão certos em relação a você, e você mesmo é quem está errado?".

c. Ser lido erroneamente

"Os outros não só leem mal os seus atos, mas são insensíveis ao que está acontecendo com você, a menos que você lhes 'soletre' em linguagem bem clara. O problema é que, nesses casos, é fácil ter a sensação de que você é muito diferente dos outros e de que as suas respostas são muito diferentes das dos outros. Talvez também comece a acreditar que as outras pessoas são sensíveis a você, mas simplesmente não se importam. Isso pode levá-lo a acreditar que é inadequado ou que há algo de errado com você."

d. Ser mal-interpretado

"Outras pessoas sugerem causas compreensíveis, mas incorretas para seu comportamento e suas experiências. Você diz como se sente, e os outros comentam: 'Não, você não se sente assim'. Ou podem interpretar com absoluta certeza a sua intenção para fazer ou dizer coisas. Com frequência, as inferências delas sobre a sua intenção são pejorativas e ofensivas e se baseiam em como seu comportamento as afeta: 'Eu me sinto manipulado; portanto, você teve a intenção de me manipular'. Muitas vezes, suas razões para fazer ou não fazer as coisas são mal interpretadas de maneiras que lhe fazem parecer motivado a estar incorreto, ineficaz ou, senão, problemático. Razões válidas para seu comportamento, como aprendizagem anterior ou características biológicas, são ignoradas. Supõe-se que, se você quisesse ser diferente, seria diferente. Mas é difícil se sentir aceito e apreciado quando as pessoas costumam lhe interpretar mal".

e. Ter os fatos atuais ignorados ou negados

"Os fatos que explicam seu comportamento racional são desconsiderados, ou considerados desimportantes ou distorcidos. Por exemplo, você está atrasado por causa do tráfego, e seu amigo responde: 'Ah, você está sempre atrasado; não me venha com essa'. Respostas que fazem todo o sentido sob as circunstâncias presentes são explicadas em termos do passado. Por exemplo, seu chefe atual, que repetidamente fracassa em fornecer o apoio prometido, diz: 'Você desconfia de mim porque sua chefe anterior fazia promessas que não cumpria'. O problema é que, quando os fatos atuais são ignorados ou negados, às vezes isso pode levar a consequências graves – por exemplo, quando você é abusado, mas o abusador nega, ou você é inocente de um crime, mas considerado culpado."

f. Receber tratamento não equânime

"Os outros lhe tratam como se você fosse muito diferente em aspectos essenciais, mesmo quando, na verdade, não é tão diferente assim. Você é tratado como inferior, criança, frágil ou incapaz de realmente entender a outra pessoa. O problema é que, se você for tratado como diferente dos outros, é difícil se sentir parte do grupo".

3. *Invalidação traumática*

> **Nota aos líderes:** A discussão a seguir é particularmente apropriada para grupos de pacientes que sofreram abuso físico ou sexual ou outros eventos traumáticos, e/ou que tenham um diagnóstico formal de TEPT. Personalize a discussão conforme apropriado a um determinado grupo.

A invalidação traumática é aquela que, além de extrema ou repetitiva, abarca experiências privadas significativas dos indivíduos, de características que identificam como importantes aspectos de si mesmos ou reações a si ou ao mundo. A invalidação traumática pode estar focada em percepções das pessoas sobre si próprias e sobre seu ambiente, experiências sensoriais, pensamentos e crenças, emoções e desejos e/ou ações. Com frequência, há uma violação de ideias sobre si mesmos e o mundo, e a integridade de suas próprias percepções sobre si mesmos e seus ambientes.

Em geral, a invalidação traumática vem de uma pessoa, grupo ou autoridade muito importante, de quem o indivíduo é ou era dependente para seu senso de integridade pessoal e bem-estar. Pode ocorrer apenas uma vez, como quando a mãe se recusa a acreditar que a filha está dizendo a verdade quando relata ter sofrido abuso sexual de seu pai, ou quando uma testemunha falsamente atesta que determinada pessoa tenha cometido um crime. Ou pode ser um acúmulo de descuidos e leituras errôneas de emoções, motivos e ações de uma pessoa ou de uma instituição importante, ou por parte da família, ou toda a família ou outro grupo importante, acúmulo esse que leva à exclusão psicológica ou à percepção do indivíduo como excluído.

O problema com essa invalidação extrema ou invasiva é que ela resulta em uma ameaça à integridade psicológica da pessoa, bem como em um sentimento confuso de veracidade e credibilidade internas, colocando o indivíduo em um estado de insegurança invasiva. Sequelas comuns dessa invalidação incluem memórias e pensamentos intrusivos; voltar a experimentar a invalidação; vergonha, confusão, raiva e defensividade intensas; sensibilidade interpessoal acentuadamente aumentada a novas invalidações; intensos esforços para obter a validação do invalidador, bem como esforços persistentes para obter a validação alheia; e evitar contato com os invalidadores, além de dificuldades em confiar em outras pessoas.

4. *Recuperação da invalidação prejudicial*

Dê a Ficha de efetividade interpessoal 19 aos participantes. Diga-lhes: "Há muitas coisas que você pode fazer para se recuperar da invalidação prejudicial. Eis algumas delas".

✓ a. **Verificar os fatos**
"Verifique *todos* os fatos de forma não defensiva. Verifique-os também com outra pessoa em quem você pode confiar para validar algo válido. Esse é um passo crucial após a invalidação, para que você não volte a experimentá-la."

b. **Reconheça e trabalhe para mudar suas respostas inválidas**
"Se suas respostas foram incorretas ou ineficazes, admita isso e tente mudar o seu modo de pensar, dizer ou fazer. Além disso, pare de colocar a culpa em alguém; raramente isso ajuda uma situação."

c. **Evite declarações autocríticas**
"Mesmo caso tenha cometido um erro ou acreditado em algo que não é correto, isso não significa que você seja um 'idiota' ou mesmo culpado por não saber dos fatos. Lembre-se de que, muitas vezes, existem diversas razões válidas para o comportamento inválido."

d. **Lembre-se de que todo comportamento é causado**
"Também é importante lembrar-se de que todo comportamento é causado, e que isso também vale para suas respostas. Lembre-se de que você está e sempre esteve fazendo o melhor que pode, levando em conta as circunstâncias e sua história pessoal".
"Admita que magoa ser invalidado por outros, mesmo que eles estejam certos."

e. **Seja compassivo em relação a si mesmo. Pratique autoacalmar-se. Admita que magoa ser invalidado pelos outros, mesmo se eles estiverem certos.**
"Ficar impassível pode ser necessário enquanto a pessoa estiver invalidando você, mas, consigo mesmo, há todos os motivos para ser compassivo e autoacalmante. Ser invalidado magoa para valer."

f. **Lembre-se de que a invalidação, mesmo quando você está certo, raramente é uma catástrofe.**
"Mantenha em mente que respostas inválidas – de outra pessoa ou suas próprias – em geral, não são o fim do mundo".

g. **Reconheça suas respostas válidas**
"Se suas respostas foram válidas sob as circunstâncias, reconheça que você está correto ou que suas reações são sensatas e normais para a situação. A autovalidação pode exigir muito esforço e muito processamento verbal com os outros, mas vale a pena".

h. **Descreva suas experiências e ações em um ambiente solidário**
"Descrever suas experiências e comportamentos pode ser vital em superar a invalidação. O processo descritivo é semelhante à terapia de exposição para transtornos de trauma e ansiedade. Ao experimentar a vergonha não reforçada e a invalidação pessoal evocadas na descrição, você pode gradualmente aprender que suas respostas são compreensíveis e válidas em aspectos importantes."

✓ **Exercício prático:** Peça aos participantes para assinalarem, na Ficha de efetividade interpessoal 19, cada conjunto de comportamentos em que enfrentam dificuldades. Então, leia cada um e pergunte quem assinalou cada item. Considere usar essas informações para atribuir as tarefas durante a semana.

✓ i. **Use em si mesmo todos os passos para validar**
"Validar-se pode parecer um tópico muito simples, mas as pessoas frequentemente se esquecem disso. Todos podem usar em si mesmos cada nível de validação de que falamos".

- *"Preste atenção* a seu próprio comportamento (pensamentos, sentimentos e ações)."
- *"Reflita* ao descrever a si mesmo seus próprios comportamentos privados (pensamentos e sentimentos) e públicos (ações)".
- *"Seja atento às suas próprias emoções e à situação.* Seja sensível ao que as suas emoções e a situação podem estar lhe dizendo sobre o que você precisa."
- *"Tente entender* seus mais profundos pensamentos e sentimentos. De novo, reconheça que todos os seus comportamentos são causados e, portanto, inerentemente compreensíveis. Lembre-se de que você está fazendo o melhor a seu alcance."
- *"Reconheça o válido* defendendo a sua posição quando seu comportamento for válido, mesmo se os outros não o percebem."
- *"Trate a si mesmo com respeito.* Enxergue-se como igual aos outros."

✓ j. **Pratique aceitação radical de si mesmo**
"Praticar a autoaceitação radical exige o reconhecimento de que ser invalidado pelos outros nos magoa. Exige autocompaixão e saber autoacalmar-se. Em última análise, será muito mais fácil se você também conseguir praticar aceitação radical da pessoa que o invalidou."

Incentive os pacientes a usar alguns dos exercícios de aceitação da realidade na Ficha de tolerância ao mal-estar 11B: Praticando a aceitação radical passo a passo e na Ficha de tolerância ao mal-estar 14: Meio sorriso e mãos dispostas. Por exemplo, pode ser muito útil imaginar, com um meio sorriso e mãos dispostas, a pessoa invalidante.

Exercício prático: Se você tiver tempo, distribua a Ficha de efetividade interpessoal 19A: Identificando a autoinvalidação e explique a tarefa. Dê aos participantes tempo para verificar a resposta mais validante para cada par. Discuta as respostas. Se o tempo permitir, pergunte se eles têm outras situações nas quais não esteja claro qual seria o curso de ação validante mais efetivo entre duas opções.

As respostas corretas para a Ficha 19A são as seguintes: 1A, 2B, 3A, 4B, 5A, 6B.

XVII. ESTRATÉGIAS PARA MODIFICAÇÃO COMPORTAMENTAL (FICHAS DE EFETIVIDADE INTERPESSOAL 20–22A)[1]

Ponto principal: Existem estratégias muito eficazes para aumentar os comportamentos que desejamos em nós mesmos ou nos outros (reforço, modelagem) e diminuir aqueles que não queremos (extinção, saciedade, punição). O segredo para ser efetivo na modificação comportamental é aprender essas estratégias e colocá-las em ação.

Ficha de efetividade interpessoal 20: Estratégias para aumentar a probabilidade de comportamentos que você quer. Apresente os pontos principais desta ficha. É importante que os participantes compreendam os conceitos de reforço (consequência de determinado comportamento que tem como objetivo aumentar ou manter sua intensidade ou frequência), modelagem (reforçamento gradual de aproximações sucessivas de um comportamento desejado) e reforço intermitente (reforçamento intervalado que tem como consequência maior resistência à extinção).

Ficha de efetividade interpessoal 21: Estratégias para diminuir ou parar comportamentos indesejados. Esta ficha trata de extinção, saciedade e punição. É muito importante ensinar claramente a diferença entre extinção e punição.

Ficha de efetividade interpessoal 22: Dicas para usar estratégias de modificação comportamental efetivamente. Esta ficha descreve questões importantes na escolha e na implementação das consequências.

Ficha de efetividade interpessoal 22A: Identificando estratégias de modificação comportamental efetivas (*opcional*). Use esta ficha se você tiver tempo extra, ou a forneça como tarefa e a discuta na sessão seguinte. As respostas corretas estão listadas no final dos pontos de ensino desta seção, bem como no final da introdução deste capítulo.

Ficha de tarefas de efetividade interpessoal 14: Modificação comportamental com reforçamento; Ficha de tarefas de efetividade interpessoal 15: Modificação comportamental tutilizando extinção ou punição. É importante que os pacientes realmente experimentem as estratégias de modificação comportamental aprendidas neste módulo. Certifique-se de atribuir uma ou ambas as fichas de tarefas como tarefa. Discuta as instruções com os pacientes e analise cuidadosamente as tarefas na sessão seguinte. Com frequência, terapeutas e treinadores de habilidades têm dificuldade para aprender estas habilidades. Talvez leve algum tempo para que os pacientes aprendam e as utilizem.

Nota aos líderes: Uma das melhores obras sobre a modificação comportamental intitula-se *Don't shoot the dog* (*Não atire no cão*).[25] De fácil leitura, o livro lista maneiras efetivas e ineficazes para promover a mudança. Os exemplos são muito bons, e pode ser muito útil recomendar a leitura deste livro. A obra costuma ser indicada aos pais em nossos programas de DBT para adolescentes. Muitos dos jovens também gostam da leitura.

A. Estratégias para aumentar a probabilidade dos comportamentos desejados

✓ **1. O que é reforço?**

O reforço é *qualquer* consequência que aumenta a frequência de um comportamento. **Todos os seres humanos, assim como outros animais, são influenciados pelas consequências de seus comportamentos.**

Habilidades de efetividade interpessoal • 305

> **Nota aos líderes:** Aqui, é essencial que os participantes entendam o ponto principal: o reforço é uma consequência que aumenta um comportamento. Faça-os repetirem isso para você. Diga-lhes para decorar essa definição. Ao longo do ensino dessas habilidades, periodicamente peça-lhes para dizer o que é um reforço ou um reforçador.

Ponto de discussão: Pergunte aos pacientes qual comportamento gostariam de aumentar em si próprios. Sugira tomar nota na linha no topo da Ficha de efetividade interpessoal 20.

✓ a. **Não é necessário que as pessoas estejam cientes de que o comportamento delas está sendo influenciado pelas consequências.**

Para um reforçador funcionar, é necessário que o indivíduo esteja consciente da ocorrência do evento reforçador (p. ex., sons não reforçariam uma pessoa surda; imagens não reforçariam um deficiente visual). Mas *não* é indispensável que a pessoa tenha consciência sobre a conexão entre o reforçador e seu próprio comportamento.[26, 27]

✓ b. **As pessoas comumente reforçam o comportamento dos outros sem perceber que estão fazendo isso.**

Exemplo: "Se, toda vez que alguém se irrita e lhe ataca, você dá à pessoa o que ela quer, verá que, ao longo do tempo, a tendência de esse indivíduo se zangar aumenta".

Exemplo: "Imagine que, toda vez que você toca em um assunto doloroso, seu amigo com problema de adição do álcool começa a sentir um impulso de ação intenso de tomar bebida alcoólica e lhe conta sobre a vontade, aí então você imediatamente para de falar no tema doloroso. Nesse caso, pode-se prever que os impulsos do amigo para beber se tornarão mais frequentes quando você começar a discutir tópicos dolorosos que ele deseja evitar".

c. **O reforço é a maneira mais efetiva para aumentar a frequência de um comportamento**

O reforço diz a uma pessoa qual comportamento será recompensado em situações específicas (e qual não será).

Se um comportamento mal-adaptativo estiver sendo reforçado, é muito comum que os outros acreditem que a pessoa se comporta dessa forma com o propósito de obter o reforçador. Isso se baseia na premissa de que os indivíduos sabem o que está reforçando seu próprio comportamento, e que tal reforço está associado com a intenção comportamental. Nada disso é necessariamente verdadeiro; no entanto, essas crenças são a gênese de muita dor e sofrimento. Choros, tentativas de suicídio e birras são interpretados como tentativas de chamar atenção. Raiva, cansaço, ansiedade e medo são interpretados como tentativas de evitar fazer o que é necessário. Um grito de socorro é visto como manipulador, e assim por diante. Infelizmente, essas inferências são pejorativas, muitas vezes erradas e muito dolorosas.

Precisamos nos lembrar da observação feita anteriormente: **com frequência, as pessoas não estão cientes de quais reforçadores estão realmente controlando seus comportamentos.** Embora um indivíduo precise experimentar um reforçador, ele não precisa estar ciente da conexão entre a consequência e seu próprio comportamento para que o reforço funcione. Declarações sobre o que está controlando o próprio comportamento de alguém são opiniões. E, infelizmente, opiniões podem ser baseadas em muitas outras coisas em vez de nos fatos.

✓ 2. *Por que reforçar?*

Algumas pessoas pensam que o comportamento deve ocorrer por conta própria – que não devemos reforçar os indivíduos para que façam a coisa "certa". Pensar isso é um equívoco primário sobre o comportamento humano (e animal). Uma das mais importantes tarefas na criação dos filhos, por exemplo, é sistematicamente reforçar os comportamentos efetivos. Em essência, precisamos aprender o que é "certo". Também se aprende a fazer a coisa certa. O reforço é uma via importante para aprender.

A ideia de que as pessoas "deveriam" fazer a coisa certa só porque é certo ignora o fato de que todo comportamento é causado.

> **Nota aos líderes:** Este tópico pode ser muito controverso. Discuta com os participantes. Use quantos exemplos forem necessários para esclarecer os pontos. Se preciso, traga mais exemplos. Se considerar útil, cite casos muito extremos sobre o quanto o reforço pode ser efetivo, como na "lavagem cerebral".

✓ **3. Dois tipos de reforço**

    a. Reforço como recompensa

        O reforço como recompensa (às vezes chamado de "reforço positivo") aumenta a frequência do comportamento, adicionando-se uma consequência positiva.

        Exemplos: Elogios, prêmio de milhagem a passageiros assíduos de uma companhia aérea, um privilégio obtido, dinheiro, sorrisos ou um desfecho satisfatório em uma situação interpessoal podem aumentar o comportamento quando ele ocorre como consequência de um comportamento específico.

✓   💬 **Ponto de discussão:** Pergunte aos participantes quais aspectos seriam recompensas ou consequências positivas para o comportamento que eles escolheram aumentar. Ou seja, o que os tornaria mais propensos a adotar o comportamento? Sugira anotar reforçadores individuais na ficha.

> **Nota aos líderes:** Oriente os participantes a manter os reforçadores realistas, seguros e apropriados ao comportamento visado. Por exemplo, um carro novo não é um reforçador realista para se exercitar cinco dias por semana durante um mês; beber álcool, usar drogas e esquecer-se das responsabilidades não são práticas efetivas; ir à África para fazer um safári pode ser irrealista. Incentive também os participantes a procurar reforçadores significativos além de apenas dinheiro, como o tempo gasto com um pai, um filho ou um amigo.

    b. Reforço como alívio

        Reforço como alívio (às vezes chamado de "reforço negativo") aumenta a frequência do comportamento removendo uma condição desagradável.

        Exemplos: "A dor de cabeça passa se você tomar uma aspirina; seu chefe para de pegar no seu pé quando você entrega os relatórios no prazo; as pessoas param de lhe interrogar se você faz birra; o alarme irritante de seu carro cessa quando você afivela o cinto de segurança; sentimentos de tristeza e medo diminuem quando você bebe muito álcool; uma dor nas costas é aliviada quando se recebe uma massagem".

💬 **Ponto de discussão:** Solicite, aos participantes, consequências de comportamentos específicos que proporcionam alívio em suas vidas. Sugira que anotem as consequências na ficha. Pergunte quais tipos de comportamentos – seus próprios ou dos outros – são mantidos ao se terminarem condições desagradáveis e/ou dolorosas.

> **Nota aos líderes:** O reforço negativo pode ser um tema sensível para discutir no cenário de grupo. Muitas vezes, comportamentos disfuncionais, como autoagressão, beber, usar drogas ou mentir, são reforçados pelo subsequente alívio do sofrimento emocional. Dizer a alguém: "Quero me matar" pode ser reforçado pela resposta do ouvinte com maior compaixão ou transferir o foco de uma conversa com tema doloroso para se concentrar na ideação suicida.

Habilidades de efetividade interpessoal • 307

> **Ponto de discussão:** Peça aos participantes para identificarem situações negativas ou fontes de desconforto que eles gostariam que fossem aliviadas ou removidas.

> *Exemplo:* Uma adolescente poderia mencionar um pai que insiste para que ela arrume seu quarto. Que novo comportamento pode ajudar a reduzir esse desconforto? Por exemplo, se o fato de a adolescente arrumar o quarto dela ocasionasse uma diminuição na insistência do pai, talvez a adolescente seja mais propensa a se organizar no futuro. Peça um ou dois outros exemplos ao grupo.

> **Ponto de discussão:** Solicite, aos participantes, que citem ocasiões em que deram às pessoas que amam muito mais tempo quando elas estavam com problemas do que quando não estavam.

✓ **4. O que é modelagem?**

Modelagem é reforçar pequenos passos que conduzem a um objetivo maior. Cada passo sucessivo rumo a uma meta maior precisa ser reforçado até o novo comportamento se estabilizar. Isso aumenta as chances de continuar a trabalhar em direção ao objetivo.

✓ *Exemplo:* "Você pode dar passos pequenos e reforçadores para encontrar um emprego. Candidate-se *on-line* a um emprego na segunda-feira e reforce isso. Candidate-se a dois postos de trabalho na terça-feira e reforce isso. Continue até que uma boa parte de cada dia seja investida à procura de um emprego".

Exemplo: "Se o seu objetivo é acordar cedo cinco manhãs por semana para se exercitar durante meia hora, você pode primeiro reforçar-se para despertar bem cedo, depois reforçar-se para se exercitar 10 minutos, em seguida 20 minutos, e assim por diante".

5. Por que usar a modelagem?

A modelagem é útil porque alguns comportamentos são muito difíceis de aprender em um só passo, em particular aqueles que são complexos e exigem múltiplas etapas.

> **Ponto de discussão:** Pergunte aos participantes se eles ou seus familiares já ficaram frustrados consigo mesmos por não iniciar um grande projeto antes da noite anterior para o fim do prazo. Como a modelagem se aplicaria? Solicite exemplos. Exemplos para escrever um relatório podem incluir decidir sobre os seguintes passos: o passo 1 seria se sentar e delinear o relatório na semana anterior à data de entrega e, em seguida, tão logo estivesse pronto, permitir um tempo de TV. O passo 2 seria escrever a introdução e fornecer um pequeno reforço para isso, e assim por diante.

> **Ponto de discussão:** Peça aos participantes para identificarem um ou dois passos rumo à mudança de um de seus próprios comportamentos que queiram mudar.

✓ **6. Reforçar na hora certa influi**

Diga: "Reforce imediatamente após o comportamento desejado. Se você esperar muito tempo, o reforçador não será conectado com o comportamento".

✓ *Exemplo:* "Você está tentando melhorar seu *backhand* no tênis, e seu treinador está observando 30 golpes de fundo de quadra. Você prefere que o treinador lhe diga 'É este o movimento certo! Bom trabalho!' logo após você dar o golpe certo, ou preferiria que o treinador esperasse até você terminar e depois falasse: 'Seu 14º golpe! Gostei daquele!'?

Exercício prático: Faça a brincadeira do apito. Para participar deste jogo, você precisa trazer um apito ao grupo de treinamento de habilidades. Então, peça um voluntário para desempenhar o papel do aprendiz (que chamamos de "cão") e uma pessoa para representar o papel do "adestrador de cães". A tarefa do cão será aprender novos comportamentos ensinados pelo adestrador. Assim que uma pessoa é selecionada para interpretar o cão, ela sai da sala. A tarefa do adestrador é ensinar ao cão novos comportamentos, reforçando os passos sucessivos rumo à sequência comportamental que está sendo ensinada. Antes de fazer a pessoa que interpreta o cão voltar à sala, o grupo decide qual sequência de comportamentos será ensinada. Exemplos podem ser: ensinar a caminhar até o quadro, girar duas vezes e depois se sentar ou ensinar a entrar e se encaminhar à janela e fechar as persianas. Uma tarefa mais fácil seria simplesmente treinar o cão a dar meia-volta ou ir até a janela. Não crie uma tarefa muito fácil nem muito difícil. Instrua a pessoa que está interpretando o cão que, ao entrar na sala, o adestrador vai tentar lhe ensinar novos comportamentos soprando o apito, sempre que os comportamentos desejados forem praticados. A tarefa do adestrador é soprar o apito logo após cada passo que o cão der rumo ao comportamento desejado. Ele *não* deve apitar se o cão não estiver realizando a sequência correta de comportamentos. Se a pessoa que interpreta o cão se afastar do rumo, o adestrador pode pedir que o cão retorne à porta e recomece. Esse recomeço pode ser feito várias vezes na brincadeira. Quando o jogo acabar, discuta como foi e o que os participantes aprenderam.

> **Nota aos líderes:** É essencial que você pratique a brincadeira do apito antes de ensiná-la.

7. Cronogramas de reforço

Diga aos participantes: "É importante definir quando e quantas vezes um comportamento é reforçado se você quiser que ele persista sem ter de reforçá-lo toda vez que ocorre. Existem vários tipos diferentes de cronogramas de reforço".

✓ **a. Reforço contínuo**
Diga: "No reforço contínuo, cada nível de um comportamento designado é reforçado. Isso pode ser importante no início, quando você está tentando moldar e estabelecer um novo comportamento. Com o reforço contínuo, o comportamento ocorre em frequência muito alta. No entanto, se apenas fizer isso, o comportamento irá desaparecer rapidamente, tão logo cesse o reforço".

✓ *Exemplo:* "Se o seu carro pega na primeira vez que você gira a chave de ignição, mas um dia isso não acontece, você pode tentar mais algumas vezes, mas logo vai ter que parar. Se tiver um carro que com frequência não pega, mas em geral pega após várias tentativas, você pode continuar tentando um bom tempo".

Exemplo: "Se sua mãe doente sempre atende ao telefone, mas hoje não atendeu, você pode largar tudo e correr para a casa dela. Se ela nem sempre atende ao telefone, você pode continuar ligando a ela por vários dias".

✓ *Exemplo:* "Quando você coloca dinheiro na máquina, ela normalmente entrega o refrigerante escolhido. Se ela não funcionar na primeira e na segunda tentativas, é improvável que você continue tentando".

b. Reforço intermitente
Continue: "No reforço intermitente, o comportamento designado é reforçado apenas parte do tempo. Você pode tornar um comportamento quase indestrutível (i. e., impermeável à mudança) colocando-o em um cronograma de reforço intermitente e, em seguida, gradativamente estendendo o número de respostas necessárias para o reforço ou aumentando a duração do intervalo antes de reforçar as respostas. É mais provável que isso funcione se você variar, de modo imprevisível, a extensão de tempo entre os reforços. Muitas vezes, comportamentos que de outra forma seriam incompreensíveis podem ser explicados pelos princípios do reforço intermitente".

✓ *Exemplo:* A dependência da jogatina ocorre por causa de reforço intermitente.

Exemplo: Permanecer ao lado de um parceiro abusivo e amá-lo frequentemente estão em um cronograma de reforço intermitente bastante frágil; o amor do indivíduo abusivo talvez retribuísse com frequência no início do relacionamento, mas o tempo entre as expressões de amor gradativamente se ampliou.

Exemplo: Um pai pode, inadvertidamente, colocar uma criança em um cronograma de reforço intermitente ao responder às birras apenas episodicamente.

B. Estratégias para diminuir ou parar comportamentos indesejados

Analise a Ficha de efetividade interpessoal 21 com os participantes.

✓ **1. O que é extinção?**

Extinção é a redução de um comportamento por meio da remoção de um reforço em andamento.

Exemplo: "Quando a atenção estiver reforçando um comportamento indesejado, você, em vez disso, o ignora".

Exemplo: "Quando ceder às exigências do seu filho reforça o mau comportamento, é melhor não ceder.

Diga aos participantes: "A extinção funciona melhor quando um comportamento alternativo substitui o indesejado. Em particular, você pode extinguir um comportamento e, ao mesmo tempo, acalmá-lo".

Exemplo: "A criança faz uma birra para que a leve consigo em um passeio. Você pode dizer: 'Sei que é difícil para você, e sinto muito por ficar tão aflita, mas vai ter que ficar em casa. Não vou demorar'. Então, deixe a criança em casa e saia para fazer uma caminhada".

a. Cuidado com a "explosão comportamental"
Quando um comportamento foi reforçado e o reforço é interrompido, inicialmente o comportamento aumentará; ou seja, haverá uma "explosão comportamental". (Se isso não acontecer, talvez o reforçador errado tenha sido retirado.) Se o reforço permanece ausente e não for restaurado, o comportamento irá diminuir ao longo do tempo.

✓ *Exemplo:* Se uma garotinha começa a fazer birra no supermercado porque deseja um cereal de chocolate, o pai ou a mãe talvez cedam para impedir a escalada da birra. Ceder, no entanto, reforça a birra e torna mais provável que ela ocorra na próxima ida ao supermercado. Ao mesmo tempo, se, após reforçar as birras repetidamente, o pai retirar o reforço – ou seja, não comprar o cereal de chocolate –, é provável que a birra se intensifique no momento (deixando todo mundo infeliz!). Porém, se ele aguentar firme e não ceder nesta e nas próximas idas ao supermercado – ou seja, tolere a explosão comportamental da birra em escalada –, é provável que tal comportamento se extinga ao longo do tempo. A extinção é ajudada pelo reforço positivo a quaisquer esforços da garotinha para andar tranquilamente pelos corredores do supermercado.

b. Cuidado com o reforço intermitente
Se, no exemplo citado, o pai ou a mãe disserem não nas primeiras três vezes, mas, na quarta, cederem e comprarem o cereal de chocolate, então, eles criaram um problema muito maior. A birra agora está em um cronograma de reforço intermitente. Conforme já observado, um comportamento intermitentemente reforçado é o mais difícil de extinguir. Por isso, é importante não desistir diante de uma explosão comportamental, mas, em vez disso, desativá-la.
Enfatize aos pacientes: "Se você estiver tentando alterar o comportamento de outra pessoa, em vez do seu próprio, **certifique-se de orientar o indivíduo cujo comportamento esteja alterando**. Esclareça que você está começando a trabalhar para extinguir o comportamento, de modo que não pareça arbitrário ou punitivo. E não se esqueça de reforçar comportamentos alternativos e adaptáveis".

> **Ponto de discussão:** Solicite aos membros do grupo exemplos de comportamentos que possam ser reduzidos ou eliminados por meio da extinção. Peça a cada paciente que declare qual reforçador será eliminado ou fornecido ao indivíduo em ocasiões não conectadas ao comportamento (ou seja, de modo não contingente).

✓ **2. O que é a saciedade?**

Saciedade é fornecer um reforçador antes de ele ser necessário.

Exemplo: "Um bebê que sempre chora quando está com fome não vai chorar se você der a papinha antes".

✓ *Exemplo:* "Dar mais atenção ao bebê quando ele faz birra pode reforçá-la. Dar a mesma atenção de quando ele não faz birra vai diminuir esse impacto".

Exemplo: "Se você falar mais tempo com sua irmã quando ela se sentir solitária, pode estar reforçando os sentimentos de solidão dela. Você pode cessar esse impacto conversando o mesmo tempo que conversa quando ela não estiver se sentindo só".

Exemplo: "Um cônjuge que fica com raiva se você se esqueceu de comprar pasta de dentes não vai ficar com raiva caso mantenha o estoque de creme dental".

a. **Como funciona a saciedade**
Quando o reforçador é dado antes que ocorra o comportamento indesejado, ele reduz a motivação para o comportamento, e, portanto, este diminui em frequência.

b. **Vantagem da saciedade sobre a extinção**
Diga aos participantes: "A vantagem da saciedade em relação à extinção é que você não obtém a explosão comportamental. A desvantagem é que você deve fornecer mais reforçadores potenciais do que talvez gostaria".

c. **O uso da saciedade em DBT**
O conceito de saciedade é o motivo pelo qual os terapeutas da DBT aceitam telefonemas, mesmo quando seus pacientes não estiverem em crise. Os terapeutas em DBT desejam que os pacientes reconheçam que não precisam estar suicidas para chamar sua atenção. Isso é importante, porque, se os pacientes tiverem de estar com tendências suicidas para falar com seus terapeutas, faria sentido que aqueles que desejam muito conversar se tornassem ainda mais suicidas, apesar de seus esforços.

> **Ponto de discussão:** Solicite aos membros do grupo exemplos de comportamentos que podem ser reduzidos ou eliminados por meio da saciedade com o reforçador *antes* de ocorrer o comportamento-problema. Discuta os prós e os contras dessa estratégia *versus* a extinção.

✓ **3. O que é punição, e como ela é diferente da extinção?**

Punição é adicionar uma consequência que diminui um comportamento. A consequência pode ser adicionar algo negativo (p. ex., castigo para uma criança, multas de trânsito, crítica verbal) ou retirar algo positivo (mas não algo que previamente reforçava o comportamento). A diferença entre isso e a extinção é que esta envolve a retirada de um reforçador para um comportamento, enquanto a punição envolve retirar algo não relacionado com o reforço.

Exemplo: "Digamos que a sua irmã o pressione para passar mais tempo cuidando de sua mãe, que está doente. Ela faz isso resmungando, criticando ou 'culpando' você. Até agora, você cedeu e passou mais tempo com sua mãe. A extinção desse tormento envolveria definir esse comportamento de sua irmã como indesejado e inútil e nunca, nunca mais concordar em passar mais tempo ajudando com sua mãe quando sua irmã o pressiona. A punição pode envolver interromper a cordialidade, recusar-se a se encontrar com sua irmã, xingá-la, evocar águas passadas e fazê-la sentir-se culpada e criticada".

Exemplo: "Seu filho faz birras quando você lhe diz que é hora de ir para a cama. Em geral, diante dessas ocorrências, você cede e o deixa ficar acordado mais um tempinho. A extinção seria não ceder e não deixá-lo ficar acordado quando faz birra – ou seja, remover o reforçador. A punição seria tirar uma hora de TV toda vez que ele fizer birra – uma consequência não relacionada com seu comportamento reforçador prévio".

> **Nota aos líderes:** Enfatize que a punição pode afastar uma pessoa de quem pratica a punição, bem como esconder ou suprimir o comportamento quando o indivíduo que pune estiver por perto. A punição, às vezes, pode ser necessária, mas é essencial mantê-la específica, limitada no tempo e apropriada ao "crime", bem como reforçar um comportamento alternativo. Caso contrário, a estratégia não funcionará. Por si só, a punição não ensina um novo comportamento e pode até mesmo levar à autopunição.

> **Ponto de discussão:** Suscite dos participantes alguns exemplos de comportamentos que parecem necessitar de punição, em vez de extinção. Para cada exemplo, debata as possíveis vantagens e desvantagens da estratégia.

a. **A relativa ineficácia da punição**

No longo prazo, a punição é uma das formas menos efetivas para mudar o comportamento. Ela suprime o comportamento punido quando a pessoa que está punindo fica nas proximidades, mas ele tende a ser repetido quando o "punidor" não estiver presente. A prática também não ensina quaisquer novos comportamentos para substituir aqueles que sofreram punição.

b. **A necessidade de comportamentos alternativos**

Quando esse recurso é usado, comportamentos alternativos devem ser reforçados para substituir aquele que estiver em cronograma de extinção. Nem a extinção nem a punição ensinam novos comportamentos. As pessoas não conseguem desaprender velhos comportamentos. Não é do interesse evolutivo de qualquer pessoa (ou animal) ser capaz de abolir velhos comportamentos facilmente. Nunca se sabe se o comportamento que é problemático agora não será útil em algum contexto novo, porém, ainda não imaginado. Assim, embora a punição possa levar um indivíduo a interromper determinado comportamento, a capacidade para realizá-lo está sempre presente. Em suma, as pessoas podem aprender novos comportamentos, mas não conseguem desaprender os velhos.

c. **Supercorreção**

> **Ponto de pesquisa:** Em diversos estudos, constatou-se que uma forma de punição chamada "supercorreção" cessou diversos tipos de comportamentos disfuncionais.[28] A supercorreção é tanto uma forma de punição quanto uma forma de reparação que se adapta ao "crime". Estudos descobriram que ela é mais efetiva do que apenas a correção.[29] As instruções precisam ser explícitas; a lógica da supercorreção precisa ser claramente indicada; e deve haver consequências positivas para envolver-se na supercorreção, que também precisam ser claramente enunciadas. Portanto, o comportamento corretivo necessário está dialeticamente relacionado ao comportamento-problema.

Existem três etapas quando se usa a supercorreção como punição após a ocorrência de um comportamento-problema.

■ *Primeiro, quando a pessoa que pune retira algo que o indivíduo punido deseja ou acrescenta uma consequência desagradável.* A consequência mais efetiva é aquela que aumenta um efeito natural, mas indesejável (de ponto de vista da pessoa punida), do comportamento.

- *Em segundo lugar, a pessoa que pune exige que o indivíduo se envolva em um novo comportamento que faça tanto a correção quanto a supercorreção dos efeitos nocivos do comportamento-problema.* (Claro, isso requer que a pessoa perceba claramente quais danos foram realmente causados.)
- *Em terceiro lugar, tão logo ocorra o novo comportamento "supercorrigido", de imediato, a pessoa que pune cessa a punição, desfazendo as condições negativas ou cessando a retirada.* Assim, o indivíduo punido tem o caminho livre para abolir o comportamento. O desafio é conceber os resultados e os comportamentos da supercorreção que sejam suficientemente indesejáveis, sem ser triviais ou desconectados dos comportamentos que o "punidor" quer ensinar.

Exemplo: "Seu filho recebe os amigos em sua ausência, e eles deixam a sala uma bagunça. Por isso, você proíbe a visita dos amigos e também que o filho saia com eles. A correção necessária é arrumar a sala, e a supercorreção é arrumar todo o piso térreo do sobrado. Feito isso, os amigos podem visitá-lo de novo, e ele pode visitá-los".

Exemplo: Vários pacientes saíram mais cedo da sessão de grupo e vandalizaram a entrada de nossa clínica. Sua atitude não só danificou a entrada, mas também a minha habilidade de ficar tranquila, liderando o grupo, se alguém sair mais cedo. A consequência que eles sofreram foi a de não retornar ao grupo até se organizarem e pagarem pelos consertos; a supercorreção foi tornar a entrada mais bonita do que era antes. A correção e a supercorreção da minha perda de fé foi contratar e pagar uma pessoa para ficar sentada na área de recepção da clínica durante as sessões de grupo, até que aqueles pacientes tivessem saído.

Exemplo: "Uma pessoa derrama algo no chão. A correção seria limpar a sujeira, e a supercorreção seria limpar o piso inteiro".

Exemplo: "Se um casal sempre chega atrasado para compromissos de jantar, os dois podem se corrigir encontrando uma forma de chegar a tempo, e se supercorrigir oferecendo uma carona a você ou pagando seu estacionamento".

Exemplo: "Você derruba e quebra um vaso na casa do seu amigo. A correção é substituir o vaso. A supercorreção seria preenchê-lo com belas flores".

C. Dicas para usar as estratégias de modificação comportamental efetivamente

Estude a Ficha de efetividade interpessoal 22 com os pacientes.

1. Resuma as estratégias de modificação comportamental aprendidas até agora

Recapitule as estratégias que os pacientes aprenderam até aqui, particularmente o reforço, a extinção e a punição.

✓ 2. Nem todas as consequências são criadas iguais

O poder de algo para ser um reforçador ou uma punição depende de uma série de coisas – por exemplo, o valor intrínseco da consequência para a pessoa, o cenário e o quão saciado ou carente o indivíduo está em relação a algo desejado.

a. O valor para a pessoa influi
"O veneno de uma pessoa pode ser a paixão de outra". Um reforçador é o que leva alguém a mudar o seu comportamento para obter (reforço positivo) ou se livrar de (reforço negativo) algo. Se a pessoa não se importa positiva ou negativamente em relação a uma consequência, esta não vai funcionar como reforço.

Exemplo: Em geral, um prato fresco de brócolis não agrada a maioria das pessoas. Alguns exemplos de reforços motivadores podem incluir um bom jantar em um restaurante especial, tempo na companhia de um amigo realmente especial ou baixar uma música nova após a conclusão de um grande projeto.

Observar o que acontece quando são aplicadas várias consequências é a melhor estratégia para descobrir o que vai funcionar melhor. Essa estratégia, no entanto, pode ser difícil, pois mudar as consequências pode levar muito tempo e esforço e nem sempre é possível começar e parar. Uma alternativa é indagar à pessoa quais consequências ela trabalharia para obter (reforço) ou evitar (punição).

b. O contexto influi

Também é importante avaliar o potencial das consequências em diferentes situações. Um reforçador em uma situação (abraçar um adolescente em casa) pode ser uma punição em outra (abraçar um adolescente na frente de um grupo de amigos). Trazer chocolates para uma pessoa em plena dieta pode ser punitivo, mas pode ser reforçador se ela não estiver de regime. O dinheiro é um reforçador para trabalhar, mas não para dar amor.

c. A quantidade de um reforçador influi

A saciedade, ou ter plenamente satisfeito um desejo por algo, pode dar às pessoas a sensação de estar farto. Isso pode tornar desagradável algo que, do contrário, seria reforçador.

Exemplos: "A comida não é um reforçador após uma refeição abundante; o afeto não é um reforçador se você recebe muito carinho. Uma coisa só funciona como reforçador se for dada em doses apropriadas. Isso também é válido com elogios". (Solicite outros exemplos dos participantes.)

Se as pessoas são privadas de algo que gostam, é mais provável que isso se torne um reforçador efetivo do que alguma coisa que elas sempre podem ter quando bem quiserem.

Exemplos: "A água talvez não seja um reforçador se você a tiver em abundância, mas é definitivamente um reforçador se estiver um longo tempo passando calor e sem tomar líquidos. A comida é um reforçador quando faz um bom tempo que você não come. Se o acesso ao telefone celular ou a computadores foi bloqueado, recuperá-lo pode ser um reforçador. Uma oportunidade de passar tempo com um amigo íntimo que você não vê há muito tempo é mais reforçadora do que passar tempo com um amigo que você vê todos os dias".

Ponto de discussão: Descobrir reforçadores poderosos pode ser um problema. Muita gente já tem a maior parte das coisas que quer ou precisa – ou, se não tiver, não tem meios para obtê-las nem como reforçadores. Nesses casos, uma estratégia efetiva é tirar algo (p. ex., o acesso ao telefone celular) por um período de tempo e, em seguida, devolvê-lo após o comportamento desejado. Depois, outra coisa pode ser retirada (p. ex., café da manhã, sapatos, exceto o par que a pessoa mais odeia) e, em seguida, devolvê-la após o comportamento desejado. Os participantes podem continuar a mudar as suas próprias privações (ou as de outras pessoas) ou ir alternando duas ou três coisas diferentes ao longo do tempo. Essa abordagem funciona melhor se eles (ou a outra pessoa) souberem a privação esperada e o cronograma de reforço. A ideia-chave é, em primeiro lugar, usar a privação para tornar um item altamente desejável e, então, usá-lo como reforçador. Discuta com os pacientes como eles podem usar essa estratégia consigo mesmos ou com os outros.

d. Consequências naturais são mais efetivas no longo prazo do que as arbitrárias

Consequências naturais podem ser reforçadoras ou punitivas. Um tipo de punição efetiva é deixar as consequências negativas naturais acontecerem. Por exemplo, uma violenta ressaca é a consequência natural de uma bebedeira. Ficar acordado até tarde da noite pode resultar em cansaço e incapacidade de concentração no trabalho, bem como ficar em maus lençóis por ser ineficiente. Se um comportamento não tiver consequências naturais ou estas forem muito perigosas, então, talvez haja a necessidade de consequências arbitrárias. Um adolescente que chega após o horário combinado no fim de semana pode ficar de castigo no fim de semana seguinte. Embora seja comum que os pais coloquem os filhos de castigo por infrações variadas, ficar em casa no fim de semana não é um resultado natural de chegar tarde no dia ou no fim de semana anterior. Nesses casos, a punição deve ser específica, limitada no tempo e adequada ao "crime".

> *Exemplo:* "Se você for um funcionário que não cumpre um prazo, pode ser punido por não ter apresentado um relatório ao supervisor, porque não o aprontou a tempo – a consequência natural de perder o prazo. Em contraste, uma punição ineficaz é aquela que não é específica, dura muito tempo e/ou não é adequada ao comportamento. Por exemplo, se você não cumpre um prazo, seu chefe pode lhe dar uma avaliação ruim, mudar você para um novo grupo de trabalho e lembrá-lo constantemente do prazo descumprido".

De modo semelhante, consequências positivas naturais podem ser poderosas. Preparar-se bem para entrevistas de emprego em um escritório de advocacia pode resultar na oferta de uma vaga; sorrir para as pessoas na rua pode resultar na retribuição imediata do sorriso; aproximar-se das pessoas em festas pode levar a conversas interessantes, limpar a cozinha pode resultar em um abraço ou agradecimento; fazer dieta pode resultar na perda de peso.

✓ 3. **O comportamento aprendido em uma situação talvez não aconteça em outras situações**

Novos comportamentos precisam ser aprendidos em todos os contextos relevantes. Aprender está muito associado com as situações. Aprendemos, por exemplo, que podemos ser punidos se falamos na igreja, mas podemos ser recompensados por falar em situações sociais. Aprendemos que, quando certa pessoa estiver presente, podemos ser punidos por um comportamento específico; quando ela estiver ausente e outras pessoas estiverem presentes, o mesmo comportamento pode ser recompensado ou ignorado. Comportamentos reforçados no trabalho talvez não sejam recompensados em casa. Comportamentos recompensados em casa podem ser punidos no trabalho.

Ponto de discussão: Pergunte aos participantes comportamentos deles que são recompensados em uma situação, mas ignorados ou punidos em outras.

Para mudar o nosso próprio comportamento ou o de outra pessoa precisamos prestar atenção à situação. É muito importante, ao aprender ou ensinar um novo comportamento, não supor que, se o comportamento for aprendido em uma situação, ele se transferirá para outra. É fácil criticar as pessoas que fazem algo em um contexto, mas talvez não o façam em outro. Por exemplo, poderíamos achar fácil iniciar uma conversa com gente que conhecemos, mas ficar completamente travados para entabular um diálogo com estranhos. Tocar piano pode ser fácil quando estamos sozinhos, mas muito difícil diante de uma plateia. Uma pessoa pode ser capaz de se abster de beber demais em casa, mas não quando sai com os amigos.

Exercício prático: Se você tiver tempo extra, distribua a Ficha de efetividade interpessoal 22A: Identificando as estratégias efetivas de modificação comportamental. Explique a tarefa e dê tempo aos pacientes para assinalarem a resposta mais efetiva para cada par. Discuta as respostas. Se o tempo permitir, pergunte se eles têm outras situações as quais não esteja claro qual seria a estratégia de mudança mais efetiva.

As respostas corretas para a Ficha 22A são as seguintes: 1B, 2B, 3A, 4A, 5B, 6B, 7B, 8A.

REFERÊNCIAS

1. Miller, A. L., Rathus, J. H., & Linehan, M. M. (2007). *Dialectical behavior therapy with suicidal adolescents*. New York: Guilford Press.
2. Merriam-Webster. (2014). Definition of "skill." www.merriam-webster.com/dictionary/skill?show=0&t=1393001274
3. Linehan, M. M. (1997). Validation and psychotherapy. In A. Bohart & L. Greenberg (Eds.), *Empathy reconsidered: New directions in psychotherapy* (pp. 353–392). Washington, DC: American Psychological Association.
4. Bower, S. A., & Bower, G. H. (2004). *Asserting yourself: A practical guide for positive change*. New York: Da Capo Press. (Original work published 1980) The idea for the four DEAR skills (Describe, Express, Assert, Reinforce) was suggested by Bower and Bower's "DESC scripts" (Describe, Express, Specify, Consequence). Their excellent self-help book is very compatible with DBT and can be used by both skills trainers and participants.
5. Hauser-Cram, P. (1998). I think I can, I think I can: Understanding and encouraging mastery motivation in children. *Young Children, 53*(4), 67–71.
6. Linehan, M. M., & Egan, K. J. (1985). *Asserting yourself*. New York: Facts on File.
7. Festinger, L., Schachter, S., & Back, K. (1950). *Social pressures in informal groups: A study of human factors in housing*. Stanford, CA: Stanford University Press.
8. Back, M. D., Schmukle, S. C., & Egloff, B. (2008). Becoming friends by chance. *Psychological Science, 19*(5), 439–440.
9. Segal, M. (1974). Alphabet and attraction: An unobtrusive measure of the effect of propinquity in a field setting. *Journal of Personality and Social Psychology, 30*(5), 654–657.
10. Newcomb, T. M. (1961). *The acquaintance process*. New York: Holt, Rinehart & Winston.
11. Byrne, D. (1961). Interpersonal attraction and attitude similarity. *Journal of Abnormal and Social Psychology, 62*, 713–715.
12. Byrne, D. (1971). *The attraction paradigm*. New York: Academic Press.
13. Byrne, D., & Griffith, D. (1966). A developmental investigation of the law of attraction. *Journal of Personality and Social Psychology, 4*, 699–702.
14. Condon, J. W., & Crano, W. D. (1988). Inferred evaluation and the relation between attitude similarity and interpersonal attraction. *Journal of Personality and Social Psychology, 54*, 789–797.
15. Heine, S. J., Foster, J.-A. B., & Spina, R. (2009). Do birds of a feather universally flock together?: Cultural variation in the similarity–attraction effect. *Asian Journal of Social Psychology, 12*(4), 247–258.
16. Fawcett, C., & Markson, L. (2010). Similarity predicts liking in 3-year-old children. *Journal of Experimental Child Psychology, 105*, 345–358.
17. Novak, D., & Lerner, M. J. (1968). Rejection as a consequence of perceived similarity. *Journal of Personality and Social Psychology, 9*(2, Pt. 1), 147–152.
18. Cozby, P. C. (1972). Self-disclosure, reciprocity, and liking. *Sociometry, 35*, 151–160.
19. Spurr, J. M., & Stopa, L. (2002). Self-focused attention in social phobia and social anxiety. *Clinical Psychology Review, 22*, 947–975.
20. Clark, D. M., & Wells, A. (1995). A cognitive model of social phobia. In R. Heimberg, M. Liebowitz, D. A. Hope, & F. R. Schneier (Eds.), *Social phobia: Diagnosis, assessment, and treatment* (pp. 69–93). New York: Guilford Press.
21. Rapee, R. M., & Heimberg, R. G. (1997). A cognitive-behavioral model of anxiety in social phobia. *Behaviour Research and Therapy, 35*, 741–756.
22. Axelrod, S. (2012). Personal communication.
23. Fruzzetti, A. (2006). *The high-conflict couple: A dialectical behavior therapy guide to finding peace, intimacy and validation*. Oakland, CA: New Harbinger.
24. Axelrod, S. (2012). Personal communication.
25. Pryor, K. (1985). *Don't shoot the dog: How to improve yourself and others through behavioral training*. New York: Bantam Books.
26. Lieberman, D. A., Sunnucks, W. L., & Kirk, J. D. J. (1998). Reinforcement without awareness: I. Voice level. *Quarterly Journal of Experimental Psychology, 51B*(4), 301–316.
27. Bizo, L. A., & Sweeney, N. (2005). Use of an ESP cover story facilitates reinforcement without awareness. *Psychological Record, 55*, 115–123.
28. Marholin, D., Luiselli, J. K., & Townsend, N. M. (1980). Overcorrection: An examination of its rationale and treatment effectiveness. *Progress in Behavior Modification, 9*, 186–192.
29. Azrin, N. H., & Wesolowski, M. D. (1974). Theft reversal: An overcorrection procedure for eliminating stealing by retarded persons. *Journal of Applied Behavior Analysis, 73*(4), 577–581.

Capítulo 9

Habilidades de regulação emocional

Problemas em regular as emoções dolorosas são centrais para as dificuldades comportamentais de muitos indivíduos. Na perspectiva dessas pessoas, as emoções dolorosas frequentemente são os "problemas a serem solucionados". Muitas vezes, os comportamentos disfuncionais (incluindo comportamentos suicidas, transtornos relacionados a substâncias e transtornos aditivos, alimentação em excesso, supressão de emoções, excesso de controle e caos interpessoal) são soluções comportamentais às emoções insuportavelmente dolorosas.

Indivíduos com alta sensibilidade e/ou elevada intensidade emocionais ou sofrimento emocional frequente, podem se beneficiar da ajuda para aprender a regular suas emoções. O ensino das habilidades de regulação emocional, no entanto, pode ser extremamente difícil, porque muitas pessoas receberam uma *overdose* de observações no sentido de que "Se ao menos você mudasse de atitude, poderia mudar suas emoções". Alguns indivíduos vêm de ambientes em que todos os outros exibem um controle cognitivo quase perfeito sobre suas emoções. Além disso, essas mesmas pessoas têm mostrado intolerância e forte desaprovação em relação à incapacidade dos indivíduos para mostrar um controle semelhante. Às vezes, algumas pessoas vão resistir a qualquer tentativa de controlar suas emoções, porque esse controle implicaria que os outros estão certos e elas estão erradas por se sentirem do jeito que se sentem. Assim, as habilidades de regulação emocional só podem ser ensinadas em um contexto de autovalidação emocional.

Como a efetividade interpessoal e a tolerância ao mal-estar, a regulação emocional exige a aplicação das habilidades de *mindfulness* – neste caso, observar e descrever, com uma postura não julgadora, as respostas emocionais atuais. A ideia teórica é a de que boa parte do mal-estar emocional resulta de respostas secundárias (p. ex., vergonha, ansiedade ou raiva extremas) às emoções primárias.* Muitas vezes, as emoções primárias são adaptáveis e adequadas ao contexto. A redução desse mal-estar secundário exige exposição à emoção primária em uma atmosfera livre de julgamentos. Nesse contexto, a prática de *mindfulness* das respostas emocionais de alguém pode ser considerada uma técnica de exposição. (Consulte, no Cap. 11 do principal texto da DBT, uma descrição mais completa dos procedimentos baseados em exposição.)

Como observado no Capítulo 1, o modelo de regulação emocional na DBT é transdiagnóstico, com dados sugerindo a efetividade da abordagem em toda uma gama de transtornos emocionais. Assim, a proposta é muito compatível com o modelo transdiagnóstico que subjaz o Protocolo Unificado,[1,2] desenvolvido por David Barlow e colaboradores. Semelhante à DBT, o Protocolo Unificado aborda os déficits na regulação emocional que fundamentam os transtornos emocionais, por meio de (1) aumentar a consciência da emoção focada no presente, (2) aumentar a flexibilidade cognitiva, (3) identificar e prevenir os padrões de evitação emocional e comportamentos mal-adaptativos focados na emoção, (4) aumentar a consciência e a tolerância de sensações físicas relacionadas à emoção e (5) utilizar os procedimentos de exposição focados na emoção.[1]

As habilidades específicas de regulação emocional ensinadas neste módulo da DBT estão agrupadas nos quatro segmentos seguintes: entender, identificar e nomear as emoções; modificar as emoções indesejáveis; reduzir a vulnerabilidade à mente emocional; e gerenciar as emoções extremas.

IDENTIFICANDO, ENTENDENDO E NOMEANDO AS EMOÇÕES

O primeiro segmento do módulo (Seções I-VI) se concentra em entender, identificar e nomear as emoções: identificar suas funções e sua relação com as dificuldades em modificar as emoções; entender a natureza das emoções pela apresentação de um modelo emocional; e aprender a identificar e a nomear as emoções na vida cotidiana.

Entendendo as funções das emoções

O comportamento emocional tem função para o indivíduo. Mudar comportamentos emocionais ineficazes pode ser extremamente difícil quando eles são seguidos por consequências reforçadoras; assim, pode ser útil identificar as funções e os reforçadores para comportamentos emocionais específicos. Em geral, as emoções funcionam para estabelecer comunicação com os outros e para motivar o próprio

---

* N. de R.T.: Para a DBT, emoções primárias não têm a ver com filogenia, mas com a ordem na qual elas ocorrem.

comportamento. Os comportamentos emocionais também podem ter outras duas funções importantes. A primeira, relacionada com a função de comunicação é influenciar e controlar os comportamentos das outras pessoas. A segunda função de comunicação é alertar a si. Neste último caso, as emoções funcionam como alarme, alertando o indivíduo a prestar atenção aos eventos que podem ser importantes. Identificar essas funções das emoções – em especial, de emoções indesejáveis – é o primeiro passo importante rumo à mudança.

Identificando os obstáculos para mudar as emoções

Muitos fatores podem dificultar a modificação das emoções, mesmo quando a pessoa quer mudar desesperadamente. Fatores biológicos podem aumentar a sensibilidade emocional, a intensidade e o tempo necessário para retornar à linha de base emocional. Porém, todos nós (mesmo aqueles com índole alegre), às vezes, temos reações emocionais intensas e, quando isso acontece, precisamos de habilidades adequadas para modular as nossas emoções. Habilidades inadequadas podem dificultar muito essa regulação. A regulação emocional é ainda mais difícil quando os outros no ambiente estão reforçando as emoções disfuncionais. Isso é particularmente verdadeiro quando existe interferência de uma sobrecarga de emoções simultâneas, baixa motivação ou mitos sobre emoções.

Identificando e rotulando as emoções

Um passo importante na regulação emocional é aprender a identificar e a rotular as emoções atuais. As emoções, contudo, são respostas comportamentais complexas. Muitas vezes, identificá-las requer a capacidade não só para observar as próprias respostas, mas também para descrever com precisão o contexto em que ocorrem. Assim, fica muito mais fácil aprender a identificar uma resposta emocional se a pessoa consegue observar e descrever (1) o evento que desencadeia a emoção; (2) as interpretações do evento que a desencadeou; (3) a história prévia ao evento desencadeante que aumenta a sensibilidade ao evento e a vulnerabilidade a responder emocionalmente; (4) a experiência fenomenológica, inclusive a sensação física, da emoção; (5) os comportamentos expressivos associados à emoção; e (6) os efeitos colaterais da emoção sobre outros tipos de funcionamento.

MUDANDO AS EMOÇÕES INDESEJADAS

O segundo segmento do módulo (Seções VII-XII) tem a ver com mudar as respostas emocionais por meio de aprender a verificar os fatos, adotar ação oposta quando a emoção não está baseada em fatos e se dedicar à solução de problemas quando os fatos da situação são o obstáculo.

Verificar os fatos

Muitas vezes, as emoções são reações aos pensamentos e às interpretações de um evento, em vez de aos fatos reais. Verificar os fatos e, em seguida, alterar as avaliações e as suposições para adaptá-las à realidade são estratégias básicas na terapia cognitiva, bem como em muitas outras formas de terapia.

Solução de problemas

A DBT pressupõe que a maioria de nós sente emoções dolorosas por bons motivos. Embora as percepções de todas as pessoas tendam a ficar distorcidas quando estão muito emocionadas, isso não significa que as próprias emoções resultem de percepções distorcidas. Assim, uma importante maneira de controlar as emoções é controlar os eventos que as desencadeiam. A solução de problemas para situações emocionais, em particular quando os eventos problemáticos são dolorosos e inesperados ou indesejados, pode ser extremamente útil. Muitas vezes, uma emoção indesejada é inteiramente justificada pela situação, mas a ocasião pode ser alterada se a pessoa adotar passos ativos para solucionar o problema em questão. A solução de problemas também requer uma avaliação minuciosa dos fatos, e, com frequência, verificar os fatos é o primeiro passo na solução de problemas.

Ação oposta

Ações e respostas expressivas são partes importantes de todas as emoções. Assim, uma estratégia para modificar ou regular uma emoção é alterar sua ação e seus componentes expressivos agindo de forma inconsistente ou oposta à emoção. Isso deve incluir tanto as ações públicas (p. ex., fazer uma boa ação para uma pessoa com quem estamos zangados, aproximar-se de algo de que temos medo) quanto a expressividade facial e postural. No que tange esta última, no entanto, os pacientes devem aprender que a ideia não é bloquear a expressão de uma emoção, mas expressar uma emoção diferente. Há uma diferença muito grande entre uma expressão facial contida, que bloqueia a expressão de raiva, e uma expressão facial relaxada, que comunica simpatia.

A maioria dos tratamentos efetivos para transtornos mentais solicita aos pacientes para reverter os componentes de expressão e de ação das emoções problema. Alguns pesquisadores do ramo da psicoterapia acreditam que é por isso que esses tratamentos funcionam. Observe alguns exemplos a seguir.

A ativação comportamental, uma técnica de ação oposta, pode ser um importante tratamento para a depressão. É natural que uma pessoa que anda triste e já não encontra mais prazer nas atividades das quais antes gostava procure se retrair socialmente, deixando de participar das atividades e se "fechando". O problema é que essas estratégias de enfrentamento não ajudam a aliviar a depressão; ao contrário: elas a pioram.

A ativação comportamental quer combater a evitação. Originalmente desenvolvida como um tratamento comparativo para a TCC, ela ganhou apoio empírico de um experimento em vários locais que a comprovou ser tão efetiva quanto a TCC associada a medicação ao longo de um acompanhamento por seis meses.[3] O que é interessante na ativação comportamental é que comportamentos evasivos (como inatividade e ruminação) são encarados como os fatores essenciais que subjazem e mantêm a depressão, e o tratamento visa a impedir que os pacientes usem esses comportamentos mal-adaptativos.

Da mesma forma, os tratamentos baseados em exposição, nos quais os pacientes fazem o oposto de evitar e escapar de eventos temidos, são os mais efetivos para os transtornos de ansiedade. A evitação, ou fuga de estímulos aversivos, mantém os transtornos de ansiedade e impede que ocorra nova aprendizagem. A exposição envolve confrontar situações, objetos e pensamentos que evocam ansiedade ou angústia, por estarem irrealisticamente associados ao perigo. A prevenção de respostas é conceituada como bloquear a evitação ou a fuga de situações temidas. Ao incentivar o indivíduo a aproximar-se e permanecer na situação temida, a prevenção de respostas permite compreender que o medo é irreal. A exposição e a prevenção de respostas costumam ser usadas no tratamento do transtorno obsessivo compulsivo (TOC). Foa e colaboradores demonstraram a importância de usar tanto a exposição quanto a prevenção de respostas no tratamento de pacientes com TOC; a exposição leva à diminuição da resposta de ansiedade, e a prevenção de respostas leva à redução nos comportamentos de fuga.[4]

Tratamentos efetivos para raiva enfatizam várias ações opostas, como aprender a identificar os sinais de frustração e/ou raiva e, depois, se afastar da situação para se acalmar, bem como mudar os pensamentos para compreender a outra pessoa e reduzir a exigência de que aquela realidade seja diferente.

REDUZINDO A VULNERABILIDADE À MENTE EMOCIONAL

O terceiro segmento do módulo (Seções XIII-XVII) centra-se em reduzir a vulnerabilidade às emoções negativas (mente emocional) e impedir os esforços para controlar excessivamente as emoções por meio de estratégias como: o acúmulo de emoções positivas, do aprendizado de como enfrentar com antecedência as situações difíceis, da construção da maestria e do cuidado com o corpo. Todas as pessoas são mais propensas à reatividade emocional quando encontram-se sob estresse físico ou ambiental,[5] em situações fora de controle[6] ou vivendo em estado de privação,[7] particularmente quando a privação se estende a muitas áreas da vida. Nesse sentido, os comportamentos almejados aqui incluem três grandes conjuntos de habilidades: (1) acumular emoções positivas, (2) antecipar e construir um senso de maestria e (3) construir uma biologia resiliente.

Acumulando emoções positivas

O aumento das emoções positivas pode ser alcançado de várias maneiras. Aumentar o número de eventos prazerosos na vida de alguém é uma abordagem. No curto prazo, isso envolve aumentar as experiências positivas diárias. No longo prazo, significa construir uma "vida que valha a pena ser vivida" e fazer as mudanças necessárias para que eventos agradáveis ou valorizados ocorram mais vezes. Em geral, para fazer isso, é necessário investir algum tempo para tentar descobrir o que de fato queremos da vida, quais são os nossos valores. Isso é particularmente importante com os pacientes que possuem um senso de identidade incerto (desregulação de *self*) é parte do problema. É dificílimo experimentar uma vida como digna de ser vivida se ela estiver fora de sincronia com os valores mais importantes do sujeito. Construir uma vida que vale a pena ser vivida é importante, pois melhora o nosso sentido de resiliência. Pode ser muito mais fácil lidar com uma perda ou um acontecimento negativo quando isso é contrabalançado com experiências positivas em nossas vidas.[8] Perder um dólar pode ser traumático para uma pessoa pobre e faminta, mas para uma pessoa rica e bem alimentada talvez seja irrelevante. A mudança de um amigo para outra cidade pode ser devastadora se ele for nosso único amigo. Além de aumentar as atividades prazerosas, também é útil cultivar ser *mindful* às experiências agradáveis quando elas ocorrem, bem como ser *unmindful* às preocupações de que a experiência positiva vai acabar.[9]

Aprendendo a antecipação e a construir a maestria

Na construção de um senso de maestria, existem dois pontos centrais: (1) aprender a enfrentar as situações difíceis com antecedência, via ensaio imaginário; e (2) envolver-se em atividades que construam um senso de autoeficácia, autocontrole e competência. O objetivo de construir a maestria em DBT é muito semelhante ao agendamento de atividades tanto na terapia cognitiva quanto na ativação comportamental para a depressão.[10, 11]

Tomando conta do corpo (habilidades SABER)

Para construir uma biologia resiliente, o foco é equilibrar a nutrição e a alimentação; dormir o suficiente, mas não em demasia (inclusive tratar a insônia e pesadelos, se necessário); fazer exercícios adequados; tratar das doenças corporais; e evitar o consumo de drogas não prescritas que alteram o humor e evitar o abuso de medicamentos prescritos.

A pobreza pode interferir com a nutrição balanceada e os cuidados médicos, bem como colocar fora do alcance muitas metas que os indivíduos gostariam de almejar. Embora esses alvos pareçam simples, persegui-los diretamente pode ser exaustivo tanto para os pacientes quanto para os terapeutas e os treinadores de habilidades. No que tange à insônia, muitos de nossos pacientes travam uma interminável batalha. Muitas vezes, pesadelos, ruminação ansiosa e uma pobre higiene do sono são os culpados. Trabalhar nesses alvos exige uma postura ativa por parte dos pacientes, bem como persistência até que os efeitos positivos comecem a se acumular. Aqui, a passividade na solução de problemas, típica a muitos pacientes, pode criar uma substancial interferência.

GERENCIANDO EMOÇÕES EXTREMAS

O quarto segmento do módulo (Seções XVIII-XX) aborda como gerenciar emoções que são muito difíceis de manejar. Aqui, diminuir o sofrimento emocional por meio de *mindfulness* das emoções atuais é uma habilidade importante, bem como aprender a identificar o ponto de "quebra" das nossas habilidades e, em seguida, acionar as habilidades de tolerância ao mal-estar quando isso acontece.

Mindfulness das emoções atuais

Mindfulness das emoções atuais significa experimentar as emoções sem julgá-las ou tentar inibi-las, bloqueá-las, distrair-se ou apegar-se a elas. Aqui, a ideia básica é que a exposição a emoções dolorosas ou angustiantes, sem associação a consequências negativas, extinguirá sua capacidade de estimular emoções negativas secundárias. Classificar as emoções negativas como "ruins" resulta naturalmente em sentimentos de culpa, vergonha, raiva e/ou ansiedade sempre que surgem sentimentos angustiantes. O acréscimo dessas emoções secundárias a uma situação já negativa simplesmente intensifica o sofrimento e dificulta a tolerância. Com frequência, situações angustiantes ou afetos dolorosos podem ser tolerados se a pessoa, ao menos para começo de conversa, conseguir abster-se de se sentir culpada ou ansiosa em relação ao fato de sentir emoções dolorosas.

Identificando o ponto de "quebra" das habilidades

Quando a excitação emocional é tão extrema que habilidades complexas não podem ser usadas, a pessoa alcançou o ponto de "quebra" das habilidades. É importante que os participantes aprendam a reconhecer quando atingiram esse ponto e, em seguida, recorram às habilidades de sobrevivência a crises, abordadas no Capítulo 10 deste manual. Não vou discuti-las aqui.

O segmento final do módulo (Seções XXI e XXII) abrange a antecipação de fatores que interferem na solução de problemas quando as habilidades de regulação emocional não estiverem funcionando e revisita o modelo das emoções anteriormente descrito, com o acréscimo das habilidades da DBT quando pertinente.

ESCOLHENDO O MATERIAL A ENSINAR

Como em outros módulos, a seguir, há um bom volume de conteúdo para cada habilidade nas notas de ensino de regulação emocional. Você não vai abordar todo o conteúdo nas primeiras vezes em que ensinar habilidades específicas. As notas são fornecidas para lhe dar uma profunda compreensão de cada habilidade, de modo que você possa responder a perguntas e adicionar novos pontos de ensino à medida que progride. Para cada habilidade, coloquei um sinal de visto (✓) junto ao material que quase sempre leciono. Se estou muito apressada, posso pular todos os itens não assinalados. Também conforme os capítulos dos módulos anteriores, resumi os resultados de pesquisa em seções especiais chamadas de "notas de pesquisa". O grande valor dos estudos é que, muitas vezes, eles podem ser utilizados para referendar as habilidades que estiver ensinando.

É importante que você tenha uma compreensão básica das habilidades específicas que ensina. Nas primeiras vezes que lecionar, estude cuidadosamente as notas, fichas e fichas de tarefas para cada habilidade que planeja compartilhar. Destaque os pontos que você quer enfatizar e traga uma cópia das páginas das notas de ensino correspondentes como apoio durante as aulas. Certifique-se de praticar, você mesmo(a), cada habilidade, para ter certeza de que entende como usá-la. Em pouco tempo, você irá solidificar seus conhecimentos sobre cada habilidade. Nesse ponto, vislumbrará seus próprios pontos de ensino, histórias e exemplos prediletos e poderá ignorar a maioria dos meus.

Notas de ensino

I. METAS DESTE MÓDULO (FICHA DE REGULAÇÃO EMOCIONAL 1)

> **Ponto principal:** O objetivo geral da regulação emocional é diminuir o sofrimento emocional. A meta não é livrar-se das emoções. Alguns indivíduos sempre serão mais emotivos do que outros.
>
> **Ficha de regulação emocional 1: Metas da regulação emocional.** Analise sucintamente as metas que constam nesta ficha. Forneça informações e discussões suficientes para orientar os participantes em relação ao módulo, vincular o módulo as suas metas pessoais e gerar certo entusiasmo para aprender as habilidades de regulação emocional.
>
> **Ficha de tarefas de regulação emocional 1: Prós e contras de mudar as emoções (*opcional*).** Esta ficha de tarefas é projetada para ajudar os participantes a decidir (1) se querem regular uma emoção atual e (2) se é do seu interesse aprender a regular as suas próprias emoções ou permanecer na mente emocional a maior parte do tempo. Sua principal aplicação é comunicar que o objetivo deste módulo é regular as emoções que os pacientes desejam mudar, e não as mudar só porque os outros querem que eles mudem. Esta ficha de tarefas também pode ser usada como um exercício para melhorar a probabilidade de ser efetivo quando uma pessoa está sufocada pelas emoções (p. ex., quando ela só quer gritar e berrar ou evitar por completo uma situação ou alguém). Ela também pode ser usada como ferramenta de ensino para descobrir metas. Consulte instruções para ensinar os prós e contras nas notas de ensino do módulo de tolerância ao mal-estar (Cap. 10, seção V), sobre como utilizar a análise dos prós e contras para tomar decisões comportamentais. Atribua essa ficha de tarefas como opcional se você ensinar outras fichas na sessão que tiverem fichas de tarefas associadas.

Oriente os participantes sobre o que se entende por "regulação emocional", sobre as habilidades a serem aprendidas neste módulo e sobre a sua importância.

✓ **A. O que é a regulação emocional?**

Diga aos pacientes: "A regulação emocional é a capacidade de controlar ou influenciar as emoções que você tem, no momento em que as tem, além da maneira como as experimenta e expressa".[12]

Continue explicando que regular as emoções pode ser automático, além de conscientemente controlado. Diga aos participantes: "Neste módulo, vamos nos concentrar primeiro em aumentar a consciência e o controle das emoções. Em segundo lugar, iremos fornecer tantas práticas para regular as emoções que você vai 'superaprender' as habilidades. Por fim, a regulação deve se tornar automática".

Continue: "As emoções estão fora de controle ou 'desreguladas' quando você é incapaz, apesar de seus melhores esforços, de alterar quais as emoções você tem, quando as tem ou a maneira como você as experimenta ou expressa".

✓ 💬 **Ponto de discussão:** Antes ou depois de revisar a Ficha de regulação emocional 1, peça aos membros que assinalem cada objetivo que lhes é importante nos campos da ficha e, em seguida, compartilhem suas escolhas.

✓ 💬 **Ponto de discussão:** Em algum momento, peça a cada pessoa para identificar as emoções que ela mais deseja mudar. Escreva a lista no quadro (se possível). Discuta as semelhanças e as diferenças.

Esclareça que os objetivos da regulação emocional são os seguintes.

✓ **B. Entenda as suas próprias emoções**

Diga aos participantes: "Antes de conseguir regular as suas emoções, é preciso entendê-las. Você pode fazer isso aprendendo a fazer duas coisas".

✓ **1. Identifique suas próprias emoções**

"O simples ato de identificar suas emoções pode lhe ajudar a regulá-las."

✓ 💬 **Ponto de discussão:** Algumas pessoas sempre conseguem definir qual é a emoção que estão sentindo. Outras não têm ideia, na maioria das vezes. Para alguns, tentar descobrir como se sentem é como forçar as vistas em um nevoeiro. Suscite de cada participante em qual tipo de perfil ele ou ela se enquadra.

✓ **2. Entenda o que as emoções fazem por você**

"Pode ser muito difícil mudar as emoções quando você não entende de onde elas vieram ou por que surgiram."

✓ **C. Diminua a frequência das emoções indesejadas**

Continue: "Depois de entender suas emoções, você pode aprender a diminuir a frequência daquelas que você não quer. Você pode fazer isso de várias maneiras".

✓ **1. Impeça o início das emoções indesejadas**

"Você não pode acabar com todas as emoções dolorosas, mas pode fazer alterações em seu ambiente e em sua vida para reduzir a frequência em que as emoções negativas ocorrem."

💬 **Ponto de discussão:** Pergunte aos participantes quais tipos de situações emocionais eles têm mais problemas para resolver ou mudar.

✓ **2. Modificar as emoções dolorosas após elas terem iniciado**

As pessoas frequentemente acreditam em mitos sobre as emoções – por um lado, que mudar as emoções não é autêntico ou, por outro, que todas devem ser suprimidas.

💬 **Ponto de discussão:** Pergunte aos participantes se eles têm medo de perder todas as suas emoções, se esperam se livrar de todas elas ou as duas coisas. Discuta.

Nota aos líderes: É essencial destacar que o objetivo é mudar as emoções que os próprios participantes querem modificar, não aquelas que os outros querem que eles modifiquem. Lembre os pacientes de que as habilidades de regulação emocional não lhes serão enfiadas goela abaixo. Em cada momento e para cada habilidade, cabe a eles considerar os prós e contras de manter uma emoção ou uma intensidade emocional em particular. Quando a emoção ou a intensidade da emoção é ineficaz ou dolorosa demais para ser tolerada, mudar pode ser desejável, e as habilidades de regulação emocional serão úteis. Se a emoção não for aquela que o participante deseja mudar ou se a intensidade, embora dolorosa, seja efetiva, talvez não seja útil modificar a emoção ou a sua intensidade.

---

3. As emoções em si não são nem boas nem más

Intrinsecamente, as emoções não são boas nem más. Elas apenas são. Raramente é útil avaliar nossas emoções e rotulá-las como boas ou ruins. Pensar que uma emoção é "ruim" não nos livra dela e pode nos levar a tentar suprimi-la.

4. A supressão das emoções piora as coisas

Suprimir as emoções é uma solução temporária que causa problemas maiores no longo prazo.[13] As emoções podem ser confortáveis ou desconfortáveis, desejadas ou indesejadas, dolorosamente excruciantes ou esplendorosamente prazerosas. Rotular aquelas que são dolorosas como "ruins" pode deixá-las ainda mais dolorosas.

5. A regulação emocional é apenas para emoções ineficazes

Diga aos participantes: "As estratégias de regulação emocional funcionam com emoções que *não* são efetivas em auxiliar você a alcançar as suas próprias metas na vida. As emoções são efetivas quando certos fatos são verdadeiros:

- "Agir sob a influência da emoção é de seu próprio interesse pessoal."
- "Expressar a emoção vai aproximar você de seus próprios objetivos."
- "Expressar sua emoção irá influenciar os outros para ajudá-lo."
- "A sua emoção está enviando uma mensagem que você precisa escutar."

Ponto de discussão: Suscite dos participantes quando as emoções foram úteis e quando foram destrutivas. Faça-os discutir as emoções que lhes causam a maior parte dos problemas.

✓ D. Diminuir a vulnerabilidade à mente emocional

Explique aos pacientes: "A regulação emocional irá ajudá-lo a diminuir sua vulnerabilidade à mente emocional. Ela não vai abolir as suas emoções, mas lhe ajudará a equilibrar a mente emocional com a mente racional para acessar a mente sábia. E também aumentará a resiliência emocional – em outras palavras, a sua habilidade de reagir e de suportar as emoções e os eventos difíceis".

✓ E. Diminuir o sofrimento emocional

Diga: "Por fim, a regulação emocional lhe permitirá diminuir seu sofrimento emocional. De modo específico, você vai aprender a fazer o seguinte:

- "Reduzir o sofrimento quando as emoções dolorosas lhe dominam."
- "Gerenciar as emoções extremas de modo que você não piore as coisas."

> **Nota aos líderes:** Não esqueça de realçar que, embora, no início, possa ser necessário muito trabalho para que os participantes regulem e controlem suas emoções, ao longo do tempo, eles vão ficar cada vez melhores nisso. Se praticarem bastante, em algum momento, regular suas emoções efetivamente se tornará automático e, muitas vezes, fácil.

II. VISÃO GERAL: ENTENDENDO E IDENTIFICANDO AS EMOÇÕES (FICHA DE REGULAÇÃO EMOCIONAL 2)

> **Ponto principal:** É difícil para os indivíduos gerenciar suas emoções quando não entendem como elas funcionam. O cerne desta seção é: conhecimento é poder.
>
> **Ficha de regulação emocional 2: Visão geral: identificando, entendendo e nomeando emoções.** Quando você está ensinando este módulo pela primeira vez ou quando o tempo é primordial, pode usar esta ficha para ensinar os pontos essenciais sobre o que as emoções fazem pela pessoa (Ficha de regulação emocional 3) e o que dificulta sua regulação (Ficha de regulação emocional 4). As Fichas 3 e 4 podem ser ignoradas se for mais fácil ensinar o material sem fichas. As informações em si são fundamentais, mas as fichas, não. Oriente os participantes sobre o conteúdo do modelo para descrever as emoções (Ficha de regulação emocional 5), mas não lecione ainda a Ficha 5.
>
> **Ficha de tarefas:** Não há nenhuma ficha de tarefas atribuída para esta ficha. As Fichas de tarefas de regulação emocional 2–4A abrangem os tópicos desta seção.

Oriente os participantes sobre as habilidades ensinadas nesta parte do módulo e sobre a sua importância.

✓ **A. O que as emoções fazem por você**

Os seres humanos (e outros mamíferos) têm emoções por alguns motivos. O propósito da regulação emocional *não* é se livrar das emoções. Precisamos delas para sobreviver!
São três as funções principais das emoções:

- Motivar a ação.
- Comunicar-se com os outros.
- Comunicar-se consigo mesmo.

> **Nota aos líderes:** Se você pular a Ficha de regulação emocional 3, busque os pontos essenciais nas notas de ensino para esta ficha e aplique-os aqui.

Saber o que as emoções fazem por nós pode nos ajudar a descobrir como regulá-las e também como apreciá-las, mesmo quando elas forem dolorosas ou difíceis.

✓ **B. Fatores que dificultam a regulação emocional**

Regular as emoções é como regular a temperatura do ambiente. Queremos ser capazes de aumentar a intensidade das emoções quando necessário (como aquecer a sala) e de diminuir a intensidade das emoções quando necessário (resfriar a sala).
Entre os fatores que podem dificultar bastante o controle de nossas emoções, estão:

- Biologia.
- Falta de habilidades de regulação emocional.
- Consequências reforçadoras dos comportamentos emocionais.
- Mau humor que dificulta o esforço para gerenciar as emoções.
- Sobrecarga emocional.
- Mitos de emoção.

Compreender cada um desses fatores pode ser crucial na solução dos problemas das emoções.

> **Nota aos líderes:** Se você pular a Ficha de regulação emocional 4, busque os pontos essenciais nas notas de ensino para esta ficha e os forneça aqui.

✓ **C. Um modelo para descrever as emoções**

As emoções são respostas complexas e de sistema interligado. Mudar qualquer parte do sistema pode alterar a resposta inteira. Garanta aos participantes: "Tão logo você saiba todas as partes do sistema emocional, poderá decidir por onde tentar mudá-lo primeiro".

✓ **D. Maneiras para descrever as emoções**

Conclua: "Aprender a observar, descrever e identificar suas emoções pode ajudá-lo a regulá-las".

III. O QUE EMOÇÕES FAZEM POR VOCÊ (FICHA DE REGULAÇÃO EMOCIONAL 3)

> **Ponto principal:** Existem motivos para os seres humanos (e muitos outros animais) terem emoções. Elas exercem três funções importantes, e precisamos de todas elas!
>
> **Ficha de regulação emocional 3: O que as emoções fazem por você.** Se você ensinar o conteúdo desta ficha, pode ser útil, enquanto fala, escrever as três funções principais das emoções no quadro: (1) motivar a ação, (2) comunicar-se com os outros e (3) comunicar-se consigo. Se o tempo for curto, ignore esta ficha e resuma as informações quando apresentar o módulo ou esta seção de habilidades com a Ficha 2.
>
> **Ficha de tarefas de regulação emocional 2: Descobrindo o que as minhas emoções estão fazendo por mim; Ficha de tarefas de regulação emocional 2B: Diário de emoções.** Pule estas duas fichas de tarefas (bem como as Fichas de tarefas 2A e 2C, que são exemplos de como preenchê-las) para participantes que estiverem começando o módulo de regulação emocional pela primeira vez. Adicioná-las quase sempre exigirá tempo extra (que talvez você não disponha), e as fichas de tarefas podem ser exaustivas para iniciantes. Utilize-as com indivíduos que já passaram pelo módulo ao menos uma vez ou já fazem o treinamento de habilidades há algum tempo. As fichas de tarefas também podem ser muito úteis em terapia individual, junto com *coaching* (acompanhamento) individual. Use primeiro a Ficha de tarefas 2. Se necessário, instrua os participantes a avaliar a intensidade das emoções (0 = nenhuma emoção, sem intensidade até 100 = intensidade máxima). Quando adquirirem prática no preenchimento da Ficha de tarefas 2, avance para a Ficha de tarefas 2B.
>
> A Ficha de tarefas 2B é para participantes que desejam identificar como suas emoções estão funcionando ao longo do tempo. Saber a função de uma emoção pode ser extremamente útil em mudá-la. Por exemplo, esta ficha de tarefas pode ser muito útil para avaliar se as próprias emoções de um paciente estão sendo reforçadas pelas pessoas no ambiente. Se isso estiver acontecendo, e a emoção for uma que o participante estiver tentando reduzir, então, pode ser muito importante pedir aos outros para mudar sua reação à expressão da emoção – ou para mudar a sua *não* resposta quando a emoção não é expressa. (As habilidades DEAR MAN, GIVE e FAST, descritas no Cap. 8 e nas Fichas de efetividade interpessoal 5, 6 e 7, deveriam ser utilizadas para esses pedidos.)

Oriente os participantes para as funções de emoções e dê uma justificativa para sua importância.

✓ **A. As emoções têm funções que ajudam a nossa espécie a sobreviver**

Comportamentos emocionais evoluíram como maneiras imediatas, automáticas e eficientes de solucionar problemas comuns que os seres humanos e outros animais emocionais devem solucionar para sobreviver. **São três as funções principais das emoções.**

✓ **B. As emoções nos motivam (e nos organizam) a agir**

1. *As emoções nos preparam fisicamente para agir*

   As emoções preparam nosso corpo para agir. Os impulsos de ação ligados a emoções específicas são altamente intrínsecos a nossa biologia.

2. *As emoções economizam tempo*

   As emoções economizam tempo em nos levar a agir em situações importantes. Não temos que analisar tudo com calma. Podemos reagir a situações com extrema rapidez.

✓ *Exemplo:* "Imagine que há um tsunami, e uma enorme onda de 6 metros de altura ameaça engolir você e sua família na praia. Você, no entanto, é o único que percebe o perigo iminente. Pergunte a si mesmo: é provável que você e sua família sobrevivam se você caminhar até eles e falar calmamente: 'Um tsunami está vindo; vamos todos correr até a colina para nos salvar'? Com que rapidez você acha que cada membro de sua família correrá se não houver emoção no aviso? Para salvar a si mesmo e a sua família, você vai correr e gritar: 'TSUNAMI!!!! CORRAM! CORRAM! RÁPIDO!' É a única esperança para a sua família".

Exemplo: Quando as pessoas são fisicamente atacadas, a raiva pode energizá-las com rapidez para contra-atacar e se proteger. Da mesma forma, essa emoção em um campo de futebol americano pode energizar os atletas a jogar com mais vigor.

Exemplo: Muitas vezes, os alunos não querem reduzir a ansiedade para fazer um teste, pois têm medo de que, se o fizerem, vão parar de se esforçar e, então, fracassar.

Exemplo: Às vezes, as pessoas têm medo de reduzir a culpa, pois receiam que, sem ela, podem começar a fazer coisas desonestas e prejudiciais.

Exemplo: Se não houvesse emoção alguma, ninguém sentiria a necessidade de reconfortar um bebê chorando.

✓ **3. Pode ser difícil mudar as emoções**

Mudar as emoções pode ser muito difícil quando o comportamento associado é muito importante. Isso acontece porque as emoções são respostas biologicamente "intrínsecas" a eventos importantes.

✓ *Exemplo:* "Se sua casa estivesse em chamas e você precisasse correr para sobreviver, seria muito difícil parar de sentir medo antes de se afastar do fogo".

Exemplo: "Se seu filho foi molestado por um vizinho, e você quer vê-lo na prisão e longe de seu filho, vai ser muito difícil reduzir o desprezo em relação ao molestador antes de denunciá-lo à polícia e ele ser detido e preso".

Exemplo: "Se alguém estiver ameaçando 'roubar' o seu par no baile, e ele estiver interessado na outra pessoa, será difícil controlar o ciúme antes de você fazer o que for necessário para a pessoa aceitar o seu convite para ir ao baile".

Ponto de discussão: Suscite dos participantes o que eles pensam que aconteceria se as pessoas realmente pudessem desligar as emoções. Por exemplo, quem sobreviveria se realmente pudéssemos eliminar o medo ou o amor?

4. Funções das emoções específicas em nossas vidas

Nota aos líderes: Se não houver tempo suficiente para abordar todas as emoções listadas a seguir, aborde várias, selecionando aquelas mais relevantes aos seus pacientes.

a. **Medo**
O medo organiza nossas respostas ao que ameaça a nossa vida, a nossa saúde ou o nosso bem-estar. Concentra-nos em escapar do perigo.

b. **Raiva**
A raiva organiza nossas respostas ao bloqueio de importantes objetivos ou atividades ou a um iminente ataque contra nós ou a pessoas importantes para nós.[14] Concentra-nos na autodefesa, na maestria e no controle.

c. **Repulsa**
A repulsa organiza nossas respostas a situações e coisas que são ofensivas e contaminantes.[15] Concentra-nos em rejeitar (e nos distanciarmos de) algum objeto, evento ou situação.

d. Tristeza
A tristeza organiza nossas respostas quando perdemos alguém ou algo importante, e quando metas são perdidas ou não são alcançadas.[16] Concentra-nos no que é valorizado e na busca de alcançar as metas, bem como em comunicar aos outros que precisamos de ajuda.

e. Vergonha
A vergonha organiza as respostas relacionadas com as características pessoais ou nossos próprios comportamentos que são desonrosos ou sancionados pela comunidade em que vivemos.[17] Concentra-nos em esconder as transgressões e, se estas já forem públicas, em envolver-se em comportamentos direcionados para amenizar a situação.

f. Culpa
A culpa organiza as respostas relacionadas a ações específicas que conduziram à violação dos valores.[17] Concentra-nos em ações e comportamentos com probabilidade de reparar a violação.

g. Ciúme
O ciúme organiza respostas àqueles que ameaçam nos privar de relacionamentos ou coisas muito importantes para nós.[18, 19] Concentra-nos em proteger o que temos.

h. Inveja
A inveja organiza nossas respostas ao fato de os outros obterem ou terem coisas que não temos, mas que queremos, ou das quais precisamos.[19] Concentra-nos em trabalhar arduamente para obter o que as outras pessoas têm.

i. Amor
O amor organiza nossas respostas relacionadas com a reprodução e à sobrevivência.[20] Concentra-nos na união e no apego aos outros.

j. Felicidade
A felicidade organiza nossas respostas ao funcionamento ideal de nós mesmos, daqueles que nos interessam ou do grupo social do qual fazemos parte.[21] Concentra-nos nas atividades que aumentam o prazer e nos valores pessoais e sociais.

Nota aos líderes: Você pode criar mais exemplos examinando a Ficha de regulação emocional 6: Maneiras para descrever as emoções ou a Ficha de regulação emocional 11: Descobrindo ações opostas.

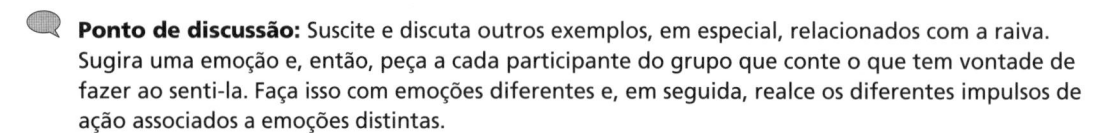

Ponto de discussão: Suscite e discuta outros exemplos, em especial, relacionados com a raiva. Sugira uma emoção e, então, peça a cada participante do grupo que conte o que tem vontade de fazer ao senti-la. Faça isso com emoções diferentes e, em seguida, realce os diferentes impulsos de ação associados a emoções distintas.

Ponto de discussão: Sugira várias ações e solicite aos participantes que se imaginem envolvidos na ação em duas maneiras: com emoção e sem emoção. Discuta as diferenças. Eis alguns exemplos de ações:

- Acalmar um bebê ou filho com e sem afeto.
- Fugir ou evitar uma situação perigosa com e sem medo.
- Pedir desculpas pelo próprio comportamento com e sem um sentimento de culpa.
- Mentir sobre o próprio comportamento com e sem culpa (ou com e sem medo).

✓ **C. As emoções estabelecem comunicação com (e influenciam) os outros**

✓ **1. As expressões faciais são aspectos biologicamente intrínsecos das emoções**

Seres humanos e animais se comunicam mais rápido por meio de expressões faciais do que por meio de palavras.[22, 23]

✓ **2. Algumas expressões emocionais exercem um efeito automático sobre os outros**

Várias expressões faciais de emoção exercem efeitos automáticos nas outras pessoas. Ou seja, esses efeitos não são aprendidos. Por exemplo, uma criança reage espontaneamente ao sorriso ou ao olhar apavorado de um adulto.[24] Essa reação automática funciona bem para as crianças até elas aprenderem a usar as palavras.

Mesmo após as crianças aprenderem a falar, as expressões faciais continuam sendo muito úteis. Dominar as duas formas de expressão emocional (verbal e não verbal) significa ter duas formas de comunicação para situações importantes.

✓ **3. As expressões emocionais influenciam os outros (quer queiramos, quer não)**

Exemplos: As expressões de cordialidade e simpatia em relação a um conhecido podem resultar em um favor posterior; a decepção expressada por um supervisor pode resultar em trabalhos mais aprimorados do funcionário no futuro; a raiva pode resultar em uma pessoa conceder a outra os seus legítimos direitos, em vez de negá-los.

Exemplo: Comunicar tristeza e desespero agonizantes pode influenciar um terapeuta ou outra pessoa a tranquilizar, dar ajuda ou dedicar outros esforços para aliviar o sofrimento.

Exemplo: A raiva expressada pode interromper o comportamento dos outros.

💬 **Ponto de discussão:** Peça aos participantes que citem exemplos de quando suas emoções influenciam os outros ou de quando as emoções de outras pessoas os influenciam. Discuta esses exemplos. Suscite, também, exemplos de ocasiões em que essa estratégia não deu certo – ou seja, quando os pacientes expressaram emoções e isso resultou em algo indesejado.

💬 **Ponto de discussão:** É importantíssimo frisar o ponto de que as emoções podem influenciar os outros, mesmo quando não queremos fazer isso conscientemente. Isso pode acontecer mesmo quando não estamos conscientes de que as nossas emoções estão exercendo esses efeitos sobre os demais. Discuta esse ponto com os participantes. Suscite exemplos de quando suas expressões emocionais automáticas tiveram impacto sobre as outras pessoas, mesmo se eles não pretendessem conscientemente esse efeito.

✓ **4. Pode ser dificílimo modificar as emoções quando uma comunicação é importante**

Como já observado, as emoções podem ser muito difíceis de modificar quando uma comunicação é importante. Isso ocorre porque, em certa medida, as emoções são respostas "intrínsecas" a eventos importantes.

Exemplo: John pede que Kathy pare comportamentos que são realmente irritantes para ele, mas ela não muda, a menos que ele fique realmente com raiva. Se isso quase sempre acontece, e Kathy só responde à raiva, então, vai ser muito difícil para John parar de sentir raiva e agir a partir dessa emoção quando Kathy faz coisas irritantes. Ela está reforçando as expressões de raiva de John.

Exemplo: Julie deseja que seu filho, Billy, perceba quão perigosa é uma situação. Enquanto tenta comunicar isso ao garoto, será difícil para Julie afastar o medo. Caso contrário, Billy pode pensar que a situação não é tão perigosa assim.

Exemplo: Se Maria deseja que Terry saiba do que ela gosta, ela pode querer comunicar felicidade ou prazer quando ele faz coisas que a deixam feliz. Na verdade, seria difícil, para ela, não mostrar felicidade por estar perto de alguém que frequentemente faz coisas amáveis e das quais ela gosta. Também não seria do interesse dela fazer isso. Essa é a principal razão por que a comunicação da felicidade ou da alegria é muitas vezes automática (ou seja, escapam do nosso controle imediato).

Nota aos líderes: Certifique-se de que você compreende os exemplos citados antes de ensiná-los. Aqui, o essencial é esclarecer que, se queremos comunicar raiva, medo ou alegria a alguém, é difícil fazer isso se tivermos que organizar conscientemente não só o que falar, mas nossas expressões faciais, nosso tom de voz, nossa postura, etc. Além disso, já que a comunicação de respostas emocionais é tão importante, também não é de nosso interesse (do ponto de vista evolutivo) ser capaz de desligar a comunicação emocional facilmente.

> **Ponto de discussão:** Suscite ideias sobre o que diferentes emoções comunicam.

✓ 5. **O que acontece quando as expressões emocionais verbais e não verbais não correspondem?**

> **Notas de pesquisa:** Quando as expressões emocionais não verbais (p. ex., ações, expressões faciais e corporais, tom de voz) não combinam com o que a pessoa fala, os outros quase sempre confiam nas expressões não verbais em detrimento das verbais.[25]

> **Nota aos líderes:** Este detalhe sobre expressões emocionais verbais e não verbais é muito importante. Uma relevante premissa da DBT é que as expressões emocionais não verbais de muitos indivíduos com dificuldades de regulação emocional não indicam com precisão o que eles estão experimentando; assim, esses sujeitos costumam ser mal interpretados. Consulte a discussão sobre competência aparente no Capítulo 3 do principal texto da DBT.

> **Ponto de discussão:** Peça aos participantes que contem exemplos de quando foram mal interpretados ou de quando interpretaram mal os outros, por conta de comunicação emocional não verbal incompatível.

✓ D. **As emoções comunicam-se conosco**

✓ 1. **As emoções podem ser sinais para conferir as coisas**

✓ As emoções podem ser sinais ou alarmes de que algo está acontecendo em uma situação. Esse é o significado da frase "Ouça a sua intuição". Da mesma forma, ao falarmos que uma pessoa está com "boa sensação em relação a algo", estamos nos referindo às emoções como sinais.

2. **Informações sobre situações, com base nas emoções, podem ser exatas ou inexatas**

Às vezes, os sinais percebidos a partir de uma situação são processados fora da nossa consciência.[26] Esse processamento desencadeia uma reação emocional, mas não conseguimos identificar o que, naquela situação, desencadeou a emoção.[27] Por meio de tentativa e erro – ou seja, de experimentação –, as pessoas aprendem quando podem confiar nessas respostas emocionais e quando elas não fornecem informações exatas.

> **Ponto de discussão:** Peça aos participantes exemplos de quando sua "sensação" sobre algo se mostrou correta. Discuta como as pessoas muitas vezes ignoram suas próprias "sensações" ou "intuições" relativas a uma situação simplesmente porque não conseguem justificá-las em palavras ou porque, tão logo mencionem o que estão sentindo, as outras pessoas discordam.

✓ 3. **Tratar as emoções como fatos causa dificuldades**

Quando levadas ao extremo, as emoções são tratadas como fatos: "Se me sinto incompetente, eu sou", "Se eu fico deprimida quando me deixam sozinha, não devo ser deixada sozinha", "Se eu sinto que alguma coisa é certa, ela é certa". As pessoas usam suas emoções para provar que acreditam no que é correto.

Exemplo: "Se você tinha fobia de injeção e tratava o medo como um fato, então, pode tentar se livrar de todas as seringas do mundo".

> **Ponto de discussão:** Peça aos participantes exemplos de ocasiões em que a intensidade de suas emoções pareceu validar seu próprio ponto de vista em relação aos eventos. Extraia deles exemplos em que as emoções foram autovalidantes e em que mudar as emoções negativas foi invalidante. Faça-os dar exemplos pessoais, se possível. Discuta.

> **Nota aos líderes:** Os pontos supracitados – de que as emoções funcionam para comunicar-se conosco e de que essas comunicações nem sempre são exatas – são muito cruciais e sensíveis para muitos indivíduos. Isso é particularmente verdadeiro para aqueles que experimentaram ambientes invalidantes invasivos. Na ausência de validação dos outros, uma função primária das emoções negativas, às vezes, pode ser a autovalidação.
>
> A forma como isso funciona é a seguinte: quando as emoções são minimizadas ou invalidadas, então, é difícil para os indivíduos terem suas preocupações e necessidades levadas a sério. Uma maneira para eles contrariarem isso é aumentar a intensidade de suas emoções. Mais cedo ou mais tarde, as pessoas muito emocionais provavelmente serão atendidas. Se, em um momento posterior, esses indivíduos não se tornarem muito emocionais sob as mesmas circunstâncias, isso prova que as outras pessoas tinham razão: desde a primeira vez, as emoções originais já não eram válidas. Se a situação não é tão ruim quanto a pessoa falou que era, então, ela sente vergonha por ter causado tantos problemas aos demais. Se essas ocasiões se repetem muito, o indivíduo começa a acreditar que sua integridade está alinhada com as emoções. Logo, a função das emoções negativas gradativamente evolui para a da autovalidação.
>
> Explicar esses pontos para pessoas muito emocionais é complicado, porque a ideia em si é invalidante. Aqui, paciência, habilidade e cuidado são necessários.

IV. O QUE DIFICULTA A REGULAÇÃO EMOCIONAL? (FICHAS DE REGULAÇÃO EMOCIONAL 4–4A)

> **Ponto principal:** É dificílimo regular as emoções. A biologia, a falta de habilidades, as consequências reforçadoras, o mau humor, a sobrecarga mental e os mitos emocionais (isolada ou conjuntamente) podem dificultar bastante a regulação emocional.
>
> **Ficha de regulação emocional 4: O que torna difícil regular suas emoções.** Apresente esta ficha com relativa rapidez, validando que a regulação emocional é muito difícil. Você pode revisitá-la mais tarde na antecipação de fatores que interferem na solução de problemas para o uso exitoso das habilidades.
>
> **Ficha de tarefas de regulação emocional 16: Antecipando fatores que interferem na solução de problemas nas habilidades de regulação emocional (*opcional*).** Esta ficha de tarefas é projetada para funcionar com a Ficha de regulação emocional 24: Antecipando fatores que interferem na solução de problemas nas habilidades de regulação emocional. No entanto, você pode fornecê-la antes aos participantes se achar que ela não vai sobrecarrega-los ou interferir com a prática das outras habilidades. A ficha de tarefas também pode ser usada individualmente em habilidades de *coaching*.
>
> **Ficha de regulação emocional 4A: Mitos sobre emoções (*opcional*).** Se esta ficha for usada, a melhor maneira de trabalhar com ela é simplesmente pedir aos participantes que leiam os mitos, fazendo um círculo ao redor daqueles que acreditam serem verdadeiros. Pode ser útil e interessante pedir aos pacientes para circular as declarações com as quais concordam *apenas em mente emocional*, e colocar um sinal de visto naquelas com que concordam em mente sábia. Terminado isso, e antes de prosseguir a quaisquer pontos de ensino, use a estratégia do advogado do diabo descrita a seguir, no item F, "Mitos sobre emoções". (Consulte uma descrição mais completa dessa técnica no Cap. 9 do principal texto da DBT.) Se você pular o ensino desta ficha, pode descrever vários mitos sobre emoções quando apresentar o módulo de regulação emocional.
>
> **Ficha de tarefas de regulação emocional 3: Mitos sobre emoções (*opcional*).** Você pode fornecer esta ficha de tarefas independentemente de apresentar a Ficha 4A. Ela é muito semelhante à lista de mitos na Ficha 4A, mas cada mito já tem um desafio escrito. A tarefa é desenvolver novos desafios ou reescrevê--los em linguagem mais pessoal. Não é incomum que os participantes aprovem os desafios conforme estão escritos. Se esses desafios tiverem valor pessoal para eles, tudo bem. O principal é que os pacientes se "apoderem" de um desafio, não necessariamente pensem em um novo. Também existem espaços para os participantes escreverem e desafiarem seus próprios mitos.

Oriente os participantes sobre os seguintes fatores que interferem com a regulação emocional.

✓ **A. Biologia**

Fatores biológicos podem dificultar a regulação emocional. Alguns bebês nascem emocionalmente mais sensíveis do que outros e podem permanecer assim como crianças e adultos.[28] A intensidade emocional também difere entre as pessoas.[29] Um alto nível de sensibilidade e intensidade emocionais podem atrapalhar a aprendizagem das estratégias de regulação emocional, bem como a aplicação daquelas já aprendidas.

> **Ponto de discussão:** Uma maneira de pensar sobre as diferenças biológicas na emotividade é analisar as crianças que conhecemos ou conhecíamos. A maioria dos pais com vários filhos comenta sobre as surpreendentes diferenças no temperamento emocional que eles apresentam – diferenças que se tornam evidentes logo após o nascimento. Suscite essas experiências nas vidas dos participantes. Eles são mais ou menos emocionais do que os irmãos? Sempre tiveram dificuldades em regular as emoções, ou essas dificuldades só surgiram recentemente?

✓ **B. Falta de habilidade**

Diga aos participantes: "Quando você tem déficits de habilidade, na verdade, não sabe como alterar ou regular as emoções e as ações relacionadas às emoções. Talvez você também não saiba como se autorregular o suficiente inclusive para querer diminuir a intensidade de suas emoções".

✓ **Não ter uma habilidade é muito diferente de não ter motivação.** As pessoas aprendem a ativar a regulação emocional na infância.[30] O intercâmbio de emoções entre mãe e bebê é o começo do treinamento em regulação emocional.[31, 32] A educação infantil é, em muitos aspectos, a tarefa de ensinar as crianças a regular suas emoções. Alguns pais são muito bons nisso. Outros se esforçam, mas não têm as habilidades necessárias. Alguns não têm o tempo nem o desejo de fazê-lo. Outros não conseguem regular nem mesmo as suas próprias emoções e, portanto, consideram extremamente difícil ensinar essa habilidade a seus filhos.[33] Devido à sensibilidade biológica, algumas crianças têm muito mais dificuldade em aprender a regular suas emoções do que outras.

Exemplo: Aprender a regular as emoções é como aprender a jogar golfe. Embora todo mundo possa aprender um pouco da habilidade, jogar muito bem é muito mais fácil para algumas pessoas do que para outras.

✓ **Com frequência, as habilidades e sua utilização são dependentes do contexto**. Ou seja, uma pessoa pode ter habilidades em um conjunto de situações, mas não em outras; ou em um humor, mas não em outro; ou em um estado da mente, mas não em outro.

> **Ponto de discussão:** Suscite, dos participantes, descrições de experiências na aprendizagem da regulação emocional.

✓ **C. Reforço dos comportamentos emocionais**

Conforme previamente discutido, as emoções têm funções. Quando as funções de certas emoções são reforçadas em uma situação particular, pode ser dificílimo mudar essas emoções.

Exemplo: "Se toda vez que você estiver com raiva, as pessoas lhe derem o que você quer, será muito difícil para você aprender a regular sua raiva. Conseguir o que quer quando está com raiva pode reforçar os ataques de raiva".

Exemplo: "Se as pessoas só lhe ouvem e lhe ajudam quando você fica muito triste e deprimido e chora bastante, vai ser muito difícil para você parar de ficar triste".

Exemplo: "Se você tem medo, mas, mesmo assim, enverada em um beco escuro e subitamente é atacado, será muito difícil não sentir medo na próxima vez que precisar caminhar em um beco".

Explique: "Às vezes, suas emoções lhe fazem muito bem, mesmo quando são muito dolorosas ou causam encrenca. Quando isso acontece, pode ser muito difícil mudá-las. Talvez você nem mesmo se dê conta de que não pode mudar as suas emoções, porque elas lhe fazem muito bem. Quando isso acontece, elas estão sendo reforçadas, mesmo que você não queira. As emoções são reforçadas quando fazem várias coisas para você:

- "Elas podem comunicar mensagens importantes ou incitar as pessoas a fazer coisas para você."
- "Elas podem motivar seu próprio comportamento, de modo que você faça coisas que são importantes para você."
- "Elas podem validar suas crenças sobre o que está acontecendo em uma situação."
- "Ou elas podem fazer você se sentir melhor do que se sentiria sem elas."

✓ **D. Mau humor**

Regular as emoções exige bastante esforço e energia.[34, 35] Também requer disposição (habilidade de tolerância ao mal-estar; ver Ficha de tolerância ao mal-estar 13). Diga aos participantes: "O mau humor e a falta de energia podem interferir com a sua disposição de fazer o trabalho necessário para a regulação emocional. Talvez você tenha a capacidade, mas ela pode sofrer interferência pelo seu humor atual".

✓ **E. Sobrecarga emocional**

Continue: "Às vezes, suas emoções podem ser tão extremas que você simplesmente não consegue acessar a mente sábia, a fim de descobrir o que fazer. Quando você está muito ativado emocionalmente, preocupações e pensamentos ruminativos[36, 37] podem manter o disparo emocional, como um programa de computador que é iniciado automaticamente quando você fica muito emocional. Preocupações como 'Por que eu fiz isso?' e 'O que eu vou fazer?' são ativadas e induzem o seu cérebro a pensar que existe de fato uma resposta para as preocupações.[38] Em geral, porém, não há nenhuma resposta, então as preocupações continuam indo e voltando, indo e voltando.[39] Muitas vezes, as preocupações funcionam como um modo de fugir de suas emoções.[40] No entanto, essa fuga o impede de prestar atenção nelas de modo efetivo.[41, 42] Você pode ter as habilidades, mas ficar ruminando interfere no uso das suas habilidades".

Exemplo: Apesar de chorar ou soluçar frequentemente ser reparador, isso pode se tornar um vórtice fora de controle: quanto mais choramos, mais angustiados nos tornamos, e mais voltamos a chorar. Nessas situações, a ruminação simultânea e o ensaio de tudo o que é errado repetidamente provocam lágrimas e soluços, bloqueando a função reparadora da emoção.

Exemplo: A raiva extrema ou outras emoções intensas podem ser como mergulhar em um mar de descontrole. A mente racional não tem a chance de vir à tona e moderar a influência da mente emocional.

✓ **F. Mitos sobre emoção**

Crenças erradas sobre as emoções, o valor de expressá-las e a facilidade de reconhecê-las e controlá-las podem causar muitos problemas quando tentamos aprender a regular a emoção. Alguns mitos invalidam experiências emocionais, como acreditar que as emoções negativas são egoístas ou que podemos controlar todas as nossas emoções usando apenas a força de vontade. O que é invalidante é que esses mitos, de modo algum, ressoam com a maneira como experimentamos as nossas próprias emoções. Outros mitos supervalorizam as emoções. Essas crenças ignoram a eficácia das emoções e de suas expressões, afirmando que, se as sentirmos, não devemos mudá-las. Os dois conjuntos de crenças podem interferir com a regulação emocional.

Exemplo: O mito "As emoções não vão embora" pode ser substituído pelo seguinte: "Uma emoção pode ser como subir em uma prancha de surfe. Você vai deslizar para cima e para baixo na onda até ela enfim se diluir".

Exercício prático: Se você estiver usando a Ficha 4A, distribua-a e peça a todos que *circulem* os mitos em que acreditam quando estão na mente emocional, bem como coloquem um *sinal de visto* naqueles em que acreditam quando estão na mente sábia. Pergunte quais mitos eles circularam e quais assinalaram. Use a técnica do advogado do diabo para contestar os mitos sobre as emoções. Nessa técnica, você encarna o papel de advogado do diabo e finge acreditar no mito ainda mais do que os pacientes. (Isso pode exigir de sua parte uma boa dose de habilidade de representar.)
A tarefa dos participantes é desenvolver desafios ou contra-argumentos aos mitos. Mais tarde, esses

desafios podem ser usados como declarações motivadoras, para ajudar os pacientes a se sentirem melhor. Faça todo mundo anotar desafios à medida que eles forem sendo inventados. Mesmo quando as pessoas tiverem mencionado os mitos antes e saibam que você não acredita realmente em sua posição de advogado do diabo, a estratégia ainda pode ser usada, pois fornece uma oportunidade para a prática de desafiar crenças disfuncionais.

> **Nota aos líderes:** Consulte um conjunto mais expandido de instruções para este exercício na Ficha de efetividade interpessoal 2A: Mitos que interferem na efetividade interpessoal. Se você estudar apenas alguns dos mitos na Ficha de regulação emocional 4, então a atribua como tarefa no lugar da Ficha de tarefas 3, pedindo aos participantes que inventem desafios para os demais mitos.

V. UM MODELO DE EMOÇÕES (FICHAS DE REGULAÇÃO EMOCIONAL 5–6)

> **Ponto principal:** As emoções são respostas complexas de um sistema interligado. Mudar qualquer parte do sistema modifica toda a resposta. Conhecer as partes de uma emoção pode orientar os esforços para mudar a emoção.
>
> **Ficha de regulação emocional 5: Modelo para descrever as emoções.** Esta ficha mostra os componentes de uma reação emocional em forma de fluxograma. Com algumas exceções, as categorias dos componentes correspondem àquelas da Ficha de regulação emocional 6 e das Fichas de tarefas 4 e 5. Faça todos os esforços para esmiuçar a Ficha 6 e pelo menos as notas de ensino básicas que a acompanham (Seção VI) na mesma sessão que a Ficha 5. Caso contrário, será muito difícil para os participantes preencherem as fichas de tarefas.
>
> **Ficha de regulação emocional 6: Maneiras de descrever as emoções.** Esta extensa ficha lista componentes típicos para 10 emoções específicas. Ela dá aos participantes ideias quando eles têm problemas para descrever as características de suas próprias emoções, e não precisa ser aprofundada. Você pode ensinar uma ou duas páginas em detalhe (escolha as suas favoritas); em seguida, pode dar uma breve pincelada no restante, explicando o que elas são, e pedir que os pacientes leiam entre as sessões. Alguns vão achar isso muito útil, outros nem tanto. É essencial transmitir que as características listadas na ficha não são necessárias para cada emoção. Essas são características típicas, mas devido à cultura e à aprendizagem individual, as características podem variar de pessoa para pessoa.
>
> Se você precisar dividir as Fichas 5 e 6 em duas sessões, pode atribuir a leitura da Ficha 6 como tarefa e, então, instruir os participantes sobre como usá-la para descobrir suas próprias emoções e preencher a Ficha de tarefas 4 ou 4A. Como alternativa, talvez seja preferível entregar as fichas de tarefas só depois de explicar a Ficha 6.
>
> **Fichas de tarefas de regulação emocional 4 e 4A: Observando e descrevendo as emoções.** Estas duas fichas de tarefas têm formatos diferentes para preencher as mesmas informações – os componentes da emoção de um participante. A Ficha de tarefas 4 usa o mesmo formato gráfico que o modelo das emoções na Ficha 5. A Ficha de tarefas 4A solicita os componentes de uma emoção específica em formato de lista. Os pacientes devem consultar ideias na Ficha 6, caso tenham dificuldades para descrever suas próprias emoções. Se necessário, instrua-os sobre como classificar a intensidade das emoções (0 = nenhuma emoção até 100 = emoção mais extrema). Problemas comuns no preenchimento dessas fichas de tarefas são descritos na próxima seção.

A. Características das emoções

> **Nota aos líderes:** Se você não abordar a Ficha de regulação emocional 3, analise os sete pontos seguintes nesse momento, ou mais tarde, após descrever o modelo das emoções.

✓ **1. As emoções são complexas**

As emoções são complexas; em geral, consistem em várias partes ou diferentes reações acontecendo ao mesmo tempo.[43]

✓ **2. As emoções são automáticas**

As emoções são respostas automáticas e involuntárias[44] a eventos internos e externos.

✓ **3. As emoções não podem ser alteradas diretamente**

Podemos mudar os acontecimentos que causam as experiências emocionais, mas não podemos mudar diretamente as experiências emocionais. Não podemos nos instruir para *sentir* uma emoção particular e, em seguida, senti-la. Não podemos usar a força de vontade para bloquear uma experiência emocional, mesmo se desejamos bloqueá-la desesperadamente.

✓ **4. As emoções são repentinas, se elevam e caem**

Em geral, as emoções ocorrem de repente,[45] embora a intensidade de uma emoção particular pode acumular-se lentamente ao longo do tempo. Elas também são como ondas no mar, porque se elevam e caem. A maioria das emoções dura apenas de segundos a minutos.

✓ **5. As emoções são autoperpetuantes**

Uma vez que uma emoção se inicia, ela continua se reativando. Podemos até dizer que "as emoções amam a si mesmas". Isso ocorre porque elas nos sensibilizam para eventos aos quais estão associadas.

Exemplos: Quando estamos em uma casa à noite sozinhos e com medo, cada pequeno ruído parece a invasão de um intruso. Quando estamos apaixonados, vemos apenas os pontos positivos da pessoa que amamos. Se sentimos ciúmes, cada vez que a nossa pessoa amada olha para outra pessoa é uma prova de traição.

6. As emoções têm componentes

As emoções têm componentes.[42] Esses componentes estão interligados, e cada um influencia todos os outros. Assim, embora uma emoção possa ser pensada como uma resposta sistêmica completa e transacional a eventos internos e externos, também pode ser muito útil examinar cada componente separadamente. Aqui, é importantíssimo frisar a mensagem de que mudar apenas um componente muitas vezes pode mudar toda a resposta emocional.

7. Algumas emoções são universais

É provável que existam em torno de 10 a 12 emoções universais (p. ex., raiva, repulsa, medo, culpa, alegria, ciúmes, inveja, tristeza, vergonha, surpresa, interesse, amor).[46] Todos nascem com o potencial, a prontidão biológica, para elas. As outras são aprendidas e, geralmente, consistem em uma combinação das emoções básicas.

✓ **B. Componentes das emoções**

Nota aos líderes: À medida que você apresenta os componentes das emoções, é útil começar a desenhar, no quadro, o modelo para descrevê-las, usando a Ficha de regulação emocional 5 como guia. (Leve uma cópia da ficha ao quadro. Sempre faço isso.) Dessa forma, o modelo se desdobra à medida que você comenta sobre ele, e os participantes não se confundem sobre onde você está.

> O fluxo de ensino vai melhorar se você observar a ordem listada a seguir (pontos 1 a 10). Você pode mencionar o evento desencadeante 2 quando apresentar pela primeira vez os eventos desencadeantes (dizendo que uma emoção recém-experimentada também pode ser um evento desencadeante) e também como comentário final, ao concluir a explicação do modelo.
> Para cada componente, dê uma definição, um exemplo e uma forma possível de alterar a sua emoção ao mudar o componente em questão. (Consulte nomes das habilidades que se adaptam a cada componente emocional na Ficha de regulação emocional 25: Revisão das habilidades de regulação emocional.)

✓ **1. Eventos desencadeantes**

Eventos desencadeantes são eventos ou situações que ocorrem antes de a emoção ser ativada. Existem sinais que desencadeiam a emoção naquele momento específico, em vez de em qualquer outro momento. (Não são os acontecimentos que resultaram no evento desencadeante.) Eventos desencadeantes podem ser externos (fora da pessoa, ou seja, no ambiente) ou internos (dentro do indivíduo).

> **Nota aos líderes:** Você pode ajudar os participantes a lembrar o significado da palavra "sinal", referindo-se aos cartões de sinais em uma peça teatral que desencadeiam as falas dos atores e atrizes.
> "Evento desencadeante" é o termo usado aqui em vez da palavra "gatilho". A palavra "gatilho" implica um efeito invariavelmente automático, como quando um projétil é expelido do cano da arma quando o gatilho é puxado.
> Trata-se de um termo mais suave, implicando uma rota mais fácil de mudar e a possibilidade de que o evento nem sempre resultará em uma resposta emocional.

✓   **a. Eventos desencadeantes podem ser internos**
Os próprios pensamentos, comportamentos e reações físicas de uma pessoa podem desencadear as emoções. Uma emoção pode desencadear outra emoção secundária.

✓   *Exemplo:* "Quando você se sente triste, então, fica irritado por estar triste".

✓   **b. Eventos desencadeantes podem ser externos**
Os eventos no ambiente, incluindo as coisas que as pessoas fazem, podem desencadear uma emoção.

Exemplos: "Se chove no dia do seu casamento, ou um amigo faz um comentário maldoso, você pode ficar triste".

✓   **c. Eventos podem desencadear as emoções automaticamente**
Um evento externo pode desencadear uma emoção automaticamente. Ou seja, uma pessoa pode ter uma reação automática sem quaisquer pensamentos sobre o evento.

Exemplos: "Você pode sentir medo quando olha para baixo de um lugar alto, ou alegria ao admirar um belo pôr do sol".

💬 **Ponto de discussão:** Suscite outros exemplos. Obtenha exemplos de emoções primárias e secundárias. (Lembre-se: uma emoção secundária é uma resposta emocional a uma emoção sentida anteriormente.)

✓   **d. Quando os eventos desencadeantes mudam, as emoções podem mudar**
Diga: "Você pode alterar as emoções, mudando os eventos desencadeantes. Pode evitar esses acontecimentos ou agir para mudá-los por meio da solução de problemas".

2. *Atenção/consciência*

Diga aos participantes: "Um evento desencadeante não desencadeará uma emoção se você não estiver ciente de que ele realmente aconteceu. O evento precisa despertar ao menos uma parte de sua atenção para ter efeito".

Exemplo: "A sua mãe disse algo cruel, mas o celular ficou mudo e você não conseguiu ouvi-la, e ela não diz isso outra vez".

✓ **a. Não há nenhuma emoção sem consciência**
Diga: "Mesmo quando um evento é interno – por exemplo, uma emoção, uma infecção ou músculos tensos –, ele não desencadeará uma emoção se você não estiver ciente dele em algum nível. A atenção despertada pode ser muito rápida, mas tem que estar lá ao menos um pouco".

✓ **b. Quando atenção é distraída, as emoções podem mudar**
"Você pode mudar as emoções ao *distrair sua atenção para longe* dos eventos desencadeantes." (Ver Ficha de tolerância ao mal-estar 7: Distraindo-se.)

✓ **3. A interpretação dos eventos pode ser o evento desencadeante**

Continue: "Muitas vezes, o que realmente desencadeia sua emoção é sua interpretação sobre o evento desencadeante, não o evento em si. As interpretações são pensamentos, crenças ou suposições sobre um evento, ou, ainda, avaliações dele".

> **Nota aos líderes:** É muito importante esclarecer aos participantes esse ponto sobre a interpretação. Quanto mais exemplos você der, melhor. Pode ser particularmente efetivo contar uma história na qual, em primeiro lugar, uma pessoa iria interpretar mal a situação devido a informações inadequadas, e depois mudar quando mais informações forem fornecidas.

Exemplo: "Seu melhor amigo, Jacob, está passeando no *shopping* com outro amigo dele. Você abana a mão e grita o nome dele. Ele continua andando sem dizer nada. Você interpreta que isso significa que ele gosta mais do outro amigo do que de você e fica magoado. Porém, se você interpretar que o *shopping* estava lotado e Jacob não o avistou nem o escutou, você provavelmente não se sentiria magoado".

Exemplo: Mary não gosta de Susan nem de Jenny. Susan fica muito irritada com Mary porque Mary não gosta dela; Jenny fica com muito medo. Por quê? Susan está pensando em tudo que ela fez por Mary; Mary deveria apreciá-la e gostar dela. Jenny acha que, se Mary não gosta dela, então talvez ninguém jamais gostará.

✓ **a. As interpretações podem contribuir com as emoções complexas**
As interpretações, bem como as crenças e as suposições em que se baseiam, podem tornar-se parte das emoções muito complexas. Por exemplo, o desespero é a tristeza combinada com a crença de que as coisas são terríveis e não podem melhorar.

b. Muitas interpretações baseiam-se em crenças aprendidas

Exemplo: As pessoas não teriam medo de armas se não acreditassem que armas podem matar.

Exercício prático: Peça aos participantes que pensem em eventos e interpretações que desencadeiam emoções diferentes. Uma maneira de fazer isso é conseguir que uma pessoa exemplifique uma situação ou evento, pedindo a outra para dar uma interpretação e a uma terceira para calcular a emoção. Em seguida, para o mesmo evento, peça a uma quarta pessoa dar outra interpretação e a uma quinta para descobrir a emoção que combinaria com essa interpretação. Isso pode ser repetido muitas vezes com o mesmo evento. Analisem vários eventos. Aqui, o ponto importante a esclarecer é que, muitas vezes, as pessoas estão respondendo às suas próprias interpretações de um evento, não ao evento em si.

c. Quando as interpretações mudam, as emoções podem mudar
✓ Diga: "Você pode mudar as emoções, verificando os fatos e mudando as suas interpretações, crenças e suposições em conformidade com os fatos (ou você pode colocar 'óculos cor-de-rosa')".

4. Fatores de vulnerabilidade

Fatores de vulnerabilidade são condições ou eventos que tornam determinado indivíduo muito sensível a um evento desencadeante, mais suscetível a fazer interpretações emocionais, além de mais reativo, do ponto de vista biológico, a eventos específicos. Esses fatores podem ocorrer pouco antes do evento desencadeante ou ter ocorrido em um passado distante.

✓ **a. Os eventos do passado recente podem nos tornar vulneráveis**

Se não dormimos direito, não nos alimentamos bem, estamos doentes ou com alguma deficiência momentânea, nos embriagamos ou usamos drogas alteradoras do humor ou acabamos de enfrentar eventos muito estressantes, é provável que estejamos mais vulneráveis às emoções do que em outras ocasiões.

Além disso, às vezes um evento desencadeante é a "a gota d'água".

Exemplo: Estamos mais propensos a ficar com raiva de alguém que está nos pedindo um empréstimo pela décima vez, e, quando já não temos mais dinheiro, do que na primeira vez que a pessoa pede.

Exemplo: Se somos rejeitados por uma pessoa e, logo depois, rejeitados por outra, podemos ter uma reação muito mais forte à segunda rejeição do que tivemos à primeira.

Exemplo: Se passamos por uma situação muito estressante, com a qual não lidamos muito bem, e nos sentimos envergonhados por isso, estamos mais propensos a dizer "sim" se nos oferecerem bebidas, drogas ou outra maneira de escapar de nós mesmos.

Exemplo: Se estamos com muitas dores físicas ou sofremos muitas exigências injustas ultimamente, ficamos muito mais propensos a embrabecer se alguém nos fizer uma exigência adicional.

✓ **b. Eventos do passado distante podem nos tornar vulneráveis**

Eventos do passado distante podem nos tornar mais vulneráveis a eventos no presente. Isso acontece particularmente se não processamos ou não resolvemos os eventos anteriores.

Exemplo: Uma pessoa que tenha passado por uma experiência traumática pode responder a situações semelhantes como se o acontecimento traumático estivesse se repetindo, mesmo quando não está. Por exemplo, quando alguém está tão traumatizado a ponto de desenvolver TEPT, o indivíduo, muitas vezes, responde até mesmo a eventos minúsculos associados ao evento traumático, como se o trauma estivesse acontecendo de novo. Pensamentos de ser alvejada com arma de fogo, ser estuprada ou sofrer um acidente de carro ou quaisquer lembranças de um evento assim no ambiente podem evocar a mesma reação que a experiência original de ser alvejada com arma de fogo, ser estuprada ou sofrer um acidente automobilístico.

Exemplo: Muitos adultos acham que, às vezes, reagem emocionalmente a outra pessoa da mesma forma que reagiram a um de seus pais, mesmo se esse outro indivíduo for, na maioria dos sentidos, bem diferente. Em geral, a outra pessoa fez ou disse algo semelhante ao que o pai do sujeito fez ou disse no passado. Algo no presente pode evocar uma resposta antiga, mesmo se não estivermos ativamente conscientes de que o evento atual é um lembrete do evento passado.

✓ **c. Quando os fatores de vulnerabilidade mudam, as emoções podem mudar**

Diga: "Você pode reduzir as emoções negativas, reduzindo seus fatores de vulnerabilidade atuais. Por exemplo, você pode fazer isso aumentando as horas de sono; construindo a vida com menos estresse; e aumentando os fatores de resiliência de outras maneiras, como o uso de estratégias para dessensibilizar-se a sinais ligados a acontecimentos passados".

5. **Mudanças biológicas**

   Quando as emoções disparam, várias mudanças biológicas complexas ocorrem tão rapidamente que chegam a parecer simultâneas.[43]

   ✓ a. **As emoções envolvem alterações cerebrais**
   As emoções envolvem alterações neuroquímicas no cérebro.[47, 48] Algumas partes desse órgão (p. ex., o sistema límbico) parecem ser muito importantes na regulação emocional. Assim, as alterações cerebrais podem exercer efeitos sobre o resto do corpo.

   > **Nota aos líderes:** É importante notar que as diferenças neurobiológicas entre pessoas com um determinado transtorno mental e aquelas não o possuem não são necessariamente permanentes. Também não é verdade que as únicas maneiras de modificar o cérebro são medicamentos ou alguma espécie de estimulação direta, como tratamentos de eletroconvulsoterapia (ECT). Hoje, sabemos que o cérebro também pode mudar quando o comportamento muda![49] Por exemplo, um estudo constatou que indivíduos com depressão maior tratados com antidepressivos ou com terapia interpessoal mostraram as mesmas alterações em regiões do cérebro após 12 semanas de tratamento.[50] Acredita-se que a psicoterapia seja uma experiência de aprendizagem e produza mudanças na plasticidade sináptica, por meio de um retreinamento dos sistemas de memória implícita.[51-53]

   > **Pontos de pesquisa:**
   > - **Circuitos cerebrais emocionais.** Ao que parece, existem muitos circuitos cerebrais emocionais. Circuitos (ou sistemas) diferentes parecem estar associados a diferentes e amplos grupos de emoções. Exemplos incluem o sistema de fúria/raiva, o sistema de medo/ansiedade,[54] o sistema de libido/sexualidade,[55] o sistema de cuidado/assistência, o sistema de pânico/separação e o sistema de brincadeira/alegria. Diferentes partes cerebrais (p. ex., amígdala, hipotálamo e córtex cingulado anterior) e diferentes sistemas neuroquímicos (p. ex., serotonina, noradrenalina, oxitocina e prolactina) se associam ao disparo e à regulação emocional. Algumas pessoas têm dificuldades de regulação em todos os seus circuitos emocionais, outras, apenas em um ou alguns circuitos.[56]
   > - **Assimetria cerebral.** Diferenças na ativação do hemisfério esquerdo e do hemisfério direito do cérebro estão relacionadas com uma predisposição a estados emocionais positivos (baixa ativação direita comparada com a ativação esquerda) e estados emocionais negativos (baixa ativação esquerda comparada com a ativação direita). Por exemplo, alguns estudos demonstraram que pessoas com depressão, em comparação a indivíduos sem depressão, tinham a ativação do hemisfério esquerdo do cérebro diminuída. Diferenças na ativação do hemisfério direito versus esquerdo podem influenciar a vulnerabilidade a vários estados emocionais. Alta ou baixa ativação em diversas regiões cerebrais podem facilitar ou dificultar para certos indivíduos a regulação emocional.[57-61]
   > - **Problemas nos sistemas neuroquímicos.** Alguns pesquisadores acreditam que um dos motivos pelos quais algumas pessoas têm dificuldades para regular as emoções é que elas têm problemas nos sistemas neuroquímicos.[62]

   ✓ b. **As emoções envolvem alterações do sistema nervoso**
   Os nervos que são periféricos ao cérebro e à medula espinhal enviam impulsos aos músculos para contrair ou relaxar e também controlar a atividade autônoma – por exemplo, a ação do coração e das glândulas, respiração, processos digestórios e atos reflexos. Todas essas respostas também fazem parte da resposta emocional.

   Dois sistemas de nervos que controlam processos autonômicos atuam em direções opostas: um *ativador* e um *desativador*, ou silenciador.

   Quando estamos sob estresse, o sistema ativador entra em ação. Chamado de "sistema nervoso simpático", ele *aumenta* a frequência cardíaca e a pressão arterial, resfria a pele, provoca o suor, aumenta o ritmo respiratório e ativa a produção de açúcar para nos dar energia. Atua para nos preparar para ações *imediatas*.

   O outro sistema, chamado "sistema nervoso parassimpático", neutraliza essas ações, abrandando o corpo. Quando estamos relaxados, esse aspecto silenciador do sistema passa a governar.

✓ c. **Quando os processos biológicos mudam, as emoções podem mudar**
Podemos mudar nossas emoções, alterando os processos biológicos com medicamentos, *neurofeedback*, ECT (eletroconvulsoterapia), habilidades comportamentais direcionadas a evocar o sistema nervoso parassimpático, ioga e muitas outras abordagens ou técnicas.

As drogas psicoativas funcionam para controlar as emoções, alterando os sistemas neuroquímicos. Inseri-las no sistema cerebral pode exercer efeitos poderosos sobre as nossas emoções. Entretanto, assim que o cérebro reconhece a atuação das substâncias, muitas vezes, a química muda de novo para compensar, e logo as drogas param de funcionar.

d. **Comportamentos disfuncionais também podem regular as emoções por meio da biologia**
Muitos comportamentos disfuncionais (como uso de drogas ilícitas, uso excessivo de álcool ou comportamentos autolesivos) também regulam as emoções por meio da biologia. Contudo, nesses casos, os comportamentos nos cobram uma conta alta de outras maneiras.

6. *Experiências*

Quase sempre, as emoções estão associadas com a experiência de perceber as sensações e com os impulsos para fazer algo. Tanto nossos sentimentos quanto nossos impulsos nos levam a agir de alguma forma.

✓ a. **Sensações (sentimentos)**
Quando temos emoções, realmente estamos sentindo nossas mudanças corporais e cerebrais. Em geral, é isso que se entende por "experiência emocional". As sensações fazem parte essencial das emoções e constituem o motivo pelo qual chamamos as emoções de "sentimentos".

Exemplo: A tristeza envolve sensações de baixa energia, peso e vazio.

Exemplo: A raiva envolve sensações de alta energia e agitação.

✓ **A experiência das sensações não pode ser alterada diretamente.** Se as sensações de que não gostamos pudessem ser mudadas diretamente, todos nos livraríamos das dores físicas e das emoções que achamos dolorosas. Mas o que aconteceria então? Não evitaríamos situações perigosas. Se uma criança se perdesse, não sairíamos para tentar encontrá-la. Não sentiríamos ciúmes e, portanto, talvez não protegêssemos o que temos. Poderíamos desistir de sentir raiva, e não nos defenderíamos ou lutaríamos por nossos direitos. Isso seria um desastre. Sem sentir as emoções, como sobreviveríamos? De um ponto de vista evolutivo, os sentimentos e as experiências das emoções são fundamentais para a sobrevivência.

✓ **A experiência das sensações só pode ser alterada indiretamente.** Por exemplo, podemos concentrar a nossa atenção em outra coisa por meio da distração, ou podemos mudar nossa biologia para bloquear as sensações.

💬 **Ponto de discussão:** Diga: "Quando as pessoas falam para você deixar de sentir uma emoção, é como falar para deixar de sentir a chuva caindo sobre sua cabeça ou de sentir a dor quando alguém lhe acerta uma frigideira na cabeça. A única maneira de 'deixar de sentir' é desviar a sua atenção ou alterar algum outro aspecto da sua emoção. Embora, às vezes, isso seja fácil de fazer, outras vezes, é quase impossível. Falar para uma pessoa desviar a atenção quando seu pé estiver em uma fogueira, por exemplo, não seria efetivo". Discuta essa ideia.

Nota aos líderes: Se os participantes já estudaram o módulo de tolerância ao mal-estar, podem acreditar que esse ponto contradiz as habilidades de distração que eles aprenderam como parte da sobrevivência a crises. O ponto a ser enfatizado é que nenhuma habilidade funciona para todas as situações. Às vezes, a solução de problemas ("tirar a sua mão do fogo") e a aceitação radical ("quando é impossível tirar a mão do fogo") podem ser mais efetivas do que a distração.

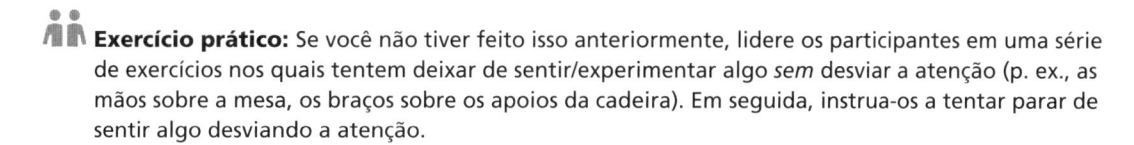

Exercício prático: Se você não tiver feito isso anteriormente, lidere os participantes em uma série de exercícios nos quais tentem deixar de sentir/experimentar algo *sem* desviar a atenção (p. ex., as mãos sobre a mesa, os braços sobre os apoios da cadeira). Em seguida, instrua-os a tentar parar de sentir algo desviando a atenção.

Ponto de discussão: Diga: "Às vezes, o problema com a emoção é que você não consegue sentir seu corpo e as mudanças nele. Para regular as emoções, você tem que ser hábil em sentir o seu corpo. Se, há anos, você pratica desligar todas as sensações, isso pode ser difícil". Obtenha *feedback* dos pacientes: quais participantes têm dificuldade em sentir seus corpos? Quais têm dificuldade em identificar exatamente qual parte de seus corpos estão sentindo? Discuta a noção de que, para algumas pessoas, as emoções são como um nevoeiro; eles não conseguem ver (perceber) o que é exatamente uma emoção.

✓ **b. Impulsos de ação**

Uma importante função das emoções é desencadear o comportamento (p. ex., lutar com raiva, medo de voar). Muitas das mudanças do sistema nervoso descritas anteriormente são projetadas para preparar o corpo para agir. À medida que o organismo se prepara para a ação, podem surgir fortes impulsos para agir.

Ponto de discussão: Discuta os impulsos de ação das várias emoções. Suscite *feedback* dos participantes. Consulte ideias sobre ações que combinam com várias emoções na Ficha de regulação emocional 6: Maneiras para descrever as emoções.

7. *Expressões*

Uma das funções mais importantes das emoções é comunicar.[63] Para conseguir isso, uma emoção precisa ser expressada.

✓ **a. Expressões faciais comunicam emoções**

Em seres humanos, a expressão facial das emoções primárias ou básicas é "intrínseca".[64, 65]

Notas de pesquisa: As pesquisas mostram que, em todas as culturas, existem algumas expressões faciais ligadas às mesmas emoções básicas. (Muitas ações que expressam as emoções também são intrínsecas.) Uma mudança nos músculos faciais quando as emoções são ativadas é universal. As pessoas são extremamente sensíveis a expressões faciais desde a mais tenra infância.[66, 67] Ao longo da infância, as expressões emocionais consistem especialmente em importantes sinais sociais em um momento em que a comunicação verbal não é possível.[68-71] Hoje, pesquisadores imaginam que as mudanças nos músculos faciais desempenham um papel muito importante em *causar* as emoções na prática. Nós, humanos, temos mais nervos no rosto do que em qualquer outro lugar no corpo. As expressões faciais para muitas de nossas emoções básicas são as mesmas entre as culturas. A importância dessas expressões na comunicação com os outros é provavelmente muito importante para a nossa sobrevivência.

✓
✓ **b. A linguagem corporal comunica emoções**

Até mesmo quando nossos rostos não podem ser vistos, nossos corpos podem comunicar emoções. Nossa postura pode estar relaxada, tensa, inclinada ou com os ombros para trás. Nossas mãos podem estar fechadas e apertadas, ou abertas e relaxadas. Cada postura diferente envia uma mensagem para os outros sobre como e o que estamos sentindo.

As pessoas podem aprender a inibir expressões emocionais ou a expressá-las de forma diferente. No caso de emoções complexas que são aprendidas, as expressões também são aprendidas.

Algumas expressões faciais e comportamentos podem expressar emoções diferentes, dependendo da cultura geral da pessoa;[72] da cultura regional (p. ex., do Sul *vs.* Noroeste dos Estados Unidos); e das culturas familiar e escolar da pessoa, bem como de suas diferenças individuais.[73]

Ponto de discussão: Discuta o fato de cada família, cidade, Estado, etc. consistir em uma "minicultura". Uma expressividade que combina com uma minicultura talvez não combine com outra. Obtenha exemplos da experiência própria dos participantes.

Ponto de discussão: Discuta o ponto de que o significado de uma expressão pode variar ao longo do tempo e conforme a pessoa. Assim, ler as emoções é fácil em alguns aspectos, mas dificílimo em outros. Com frequência, as pessoas leem mal as emoções dos outros. O mesmo comportamento pode expressar muitas emoções diferentes, e a mesma emoção pode ser expressa por muitos comportamentos diferentes. Discuta como um comportamento pode significar muitas coisas e como diferentes comportamentos podem significar uma mesma coisa. Obtenha exemplos das vidas dos participantes.

Ponto de discussão: Muitos indivíduos aprenderam a ocultar suas emoções, controlando os músculos faciais e as linguagens corporais que as expressam. Este é um resultado natural da aprendizagem social em um ambiente emocionalmente invalidante. Em geral, o ocultamento é automático; ou seja, os indivíduos não têm intenção de ocultar as emoções ou não estão conscientes de que fazem isso. Essa é uma das principais razões pelas quais as outras pessoas, muitas vezes, não sabem que esses indivíduos estão até mais chateados do que elas mesmas: eles não aparentam! Discuta como os participantes aprenderam a ocultar suas emoções dessa forma.

Ponto de discussão: Também é possível que alguns indivíduos nasçam com sistemas emocionais que se expressam de maneiras menos óbvias do que os dos outros. Pode ser que essa tendência inicial de subexpressar as emoções (p. ex., por meio das expressões faciais) crie uma situação em que os outros não recebam o *feedback* necessário para interagir adequadamente tais pessoas. Assim, o ambiente torna-se menos responsivo às expressões emocionais desses indivíduos, configurando um padrão invalidante. Discuta essa hipótese com os participantes.

Exercício prático: Circule pela sala e solicite que os pacientes tentem expressar uma emoção particular por meio de suas expressões faciais ou apenas com seus corpos. Peça aos outros que tentem adivinhar qual emoção está sendo expressada.

✓   **c. Palavras comunicam emoções**

Contar às outras pessoas como nos sentimos em relação a elas, a nós mesmos ou a um evento específico, ou como nos sentimos em geral, pode ser muito poderoso (p. ex., "Eu te amo", "Eu te odeio", "Estou triste", "Sinto muito"). Pode melhorar a compreensão que os outros têm sobre nós e também suscitar reações.

Ponto de discussão: Algumas pessoas aprenderam a nunca, ou quase nunca, dizer aos demais como realmente se sentem. Isso pode ser uma vantagem em situações nas quais serão punidos por seus sentimentos, ou em que seus verdadeiros sentimentos vão magoar desnecessariamente os outros. No entanto, isso pode criar inúmeros problemas com pessoas dignas de confiança. Discuta quando contar a verdade sobre as emoções dos participantes tem sido doloroso e quando tem sido útil. Quando ocultar as emoções foi útil ou prejudicial?

✓   **d. Quando as expressões faciais e corporais mudam, as emoções podem mudar**

Podemos mudar as emoções, alterando nossas expressões faciais e corporais. Em particular, a conexão entre nossos corpos, rostos e emoções é tão forte que podemos mudar nossas emoções apenas alterando nossas expressões faciais. Isso é chamado de "hipótese do *feedback* facial".[74]

Também podemos mudar as nossas emoções alterando a nossa postura, o jeito de posicionar as mãos e a tensão de nossos músculos.

> *Exemplo:* Se estamos muito receosos ou ansiosos, podemos nos sentir mais calmos ao relaxar os músculos.

> **Notas de pesquisa:** Em um estudo que examinava a hipótese do *feedback* facial,[75] cada participante foi convidado a segurar um lápis na boca para facilitar ou inibir sorrisos. Os participantes na condição de "facilitar o sorriso" relataram experiências mais positivas quando cenas agradáveis e desenhos humorísticos lhes foram apresentados. Esses resultados sustentam a teoria de que nossas emoções mudam para combinar com nossas expressões faciais.

Enfatize que **mudar expressões emocionais é diferente de reprimir a emoção**. Explique aos participantes: "Quando você reprime uma emoção, está se esforçando para conter, sufocar ou controlar uma expressão natural. É como tentar sufocar a parte expressiva da sua emoção. Essa supressão realmente pode causar emoções mais extremas. Em contraste, quando você muda uma expressão emocional, está substituindo uma expressão por outra. Está alterando ativamente seus músculos para modificar sua expressão. Em geral, fazer isso é muito difícil se o seu rosto e o seu corpo estiverem muito tensos, como costumam estar quando você está tentando reprimir uma emoção".

Ponto de discussão: A relação entre a expressão facial, a linguagem corporal e a verdadeira experiência emocional de cada indivíduo não é uma correspondência exata. Isso é especialmente perceptível quando o que dizemos não coincide com o nosso tom de voz, com a nossa expressão facial e/ou com a nossa postura corporal. Quando isso acontece, quase todo mundo vai prestar atenção à comunicação não verbal e ignorar as palavras. Claro, isso é um problema sério para aqueles de nós cujas palavras são mais exatas do que as nossas expressões não verbais. Circule pelo grupo e peça para os participantes discutirem maneiras nas quais suas emoções foram lidas de modo errôneo, bem como modos como eles mesmos interpretaram as emoções alheias erroneamente.

8. *Ações*

    ✓ a. **As emoções preparam o corpo para a ação**
    Uma das principais funções das emoções é preparar o corpo para a ação (p. ex., beijar, esmurrar, correr em direção a alguém, retirar-se passivamente, evitar, dar cambalhotas). Assim, a ação em si pode ser pensada como parte de uma resposta emocional inteira. Em geral, as emoções podem ser pensadas como um sistema de resposta rápida. Diga aos participantes: "Lembrem-se que as emoções evoluíram para desencadear as ações necessárias à sobrevivência. Adiante, neste módulo, abordaremos como determinados tipos de ação normalmente refletem emoções específicas".

    Ponto de discussão: Uma das tarefas mais importantes no desenvolvimento é aprender quando inibir as ações emocionais e quando não as inibir. Com frequência, pessoas que são muito impulsivas têm grandes dificuldades nisso: quando elas agem de acordo com suas emoções, e isso é encarado pelos outros como inadequado, muitas vezes, é chamado de "comportar-se mal". Outros indivíduos podem ser tão inibidos que raramente se envolvem em ações emocionais. Discuta sobre quem é muito impulsivo e quem é muito inibido. Com frequência, a mesma pessoa é impulsiva em algumas situações e inibida em outras. Discuta o assunto novamente.

    ✓ b. **Quando as ações mudam, as emoções podem mudar**
    Diga aos participantes: "Você pode mudar as emoções agindo de forma oposta à ação impelida pela emoção. De novo, isso é algo que vamos abordar mais tarde neste módulo".

9. *Nomes das emoções*

    ✓ a. **Dar nome às emoções é universal e útil**
    Todas as culturas dão nomes às emoções. Dar nome a uma emoção também requer consciência dela. Quando estamos comunicando aos outros o que sentimos, é importante ser capaz de identificar qual emoção realmente estamos sentindo, para que nossa comunicação seja precisa. Há também algumas evidências de que as pessoas que conseguem nomeá-las experimentam menos emoções negativas.[76] Dar nome às emoções é uma habilidade aprendida.[77] Obviamente, é mais fácil dar nome a emoções simples do que a emoções complexas.

✓   **b. Tomando consciência sobre elas e dando nome a elas, as emoções podem mudar**
Diga aos participantes: "Você pode mudar as emoções, aprendendo a tomar consciência sobre elas e a dar nome a suas emoções. Novamente, trataremos disso mais tarde neste módulo".

10. Efeitos colaterais

Emoções intensas têm poderosos efeitos colaterais na memória, nos pensamentos, na capacidade de pensar, no funcionamento físico e no comportamento.

✓   **a. "As emoções amam a si mesmas"**
Um dos mais importantes efeitos colaterais das emoções é que nos tornamos hipervigilantes a sinais e eventos que podem desencadear as mesmas emoções, e a atenção é reduzida a informações incompatíveis com nossa emoção. Dessa forma, as emoções nos organizam de modo a continuar (ou manter o "redisparo"). Uma emoção que dá a impressão de continuar há muito tempo é uma que está sendo constantemente redisparada.

> *Exemplo:* Quando estamos com medo, muitas vezes nos tornamos hipersensíveis a qualquer ameaça à nossa segurança.

> *Exemplo:* Quando estamos com raiva, com frequência, ficamos hipersensíveis a qualquer comportamento insultuoso dos outros ou a comportamentos que ameaçam interferir com nossos objetivos.

> *Exemplo:* Quando estamos apaixonados, vemos normalmente todos os aspectos positivos da pessoa que amamos, mas não os negativos.

     b. Monitorar os efeitos colaterais das emoções intensas pode nos ajudar a posteriormente modificar as emoções
Diga aos participantes: "Ao saber que emoções intensas estreitam a atenção e aumentam a sensibilidade aos sinais para a mesma emoção, você pode lembrar-se de verificar os fatos. A esta altura, pode ser útil saber que talvez você esteja vendo as coisas através das lentes da emoção que está tentando mudar, em vez de através das lentes da realidade presente".

C. Emoções primárias e secundárias (*opcional*)

> **Nota aos líderes:** Se a pessoa está sendo apresentada a este módulo pela primeira vez, é provável que se sinta sobrecarregada com esta seção sobre as diferenças entre emoções primárias e secundárias. Pode ser útil guardar informações novas para quando o pessoal vir o módulo pela segunda vez.

1. Emoções primárias são nossas reações imediatas e primeiras

Nossas reações emocionais espontâneas a eventos fora de nós mesmos são exemplos de emoções primárias.

2. Em geral, as emoções secundárias são reações a nossas emoções primárias

Às vezes, as emoções secundárias acompanham as primárias tão rapidamente que nem sequer percebemos estas últimas. Podemos passar tantos anos reprimindo as nossas emoções primárias, que automaticamente as "pulamos", sem ao menos experimentá-las. Ou seja, desenvolvemos uma resposta emocional secundária habitual.

> *Exemplo:* Com frequência, a raiva é uma emoção secundária ao medo. De fato, para algumas pessoas, a raiva é secundária a muitas emoções primárias. O medo também pode ser uma emoção secundária – por exemplo, quando uma pessoa teme sentir raiva.

✓ **3. As emoções secundárias podem dificultar a identificação das emoções primárias**

Se não conseguimos identificar e descrever uma emoção primária, teremos problemas para modificá-la. Assim, será difícil realizar a solução de problemas no que tange essas emoções. Esse tópico vai reaparecer novamente no trabalho com as emoções.

Ponto de discussão: Suscite, dos participantes, exemplos de ocasiões em que eles têm uma reação emocional secundária a uma emoção primária (p. ex., ficar deprimido por estar deprimido, ficar com raiva ou sentir vergonha por estar com raiva). Pergunte o que geralmente lhes causa mais problemas e dor – a emoção primária ou a secundária?

VI. OBSERVANDO, DESCREVENDO E IDENTIFICANDO AS EMOÇÕES (FICHA DE REGULAÇÃO EMOCIONAL 6)

Ponto principal: Aprender a observar, descrever e identificar as emoções pode ajudar na sua regulação.

Ficha de regulação emocional 6: Maneiras de descrever as emoções. Esta ficha dá ideias aos participantes, caso eles tenham dificuldades para descrever as características de suas próprias emoções. Seu conteúdo não precisa ser aprofundado. É essencial transmitir que as características listadas na ficha não são necessárias para cada emoção. Essas são características típicas, mas, devido à cultura e à aprendizagem individual, as características podem variar de pessoa para pessoa.

Fichas de tarefas de regulação emocional 4 e 4A: Observando e descrevendo as emoções. Estas duas fichas de tarefas diferem no formato, mas pedem exatamente as mesmas informações e têm as mesmas instruções. Deixe os participantes escolherem qual delas querem usar e, em seguida, examine-as com os pacientes.

Problemas e erros comuns nestas fichas de tarefas incluem:
- *Evento desencadeante:* Muitas vezes, os membros do grupo querem escrever uma história inteira para o "evento desencadeante". No entanto, esta seção deve apenas descrever os momentos imediatamente antes de a emoção ser disparada. A "história" pertence à seção "Fatores de vulnerabilidade".
- *Fatores de vulnerabilidade:* A história que antecede ao evento desencadeante pode ser comunicada na parte "Fatores de vulnerabilidade". Esta seção existe para que os participantes possam contar a história que explica sua reação ao evento desencadeante. Aqui, os pacientes podem listar os eventos do passado distante (para explicar a sua história de aprendizagem), bem como eventos no passado imediato que podem ter aumentado a sua vulnerabilidade à mente emocional. Os participantes muitas vezes se esquecem de citar doença física ou dor, uso de álcool ou drogas, falta de sono, alimentação em escassez ou excesso e eventos estressantes nas 24 horas antes dos eventos desencadeantes; muitas vezes, é importante lembrá-los de citar isso.
- *Alterações biológicas e expressões:* É fácil confundir "Alterações e experiências faciais e corporais", como parte das "Alterações biológicas", com "Linguagem facial e corporal", fazendo parte das "Expressões". As alterações corporais biológicas se referem a alterações físicas (corar, enrijecer os músculos, suar, arrepiar os pelos, etc.). Essas são as alterações fisiológicas automáticas que ocorrem quando se experimentam as emoções. Descrever a experiência das sensações corporais (sentimentos) parece semelhante a descrever as alterações biológicas (p. ex., sentir os músculos enrijecerem, sentir os pelos se arrepiarem). Aqui, a ideia a ser enfatizada é a seguinte: "Essas mesmas coisas também podem acontecer sem que você as sinta; por isso, é importante observar se sente essas alterações. A linguagem facial e corporal é a expressão visível para os outros. Às vezes, é o resultado das alterações corporais e faciais. Por exemplo, ruborizar deixa seu rosto visivelmente vermelho. Também pode incluir coisas como franzir a testa, fazer caretas, sorrir, curvar os ombros, cerrar os punhos, esgueirar-se para trás, baixar os olhos, encarar e cruzar os braços".

A. Por que observar e descrever as emoções?

✓ ### 1. Para melhorar a capacidade de regular as emoções

> **Notas de pesquisa:** A pesquisa mostra que, no processamento de uma experiência emocional, é mais efetivo ser muito específico sobre a emoção e os eventos emocionais do que tentar regular a emoção de forma excessivamente geral ou inespecífica.[78, 79] Por exemplo, a ansiedade é reduzida por meio de observar e descrever os sinais específicos produtores de medo, em contraste com as impressões gerais relativas aos sinais que desencadeiam o medo e a ansiedade.[80]

2. Para aprender a se separar das emoções

Explique aos participantes: "Ao aprender a observar as suas emoções, você aprende a se separar delas e a não se identificar com elas. É preciso estar separado de suas emoções para conseguir pensar e usar estratégias de enfrentamento se quiser controlá-las".

3. Para aprender a se tornar um só com as emoções

Continue: "No entanto, você também precisa se tornar um só com as suas emoções, no sentido de identificá-las como parte de si mesmo, e não algo externo".

Exemplo: Na medida em que o cavaleiro é "um só" com um cavalo, ele consegue controlar o cavalo. Se ele estiver separado e não se entender com a montaria, o cavalo vai resistir, e o indivíduo não conseguirá controlá-lo suavemente. Em contrapartida, se o cavaleiro é desatento, por assim dizer, e não tiver identidade separada do cavalo, ele vai se agarrar ao cavalo pela vida, e o animal irá assumir todo o controle.

✓ ## B. Passos em observar e descrever as emoções

Estude com os participantes a organização da Ficha de regulação emocional 6: Maneiras para descrever as emoções. Nela, as emoções são agrupadas em famílias, e cada família tem uma página descrevendo suas características. A sequência das emoções é alfabética, com exceção da culpa, que é colocada junto com a vergonha, porque muitas vezes elas são confundidas. (A vergonha é uma resposta ao avaliar que toda uma individualidade é má ou indigna; a culpa é uma resposta ao avaliar que comportamentos específicos são maus ou imorais.) Embora a palavra "ciúme" seja comumente usada para significar tanto ciúme e inveja, aqui elas são separadas, porque as instruções para alterar essas emoções são diferentes umas das outras. Explique aos participantes: "O ciúme é quando você tem algo de valor e outra pessoa está ameaçando tomá-lo de você; a inveja é quando alguém tem algo que você quer, mas você não tem".

A ideia essencial a transmitir aos participantes é a seguinte: "**Você pode descobrir qual é a sua emoção ao comparar os eventos e as suas respostas aos conjuntos de eventos e respostas na Ficha 6**. Se não conseguir identificar sua própria emoção – tanto uma atual quanto uma passada –, pode descobri-la ao analisar sistematicamente cada componente dela e registrá-lo por escrito, se necessário. Quando os componentes estiverem todos juntos e você conseguir ver suas respostas em sua totalidade, pode ser muito mais fácil descobrir a sua emoção. Se necessário, você pode revisar a Ficha 6 para ver qual grupo de componentes emocionais coincide melhor com a sua emoção".

> **Nota aos líderes:** Dependendo do grupo que você estiver ensinando, pode ser importante fornecer alguma discussão sobre cada uma das emoções na Ficha de regulação emocional 6 à medida que você explica como descrever, identificar e nomear as emoções. Algumas são muito fáceis de entender; outras podem ser mais difíceis. Muitas das descrições nesta ficha foram feitas por pessoas comuns, em resposta a perguntas sobre suas experiências emocionais. Identifique cada um dos seguintes componentes ao analisar uma emoção específica da Ficha 6. Em meus grupos, geralmente analiso duas ou três emoções e solicito a leitura de toda a ficha como tarefa.

Ao abordar uma ou várias das emoções na Ficha 6, use o esboço a seguir para destacar cada uma das características dessas emoções. Observe que cada uma dessas características segue o modelo das emoções descrito anteriormente.

✓ **1. Eventos desencadeantes**

Diga aos participantes: "Para cada emoção específica, existem típicos eventos desencadeantes que ativam a emoção – eventos que ocorreram pouco antes da emoção começar". Esta é a ocasião para lembrar os pacientes de que a história que conduziu ao evento entra na seção dos fatores de vulnerabilidade, que são exclusivos para cada pessoa e não constam na Ficha 6.

✓ **2. Interpretações dos eventos que desencadeiam a emoção**

Diga: "Para cada emoção específica existem suposições, interpretações e pensamentos típicos sobre os eventos que as desencadeiam".

3. Alterações biológicas e experiências

Continue: "Para cada emoção específica existem alterações biológicas e experiências, sentimentos, sensações corporais e impulsos de ação típicos. Aqui, concentre-se nas alterações corporais que você percebe (ou que consegue perceber se prestar atenção). Observe que as alterações e as experiências são semelhantes em algumas emoções e muito diferentes em outras".

4. Expressões e ações

Continue: "Expressões e ações são expressões faciais, linguagem corporal, comunicações verbais e ações típicas associadas com emoções específicas. Lembre-se de que uma função primária das emoções é provocar ações para solucionar problemas específicos. Preste atenção nas ações associadas com cada emoção".

5. Efeitos colaterais da emoção

Diga: "Efeitos colaterais são o que acontece com sua mente, seu corpo e as suas emoções logo após o começo de sua primeira emoção".

6. Dê nome à emoção

Ao analisar várias emoções descritas na Ficha 6, confira com os participantes, no final de cada análise, para se certificar de que eles estão identificando corretamente a emoção que estiverem sentindo.

Nota aos líderes: Lembre os participantes de usarem as lacunas "Outros" para registrar eventos desencadeantes, interpretações, mudanças biológicas, experiências, expressões e atos idiossincráticos que lhes sejam típicos para as várias emoções. No entanto, confira os itens para ter certeza que realmente combinam com a emoção listada. Alguns participantes talvez não entendam sua emoção primária ou não percebam que estão experimentando uma emoção secundária, que ocorre com tanta rapidez que nem sequer percebem que elas superaram (ou que eles simplesmente deixaram de experimentar) a emoção principal associada ao evento desencadeante.

💬 **Ponto de discussão:** Enquanto você ensina a Ficha de regulação emocional 6, peça aos participantes que exponham suas próprias ideias sobre as características das emoções. Sugira que todos escrevam novas ideias em suas fichas.

👥 **Exercício prático:** Primeiro, peça a cada pessoa para pensar em uma situação emocional para a prática de *role-play*, ou use uma das situações a seguir.

- "Interagir com um amigo que fica muito zangado com você durante a interação."
- "Ter medo de um sujeito mal-encarado que se aproxima de você em uma parada de ônibus."
- "Buscar um ente querido no aeroporto."
- "Sentar-se ao lado de uma pessoa que você acha nojenta."
- "Falar com um amigo sobre algo muito triste."

Em segundo lugar, dê instruções sobre como fazer um *role-play*. Faça dois pacientes interpretarem a situação, ou interprete-a você mesmo com um paciente. O indivíduo que escolheu a situação emocional precisa comunicar, tanto quanto possível, suas emoções durante a interpretação.

Em terceiro lugar, todos têm de observar o *role-play* e descrever o comportamento não verbal expressivo dos interpretadores. Oriente os pacientes a prestar especial atenção aos rostos.

Em quarto lugar, peça para os interpretadores descreverem como realmente se sentiram e o que estavam expressando durante o *role-play*.

> **Nota aos líderes:** Consulte sugestões adicionais sobre técnicas de *role-play* no Capítulo 8, Seção V (os exercícios práticos para as habilidades DEAR MAN).

C. Fatores que interferem com observar e descrever as emoções

> **Nota aos líderes:** Em geral, os tópicos da próxima seção costumam ser mais bem compreendidos durante o compartilhamento das tarefas. Os participantes devem preencher uma ficha de tarefas (Fichas de tarefas de regulação emocional 4 ou 4A) para cada evento desencadeante. Assim, se uma pessoa tiver uma reação emocional secundária desencadeada pela emoção original ou conjunto original de emoções, ela deve preencher uma segunda ficha de tarefas. Você precisa estar particularmente atento em relação a isso durante o compartilhamento das tarefas; isso pode ser muito difícil de distinguir.

1. Emoções secundárias (reações emocionais às emoções)

Como observado antes, quando uma emoção secundária vem à tona, pode encobrir ou confundir a reação emocional primária. Às vezes, a única maneira de resolver isso é prestar atenção de forma significativa ao evento desencadeante e às interpretações do evento. Você pode solicitar aos participantes: "O que a maioria das pessoas sentiria após essa emoção?" ou "Se você não sentisse medo (culpa, vergonha) de suas próprias emoções, qual emoção você teria experimentado após esse evento desencadeante?" ou "Há alguma resposta emocional que você provavelmente estaria evitando?".

2. Ambivalência (mais do que uma reação emocional ao mesmo evento)

Explique aos participantes: "Muitas vezes, as pessoas sentem duas ou mais emoções quase exatamente no mesmo momento. Isso pode confundir a situação. Por exemplo, você pode amar seus pais e, ao mesmo tempo, estar furioso com eles e querer distanciar-se. Ao se transferir a uma cidade nova, você pode estar animado e receoso simultaneamente. Para distinguir isso, complete uma ficha de tarefas para cada emoção experimentada, e não se preocupe com qual é primária ou secundária antes de completar a ficha de tarefas. Provavelmente, será menos confuso descobrir isso após completar a ficha de tarefas, mesmo que seja difícil separar as emoções primárias e secundárias".

VII. VISÃO GERAL: MODIFICANDO AS RESPOSTAS EMOCIONAIS (FICHA DE REGULAÇÃO EMOCIONAL 7)

> **Pontos principais:** Para modificar as emoções indesejadas, primeiro devemos verificar os fatos. Às vezes, nada mais é necessário. Quando a emoção não está justificada pelos fatos, precisamos praticar ação oposta à nossa emoção. Quando a emoção está justificada pelos fatos e a situação for o problema, precisamos implementar a solução de problemas.
>
> **Ficha de regulação emocional 7: Visão geral: modificando respostas emocionais.** Comente esta ficha, mesmo se apenas brevemente, para que os participantes saibam que, além de verificar os fatos (prática estudada a seguir, na Seção VIII), existem duas outras habilidades para alterar as respostas emocionais: ação oposta (abordada na Seção X) e solução de problemas (abordada na Seção XI). A Seção IX aborda como decidir qual dessas duas últimas habilidades usar após verificar os fatos. Em seguida, essa visão geral orienta os participantes para as três estratégias de mudança, bem como os prepara para a Seção IX e o fluxograma da Ficha de regulação emocional 9. Ensine as habilidades individuais nas Seções VIII-XII, usando as fichas descritas.

✓ **A. Verificar os fatos**

Diga aos participantes: "Modificar as crenças e as suposições sobre uma situação para adaptá-las aos fatos pode ajudar você a alterar suas reações emocionais à ocasião. Isso requer que você primeiro verifique os fatos. Verificar os fatos é uma estratégia básica em terapia cognitiva, bem como em muitas outras formas de terapia".

✓ **B. Ação oposta**

Continue: "Quando suas emoções não estão justificadas pelos fatos e o conhecimento dos fatos não altera a sua emoção, fazer ação oposta a suas emoções – de modo integral e repetido – vai modificar suas respostas emocionais. Isso é semelhante ao velho ditado, em inglês, 'Se cair do cavalo, monte de novo imediatamente'".

✓ **C. Solução de problemas**

Prossiga: "Quando suas emoções estão justificadas pelos fatos da situação e você deseja modificá-las, então a situação é o problema. A solução de problemas irá reduzir a frequência das emoções negativas".

✓ **D. A barreira "sim, mas" para modificar as emoções**

Fazer o que é necessário para modificar as respostas emocionais pode ser muito difícil. Exige esforço, vontade e a capacidade de determinar o que é de nosso próprio interesse. "Sim, mas" é uma resposta típica aos esforços para ajudar uma pessoa a modificar as emoções, especialmente quando a intensidade emocional é alta e a modificação é experimentada como a admissão de que os sentimentos da própria pessoa são inválidos. O problema é que não nos sentimos melhores, tampouco solucionamos problemas emocionais, com o "sim, mas". Quando o "sim, mas" se torna um obstáculo, talvez seja útil lembrar os participantes de que existem apenas quatro respostas possíveis para qualquer problema:

1. "Solucionar o problema modificando a situação ou abandonando a situação."
2. "*Modificar sua reação emocional à situação,* de modo que as emoções dolorosas sejam reduzidas, embora o problema permaneça."
3. "*Aceitar radicalmente a situação.* Ou seja, reconhecer que a situação não pode ser resolvida e que você não consegue alterar a maneira como se sente, mas que aceitar completa e voluntariamente esse estado das coisas pode lhe dar uma sensação de liberdade e reduzir o seu sofrimento."
4. "*Permanecer sentindo-se miserável.* (Ou piorar as coisas.*)"

---

*Lembrando, mais uma vez: a fabulosa ideia de acrescentar "você pode piorar as coisas" foi enviada para mim, por e-mail, por uma pessoa que havia feito o treinamento de habilidades em DBT. Infelizmente, não consigo encontrar o e-mail para dar-lhe o devido crédito. Espero ter notícias da pessoa para corrigir isso em uma próxima edição.

> **Nota aos líderes:** As quatro opções supracitadas são apresentadas na orientação para as habilidades em DBT (ver Cap. 6). Se você apresentou esses passos, lembre os participantes. Se esta é a primeira vez que você aborda esses pontos, consulte no Capítulo 6 uma descrição mais completa. Se o tempo permitir, talvez você queira mencionar também a Ficha geral 1A: Opções para solucionar qualquer problema.

VIII. VERIFICAR OS FATOS (FICHAS DE REGULAÇÃO EMOCIONAL 8–8A)

> **Ponto principal:** Muitas vezes, reagimos aos nossos pensamentos e a nossas interpretações de um evento, em vez de aos fatos.[81] Modificar as nossas crenças, suposições e interpretações dos eventos para adaptá-las aos fatos pode alterar nossas reações emocionais.[82]
>
> **Ficha de regulação emocional 8: Verifique os fatos.** Caso disponha de tempo, pode ser mais fácil ensinar esta ficha se você pedir aos participantes para acompanhar a Ficha de regulação emocional 6: Maneiras para descrever emoções e analisar as seções sobre eventos desencadeantes e interpretações de eventos que desencadeiam sentimentos de emoções específicas. Se o tempo permitir, também pode ser útil pedir a eles que tirem cópias da Ficha de tarefas 5; e, depois, utilizando situações de experiências dos participantes como exemplos, pode solicitar que o pessoal preencha uma ficha de tarefas à medida que você continua. As principais estratégias usadas e ensinadas aqui são as de modificação cognitiva (ver Cap. 11 do principal texto da DBT).
>
> **Ficha de regulação emocional 8A: Exemplos de emoções que estão justificadas pelos fatos (*opcional*).** Esta ficha pode ser ignorada se você não for ensinar ação oposta após verificar os fatos. As mesmas informações também estão incluídas na Ficha de regulação emocional 13: Revisando ação oposta e solução de problemas. No entanto, para muitos participantes, é muito mais fácil compreender a ação oposta se você primeiro analisar como as emoções estão justificadas pelos fatos.
>
> **Ficha de tarefas de regulação emocional 5: Verifique os fatos.** É importante estudar esta ficha de tarefas com os participantes. Pode ser particularmente útil preencher uma destas fichas de tarefas quando ensina a verificar os fatos, tanto para esclarecer o significado de cada instrução quanto para demonstrar como segui-las. Se necessário, instrua sobre como classificar a intensidade das emoções (0 = sem emoção, sem intensidade; 100 = máxima intensidade emocional). Os espaços "Antes" e "Depois" são para classificar as emoções antes e depois da verificação. Se os participantes tiverem dificuldade para descobrir qual emoção estão sentindo, instrua-os a revisar a Ficha 6 e/ou preencher as Fichas de tarefas 4 ou 4A. Observe que cada passo para verificar os fatos tem duas seções: uma para anotar as descrições da situação e dos pensamentos e interpretações que provavelmente desencadearam a resposta emocional; e outra seção para considerar pensamentos, interpretações e descrições alternativas sobre os fatos.

✓ **A. Por que verificar os fatos?**

> **Nota aos líderes:** Analise apenas alguns dos pontos da Seção 1 a seguir, usando exemplos se necessário. Esta seção apresenta a teoria por trás de verificar os fatos, e você terá muitas oportunidades para ensinar este material ao revisar as tarefas e ao ensinar as habilidades seguintes, nas quais a verificação dos fatos é um componente integral.

1. **Pensamentos e interpretações de situações e eventos (em vez dos fatos) podem desencadear emoções dolorosas**[83]

    a. **Crenças sobre a realidade podem causar emoções poderosas**

✓ *Exemplo:* Uma pessoa que acredita que um ente querido morreu em um acidente de carro vai sentir um pesar e uma tristeza profundos, mesmo se a informação estivesse incorreta, e a pessoa amada na verdade não tenha morrido.

Exemplo: Uma pessoa que acredita que alguém está tentando machucá-la pode sentir muito medo, mesmo se os fatos forem completamente diferentes, e a outra pessoa estiver, na verdade, tentando ajudar.

b. **Crenças erradas sobre o que pensamos que precisamos podem causar sofrimento emocional**

✓

Exemplo: "Preciso de drogas ilícitas para controlar minha dor", em vez de "Preciso encontrar um modo efetivo e não destrutivo de lidar com minha dor".

Exemplo: "Preciso estar no controle!", em vez de "Gosto de estar no controle mais do que não estar".

Exemplo: "Você deveria ser diferente (p. ex., mais legal, pontual, compreensivo, disposto a aumentar meu salário)", em vez de "Você é quem você é. Algo o(a) fez ser assim. Mas eu quero que você seja diferente".

c. **Crenças erradas sobre eventos podem causar novos problemas**

✓

Exemplo: "Posso passar no teste sem estudar antes", quando a pessoa tem média baixa na matéria.

Exemplo: "Tenho gasolina suficiente no carro para chegar a meu destino", quando o marcador de combustível avisa o contrário.

Exemplo: "O fato de você passar um tempo com seus amigos significa que você não me ama e eu devo ir embora".

Exemplo: "O fato de você não ter me convidado para a festa significa que não gosta de mim".

d. **Pensar de maneira absoluta pode desencadear emoções extremas**

✓

"Pensar de maneira absoluta" significa pensamento extremo, pensar em preto e branco, pensamento tudo ou nada e pensamento isto ou aquilo.

Exemplo: "Ele me odeia", em vez de "Ele está muito irritado comigo".

Exemplo: "Este emprego é horrível! Não aguento!", em vez de "Alguns aspectos deste emprego são difíceis, mas outras partes não são tão ruins. Consigo tolerar isso".

Exemplo: "Se eu não conseguir um A nesta disciplina, sou um fracasso", em vez de "Posso querer um A, mas menos que um A não é um fracasso".

Exemplo: "Você é vulnerável ou invulnerável", em vez de "Às vezes, uma pessoa pode ser 'durona' e, outras, vulnerável".

✓ **Exercício prático:** Peça aos participantes para imaginar a seguinte cena: "Furou um pneu de seu carro na via expressa. Você está estacionado no acostamento logo após um acesso. Está em pé ao lado do carro e torcendo para alguém lhe ajudar. Você vê seu melhor amigo (ou mãe, pai, irmã, professora) subindo a rampa de acesso para a via expressa, sozinho em seu carro. Você abana, acena e dá pulos. Seu amigo [ou outro conhecido, seja lá quem for] olha reto para você, mas então acelera e passa. Como você se sentiria? Você sentiria raiva? Mágoa? Decepção?". Em geral, os participantes vão mencionar uma dessas emoções. Suscite os pensamentos deles sobre a situação, sugerindo interpretações (p. ex., "Que coisa horrível de se fazer!"), exigências irrealistas sobre a realidade ("Amigos sempre ajudam um amigo em necessidade"), pensamento absoluto ("Ele me odeia") e assim por diante. Em seguida, continue a história: "Mais tarde, você descobre que havia uma criança no carro, que você não tinha visto. A criança estava gravemente ferida e seu amigo tentava desesperadamente chegar ao hospital para salvar a vida da criança. Sabendo desse fato novo, como você se sentiria?". Em geral, os sentimentos mudarão. Saliente aos participantes que a única coisa que realmente mudou foi a sua interpretação do evento.

Ponto de discussão: Suscite exemplos de ocasiões em que a interpretação dos participantes de um evento ou de pensamentos percorrendo as suas mentes tenha influenciado a emoção que eles sentiram e o modo como a experimentaram. Verifique exemplos de pensamento e interpretações que não estão justificadas pelos fatos, exigências irrealistas sobre a realidade e pensamentos absolutos.

✓ 2. **As nossas emoções podem afetar o que *pensamos sobre eventos* e como *reagimos aos pensamentos***

Humores temporários, por exemplo, podem influenciar ideias, memórias, percepções[84] e interpretações de eventos importantes, em especial quando os eventos são complexos e ambíguos.[85] A mesma informação pode assumir coloração muito diferente, dependendo de nosso atual estado emocional.[86]

Exemplo: Quando estamos com raiva ou irritados, o amigo alegre que nos liga parece mais uma praga do que um amigo leal.

Exemplo: Quando estamos ansiosos ou com medo, o som do vento sacudindo a janela de nosso quarto parece um intruso tentando uma invasão.

Exemplo: Quando estamos em um estado da mente feliz, até mesmo um amigo amargurado pode parecer uma ótima companhia.

Exemplo: Quando estamos envergonhados por cometer um erro no trabalho, podemos interpretar que os dois colegas de trabalho rindo no corredor estão tirando sarro de nosso desempenho no trabalho.

Exemplo: Quando estamos tristes, podemos pensar que uma nota ruim significa que nunca vamos nos formar na faculdade.

Ponto de discussão: Suscite exemplos de vezes em que as emoções atuais ou o humor dos participantes coloriram o modo com que eles interpretaram os eventos.

Nota aos líderes: Relacione o fato de que as emoções podem influenciar pensamentos com o conceito de que "as emoções amam a si mesmas" e, assim, se perpetuam, discutido anteriormente e a seguir.

✓ 3. **Acreditar que nossos pensamentos são verdades absolutas pode ser uma receita para o desastre**

É importante manter essas coisas em mente:

- Ninguém é dono da verdade absoluta.
- Em geral, crer que "Eu sou dono da verdade absoluta" leva ao conflito e pode até mesmo precipitar guerras.
- Opiniões diferentes sobre os fatos podem ser válidas, mesmo se não concordamos com elas.
- Há sempre mais de uma maneira de ver uma situação e mais de um modo de solucionar um problema.
- Duas coisas que parecem ser (ou são) opostas podem ser verdadeiras.
- Significado e verdade evoluem ao longo do tempo.

Nota aos líderes: Os pontos listados anteriormente são abordados também no Capítulo 8, Seção XV, na discussão sobre a dialética como parte das habilidades de trilhar o caminho do meio.

✓ **4. Saber os fatos é essencial para a solução de problemas**

O conhecimento incompleto dos fatos, ou crenças erradas sobre eles, pode interferir na solução de problemas.

Exemplo: Quando há uma goteira no telhado, acreditar que ela não existe não vai consertar o telhado.

Exemplo: Acreditar que fui mal no teste porque a correção foi injusta, quando na realidade foi porque não estudei, significa que talvez eu não vá estudar para o próximo exame.

✓ **5. Examinar nossos pensamentos e verificar os fatos podem modificar as nossas emoções**

Quando reagimos a fatos incorretos, aprender os fatos corretos pode modificar as nossas emoções. Além disso, conhecer os fatos reais de uma situação pode nos ajudar a solucionar os problemas das situações emocionais. Ou seja, saber os fatos pode nos ajudar a alterar os fatos.

> **Nota aos líderes:** Talvez seja útil salientar que vários tratamentos de saúde mental efetivos baseiam-se em ajudar as pessoas a alterar as cognições (ou seja, pensamentos, crenças, interpretações). Um dos principais tratamentos para a depressão é a terapia cognitiva. Várias formas da TCC (terapia que se concentra em mudar tanto as cognições quanto os comportamentos) foram desenvolvidas para o tratamento de transtornos de ansiedade, transtornos alimentares, transtornos relacionados a substâncias e transtornos aditivos e muitos outros.[87] Dois dos principais tratamentos para transtornos da personalidade – Terapia do esquema[88] e Terapia com base em mentalização[89] – também visam à mudança das cognições.

✓ **B. Como verificar os fatos**

✓ **1. Pergunte: qual emoção eu desejo modificar?**

Diga aos participantes: "É realmente mais difícil modificar uma emoção quando você não sabe qual emoção ou conjunto de emoções você realmente está sentindo. Os fatos concernentes à situação podem justificar uma emoção, mas não a outra. Aqui, apresentar a Ficha de regulação emocional 6 pode ser muito útil para você. Preste atenção a pensamentos, sensações físicas, postura, impulsos de ação, atos e declarações verbais atuais quando estiver analisando as maneiras para descrever suas emoções".

✓ **2. Pergunte: qual é o evento desencadeante de minha emoção?**

Diga aos participantes: "Descreva os fatos observados por meio dos sentidos. Só os fatos! Desafie as críticas, os extremos e as descrições absolutas, em preto e branco. Uma exibição mais equilibrada dos fatos pode modificar suas emoções".

Esclareça que o evento desencadeante pode ser exterior a nós (um evento ambiental) ou um evento interno prévio, tal como uma emoção, uma série de pensamentos ou a capacidade ou a incapacidade de executar uma tarefa. Um evento desencadeante pode ser uma reação secundária a emoções (p. ex., raiva de nós por sentirmos medo), pensamentos (p. ex., sentir-se culpado por ter pensamentos críticos sobre alguém) ou incapacidades (p. ex., sentir vergonha de nossa incapacidade de se lembrar do nome de alguém) prévios. As nossas emoções também podem ser provocadas por nossas próprias ações (p. ex., a alegria em tocar bem em um recital de piano).

Um problema em descobrir as emoções é que, muitas vezes, descrevemos situações e nossas próprias emoções, pensamentos e ações em linguagem crítica, com declarações absolutas, em preto e branco. Em geral, essa não é uma maneira eficaz para descrever um evento, porque isso pode evocar fortes reações emocionais negativas. Na verdade, nossa descrição mental do acontecimento pode ser o verdadeiro evento desencadeante, em vez de o evento em si.

✓ 3. **Pergunte: quais são minhas interpretações, pensamentos e suposições sobre o evento?**

Muitas vezes, acrescentamos, interpretações, pensamentos e suposições, ao que observamos e, então, reagimos ao que acrescentamos, em vez de ao que observamos. Tiramos uma conclusão precipitada e agimos com base nela.

Diga aos participantes: "Pense em algumas interpretações errôneas que você pode fazer (e, depois, reagir a elas) quando sente determinadas emoções". Ou utilize estas ilustrações:

- *Raiva:* "Ouvir uma pessoa expressar decepção sobre algo que você fez (fato) e pensar que ela está tentando controlá-lo (interpretação)."
- *Repulsa:* "Ver um homem na rua olhar para a sua janela (fato) e pensar que ele é um predador sexual (interpretação)."
- *Inveja:* "Observar alguém recebendo um abraço (fato) e pensar que essa pessoa recebe bem mais do que você (interpretação)."
- *Medo:* "Ouvir um rangido na calada da noite (fato) e pensar que alguém está invadindo a sua casa (interpretação)."
- *Felicidade:* "Ver que não há nuvens no céu de manhã (fato) e acreditar que não vai chover no trajeto para sua casa (interpretação)."
- *Ciúme:* "Ver quem você ama sentar-se perto de outra pessoa (fato) e acreditar que ele ou ela agora está apaixonado(a) por essa pessoa (interpretação)."
- *Amor:* "Perceber que alguém quer fazer sexo com você (fato) e supor que a pessoa esteja apaixonada (interpretação)."
- *Tristeza:* "Descobrir que alguém fez planos sem você (fato) e decidir que essa pessoa não ama você (interpretação)."
- *Vergonha:* "Deixar a bola cair em um jogo (fato) e pensar que você é um perdedor (interpretação)."
- *Culpa:* "Não querer compartilhar sua comida com alguém (fato) e concluir que você está sendo egoísta (interpretação)."

✓ "**Considere todas as outras interpretações possíveis.** Outras interpretações racionais, particularmente se forem mais benignas, podem ser uma maneira eficaz para regular as suas emoções. Pratique olhar todos os lados de uma situação e a partir de dos mais diversos pontos de vista."

✓ 4. **Pergunte: estou supondo uma ameaça?**

Diga aos participantes: "Pergunte a si mesmo se você está imaginando um evento ou resultado ameaçador. Quase sempre, as emoções dolorosas estão relacionadas com algum tipo de ameaça. Que resultados negativos você pode prever em relação ao evento?". Mencione que, muitas vezes, sequer nos damos conta de estar supondo algum tipo de ameaça. A ameaça está implícita em nossas mentes. Pode ser realmente importante buscar a ameaça que estamos associando com o evento desencadeante. Isso é particularmente importante quando já verificamos todos os fatos e continuamos a vivenciar emoções muito intensas. Trata-se de um sinal de que a nossa emoção atual pode ser uma emoção secundária, e que, na verdade, talvez seja muito importante descobrir a qual ameaça implícita (ou seja, não verbal) nós estamos reagindo.

✓ a. **Rotule a ameaça**

A primeira coisa a fazer é rotular a ameaça, o que envolve rotular a emoção. Eis os tipos de ameaças que podemos sentir quando estamos sentindo determinadas emoções:

- *Raiva:* Ser atacado ou ter objetivos importantes sendo bloqueados.
- *Repulsa:* Ser contaminado.
- *Medo:* Deparar-se com perigo à vida, à saúde e ao bem-estar.
- *Tristeza:* Perder algo permanentemente ou não alcançar os objetivos.
- *Vergonha:* Ser expulso da comunidade.
- *Culpa:* Violar os seus próprios valores.
- *Ciúme:* Outra pessoa usurpar uma coisa e/ou pessoa valiosa.
- *Inveja:* Não alcançar o que queremos ou precisamos porque os outros têm substancialmente mais poder, influência e bens.

Habilidades de regulação emocional • 353

✓   **b. Avaliar as chances de que o evento ameaçador realmente ocorrerá**
É importante acessar a mente sábia quando se considera a probabilidade de que um evento ameaçador irá ocorrer. Muitas vezes, o que, à primeira vista, parece ameaçador, não é tão ameaçador quando pensamos a respeito.

> *Exemplo:* "Você pensa: 'Eu vou ser assaltado' ao ver dois homens caminhando em sua direção em uma rua à noite. Avalie as chances de que o evento ameaçador realmente ocorrerá, observando se há outras pessoas ao redor, se os homens estão carregando armas e assim por diante".

Agora, apresente os seguintes pontos aos participantes e dê os seguintes exemplos:

- "Analise: Qual foi o resultado nas vezes anteriores em você teve um pensamento semelhante?"

> *Exemplo:* "Em meio a uma dor de cabeça, você pensa 'Provavelmente tenho uma doença terrível'. Lembre-se de que, no passado, você já teve muitas dores de cabeça que não foram graves e sumiram logo".

- "Faça perguntas; procure mais informações; verifique e analise os fatos conhecidos da situação."

> *Exemplo:* "Quando uma colega de trabalho cruza por você no *shopping* sem dizer oi, você pensa: 'Ela não gosta de mim'. Busque informações: pergunte à colega de trabalho se ela avistou você no *shopping*".

- "Observe a situação-problema, mas somente após acalmar-se a ponto de ver com clareza."

> *Exemplo:* "Quando seu filho diz que sofreu um acidente enquanto dirigia o seu carro, você pensa: 'Meu carro está destruído'. Observe, verificando o automóvel pessoalmente".

- "Realize experiências no mundo real para ver se suas previsões se tornam realidade. Quão factuais são suas preocupações e previsões sobre os eventos?"

> *Exemplo:* "Você pensa: 'Não consigo emprego'. Realize este experimento: Candidate-se a muitos empregos para os quais você se qualifica e veja o que acontece".

✓   **c. Pense em outros resultados possíveis**
Diga aos participantes: "Agora imagine quantos outros resultados possíveis você puder. O simples ato de gerar resultados alternativos pode aumentar a sua crença de que outros resultados são possíveis".

> *Exemplo:* "Quando o seu chefe lhe avisa que gostaria de conversar, você pensa: 'Vou ser demitido'. Gere resultados alternativos: 'Ele vai me perguntar sobre a situação do projeto em que estou trabalhando', 'Vai me perguntar se posso ficar até tarde para ajudá-lo com o projeto que é para amanhã', 'Vai me dar um bônus para todas as horas extras que trabalhei neste ano'".

✓   **5. *Pergunte: qual é a catástrofe?***

E se o evento ameaçador realmente ocorrer?

    a. Se ocorrer o pior resultado, quais são as consequências realistas?
Às vezes, os fatos são exatamente tão ruins quanto pensamos que são. No entanto, muitas vezes tornamos uma situação ainda pior quando catastrofizamos a realidade. "Catastrofizar" é exagerar as características negativas dos fatos e focalizar o pior resultado possível (p. ex., "A situação está péssima e nunca vai ficar melhor", "Vou morrer"). O pânico induzido pelo pensamento "Ai, meu Deus, estou morrendo" pode contrair os vasos sanguíneos e aumentar a probabilidade de ter um ataque cardíaco.[34] Catastrofizar pode aumentar tanto a dor física quanto a emocional.[90-92]

> **Nota aos líderes:** Ajude os participantes a ver que pensamentos catastrofizantes são apenas isto: pensamentos e imagens que vêm à mente e, depois, somem. Em um primeiro momento, esse pode ser um conceito de difícil compreensão para eles. Remeta à habilidade de *mindfulness* dos pensamentos atuais (Ficha de tolerância ao mal-estar 15).

💬 **Ponto de discussão:** Pergunte: "Algo realmente pode ser catastrófico?". O Dr. Albert Ellis, famoso terapeuta conhecido por dizer às pessoas que parassem de catastrofizar, certa vez, entrou em um debate com alguém que tentou convencê-lo a admitir que algumas coisas realmente são catástrofes. A pessoa disse a Ellis: "E se você estivesse em um avião e, de repente, a aeronave entrasse em um mergulho de nariz, caindo com você lá dentro? O que acha disso? O que diria então?". Ellis respondeu calmamente: "Hum, se você morre, você morre". Converse com os pacientes. Há realmente qualquer fato que não podemos aceitar com serenidade? Mesmo que catástrofes verdadeiras ocorram, catastrofizar (i. e., concentrar-se nas partes mais angustiantes ou desesperadoras da tragédia) ajuda em algo?

✓ **b. Imagine enfrentar bem as catástrofes**
Incentive os pacientes a imaginar que estão enfrentando bem as catástrofes de várias maneiras:

- *Solução de problemas* (ver Ficha de regulação emocional 12)
- *Antecipação* (ver Ficha de regulação emocional 19)
- *Aceitação radical* (ver Fichas de tolerância ao mal-estar 11–11B)

> **Nota aos líderes:** Às vezes, os participantes podem achar difícil, se não impossível, parar de catastrofizar. Podem começar a brigar com você, resistindo a qualquer tentativa de sua parte para ajudá-los a adotar respostas alternativas a fatos muito dolorosos. Nessas ocasiões, pode ser muito útil passar ao ponto a seguir.

✓ **6. Pergunte: a minha emoção e/ou a intensidade dela estão justificadas pelos fatos?**

Incentive os pacientes a verificar se a emoção que estão tentando mudar está justificada pelos fatos reais da situação. Como já observado, as emoções evoluíram como maneira de os indivíduos responderem efetivamente a problemas comuns. Há situações ordinárias suscetíveis de provocar cada uma das emoções básicas. Quando ocorre uma situação dessas, é provável que a emoção correspondente seja útil – é provável que ela se adapte os fatos.

Exemplos de situações que se adaptam aos fatos de emoções básicas particulares são listados na Ficha de regulação emocional 8A. Certifique-se de observar que esses não são os únicos eventos desencadeantes válidos para as emoções em questão. Muitas vezes, o problema não é com a emoção específica, mas com sua intensidade. Você também pode dar estes exemplos:

Exemplo: "Você é despedido do emprego e reage como se tivesse sido condenado a uma vida de pobreza".

Exemplo: "Uma pessoa fura a fila no supermercado, e você reage como se ela tivesse atacado fisicamente você e o seu filho, que também espera na fila".

> **Nota aos líderes:** Pode ser muito difícil para pessoas intensamente emocionais enxergar além de descrições irracionais e não factuais, de interpretações defeituosas, de preocupações irrealistas e de versões catastróficas sobre os fatos. Mais uma vez, é importante lembrar que "as emoções amam a si mesmas". Os efeitos colaterais das emoções incluem estreitamento da atenção e da sensibilidade à ameaça, o que também pode dificultar bastante alterar pensamentos e imagens. Nesses pontos, é aconselhável que os participantes usem primeiro as habilidades de sobrevivência a crises (p. ex., trabalhar ativamente para alterar a fisiologia corporal, usar as habilidades TIP, distrair-se, autoacalmar-se e fazer a análise de prós e contras de permanecer tão emocional [ver Fichas de habilidades de tolerância ao mal-estar 5–8]).

Ponto de discussão: Pode ser útil discutir com os pacientes o conceito de "pensamento do meio da noite". Esse é o tipo de pensamento que ocorre quando acordamos à noite com preocupações e pensamentos catastróficos sobre nossas vidas. Quando acordamos de manhã, muitas vezes nos perguntamos como foi possível preocupar-se tanto e acreditar nesses pensamentos catastróficos. No meio da noite, pode ser útil simplesmente dizer a nós mesmos: "Estes são pensamentos do meio da noite. Vou ignorá-los até amanhecer". Suscite, dos participantes, ocasiões em que eles tiveram "pensamentos do meio da noite" que, ao amanhecer, nem de longe pareceram tão angustiantes. Suscite e forneça ideias sobre as habilidades que podem ser úteis no meio da noite: "Por exemplo, pode ser útil respingar água gelada no rosto e, então, usar a respiração pausada para distrair seus pensamentos por um tempo". (Consulte, na Ficha de tolerância ao mal-estar 6A, uma descrição de como funciona a água fria.)

✓ **C. Exemplos de emoções que estão justificadas pelos fatos (*opcional*)**

Repasse a Ficha de regulação emocional 8A com os participantes.

> **Nota aos líderes:** A Ficha 8A pode ser uma revisão útil dos eventos desencadeantes para várias emoções. Também é bom para esclarecer quais emoções se encaixam com quais fatos. Analise um ou dois dos itens nesta ficha e sugira que os participantes estudem o restante entre as sessões.

✓ A Ficha 8A dá exemplos de emoções básicas que estão justificadas pelos fatos. Em geral, as situações listadas se adaptam às emoções com as quais estão conectadas. Contudo, elas não são os únicos eventos desencadeantes válidos. Mais importante ao decidir se devemos ou não tentar modificar uma emoção é acessar a mente sábia e questionar se as respostas emocionais específicas são efetivas na situação específica para alcançar importantes objetivos pessoais.

Explique aos participantes que as emoções funcionam para solucionar problemas de situações comuns com as quais nos deparamos.

1. Medo

O medo atua para a manutenção da segurança, nos impulsionando a escapar do perigo por meio de evitação, fuga ou de se esconder de qualquer coisa que nos ameace.

2. Raiva

A raiva atua para nos proteger de ataques ou da perda de pessoas, coisas ou objetivos importantes, impulsionando-nos a ameaçar e a atacar aqueles que podem nos machucar.

3. Repulsa

A repulsa atua para manter a contaminação longe de nós. Ela nos impulsiona a se livrar de tudo que consideramos repulsivo. Enfatize que a repulsa está relacionada com as pessoas (incluindo o *self*), bem como a coisas como alimentos, fluidos corporais ou excrementos. Considere as palavras que usamos às vezes para descrever essas pessoas ou coisas ("gosmento", "nojento", "gorduroso", "asqueroso", etc.).

Exemplo: A repulsa nos impede de comer alimentos que vão nos envenenar, de entrar em uma água tão poluída que pode nos matar, de pegar ou tocar coisas que podem causar doença.

4. Inveja

A inveja atua para nos motivar a trabalhar arduamente a fim de obter o que os outros têm, de modo a melhorar as nossas vidas e a das pessoas importantes para nós. Também pode nos mobilizar para tentar reduzir o que os outros têm (quando eles têm muito mais do que nós), para equilibrar a distribuição de recursos. Dessa forma, a inveja pode ser pensada como a emoção que redistribui a riqueza e o poder.

A inveja, muitas vezes, está justificada pelos fatos quando outros podem ter bem mais do que nós em áreas muito importantes para nós, e, em última análise, é injusto que tenhamos menos. O problema é que, com frequência, a inveja corrói nossa mente e nosso espírito. Ela pouco nos faz bem. A amargura é um resultado comum dessa emoção. Assim, por não nos fazer bem, ela pode ser ineficaz.

> **Notas de pesquisa:** A pesquisa sugere que a felicidade não é determinada pelo valor absoluto de um evento ou da situação de uma pessoa, mas por seu valor em relação a outros eventos ou situações, tanto interpessoalmente (entre aqueles no ambiente do indivíduo) e intrapessoalmente (em comparação à experiência passada).[93] Quando os outros têm mais do que nós, isso não só gera inveja, mas também aumenta a nossa infelicidade. É por isso que essa emoção é frequentemente ineficaz, e é por isso que gostaríamos de eliminá-la até mesmo quando justificada.

5. Ciúme

O ciúme é justificado quando alguém está ameaçando nos privar de relacionamentos ou de coisas muito importantes para nós. Essa é a emoção que garante que vamos fazer todo o possível para proteger esses relacionamentos ou coisas. Costumamos fazer isso tentando controlar as ações das pessoas que queremos perto de nós, ou recusando-se a compartilhar o que temos com os outros.

> **Nota aos líderes:** Pode ser dificílimo saber quando um relacionamento está ameaçado e quando não está. Muita gente pode dar exemplos de situações em que sentia muita segurança em uma relação, até sofrer um abandono repentino, sem sinais aparentes de aviso. Verificar os fatos (Ficha de regulação emocional 8), por si só, pode ser uma forma de comportamento ciumento. Aqui, a pergunta importante a ser feita é: "Agir com ciúmes é eficaz?".

6. Amor

O amor atua para nos motivar a encontrar, a estar com outras pessoas e coisas e a nos conectar com elas. Ele se justifica quando aqueles que amamos melhoram nossa sobrevivência e nosso bem-estar. Alguém pode argumentar que todas as pessoas e coisas podem ser amadas (e os fatos, portanto, sempre justificam o amor). Em contrapartida, talvez alguém possa facilmente argumentar também que, às vezes, nós amamos as pessoas ou coisas "erradas". Este pode ser o caso quando estamos apaixonados por alguém que não nos ama ou não se importa conosco – ou quando a pessoa que amamos ativamente nos prejudica (como em relacionamentos violentos ou de outra forma abusivos, em amizades com indivíduos que exigem codependência em comportamentos de dependência para sustentar a relação, ou, ainda, em grupos de amizade que ameaçam nos abandonar se nós melhoramos as nossas vidas mais do que os outros membros melhoram as suas [ou desejariam melhorar]).

7. Tristeza

A tristeza atua para nos deixar introspectivos e descobrir o que é realmente importante para nós, bem como o que fazer quando perdemos coisas importantes. Também sinaliza aos outros que a ajuda é necessária.

8. Vergonha

A vergonha tem duas funções importantes. Primeiro, ela nos induz a esconder comportamentos que provocariam a rejeição alheia e ocasionariam a nossa rejeição pela comunidade. Segundo, se o nosso comportamento de alguma forma vem a público, ela nos leva à humildade e à reconciliação com aqueles que ofendemos, de modo a não sermos rejeitados.

A vergonha é uma emoção de base comunitária. É fácil concluir que, se os comportamentos ou características pessoais não são imorais ou errados, a vergonha nunca é justificada. Mas isso não acontece. A vantagem evolutiva dessa emoção é que se os comportamentos sancionados pela comunidade provocam vergonha; logo, as expressões e ações baseadas nesse sentimento podem manter a pessoa na comunidade. Embora ficar em uma comunidade que provoca vergonha talvez não seja benéfico em muitos casos, não chega a ser completamente inútil. Poderia fazer a diferença entre a vida e a morte em períodos mais remotos e até mesmo hoje em dia, em certos grupos ou culturas.

> **Nota aos líderes:** Se os participantes no treinamento de habilidades tiverem um transtorno mental, a discussão sobre a vergonha pode ser crucial. É importante que esses pacientes percebam que se identificar como portador de transtorno mental, especialmente quando isso é feito antes de os outros os conhecerem, pode não só resultar em rejeição, como também aumentar a sensação de vergonha. Na maioria das culturas, a vergonha é uma emoção justificada em relação a ter um transtorno mental. Valide que isso não é justo.

9. **Culpa**

   A culpa atua nos impulsionando a reparar comportamentos que violam nossos valores morais e a prevenir futuras violações.

IX. PREPARANDO-SE PARA A AÇÃO OPOSTA E A SOLUÇÃO DE PROBLEMAS (FICHA DE REGULAÇÃO EMOCIONAL 9)

> **Ponto principal:** Se verificar os fatos não reduz as emoções indesejadas, então temos que decidir qual a próxima habilidade a ser tentada: ação oposta ou solução de problemas. Um fluxograma pode nos ajudar a decidir quais habilidades usar para alterar as reações emocionais às situações.
>
> **Ficha de regulação emocional 9: Ação oposta e solução de problemas: decidindo qual usar.** Esta ficha é um fluxograma para ajudar os participantes a descobrir qual habilidade usar para alterar emoções frequentes, mas indesejadas. Aqui, pode ser comentado que, às vezes, um indivíduo entende os fatos direito, e é a situação que precisa ser mudada. De modo alternativo, você pode enfatizar esse ponto ao abordar a ação oposta, e depois ensinar esta ficha como revisão, após o ensino da solução de problemas. A chave para lecionar e entender esta ficha está nos exemplos, então, certifique-se de dar ao menos um exemplo para cada situação. Além disso, pode ser útil suscitar, dos participantes, exemplos para cada ponto.
>
> **Ficha de tarefas de regulação emocional 6: Descobrindo como modificar as emoções indesejadas (*opcional*).** Esta ficha de tarefas imita a Ficha 9, mas tem instruções para usar o fluxograma a fim de decidir quais habilidades usar para modificar as emoções. Embora opcional, esta ficha de tarefas pode ser extremamente útil. Você pode usá-la durante a sessão, em vez de usar a Ficha 9. Se fizer isso, no entanto, dê uma cópia extra. Se fornecê-la aos participantes, repasse as instruções e certifique-se de que os pacientes entendam como usar o fluxograma.

✓ **A. Três maneiras de modificar as emoções indesejadas**

Lembre os participantes: "Neste módulo, estamos focalizando três maneiras de alterar as emoções indesejadas".

✓ ■ "*Verificar os fatos* já foi abordado. Às vezes, apenas saber os fatos verdadeiros pode modificar como você se sente."

✓ ■ "*Solução de problemas* é modificar suas emoções evitando, alterando ou solucionando o evento que desencadeia a emoção." (Esta habilidade é ensinada na Seção XI, após a ação oposta).

■ "*Ação oposta* é mudar suas emoções contrapondo seu impulso emocional para fazer alguma coisa." (Esta habilidade é abordada a seguir, na Seção X.)

✓ **B. Quando usar a ação oposta *versus* solução de problemas**

Diga aos participantes: "O fluxograma na Ficha de regulação emocional 9 é projetado para ajudá-lo a descobrir quando praticar ação oposta e quando praticar a solução de problemas. Nos dois casos, primeiro você precisa verificar os fatos".

> **Nota aos líderes:** É importante tranquilizar os participantes de que você não está lhes dizendo que a ação oposta é a maneira de modificar todas as emoções. Isso pode parecer invalidante quando o problema for um grave evento negativo em pleno curso nas vidas deles. Saliente que a solução de problemas também é importante e que você vai ensiná-la após a ação oposta.

✓ Então, apresente aos pacientes as seguintes instruções para acompanhar o fluxograma da Ficha 9. À medida que você as transmite, faça cada uma das perguntas que constam no material e, em seguida, dê um bom exemplo para cada situação particular (um exemplo seu ou da lista a seguir).
Comece indagando: **"Esta emoção (e a intensidade dela) estão justificadas pelos fatos?"**.

1. **Em caso positivo (a emoção está justificada pelos fatos), pergunte: "É efetivo agir a partir dessa emoção?"**

   a. **Em um caso positivo (sim, a emoção está justificada pelos fatos) e outro também positivo (sim, é efetivo agir sob a influência da emoção):**
   - **"Esteja atento à emoção atual.** Raramente é útil reprimir ou evitar as emoções que você não quer, e as emoções positivas devem ser apreciadas."
   Exemplo: "Quando você está com medo de que sua filha de 3 anos de idade possa ser atropelada por um carro ao correr para o meio da rua, em pleno tráfego, experimente o medo. Não tente reprimi-lo, ou talvez você nem vá correr atrás dela e resgatá-la, sã e salva, para a calçada".
   Exemplo: "Quando você está apaixonado por uma pessoa verdadeiramente maravilhosa, aproveite e se delicie".

✓ - **"Aja sob a influência da emoção. Siga os seus impulsos."**
   Exemplo: "Quando você tem medo de andar em um beco muito perigoso, evite-o".
   Exemplo: "Quando você está apaixonado por uma pessoa verdadeiramente maravilhosa, curta a companhia dela".
   Exemplo: "Quando você está envergonhado em relação a fatos em seu passado que provavelmente resultariam em rejeição social se as outras pessoas soubessem, mantenha-os em sigilo".

✓ - **"Envolva-se na solução de problemas."**
   Exemplo: "Quando a ansiedade sobre dinheiro está justificadas pelos fatos porque você está com problemas para pagar suas contas, crie um orçamento e desenvolva maneiras de cortar gastos ou ganhar mais dinheiro".
   Exemplo: "Quando você está frequentemente afastado do parceiro que você ama, encontre uma maneira de se encontrarem mais seguido".
   Exemplo: "Quando está com raiva por não ter conseguido um avalista para o aluguel do apartamento, use as habilidades de efetividade interpessoal para contornar a situação".

✓ b. **Em um caso positivo (sim, a emoção está justificada pelos fatos) e outro negativo (não, agir sob a influência da emoção não é efetivo):**
✓ - **"Não aja sob a influência da emoção. Considere a ação oposta".**
   Exemplo: "Você está quase no topo da montanha. Lá embaixo, uma avalanche bloqueou sua passagem, impedindo-o de voltar. Há um abismo estreito à frente, que não lhe parece impossível cruzar com um pulo. Você está com muito medo de fazer o salto, mas não tem outra maneira de obter ajuda. Você já esperou muito tempo pelo socorro, mas agora está começando a congelar. Agir sob a influência do medo e não pular o levará a congelar até a morte. A ação oposta é reunir toda a sua coragem e saltar".
   Exemplo: "Quando outro carro corta a sua frente na rodovia, você fica com raiva e tem vontade de acelerar para se vingar. A raiva está justificada pelos fatos, mas é improvável que cortar o outro carro seja efetivo; a ação oposta seria desacelerar e aceitar que alguns motoristas fazem manobras imprudentes".

Exemplo: "Sua mãe está morrendo, e você está muito triste, mas ela não tolera pessoas tristes ao seu redor. Conte-lhe notícias alegres e se concentre em atividades prazerosas".

Exemplo: "Você se candidatou a vários postos de trabalho, mas ainda não recebeu quaisquer ofertas. Descobre que abriu uma vaga de emprego exatamente como você está esperando, mas tem medo de se candidatar porque acha que talvez não a consiga. Agir sob a influência do medo e não se candidatar não será efetivo. A ação oposta é reunir coragem e se candidatar ao emprego".

✓   2. **Em um caso negativo (não, a emoção não está justificada pelos fatos) e outro também negativo (não, agir sob a influência da emoção não é efetivo):**

✓   a. **"Não aja sob a influência da emoção."**
      b. **"Mude os seus pensamentos para adaptá-los aos fatos.** Esta é a maneira mais fácil de modificar as emoções. Quando funciona, nada mais é necessário."
✓   c. **"Faça ação oposta.** Às vezes, nem mesmo conhecer os fatos modifica as emoções. Nestes exemplos, mudar seu comportamento para modificar suas emoções será mais efetivo."

Exemplo: "Se você cai de um cavalo que não é perigoso e tem medo de montar de novo, monte de novo".

Exemplo: "Você está com medo de se candidatar a empregos, pois acha que nunca vai conseguir uma vaga. É improvável que extremos, como 'Eu nunca vou conseguir um emprego', se adaptem aos fatos, e agir sob a influência de seu medo e não se candidatar não será efetivo. A ação oposta seria reunir sua coragem e começar a se candidatar a várias vagas".

✓   3. **Em um caso negativo (não, a emoção não está justificada pelos fatos) e outro positivo (sim, agir sob a influência da emoção é efetivo):**

      a. "Esteja atento às emoções atuais. A efetividade depende de seus objetivos. Às vezes, uma emoção é vista como efetiva simplesmente porque você se sente bem ao experimentá-la."
✓   b. **"Graciosamente, aceite as consequências de agir sob a influência da emoção.** Tão logo você decide que a emoção não está justificada pelos fatos, mas é efetiva a seus próprios objetivos, torna-se importante lembrar-se de que você talvez não goste das consequências de agir sob a influência da emoção."

Exemplo: "Se agir com raiva é efetivo porque faz você se sentir bem, então talvez precise aceitar a consequência, ou seja, colocar em risco um relacionamento que você valoriza".

X.   FAZENDO AÇÃO OPOSTA À EMOÇÃO ATUAL (FICHAS DE REGULAÇÃO EMOCIONAL 10–11)

> **Ponto principal:** Quando as emoções não estão justificadas pelos fatos de uma situação, ou não conduzem a comportamento efetivo, adotar a ação oposta a essas emoções mudará as emoções se isso for feito de modo integral e repetido.
>
> **Ficha de regulação emocional 10: Ação oposta; Ficha de regulação emocional 11: Descobrindo ações opostas.** Faça todos os esforços para apresentar as Fichas 10 e 11 na mesma sessão. Sem exemplos, pode ser difícil para os participantes entenderem em que consiste uma ação oposta. A Ficha 11 é um guia com várias páginas para identificar ações opostas para nove emoções específicas. Embora a ficha dê sugestões para ações opostas efetivas, é importante ensinar os participantes a identificar seus próprios impulsos de ação e como descobrir ações opostas efetivas a esses impulsos. Breves versões dos pontos fundamentais são resumidas na Ficha de regulação emocional 13: Revisando ação oposta e solução de problemas.
>
> Não é necessário esmiuçar cada item de cada emoção na Ficha 10. Porém, você deve abordar várias emoções, para que os participantes saibam como usar a ficha. Em nossa experiência, pode ser importantíssimo ajudar os pacientes a diferenciar o ciúme da inveja e a vergonha da culpa. A situação que justifica a vergonha não é intuitivamente óbvia (ou seja, a ameaça de ser expulsa do grupo se o comportamento vergonhoso ou as características pessoais vergonhosas forem tornadas públicas). Por isso, é essencial que você aborde esta emoção, mesmo que rapidamente. Você também pode abordar todas as emoções, tecer um ou dois comentários pertinentes e, depois, fazer perguntas. Ou pode pedir aos participantes sobre quais emoções eles têm perguntas. Com frequência, eu atribuo a leitura desta ficha como tarefas.

> **Ficha de tarefas de regulação emocional 7: Ação oposta para mudar ações.** A tarefa é praticar ação oposta. O preenchimento da ficha de tarefas é usado para registrar a tarefa, a fim de que ela possa ser discutida. Examine a ficha de tarefas com os participantes. Se necessário, instrua-os como avaliar a intensidade das emoções (0 = sem emoção, sem desconforto; 100 = máxima intensidade emocional, desconforto máximo). Os espaços "Antes" e "Depois" servem para classificar a intensidade de uma emoção antes e depois de praticar a ação oposta. Se os pacientes tiverem dificuldades para descobrir qual emoção estão sentindo, instrua-os a revisar a Ficha de regulação emocional 6, e/ou a preencher a Ficha de tarefas 4 ou 4A. Ao analisar se a emoção está justificada, os participantes devem concentrar-se no evento desencadeante. Assim, é importante lembrá-los para serem muito específicos ao descrever os fatos que cercam os eventos desencadeantes. Se necessário, revise a habilidade de *mindfulness* "o que fazer" de descrever.

✓ **A. O que é ação oposta?**

Ação oposta é agir em oposição ao impulso emocional de fazer ou dizer algo.

✓ **B. Por que adotar a ação oposta?**

A ação oposta é uma maneira eficaz de alterar ou reduzir as emoções indesejadas quando sua emoção não está justificada pelos fatos. O velho ditado, do inglês, "Se cair de um cavalo, monte de novo" é um exemplo de ação oposta ao impulso, motivado pelo medo, de evitar o cavalo.

A maioria dos tratamentos efetivos para os transtornos mentais requer que os pacientes revertam os componentes da ação e da expressão das emoções problemáticas. Alguns psicoterapeutas acreditam que é por isso que esses tratamentos funcionam.

Eis alguns desses tratamentos:

- *A ativação comportamental* – ou seja, fazer o oposto de comportamentos de evitação, como isolar-se, inatividade e ruminação – é um tratamento eficaz para a depressão.[94]
- *Tratamentos com base em exposição*, que envolvem fazer o oposto de evitar e escapar de eventos temidos, são tratamentos eficazes para transtornos de ansiedade.[95]
- *Tratamentos eficazes para raiva* enfatizam a aprendizagem para identificar os sinais para a frustração e/ou raiva, e, em seguida, deixar a situação esfriar em vez de partir ao ataque.[96]

> **Nota aos líderes:** É essencial explicar aos participantes a justificativa para essa técnica e obter sua cooperação. Consulte uma discussão mais abrangente na seção sobre procedimentos baseados em exposição no Capítulo 11 do principal texto da DBT.

C. Quando a ação oposta funciona melhor

✓ **1. Quando não funciona saber dos fatos sobre a situação**

Diga aos participantes: "Quando saber dos fatos sobre a situação não funciona para modificar as suas respostas emocionais, então a ação oposta pode ser efetiva".

Exemplo: "Saber que algo não é perigoso, mas, ainda assim, ter muito medo daquilo. Isso é muito comum".

Exemplos: "Descobrir que uma pessoa não pretendia machucá-lo, mas ainda sentir raiva; saber que seu marido ama você e nunca vai deixar você, mas reagir com ciúmes quando ele olha para mulheres bonitas".

Exemplo: "Ser amada e completamente aceita por suas amigas, mas, ainda assim, esconder o seu corpo de vergonha quando está no banheiro com elas".

Exemplo: "Saber que pedir um aumento ao seu chefe não é uma ameaça ao seu bem-estar ou segurança, mas, ainda assim, não conseguir fazer o pedido".

Exemplo: "Saber intelectualmente que seu comportamento em uma situação específica não era imoral, mas, ainda assim, se sentir culpado".

✓ **2. Quando a emoção (ou a *intensidade* ou a *duração* dela) não se justifica pela situação**

Diga aos participantes: "Quando a sua emoção – ou a força ou a duração dela – não é justificada pela situação, a ação oposta pode ser eficaz. A solução de problemas é necessária quando uma emoção é justificada pela situação".

Enfatize que as emoções não se justificam quando não se adaptam aos fatos da situação real.

> **Nota aos líderes:** Avaliar se uma emoção se justifica pelos fatos é semelhante a determinar se uma pessoa tem ou não um transtorno de ansiedade. Por exemplo, um diagnóstico de fobia específica exige que o medo ou a sua intensidade seja irracional, considerando os fatos; na fobia social, o medo ou a ansiedade deve estar fora de proporção com a frequência e/ou a duração da situação real.[97] Aqui, o termo "injustificado pelos fatos" é usado para evitar o uso do termo "irracional".

Exemplo: "Você fica sabendo que alguém andou falando coisas maldosas e falsas a seu respeito (desencadeando raiva), mas, na verdade, não foi aquela pessoa".

Exemplo: "Quando sua chefe está apresentando um novo gerente ao seu grupo de trabalho, ela elogia dois de seus colegas de trabalho, mas não você (desencadeando medo e dor). Então, você descobre que ela não disse nada a seu respeito porque já a havia elogiado bastante para o gerente há apenas uma hora".

Exemplo: "A pessoa que você ama ativamente prejudica você, como em um relacionamento violento ou abusivo, ou amigos que você ama exigem que você compartilhe com eles comportamentos de dependência para sustentar a amizade".

Ponto de discussão: Suscite exemplos de situações em que os participantes experimentaram emoções que, mais tarde, eles descobriram que não estavam justificados pelos fatos.

> **Nota aos líderes:** Você pode dizer que, se uma emoção não se encaixa nos fatos, ela não é justificada, ou seja, os fatos não a justificam. Perguntar se uma emoção se justifica é uma forma abreviada de questionar se ela se adapta aos fatos. Alguns terapeutas ou treinadores de habilidades (mais clínicos do que os participantes, na minha experiência) encontram dificuldade em dizer a uma pessoa que sua emoção não se justifica. Em geral, isso ocorre porque os profissionais acreditam que isso invalida a emoção e a pessoa. É importante lembrar que um comportamento ou resposta emocional pode ser compreensível e, ao mesmo tempo, não ser válido. Se você ou seus pacientes tiverem problemas com o termo "justificada", é possível substituí-lo por "adaptada aos fatos" ou outro. Quando você estiver alterando um termo, no entanto, é importante não "fragilizar" os participantes. "Fragilizar" é uma palavra que adotei na DBT com o significado de tratar os pacientes como se eles fossem frágeis e incapazes de tolerar, aprender ou fazer o que é necessário. A ideia é que tratar uma pessoa como frágil pode ter o efeito não intencional de aumentar sua fragilidade.

Exercício prático: Conte a seguinte história: "Você vai entrar em seu gabinete e, ao abrir a porta, se depara com uma cobra venenosa ciciando e rastejando em sua direção. Você fecha a porta e tem medo de abri-la de novo". Então pergunte: "O medo nessa situação se justifica?" (A resposta é sim. O medo se adapta aos fatos e se justifica.)

Agora continue a história. "Sua secretária contrata alguém para vir durante a noite e se livrar da serpente venenosa. Ela não está mais em sua sala, e não existem outras cobras no seu prédio.

Você chega ao escritório, mas ninguém lhe diz que a serpente já foi removida. Você está com medo de abrir a porta de sua sala". Então pergunte: "Agora o medo se justifica?". (A resposta é "não".) O mais provável, no entanto, é que quase todos os participantes digam que "sim". O motivo? Eles pensam que, se o medo é compreensível (não há maneira de saber que a cobra não está mais no escritório), também é justificado. Discuta como uma emoção pode ser compreensível, mas ainda assim não justificada pelos fatos.

> **Nota aos líderes:** A compreensão de que as emoções podem ser compreensíveis e, ao mesmo tempo, não justificadas pelos fatos pode ser muito difícil para os participantes (e muitas vezes também para os treinadores de habilidades). O principal problema é que, muitas vezes, as pessoas pensam que se é uma resposta racional (como chorar por um filho considerado morto, quando, na verdade, ele está vivo), logo, ela se justifica. Sua tarefa aqui é separar essas duas ideias. Uma resposta emocional pode ser ao mesmo tempo racional e injustificada. Dê exemplos extremos de seu ponto de vista. Use exemplos de quando alguém fica sabendo dos fatos errados e de quando uma interpretação errônea dos fatos é racional.

Ponto de discussão: Solicite dos participantes e discuta outras vezes em que as informações parecem se adaptar aos fatos, mas não se adaptam.

✓ **3. Quando a emoção (ou sua intensidade ou duração) não é efetiva para alcançar os objetivos na situação**

Continue: "Quando a sua emoção – ou sua força, ou, ainda, o tempo que ela dura – não é efetiva para alcançar seus objetivos na situação, a ação oposta funciona. Às vezes, as suas emoções podem se adaptar bem aos fatos, mas experimentá-las e expressá-las pode lhe causar poucas vantagens e até mesmo lhe prejudicar. Ao considerar a ação oposta, é importante pensar se suas respostas emocionais são efetivas".

Exemplo: "Seu chefe o critica na frente de pessoas que você está tentando impressionar e, depois, pede a sua opinião sobre um ponto importante. Se você quiser impressionar ele e os outros na reunião com sua competência, responder com raiva talvez não seja do seu interesse, embora a raiva se justificasse".

Exemplo: "Você está conduzindo o veículo em uma sinuosa estrada de mão dupla que costeia o precipício de uma íngreme montanha. Você olha para baixo; não há *acostamento*, e a estrada é muito estreita. Subitamente, um medo intenso o domina; no entanto, o pânico pode lhe fazer cair no precipício em vez de mantê-lo seguro. Paralisar, parando o carro e se recusando a prosseguir, também não é uma opção eficaz".

Exemplo: "Pouco antes de sair para o teste da autoescola, você recebe notícias de que não conseguiu entrar para a faculdade que gostaria. Uma decepção intensa e talvez ansiedade estejam justificadas pelos fatos, mas essas emoções também podem interferir no sucesso do teste da carteira de motorista".

Exemplo: "Um acidente de carro cria um longo engarrafamento quando você está com pressa de chegar a algum lugar, e você fica irritado. A irritação não lhe ajuda a chegar mais rápido e com segurança ao seu destino".

> **Nota aos líderes:** Ao avaliar se as emoções são efetivas, os participantes podem utilizar as Fichas de tarefas de regulação emocional 1 ou 2. Se eles não tiverem certeza sobre os objetivos, você pode apresentar as Fichas de tarefas de regulação emocional 11 ou 11A: Passos para ir dos valores até ações específicas.

Ponto de discussão: Suscite exemplos em que uma reação emocional é bem justificada pela situação, mas experimentar e/ou expressar a emoção não é efetivo.

4. **Quando você está evitando o que precisa ser feito**

Prossiga: "Às vezes, a questão não é se uma emoção está justificada pelos fatos, mas, em vez disso, se agir sob a influência de seus impulsos tem como resultado evitar fazer as coisas que você deveria fazer. Se você descobre que está evitando fazer algo por esse motivo, a ação oposta pode ser efetiva".

Exemplo: "Você está deprimido e quer ficar na cama o dia todo; você quer se isolar e evita a tudo e a todos. Levantar-se e ficar ativo, envolver-se com as pessoas em vez de evitá-las, no entanto, são medidas necessárias para reduzir a depressão".

Exemplo: "Você está tão ansioso que não quer se envolver em um tratamento que irá reduzir a sua ansiedade. Agir sob a influência de seu impulso de evitar, no entanto, causará ainda mais ansiedade".

Exemplo: "Você pegou emprestado um livro de um amigo com um autógrafo de uma pessoa famosa e prometeu devolvê-lo. Porém, você perdeu o livro na estadia em um *camping* e está evitando ir aos lugares em que seu amigo possa estar, pois não quer que ele descubra a perda. A menos que você queira terminar a amizade, mais cedo ou mais tarde terá de contar ao seu amigo o que aconteceu. Isso exige ação oposta".

Exemplo: "Após procurar emprego por dois anos, você recebe uma fabulosa oferta de trabalho em uma casa de repouso para pessoas idosas. Uma pequena fração de seu trabalho será gerenciar os corpos das pessoas quando elas morrem. Você tem pavor de cadáveres. Isso exige ação oposta se você quiser aceitar o emprego".

✓ **D. Como fazer a ação oposta, passo a passo**

> **Nota aos líderes:** Não ignore qualquer um dos passos 1 a 7, pois é importante que os participantes tenham uma boa compreensão de como e quando usar a ação oposta.

✓ 1. **Identifique a emoção que você deseja modificar**

Instrua os participantes: "Use a Ficha de regulação emocional 6 ou as Fichas de tarefas de regulação emocional 4 ou 4A, se necessário. Em seguida, preencha o nome da emoção e classifique a intensidade dela (0-100) na Ficha de tarefas 7: Ação oposta para mudar ações".

✓ 2. **Verifique os fatos**

Diga aos participantes: "O segundo passo pode ser difícil de descobrir. Existe alguma chance de você ter interpretado mal a situação ou deixado escapar fatos importantes sobre a situação? Verifique os fatos para ter certeza".

a. **Pergunte: a emoção está justificada pelos fatos da situação?**
Continue: "Pergunte-se: 'A emoção é uma resposta racional, levando em conta a situação? Ela se justifica pelos fatos?'. Se sua resposta for não, siga até os passos 3 e 4. Se for necessário, use as Fichas de regulação emocional 8, 8A ou 11. As duas últimas listam os eventos principais (ou conjuntos de fatos) que normalmente justificam emoções específicas. Se necessário, você também pode usar a Ficha de tarefas de regulação emocional 5 para verificar os fatos".

✓ 3. **Identifique e descreva seus impulsos de ação**

Diga: "Preste atenção aos seus impulsos, desejos e ânsias. Concentre-se no que você gosta de fazer ou dizer. Pergunte-se: 'O que eu sinto vontade de fazer? O que eu quero dizer?'. Se não conseguir descobrir, procure ideias na Ficha de regulação emocional 6".

✓ 4. **Pergunte à mente sábia: nesta situação, vale a pena expressar ou agir sob a influência dessa emoção?**

Prossiga: "Pergunte à mente sábia: 'Se eu agir por impulso, as coisas ficarão melhores ou piores? Agir seguindo a emoção vai solucionar o problema que estou enfrentando? Expressar o que sinto é uma coisa sábia a fazer?'. Se a resposta for não, siga ao passo 5".

✓ 5. **Pratique ação oposta aos impulsos da emoção**

Diga aos participantes: "Se você chegou até aqui no processo, decidiu que sua emoção não é justificada pelos fatos ou não é efetiva para seus objetivos. Então, você deve fazer o *oposto* que seus impulsos de ação. Dê uma olhada nas Fichas de regulação emocional 11 e 13 em busca de ideias sobre possíveis ações opostas a várias emoções".

  a. **Faça o oposto de seus impulsos de ação verdadeiros**
  Instrua os pacientes: "Faça o oposto que seus próprios e *verdadeiros* impulsos de ação solicitam. Não siga cegamente as ações descritas nas Fichas 11 e 13". O motivo para essa instrução é o seguinte: as ações opostas[17] nessas fichas supõem que as emoções são relativamente simples e têm impulsos de ação comuns, universais e identificáveis. Porém, as emoções com frequência são muito mais complexas e podem ser uma mescla de várias emoções que ocorrem ao mesmo tempo. Os impulsos de expressão e de ação podem ser exclusivos para essa mescla emocional. Até mesmo quando uma emoção é simples e fácil de identificar, seus impulsos de ação podem ser exclusivos a um indivíduo ou ao grupo étnico ou cultural do indivíduo.

  Exercício prático: Peça aos participantes para fechar os olhos e imaginar uma situação ao longo da semana passada em que ficaram zangados. Instrua-os a imaginar a situação e a interação como se ela estivesse acontecendo no momento presente. Em seguida, peça-lhes para observar como eles se sentem. À medida que continuam a imaginar, instrua-os a relaxar os braços e os dedos, virando as palmas das mãos para cima sobre as coxas (se estiverem sentados) ou em seus flancos (se estiverem em pé). Sugira que relaxem os rostos, desde a testa até o queixo, suavizando as feições tanto quanto possível e depois virando os cantos da boca ligeiramente para cima. Peça-lhes para observar as emoções deles novamente. É comum as pessoas relatarem uma diminuição na raiva. Explique: "Isto é ação oposta com o rosto e as mãos".

  > **Nota aos líderes:** Neste exercício, você está ensinando "mãos dispostas" e "meio sorriso" na forma de ações opostas. As duas práticas são ações opostas à raiva. Consulte, na Ficha de tolerância ao mal-estar 14, um conjunto mais completo de instruções e fundamentos para o meio sorriso e as mãos dispostas.

  b. **Deixe que as ações opostas façam o trabalho; não reprima as emoções**
  Prossiga: "Deixe que sua ação oposta faça o trabalho por você. Não tente reprimir suas experiências ou sentimentos emocionais. Se tentar reprimir uma emoção ao fazer a ação oposta, então não está deixando a estratégia funcionar – e talvez ela não funcione. Se você experimenta a sua emoção e, ao mesmo tempo, mantém os olhos, ouvidos e sentidos abertos, logo vai aprender, de um modo fundamental, que, com efeito, a emoção *não* se justifica. Tão logo o seu cérebro recebe essa informação codificada, você constatará que a sua reação emocional vai ter uma redução gradual ao longo do tempo. A ação oposta é uma estratégia que funciona ao longo do tempo para reduzir suas reações emocionais indesejadas. Se ela parece não estar funcionando, dê tempo ao tempo".

  Exercício prático: Peça aos participantes que fechem os olhos e prestem atenção às sensações em seus rostos. Oriente-os para observar quaisquer áreas de tensão. Então, instrua-os a imaginar uma situação durante a semana passada em que se sentiam tristes ou preocupados. Enquanto pensam nisso, eles novamente devem observar as sensações em seus rostos. Instrua-os a levantar a mão ligeiramente para dar um sinal de que estão com a situação em mente. Agora, à medida que continuam a imaginar, instrua-os a tentar mascarar os sentimentos para que ninguém mais na sala (se alguém estivesse olhando) soubesse o que eles estavam sentindo. Faça-os perceber as sensações em seus rostos; faça-os observar o que acontece com suas emoções. Em seguida, instrua cada pessoa a relaxar os músculos no rosto, suavizando-os tanto quanto possível. Faça os participantes notarem como as emoções deles se alteram (ou não se alteram); faça-os observar o quão diferente eles sentem os seus rostos. É comum as pessoas relatarem que, ao relaxar o rosto, se sentem bem mais vulneráveis. Explique: "Isso significa que você está permitindo o vaivém das emoções. Você não está nem retendo nem os expulsando".

✓ **6. Faça ação *oposta* integral**

Enfatize aos pacientes: "Quando você fizer a ação oposta, faça-a de modo *integral*. Isso significa oposição na postura, na expressão facial, no pensamento, nas palavras que diz e no modo como as fala. Ação oposta 'parcial' não funciona. É importante trabalhar em cada parte de sua resposta para certificar-se de que sua ação oposta seja feita *integralmente*. Procure ideias nas Fichas de regulação emocional 11 e 13".

a. Exemplos de ação oposta parcial, em palavras e pensamentos

Exemplo: "Ir a uma festa para tentar reduzir sua fobia social, mas passar o tempo inteiro cabisbaixo, pelos cantos, é uma ação oposta parcial".

Exemplo: "Embarcar em um avião para reduzir o seu medo de voar, mas pensar: 'Ele vai cair', é uma ação oposta parcial".

Exemplo: "Agir de modo gentil e doce para reduzir a raiva ou a repulsa, mas pensar 'Seu idiota! Que nojo!' é uma ação oposta parcial".

Exemplo: "Responder a uma pergunta em um grupo para deixar de se sentir envergonhado ao falar nesses ambientes e, em seguida, dizer: 'Ah, isso foi tão idiota!', é uma ação oposta parcial".

b. Exemplos de ação oposta parcial na expressão facial, no tom de voz e na postura

Exemplo: "Dizer: 'Entendo seu ponto de vista' para reduzir a irritação, mas falar com tom de voz sarcástico, é ação oposta parcial".

Exemplo: "Passear no parque com os filhos para reduzir a tristeza, mas fazer isso com expressão facial tristonha e postura curvada, é ação oposta parcial".

Exemplo: "Baixar os ombros e dar a impressão de estar escondendo algo quando você revela ações das quais tem vergonha é ação oposta parcial".

c. Ações opostas parciais não funcionam

Diga: "Como vocês podem ver nesses exemplos, mudar seu pensamento e suas expressões emocionais sem alterar suas ações emocionais funciona muito raramente. Os aspectos centrais desta habilidade são descobrir qual é o seu impulso emocional, qual seria a ação oposta e, então, *executá-la*".

💬 **Ponto de discussão:** Suscite, dos participantes, exemplos de ocasiões em que eles ou outras pessoas fizeram ações opostas parciais. Que efeito elas tiveram? Verifique como as pessoas se sentiram durante e depois de fazer as ações opostas parciais.

👥 **Exercício prático:** Junto aos pacientes, suscite ocasiões em que eles tentaram modificar suas próprias emoções, agindo de forma oposta ao impulso da emoção – por exemplo, ir a uma festa quando tinham medo de ir, ou deixar de ver o namorado ou a namorada para superar o ciúme. Em seguida, peça–lhes que façam um *role-play* ou demonstrem ação oposta integral e, depois, parcial. Se os participantes não quiserem encenar os papéis, peça-lhes para descrever situações em que fizeram ações opostas apenas parciais.

> **Nota aos líderes:** De novo, é importante salientar que você não está sugerindo aos pacientes que reprimam suas emoções, coisa que muitos deles já podem ter aprendido a fazer de modo bastante eficaz. A ação oposta, de certa forma, é praticamente o oposto disso.[97, 98]

✓ **7. Continue a ação oposta até o ponto no qual a emoção reduza**

Diga aos pacientes: "Faça a ação oposta em uma situação o tempo bastante para que ela funcione. Ou seja, continue fazendo até perceber sua emoção reduzir em intensidade, nem que seja só um pouquinho".

Além disso, enfatize a necessidade de praticar: "**Repita a ação oposta várias vezes e sempre que tiver oportunidade para praticá-la.** A ação oposta às vezes funciona imediatamente. Na maioria dos casos, no entanto, você tem de praticar muito para superar emoções injustificadas habituais. Às vezes, também, você precisa praticar bastante para superar uma emoção que se justificava por uma situação durante anos, mas, agora, não se justifica mais".

Exemplo: "Se você fica ansioso ao falar para diversas pessoas, pode ser necessário falar muitas vezes em grupos amigáveis para reduzir a ansiedade em relação a isso. Isso também acontece com aqueles que têm de falar em público. No início, é normal que se sintam muito ansiosos e depois, ao longo do tempo e com muitas práticas, sintam-se bem mais confortáveis".

Exemplo: "Se você sente vergonha de algo que fez, embora não venha a ser rejeitado por seus amigos caso eles descubram, talvez tenha que tocar no assunto várias vezes em seu grupo até parar de sentir essa emoção".

💬 **Ponto de discussão:** Entre os participantes, peça exemplos de momentos em que eles fizeram o oposto de seus impulsos emocionais e constataram que, ao longo do tempo, suas reações emocionais se modificaram. Em geral, o medo é a emoção mais fácil de se trabalhar, por isso, talvez você queira começar por ele. Em seguida, pergunte por outras emoções nas quais a ação oposta tenha funcionado.

✓ **E. Descobrindo ações opostas**

Estude a Ficha de regulação emocional 11 com os participantes.

> **Nota aos líderes:** A justificativa para cada emoção listada na Ficha de regulação emocional 11 e a seguir está relacionada com sua função evolutiva. Exemplos de situações que normalmente provocam as emoções primárias são muito semelhantes aos descritos na Ficha de regulação emocional 8A. (Revise esta ficha com os participantes, se necessário.) A seguir, o medo é colocado em primeiro lugar, pois a ação oposta quando não existe perigo real faz sentido para todo mundo. Você precisa dar muitos exemplos, começando com o exemplo proverbial de voltar a montar no cavalo depois do tombo. A raiva é colocada após o medo, pois as pessoas costumam confundir essas duas emoções.
>
> Observe que, para cada emoção na Ficha 11, há uma linha para os participantes colocarem um exemplo pessoal que possa justificar a emoção. Embora haja muita semelhança entre as culturas em suscitar eventos para emoções básicas, pode haver variações quanto ao relacionamento entre situações e emoções nas diferentes culturas, e é importante estar aberto a essas variações. Aqui, pode ser uma boa ocasião para solicitar aos pacientes que registrem essas informações, se for o caso.
>
> Não deixe que os participantes se afastem muito da rota. Certifique-se de que a própria situação suscite uma emoção, e *não* a interpretação da situação por parte do indivíduo. Novos fatos que justificam uma emoção devem ser comuns ou normativos na cultura do sujeito, não idiossincráticos a uma pessoa ou a uma família.
>
> Por fim, as sugestões para a ação oposta são apenas isto: meras sugestões.

1. Medo

Diga aos participantes: "Quando o medo *não se justifica,* aborde o que você teme em vez de evitá-lo. Faça o que você tem medo de fazer, em vez de evitá-lo".

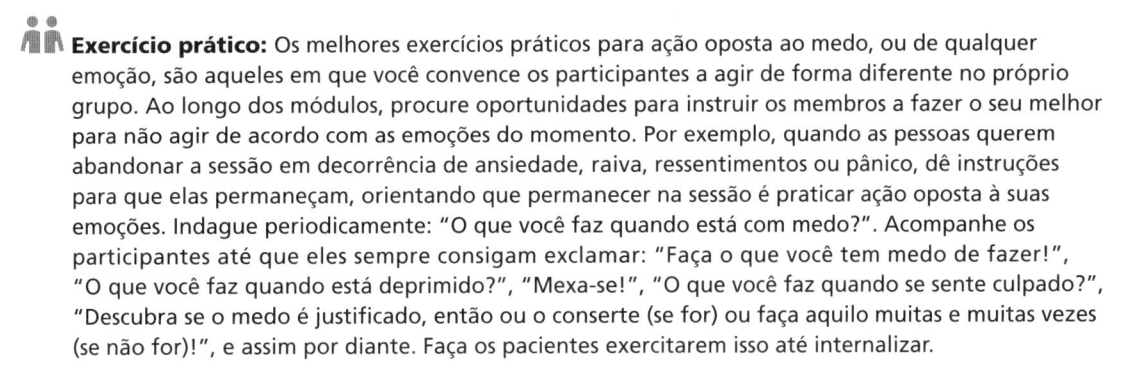

Exercício prático: Os melhores exercícios práticos para ação oposta ao medo, ou de qualquer emoção, são aqueles em que você convence os participantes a agir de forma diferente no próprio grupo. Ao longo dos módulos, procure oportunidades para instruir os membros a fazer o seu melhor para não agir de acordo com as emoções do momento. Por exemplo, quando as pessoas querem abandonar a sessão em decorrência de ansiedade, raiva, ressentimentos ou pânico, dê instruções para que elas permaneçam, orientando que permanecer na sessão é praticar ação oposta à suas emoções. Indague periodicamente: "O que você faz quando está com medo?". Acompanhe os participantes até que eles sempre consigam exclamar: "Faça o que você tem medo de fazer!", "O que você faz quando está deprimido?", "Mexa-se!", "O que você faz quando se sente culpado?", "Descubra se o medo é justificado, então ou o conserte (se for) ou faça aquilo muitas e muitas vezes (se não for)!", e assim por diante. Faça os pacientes exercitarem isso até internalizar.

2. Raiva

Diga aos participantes: "Quando a raiva *não se justifica*, gentilmente evite a pessoa de quem você sente raiva, em vez de atacá-la. Também evite pensar nela, em vez de ruminar sobre todas as coisas terríveis que ela tem feito. Distraia-se. Faça algo gentil em vez de cruel. Tente analisar sob o prisma da outra pessoa, em vez de culpá-la. Pratique meio sorriso e mãos dispostas".

Nota aos líderes: Conforme mencionado em uma nota anterior, consulte, nas Fichas de tolerância ao mal-estar 14 e 14A, instruções sobre como ensinar meio sorriso e mãos dispostas (abertas). Aqui, o meio sorriso substitui o desdém ou o sorrisinho hostil da raiva; por isso, é particularmente importante que o rosto esteja completamente relaxado antes de a pessoa se envolver em um meio sorriso.

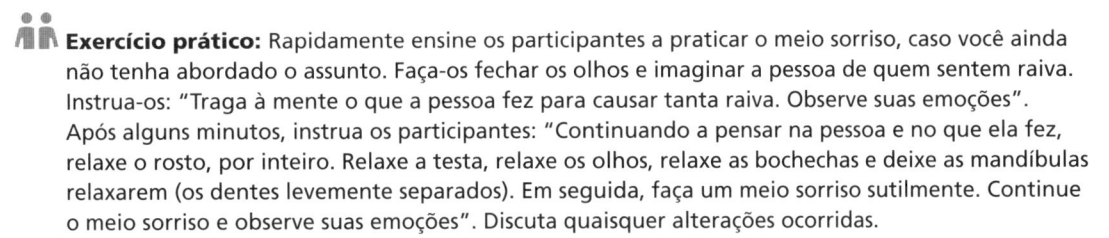

Exercício prático: Rapidamente ensine os participantes a praticar o meio sorriso, caso você ainda não tenha abordado o assunto. Faça-os fechar os olhos e imaginar a pessoa de quem sentem raiva. Instrua-os: "Traga à mente o que a pessoa fez para causar tanta raiva. Observe suas emoções". Após alguns minutos, instrua os participantes: "Continuando a pensar na pessoa e no que ela fez, relaxe o rosto, por inteiro. Relaxe a testa, relaxe os olhos, relaxe as bochechas e deixe as mandíbulas relaxarem (os dentes levemente separados). Em seguida, faça um meio sorriso sutilmente. Continue o meio sorriso e observe suas emoções". Discuta quaisquer alterações ocorridas.

Exercício prático: Repita o exercício anterior. Contudo, em vez do meio sorriso, instrua os pacientes a praticar as mãos dispostas, caso ainda não tenha abordado o assunto. No exercício anterior, substitua o meio sorriso pelas mãos dispostas. Discuta quaisquer alterações que ocorram.

Exercício prático: Repita o exercício tanto com o meio sorriso quanto com as mãos dispostas. Porém, agora, adicione: "Tente em sua mente considerar os sentimentos, pensamentos e desejos da pessoa de quem você sente raiva. Tente validar os aspectos do comportamento dela, nem que seja apenas em termos do comportamento que está sendo causado. Observe as suas emoções. Discuta quaisquer alterações que ocorram. Discuta as experiências".

Nota aos líderes: Independentemente de qual desses três exercícios práticos você venha a usar, é importante dizer aos participantes que escolham uma pessoa de quem sentiram raiva recentemente, mas não aquela que abusou deles ou os deixou traumatizados, a menos que tenham muita certeza de que estão prontos para lidar com suas emoções. Isso é particularmente importante se os pacientes tiverem TEPT que ainda não foi tratado.

3. Repulsa

Instrua os participantes: "Quando a repulsa *não se justifica* (ou seja, não há nenhum perigo de contaminação ou dano), traga o alimento ou o item que você considera repulsivo para bem pertinho de você e mantenha-o perto enquanto se distrai de pensamentos repulsivos irrelevantes. Ou abrace uma pessoa que você considera repulsiva, assim que descobrir que sua percepção foi imprecisa".

Observe que o aumento da exposição a alguém resulta em maior simpatia por essa pessoa.[100, 102] No entanto, acrescente: "Aqui, a exceção é que isso é verdadeiro principalmente para pessoas que são semelhantes a você. Se ficar claro, após passar mais tempo com a pessoa, que ela é muito diferente de você, a simpatia pode diminuir".[101]

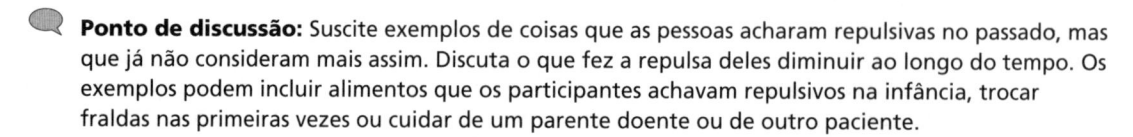

Ponto de discussão: Suscite exemplos de coisas que as pessoas acharam repulsivas no passado, mas que já não consideram mais assim. Discuta o que fez a repulsa deles diminuir ao longo do tempo. Os exemplos podem incluir alimentos que os participantes achavam repulsivos na infância, trocar fraldas nas primeiras vezes ou cuidar de um parente doente ou de outro paciente.

Exercício prático: Traga algo muito seguro (como o fruto durião ou molho de peixe) que tenha um fedor terrível. Peça a todos os participantes para ficar cheirando o fruto ou o molho até se acostumar com o odor.

4. *Inveja*

Diga: "Quando a inveja *não se justifica,* a ação oposta é contar suas bênçãos e inibir os impulsos para diminuir o que os outros têm".

5. *Ciúme*

Diga: "Quando o ciúme *não se justifica* (em outras palavras, não há nenhuma ameaça ao que você tem ou possui), a ação oposta é libertar-se de controlar os outros ou a situação e compartilhar o que você tem com os outros".

6. *Amor*

Diga: "Quando o amor *não se justifica* (ou seja, você ama a pessoa ou coisa inadequada ou errada), a ação oposta é evitar e se distrair da pessoa ou da coisa que é amada e de todas as recordações, incluindo pensamentos amorosos, bem como lembrar-se constantemente de por que o amor não se justifica".

Exemplo: "A pessoa que você ama não corresponde ao seu amor".

Exemplo: "Os amigos exigem que, para manter o relacionamento, você compartilhe com eles de comportamentos de dependência".

Exemplo: "Grupos de amizade ameaçam abandoná-los se você melhorar a sua vida mais do que os outros membros melhorarem ou querem".

Exemplo: "Você tem dificuldades para mudar de domicílio, trocar de escola, emprego ou residência, terminar relacionamentos (como terapia, professor-aluno ou patrão-empregado) ou tolerar quando amigos vão embora da cidade".

Exemplo: "Você é excessivamente apegado a posses, rituais ou hábitos".

Ponto de discussão: Suscite exemplos de situações em que os participantes "amaram demais" ou ficaram muito apegados a pessoas, lugares ou coisas. Como eles se "recuperaram"?

7. *Tristeza*

Diga: "Quando a tristeza *não se justifica,* e particularmente quando você também está deprimido, mantenha-se ativo. Faça coisas que lhe façam sentir competente e autoconfiante, em vez de ficar passivo. Aumente as atividades gratificantes e os eventos agradáveis. Aproxime-se, não evite".

Exemplo: "Quando você perde um cartão de crédito, precisa ligar e pedir ele seja cancelado para seguir em frente, não ficar tristonho por ter perdido o cartão".

Nota aos líderes: A tristeza e a decepção são emoções normais e, muitas vezes, são justificadas pelos fatos. Tornam-se problemáticas quando duram demais e perdem sua utilidade. Os comportamentos de tristeza (p. ex., diminuir o ritmo, isolamento, ruminar sobre o que foi perdido) podem, por si só, criar uma situação na qual é muito difícil parar de sentir-se triste. Isso pode originar um ciclo vicioso de depressão, que também diminui o nosso ritmo, muitas vezes inclui o isolamento e, então, continua sempre regenerando a própria situação da qual estamos tentando sair.

8. Vergonha

Diga: "Quando a vergonha *não se justifica*, não há nenhuma ameaça de ser rejeitado por outros. A ação oposta para essa emoção é parar de esconder seu comportamento com pessoas que você sabe que não te rejeitarão. Se o seu comportamento viola seus próprios valores morais, mas você não será rejeitado por outros, caso conheçam o seu comportamento, aja sob a influência emocional da culpa (ver a seguir) – mas não aja sob a influência emocional da vergonha. Por exemplo, em vez de evitar uma pessoa quando você perdeu alguma coisa que ela lhe emprestou, marque de encontrá-la, peça desculpas e ofereça uma substituição para o item. Se, em contrapartida, o seu comportamento não viola seus próprios valores morais, reduza a vergonha repetindo o comportamento várias vezes em um grupo que não rejeitará você".

✓ **Ponto de discussão:** Suscite, dos participantes, exemplos de comportamentos e características pessoais que possam resultar na desvalorização e na expulsão das pessoas dos grupos. Os comportamentos podem incluir comportamentos criminais; características pessoais podem incluir raça, orientação sexual, peso/outras características físicas, transtorno mental, condenações penais, origens familiares e história pessoal. Discuta como os valores culturais mudam, e como, com essas mudanças, o que é "vergonhoso" também muda. Pergunte sobre valores culturais quando os participantes eram crianças em comparação aos tempos de hoje.

Nota aos líderes: Lembre-se: os comportamentos e as características pessoais podem ser morais e valorizados pelo indivíduo, mas a vergonha ainda pode ser justificada se os outros, de quem o paciente gosta, vão condená-lo ao ostracismo por aquele comportamento ou aquelas características pessoais. Nessas situações, pode ser importante combater as normas sociais do grupo e advogar para alterar seus valores.

9. Culpa

Diga: "Quando a culpa *não se justifica* – ou seja, o seu comportamento não viola seus próprios valores ou códigos morais –, várias ações opostas podem ser necessárias. A principal é continuar com o comportamento e parar de se desculpar por ele. Se o seu comportamento viola os valores das outras pessoas, mas não os seus próprios (então a vergonha é justificada, mas a culpa não), você pode ocultá-lo (isso pode ser importante caso pretenda permanecer na comunidade *e* a comunidade poderia lhe expulsar se soubesse de seu comportamento); sair e se unir a uma comunidade diferente; ou tentar mudar os valores da sua comunidade. No terceiro caso, uma ação social para alterar tais valores também seria uma forma de ação oposta à vergonha".

Nota aos líderes: Se os participantes não souberem quais são seus próprios valores ou códigos morais, pode ser difícil para eles saber se realmente os transgrediram. Consulte, na Ficha de regulação emocional 18, uma lista dos valores possíveis que podem ser úteis para descobrir isso. Você também pode sugerir leituras dos mandamentos e preceitos das grandes religiões do mundo como ponto de partida. Lembre-se de ser respeitoso com as várias tradições religiosas dos participantes, bem como para com aqueles sem uma religião. Se você estiver tratando uma pessoa ou grupo de uma única religião, convém apresentar apenas os mandamentos/preceitos dessa tradição.

a. **Diferenciando "valores" e "códigos morais"**

Embora os valores e os códigos morais sejam muito semelhantes, eles podem ser diferenciados. Aqui, o termo "código moral" é usado no significado de conjunto de crenças sobre quais comportamentos são errados ou imorais (ou, em alguns vocabulários, pecaminosos). Em contraste, "valor" é aquilo que alguém considera importante e valioso em sua vida. Embora possa haver uma sobreposição entre comportamentos que são importantes de se evitar e comportamentos que violam o código moral, não são ideias idênticas. Em geral, os valores se referem ao que a pessoa quer fazer na vida. Em geral, os códigos morais se referem ao que ela quer evitar fazer. Isso, novamente, não é uma verdade absoluta, mas é útil para ensinar esses conceitos.

Pessoas e culturas podem ter diferentes pontos de vista sobre quais comportamentos são morais e imorais. A moralidade pode ser aprendida pela observação, por consequências durante a criação, ou por ensino indireto. Nossos códigos morais pessoais podem ter sido aprendidos na escola ou ao frequentar atividades religiosas. Algumas pessoas conseguem articular com clareza seus próprios códigos morais. Outras, com iguais preocupações morais, podem ter dificuldades para descrever seus códigos.

> **Nota aos líderes:** Resuma ação oposta antes de continuar. Certifique-se de que os participantes compreendem o conceito com clareza e saibam como usar a habilidade efetivamente.

F. Antecipando os fatores que interferem na solução de problemas

> **Nota aos líderes:** Se os pacientes dizem que a ação oposta não está funcionando, é importante que você adote a identificação e a antecipação dos fatores que interferem na solução de problemas. Revise todos os passos de ação oposta citados no texto prévio e na Ficha de regulação emocional 10, a fim de garantir que os procedimentos estão sendo realizados de acordo com as instruções.

1. ***A emoção realmente não se justifica pelos fatos da situação?***

   Se os fatos realmente justificam a emoção, a solução de problemas pode ser a melhor maneira de reduzir a emoção.

2. ***As ações dos participantes são realmente opostas a seus impulsos de ação?***

   Talvez os participantes estejam seguindo a Ficha de regulação emocional 11 muito ao pé da letra, em vez de prestar atenção a seus próprios impulsos de ação individuais.

3. ***A ação oposta foi feita de modo integral?***

   Confira os pensamentos automáticos dos participantes durante a ação oposta. Talvez você queira pedir-lhes para demonstrar como fizeram isso. Muitas vezes, você vai achar que o tom de voz, a expressão no olhar e a postura realmente não foram realizados de modo integral, embora os participantes tenham achado que sim.

4. ***Revise as classificações da intensidade emocional "antes" e "depois"***

   A ação oposta da pessoa foi tão fugaz que o indivíduo não aprendeu nada de novo? Confira as classificações de intensidade emocional da pessoa antes e depois da ação oposta e discuta se a pessoa realmente estava processando as informações na situação.

5. ***Lembre os participantes de que a ação oposta pode levar algum tempo***

   As crianças não superam seus medos de fantasmas embaixo da cama, espiando apenas uma vez. Da mesma forma, a ação oposta não funciona se é realizada apenas uma vez ou algumas vezes.

XI. SOLUÇÃO DE PROBLEMAS (FICHA DE REGULAÇÃO EMOCIONAL 12)

> **Ponto principal:** Quando uma emoção é justificada pela situação, evitar ou alterar a situação pode ser a melhor maneira para modificar a emoção. A solução de problemas é o primeiro passo para mudar situações difíceis.
>
> **Ficha de regulação emocional 12: Solução de problemas.** Os passos na solução de problemas são claramente explicados nesta ficha. Considere começar com um ou dois problemas de amostra dos participantes. Coloque-os em um quadro e analise cada passo em cada um dos problemas. Se você começar suscitando mais de um problema para trabalhar, garanta tempo suficiente para concluir todos os passos em todos os problemas.
>
> **Ficha de tarefas de regulação emocional 8: Solução de problemas para modificar emoções.** A tarefa para essa habilidade é praticar a solução de problemas que provocam emoções indesejáveis. Pode ser útil preencher a ficha de tarefas para descobrir o problema e como solucioná-lo. Contudo, solucionar a questão de verdade (i.e., realizar os passos 5 e 6) é mais importante para modificar as emoções. É útil analisar as duas páginas desta ficha de tarefas com os participantes, para ter certeza de que eles entendem o que escrever em qual campo. Como na revisão das fichas de tarefas anteriores, diga-lhes para começar escrevendo o nome da emoção e sua intensidade inicial ("Antes"). Se necessário, lembre os pacientes de como avaliar a intensidade das emoções (0 = nenhuma emoção; 100 = intensidade máxima). O campo "Depois" é para classificar a intensidade após a implementação de uma solução. Para problemas que você tenha trabalhado em grupo, talvez seja interessante demonstrar como a ficha de tarefas seria preenchida.

✓ **A. Por que aprender a solução de problemas?**

Diga aos participantes: "Quando uma emoção indesejada está justificada pelos fatos, os fatos são o problema, e você precisa da solução de problemas. Além disso, a capacidade de eliminar obstáculos é uma habilidade básica de que todos precisam, a fim de construir uma vida digna de ser vivida. É uma das principais habilidades necessárias para melhorar a regulação emocional ou solucionar problemas emocionais".

1. Solucionar as situações-problema pode modificar as emoções difíceis

O tipo específico de solução de problemas abordado aqui concentra-se na solução de situações que suscitam emoções indesejadas. Quando a situação é o problema, as habilidades de solução de problemas descritas aqui são necessárias. Mais importante: quando as emoções que se quer modificar são justificadas pela situação, mudar esta última pode ser a melhor maneira de modificá-las. A solução de problemas é o primeiro passo para modificar situações difíceis.

✓ **2. A solução de problemas é necessária quando a efetividade de agir sob a influência de uma emoção é improvável**

A solução de problemas como estratégia de antecipação aumenta a probabilidade de enfrentamento efetivo em uma vasta gama de situações problemáticas. Em contraste com as habilidades que são automáticas e não exigem esforço (ao menos, após bastante prática), normalmente, a solução de problemas requer um esforço consciente e concentrado, com o objetivo de desenvolver e aplicar novas soluções aos problemas que a pessoa encontra na vida cotidiana.

B. Reconhecer quando há um problema a ser solucionado

Diga aos participantes: "Antes de iniciar a solução de problemas, você precisa reconhecer que existe realmente um problema a solucionar".

1. **Tipos de situações-problema**

    a. **Situações ou pessoas que suscitam emoções dolorosas ou destrutivas**
    Situações ou pessoas que provocam emoções dolorosas ou destrutivas exigem a solução de problemas, mesmo que não enxerguemos imediatamente o que poderia ser feito para mudar a situação ou para lidar de forma diferente com a pessoa.

    b. **Situações ou pessoas que habitualmente são evitadas porque causam emoções dolorosas**
    Situações ou pessoas que tendemos a evitar, pois trazem emoções dolorosas, definitivamente exigem a solução de problemas – em especial, se a nossa evitação interfere na obtenção daquilo que queremos na vida.

    c. **Situações-problema ocasionais**
    Situações-problema ocasionais – por exemplo, não conseguir uma carona para um compromisso importante ou ficar temporariamente doente – exigem a habilidade de solução de problemas.

    d. **Situações-problema repetidas**
    Quando as situações-problema tendem a ocorrer repetidamente – como ser sempre mal interpretado por um amigo ou sempre fracassar em exames importantes –, a solução de problemas pode quebrar o ciclo.

    e. **Fracassos constantes em inibir comportamentos destrutivos ou ineficazes**
    Um tipo especial de situação-problema repetida envolve o constante fracasso em evitar engajar-se em comportamentos que são destrutivos ou ineficazes. Estes incluem comportamentos autolesivos, abuso de substâncias, explosões de raiva, faltar ao trabalho ou à terapia ou não fazer as tarefas da terapia ou da escola.

    f. **Situações-problema crônicas**
    Situações em curso que criam contínua infelicidade na vida – como viver com um parceiro que é abusivo ou trabalhar em um emprego que você odeia – podem exigir a solução de problemas mais intensamente.

✓ 2. **Definindo os problemas: libertando-se do hábito de criticar**

    a. **Problemas são específicos para pessoas e situações**
    Situações que são um problema para uma pessoa talvez não o sejam para outra. Além disso, a mesmíssima emoção dolorosa pode ser causada por situações muito diferentes, dependendo do indivíduo.

    b. **Problemas são específicos ao tempo e às circunstâncias**
    A mesma situação pode ser um problema em uma ocasião, mas não em outra, dependendo das circunstâncias dinâmicas no âmbito da mesma pessoa.

Nota aos líderes: É mais fácil ensinar a solução de problemas se tentar superar uma dificuldade que você tem (ou inventou) ou alguma outra oferecida por um dos participantes, supondo que o caso não seja muito complexo. Ao solucionar o problema, certifique-se de revisar e modelar os passos 1 a 7 a seguir.

✓ C. **Sete passos básicos na solução de problemas**[102]

✓ 1. **Observe e descreva a situação-problema**

    a. **Descreva a situação**
    Diga aos pacientes: "Primeiro, use a habilidade de *mindfulness* 'o que fazer' de descrever para dar apenas os fatos da situação". (Ver a Ficha de *mindfulness* 4, se necessário.)

b. **Descreva o que a situação tem de problemático**
   Diga: "Em seguida, descreva o que a situação tem de problemático. Inclua as consequências da situação que a tornam um problema para você".

   Exemplo 1: "Não conseguir uma carona para um compromisso importante significa que não posso chegar ao local do compromisso; estou com medo de não comparecer".

   Exemplo 2: "Ficar doente não só é angustiante, mas dificulta que eu faça um bom trabalho em meu emprego; fico preocupado com a qualidade do meu serviço".

   Exemplo 3: "Sempre ser mal interpretada por minha amiga cria conflitos; me deixa irritada; me faz querer parar de falar com ela".

   Exemplo 4: "Obter maus resultados em exames importantes pode causar a não aprovação no curso; preciso passar nesse curso para ganhar o diploma; receio que talvez não consiga me graduar".

   Exemplo 5: "O comportamento destrutivo e ineficaz garante que não eu serei capaz de construir a vida que eu quero viver".

   Exemplo 6: "Viver com um parceiro abusivo é muito doloroso e transmite uma sensação ameaçadora; eu me sinto envergonhado por não ter feito nada em relação a isso".

   Exemplo 7: "Trabalhar em um emprego que odeio é um fator importante para eu não levar a vida que gostaria; dia após dia, o ódio pelo meu emprego só aumenta".

✓ c. **Descreva os obstáculos para solucionar o problema**
   Continue: "Agora, descreva os conflitos ou outros obstáculos que dificultam a solução do problema".

   Exemplo 1: "Quando eu encontrar outra maneira de chegar ao meu compromisso, será tarde demais, e não vou conseguir comparecer".

   Exemplo 2: "Não tenho dinheiro suficiente para adquirir o medicamento de que preciso para me sentir melhor".

   Exemplo 3: "Ela é praticamente a minha única amiga, e estou com medo de afastá-la e perder sua amizade".

   Exemplo 4: "Não sei o que fazer para melhorar as minhas notas. Eu estudo, mas parece que não consigo entender o conteúdo".

   Exemplo 5: "Não sei o que desencadeia meus comportamentos-problema".

   Exemplo 6: "Se eu abandonar meu parceiro abusivo, não vai sobrar ninguém para me amar".

   Exemplo 7: "Não tenho outro emprego para ir. Não posso me dar ao luxo de ficar desempregado".

   Exercício prático: Suscite, dos participantes, exemplos de problemas atuais. Escreva-os no quadro. Inclua uma descrição, às emoções dos pacientes, as consequências problemáticas da situação e quaisquer conflitos ou outros obstáculos evidentes no caso. Quando você estiver fazendo isso em grandes grupos, pode "preencher as lacunas", conforme necessário, para agilizar o processo.

✓ 2. *Verifique os fatos*

   Se necessário, aconselhe os participantes a consultar as Fichas de regulação emocional 8 e 8A.

a. **Pergunte: meus fatos estão corretos?**
Muitas vezes, reagimos a nossas interpretações das situações, em vez de às situações em si. Nossas interpretações podem estar corretas; mas também podem estar erradas. É importante verificar os fatos.

b. **Pergunte: o quão angustiante é a situação?**
É fácil catastrofizar uma situação e transformá-la em um problema muito maior do que realmente é. A aceitação radical e outras habilidades de tolerância ao mal-estar são maneiras de nos ajudar a reduzir a emoção, parar de catastrofizar e ver com mais clareza a situação-problema.

c. **Pergunte: os conflitos ou outros obstáculos que descrevi refletem os fatos da situação?**
Também é importante verificar os fatos em relação aos conflitos ou os outros obstáculos. Em períodos de angústia emocional, é fácil ver mais entraves do que realmente existem. As situações interpessoais que parecem conflitos em um estado emocional podem parecer pequenas divergências em outro.

> **Nota aos líderes:** Às vezes, pode ser extremamente difícil para os pacientes identificarem o que desencadeou os comportamentos-problema ou o que está impedindo a mudança. Quando isso acontece, talvez seja útil que eles façam, em si mesmos, uma análise em cadeia para rastrear os eventos que levaram ao comportamento-problema ou à emoção dolorosa. Se você não abordou a seção sobre análise do comportamento no Capítulo 6 e tiver tempo, pode abordá-la aqui. Aqui, também talvez seja útil ensinar a Ficha geral 7: Análise em cadeia e a Ficha geral 8: Análise de *missing links*. Nesse caso, certifique-se de incluir um procedimento para dar *feedback* sobre a utilização dos participantes das Fichas de tarefas gerais 2 e 3.

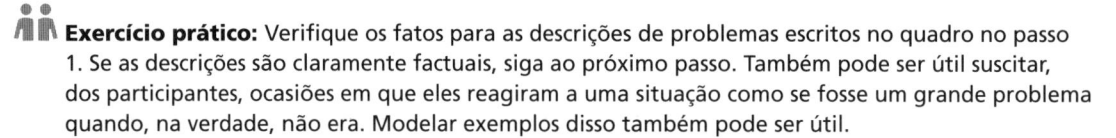

Exercício prático: Verifique os fatos para as descrições de problemas escritos no quadro no passo 1. Se as descrições são claramente factuais, siga ao próximo passo. Também pode ser útil suscitar, dos participantes, ocasiões em que eles reagiram a uma situação como se fosse um grande problema quando, na verdade, não era. Modelar exemplos disso também pode ser útil.

✓ 3. *Identifique o seu objetivo na solução do problema*

Prossiga: "O terceiro passo é identificar o seu objetivo na solução do problema. Mantenha-o simples e alcançável. Naturalmente, o objetivo final é reduzir as emoções dolorosas. Nesse passo, a tarefa principal é identificar o que precisa acontecer para você se sentir melhor".

Exemplo 1: "Encontrar uma maneira de chegar ao compromisso importante".

Exemplo 2: "Encontrar uma maneira de obter o tratamento necessário para me sentir melhor – ou, se isso não puder ser feito, encontrar uma maneira de melhorar a qualidade de meu trabalho".

Exemplo 3: "Convencer a minha amiga a me entender melhor ou, pelo menos, parar de me interpretar mal".

Exemplo 4: "Encontrar uma forma de obter melhores resultados nos testes".

Exemplo 5: "Obter ajuda para entender o meu comportamento e uma estratégia para mudá-lo".

Exemplo 6: "Viver sem um parceiro que me maltrata".

Exemplo 7: "Encontrar uma maneira de trabalhar em um emprego de que eu goste, ou, ao menos, não odeie".

✓ 4. *Faça um* **brainstorm** *para bolar várias soluções*

Continue: "O próximo passo é ter o máximo de ideias novas para solucionar o problema".

a. **As soluções podem ser pensadas como uma ou mais ações que levam ao objetivo**

    Exemplo: Para evitar ser prejudicado por um chefe cruel, as soluções podem incluir abandonar o emprego, escrever uma carta de demissão ou marcar um encontro com o gerente dos recursos humanos para tentar contornar a situação.

    Exemplo: "Seus pais foram morar com você e o estão enlouquecendo. As soluções podem incluir colocar um cadeado na porta de seu quarto, aceitá-los como são ou mandar instalar TV a cabo para distraí-los".

    Exemplo: "Você teme fracassar no teste de coloração de cabelo em seu curso de cosmetologia, porque a instrutora disse que você não pode levar para casa o manequim para praticar. As soluções podem incluir praticar em uma amiga, fazer visualizações do procedimento, comprar uma grande boneca para praticar ou dar um jeito de usar o manequim na escola no fim de semana".

    Exemplo: O primeiro passo para gerenciar o problema com a bebida pode ser entrar nos Alcoólicos Anônimos e conseguir um tutor o mais rapidamente possível.

b. **Todas as ideias são bem-vindas; não avalie durante o *brainstorm***
    É fundamental que as ideias não sejam julgadas durante o processo de *brainstorm*. O objetivo é gerar o máximo possível de ideias, sem censurar quaisquer possibilidades que venham à mente – dar asas à imaginação. Fazer um *brainstorm* exige um clima de segurança psicológica. Pode levar algum tempo, mas é importante anotar cada ideia que for aventada.

Nota aos líderes: Ao demonstrar a solução de problemas, também é importante que você, na condição de líder, gere algumas ideias, particularmente se aquelas levantadas pelo grupo forem rígidas ou pouco criativas. Nesses casos, seria interessante gerar ideias claramente desconcertantes. Você pode sugerir possibilidades evidentemente antissociais (queimar a casa) ou ineficazes (ir para a cama e ignorar o problema). No entanto, se o grupo estiver gerando soluções primordialmente impulsivas e ineficazes, talvez você possa gerar uma série de ideias de possível eficácia. A ideia é induzir os participantes a abrir as suas mentes para novas possibilidades. Continue a gerar possibilidades, até que não haja mais ideias novas ou até que esteja claro que todas as ideias potencialmente eficazes foram geradas. Lembre-se de que nunca é tarde para adicionar novas possibilidades à lista.

Algumas pessoas quase imediatamente começam a avaliar as sugestões, analisar a praticidade de cada solução ou salientar problemas, em vez de continuar a gerar novas ideias. Pode ser difícil deixar a ideia quieta e aguardar um momento posterior para avaliá-la. Contudo, essa é uma condição necessária na prática do *brainstorm*. A tolerância ao mal-estar e o controle dos impulsos são muitas vezes necessários para alcançar esse objetivo.

Exercício prático: Em um cenário de grupo, há duas maneiras de realizar o *brainstorm*. A primeira é solicitar que os indivíduos gerem ideias por conta própria, seja registrando-as por escrito ou simplesmente pensando nas diferentes opções. Em seguida, você pode ir ao redor do grupo e pedir que cada pessoa compartilhe uma ideia. Continue o processo até as possibilidades se esgotarem. De modo alternativo, você pode solicitar ideias ao grupo como um todo. Assim, aqueles que não conseguem ter uma ideia não são expostos. Pesquisas interessantes sugerem que você vai obter ideias mais criativas se deixar o pessoal inventá-las por conta própria e depois compartilhá-las com o grupo.[102, 103]

5. ***Escolha uma solução que se adapte ao objetivo e possa funcionar***

    Embora o *brainstorm* possa ser divertido, ele não é um fim em si. O objetivo é gerar uma solução eficaz a um problema que não pareça ter solução imediatamente evidente. Assim, uma vez que muitas ideias foram geradas, está na hora de identificar qual(is) dela(s) são as melhores para adotar.

✓ **a. Priorize as soluções sugeridas**

As soluções potenciais podem ser priorizadas por meio de organizá-las em ordem de probabilidade de funcionar e viabilidade de implementação. Uma solução que pode funcionar é inútil se for impossível de colocá-la em prática.

✓ **b. Faça a análise de prós e contras e consulte a mente sábia**

Uma ou duas das melhores soluções da lista de prioridades devem ser escolhidas. Essas devem ser avaliadas com a mente sábia, e um exercício formal de prós e contras também deve ser efetuado em cada uma delas.

Exercício prático: Escolha soluções geradas por um ou mais problemas dos participantes. Use o esquema da Figura 9.1 para praticar a análise de prós e contras.

✓ **6. Coloque a solução em prática**

Toda a empreitada de solução de problemas tem como objetivo pôr em prática uma solução efetiva para o obstáculo em questão. Como dizem os antigos, é "aí que a porca torce o rabo".

Os principais problemas aqui são os seguintes:

- Inércia ("isso é muito difícil!"; "estou muito cansado"; "não tenho tempo," etc.).
- Pensamentos geradores de medo ("se isso não funcionar, vou parecer um idiota", "isso não vai funcionar, e eu vou ser um zero à esquerda", "as pessoas vão ficar com raiva de mim", etc.).
- Falta de disposição ("não cabe a mim solucionar isso; foram eles que causaram o problema", "se eu fizer algo para resolver isso, vou parecer fraco", etc.); e
- Impulsividade (i.e., atirar-se de cabeça no problema com uma solução ineficaz e impulsiva, em vez de executar a solução inicialmente pensada).

Ponto de discussão: Suscite, a partir de exemplos dos participantes, ocasiões em que eles descobriram uma solução que poderia funcionar, mas, depois, não conseguiram implementá-la. Lembre-os de que esse é apenas um novo problema para solucionar. Pergunte se o problema principal foi a inércia, o medo, a falta de disposição, a impulsividade ou outra coisa. Descubra como superar esses obstáculos na implementação das soluções.

✓ **7. Avalie os resultados de implementar a solução**

Instrua os participantes a se perguntarem: "Estou satisfeito com os resultados de minha solução? Eu me sinto melhor em relação a minha situação do que antes? Houve algum resultado negativo para mim ou para os outros?".

	Solução 1	Solução 2
Prós		
Contras		

FIGURA 9.1. Gráfico para descobrir os prós e contras das possíveis soluções para os problemas.

A ideia é frisar que os melhores planos também podem dar errado. Até mesmo quando a solução é executada à risca, pode fracassar. Obstáculos inesperados podem surgir, ou as outras pessoas podem responder de modos inesperados. Assim, um passo fundamental nessa habilidade é examinar como as ações de alguém funcionam na solução do problema.

Explique aos pacientes: "Tão logo você perceber que precisa avaliar a sua solução de problemas, talvez esteja mais aberto à ideia que uma solução efetiva pode exigir vários esforços com possibilidades diferentes antes de encontrar a solução ou o conjunto de soluções definitivos. Muitas vezes, se um primeiro esforço não resolve o problema completamente, ao menos vai melhorar a situação um pouco. Em seguida, aplicar outras soluções ao problema pode reduzir todos ou a maioria dos fatores que tornavam a situação angustiante".

> **Nota aos líderes:** É fundamental apresentar a solução de problemas como um processo que exige tempo e paciência. A ideia de que existem soluções simples e derradeiras pode representar uma tremenda barreira ao processo concentrado, difícil e demorado necessário para solucionar alguns problemas. Quanto mais exemplos você fornecer de soluções de problemas bem-sucedidas, melhor – não importa se esses baseiam-se em sua própria vida ou na vida de outras pessoas que você conhece.

> **Ponto de discussão:** Peça, aos participantes, exemplos de suas próprias vidas de problemas resolvidos com a primeira solução que eles tentaram, bem como de problemas que exigiram várias tentativas até sua resolução.

XII. REVISANDO A AÇÃO OPOSTA E A SOLUÇÃO DE PROBLEMAS (FICHA DE REGULAÇÃO EMOCIONAL 13)

> **Ponto principal:** É importante não só saber quando usar a ação oposta e quando usar a solução de problemas, mas também ter uma ideia clara de como essas duas habilidades diferem na prática.
>
> **Ficha de regulação emocional 13: Revisando ação oposta e solução de problemas.** Esta ficha resume eventos que justificam cada emoção básica e lista conjuntos de ações opostas (para emoções que não são justificadas pelos fatos ou para aquelas que são justificadas, mas ineficazes) e de soluções de problemas (para emoções justificadas). Ela é abordada após o ensino da solução de problemas, a fim de esclarecer a relação da ação oposta com a solução de problemas. Se o tempo for curto, aborde apenas a coluna de solução de problemas, já que essas informações não foram apresentadas antes.
>
> Quando você estiver estudando as soluções de problemas, é útil vincular as soluções aos eventos justificadores. (Você também pode salientar que, nesses casos, eventos justificadores equivalem aos eventos desencadeantes na Ficha de regulação emocional 6, e que tanto eventos justificadores quanto as ações opostas nessa ficha são versões resumidas do que é apresentado na Ficha de regulação emocional 11.)
>
> **Ficha de tarefas:** nenhuma.

Realce aos participantes que as informações nas duas primeiras colunas da Ficha de regulação emocional 13 (eventos justificadores e ações opostas) constituem uma revisão do que já foi apresentado em fichas anteriores (ou em aulas anteriores, se isso estiver sendo usado em uma aula de habilidades avançadas). Em seguida, examine tipos diferentes de soluções para o problema.

✓ **A. Revise as soluções para o problema**

Saliente que, para cada emoção, a primeira solução é agir sob a influência da emoção, se isso for racional. Isso é seguido por soluções destinadas a alterar as situações, seguidas por evitar a situação e, então, (quando razoável) mudar os pensamentos sobre a situação. Tenha cuidado para não sugerir que isso se trata de uma lista exaustiva de soluções do problema. Em vez disso, apresente-a como uma lista inicial de ideias.

Descreva os quatro tipos de soluções para emoção justificada aos participantes da seguinte forma.

✓ **1. Agindo sob a influência da emoção**

Uma função primordial da emoção é motivar a ação. Muitas vezes, os impulsos de ação associados com a emoção equivalem a ações que representam soluções. As ações associadas a emoções básicas funcionam para solucionar tipos comuns de problemas.

✓ *Exemplos:* "Se um tsunami está prestes a varrer a praia, corra para terrenos altos; se você ama alguém, passe tempo com essa pessoa; e assim por diante".

2. Mudando a situação

Diga: "Às vezes, simplesmente agir sob a influência de um impulso emocional pode lhe dar apenas alívio temporário, quando é necessário alívio permanente. Nessas situações, você precisará usar suas habilidades de solução de problemas para estabelecer uma estratégia capaz de realmente mudar ou solucionar a questão".

✓ *Exemplo:* "Fugir de um rato em sua cozinha e pular na cadeira temporariamente reduzirão o medo e o pânico; porém, mais cedo ou mais tarde, você terá que descer da cadeira. Se você não expulsar o rato da cozinha, é provável que sinta ainda mais medo. Nesse caso, a solução de problemas pode envolver conseguir uma ratoeira, preparar uma isca e colocar na cozinha, ou chamar um amigo ou exterminador para vir e expulsar o rato".

3. Evitando ou deixando a situação

Prossiga: "Às vezes, você não consegue mudar a situação, porque outras pessoas ou situações são mais poderosas do que você. Nesses casos, talvez você escolha evitar a situação completamente".

Exemplo: "Se você é um estudante e sofre *bullying* na escola, e, por mais que você reclame na escola ou para os outros, isso não faz diferença, uma possibilidade é trocar de escola – ou, ainda, evitar andar perto dos colegas que fazem o *bullying*, ou bloquear suas mensagens no Facebook.

✓ *Exemplo:* "Se você descobre que realmente não é bom em determinada área da escola ou do trabalho e quiser parar de fazer trabalhos fracos nessa área, você pode trocar de curso ou encontrar um novo emprego em uma área na qual você seja bom".

4. Mudando pensamentos e interpretações da situação

Continue: "Às vezes, você não consegue realmente mudar a situação-problema nem evitá-la. Nesses casos, você pode tentar mudar o modo como pensa sobre a questão".

Exemplo: "Motive-se ('Eu posso fazer isso; vai ficar tudo bem') em situações assustadoras, nas quais você precisa praticar ação oposta ao seu medo, mesmo quando há perigo real".

Exemplo: "Se você está com inveja de quem tem muito mais grana, pode tentar ver seu próprio *status* através de lentes cor-de-rosa, ou atribuir menos valor no que os outros têm. Um exemplo disso pode ser entrar em um grupo que defende uma vida modesta, na esperança de mudar sua atitude".

Exemplo: "Se alguém acaba um relacionamento com você, pode se lembrar que é melhor ter amado e perdido do que nunca ter amado".

Nota aos líderes: Embora muitas das soluções de problema fornecidas sejam muito claras e fáceis de entender, algumas não são tão fáceis e vão precisar de esclarecimento e discussão. É importante observar que as soluções fornecidas são para uso quando a pessoa realmente quer mudar uma emoção usando uma das estratégias da solução de problemas: agir sob a influência das emoções, mudar a situação, evitar ou deixar a situação ou mudar como a pessoa a encara. Alguns dos pontos que têm sido difíceis para os participantes são descritos a seguir. Quanto mais itens você examinar, melhor. Conhecer estas possíveis soluções para cada uma dessas emoções também pode ser muito útil quando você está acompanhando os pacientes.

B. Analise as soluções típicas para cada emoção

Examine a lista de passos apresentada na Seção XI e na Ficha de regulação emocional 12 para solucionar situações-problema. Além disso, realce sucintamente os seguintes itens:

1. Medo

Muitas pessoas não pensam em solucionar o medo por meio da realização de coisas que lhes dão a sensação de controle e maestria. No longo prazo, porém, isso pode ser muito útil para aprender como reagir de modo efetivo a eventos que inicialmente são assustadores. (Ver Ficha de regulação emocional 19: Construir maestria e antecipação.

2. Raiva

Aqui, é importantíssimo notar que a pessoa só deve reagir quando essa for uma resposta de provável eficácia. Diga: "Um exemplo de uma reação necessária é ao ser agarrado por trás, antes de entrar no carro à noite. Em contrapartida, se alguém apenas pega sua bolsa ou carteira, seria mais efetivo não reagir".

3. Repulsa

Imaginar entender uma pessoa repulsiva ou motivos realmente bons para um fato repulsivo (solução de problemas por meio de alterar os pensamentos em relação a isso) talvez não pareça uma boa ideia à primeira vista. Como alguns participantes podem dizer, parece repulsivo por si só. Você pode salientar: "Contudo, se você não tem escolha além de ficar por perto de pessoas que fazem coisas repulsivas de vez em quando – digamos, em uma excursão de ônibus ou em um grupo no trabalho ou na escola –, isso pode ser uma alternativa a intermináveis sentimentos de repulsa. Também é útil se você já fez algo verdadeiramente repulsivo em sua vida. É melhor do que odiar a si mesmo a vida inteira".

4. Inveja

Diga: "Embora muitos indivíduos realmente evitem outras pessoas que tenham mais do que eles, muitos também acreditam que você deveria ser capaz de parar de querer o que os outros têm. Da perspectiva deles, o problema é que você quer coisas que não tem, não que os outros têm bem mais do que você. Aqui, o importante é focalizar no que é uma efetiva solução de problema e desistir de uma atitude crítica".

5. Ciúme

Pessoas que estão embretadas em relações íntimas com pessoas de quem dependam para seu próprio sustento – e, portanto, que não podem abandonar – revoltam-se só de pensar que devem se esforçar para ser mais desejáveis para tais indivíduos. Como um participante gritou comigo: "Está insinuando que eu preciso ser mais desejável para meu cafetão?". A única resposta que alguém pode dar a essa reprimenda é: "Tornar-se mais desejável só deve ser usado se a pessoa de quem você depende está ameaçando ir embora e você quiser impedir que ela o abandone. Observe também que não sugeri a opção de mudar seu pensamento ou a sua interpretação sobre a pessoa prestes a abandonar você, porque, se você realmente se iludir de que ela não vai lhe abandonar, pode acabar perdendo-a".

6. Amor

Aqui, é importante deixar claro o seguinte: "Você só luta para encontrar ou reconquistar a pessoa amada quando amá-la realmente se adapta aos fatos – ou seja, ela tem todas as qualidades que justificam o amor".

7. Tristeza

A princípio, o luto não parece uma estratégia para reduzir a tristeza, mas é. Diga aos participantes: "O luto é necessário para processar e resolver a perda. Se você evitar isso, pode acabar com um luto de extensa duração que piora as coisas, em vez de melhorá-las". Existe uma grande sobreposição entre ação oposta à tristeza e a solução de problemas de tristeza. Isso ocorre porque a ação oposta, tão logo o luto diminui, na verdade, reduz a tristeza por meio de reconstruir uma vida que é experimentada como boa de ser vivida. Consulte as habilidades ABC para reduzir a vulnerabilidade e construir uma vida digna de ser vivida (Fichas de regulação emocional 15–19).

8. Vergonha

Muitos participantes se afligem com as sugestões de que escondam ou mudem coisas que podem resultar em rejeição por um grupo; evitem um grupo; ou, ainda, encontrem um novo grupo do qual participar, mesmo quando não concordam com a rejeição que sofreram em primeiro lugar. É importante lembrar os pacientes de que a única razão para ocultar comportamentos ou características, evitar um grupo ou encontrar um novo grupo nessas situações é não querer sofrer rejeição. Lembre-os de que podem ignorar essas soluções e, em vez disso, tornarem-se ativistas e trabalhar para mudar os valores e as crenças do grupo e da sociedade.

9. Culpa

Em relação à culpa, se for justificada, é primordial observar o seguinte: "Para consertar o que você fez ou disse, primeiro precisa descobrir os danos que causou. Se chutou uma parede com raiva, é fácil constatar o conserto: arrumar ou substituir a parede. Se contou uma mentira cruel sobre alguém, conserte as coisas contando a todos a verdade, de modo a levar as pessoas a acreditar em você agora, não na mentira que havia contado. Pode ser muito mais difícil de consertar, no entanto, quando você tiver feito algo que resulta na perda da confiança do outro ou destrói ou suprime algo que você não pode ou não consegue substituir ou recuperar. Nesses casos, o conserto pode demorar bastante. Também pode ser difícil de consertar algo quando for importante impedir alguém de saber que foi você quem causou o estrago. Nesses casos, talvez você precise consertar ajudando outras pessoas, em vez daquela que foi prejudicada".

✓ **Ponto de discussão:** Não se esqueça de ir tirando as dúvidas à medida que forem surgindo, visando a solução de problemas para cada uma dessas emoções. Suscite com os participantes exemplos de estratégias de solução de problemas para aquelas emoções que criam uma discussão, e compartilhe qualquer um de seus próprios exemplos que esclareçam o material.

XIII. VISÃO GERAL: REDUZINDO A VULNERABILIDADE À MENTE EMOCIONAL (FICHA DE REGULAÇÃO EMOCIONAL 14)

> **Ponto principal:** A angústia e o sofrimento emocionais podem ser reduzidos, diminuindo os fatores que nos tornam vulneráveis a emoções e humores negativos.
>
> **Ficha de regulação emocional 14: Visão geral: reduzindo a vulnerabilidade à mente emocional – construindo uma vida que vale a pena ser vivida.** Esta ficha é uma visão geral para orientar os participantes sobre as atividades seguintes. Pode ser abordada muito rapidamente ou ignorada (com as informações escritas no quadro).
>
> **Ficha de tarefas de regulação emocional 9: Passos para reduzir a vulnerabilidade à mente emocional.** Esta é uma ficha de tarefas de resumo de todas as habilidades ABC SABER. Se o tempo for curto ou você tiver um grupo cujos membros não gostam de escrever, esta é uma boa ficha de tarefas para usar. Examine cada seção e saliente que os participantes podem usá-la para registrar seus eventos agradáveis, bem como seu trabalho no desenvolvimento de valores e objetivos de longo prazo, de atividades para construir a maestria, batalhar/enfrentar e usar as habilidades SABER.

A. Tornando-se menos vulnerável às emoções dolorosas

Diga aos participantes: "Estas habilidades têm a ver com construir a sua vida para que você se torne menos sensível e vulnerável às emoções dolorosas. Todos nós temos ocasiões em que ficamos mais vulneráveis às emoções dolorosas do que em outras épocas. Quando estamos vulneráveis, estamos muito mais sensíveis a eventos que desencadeiam emoções dolorosas. Algumas pessoas levam vidas que os tornam vulneráveis a emoções dolorosas quase o tempo todo. Acumular atividades prazerosas em sua vida e praticar as outras habilidades que você vai aprender aqui lhe ajudarão a aumentar sua resiliência".

✓ **B. As habilidades ABC SABER**

Diga aos participantes: "Você pode se lembrar deste conjunto de habilidades com o termo **ABC SABER**".
"**A significa Acumular emoções positivas**. Ao acumular experiências positivas, eventos e padrões de comportamento valorizados, você constrói uma muralha entre você e o mar do descontrole emocional."
"**B significa Construir maestria (_Build mastery_)**. Ou seja, fazer coisas que o façam se sentir competente e eficaz. Esta é uma linha de defesa contra o desamparo e a desesperança."
"**C significa Antecipação (_Cope ahead_)**. Antes de chegar a uma situação emocional, ensaie um plano para estar preparado para lidar com a situação habilmente."
"**A palavra SABER representa um conjunto de habilidades que irá ajudá-lo a tomar conta de sua mente cuidando de seu corpo.**"

> **Nota aos líderes:** Conforme já observado, a DBT supõe que com frequência (mas nem sempre) são os acontecimentos na vida que causam infelicidade, não avaliações defeituosas sobre os eventos. Isso é o oposto do que muitos terapeutas supõem. No entanto, é possível uma reconciliação entre os dois pontos de vista. Uma pessoa que se emociona, muitas vezes, começa a distorcer os fatos;[104] assim, manter-se vigilante quanto ao ato de distorcer é útil, e reavaliação também pode ser. No entanto, concentrar-se demais nas distorções cognitivas como a fonte das dificuldades simplesmente invalida ainda mais o comportamento, as emoções e os processos de pensamento do indivíduo sofredor. Em vez disso, o objetivo é validar as respostas do indivíduo.

XIV. ACUMULANDO EMOÇÕES POSITIVAS: CURTO PRAZO (FICHAS DE REGULAÇÃO EMOCIONAL 15–16)

> **Ponto principal:** A maioria das pessoas que sentem emoções dolorosas as sentem por boas razões. Em geral (mas nem sempre), são os acontecimentos da vida que causam infelicidade. Aumentar as atividades prazerosas no curto prazo (agora) pode culminar em uma vida mais feliz.
>
> **Ficha de regulação emocional 15: Acumulando emoções positivas: curto prazo; Ficha de regulação emocional 16: Lista de atividades prazerosas.** A Ficha 15 é uma visão geral sobre a construção de experiências positivas no presente, por meio do aumento de eventos prazerosos. Avance da Ficha 15 para a 16 na mesma sessão. Se não houver muito tempo, peça aos participantes que deem uma rápida olhada na Ficha 16, enfocando eventos que eles considerariam prazerosos, e examinem o cronograma completo durante a semana. Incentive os participantes a analisar o máximo de eventos possível entre aqueles que os fariam sentir-se felizes ou alegres, mesmo se apenas um pouco no começo.
>
> **Ficha de tarefas de regulação emocional 10: Diário de atividades prazerosas.** Esta ficha de tarefas destina-se a ser preenchida diariamente. Pode ser útil pedir aos participantes que escrevam seus planos para atividades prazerosas durante a sessão. Durante a semana, eles devem escrever o que realmente fizeram e, em seguida, classificar quão atentos estiveram a cada atividade (ou seja, o quão focados e no momento estavam, bem como o quanto participaram), o quão desatentos estavam às preocupações (sem preocupações = 0) e o quão prazerosa foi a experiência. As Fichas de tarefas de regulação emocional 9 e 13 também têm seções breves para rastrear atividades prazerosas, junto com as outras habilidades ABC SABER.

A. Por que adicionar atividades prazerosas à sua vida?

✓ *1. Atividades prazerosas aumentam as emoções positivas/diminuem as emoções negativas*

Em primeiro lugar, os atividades prazerosas não só aumentam as emoções positivas, mas diminuem a tristeza e outras emoções negativas. Na verdade, eles são componentes importantes de duas das mais efetivas intervenções comportamentais para depressão maior: a terapia cognitiva[105] e a ativação comportamental.[10]

✓ **2. Todas as pessoas precisam de atividades prazerosas em suas vidas para serem felizes**

Todos nós precisamos de atividades prazerosas em nossas vidas. Porém, cada pessoa precisa de algo diferente para ser feliz, e um mesmo indivíduo pode ter necessidades diferentes em momentos distintos.

✓ **3. A ausência de experiências positivas exerce efeitos negativos**

A ausência de experiências positivas na vida reduz a felicidade, aumenta a tristeza e cria vulnerabilidade aos eventos que desencadeiam emoções dolorosas.[106]

Exemplo: "Atividades prazerosas são como alimento: geram benefícios se você não os consome. As atividades prazerosas não o beneficiam se você não experimentar algum deles".

4. Eventos negativos/adversos têm efeitos negativos

Um excesso de eventos negativos ou dolorosos na vida torna muito difícil a sensação de felicidade e satisfação,[107] em particular quando uma pessoa está vivendo uma vida com ausência de atividades prazerosas.

Exemplo: Quando as pessoas fazem dieta, estão em frequente estado de privação, o qual, então, resulta em estados emocionais negativos. O excesso de trabalho e a falta de lazer podem ter o mesmo efeito.

Ponto de discussão: Com os participantes, suscite exemplos de quando uma sensação de privação teve um impacto negativo em suas emoções e seus humores. Discuta.

5. Atividades prazerosas no curto e no longo prazo são necessários

Construir uma vida que valha a pena ser vivida exige atenção a atividades prazerosas no curto e no longo prazo.

- Atividades prazerosas de curto prazo são aquelas que nos fazem sentir melhores *agora* – neste exato instante.
- Atividades prazerosas de longo prazo são aquelas partes de nossas vidas que dão uma sensação duradoura de felicidade ou contentamento.

6. Eventos agradáveis são possíveis inclusive em privação

Mesmo em uma vida muito carente, uma pessoa pode encontrar ou desenvolver atividades prazerosas que irão elevar seu ânimo, pelo menos momentaneamente, e aumentar as emoções positivas, mesmo que só um pouquinho.

7. Evitar acontecimentos negativos pode resultar em evitar atividades prazerosas

Às vezes, as pessoas acidentalmente evitam eventos agradáveis, porque gastam muita energia evitando eventos dolorosos. Essa é uma receita para a infelicidade.

8. Vale a pena desenvolver atividades prazerosas

Às vezes, os indivíduos não se dão ao trabalho de desenvolver atividades prazerosas, ou estão muito deprimidos, cansados, sobrecarregados ou oprimidos para se empenhar. Muitas vezes, as pessoas não percebem quão importante é acrescentar "pequenos positivos" em suas rotinas diárias. Se você é do tipo que "descansa carregando pedra", pense em acrescentar momentos de diversão e lazer à sua rotina.

✓ **B. Como construir experiências positivas agora**

✓ **1. Faça ao menos uma coisa prazerosa por dia**

Diga aos participantes: "Para começo de conversa, faça ao menos uma coisa, todos os dias, que desencadeie emoções positivas, tais como satisfação, prazer, serenidade, tranquilidade, amor, alegria, orgulho ou autoconfiança".

> **Nota aos líderes:** Pode ser muito importante salientar aos participantes que, muitas vezes, envolver-se em atividades prazerosas e deixar de evitar (ver a seguir) exigem esforços coordenados para usar a habilidade de ação oposta. A solução de problemas pode ser igualmente necessária. Constatei ser utilíssimo pedir a todos que assinalem possíveis atividades prazerosas na Ficha de regulação emocional 16 e, então, planejem uma semana de atividades prazerosas na Ficha de tarefas de regulação emocional 10 antes de encerrar a sessão.

2. Use as habilidades de solução de problemas

Diga: "Use as habilidades de solução de problemas para descobrir como aumentar os acontecimentos positivos em sua vida. Isso é particularmente importante quando você tem pouco dinheiro, uma agenda inflexível ou muitas exigências. Pode ser difícil, mas é possível".

3. Planeje as atividades prazerosas com antecedência

Prossiga: "Planeje as atividades prazerosas com antecedência quando elas são difíceis de executar. Além disso, tente chegar a um acordo sobre o plano com outra pessoa. Isso pode ajudá-lo a se mobilizar, mesmo quando seu humor não o anima a fazer algo".

✓ **4. Pratique ação oposta quando necessário**

Continue: "Pratique ação oposta quando for preciso ativar a si mesmo. (Consulte ideias na Ficha de regulação emocional 10.) Se você estiver infeliz, pode ser extremamente difícil ativar-se para aumentar as atividades prazerosas na sua vida".

5. Não pense em termos de "eu mereço" e "não mereço"

Diga: *"Não pense em termos de 'eu mereço' e 'não mereço'. Isso não é efetivo.* Também configura pensamento julgador. Se pensar assim, talvez precise fazer ação oposta, envolvendo-se em atividades prazerosas quando sentir que não as merece. Você também pode praticar a postura não julgadora, uma das habilidades de *mindfulness* 'como fazer', descrita na Ficha de *mindfulness* 5".

6. Atividades prazerosas são reforçadoras

Prossiga: "Tenha em mente que atividades prazerosas são reforçadoras. Ou seja, elas lhe motivam a se ativar e continuar a ter experiências positivas".[108]

✓ **7. Evite evitar**

Continue: "Um caso especial de adotar ação oposta é deixar de evitar atividades que são prazerosas ou conduzirão a eventos prazerosos. Com frequência, quando estão de mau humor, as pessoas evitam envolver-se em atividades prazerosas ou seguir os passos, às vezes difíceis, que conduzirão a tais eventos. Elas dizem 'Por que se incomodar?' e, às vezes, simplesmente desistem. Isso, é claro, não funciona no longo prazo, embora, de vez em quando, funcione no curto prazo. Quando isso está acontecendo com você, a melhor estratégia é analisar os prós e contras de evitar e também consultar a mente sábia".

> **Ponto de discussão:** Peça aos participantes para encontrar de 3 a 7 atividades prazerosas listadas na Ficha de regulação emocional 16 que eles possam fazer na próxima semana. Peça-lhes para circular esses itens e anotá-los na Ficha de tarefas de regulação emocional 10. Peça também que compartilhem aquilo que circularam e/ou escreveram.

> **Ponto de discussão:** Suscite pequenas coisas que os pacientes consideram prazerosas. Seja criativo. Tenha novas ideias na Ficha de tolerância ao mal-estar 2: Visão geral – habilidades de sobrevivência à crise (ver também o Cap. 10 deste manual).

✓ **C. Esteja atento (em *mindfulness*) às experiências positivas**

Se você não presta atenção à atividade prazerosa, ela terá pouco efeito sobre as nossas emoções. Muitas vezes, quando pensamos que uma atividade prazerosa não é prazerosa, a verdade é que não prestamos atenção a ela.

1. Concentre a sua atenção nas atividades prazerosas à medida que acontecem

Às vezes, prestar atenção às atividades prazerosas pode exigir um grande esforço. Talvez estejamos muito absorvidos com alguma coisa para notar o evento, ou talvez tenhamos dificuldades para se concentrar em uma coisa porque existem muitas distrações. Também podemos ter o hábito de evitar nossas experiências, de modo a tentar suprimir inclusive as emoções agradáveis.

Exemplo: "Quando você está absorto na leitura de um livro, é difícil apreciar que seus filhos estão brincando bem ao seu lado".

2. Volte a se concentrar no positivo quando sua mente perambular em direção ao negativo

Quando o número de atividades prazerosas em nossas vidas é muito menor do que o de negativos, pode ser difícil afastar as nossas mentes do que é doloroso. Isso pode ser particularmente difícil quando estamos com raiva ou amargura e achamos que sentir-se melhor significa "ceder". Nessas situações, voltar a se concentrar nas partes positivas de eventos é um exemplo de ação oposta. Completar uma ficha de tarefas de prós e contras pode motivar a prática da ação oposta e a construção de uma experiência positiva (ver Ficha de tarefas de regulação emocional 1).

Exemplo: "Quando você está com raiva de alguém e ruminando sobre o quão terrivelmente a pessoa lhe tratou, é difícil dar atenção para a maravilhosa refeição que está compartilhando com um ótimo amigo".

3. Participe e se envolva plenamente na experiência

O tédio é um problema comum na tentativa de aumentar as atividades prazerosas. Mas, com frequência, ele é o resultado de assistir aos eventos em vez de participar deles. Assistir ao mundo passar é bem menos interessante do que participar plenamente no fluxo dos acontecimentos da vida. *Mindfulness* é a prática de estar presente em nossas vidas. É difícil se beneficiar de eventos aos quais não estamos presentes.

Exemplo: "Você vai à badalada festa que tanto sonhava ir, mas agora se recosta na cadeira e só fica assistindo aos outros se divertirem. É improvável que isso eleve o seu moral tanto quanto elevaria se você participasse da festa para valer".

Nota aos líderes: Observe que cada uma das principais habilidades de *mindfulness* é essencial para se beneficiar do acréscimo de atividades prazerosas à vida. Observar ou prestar atenção ao evento no presente, descrevendo-o como realmente é, sem distorções, participando e envolvendo-se nele de modo atento, fazendo uma coisa por vez, sendo efetivo e adotando uma postura não julgadora, são fatores importantes para experimentar e integrar o momento agradável.

Ponto de discussão: Junto aos participantes, suscite ocasiões em que eles estavam completamente desatentos ou "desligados" quando ocorreram atividades prazerosas, bem como ocasiões em que ficaram muito atentos a eventos desse tipo. Discuta as diferenças nas experiências.

✓ **D. Deixe de lado as preocupações**

✓ **1. Não destrua as experiências positivas com preocupações**

É comum que algumas pessoas se preocupem com vários aspectos de uma experiência positiva:

- Quando a experiência vai terminar.
- Se elas merecem a experiência ou não.
- O quanto a experiência vai aumentar as expectativas dos outros em relação a elas.

Preocupar-se com isso, no entanto, apenas diminui a experiência positiva que está acontecendo.

✓ **2. Reconcentrar-se no positivo quando necessário**

Incentive os participantes: "Reconcentre o foco de sua mente nas partes positivas dos eventos em curso quando as preocupações surgirem".

Ponto de discussão: Discuta os fatores que dificultam concentrar-se nas atividades prazerosas quando elas estão acontecendo.

Nota aos líderes: Muitas pessoas têm de se esforçar muito para que as emoções positivas perdurem. As habilidades supradescritas são extremamente importantes. Muitos indivíduos emocionalmente desregulados podem experimentar emoções positivas, mas estas se evaporam em um piscar de olhos; elas não perduram. Com frequência, eles têm medo de que, se estiverem se sentindo bem, coisas ruins aconteçam – ou seja, têm uma fobia de emoções positivas[109] –, ou um pensamento negativo toma conta tão rapidamente que apaga o positivo. Esses pontos devem ser salientados.

E. Seja paciente

Diga aos pacientes: "É improvável que adicionar uma ou duas pequenas atividades prazerosas faça uma diferença significativa na qualidade de sua vida. No entanto, é útil acrescentá-las para mudar as emoções devagarinho. Para que as atividades prazerosas sejam efetivas, você tem de praticá-las muitas vezes e tentar muitas atividades diferentes. Ao longo do tempo, as pequenas mudanças conquistadas no humor irão adicionar uma diferença perceptível. Seja paciente, dê tempo ao tempo!".

Exemplo: Mesmo um evento tão pequeno como prestar atenção às coisas agradáveis durante uma caminhada pode fazer uma pequena diferença. Essas pequenas diferenças se somam ao longo do tempo.

XV. ACUMULANDO EMOÇÕES POSITIVAS: LONGO PRAZO (FICHA DE REGULAÇÃO EMOCIONAL 17–18)

> **Ponto principal:** É difícil ser feliz sem experimentar uma vida que "vale a pena ser vivida". Construir uma vida assim requer atenção a seus próprios valores e prioridades no longo prazo. Isso pode levar tempo, paciência e persistência.
>
> **Ficha de regulação emocional 17: Acumulando emoções positivas: longo prazo; Ficha de regulação emocional 18: Lista de valores e prioridades.** Estas duas fichas devem ser discutidas na mesma sessão. A Ficha 17 esmiúça o processo de construir uma vida digna de ser vivida em sete etapas. A Ficha 18 ajuda no passo 2 ("Identificar valores que são importantes para você"). Lembre-se de que o objetivo de analisar os valores é fazer os participantes chegarem aos passos 5 ("Escolher uma meta para trabalhar no agora"), 6 ("Identificar pequenos passos de ação rumo a sua meta") e 7 ("Comprometer-se a dar um passo de ação agora"). Se você deseja realizar cada um desses passos em uma sessão, não pode se atrasar muito na identificação dos valores.
>
> Alguns indivíduos sabem o que são valores e têm uma clara percepção sobre seus próprios valores. No entanto, muita gente não sabe a que essa palavra se refere e é incapaz de articular seus próprios valores. Em vez de gastar muito tempo tentando definir o que é um valor, basta entregar a lista da Ficha 18. Em geral, isso é suficiente para transmitir a ideia. Os valores na Ficha 18 são agrupados em 14 categorias gerais, de A até N. Sob cada valor geral existem valores mais específicos, em um total de 58 valores específicos. Instrua que os participantes podem escolher os valores mais gerais, os mais específicos, uma combinação dos dois ou valores fora da lista (caso em que devem anotá-los nas linhas fornecidas com a letra O, de "Outros").
>
> **Fichas de tarefas de regulação emocional 11 e 11A: Passos para ir dos valores até ações específicas.** Estas duas fichas de tarefas são projetadas para treinar quais passos são necessários para construir uma vida digna de ser vivida. A Ficha de tarefas 11 é linear, proporciona mais espaço e também enfatiza prestar atenção nos relacionamentos como um valor. A Ficha de tarefas 11A é muito mais breve e funciona bem com adolescentes. Também pode ser analisada ao mesmo tempo que você estiver ensinando a Ficha 17. Fazer os participantes preencherem a Ficha de tarefas 11 ou 11A durante uma sessão de grupo é uma boa maneira de ensinar esta habilidade se você tiver tempo. Outra opção é escolher um ou dois membros do grupo para irem até a frente e, com o auxílio do quadro, orientar os outros enquanto o grupo examina a ficha de tarefas. Observe que não se pretende que a tarefa desta habilidade tenha um efeito imediato sobre a qualidade de vida dos participantes. Esse esforço talvez melhore o senso de maestria (ver Ficha de regulação emocional 19: Antecipação e construir a maestria), mas grandes mudanças na qualidade de vida levam tempo.
>
> **Ficha de tarefas de regulação emocional 11B: Diário de ações cotidianas sobre valores e prioridades.** A Ficha de tarefas 11B é uma ficha de tarefas avançada para rastrear as ações feitas em uma gama de valores e metas de vida diferentes. Ela é normalmente avançada demais para a maioria dos participantes no começo do treinamento de habilidades, mas pode ser útil para aqueles com mais experiência que estejam trabalhando em várias metas diferentes ao mesmo tempo. Com frequência, esta ficha de tarefas é utilíssima na terapia individual. O trabalho com valores também é rastreado na Ficha de tarefas de regulação emocional 9, que abrange todas as outras habilidades ABC SABER.

✓ **A. Felicidade, no longo prazo, significa experimentar a vida como digna de ser vivida**

✓ Diga aos participantes: "É difícil ser feliz sem uma vida que valha a pena viver. Este é um princípio fundamental da DBT. Claro, de fato, todas as vidas são dignas de serem vividas. Nenhuma vida *não* é digna de se viver. Entretanto, o importante é que você *experimente ou vivencie* a sua vida como digna disso – que seja satisfatória e que traga felicidade".

1. Acumular atividades prazerosas pode exigir mudar de vida

Diga: "Se as atividades prazerosas não ocorrem muitas vezes em sua vida, talvez seja necessário fazer algumas modificações, de modo que atividades prazerosas ocorram mais vezes. Acumular eventos que construam uma vida digna de ser vivida é como economizar moedas em um cofrinho".

2. **Uma vida digna de ser vivida é aquela que você valoriza e que contém coisas que você valoriza**

   Prossiga: "Aqui, duas coisas são importantes. Em primeiro lugar, você precisa acessar a mente sábia para descobrir e descrever seus valores mais importantes. Em segundo lugar, talvez precise se esforçar para superar o medo, o arrependimento, a vergonha, a culpa e a desesperança para identificar os valores que você deseja buscar em sua vida".

✓ 3. **Construir uma vida digna de ser vivida leva tempo e paciência**

   a. **Prazeres no curto prazo versus felicidade no longo prazo**
   Prazeres no curto prazo, às vezes, podem interferir com a construção de uma vida de felicidade e contentamento estáveis. Sempre buscar coisas que nos fazem sentir diferentes ou melhores *neste exato instante* pode, às vezes, atrapalhar a construção de atividades prazerosas permanentes em nossas vidas. Às vezes, procuramos um evento agradável para evitar trabalhar em metas de longo prazo que vão tornar permanentes as mudanças em nossas vidas. Se não houver atividades prazerosas permanentes em nossas vidas, é provável que as sensações agradáveis sejam temporárias, em vez de duradouras.

   b. **Atividades prazerosas permanentes**
   Os atividades prazerosas permanentes estão relacionados com as seguintes diretrizes:

   - Viver as nossas vidas de acordo com nossos valores pessoais.
   - Alcançar metas que são importantes para nós.
   - Desenvolver relações interpessoais duradouras e amáveis.

✓ B. **Construindo uma vida digna de ser vivida, passo a passo**

✓ 1. **Evite evitar**

   O problema central para muitas pessoas na construção de uma vida digna de ser vivida é que elas evitam fazer o que é necessário para construir uma vida assim. Os fatores que podem interferir incluem não saber o que elas querem da vida; mau humor; sobrecarga emocional; e incapacidade de aceitar que, muitas vezes, a vida é injusta. Embora esses fatores e outros possam ser motivos bastante compreensíveis para evitar o árduo trabalho necessário para construir uma vida que valha a pena viver, agora é necessário arregaçar as mangas e pôr mãos à obra. Em última análise, cada um de nós precisa construir sua própria vida digna de ser vivida.

2. **Identifique os valores que são importantes para você**

   a. **O que são valores?**

   - *Valores são as coisas que realmente importam.* Diga: "Os valores são as coisas importantes para você, aquilo que você estima na vida. São as prioridades de sua vida".
   - *Os valores não são metas; não são resultados e não estão no futuro.* "Os valores são modos de vida; têm a ver com se envolver em atividades que você valoriza. É não se desviar das prioridades ao tomar as decisões na vida – grandes e pequenas. Os valores são como um 'Norte sem bússola'. Conferem à sua vida direção e significado, mas não têm um ponto final. Em geral, os valores são como marcos que os recordam daquelas coisas com que você se importa. Os valores podem informá-lo de que existe uma meta específica a ser trabalhada, mas alcançar a meta não significa que você pode esquecer aquele valor em sua vida".

     Exemplo: "Você pode trabalhar em relacionamentos, alcançar coisas na vida e ter integridade. Mas não existe nenhuma data no futuro em que você possa dizer: 'Alcancei aquele valor e não preciso mais mantê-lo como prioridade na minha vida'".

- *Os valores mudam ao longo do tempo e, muitas vezes, não é tão simples descobri-los.* "Os valores podem mudar durante sua vida e em decorrência de eventos importantes da vida. Eles também podem estar em conflito entre si. Descobrir quais valores são mais importantes em um ponto específico de sua vida pode ser importantíssimo".

    Exemplo: "Divertir-se, buscar alegria e coisas que dão prazer e ter tempo livre podem ser coisas muito importantes quando você é jovem e despreocupado, com poucas obrigações. Porém, depois de casar e ter filhos, manter a família unida e passar o tempo com o cônjuge e as crianças podem ser muito mais relevantes".

    Boas perguntas a fazer aos participantes (e incentivá-los a fazer a si mesmos) para descobrir os valores incluem as seguintes:

    - "Quais são as maiores prioridades de sua vida? Na vida, o que realmente importa para você?"
    - "Qual é o rumo que você deseja dar à sua vida?"
    - "O que hoje existe em sua vida que você não gostaria de perder?"
    - "Hoje em dia, quais coisas valorosas *faltam* em sua vida?"

    E acrescente: "Constatou-se que essa simples afirmação de seus próprios valores serviu para tamponar respostas de estresse psicológico".[110]

✓ **Exercício prático:** Peça aos participantes para estudar a Ficha de regulação emocional 18 e assinalar os valores que lhes são importantes. Não se esqueça de lembrá-los que também podem anotar quaisquer valores importantes que não constem nesta ficha. Em seguida, faça cada pessoa contar o número de valores que assinalou. Compartilhe o número de valores assinalados e alguns dos mais importantes com o grupo. Pergunte: "Quantos assinalaram de 1 a 10 valores?" Quantos assinalaram de 11 a 20? De 21 a 35? De 36 a 45? Mais de 45?". Em minha experiência, quase sempre, há uma curva típica, com poucos nos extremos e mais no meio. Dê aos pacientes uma oportunidade de compartilhar um ou dois valores, bem como quaisquer novos valores que eles anotaram.

> **Nota aos líderes:** Esteja preparado para uma certa angústia enquanto os participantes estiverem analisando a lista de valores. A lista vai tornar muitas pessoas conscientes do quão longe as suas vidas estão de seus valores. Para contornar isso, talvez você queira primeiro pedir aos participantes para identificar um ou dois valores importantes que já estão presentes em suas vidas. Esses podem incluir coisas que eles já têm (como ter amigos para passear junto ou uma vizinhança segura e protegida) ou coisas que eles já estão fazendo em suas vidas (como trabalhar rumo às metas ou tratar as pessoas de modo equânime).

> **Nota aos líderes:** Se você pedir aos participantes para assinalar apenas os valores que eles acreditam que são mesmo importantes, ou se sugerir um número arbitrário de valores para que assinalem, talvez você tenha que esperar muito tempo a conclusão da tarefa. Demora um bom tempo para descobrir quais valores são os mais importantes. Quando você estiver respondendo aos valores dos participantes, lembre-se: não faça sugestões nem recomende valores. Sua tarefa é ajudá-los a encontrar seus próprios valores.

> **Notas de pesquisa:** Esta ênfase sobre valores e o papel deles na construção de uma vida digna de ser vivida é semelhante à ênfase nos valores na Terapia de Aceitação e Compromisso,[42] uma modalidade de TCC que é muito semelhante à DBT. A maioria dos valores na Ficha 18 foi adaptada de pesquisas realizadas na Europa, comparando valores de vários países diferentes.[111] Portanto, esses valores são muito gerais e compartilhados, ao menos nas culturas ocidentais. Listas semelhantes de valores gerais, no entanto, surgem em muitos estudos diferentes sobre o assunto.

b. **Decida se os valores são realmente seus**

Muitas vezes, adotamos os valores de outras pessoas sem de fato pensar neles. Às vezes, podemos falar e agir como se valorizássemos coisas que, na verdade, não valorizamos. Valorizamos as opiniões dos outros sobre nós, e, por isso, vivemos de acordo com os valores alheios para obter aprovação. A maioria de nós faz isso parte do tempo. Alguns fazem isso o tempo todo. Pode ser difícil viver de acordo com nossos próprios valores, quando o que realmente queremos é se adaptar aos dos outros. Isso é especialmente difícil se o grupo ao qual queremos nos adaptar tem valores diferentes dos nossos. Porém, para levar uma vida digna de ser vivida, precisamos viver de acordo com os nossos próprios valores. Claro, se também dermos um valor elevado ao amor e à aprovação dos outros, também teremos de viver ao menos um pouco da nossa vida de acordo com os valores alheios. É importante saber quando o nosso maior valor é receber o amor e a aprovação dos outros e quando viver de acordo com os outros valores da mente sábia. Isso pode exigir bastante reflexão – e uma boa dose de verificação dos fatos.

Boas perguntas para fazer aos participantes (e incentivá-los a fazer a si mesmos) a fim de verificar se um valor é realmente deles incluem as seguintes:

- "Se você pudesse agir de acordo com determinado valor, mas não pudesse contar a ninguém a respeito disso, você agiria assim? Por exemplo, se estudar é um valor importante, mas você não puder contar a ninguém que está tirando um curso para continuar a sua educação, continuaria a fazê-lo?"
- "Se tudo fosse possível, para qual rumo você direcionaria a sua vida? (Isso não tem a ver com o que você acha que é realista ou com o que os outros possam pensar que você merece.)"

Ponto de discussão: Peça a cada participante para pensar em um valor que ele atualmente tenta conquistar, mas que provém, na maior parte ou por completo, de outras pessoas. Então, peça aos pacientes para escolherem um valor em relação ao qual tenham sentimentos ambivalentes ou que já tenham rejeitado. Discuta o quão difícil pode ser aos participantes viver de acordo com seus próprios valores quando foram punidos por não viver de acordo com os valores alheios ou quando os outros lhe prometeram grandes recompensas para viver de acordo com seus valores.

✓ 3. *Identifique um valor a ser trabalhado agora*

Diga aos participantes: "A maioria das pessoas tem muitos valores importantes. Concentre-se apenas naquele que é sua maior prioridade. Caso contrário, a tarefa vai parecer muito grande e avassaladora. Certifique-se de escolher um valor que você realmente queira trabalhar em sua vida atual. Observe o que há em sua vida atual que você realmente valoriza e quais coisas valiosas ainda não estão presentes".

Boas perguntas a fazer aos participantes (e incentivá-los a fazer a si mesmos) incluem as seguintes:

- "Qual valor é sua maior prioridade hoje em dia?"
- "Em quais áreas a sua vida atual não combina muito bem com seus valores?"
- "O seu próprio comportamento está de acordo com seus valores de mente sábia?"
- "Em sua vida faltam coisas que você realmente valoriza?"
- "Você dá valor às coisas que faz?"
- "Você faz coisas que vão contra os seus valores fundamentais?"
- "Onde você precisa fazer mudanças em sua vida para que ela combine com o que é mais importante para você?"

✓ 4. *Identifique algumas metas relacionadas com este valor*

a. **Metas são algo específico que você pode alcançar**

Diga aos participantes: "Identifique algumas metas que lhe deixarão mais perto de seus valores. Tão logo você tenha alcançado uma meta, você não precisa mais trabalhar nela".

Exemplo: "Se você valoriza ser poderoso e influente, pode trabalhar para aumentar isso ao longo de toda a sua vida. Em contraste, uma meta que poderia ajudá-lo a obter mais poder e influência seria conquistar um diploma universitário. Assim que você o conseguir, não vai precisar continuar trabalhando nessa meta".

Exemplo: "Se o seu valor mais alto é contribuir com a comunidade, você pode continuar a fazer isso a vida toda. Entre as metas que podem lhe aproximar desse valor estão: ter um trabalho voluntário em tempo parcial ou doar tempo para a limpeza do bairro. Ao fazer essas coisas, você alcança as metas".

b. **Que metas podem lhe aproximar de vivenciar o seu valor?**
   ✓ As metas precisam ser muito específicas. Boas perguntas a fazer aos participantes (e incentivá-los a fazer a si mesmos) incluem as seguintes:

   - "Cite uma coisa que você poderia realizar e que estaria de acordo com o valor em que você está trabalhando."
   - "Cite uma coisa em seu comportamento que você poderia mudar para viver de acordo com o valor em que você está trabalhando."
   - "Importantes obstáculos precisam ser superados para você realizar a sua meta?"

   Exemplos:

   - "Se o seu valor é ficar milionário, suas metas podem incluir primeiro estudar e, em seguida, procurar um emprego bem remunerado com potencial para construir uma carreira."
   - "Se o seu valor é viver em uma vizinhança segura e protegida, uma meta pode ser comprar um apartamento em um condomínio situado em um bairro seguro da cidade."
   - "Se o seu valor é ter uma renda estável que atenda suas necessidades básicas, uma meta pode ser obter um emprego."
   - "Se o seu valor é cuidar da natureza e do ambiente, uma meta pode ser manter seu quarto ou apartamento limpo e sustentável."
   - "Se o seu valor é ter relacionamentos íntimos e satisfatórios com os outros, uma meta pode ser fazer um amigo."
   - "Se o seu valor é ser corajoso ao enfrentar e viver a vida, uma meta pode ser fazer algo que você teme ou que esteja evitando."
   - "Se o seu valor é ser uma pessoa saudável, uma meta pode ser ganhar ou perder peso quando seu médico recomenda."

c. **Lembre-se da "arte do possível" ao definir metas**
   ✓ Continue: "Tenha certeza de que suas metas sejam sensatas. Não há por que definir metas inalcançáveis. Se o valor é ter sucesso ao competir com os outros, definir sua meta como tornar-se campeão nacional de tênis em dois anos, quando você nunca teve aulas de tênis, não é nada realista. Também é importante evitar metas que irão reduzir a sua qualidade de vida caso sejam alcançadas. Por exemplo, se o seu valor é fazer sacrifícios pelos outros, é provável que emprestar dinheiro ao amigo que deseja comprar um carro novo, comprometendo as suas economias para pagar a sua própria faculdade, cause mais danos no longo prazo do que os benefícios de solucionar as necessidades de transporte temporárias do amigo".

✓ 5. *Escolha uma meta para se dedicar agora*

   a. **Estabeleça uma ordem de importância e sensatez para as metas**
      Prossiga: "Você não consegue se dedicar, ao mesmo tempo, a todos as metas relacionadas com um valor. Pode ser muito útil organizar metas em uma lista, com a meta mais importante e realisticamente possível no topo da lista. Isso lhe permitirá definir as suas prioridades, de modo que você saiba a qual meta se dedicar primeiro".

   b. **Escolha uma meta**
      Selecione a meta que seja importante e sensata para trabalhar agora.

Habilidades de regulação emocional • 391

✓ **6. Identifique pequenos passos de ação rumo à sua meta**

Diga aos participantes:

- "Descubra quais pequenos passos irão direcioná-lo rumo às suas metas. "
- "Pergunte-se o que precisa fazer para alcançar a meta."
- "Decomponha a tarefa em pequenos passos que você consiga realizar agora."
- "Decomponha-os de novo se os passos forem muito grandes."

✓ **7. Dê um passo em direção à meta agora**

Exemplo: Valor – fazer parte de um grupo.

Possíveis metas:
- Reatar laços com velhos amigos.
- Arranje um trabalho mais social.
- Participe de um clube.

Escolha uma meta para se dedicar neste momento:

- Participe de um clube.

Descubra alguns passos de ação para se aproximar da meta:

- Procure clubes na Craiglist, rede de comunidades *on-line*.
- Vá a uma livraria perto de casa e pergunte sobre grupos de leitura.
- Entre em um jogo *on-line* interativo ou sala de bate-papo.

Dê um passo:

- Ligue o computador.

Exercício prático: Com frequência, os participantes têm dificuldades para distinguir entre valores, metas e passos de ação. Peça a eles para trabalhar na Ficha de tarefas 11 ou 11A ao longo da sessão e, em seguida, compartilhar com os colegas o que preencheram na ficha de tarefas. Isso também proporciona a você a oportunidade de fornecer *feedback* antes de eles saírem da sessão.

XVI. HABILIDADES DE CONSTRUIR MAESTRIA E ANTECIPAÇÃO PARA SITUAÇÕES EMOCIONAIS (FICHA DE REGULAÇÃO EMOCIONAL 19)

Ponto principal: Sentir-se competente e devidamente preparado para situações difíceis reduz a vulnerabilidade à mente emocional e aumenta o comportamento habilidoso.

Ficha de regulação emocional 19: Construir maestria e antecipação. Como o título indica, esta ficha abrange os passos para a habilidade de antecipação das situações emocionais, bem como para construir maestria. Em geral, os dois conjuntos de habilidades são ensinados na mesma sessão.

Ficha de tarefas de regulação emocional 12: Construir maestria e antecipação. Nesta ficha de tarefas, os participantes agendam atividades para construir um sentimento de realização e, em seguida, relatar o que realmente fizeram. Lembre-se de que o alvo é fazer atividades para construir maestria. O propósito de agendar é aumentar a probabilidade de que os pacientes de fato façam as tarefas. Porém, ao revisar essas tarefas, é importante não penalizar os indivíduos caso tenham feito algo diferente do planejado.

Nesta ficha de tarefas, há espaço para relatar duas práticas de antecipação. É difícil cumprir essa missão se não aparecer nenhuma situação complicada. Nesse caso, você pode praticar com situações passadas que ainda não foram bem resolvidas.

> **Ficha de tarefas de regulação emocional 13: Unindo habilidades ABC a cada dia.** Esta ficha de tarefas tem uma breve seção para o rastreamento de Acumular emoções positivas, construir maestria (*Build mastery*) e antecipação (*Cope ahead*). Essas habilidades também são controladas na Ficha de tarefas de regulação emocional 9.

✓ **A. Construir maestria**

   1. O que é maestria?

   Diga aos participantes: "Maestria é fazer coisas que lhe fazem se sentir competente, autoconfiante, no controle e capaz de dominar as coisas. Os bebês humanos têm a tendência natural para aumentar a maestria. Porém, essa tendência pode ser perdida ao longo do tempo se os esforços para aumentar a maestria não forem reforçados".

✓ **2. Por que construir maestria?**

   Fazer coisas para construir maestria é um componente importante de dois dos tratamentos mais eficazes para depressão, a terapia cognitiva e a ativação comportamental.[3] Construir um senso de confiança e competência torna uma pessoa mais resistente à depressão e a outras emoções negativas.[112, 113]

   Em geral, construir maestria requer fazer algo ao menos um pouco difícil ou desafiador. A ideia é gerar um sentimento de realização. Ao longo do tempo, uma série de realizações conduz a um autoconceito mais positivo, maior autoestima e maior nível de felicidade geral.[114, 115]

> **Nota aos líderes:** Ao ensinar a construir maestria, pode ser útil desenhar linhas como as da Figura 9.2. No quadro, uma linha grossa, a dois terços do caminho acima, representa o ponto em que a tarefa se torna impossível. Tentar fazer uma tarefa acima desta linha conduz ao fracasso (e a uma consequente sensação de fracasso e diminuição na sensação de maestria e competência). Fazer tarefas na parte inferior do quadro, abaixo da linha pontilhada, não aumenta a maestria. O melhor lugar para tentar dominar algo é do meio para cima, em um espaço que seja difícil, mas possível. Realizar esse tipo de tarefa dará uma sensação de maestria.

   3. Como construir maestria

   a. Faça ao menos uma coisa em cada dia
   Diga aos participantes: "Todos os dias, faça ao menos uma coisa para construir uma sensação de realização".

✓ **b. Planeje o sucesso, não o fracasso**
   Diga: "Faça algo difícil, mas possível. Vidas de fracasso são vidas em que as expectativas são muito altas".

   Exemplo: "Quando você está começando a entrar em forma, não é uma boa ideia tentar correr 8 km no primeiro dia só porque ouviu falar que uma pessoa que está em boa forma pode fazer isso".

Impossível
Difícil, mas possível
Fácil

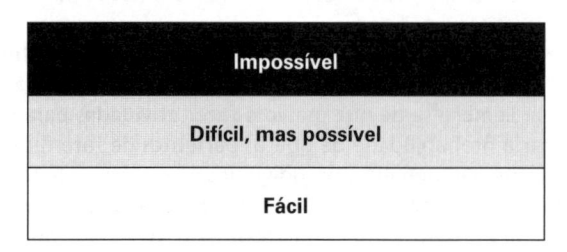

FIGURA 9.2. Diferentes níveis de dificuldade da tarefa para construir maestria.

✓ **c. Aumente a dificuldade gradativamente, ao longo do tempo**
Continue: "Após dominar a primeira tarefa, experimente algo cada vez um pouco mais difícil. Contudo, se a tarefa for muito difícil na primeira vez, faça algo um pouco mais fácil na próxima".

Exemplo: Quando eu estava aprendendo a acampar, comecei armando uma barraca no quintal; depois, comecei a dormir em um saco de dormir no quarto; depois tentei fazer as duas coisas em um *camping*.

d. Procure um desafio

> **Nota aos líderes:** É extremamente importante dar exemplos de coisas muito singelas que possam transmitir uma sensação de maestria, tanto em sua própria vida quanto na vida dos outros. Por exemplo, um típico rato de biblioteca pode obter uma tremenda sensação de maestria por fazer algo tão singelo quanto aprender a acender uma fogueira. Uma pessoa que nunca tenha se exercitado para valer pode ficar eufórica ao passar do levantamento de cargas de 2,5 kg para 5 kg. Uma pessoa com alguma fobia pode aumentar a maestria dando pequenos passos de ação oposta.

> **Ponto de discussão:** Descreva uma época em sua vida em que teve um surto de maestria decorrente de uma façanha. Peça aos participantes para dar exemplos de suas próprias vidas. Discuta como se sentiu ao obter sucesso em alguma coisa.
> **Ponto de discussão:** Suscite atividades que dão os participantes uma sensação de maestria. Provavelmente, serão diferentes para cada pessoa.

B. Antecipação

✓ **1. O que é antecipação?**

Diga aos participantes: "antecipação é descobrir quais situações são suscetíveis de lhe causar problemas, e, em seguida, não só planejar como lidar com as dificuldades esperadas, mas também imaginar-se enfrentando a situação com eficiência".

✓ **2. Por que usar a antecipação?**

> **Notas de pesquisa:** Uma vasta quantidade de pesquisas mostra que podemos aprender novas habilidades apenas imaginando e praticando o novo comportamento habilidoso em nossas mentes. Isso é verdadeiro para todos os tipos de habilidades, desde as esportivas (p. ex., tenistas podem melhorar seu saque praticando-o mentalmente[116]) até as interpessoais (p. ex., os indivíduos podem melhorar suas habilidades de afirmação praticando comportamentos afirmativos em suas mentes[117]). Como se constata, imaginar uma atividade dispara boa parte das mesmas regiões do cérebro disparadas por realmente se envolver na atividade.[118] Antecipação não só nos ajuda a planejar como lidar com situações emocionalmente provocativas, mas também aumenta a probabilidade de respondermos de forma mais automática com a sequência hábil de comportamentos que treinamos.

✓ **3. Quando usar a tática da antecipação**

✓ Diga aos participantes: "Antecipação é útil em vários tipos de situações emocionais. Eis alguns deles".

✓
- Em qualquer situação na qual exista uma ameaça ou você esteja sentindo medo."
- "Quando você sabe que suas emoções podem ser tão extremas a ponto de fazê-lo se esquecer de suas habilidades ou de incapacitá-lo a realizar ações hábeis."
- "Em uma nova situação em que você esteja muito incerto de suas habilidades, e sua insegurança possa provocar uma reação emocional que tornará muito difícil para você gerenciar a situação efetivamente."
- "Quando você está propício a ter impulsos difíceis – como fugir, bater em alguém ou dizer sim ao uso de álcool ou drogas – que iriam atrapalhar o comportamento habilidoso, se você obedecesse aos impulsos."

- "Quando você ficar tão emotivo ou seus impulsos destrutivos se tornem tão extremos que você nem queira se comportar de maneira habilidosa".

✓ **4. Como fazer a atencipação**

✓   **a. Descreva uma situação-problema**
    Diga: "Comece descrevendo uma situação-problema com a qual você está preocupado sobre como enfrentá-la".

- "Após descrever a situação, verifique os fatos para se certificar de que o obstáculo percebido seria realmente um problema se ocorresse. (Se for necessário, use a Ficha de regulação emocional 8.)"
- "Identifique as emoções e os desejos suscetíveis de interferir com o uso de suas habilidades."

✓   **b. Decida quais habilidades utilizar**
    Continue: "Em seguida, decida quais habilidades de enfrentamento ou de solução de problemas que você deseja usar na situação. Seja específico. Escreva-as em detalhe. Talvez você precise usar as habilidades de solução de problemas para descobrir como usar a antecipação de forma efetiva. As habilidades de *mindfulness*, de tolerância ao mal-estar e de efetividade interpessoal também podem ser úteis".

✓   **c. Imagine a situação**
    Prossiga: "Agora imagine a situação tão vividamente quanto possível. Imagine-se *dentro* da situação, vivendo ela, não apenas a observando. Além disso, imagine-se no tempo presente – não no futuro nem no passado."

✓   **d. Faça um ensaio encoberto de enfrentar com efetividade**

- "Ensaie em sua mente exatamente o que você faria para lidar de forma efetiva, incluindo ensaiar suas ações, seus pensamentos, o que falar e como falar."
- "Ensaie enfrentar com novos problemas que surgem."
- "Ensaie enfrentar a catástrofe que você mais teme."

✓   **e. Pratique relaxamento após ensaiar**

> **Nota aos líderes:** Alguns participantes talvez não tenham imaginação visual. Com indivíduos cuja imaginação é essencialmente verbal, sugira que ensaiem suas falas mentalmente, repassando as estratégias que vão usar. Sugira que deem a si mesmos instruções subvocais sobre o que fazer. Outros pacientes podem utilizar imagens cinestésicas (sensação de lugar corporal) ou visualizações com áudio.

✓   *Exemplo:* De repente, fiquei com medo de dirigir em túneis. Para reduzir esse medo, comecei a dirigir em cada túnel que pudesse encontrar, tranquilizando-me de que não havia perigo de eles cairem em cima de mim. Quando isso não funcionava (afinal, túneis desabam em uma cidade sujeita a terremotos, como a minha adorável Seattle), eu me perguntava: "Qual é a ameaça?". Percebi que dizer a mim mesma que o túnel não cairia era evitar a ameaça. Em seguida, eu dirigia em túneis e imaginava que eles *realmente* caíam sobre mim. Em seguida, imaginava-me saltando para fora do carro em meu traje da Mulher Maravilha, correndo para salvar os outros e saindo do túnel em segurança. Notei que meu medo diminuiu muito (de 80 para 30, em uma escala de 100), mas não chegou a zero. Eu me perguntei: "Qual é a ameaça?" e percebi que o medo primordial não era que o túnel apenas desabasse, mas ficar presa no túnel em dor extrema, em meio ao fogo, e sem ninguém para me salvar. Assim, pratiquei aceitação radical da dor e da morte, e, após várias práticas, meu medo sumiu por completo.

Nota aos líderes: Observe que, nesta história, incluí imagens de salvar os outros e de aceitação radical, as quais me permitiram imaginar o término do evento comigo em um estado de paz. Em outras palavras, talvez seja útil terminar a prática imaginária com um comportamento que solucione o problema ou forneça um resultado positivo para si ou para os outros. Se você estiver usando essa estratégia, é importante discutir com cada participante qual atividade prazerosa decorrente de seu comportamento lhes traria uma sensação de paz. Também é importante notar que eu usei o faz de conta (saltar do meu carro em meu traje da Mulher Maravilha). Ver, na Ficha de regulação emocional 20A: Protocolo para lidar com pesadelos, passo a passo, outro exemplo desta estratégia.

Ponto de discussão: Apresente o meu exemplo anterior e um dos seguintes exemplos em segmentos. No ponto de enfrentamento de cada exemplo, pergunte aos participantes o que eles acham que o protagonista deveria estar praticando na sua imaginação.

Exemplo: Joe está se preparando para cantar solo pela primeira vez em um recital que ocorrerá na sua universidade. Ele teve um resfriado e tem medo de que sua voz possa sumir bem no meio da apresentação. Para fazer a antecipação, primeiro ele se imagina cantando sem problemas. Isso é útil, mas ele continua ansioso. Em seguida, ele pratica mentalmente subir ao palco com um copo de água na mão, curvando-se e colocando-o no chão antes de começar. Então, se imagina cantando, notando que a voz está sumindo, curvando-se para se acalmar, apanhando o copo d'água, tomando um gole e, depois, continuando a cantar quando estiver pronto. Neste exemplo da vida real, a ansiedade de Joe diminuiu integralmente, e ele cantou seu solo sem incidentes.

Nota aos líderes: É muito importante ajudar os participantes a descobrir qual é o verdadeiro sinal da emoção em uma situação. Isso é particularmente verdadeiro quando a emoção é o medo; é típico para os indivíduos confundirem do que eles de fato sentem medo.

Exemplo: Sharon é adita, e a parada de ônibus para o seu trabalho situa-se em uma rua em que circulam muitos traficantes. Muitos deles a conhecem, e quando a enxergam, se aproximam e se oferecem para vender-lhe drogas. No momento, ela não tem condições para se mudar para um bairro mais seguro. Ela pratica a atencipação todas as manhãs antes de ir ao trabalho, imaginando-se à espera do ônibus, vendo um traficante abordá-la e, então, dizendo a ele com voz firme: "Fique longe de mim!". Com sua terapeuta, ela se imagina em pé, ansiosa, na parada de ônibus, revendo mentalmente seus prós e contras e dizendo ao traficante: "Vá embora!". Mais tarde, ela pratica isso em casa.

Exercício prático: Suscite várias situações-problema e, em seguida, selecione uma ou duas para praticar com os participantes. Discuta possíveis formas de lidar com cada situação e peça para os pacientes escreverem passos específicos. Em seguida, incentive-os a se sentar, fechar os olhos e ensaiar mentalmente o uso das habilidades para gerenciar a situação. No final, conduza-os ao longo de um breve exercício de relaxamento. Obtenha *feedback* e discuta.

Nota aos líderes: É importante, ao longo do treinamento de habilidades, procurar situações em que os participantes possam praticar a antecipação. Acrescente isso como uma tarefa individual, se for o caso.

XVII. CUIDAR DE SUA MENTE CUIDANDO DE SEU CORPO
(FICHA DE REGULAÇÃO EMOCIONAL 20)

> **Ponto principal:** Um corpo desequilibrado aumenta a vulnerabilidade às emoções negativas e à mente emocional. Tomar conta de nosso corpo aumenta a resiliência emocional. O mnemônico SABER abrange cuidar da Saúde – prevenir e tratar doenças físicas, equilibrar a Alimentação, Balancear o sono, fazer Exercícios e evitar substâncias que alteram o humor.
>
> **Ficha de regulação emocional 20: Cuidar de sua mente cuidando de seu corpo.** É raro que um participante tenha dificuldade em compreender esta ficha. Se estiver com pouco tempo, em geral você pode transmitir esta ficha bem sucintamente. A Ficha de tarefas de regulação emocional 14 (ver a seguir) é usada para a prática de gravação.
>
> **Ficha de tarefas de regulação emocional 14: Praticando habilidades SABER.** Nesta ficha de tarefas, os pacientes devem registrar o seu uso das habilidades SABER ao longo da semana. Há uma fileira para cada dia, e os indivíduos podem registrar como eles praticaram cada uma das habilidades SABER naquele dia. Na parte inferior de cada coluna existe um espaço para assinalar se cada habilidade específica foi útil ao longo da semana.

✓ **A. A influência do corpo sobre a mente**

Diga aos participantes: "Um corpo fora de equilíbrio aumenta a vulnerabilidade às emoções negativas e à mente emocional. Se você usar as habilidades nesta parte do módulo para cuidar de seu corpo, isso vai aumentar sua resiliência emocional".

✓ **B. As habilidades SABER**

Explique aos participantes: "Você pode se lembrar dessas habilidades com o termo SABER. Isso representa o seguinte: cuidar da Saúde – prevenir e tratar doenças físicas, equilibrar a Alimentação, Balancear o sono, fazer Exercícios e evitaR substâncias que alteram o humor".

✓ **1. Cuidar da Saúde – prevenir e tratar doenças físicas**

Diga aos participantes: "Estar doente reduz a sua resistência às emoções negativas. Quanto mais saudável estiver, melhor você será capaz de regular as suas emoções".

Muitas pessoas têm medo de ir ao médico ou não têm a regulação comportamental para marcar e comparecer a consultas. Outros não têm a autorregulação de tomar os medicamentos prescritos (psicotrópicos ou medicação em geral).

✓ **Ponto de discussão:** Discuta quaisquer doenças que os participantes tiveram. O que interfere com o tratamento delas? Obstáculos comuns podem incluir constrangimento em relação ao problema (como no caso das doenças sexualmente transmissíveis), falta das habilidades de afirmação, falta de dinheiro, problemas com a autorregulação, medo do tratamento médico, além de experiências negativas anteriores ao procurar cuidados médicos.

✓ **2. Equilibrar a Alimentação**

Diga: "Tente comer as quantidades e os tipos de alimentos que ajudam você a se sentir bem – nem muito, nem pouco. Tanto comer demais[119] quanto jejuar demais[107] pode aumentar a sua vulnerabilidade à mente emocional. O momento e a frequência com que comem, bem como a rotina alimentar diária, podem ser particularmente importantes para alguns indivíduos, como aqueles diagnosticados com transtorno bipolar. Fique longe de pratos que o façam sentir-se excessivamente emocional".

> **Ponto de discussão:** Incentive as pessoas a evitar alimentos que lhes façam se sentir mal. Pergunte aos participantes sobre alimentos que os façam se sentir felizes (p. ex., chocolate), calmos (p. ex., leite) ou energizados (p. ex., açúcar, carne); saliente o papel desses alimentos, com moderação.

Notas de pesquisa: Pesquisas sobre pessoas que restringem a própria alimentação em dietas autoimposta mostram os efeitos negativos de comer muito pouco. Por exemplo, constatou-se que restringir a ingestão de alimentos pode levar tanto a comilanças quanto a problemas psicológicos (como preocupação com comida e alimentação, maior emotividade e disforia e distraibilidade).[107]

Nota aos líderes: Não tente convencer os pacientes de que não devem considerar certos alimentos prejudiciais. Provavelmente, esta é uma batalha perdida.

✓ 3. **Evitar substâncias que Alteram o humor**

Explique: "Álcool e drogas, como certos alimentos, podem diminuir a resistência às emoções negativas. Fique longe das drogas ilícitas. Use álcool com moderação ou não use".

> **Ponto de discussão:** Aproveite a oportunidade para discutir problemas de álcool e drogas que os participantes possam ter. Discuta os efeitos das substâncias que alteram o humor exercem nas emoções,[120] bem como as dificuldades em se manter longe dessas substâncias.

✓ > **Ponto de discussão:** Substâncias alteradoras do humor alteram o humor! Por isso, não é uma boa ideia beber álcool ou usar drogas antes de uma entrevista de emprego, nem antes de ou durante outros eventos em que os controles comportamentais e emocionais sejam muito importantes. Suscite, dos participantes, outros exemplos de quando foi importante para eles não ter consumido álcool ou outras drogas.

✓ 4 **Balancear o sono**

Continue: "Tente obter a quantidade de sono que lhe ajuda a sentir-se bem – nem demais nem de menos; geralmente, algo entre 7 e 9 horas. Mantenha um cronograma de sono consistente, especialmente se você estiver tendo dificuldade para dormir".

Notas de pesquisa: Uma quantidade crescente de pesquisas sugere que a falta de sono está relacionada com uma grande variedade de dificuldades emocionais.[121]

> **Ponto de discussão:** Suscite, junto aos participantes, problemas que eles têm com o sono. Em geral, isso é um obstáculo importante para indivíduos com desregulação emocional. Escassez de sono, em especial, pode torná-los particularmente vulneráveis às emoções negativas; pode fazer parte de uma síndrome de depressão. O que ajudou? O que tornou as coisas piores?

5. **Fazer Exercícios físicos**

Explique: "O exercício aeróbico, praticado de forma regular, é antidepressivo.[122] Além disso, um cronograma de exercício habitual pode construir maestria. Faça algum tipo de exercício 5 a 7 dias por semana. Tente construir 20 minutos de exercício cada vez".

> **Ponto de discussão:** Pergunte a quais formas de exercício os participantes se dedicam. Aqui, um problema importante é que exercícios constantes exigem habilidades de autogestão, e indivíduos mais emocionalmente desregulados têm poucas dessas habilidades. Essa discussão é uma

oportunidade para discutir os princípios de autogestão, especialmente os princípios do reforço. (Consulte mais informações sobre reforço na Ficha de efetividade interpessoal 20: Estratégias para aumentar a probabilidade de comportamentos desejados.)

> **Nota aos líderes:** Os protocolos de higiene do sono e de como lidar com pesadelos normalmente não são estudados nos grupos do treinamento de habilidades, a menos que os participantes estejam no grupo especificamente para lidar com pesadelos ou distúrbios do sono. Costumo atribuir essas fichas como material de leitura e sugerir que, se necessário, peçam a seu terapeuta individual para trabalhar os protocolos com eles. Não assinalei estes protocolos com sinais de visto. Se você ensiná-los, cada passo numerado em cada protocolo deve ser examinado.

XVIII. PROTOCOLO PARA LIDAR COM PESADELOS (FICHA DE REGULAÇÃO EMOCIONAL 20A)

> **Ponto principal:** Pesadelos recorrentes, além de muito angustiantes, também interferem com o sono repousante e adequado.
>
> **Ficha de regulação emocional 20A: Protocolo para lidar com pesadelos, passo a passo (*opcional*).** Esta ficha opcional, junto com a Ficha de tarefas 14A (ver a seguir), pode ser usada quando os participantes têm pesadelos recorrentes.
>
> **Ficha de tarefas de regulação emocional 14A: Formulários de experiência do pesadelo-alvo (*opcional*).** Se for utilizada a Ficha 20A, é importantíssimo esmiuçar esta ficha de tarefas. Observe que ela consiste em três formulários. No Formulário de experiência do pesadelo-alvo, o participante descreve em detalhes o sonho angustiante. Para alguns indivíduos, isso pode ser muito difícil, e talvez você queira que esse paciente o preencha na presença de um terapeuta. Em nosso grupo, alguns profissionais têm ignorado esse primeiro formulário e começado o protocolo com o segundo, o Formulário de experiência do sonho modificado. Neste, o participante descreve, em detalhes, um sonho modificado. O cenário do sonho modificado deve ser examinado com cada indivíduo para garantir que ele ou ela siga as instruções exatamente. Ao praticar o protocolo para lidar com pesadelos, os pacientes rastreiam seu progresso no terceiro formulário, o Registro de relaxamento e ensaio de sonho.

> **Notas de pesquisa:** O protocolo para lidar com pesadelos descrito a seguir e resumido na Ficha de regulação emocional 20A baseia-se na Terapia de ensaio encoberto (IRT, do inglês, *Imagery Rehearsal Therapy*) para pesadelos crônicos, desenvolvida por Barry Krakow e colaboradores.[123] Vários ensaios clínicos controlados de IRT mostraram sua efetividade em reduzir a frequência dos pesadelos.[124, 125]

✓ Explique aos participantes que esse tratamento se baseia nas seguintes ideias:

- **Pesadelos são comportamentos aprendidos**, frequentemente em razão de acontecimentos traumáticos. Uma vez aprendidos, eles podem ser mantidos por hábito.
✓ - **Pesadelos habituais podem ser modificados por meio de praticar novos sonhos para substituí-los.**
✓ - **Novos sonhos são aprendidos por meio de ensaiar um sonho modificado** – um sonho sem os eventos negativos e traumáticos do velho pesadelo – e, após o ensaio, fazer o relaxamento.
- **Ao desenvolver sonhos novos, é importante inserir modificações que provocam uma sensação de maestria e de controle. Em pesadelos, as pessoas normalmente sentem-se não só aterrorizadas, mas também fora de controle. O pensamento clínico atual é de que esse fator – o aumento da maestria pessoal no sonho – parece ser importante em como funciona a IRT.**

Saliente também que o protocolo para lidar com pesadelos é muito parecido com a habilidade de antecipação. Os dois se concentram em escrever um roteiro e ensaiá-lo mentalmente. Assim, os dois buscam mudar comportamentos-problema por ensaio encoberto de comportamentos de enfrentamento e maestria.

✓ **A. Pratique as habilidades necessárias**

Diga aos participantes: "Primeiro, pratique as habilidades necessárias para certificar-se de que você está pronto para trabalhar na mudança dos pesadelos".

1. Relaxamento

Diga: "Pratique o relaxamento. Decida qual método de relaxamento a ser usado enquanto estiver trabalhando em seus pesadelos. Pratique-o para certificar-se de que consegue fazê-lo e de que, ao praticá-lo, você realmente fica mais relaxado".

2. Imagens agradáveis

Prossiga: "Pratique imagens agradáveis para certificar-se de que você consegue evocar imagens".

✓ ***3. Habilidades de enfrentamento***

Continue: "Decida e ensaie habilidades de enfrentamento, no caso de ficar angustiado ao pensar em seus pesadelos". Esclareça que as habilidades TIP (ver Cap. 10 e Ficha de tolerância ao mal-estar 6) podem ser úteis se a excitação se elevar muito. Outras habilidades de tolerância ao mal-estar, como distração temporária ou autoacalmar-se, também podem ser úteis. A solução de problemas (ver Seção XI do presente capítulo) pode ser necessária para determinar se o pesadelo-alvo é muito grave para ser trabalhado no momento.

B. Escolha um pesadelo recorrente

Diga aos participantes: "Escolha um pesadelo recorrente para ser trabalhado. Selecione um que você esteja preparado para gerenciar. Não comece com seu pesadelo mais grave ou traumático, a menos que você esteja muito bem preparado. Primeiro pratique com os mais fáceis e vá treinando até os mais difíceis".

C. Escreva o pesadelo-alvo

Diga: "Agora escreva seu pesadelo-alvo em detalhes, contando momento a momento. Inclua os eventos no ambiente, bem como pensamentos, sentimentos e pressuposições sobre si mesmo durante o sonho ruim".

Nota aos líderes: A etapa de escrever o pesadelo pode ser ignorada para indivíduos com TEPT, para quem o pesadelo em si seja traumático. O evento-chave nesse protocolo é desenvolver um senso de domínio, não de exposição ao pesadelo em si.

D. Escolha um desfecho alternativo para o pesadelo

Continue: "Em seguida, escolha um modo de alterar o resultado do pesadelo. Isso pode ser qualquer mudança antes de algo ruim ou traumático acontecer. Pode ser qualquer coisa que você queira, desde que impeça o habitual resultado do pesadelo. Certas pessoas acreditam que quanto mais bizarra for a mudança (p. ex., uma arma se transformar em uma banana), melhor o protocolo funciona".

Esclareça que o resultado pode incluir a inserção de novas informações. Por exemplo, um veterano de guerra que sente vergonha de seu próprio comportamento no campo de batalha e acredita que decepcionou seus colegas de tropa pode se erguer no sonho e avistar um grupo enorme de pessoas cujas vidas foram salvas pelo seu comportamento. Uma mulher que foi estuprada e sente-se fraca por não ter resistido pode imaginar os braços e pernas se inflando com músculos e um auditório lotado aplaudindo sua reveladora palestra para denunciar o crime de estupro.

> **Nota aos líderes:** É importante trabalhar com os participantes para ter certeza que qualquer novo final tenha o efeito desejado de fazê-los sentir competentes e de bem consigo mesmos.

E. Anote o pesadelo completo com as mudanças

Prossiga: "Agora escrevam o pesadelo completo, com o desfecho alternativo e quaisquer outras alterações que vocês fizeram."

F. Ensaie e relaxe cada noite

Diga: "Ensaiem o sonho todo modificado, visualizando-o todas as noites *antes* de praticar o relaxamento. O relaxamento deve ser eficaz; cada pessoa pode usar uma estratégia diferente".

> **Nota aos líderes:** Sugira práticas de *mindfulness* ou relaxamento progressivo, conforme descrito na Ficha de tolerância ao mal-estar 6B: Relaxamento muscular progressivo, passo a passo.

G. Ensaie e relaxe durante o dia

Conclua: "Por fim, ensaiem o novo sonho sempre que possível durante o dia, seguido de relaxamento. Aqui, a ideia essencial é lembrar que mudar os pesadelos exige prática, prática e mais prática. No entanto, em geral, os efeitos devem aparecer em algumas semanas".

> **Nota aos líderes:** Visite www.huffingtonpost.com/belleruth-naparstek/getting-rid-of-repeating_b_487024.html e consulte variações deste protocolo usadas com veteranos (em inglês). Aqui, a ideia básica é seguir o protocolo conforme descrito, mas também adicionar ao sonho um final que permitirá a pessoa acordar em um estado de paz. Em outras palavras, o objetivo é adicionar um final em que o sonhador se envolve em um comportamento que soluciona o problema ou fornece um resultado positivo para os outros. Se você usar essa estratégia, é importante discutir com cada participante qual atividade prazerosa, decorrente do comportamento, traria uma sensação de paz.

XIX. PROTOCOLO DE HIGIENE DO SONO (FICHA DE REGULAÇÃO EMOCIONAL 20B)

> **Ponto principal:** O sono adequado em base diária é essencial à saúde física e mental. Com frequência, as dificuldades para dormir podem ser resolvidas usando uma série de estratégias de indução do sono.
>
> **Ficha de regulação emocional 20B: Protocolo de higiene do sono (*opcional*).** Esta ficha opcional, junto com a Ficha de tarefas 14B (a seguir), pode ser usada quando os participantes tiverem essas dificuldades de sono específicas.
>
> **Ficha de tarefas de regulação emocional 14B: Ficha de prática de higiene do sono (*opcional*).** Se a Ficha 20B for usada, revise esta ficha de tarefas com os pacientes.

Habilidades de regulação emocional • 401

✓ **Notas de pesquisa:** Uma vasta gama de pesquisas mostra que tanto a quantidade quanto a qualidade do sono estão relacionadas com a saúde física e mental.[126] A duração também está relacionada à longevidade: pouco ou muito sono estão associados a menor expectativa de vida.[127]

Evidências para a importância do sono em transtornos do humor têm aumentado na última década. Entre os adolescentes e adultos com um transtorno dessa natureza, a perturbação do sono:

- é um fator de risco para episódios da doença;
- pode contribuir com as recaídas;
- tem um impacto adverso na regulação emocional;
- tem um impacto adverso no funcionamento cognitivo;
- compromete a saúde;
- pode contribuir para a comorbidade de uso de substância e suicidalidade.

Hoje em dia, a perturbação do sono é vista como um mecanismo importante, mas pouco reconhecido, na causa e na manutenção dos transtornos do humor.[128] Já que a biologia por trás do sono e do sistema circadiano é um sistema aberto, facilmente influenciado pelo ambiente, hoje existem vários tratamentos poderosos, simples e baratos.

As sugestões para a higiene do bom sono no seguinte protocolo são, em sua maior parte, extremamente comuns na maioria das listas de higiene do sono.

Os passos 1 a 6 no presente protocolo são destinados a aumentar a probabilidade de repouso/sono.

✓ **1. Desenvolva e siga um cronograma de sono consistente, inclusive nos fins de semana**

Explique aos participantes: "Quando se trata de dormir, o ritual é tudo. Vá para a cama e levante no mesmo horário todos os dias. Adote o mesmo ritual cada noite quando chega a hora de dormir. Evite tirar um cochilo maior que 10 minutos durante o dia. Aqui, a ideia é utilizar a hora do dia para servir de evento desencadeante ao sono".

2. Não utilize a cama para atividades diurnas

Diga: "Não use sua cama para atividades como assistir à televisão, falar ao telefone ou ler durante o dia. Isso tornará você mais propenso a associar a sua cama com sono".

3. Evite certas coisas antes de dormir

Continue: "Evite cafeína, nicotina, álcool e refeições pesadas no final do dia, bem como fazer exercícios 3 a 4 horas antes de ir para a cama. Além disso, não assista à TV antes de dormir se o programa for emocionalmente estressante (p. ex., se é noite de apuração de votos e seu candidato estiver perdendo)".

4. Prepare o quarto para o sono

Continue: "Apague a luz, mantenha o quarto silencioso e deixe a temperatura confortável e relativamente amena quando estiver se preparando para dormir. Tente um cobertor elétrico se estiver com frio; coloque os pés para fora do cobertor ou ligue um ventilador direcionado para sua cama se estiver com calor; ou, se necessário, utilize máscara de dormir, tampões para os ouvidos ou uma máquina de 'ruído branco'".

5. Permita-se meia hora a uma hora até cair no sono

Diga: "Dê-se de 30 a 60 minutos para cair no sono. Se isso não funcionar, avalie se você está calmo ou se está ansioso ou ruminando e siga os passos adequados após o passo 6".

✓ **6. Não catastrofize o problema de não conseguir dormir**

Explique: "Catastrofizar o problema com o sono é o jeito mais garantido de ficar acordado. Preocupar-se com não dormir é um dos principais fatores na insônia contínua.[129] Se o sono estiver completamente esquivo, descanse na cama, lembrando-se de que você estará o.k. com devaneios e descanso. Não decida desistir durante a noite e acordar para o 'dia'".

Os passos 7 a 9 devem ser utilizados se os participantes estiverem calmos, mas plenamente acordados.

7. Saia da cama e faça uma atividade tranquila

Diga: "Vá para outra sala e leia um livro ou faça alguma outra atividade tranquila que não vá lhe despertar ainda mais".

8. Escute uma estação de rádio

"Com os olhos fechados, escute uma estação de rádio AM ou FM em volume baixo. Ouvir o rádio é uma boa escolha para isso, porque há pouca flutuação no volume ou no tom de voz". (Não escute notícias que irão perturbá-lo.)

9. Coma uma refeição leve

"Coma uma refeição leve, composta por carboidratos complexos[130] (p. ex., uma maçã)."

Os passos 10 a 15 devem ser utilizados se os participantes estiverem ansiosos ou ruminando pensamentos.

✓ **10. Use as habilidades TIP**

Diga: "Molhe o rosto com água fria, mergulhe-o em uma bacia de água gelada ou salpique água fria nos olhos e na parte superior da face (isso reduzirá a excitação por um breve momento). Em seguida, volte para cama. Para bloquear a ruminação, pratique a respiração pausada tão logo você se deite. Lembre-se, se você tiver qualquer problema de saúde, obtenha aprovação médica antes de usar água fria". (Consulte a Ficha de tolerância ao mal-estar 6A: Usando água fria, passo a passo).

✓ **11. Experimente a prática de meditação 9-0**

"Experimente a prática de meditação 9-0, a fim de colocar uma leve carga em sua memória que interferirá com as preocupações. Inspire profundamente e expire devagar, dizendo em sua mente o número 9. Na respiração seguinte, diga 8; em seguida, diga 7; e assim por diante, até falar 0. Depois, recomece, mas, desta vez, em vez de começar com o 9, comece com 8 ao expirar, seguido pelo 7, e assim por diante, até alcançar o 0. Então, comece com o 6 e continue até o 0; depois comece com o 5; então com o 4 e assim por diante, até começar com o 1. Continue com a prática, recomeçando sempre que necessário, até você cair no sono. Existem outras estratégias semelhantes, como contar até 10 ao menos 10 vezes, fazer uma pausa após a contagem do 1, na vez seguinte fazendo uma pausa após a contagem do 2, então pausando no 3, no 4, e assim por diante, até o 10. Em seguida, se você não estiver ferrado no sono, recomece".

12. Concentre-se na sensação corporal

"Concentre-se na sensação corporal de ruminar os pensamentos se você se flagrar ruminando pensamentos."[38, 131]

13. Leia um romance emocionalmente cativante

"Leia um romance emocionalmente cativante por alguns minutos até você se sentir um pouco cansado. Em seguida pare de ler, feche os olhos e tente continuar o romance na sua cabeça."

14. Tranquilize-se

"Lembre-se de que, muitas vezes, problemas que parecem muito grandes no meio da noite mudam de aparência ao amanhecer. No meio da noite, lembre-se dessas ocasiões e diga a si mesmo 'Isso não passa de pensamentos do meio da noite. Pela manhã, vou pensar diferente e me sentir diferente'".

15. Se você para de ruminar os pensamentos...

"Se você não para de ruminar as ideias, siga estas diretrizes. Se o problema for solucionável, solucione-o. Se não for, mergulhe profundamente na preocupação até a 'catástrofe' – o pior resultado que você pode imaginar – e, então, imagine-se enfrentando a catástrofe com antecedência."[132] (Ver Ficha de regulação emocional 19: antecipação e construir maestria.)

> **Ponto de discussão:** Discuta com os participantes como o uso dessas estratégias para combater a ruminação pode ser útil em outros momentos do dia – não só quando estiverem tentando dormir.

✓ > **Ponto de discussão:** Com os pacientes, suscite quais dificuldades tiveram para dormir e quaisquer estratégias que utilizaram e tenham sido úteis. Discuta o uso de medicamentos prescritos para o sono e enfatize que, no longo prazo, excelentes práticas de higiene de sono podem ser tão úteis quanto a medicação. Não hesite em compartilhar as estratégias de sono que você considera úteis.

XX. VISÃO GERAL: GERENCIANDO EMOÇÕES REALMENTE DIFÍCEIS (FICHA DE REGULAÇÃO EMOCIONAL 21)

> **Ponto principal:** Às vezes, a intensidade das emoções negativas pode ser tão alta que habilidades especiais são necessárias para gerenciá-las.
>
> **Ficha de regulação emocional 21: Visão geral: manejando emoções realmente difíceis.** Esta ficha é uma visão geral para orientar os participantes sobre as atividades seguintes. Apresente-a rapidamente. Ela também pode ser ignorada, e as informações, escritas no quadro.

✓ **A. *Mindfulness* das emoções atuais**

Diga aos participantes: "Suprimir a emoção aumenta o sofrimento. A prática de *mindfulness* das emoções atuais é o caminho para a liberdade emocional".

✓ **B. Gerenciando emoções extremas**

Diga: "Às vezes, a excitação emocional é tão alta que você não consegue usar nenhuma habilidade, particularmente aquelas que são complicadas ou exigem qualquer pensamento de sua parte. Este é o ponto de quebra das habilidades. As habilidades de sobrevivência a crises, descritas nas Fichas de tolerância ao mal-estar 6-9A são necessárias".

✓ **C. Antecipando os fatores que interferem na solução de problemas nas habilidades de regulação emocional**

Lembre os pacientes: "A antecipação dos fatores que interferem na solução de problemas das habilidades de regulação emocional ajuda você a descobrir por que uma habilidade não está funcionando. Quando está aprendendo muitas habilidades novas, é fácil se esquecer de muitas delas ou de como praticá-las".

✓ **D. Revisando as habilidades**

Saliente que revisar as habilidades de regulação emocional também pode ser útil. O modelo de fluxograma das emoções (ver Seção V do presente capítulo, bem como as Fichas de regulação emocional 5 e 25) coloca as habilidades em ordem para que sejam mais bem compreendidas e lembradas.

XXI. *MINDFULNESS* DAS EMOÇÕES ATUAIS (FICHA DE REGULAÇÃO EMOCIONAL 22)

> **Ponto principal:** Suprimir a emoção aumenta o sofrimento. A prática de *mindfulness* das emoções atuais é o caminho para a liberdade emocional. Para grupos avançados, ou aqueles cujos participantes você confia que possam experimentar suas próprias emoções sem trauma, a prática de *mindfulness* das emoções atuais pode ser antecipada e ensinada antes da Ficha de regulação emocional 6: Maneiras para descrever as emoções.
>
> **Ficha de regulação emocional 22:** *Mindfulness* **das emoções atuais: deixando o sofrimento emocional passar.** Não tente pular esta ficha ou ensinar o conteúdo apressadamente. A prática de *mindfulness* das emoções atuais é uma habilidade crucial subjacente a muitas, se não à maioria, das habilidades em DBT. Evitar as emoções interfere com o uso de quase todas as outras habilidades neste módulo.
>
> **Ficha de tarefas de regulação emocional 15:** *Mindfulness* **das emoções atuais.** A ficha de tarefas permite que os pacientes assinalem as habilidades que utilizaram ao praticar *mindfulness* das emoções. Isso pode ser muito útil, porque os participantes costumam se esquecer de como exatamente praticá-la. Se necessário, lembre-os de como avaliar a intensidade das emoções (0 = nenhuma emoção; 100 = intensidade máxima). Os espaços "Antes" e "Depois" servem para classificar a intensidade da emoção antes e após a prática de *mindfulness* das emoções atuais. Se os pacientes tiverem dificuldade para identificar qual emoção estão sentindo, instrua-os a revisar a Ficha de regulação emocional 6 e/ou a preencher a Ficha de tarefas de regulação emocional 4, 4A ou 5. A Ficha de tarefas 15 termina com uma seção para comentários e uma descrição de experiências durante o treinamento.

✓ **A. O que é *mindfulness* das emoções atuais?**

A prática de *mindfulness* das emoções atuais significa observar, descrever e "permitir" as emoções sem julgá-las ou inibi-las, bloqueá-las ou distraí-las.

✓ **B. Por que estar atento às emoções atuais?**

1. Para aprender que não há emoções tão catastróficas

Diga aos participantes: "Ao se expor às emoções, mas não necessariamente agir sob sua influência, você descobre que não existem emoções tão catastróficas. Você deixa de ter tanto medo delas. Assim que perde o medo, dissipam-se o pânico e a raiva que surgiam em resposta a suas emoções. Observar as emoções funciona com o mesmo princípio que a exposição funciona no tratamento das fobias e do pânico".

✓ **2. Para encontrar um caminho para a liberdade**

Diga: "Ao longo do tempo e com a prática, você vai gradativamente se sentir mais livre, menos controlado por suas emoções. Libertar-se de controlar as emoções é um caminho para a liberdade. Muita gente acredita que precisa controlar suas emoções em todos os momentos. Quando você acredita nisso, é fácil tornar-se controlado por suas próprias regras emocionais. Você perde a liberdade de ser e sentir genuinamente. Outras pessoas acreditam que simplesmente não conseguem suportar sentimentos dolorosos – que vão cair no abismo ou vão morrer se não controlar suas emoções. Esse é o caminho para perder a liberdade. A sabedoria e a liberdade exigem a capacidade de permitir o fluxo natural do vaivém das emoções, experimentando-as, mas não sendo controlados por elas. Sempre ter que impedir ou reprimir as emoções é uma forma de ser controlado por elas".

✓ **3. Para diminuir o sofrimento**

Explique aos participantes que aceitar emoções dolorosas elimina o sofrimento, deixando apenas a dor. Às vezes, a aceitação inclusive reduz a dor. Combater as emoções garante a permanência delas.[13] Isso é simplesmente uma reafirmação dos princípios da prática de *mindfulness* (ver Cap. 7 deste manual) e da tolerância ao mal-estar (ver Cap. 10), mas esses pontos são extremamente importantes de fixar.

4. **Para aceitar as emoções dolorosas como parte da condição humana**

Existem razões válidas para as emoções negativas. A não ser que façam tremendas mudanças de vida, as pessoas provavelmente não conseguirão se livrar da maioria delas – e, mesmo nesse caso, as emoções negativas sempre farão parte da vida. Portanto, o truque é encontrar uma nova maneira de se relacionar com elas, para que não induzam tanto sofrimento. O caminho é a aceitação.

Ponto de discussão: Aprender a se libertar das emoções é extremamente difícil. É preciso muita prática. Discuta o papel da aceitação do sofrimento emocional. Em geral, você pode esperar que os participantes entendam o tópico. Obtenha *feedback*.

✓ C. **Como se libertar do sofrimento emocional**

✓ 1. *Observe a sua emoção*

Diga aos pacientes: "Comece apenas observando sua emoção. Reconheça a presença dela. Dê um passo para trás. Consiga se descolar da emoção".

✓ a. **Experimente a emoção como uma onda**
Diga: "Tente viver sua emoção como se ela fosse uma onda, em seu vaivém. Imagine que você está na praia e que as emoções, como as ondas do oceano, vêm e vão, vêm e vão. Enterre os dedos dos pés na areia e sinta o vaivém das ondas".

✓ b. **Imagine-se surfando a onda**
Continue: "Agora imagine que você está em uma prancha de surfe, surfando as ondas de suas emoções. Tente manter o equilíbrio e apenas suba na prancha".

Esclareça que surfar na crista das emoções é muito semelhante a surfar na crista dos impulsos no tratamento de transtornos por uso de substâncias.[133] Surfar os impulsos e surfar as emoções são habilidades semelhantes, se não idênticas. Surfar na crista das emoções pode ser extremamente útil quando é importante inibir a ação ligada à emoção.

✓ c. **Não tente bloquear ou reprimir a emoção**
Prossiga: "Abra-se para o fluxo da emoção. Não tente livrar-se dela. Não a afaste. Não a julgue nem a rejeite".

d. **Esteja disposto a ter a emoção**
Tentar construir uma muralha para manter as emoções do lado de fora sempre tem o efeito de mantê-las do lado de dentro. É como tentar manter o oceano longe da praia construindo uma muralha de areia. O oceano inevitavelmente vai se infiltrar, mas a água vai se acumular atrás da muralha, pois não consegue retornar rapidamente.

✓ **Notas de pesquisa:** As pesquisas, cada vez mais, mostram que tentar bloquear ou reprimir as emoções, na verdade, as intensifica.[97, 134] Aliás, evitar a sensação emocional parece estar na raiz do transtorno de ansiedade generalizada. Assim, é importante praticar a tolerância das sensações emocionais, sem qualquer tentativa de bloqueá-las ou evitá-las, enveredando em círculos de preocupação.

e. **Não tente manter a emoção ao redor**
Diga: "Não se apegue à emoção. Não a ensaie. Não se agarre nela. Não a amplifique".

2. *Pratique mindfulness das sensações corporais*

Diga aos participantes: "Preste atenção a suas sensações físicas. Pode ser utilíssimo se concentrar apenas nas partes físicas da emoção".

- "Observe onde em seu corpo você está sentindo as sensações emocionais."
- "Experimente as sensações tão plenamente quanto possível."
- "Preste atenção para ver quanto tempo leva para amainar a emoção ou para mudar a qualidade da experiência. Adote uma mentalidade curiosa."

✓ **3. Lembre-se: você não é a sua emoção**

Lembre os pacientes: "Você não é a sua emoção. Não aja necessariamente sob a influência da emoção. Continue a observá-la. Também, lembre-se de ocasiões em que você se sentiu diferente".

4. Pratique amar suas emoções

- "Respeite sua emoção. Não assuma que ela é irracional ou baseada em percepções defeituosas ou distorções."
- "Liberte-se de julgar sua emoção."
- "Pratique a disposição de ter a emoção."
- "Pratique aceitação radical de sua emoção."

> **Nota aos líderes:** Ver a Ficha de tolerância ao mal-estar 11: Aceitação radical e a Ficha de tolerância ao mal-estar 13: Estar disposto. Se necessário, comente sobre o significado de estar disposto e da aceitação radical, para aqueles que tiverem problemas para entender os conceitos.

O ponto 4 é naturalmente difícil. "Amar", nesse contexto, significa "aceitar". Nesse passo, a ideia de amar e aceitar as emoções não significa aumentá-las ou intensificá-las. Combater as emoções não as faz desaparecer. Aceitá-las permite que uma pessoa faça algo a respeito.

> **Nota aos líderes:** Essas instruções gerais sobre a prática de *mindfulness* das emoções atuais, com frequência, não parecem úteis aos participantes em um primeiro momento. Lembre-os de que a essência da prática de *mindfulness* é tornar-se livre para que até mesmo as emoções intensas deixem de ser tão perturbadoras. Isso requer muita prática. É importante praticar essa habilidade com os pacientes. Ao longo do treinamento de habilidades neste e em outros módulos, muitas vezes faça referência à prática de *mindfulness* das emoções atuais.

Adaptei a seguinte história a partir de um relato feito por uma professora de *Zen*, que a leu em uma obra de outro professor espiritual, Anthony de Mello.[135] É uma história muito útil no ensino do conceito de amar as emoções.

✓ ⊗ **Ponto narrativo:** Um homem comprou uma casa nova e decidiu que teria um gramado muito bonito. Trabalhou nele todas as semanas, fazendo tudo que os livros de jardinagem ensinavam. Seu maior problema foi que no gramado sempre apareciam plantas indesejadas: os dentes-de-leão. Na primeira vez que ele se deparou com elas, as arrancou. Mas, que droga! A infestação voltou. Ele foi à loja de jardinagem local e comprou um herbicida. Isso funcionou por algum tempo, mas após as chuvas de verão, droga! Ele detectou a presença de dentes-de-leão outra vez! Durante o verão inteiro, ele trabalhou na capina e eliminou essas plantas. No verão seguinte, pensou que não veria nenhum dente-de-leão, pois nenhum havia aparecido no inverno. Mas, de repente, os dentes-de-leão começaram a brotar de novo. Desta vez, ele encasquetou que o problema era o tipo de grama. Então gastou uma fortuna e trocou todo o gramado. Por um tempo, isso funcionou, e ele ficou muito feliz. Assim que ele começou a relaxar, emergiu um dente-de-leão. Um amigo disse a ele que era culpa dos gramados de seus vizinhos. Então, ele fez uma campanha para que todos os vizinhos erradicassem todos os seus dentes-de-leão. No terceiro ano, ele estava à beira de um ataque de nervos. As plantas resistiam. Assim, após consultar todos os agrônomos locais e todos os livros especializados, ele resolveu fazer uma consulta técnica ao Departamento de Agricultura do país. Certamente, o governo poderia ajudar. Após vários meses de espera, enfim, recebeu a resposta.

Ficou empolgadíssimo. Até que enfim, uma ajuda! Abriu o envelope e leu o seguinte: "Caro senhor: Analisamos o seu problema e consultamos todos os nossos especialistas. Após uma avaliação minuciosa, consideramos que podemos lhe dar um bom conselho. Senhor, nosso conselho é que você aprenda a amar aqueles dentes-de-leão".

Esta narrativa pode ser contada quantas vezes forem necessárias. A ideia é chegar ao ponto em que os pacientes digam: "Já sei, isto é um dente-de-leão".

Ponto de discussão: Faça os participantes compartilharem ocasiões em que a aceitação radical das emoções reduziu o sofrimento. Compartilhe suas próprias experiências. Discuta a ideia de "amar" as emoções.

Exercício prático: Toque alguns minutos de música geradora de emoções. Isso pode ser um jazz dissonante (p. ex., faixa 1 do álbum *Meditations*, de John Coltrane) ou outro tipo de música emocional (como *Carmina Burana*, de Carl Orff, a Sinfonia nº 10, de Dimitri Shostakovich, ou o adágio para cordas, de Samuel Barber). Instrua os participantes a experimentar suas emoções enquanto ouvem. Suscite as reações.

Exercício prático: Às vezes, pode ser muito difícil conseguir que os pacientes tenham respostas emocionais justamente quando você quer praticar *mindfulness* das emoções atuais. É necessária uma emoção atual para praticar! Seja criativo e experimente os exercícios que sejam muito suscetíveis de gerar algum tipo de emoção. Por exemplo, vá de paciente em paciente e peça para cada um cantar um verso de uma canção. Interrompa-os periodicamente para redirecioná-los a prestar atenção a seus corpos e não se deixar escapar em autocríticas ou em pensamentos sobre o que vão cantar. Ou peça a todos para gritar tão alto quanto consigam ao mesmo tempo, por cerca de 10 a 20 segundos. Instrua os participantes a prestar atenção a suas respostas emocionais enquanto se dedicam ao exercício.

Exercício prático: Revise a Ficha de tarefas de regulação emocional 15 com os pacientes e peça-lhes para assinalar as formas que estão dispostos a praticar *mindfulness* das emoções atuais. Discuta.

XXII. GERENCIANDO EMOÇÕES EXTREMAS (FICHA DE REGULAÇÃO EMOCIONAL 23)

Ponto principal: É importante conhecer seu próprio ponto de quebra das habilidades. Sinalize a necessidade de primeiro usar as habilidades de sobrevivência a crises (ver Cap. 10 e Fichas de tolerância ao mal-estar 6-9A) e, depois, retornar às habilidades de regulação emocional.

Ficha de regulação emocional 23: Manejando emoções extremas. Esta ficha ensina os participantes como identificar o seu ponto de quebra das habilidades. As habilidades de sobrevivência a crises estão listadas nesta ficha, e você pode dar breves descrições com base nas notas de ensino a seguir. Você pode ser tentado a interromper o ensino das habilidades de regulação emocional e passar para as habilidades de sobrevivência a crises. Não faça isso! Apenas mencione aquele conjunto de habilidades e invista o tempo para ajudar os participantes a reconhecer quando devem usar primeiro as habilidades de regulação emocional primeiro e quando devem tentar primeiro as habilidades de sobrevivência a crises.

Ficha de tarefas: Nenhuma. Se necessário, remeta os participantes às Fichas de tarefas de tolerância ao mal-estar apropriadas.

A. O que é o ponto de quebra das habilidades?

Diga aos pacientes: "Você está no seu ponto de quebra das habilidades quando sua angústia emocional é muito alta – tão extrema que você entra em sobrecarga".

- "Você está completamente imerso na mente emocional. Não consegue se concentrar em nada, a não ser na própria emoção."
- "Você está dominado pela emoção."

- "Sua mente está se desligando. Seu cérebro interrompe o processamento das informações."
- "Você não consegue solucionar os problemas nem usar habilidades complicadas."

Prossiga: "Pode ser importantíssimo saber em qual ponto emocional acontece a interferência com a sua capacidade de enfrentamento e de solução de problemas. Nesses momentos de crise, podem ser necessárias as habilidades especiais".

✓ **B. Identifique o seu ponto de quebra das habilidades pessoal**

Continue: "Quando você *não* estiver em uma situação de crise, pense em episódios emocionais anteriores e descubra o quão emocionalmente angustiado você estava quando 'surtou' e não conseguiu usar suas habilidades de regulação emocional. Este é o seu ponto de quebra das habilidades".

1. O quão angustiado você estava?

"Em qual nível de angústia você estava quando não conseguia concentrar a mente em mais nada além da emoção, não era capaz de solucionar os problemas ou não conseguia usar quaisquer outras habilidades complicadas? Tente recordar."

✓ *2. Verifique os fatos*

"Verifique os fatos. Você realmente 'desmorona' neste nível de excitação? Verifique se o problema não é que, embora você consiga usar as habilidades, só não quer fazê-lo porque parece difícil demais. Se você deseja mesmo usar as habilidades, mas simplesmente não consegue descobrir como fazê-lo neste nível, então, de fato, esse é o seu ponto de quebra das habilidades pessoal."

> **Nota aos líderes:** É importante notar que atingir o ponto de quebra de suas habilidades não significa que os próprios participantes entraram em colapso.

✓ **C. O que fazer no ponto de quebra das habilidades**

> **Nota aos líderes:** Não costumo ensinar o que fazer no ponto de quebra das habilidades durante o módulo de regulação emocional. Em vez disso, eu explico aos pacientes que essas habilidades serão abordadas no módulo seguinte, sobre habilidades de tolerância ao mal-estar. Se você precisa ensinar essas habilidades aqui, use as fichas e fichas de tarefas de tolerância ao mal-estar, listadas a seguir.

✓ *1. Use as habilidades de sobrevivência à crise*

Diga aos participantes: "A primeira coisa a fazer quando você sabe que atingiu o ponto de quebra das habilidades é usar as habilidades de sobrevivência a crises ensinadas nas Fichas de tolerância ao mal-estar 6-9A".

a. **Habilidades TIP para alterar a química corporal**

- "Altere a temperatura de seu corpo, colocando água fria no rosto, tomando um banho quente ou colocando os pés de molho."
- "Faça exercícios aeróbios intensos por 20 minutos ou mais."
- "Faça respiração pausada."
- "Concentre-se em seu corpo para enrijecer e depois relaxar os músculos, um grupo muscular de cada vez."

b. **Distração do evento que desencadeia a emoção**
   - "Desvie a sua atenção: transfira a sua mente para longe do que o está afligindo."
   - "Concentre a sua mente em algo mais – qualquer coisa, menos o que lhe aflige."
   - "Abandone a situação completamente."

c. **Autoacalmar-se por meio dos cinco sentidos**
   - "Observe algo agradável (visão)."
   - "Escute música suave ou outros sons agradáveis (audição)."
   - "Toque em algo macio ou calmante (tato)."
   - "Fareje algo aromático (olfato)."
   - "Coma ou beba algo saboroso (paladar)."

d. **Melhorando o momento em que você está**
   - "Imagine estar em outro lugar ou em uma situação diferente."
   - "Reze."
   - "Encontre coisas relaxantes para fazer."
   - "Encoraje a si mesmo."
   - "Encontre algum tipo de significado no momento presente."
   - "Concentre sua mente inteira em uma coisa só no momento."
   - "Faça uma curta 'viagem de férias' do momento para evitar rapidamente a situação."

2. *Retorne para a prática de mindfulness das emoções atuais*

   Prossiga: "Às vezes, a coisa mais útil a fazer, mesmo com as emoções extremas, é apenas 'acomodá-las'. Mais cedo ou mais tarde, elas sempre vão se amainar. Pode ser difícil, mas isso pode afastá-lo dos problemas por enquanto".

3. *Tente outras habilidades de regulação emocional*

   Diga: "Se nada parece estar funcionando, vá para Ficha de regulação emocional 24: Antecipando fatores que interferem na solução de problemas das habilidades de regulação emocional".

XXIII. HABILIDADES DE REGULAÇÃO EMOCIONAL: ANTECIPANDO FATORES QUE INTERFEREM NA SOLUÇÃO DE PROBLEMAS (FICHA DE REGULAÇÃO EMOCIONAL 24)

Ponto principal: Quando uma ou mais habilidades de regulação emocional parecem não funcionar, é importante não desistir delas. Em vez disso, os participantes devem adotar a antecipação de fatores que interferem na solução de problemas no modo como as habilidades estão sendo aplicadas.

Ficha de regulação emocional 24: Antecipando fatores que interferem na solução de problemas nas habilidades de regulação emocional: quando o que você está fazendo não está funcionando. Esta ficha ajuda os pacientes a descobrir o que está interferindo com seus esforços para controlar ou regular as emoções difíceis e ineficazes. A Ficha de tarefas 16 oferece boa parte dessas mesmas informações. O ensino funciona melhor se os participantes tiverem em mãos a Ficha de tarefas 16, bem como a Ficha 24, enquanto você estuda este tópico. Se estiver com pouco tempo, ensine esta seção só com base na ficha de tarefas, ou faça os pacientes usarem ela durante a semana e, depois, discuta-a durante a revisão das tarefas na próxima sessão.

Ficha de tarefas de regulação emocional 16: Antecipando fatores que interferem na solução de problemas nas habilidades de regulação emocional. Para muitos, esta ficha de tarefas é autoexplicativa.

✓ **A. Perguntas para quando as habilidades não estão funcionando**

✓ **1. Pergunte: estou biologicamente mais vulnerável?**

Aconselhe os participantes a verificar se há mudanças temporárias na biologia, como doença física, ciclo menstrual (no caso das mulheres), alimentação reduzida ou em excesso, efeitos de drogas alteradoras do humor ou álcool, sono escasso ou em demasia, pouco exercício ou movimento ou excesso de exercícios ou, ainda, desequilíbrio biológico causado por alguns transtornos mentais (como transtorno bipolar ou esquizofrenia). Se houver suspeita de rupturas biológicas, é importante trazer o corpo de volta ao equilíbrio. Às vezes, com alguns transtornos mentais, tomar medicamentos psicotrópicos também pode ser importante.

✓ **2. Pergunte: usei minhas habilidades corretamente?**

O primeiro passo para responder à segunda pergunta é pedir aos pacientes que leiam cuidadosamente as instruções para cada habilidade tentada. Se isso não ajudar, a próxima etapa é oferecer-lhes acompanhamento sobre como utilizar as habilidades ou como selecionar a(s) mais efetiva(s).

✓ **3. Pergunte: o meu ambiente está reforçando a emotividade intensa?**

Diga aos participantes: "Se você já tentou de tudo para mudar suas emoções e nada funcionou, então é razoável suspeitar que suas emoções estejam lhe dando algum benefício oculto. Fora de sua consciência, algo pode estar reforçando as suas emoções. Para descobrir isso, as seguintes atividades podem ser muito úteis".

- "Revise a Ficha de regulação emocional 3."
- "Preencha a Ficha de tarefas de regulação emocional 2 e/ou 2B."

✓ **4. Pergunte: estou investindo o tempo e o esforço necessários para regular as minhas emoções?**

- "Faça uma análise de prós e contras (Ficha de tarefas de regulação emocional 1)."
- "Pratique as habilidades de aceitação radical e de estar disposto (ver Fichas de tolerância ao mal--estar 11 e 13)."
- "Pratique as habilidades de *mindfulness* de participar e ser efetivo (ver Fichas de *mindfulness* 4C e 5C)."

5. Pergunte: estou muito chateado para usar habilidades complicadas?

Diga aos participantes: "Tentar habilidades complicadas quando você está em seu ponto de quebra das habilidades pode causar intensa frustração e, por fim, desistência completa. No entanto, você pode estar tão imerso na mente emocional que nem percebe que atingiu o ponto de quebra das habilidades. O segredo é praticar intensamente suas habilidades mais importantes quando você *não* estiver na mente emocional. No entanto, às vezes, mesmo tendo praticado, suas habilidades simplesmente não ajudam. Quando isso acontece, tente as etapas a seguir".

- "Se o problema pode ser facilmente solucionado agora, então comece imediatamente a solução de problemas (ver Ficha de regulação emocional 12)."
- "Se o problema não pode ser solucionado agora, e você está preocupado com isso, pratique *mindfulness* das emoções atuais (ver Ficha de regulação emocional 22). As preocupações, muitas vezes, são apenas a maneira de sua mente tentar fugir das sensações emocionais dolorosas.[41] Fugir, no entanto, muitas vezes não funciona. É difícil escapar de si mesmo. Pode ser paradoxal, mas parece verdadeiro que, se você simplesmente focar sua mente em experimentar suas sensações, sem tentar suprimi-las ou ampliá-las, elas logo vão começar a desaparecer. Observe e veja quanto tempo demora para as sensações intensas amainarem. Preste atenção a quais sensações físicas você está realmente sentindo. Concentre-se nas sensações físicas, em vez de em imagens ou pensamentos emocionais."

- "Se a intensidade emocional for alta demais para você pensar direito ou usar quaisquer habilidades, em seguida, use as habilidades TIP ou outras habilidades de sobrevivência a crises (ver Ficha de regulação emocional 23 e Fichas de tolerância ao mal-estar 6-9A)."

✓ **6. Pergunte: os mitos emocionais estão atrapalhando?**

Conclua: "Por fim, os mitos sobre as emoções estão atrapalhando o seu caminho? Por exemplo, você está sendo julgador em relação às suas emoções ("as minhas emoções são idiotas")? Ou acredita que suas emoções são quem você é? Em caso afirmativo, complete a Ficha de tarefas de regulação emocional 3. Ou simplesmente verifique os fatos, desafie os mitos e pratique o pensamento sem julgar ou criticar".

XXIV. REVISÃO DAS HABILIDADES DE REGULAÇÃO EMOCIONAL (FICHA DE REGULAÇÃO EMOCIONAL 25)

> **Ponto principal:** Modificar qualquer parte do sistema emocional terá um efeito sobre a emoção. Habilidades em DBT específicas destinam-se a componentes emocionais específicos.
>
> **Ficha de regulação emocional 25: Revisão das habilidades de regulação emocional (*opcional*).** Esta ficha opcional dá uma visão geral sobre os principais grupos das habilidades em DBT. O fluxograma é muito semelhante ao da Ficha de regulação emocional 5: Modelo para descrever as emoções. A ficha pode ser usada em várias maneiras de resumir o que foi aprendido em todo o módulo. Pode ser fixada para lembrar os participantes de suas habilidades de regulação emocional (isso funciona ainda melhor se a ficha for plastificada). Também pode ser distribuída a outros provedores que trabalham com os pacientes, como um auxílio para descobrir quais habilidades usar. Quando o tempo for limitante, não é necessário estudar esta ficha junto com o grupo.
>
> **Ficha de tarefas:** Nenhuma.

Brevemente, repasse o modelo das emoções da Ficha de regulação emocional 25, lembrando os participantes sobre as habilidades que eles aprenderam.

REFERÊNCIAS

1. Farchione, T. J., Ellard, K. K., Boisseau, C. L., Thompson-Hollands, J., Carl, J. R., Gallagher, M. W., et al. (2012). Unified Protocol for transdiagnostic treatment of emotional disorders: A randomized controlled trial. *Behavior Therapy, 43*, 666–678.
2. Barlow, D. H., Farchione, T. J., Fairholme, C. P., Ellard, K. K., Boisseau, C. L., Allen, L. B., et al. (2010). *Unified protocol for transdiagnostic treatment of emotional disorders.* New York: Oxford University Press.
3. Dimidjian, S., Hollon, S. D., Dobson, K. S., Schmaling, K. B., Kohlenberg, R. J., Addis, M. E., et al. (2006). Randomized trial of behavioral activation, cognitive therapy, and antidepressant medication in the acute treatment of adults with major depression. *Journal of Consulting and Clinical Psychology, 74*, 658–670.
4. Foa, E. B., Wilson, R. (2001) *Stop obsessing!: How to overcome your obsessions and compulsions.* New York: Bantam Books.
5. Bolger, N., DeLongis, A., Kessler, R. C., & Schilling, E. A. (1989). Effects of daily stress on negative mood. *Journal of Personality and Social Psychology, 57*, 808–818.
6. Thompson, S. C., Sobolew-Shubin, A., Galbraith, M. E., Schwankovsky, L., & Cruzen, D. (13). Maintaining perceptions of control: Finding perceived control in low-control circumstances. *Journal of Personality and Social Psychology, 64*, 293–304.
7. Misanin, J. R., & Campbell, B. A. (1969). Effects of hunger and thirst on sensitivity and reactivity to shock. *Journal of Comparative and Physiological Psychology, 69*(2), 207–213.
8. Bonanno, G. A. (2004). Loss, trauma, and human resilience: Have we underestimated the human capacity to thrive after extremely aversive events? *American Psychologist, 59*, 20–28.
9. Hayes, A. M., & Feldman, G. (2004). Clarifying the construct of *mindfulness* in the context of emotion regulation and the process of change in therapy. *Clinical Psychology: Science and Practice, 11*, 255–262.
10. Martell, C. R., Dimidjian, S., & Herman-Dunn, R. (2010). *Behavioral activation for depression: A clinician's guide.* New York: Guilford Press.

11. Beck, A. T., Rush, A. J., Shaw, B. F., & Emery, G. (1979). *Cognitive therapy of depression*. New York: Guilford Press.
12. Gross, J. J. (2014). (2ª ed.). New York: Guilford Press.
13. Campbell-Sills, L., Barlow, D. H., Brown, T. A., & Hofmann, S. G. (2006). Effects of suppression and acceptance on emotional responses of individuals with anxiety and mood disorders. *Behaviour Research and Therapy, 44*, 1251–1263.
14. Lemerise, E. A., & Dodge, K. A. (2008). The development of anger and hostile interaction. Em M. Lewis, J. M. Haviland-Jones, & L. Feldman Barrett (Eds.), *Handbook of emotions* (3ª ed., pp. 730–741). New York: Guilford Press.
15. Rozin, P., Haidt, J., & McCauley, C. R. (2008). Disgust. Em M. Lewis, J. M. Haviland-Jones, & L. Feldman Barrett (Eds.), *Handbook of Emotions*. (3ª ed., pp. 757–776). New York: Guilford Press.
16. Barr-Zisowitz, C. (2000). Sadness: Is there such a thing? Em M. Lewis & J. M. Haviland-Jones (Eds.), *Handbook of emotions* (2ª ed., pp. 607–622). New York: Guilford Press.
17. Rizvi, S., & Linehan, M. M. (2005). The treatment of maladaptive shame in borderline personality disorder: A pilot study of "opposite action." *Cognitive and Behavioral Practice, 12*, 437–447.
18. Buss, D. M., Larsen, R. J., Westen, D., & Semmelroth, J. (12). Sex differences in jealousy: Evolution, physiology, and psychology. *Psychological Science, 3*, 251–255.
19. Salovey, P., & Rothman, A. (11). Envy and jealousy: Self and society. Em P. Salovey (Ed.), *The psychology of jealousy and envy* (pp. 271–286). New York: Guilford Press.
20. Hatfield, E., & Rapson, R. L. (2000). Love and attachment processes. Em M. Lewis & J. M. Haviland-Jones (Eds.), *Handbook of emotions* (2ª ed., pp. 654–662). New York: Guilford Press.
21. Averill, J. R., & More, T. A. (2000). Happiness. Em M. Lewis & J. M. Haviland-Jones (Eds.), *Handbook of emotions* (2ª ed., pp. 663–676). New York: Guilford Press.
22. Darwin, C. (18). *The expression of the emotions in man and animals* (3ª ed., P. Ekman, Ed.). New York: Oxford University Press.
23. Ghazanfar, A. A., & Logothetis, N. K. (2003). Neuroperception: Facial expressions linked to monkey calls. *Nature, 423*, 937–938.
24. Peltola, M. J., Leppanen, J. M., Palokangas, T., & Hietanen, J. K. (2008). Fearful faces modulate looking duration and attention disengagement in 7-month-old infants. *Developmental Science, 11*, 60–68.
25. Mehrabian, A., & Wiener, M. (1967). Decoding of inconsistent communications. *Journal of Personality and Social Psychology, 6*(1), 109–114.
26. Sweeny, T. D., Grabowecky, M., Suzuki, S., & Paller, K. A. (2009). Long-lasting effects of subliminal affective priming from facial expressions. *Consciousness and Cognition, 18*, 929–938.
27. Monahan, J. L., Murphy, S. T., & Zajonc, R. B. (2000). Subliminal mere exposure: Specific, general, and diffuse effects. *Psychological Science, 11*, 462–466.
28. Sheese, B. E., Voelker, P., Posner, M. I., & Rothbart, M. K. (2009). Genetic variation influences on the early development of reactive emotions and their regulation by attention. *Cognitive Neuropsychiatry, 14*, 332–355.
29. Larsen, R. J., Diener, E., & Emmons, R. A. (1986). Affect intensity and reactions to daily life events. *Journal of Personality and Social Psychology, 51*, 803–814.
30. Calkins, S. D. (14). Origins and outcomes of individual differences in emotion regulation. Em N. A. Fox (Ed.), The development of emotion regulation: Biological and behavioral considerations. *Monographs of the Society for Research in Child Development, 59*(2–3, Serial No. 240), 53–72.
31. Kaitz, M., Maytal, H. R., Devor, N., Bergman, L., & Mankuta, D. (2010). Maternal anxiety, mother–infant interactions, and infants' response to challenge. *Infant Behavior and Development, 33*, 136–148.
32. Moore, G. A., Hill-Soderlund, A. L., Propper, C. B., Calkins, S. D., Mills-Koonce, W. R., & Cox, M. J. (2009). Mother–infant vagal regulation in the face-to-face still-face paradigm is moderated by maternal sensitivity. *Child Development, 80*, 209–223.
33. Moore, G. A. (2010). Parent conflict predicts infants' vagal regulation in social interaction. *Development and Psychopathology, 22*, 23–33.
34. Muraven, M., Tice, D. M., & Baumeister, R. F. (18). Self-control as limited resource: Regulatory depletion patterns. *Journal of Personality and Social Psychology, 74*, 774–789.
35. Goldberg, L. S., & Grandey, A. A. (2007). Display rules versus display autonomy: Emotion regulation, emotional exhaustion, and task performance in a call center simulation. *Journal of Occupational Health Psychology, 12*, 301–318.
36. Lyubomirsky, S., & Nolen-Hoeksema, S. (15). Effects of self-focused rumination on negative thinking and interpersonal problem solving. *Journal of Personality and Social Psychology, 69*, 176–190.
37. Nolen-Hoeksema, S. (2000). The role of rumination in depressive disorders and mixed anxiety/depressive symptoms. *Journal of Abnormal Psychology, 109*, 504–511.
38. Borkovec, T. D., & Inz, J. (10). The nature of worry in generalized anxiety disorder: A predominance of thought activity. *Behaviour Research and Therapy, 28*, 153–158.
39. Lyubomirsky, S., & Nolen-Hoeksema, S. (13). Self-perpetuating properties of dysphoric rumination. *Journal of Personality and Social Psychology, 65*, 339–349.
40. Borkovec, T. D., & Hu, S. (10). The effect of worry on cardiovascular response to phobic imagery. *Behaviour Research and Therapy, 28*, 69–73.
41. Borkovec, T. D. (14). The nature, functions, and origins of worry. Em G. Davey & F. Tallis (Eds.), *Worrying: Perspectives on theory, assessment, and treatment* (pp. 5–33). New York: Wiley.
42. Hayes, S. C., Strosahl, K. D., & Wilson, K. G. (2012). *Acceptance and commitment therapy: The process and practice of mindful change* (2ª ed.). New York: Guilford Press.
43. Mauss, I. B., Levenson, R. W., McCarter, L., Wilhelm, F. H., & Gross, J. J. (2005). The tie that binds?: Coherence among emotion experience, behavior, and physiology. *Emotion, 5*, 175–190.
44. Lemke, M. R., Fischer, C. J., Wendorff, T., Fritzer, G., Rupp, Z., & Tetzlaff, S. (2005). Modulation of involuntary and

voluntary behavior following emotional stimuli in healthy subjects. *Progress in Neuropsychopharmacology and Biological Psychiatry, 29,* 69–76.
45. Dimberg, U., & Thunberg, M. (18). Rapid facial reactions to emotional facial expressions. *Scandinavian Journal of Psychology, 39,* 39–45.
46. Ortony, A. , & Turner, T. J. (10). What's basic about basic emotions? *Psychological Review, 97,* 315–331.
47. Davidson, R. J., Jackson, D. C. , & Kalin, N. H. (2000). Emotion, plasticity, context, and regulation: Perspectives from affective neuroscience. *Psychological Bulletin, 126,* 890–909.
48. Davidson, R. J. (2000). Affective style, psychopathology, and resilience: Brain mechanisms and plasticity. *American Psychologist, 55,* 1196–1214.
49. Linden, D. E. J. (2006). How psychotherapy changes the brain: The contribution of functional neuroimaging. *Molecular Psychiatry, 11,* 528–538.
50. Brody, A. L., Saxena, S., Stoessel, P., Gillies, L. A. , Fairbanks, L. A. , Alborzian, S., et al. (2001). Regional brain metabolic changes in patients with major depression treated with either paroxetine or interpersonal therapy: Preliminary findings. *Archives of General Psychiatry, 58,* 631–640.
51. Amini, F. , Lewis, T., Lannon, R., Louie, A. , Baumbacher, G., McGuinness, T., et al. (16). Affect, attachment, memory: Contributions toward psychobiologic integration. *Psychiatry: Interpersonal and Biological Processes, 59,* 213–239.
52. Liggan, D. Y., & Kay, J. (19). Some neurobiological aspects of psychotherapy: A review. *Journal of Psychotherapy Practice and Research, 8,* 103–114.
53. Post, R. M., & Weiss, S. R. B. (17). Emergent properties of neural systems: How focal molecular neurobiological alterations can affect behavior. *Development and Psychopathology, 9,* 907–929.
54. Shin, L. M., & Liberzon, I. (2010). The neurocircuitry of fear, stress, and anxiety disorders. *Neuropsychopharmacology, 35,* 169–191.
55. Schober, J. M., & Pfaff, D. (2007). The neurophysiology of sexual arousal. *Best Practice and Research: Clinical Endocrinology and Metabolism, 21,* 445–461.
56. Panksepp, J. (2000). Emotion as a natural kind within the brain. Em M. Lewis & J. M. Haviland-Jones (Eds.), *Handbook of emotions* (2ª ed., pp. 137–155). New York: Guilford Press.
57. Davidson, R. J., Kalin, N. H., & Shelton, S. E. (13). Lateralized response to diazepam predicts temperamental style in rhesus monkeys. *Behavioral Neuroscience, 107,* 1106–1110.
58. Davidson, R. J. (18). Anterior electrophysiological asymmetries, emotion, and depression: Conceptual and methodological conundrums. *Psychophysiology, 35,* 607–614.
59. Davidson, R. J., Putnam, K. M., & Larson, C. L. (2000). Dysfunction in the neural circuitry of emotion regulation: A possible prelude to violence. *Science, 289,* 591–594.
60. Davidson, R. J. (2000). Affective style, psychopathology, and resilience: Brain mechanisms and plasticity. *American Psychologist, 55,* 1196–1214.
61. Henriques, J. B. , & Davidson, R. J. (11). Left frontal hypoactivation in depression. *Journal of Abnormal Psychology, 100,* 535–545.
62. Tucker, D. M., & Williamson, P. A. (1984). Asymmetric neural control systems in human self-regulation. *Psychological Review, 91*(2), 185–215.
63. Oatley, K. J. J. M. (12). Human emotions: Function and dysfunction. *Annual Review of Psychology, 43,* 55–85.
64. Ekman, P. (13). Facial expression and emotion. *American Psychologist, 48,* 384–392.
65. Ekman, P. (14). All emotions are basic. Em P. Ekman & R. J. Davidson (Eds.), *The nature of emotion* (pp. 15–19). New York: Oxford University Press.
66. Diamond, R., & Carey, S. (1977). Developmental changes in representation of faces. *Journal of Experimental Child Psychology, 23,* 1–22.
67. Nelson, C. A. (1987). The recognition of facial expressions in the first 2 years of life: Mechanisms of development. *Child Development, 58,* 889–909.
68. Montague, D. P. F. , & Walker-Andrews, A. S. (2001). Peekaboo: A new look at infants' perception of emotion expressions. *Developmental Psychology, 37,* 826–838.
69. Cohn, J. F. , & Tronick, E. Z. (1983). Three-monthold infants' reaction to simulated maternal depression. *Child Development, 54,* 185–193.
70. Lamb, M. E. , Morrison, D. C. , & Malkin, C. M. (2007). The development of infant social expectations in face-to-face interaction: A longitudinal study. *Merrill-Palmer Quarterly, 33,* 241–254.
71. Fogel, A. (13). *Developing through relationships: Origins of communication, self, and culture.* Chicago: University of Chicago Press.
72. Matsumoto, D. (2008). Mapping expressive differences around the world: The relationship between emotional display rules and individualism versus collectivism. *Journal of Cross-Cultural Psychology, 39,* 55–74.
73. Lively, K. J., & Powell, B. (2006). Emotional expression at work and at home: Domain, status, or individual characteristics? *Social Psychology Quarterly, 69,* 17–38.
74. Buck, R. (1980). Nonverbal behavior and the theory of emotion: The facial feedback hypothesis. *Journal of Personality and Social Psychology, 38,* 811–824.
75. Soussignan, R. (2002). Duchenne smile, emotional experience, and autonomic reactivity: A test of the facial feedback hypothesis. *Emotion, 2,* 52–74.
76. Lieberman, M. D. , Eisenberger, N. I., Crockett, M. J., Tom, S. M., Pfeifer, J. H., & Way, B. M. (2007). Putting feelings into words: Affect labeling disrupts amygdala activity in response to affective stimuli. *Psychological Science, 18,* 421–428.
77. Ackerman, B. P., & Izard, C. E. (2004). Emotion cognition in children and adolescents: Introduction to the special issue. *Journal of Experimental Child Psychology, 89,* 271–275.
78. Borkovec, T. D. , Ray, W. J., & Stober, J. (18). Worry: A cognitive phenomenon intimately linked to affective, physiological, and interpersonal behavioral processes. *Cognitive Therapy and Research, 22,* 561–576.
79. Williams, J. B. W., Stiles, W. B. , & Shapiro, D. A. (2007). Cognitive mechanisms in the avoidance of painful and dangerous thoughts: Elaborating the assimilation model. *Cognitive Therapy and Research, 23,* 285–306.

80. Philippot, P., Baeyens, C., Douilliez, C., & Francart, B. (2004). Cognitive regulation of emotion: Application to clinical disorders. Em P. Philippot & R. S. Feldman (Eds.), *The regulation of emotion* (pp. 71–100). Mahwah, NJ: Erlbaum.
81. Roseman, I. J. (2001). A model of appraisal in the emotion system: Integrating theory, research, and applications. Em K. R. Scherer, A. Schorr, & T. Johnstone (Eds.), *Appraisal processes in emotion: Theory, methods, research* (pp. 68–91). New York: Oxford University Press.
82. Gross, J. J. (2001). Emotion regulation in adulthood: Timing is everything. *Current Directions in Psychological Science, 10,* 214–219.
83. Siemer, M., Mauss, I., & Gross, J. J. (2007). Same situation – different emotions: How appraisals shape our emotions. *Emotion, 7,* 592–600.
84. Hunter, P. G., Schellenberg, E. G., & Griffith, A. T. (2012). Misery loves company: Mood-congruent emotional responding to music. *Emotion, 11,* 1068–1072.
85. White, L. K., Suway, J. G., Pine, D. S., Bar-Haim, Y., & Fox, N. A. (2011). Cascading effects: The influence of attention bias to threat on the interpretation of ambiguous information. *Behaviour Research and Therapy, 49,* 244–251.
86. Forgas, J. P., & Vargas, P. T. (2000). The effects of moon on social judgment and reasoning. Em M. Lewis & J. M. Haviland-Jones (Eds.), *Handbook of emotions* (2ª ed., pp. 350–368). New York: Guilford Press.
87. Barlow, D. H. (Ed.). (2014). *Clinical handbook of psychological disorders: A step-by-step treatment manual* (5ª ed.). New York: Guilford Press.
88. Young, J. E., Klosko, J. S., & Weishaar, M. E. (2003). *Schema therapy: A practitioner's guide.* New York: Guilford Press.
89. Bateman, A., & Fonagy, P. (2004). *Psychotherapy for borderline personality disorder: Mentalizationbased treatment.* New York: Oxford University Press.
90. Lackner, J. M., & Quigley, B. M. (2005). Pain catastrophizing mediates the relationship between worry and pain suffering in patients with irritable bowel syndrome. *Behaviour Research and Therapy, 43,* 943–957.
91. Riddle, D. L., Wade, J. B., Jiranek, W. A., & Kong, X. (2010). Preoperative pain catastrophizing predicts pain outcome after knee arthroplasty. *Clinical Orthopaedics and Related Research, 468,* 798–806.
92. Vlaeyen, J. W., Timmermans, C., Rodriguez, L. M., Crombez, G., van Horne, W., Ayers, G. M., et al. (2004). Catastrophic thinking about pain increases discomfort during internal atrial cardioversion. *Journal of Psychosomatic Research, 56,* 139–144.
93. Smith, R. H., & Kim, S. H. (2007). Comprehending inveja. *Psychological Bulletin, 133,* 46–64.
94. Cuijpers, P., Van Straten, A., & Warmerdam, L. (2007). Behavioral activation treatments for depression: A meta-analysis. *Clinical Psychology Review, 27,* 318–326.
95. Antony, M. M., & Stein, M. B. (Eds.). (2009). *Oxford handbook of anxiety and related disorders* (Oxford Library of Psychology). New York: Oxford University Press.
96. Kassinove, H., & Tafrate, R. C. (2002). *Anger management: The complete treatment guidebook for practitioners.* Atascadero, CA: Impact.
97. American Psychiatric Association (maio de 2013). *Social anxiety disorder fact sheet.* Washington, DC: Author. Disponível em www.dsm5.org/Documents/SocialAnxietyDisorder Fact Sheet.pdf.
98. Gross, J. J., & Levenson, R. W. (13). Emotional suppression: Physiology, self-report, and expressive behavior. *Journal of Personality and Social Psychology, 64,* 970–986.
99. Gross, J. J., & John, O. P. (2003). Individual differences in two emotion regulation processes: Implications for affect, relationships, and well-being. *Journal of Personality and Social Psychology, 85,* 348–362.
100. Moreland, R. L., & Beach, S. R. (12). Exposure effects in the classroom: The development of affinity among students. *Journal of Experimental Social Psychology, 28,* 255–276.
101. Norton, M. I., Frost, J. H., & Ariely, D. (2007). Less is more: The lure of ambiguity, or why familiarity breeds contempt. *Journal of Personality and Social Psychology, 92,* 97–105.
102. D'Zurilla, T. J., & Nezu, A. M. (19). *Problem-solving therapy: A social competence approach to clinical intervention* (2ª ed.). New York: Springer.
103. Paulus, P. B., & Brown, V. R. (2007). Toward more creative and innovative group idea generation: A cognitive–social–motivational perspective of brainstorming. *Social and Personality Psychology Compass, 1,* 248–265.
104. Porter, S., Spencer, L., & Birt, A. (2003). Blinded by emotions?: Effect of the emotionality of a scene on susceptibility to false memories. *Canadian Journal of Behavioural Science, 35,* 165–175.
105. Beck, J. S. (2011). *Cognitive behavior therapy: Basics and beyond* (2ª ed.). New York: Guilford Press.
106. Folkman, S., & Moskowitz, J. T. (2000). Positive affect and the other side of coping. *American Psychologist, 55,* 647–654.
107. Polivy, J. (16). Psychological consequences of food restriction. *Journal of the American Dietetic Association, 96,* 589–592.
108. Fredrickson, B. L., & Joiner, T. (2002). Positive emotions trigger upward spirals toward emotional well-being. *Psychological Science, 13,* 172–175.
109. Williams, K. E., Chambless, D. L., & Ahrens, A. (17). Are emotions frightening?: An extension of the fear of fear construct. *Behaviour Research and Therapy, 35,* 239–248.
110. Creswell, J. D., Welch, W. T., Taylor, S. E., Sherman, D. K., Gruenewald, T. L., & Mann, T. (2005). Affirmation of personal values buffers neuroendocrine and psychological stress responses. *Psychological Science, 16,* 846–851.
111. Davidov, E., Schmidt, P., & Schwartz, S. H. (2008). Bringing values back in: The adequacy of the European Social Survey to Measure Values in 20 countries. *Public Opinion Quarterly, 72,* 420–445.
112. Diener, E., & Seligman, M. E. P. (2002). Very happy people. *Psychological Science, 13,* 80–83.

113. Dobson, K. (1989). A meta-analysis of the efficacy of cognitive therapy for depression. *Journal of Consulting and Clinical Psychology, 57,* 414–419.
114. Bandura, A. (1977). Self-efficacy: Toward a unifying theory of behavioral change. *Psychological Review, 84,* 191–215.
115. Christensen, K., Stephens, M., & Townsend, A. (18). Mastery in women's multiple roles and wellbeing: Adult daughters providing care to impaired parents. *Health Psychology, 17,* 163–171.
116. Atienza, F. L., Balaguer, I., & Garcia-Merita, M. L. (18). Video modeling and imagining training on performance of tennis service of 9- to 12-year-old children. *Perceptual and Motor Skills, 87,* 519–529.
117. Kazdin, A. E., & Mascitelli, S. (1982). Covert and overt rehearsal and homework practice in developing assertiveness. *Journal of Consulting and Clinical Psychology, 50,* 250–258.
118. Jeannerod, M., & Frak, V. (19). Mental imaging of motor activity in humans. *Current Opinion in Neurobiology, 9,* 735–739.
119. Hilbert, A., & Tuschen-Caffier, B. (2007). Maintenance of binge eating through negative mood: A naturalistic comparison of binge eating disorder and bulimia nervosa. *International Journal of Eating Disorders, 40,* 521–530.
120. Stritzke, W. G. K., Patrick, C. J., & Lang, A. R. (15). Alcohol and human emotion: A multidimensional analysis incorporating startle-probe methodology. *Journal of Abnormal Psychology, 104,* 114–122.
121. Yoo, S. S., Gujar, N., Hu, P., Jolesz, F. A., & Walker, M. P. (2007). The human emotional brain without sleep: A prefrontal amygdala disconnect. *Current Biology, 17,* R877–R878.
122. Salmon, P. (2001). Effects of physical exercise on anxiety, depression, and sensitivity to stress: A unifying theory. *Clinical Psychology Review, 21,* 33–61.
123. Krakow, B., Hollifeld, M., Johnston, L., Kloss, M. S. R., Warner, T. D., Tandberg, D., et al. (2001). Imagery rehearsal therapy for chronic nightmares in sexual assault survivors with posttraumatic stress disorder. *Journal of the American Medical Association, 286,* 537–545.
124. Nappi, C. M., Drummond, S. P. A., Thorp, S. R., & McQuaid, J. R. (2010). Effectiveness of imagery rehearsal therapy for the treatment of combat-related nightmares in veterans. *Behavior Therapy, 41,* 237–244.
125. Moore, B. A., & Krakow, B. (2007). Imagery rehearsal therapy for acute posttraumatic nightmares among combat soldiers in Iraq. *American Journal of Psychiatry, 164,* 683–684.
126. Moore, P. J., Adler, N. E., Williams, D. R., & Jackson, J. S. (2002). Socioeconomic status and health: The role of sleep. *Psychosomatic Medicine, 64,* 337–344.
127. Hublin, C., Partinen, M., Koskenvuo, M., & Kaprio, J. (2007). Sleep and mortality: A population-based 22-year follow-up study. *Sleep, 30,* 1245–1253.
128. Harvey, A. G. (2011). Sleep and circadian functioning: Critical mechanisms in the mood disorders? *Annual Review of Clinical Psychology, 7,* 297–319.
129. Harvey, A. G., & Greenall, E. (2003). Catastrophic worry in primary insomnia. *Journal of Behavior Therapy and Experimental Psychiatry, 34,* 11–23.
130. Afaghi, A., O'Connor, H., & Chow, C. M. (2007). High-glycemic-index carbohydrate meals shorten sleep onset. *American Journal of Clinical Nutrition, 85,* 426–430.
131. Borkovec, T. D., & Boudewyns, P. A. (12). The treatment of initial insomnia. Em J. M. G. Williams (Ed.), *The psychological treatment of depression: A guide to the theory and practice of cognitive behaviour therapy* (2ª ed., pp. 138–142). London: Routledge.
132. Borkovec, T. D., & Ruscio, A. M. (2001). Psychotherapy for generalized anxiety disorder. *Journal of Clinical Psychiatry, 62,* 37–45.
133. Marlatt, G. A., Larimer, M. E., & Witkiewitz, K. (Eds.). (2012). *Harm reduction: Pragmatic strategies for managing high-risk behaviors* (2ª ed.). New York: Guilford Press.
134. Gross, J. J., & Levenson, R. W. (17). Hiding feelings: The acute effects of inhibiting negative and positive emotion. *Journal of Abnormal Psychology, 106,* 95–103.
135. De Mello, A. (1984). *The song of the bird.* New York: Image Books.

Capítulo 10

Habilidades de tolerância ao mal-estar

METAS DO MÓDULO

A maioria das abordagens aos tratamentos de saúde mental focaliza as mudanças de eventos e circunstâncias que causam mal-estar. Prestam pouca atenção em aceitar, tolerar e encontrar significado para o mal-estar. Embora a distinção não seja tão nítida quanto estou fazendo parecer, essa tarefa tem sido enfrentada com mais frequência por comunidades e líderes religiosos e espirituais. A DBT enfatiza os benefícios de aprender a suportar a dor com habilidade. A capacidade de tolerar e de aceitar o mal-estar é uma meta de saúde mental essencial por, no mínimo, dois motivos. Em primeiro lugar, a dor e o mal-estar fazem parte da vida; não podem ser totalmente evitados ou removidos. Por si só, a incapacidade para aceitar esse fato imutável leva a aumento da dor e do sofrimento. Segundo, a tolerância ao mal-estar, ao menos no curto prazo, é parte integral de qualquer tentativa de mudar a si mesmo; caso contrário, os esforços para escapar desconforto (p. ex., por meio de ações impulsivas) vão interferir naqueles que visam estabelecer as mudanças desejadas.

As habilidades de tolerância ao mal-estar constituem uma progressão natural das habilidades de *mindfulness*. Elas têm a ver com a capacidade de aceitar, de modo não avaliativo e não crítico, tanto a si mesmo quanto a situação atual. Em essência, a tolerância ao mal-estar é a capacidade de perceber o ambiente sem fazer exigências para torná-lo diferente; de experimentar o atual estado emocional sem tentar alterá-lo; e de observar seus próprios pensamentos e padrões de ação sem tentar impedi-los ou controlá-los. Aqui, defendemos a adoção de uma postura não crítica, mas isso não significa aprovação. É especialmente importante esclarecer esta distinção: a tolerância e/ou aceitação da realidade não equivale a aprová-la.

Os comportamentos de tolerância ao mal-estar almejados no treinamento de habilidades em DBT focam em tolerar e sobreviver a crises (inclusive aquelas causadas por comportamentos de adição), bem como aceitar a vida como ela é no momento.

HABILIDADES DE SOBREVIVÊNCIA A CRISES

A porção do módulo dedicada às habilidades de sobrevivência a crises (Seções II–IX) começa definindo "crise" e os tipos de situações em que tais habilidades podem ser mais úteis. Por definição, as habilidades de sobrevivência a crises são soluções de curto prazo para situações dolorosas. Seu objetivo é tornar um cenário doloroso mais tolerável, de modo a permitir que o indivíduo se abstenha de atitudes impulsivas que podem piorar a situação. Essas habilidades podem ser superutilizadas e devem ser equilibradas pela solução de problemas (ver Cap. 9, Seção XI). Existem seis conjuntos de estratégias de sobrevivência a crises.

A habilidade STOP

A habilidade STOP ajuda os indivíduos a abster-se de atos impulsivos. STOP é um mnemônico para as seguintes etapas: parar (*Stop*), recuar um passo (*Take a step back*), Observar e Proceder com *mindfulness*.

Prós e contras

Avaliar os prós e contras é uma estratégia de tomada de decisão. Aqui, o foco está em avaliar as consequências positivas e negativas de agir por desejos impulsivos em situações de crise, bem como de não agir (ou seja, tolerar o mal-estar).

Habilidades TIP

As habilidades TIP podem ser usadas para alterar rapidamente a química corporal, a fim de neutralizar a excitação emocional incapacitadora. TIP é um mnemônico para Temperatura, exercício Intenso, respiração Pausada, relaxamento muscular Progressivo. (Observe que, embora existam duas habilidades P, o mnemônico permanece TIP.)

Distraindo-se com a mente sábia ACCEPTS

Métodos de distração funcionam reduzindo o contato com os estímulos emocionais ou, em alguns casos, com a maioria dos aspectos dolorosos dos estímulos. Também podem funcionar para modificar partes de uma resposta emocional. Existem sete conjuntos de habilidades de distração. A palavra ACCEPTS é um mnemônico para essas estratégias: Atividades (discordantes à emoção negativa), Contribuições, Comparações, Emoções (opostas à emoção negativa atual), Pensamentos, Tirar do caminho e Sensações.

Autoacalmando-se

As estratégias de autoacalmar-se focalizam os cinco sentidos – visão, audição, olfato, paladar e tato. Elas consistem em atividades sensoriais que transmitem conforto, carinho e calma. A meditação de escaneamento corporal também cai nessa categoria.

Melhorando o momento

O último conjunto de habilidades de sobrevivência a crises é uma coleção idiossincrática de maneiras para melhorar a qualidade do momento. A palavra IMPROVE é um mnemônico para cada uma dessas estratégias: Imagística, significado (*Meaning*), oração (*Prayer*), ações Relaxantes, uma coisa no momento (*One thing in the moment*), férias breves (*Vacation*), Encorajando a si mesmo e repensando a situação

HABILIDADES DE ACEITAÇÃO DA REALIDADE

Considerando que o objetivo da sobrevivência a crises é superar a crise sem piorá-la, a meta das habilidades de aceitação da realidade (Seções X-XV) é reduzir o sofrimento e aumentar a liberdade quando fatos dolorosos não podem ser alterados de imediato, se é que um dia poderão sê-lo. Existem cinco conjuntos de habilidades de aceitação da realidade.

Aceitação radical

Aceitação radical é a aceitação *completa e profunda* dos fatos da realidade. Envolve reconhecer os fatos que são verdadeiros e deixar de brigar com a realidade. Muitas vezes, a aceitação é confundida com aprovação (mas não é) ou considerada contrária à mudança (mas não é).

Redirecionando a mente

Em geral, são necessários múltiplos esforços ao longo do tempo para aceitar uma realidade que parece inaceitável. A habilidade de redirecionar a mente rumo à aceitação é *escolher* aceitar a realidade como ela é. Não é a aceitação em si, mas é o primeiro passo rumo à aceitação e, em geral, deve ser adotada repetidas vezes.

Boa disposição

A boa disposição e o seu oposto, a má disposição, são conceitos derivados do trabalho de Gerald May (1982).[1] May descreve a boa disposição da seguinte maneira:

A boa disposição implica em desistir da autosseparação e entrar e imergir nos processos mais profundos da própria vida. É a compreensão de que já fazemos parte de um supremo processo cósmico e existe um compromisso para participar nesse processo. Em contraste, a má disposição, é definir alguém como separado da essência fundamental da vida, na tentativa de dominar, dirigir, controlar ou manipular a existência. De um modo mais simples, a boa disposição é dizer sim ao mistério de estar vivo em cada momento. A má disposição é dizer não, ou talvez, mais comumente, "sim, mas..." (p. 6).

May continua:

A boa e a má disposição não se aplicam a coisas ou situações específicas. Em vez disso, elas refletem a atitude subjacente que a pessoa tem em relação à maravilha da vida em si. A boa disposição percebe essa maravilha e se curva em uma espécie de reverência a ela. A má disposição a esquece, a ignora ou, na pior das hipóteses, ativamente tenta destruí-la. Assim, a boa disposição pode, às vezes, parecer muito ativa e assertiva, até mesmo agressiva. E a má disposição pode aparecer disfarçada de passividade. (p. 6)

Meio sorriso e mãos dispostas

As habilidades do meio sorriso e das mãos dispostas costumam ser ensinadas juntas e são maneiras de aceitar a realidade com o corpo. No meio sorriso, os músculos faciais estão relaxados, com os lábios ligeiramente virados para cima nos cantos. Já que as emoções são parcialmente controladas pelas expressões faciais,[2,3] adotar essa expressão facial ajuda os pacientes a se sentirem mais tolerantes. Nas mãos dispostas, as mãos estão abertas, com as palmas para cima e os dedos relaxados. As mãos dispostas são o oposto dos punhos cerrados, que são indicativos de raiva e de luta para mudar a realidade.

Mindfulness dos pensamentos atuais

Mindfulness dos pensamentos atuais consiste em observar os pensamentos como pensamentos (ou seja, como disparos neurais do cérebro ou como sensações desse órgão), em vez de como fatos sobre o mundo. Esta habilidade ensina os pacientes a diferenciar os pensamentos dos fatos – a fim de que se distanciem de seus pensamentos e se tornem menos reativos a eles, permitindo-lhes surgir e desaparecer. A abordagem é diferente daquela da terapia cognitiva, cuja ênfase é analisar os pensamentos e alterá-los quando forem irracionais ou imprecisos.

HABILIDADES PARA QUANDO A CRISE É A ADIÇÃO

Os sete conjuntos de habilidades incluídos na parte final do módulo (Seções XVI-XXI) foram desenvolvidos em uma série de estudos para o tratamento de indivíduos aditos.[4-6] Essas habilidades são abstinência dialética, mente límpida, reforço da comunidade, queimar pontes, construir novas, rebelião alternativa e negação adaptativa. Quando a maioria ou todos os participantes de um grupo de treinamento têm adições graves, essas habilidades podem ser integradas nas principais habilidades em DBT (conforme descrito no Cronograma 8 nos Apêndices da Parte I deste manual), ou podem ser ensinadas como um módulo de habilidades separado, seja no lugar de um dos módulos-padrão, seja em acréscimo àqueles das habilidades básicas. As habilidades também podem ser ensinadas conforme necessário na terapia individual ou no grupo.

Abstinência dialética

A abstinência dialética combina uma abordagem de abstinência com uma de redução de danos. Essa síntese de abordagens tem raízes históricas no modelo original de prevenção de recaída cognitivo-comportamental proposto por Marlatt e Gordon;[7] a meta desta técnica de manutenção era evitar a ocorrência de recaídas (ou seja, prevenção de recaída) e gerenciá-las caso ocorressem a fim de prevenir uma recaída completa (ou seja, manejo de recaída). Muitos têm criticado a prevenção de recaída por dar aos pacientes uma "permissão" para se envolver em comportamentos de adição, ajudá-los a planejar como lidar com a recaída ou por descrever o efeito de violação de abstinência. No entanto, a abordagem de redução de danos sugere que, muitas vezes, quando uma pessoa sofreu uma recaída, mas está pronta para cair fora ou desistir, ajudá-la a lidar com a recaída e com as suas consequências desmoralizantes é o melhor curso de ação.[8]

Mente límpida

"Mente límpida" é a síntese ou o meio-termo entre os extremos da "mente adita", que é regida pela adição, e a "mente limpa", que é abstinente, mas assume riscos e se esquece de que a recaída é possível. A mente límpida se abstém de comportamentos de adição, mas também sabe que a recaída é possível.

Reforço da comunidade

O reforço da comunidade concentra-se em construir reforçadores na comunidade que recompensarão a abstinência em vez da adição.

Queimando pontes e construindo novas

"Queimar pontes" significa ativamente eliminar possíveis gatilhos para a adição. "Construir novas pontes" refere-se a encontrar sensações físicas e criar imagens mentais para competir com os impulsos de adição.

Rebelião alternativa e negação adaptativa

Quando o comportamento adito funciona como rebelião, a "rebelião alternativa" centra-se na busca de modos alternativos de se rebelar que sejam expressivos, porém mais seguros. "Negação adaptativa" refere-se a suspender a lógica e a negar – bloquear – impulsos para comportamentos de adição quando surgem. A negação também pode assumir a forma de acreditar que o comportamento adito não é possível.

ESCOLHENDO O MATERIAL A ENSINAR

Conforme mencionado, existe um amplo volume de conteúdo para cada habilidade nas notas de ensino a seguir. Você não abrangerá a maior parte desse material nas primeiras vezes que ensinar as habilidades específicas. As notas são fornecidas para lhe dar uma compreensão mais profunda de cada habilidade, para que possa responder perguntas e adicionar novos itens de ensino à medida que progride. Como nos Capítulos 6-9, coloquei um sinal de visto (✓) perto do conteúdo que quase nunca deixo de ensinar. Se eu estiver com uma pressa enorme, posso ignorar tudo que não estiver assinalado com essa marcação. Também, como nos capítulos da Parte II, indiquei informações que resumem a pesquisa em parágrafos especiais intitulados "Ponto de pesquisa". A pesquisa tem grande valor, pois muitas vezes pode ser usada para referenciar as habilidades que você está ensinando.

Como sempre, é importante que você tenha uma compreensão básica sobre as habilidades específicas que estiver ensinando. Nas primeiras vezes que for ensinar, estude cuidadosamente as notas, as fichas e as fichas de tarefas para cada habilidade que você pretende transmitir. Realce os pontos de vista que deseja esclarecer e traga consigo uma cópia das páginas relevantes para usar de guia. Não se esqueça de praticar, você mesmo, cada habilidade, para ter a certeza de que entende como usá-la. Com o tempo, você irá solidificar seus conhecimentos sobre cada uma delas. Nesse ponto, você identificará os seus próprios pontos de ensino, histórias e exemplos favoritos e poderá ignorar boa parte dos meus.

Notas de ensino

I. OBJETIVOS DESTE MÓDULO (FICHA DE TOLERÂNCIA AO MAL-ESTAR 1)

> **Ponto principal:** As habilidades de tolerância ao mal-estar nos permitem sobreviver a crises imediatas sem piorar as coisas, bem como aceitar a realidade quando não podemos mudá-la e ela não é a que desejamos.
>
> **Ficha de tolerância ao mal-estar 1: Objetivos da tolerância ao mal-estar.** Esta ficha lista metas, não habilidades específicas. Sucintamente apresente os três objetivos; forneça muitas informações e discussão para orientar os pacientes ao módulo; vincule o módulo aos próprios objetivos dos pacientes; e tente gerar entusiasmo para aprender as habilidades de tolerância ao mal-estar. Um ponto importante é que as habilidades de sobrevivência a crises são necessárias para superar situações alarmantes, mas não se destinam a compor um modo de vida. No longo prazo, a aceitação da realidade e a solução de problemas têm que ser praticadas pelo paciente se ele quiser alcançar uma vida digna de ser vivida.
>
> **Ficha de tarefas:** Nenhuma.

Explique os objetivos das habilidades de tolerância ao mal-estar conforme os itens a seguir.

✓ **A. Sobreviver a situações de crise sem piorá-las**

As habilidades neste módulo são modos de superar e sobreviver a situações de crise, sem recorrer a comportamentos que só vão piorar as coisas. Elas são necessárias quando não podemos mudar imediatamente o cenário para melhor ou não conseguimos organizar nossos sentimentos bem o suficiente para saber quais mudanças queremos fazer ou como fazê-las.

> **Nota aos líderes:** Se você planeja ensinar as habilidades para evitar a adição (Fichas de tolerância ao mal-estar 16–21), pode ser útil aqui definir "adição" como "qualquer comportamento que você não consegue controlar, apesar das consequências negativas e apesar dos seus melhores esforços para parar". Observe que muitos comportamentos repetitivos são considerados adições. Superar as adições exige uma imensa tolerância ao mal-estar!

✓ **B. Aceitar a realidade como ela é no momento**

A aceitação da realidade – da vida como ela é no momento – é a única saída do inferno. É a maneira de transformar o sofrimento que não pode ser tolerado em dor que pode ser tolerada. Podemos pensar nisso da seguinte maneira:

- Dor + não aceitação = sofrer e ficar empacado
- Dor + aceitação = dor comum (às vezes extremamente intensa) e a possibilidade de seguir em frente

Enfatize aos participantes que **a vida não é só crise.** Embora alguns pacientes possam viver como se tudo fosse uma crise constante, a vida em sua totalidade não é *apenas* crise. Viver a vida como se ela fosse sempre uma crise perpétua eterniza essa experiência, pois interfere com a solução de problemas que solucionará as dificuldades no longo prazo; assim, o feitiço pode realmente ir contra o feiticeiro, gerando mais crises. Em algum momento, portanto, todos nós temos que experimentar e aceitar a vida que temos diante de nós (por assim dizer). Em última análise, esse é o único modo de construir uma vida digna de ser vivida.

✓ **C. Tornar-se livre**

Somos verdadeiramente livres quando conseguimos estar em paz e contentes conosco mesmos e com nossas vidas, não importa quais as circunstâncias. Em muitos aspectos, a liberdade é o resultado de dominar tanto a sobrevivência a crises quanto a aceitação radical. As habilidades de sobrevivência a crises são o baluarte que nos impede de ceder aos anseios no caminho à liberdade. As habilidades de aceitação radical produzem o silenciamento do desejo intenso. Quando somos livres, podemos encarar nossos anseios e desejos e dizer: "Não preciso satisfazer vocês". Nossas emoções intensas tornam-se uma fugaz tempestade no mar, em vez de uma exigência para agir, à qual somos obrigados a ceder.

> **Nota aos líderes:** O objetivo da tolerância ao mal-estar de tornar-se livre é idêntico ao objetivo de liberdade na prática de *mindfulness* de acordo com a perspectiva espiritual. O fundamental é que tanto a prática de *mindfulness* quanto a prática da aceitação da realidade levam, inevitavelmente, a uma maior sensação de liberdade. Em certo sentido, a prática de *mindfulness* é um exercício de aceitação da realidade. Se você não abordou essa meta no ensino de *mindfulness*, pode ensiná-la agora. Se já a ensinou, basta fazer a conexão entre os dois conjuntos de habilidades. (As notas de ensino são muito semelhantes.)

✓ **Ponto de discussão:** Antes ou depois de revisar a Ficha de tolerância ao mal-estar 1, peça aos participantes para assinalar cada meta que é importante para eles nos campos da ficha e, em seguida, compartilhar as escolhas.

II. VISÃO GERAL: HABILIDADES DE SOBREVIVÊNCIA A CRISES (FICHA DE TOLERÂNCIA AO MAL-ESTAR 2)

> **Ponto principal:** O objetivo da sobrevivência a crises é superar a situação sem piorar as coisas. Por definição, as situações de crise são de curto prazo. Assim, essas habilidades não devem ser usadas o tempo todo ou como estilo de vida.
>
> **Ficha de tolerância ao mal-estar 2: Visão geral: habilidades de sobrevivência a crises.** Esta ficha pode ser abordada de modo rápido. É simplesmente uma visão geral para orientar os participantes sobre as atividades seguintes. Ela também pode ser ignorada e as informações escritas no quadro. Não utilize esta ficha para ensinar as habilidades.
>
> **Fichas de tarefas de tolerância ao mal-estar 1, 1A, 1B: Habilidades de sobrevivência a crises.** Estas são as três versões diferentes de fichas de tarefas que podem ser usadas com a Ficha 2. Cada uma delas abrange todas as habilidades de sobrevivência a crises e pode ser empregada aqui, se você estiver usando esta ficha como revisão. Essas fichas de tarefas também podem ser fornecidas novamente para cada uma das habilidades de sobrevivência a crises (Fichas de tolerância ao mal-estar 4–9A) se você não quiser usar as fichas de tarefas específicas para cada habilidade. A Ficha de tarefas 1 fornece espaço para os participantes praticarem habilidades de sobrevivência a crises apenas duas vezes entre as sessões. Assim, ela pode ser um bom ponto de partida com indivíduos que estão tentando moldar práticas de habilidades mais frequentes. A Ficha de tarefas 1A proporciona a prática de cada habilidade duas vezes. A Ficha de tarefas 1B proporciona múltiplas oportunidades para a prática de cada habilidade. Escolha a ficha de tarefas mais bem adaptada aos participantes que compõem seu grupo. Analise com os pacientes a ficha de tarefas escolhida. De modo alternativo, você pode permitir que os próprios indivíduos escolham a ficha que desejam usar. Permitir a escolha dá aos participantes um maior senso de controle e pode resultar em maior conformidade com as tarefas.

A. **Habilidades de sobrevivência a crises**

✓ 1. ***O que são as habilidades de sobrevivência a crises?***

As habilidades de sobrevivência a crises visam tolerar e sobreviver a uma situação de crise.

2. ***Quando devem ser usadas estas habilidades?***

Devem ser usadas quando uma crise não pode ser evitada. A ideia básica é superar situações de crise sem torná-las pior.

✓ 3. ***Seis categorias de estratégias de sobrevivência a crises***

Existem seis grupos de habilidades de sobrevivência a crises. Cada qual é uma série de métodos para contornar ou enfrentar as emoções negativas intensas e situações quase intoleráveis.

- A habilidade STOP, para pararmos de nos envolver em comportamentos impulsivos.
- Prós e contras.
- As habilidades TIP, para alteramos nossa química corporal.
- Distração.
- Autoacalmar-se.
- Melhorar o momento.

✓ 4. ***Efeitos e limites dessas habilidades***

Essas habilidades não são uma cura para todos os problemas na vida. Seus efeitos benéficos podem ser apenas temporários (mas, apesar disso, é uma façanha atingi-los). Primordialmente, elas são maneiras de sobreviver a emoções dolorosas. Não foram projetadas como estratégias de regulação emocional (i. e., formas de reduzir ou acabar com emoções dolorosas), embora possam ajudar a regular as emoções e reduzir o estresse. Seu objetivo central é permitir sobreviver a uma crise sem piorar as coisas.

III. **RECONHECENDO UMA CRISE AO NOS DEPARARMOS COM ELA (FICHA DE TOLERÂNCIA AO MAL-ESTAR 3)**

> **Ponto principal:** As habilidades de sobrevivência a crises são para situações de crise, as quais, por definição, são de curto prazo. Assim, essas habilidades não se adaptam ao exercício contínuo. O uso excessivo delas pode obstruir a solução de problemas e as mudanças e, portanto, a construção de uma vida digna de ser vivida.
>
> **Ficha de tolerância ao mal-estar 3: Quando usar as habilidades de sobrevivência a crises.** Não despenda muito tempo com esta ficha, mas é importante estudar e esclarecer as informações principais.
>
> **Ficha de tarefas**: Não há nenhuma ficha de tarefas para esta ficha.

A. **O que é uma crise?**

1. ***As crises são situações muito estressantes com potencial para resultados muito negativos***

> *Exemplo:* "O dinheiro do aluguel foi roubado, e você não tem mais dinheiro e corre o risco de ser despejado. Você se sente oprimido e só deseja que o problema desapareça. Em seguida, topa com seu antigo fornecedor de drogas, que lhe oferece substâncias de graça. Nessa situação, é provável que usar drogas só piore as coisas".

2. As crises são de curto prazo

As habilidades de sobrevivência a crises são projetadas para utilização apenas no curto prazo. Quando são usadas em demasia (ou seja, usadas em cada situação dolorosa ou para evitar todas as emoções indesejadas), os problemas nunca serão solucionados.

Quando isso acontece, as habilidades de sobrevivência a crises podem levar a evitar a construção de uma vida digna de ser vivida e piorar as coisas, em vez de melhorar no longo prazo.

Exemplo: "Talvez você seja capaz de superar um período de impulsos para usar drogas ou atacar outra pessoa se você se distrair deles ouvindo música alta, indo ao cinema ou coisa parecida. Mas, se toda vez que surgir um problema difícil de solucionar, você o evitar ou se distrair, os problemas permanecerão insolúveis, e é improvável que sua vida melhore".

Ponto de discussão: Junto aos participantes, solicite vezes em que eles utilizaram estratégias de enfrentamento que funcionam no curto prazo, mas que são prejudiciais quando utilizadas em demasia ou de modo exagerado (p. ex., comer, ignorar os problemas, ir dormir, distrair-se de um trabalho importante que precisa ser feito).

3. As crises criam pressão intensa por resoluções rápidas

A maioria das crises recai em duas categorias amplas. Explique aos participantes os seguintes itens:

- "Você tem um forte desejo de se envolver em um comportamento destrutivo (como usar drogas, cometer suicídio, atacar com raiva ou sair de um emprego). É ineficaz agir sob a influência desses fortes impulsos".
- "Você está enfrentando uma exigência importante que terá graves consequências se não for cumprida (como escrever um relatório antes de um prazo, apresentar a declaração de imposto de renda ou pagar a conta do cartão de crédito). Você se sente completamente assoberbado, incapaz de se concentrar e levar a cabo a tarefa. Fechar-se e evitar essas exigências não é eficaz".

Nos dois casos, as habilidades de sobrevivência a crises são necessárias.

✓ B. Quando usar as habilidades de sobrevivência a crises

1. Ter dores intensas que não podem ser aliviadas rapidamente

Diga aos participantes: "Use as estratégias de sobrevivência a crises no curto prazo para reduzir a dor a níveis administráveis, de modo que a situação possa ser gerenciada e o comportamento destrutivo possa ser evitado. Assim que a intensidade da dor diminuir, use mais habilidades de longo prazo – como aquelas de regulação emocional, aceitação da realidade e/ ou habilidades de *mindfulness*, e/ou habilidades de efetividade interpessoal".

Exemplo: "Você foi operado e está com muita dor. Tomou os medicamentos prescritos, mas tem um forte impulso para tomar mais do que o médico recomendou ou embriagar-se para aliviar a dor. Usar uma habilidade de sobrevivência a crises (como distração, autoacalmar-se, melhorar o momento) pode lhe ajudar a tolerar a dor no momento".

Ponto de discussão: Sobreviver a situações de crise faz parte integral de ser efetivo – "fazer o que funciona" (uma das principais habilidades de *mindfulness*). No entanto, às vezes, as pessoas estão mais interessadas em provar aos outros o quanto a situação é grave do que em sobreviver à situação. O problema em provar o quão ruins as coisas estão é que, no longo prazo, isso quase nunca funciona para alcançar quaisquer objetivos construtivos. Ou seja, embora isso possa resultar em ganhos de curto prazo (p. ex., ser internado no hospital ou reconquistar a amante), geralmente fracassa no longo prazo. Solicite situações em que os pacientes vivenciaram isso na pele. Se, aqui, você conseguir dar exemplos pessoais, melhor ainda.

2. **Querer agir com a mente emocional quando isso só pioraria as coisas**

    Continue: "As habilidades de sobrevivência a crises são úteis quando você, de repente, tem um intenso desejo de fazer algo que sabidamente só vai piorar as coisas, por isso, precisa se controlar antes de fazer".

    Exemplo: "Você está com sua família em um concerto ao ar livre, e um homem perto de você chega empurrando para pegar um lugar melhor à sua frente. Você imediatamente sente vontade de gritar obscenidades para essa pessoa, mas percebe que seria um mau exemplo para os seus filhos e poderia piorar as coisas se o homem lhe respondesse no mesmo tom. Usar uma habilidade de sobrevivência a crises (p. ex., STOP) pode ajudá-lo a bloquear uma reação dessas, para que você consiga desfrutar o concerto com sua família".

    Ponto de discussão: Em algum momento, todos nós pioramos uma crise com nosso próprio comportamento. Solicite esses exemplos dos participantes — em particular, casos em que eles desejariam novas habilidades para lidar com a situação de forma mais efetiva.

3. **Ter um sofrimento emocional que ameaça tornar-se esmagador**

    Às vezes, é mais eficaz reduzir os sentimentos de imediato em vez de experimentá-los por completo.

    Exemplo: "Você está em casa sozinho e louco para tomar uísque. Você tem problemas com o álcool, mas está limpo e sóbrio há 3 meses. Você não tem álcool em casa, mas começa a pensar em sair e comprar umas garrafas. As habilidades de sobrevivência a crises podem ajudá-lo a superar os impulsos sem agir sob a influência deles. Por exemplo, você pode usar a distração, convidar um amigo para assistir a um filme. Para se distrair até o amigo chegar, escute música com volume alto, lembre-se do quanto você é sortudo em comparação a seus conhecidos que não aguentaram tanto tempo na sobriedade e comece a responder *e-mails* e a navegar na internet".

4. **Sentir-se esmagado, mas precisar satisfazer as exigências**

    O estresse elevado pode ser tão perturbador que perdemos nossa capacidade de solucionar problemas e enfrentar as situações difíceis. "Desintegrar-se" emocionalmente sob alta pressão pode gerar uma nova crise, a qual pode exacerbar a crise emocional original ou aumentar drasticamente os impulsos destrutivos.

    Continuar com um comportamento efetivo e funcional pode ser crucial para desviar uma crise emergente. As habilidades de sobrevivência a crises podem ganhar tempo para regular o mal-estar, até que outras habilidades da DBT (p. ex., solução de problemas – ver Ficha de regulação emocional 12) possam ser utilizadas.

    Exemplo: "Houve um incêndio em seu apartamento na noite passada, causado por um problema elétrico no apartamento vizinho. O incêndio foi restrito a uma sacada externa, e você saiu ileso, mas a fumaça tomou conta de seu apartamento. Então, passou a noite na casa de um amigo. Ao voltar no dia seguinte, tudo acima do nível da cintura está coberto por resíduos da fumaça. Você percebe que vai ser necessária muita limpeza, triagem para decidir o que salvar e o que jogar fora, e assim por diante. Sente-se tão oprimido que não consegue raciocinar nem organizar o que vai fazer, então, se senta e vai ler uma revista, em vez de arregaçar as mangas e começar o trabalho. Ao se dar conta de que isso não é eficaz, você utiliza uma das técnicas de sobrevivência a crises (p. ex., uma das habilidades TIP) para se acalmar o suficiente, ligar para sua irmã e pedir para ela vir ajudá-lo na limpeza".

5. **Enfrentar excitação extrema e problemas que não podem ser solucionados imediatamente**

    Quando a excitação emocional é extrema e uma situação aparenta ser uma crise, às vezes pode ser muito difícil distrair-se e "colocar o problema na prateleira", por assim dizer. A urgência para solucionar o problema *aqui e agora* pode dificultar muito fazer qualquer coisa cujo foco não seja a crise. Se o momento não for oportuno para tratar de uma dificuldade particular, esse senso de urgência pode criar seus próprios problemas. As habilidades de sobrevivência a crises podem ser usadas para se distrair da situação até que ela possa ser resolvida.

Exemplo: "À noite, você está em casa, e começa a ficar muito chateada ao perceber que cometeu um grande deslize no trabalho mais cedo naquele dia. Porém, não há nada que possa fazer para corrigir o problema até a manhã do dia seguinte, quando a empresa abre de novo. Então, enquanto esse dia não chega, você brinca com sua filha e lê para ela uma história de ninar. Depois que ela está na cama, você se acalma preparando um banho de espuma quente e agradável, colocando seu CD favorito, entrando na banheira e lendo algo que afastará a sua mente dos fatos do dia".

Ponto de discussão: Solicite, junto aos pacientes, exemplos de enfrentar situações de crise efetivamente.

C. Como avaliar se as habilidades de sobrevivência a crises estão funcionando

1. O mais importante

Diga aos pacientes: "Quando o tempo passa e você não fez nada para piorar as coisas, as habilidades estão funcionando. Isso é válido mesmo se você não estiver se sentindo melhor".

2. Em seguida

Continue: "As habilidades estão funcionando quando você começar a se sentir mais capaz de tolerar o problema enquanto lança mão de suas outras habilidades. Para descobrir isso, classifique sua tolerância ao mal-estar de 0 ('Não consigo tolerar nada') a 100 ('Embora isso seja doloroso, sem dúvida eu consigo tolerar')".

3. Por fim

"As habilidades de sobrevivência a crises *podem* ajudar você a se sentir melhor (isso é regulação emocional). Nesse caso, ótimo; mas se isso não acontecer, mantenha o foco em sobreviver a crises!".

IV. STOP: PARE IMEDIATAMENTE O COMPORTAMENTO-PROBLEMA (FICHA DE TOLERÂNCIA AO MAL-ESTAR 4)

> **Ponto principal:** A habilidade STOP ajuda os indivíduos na abstenção de agir impulsivamente sob a influência de suas emoções e piorar uma situação difícil. A habilidade faz isso ajudando a pessoa a resistir e a não agir sob o primeiro impulso (*Stop*), recuar um passo (*Take a step back*), Observar e Prosseguir em *mindfulness* (avaliando a opção mais eficaz, levando em conta os objetivos, e, por fim, escolhendo essa opção).
>
> **Ficha de tolerância ao mal-estar 4: Habilidade STOP.** Esta ficha fornece uma breve descrição para cada etapa da habilidade STOP. Ensine esta ficha, primeiro, expondo cada passo descrito na ficha e, em seguida, ilustrando com um exemplo.
>
> **Fichas de tarefas de tolerância ao mal-estar 2, 2A: Praticando a habilidade STOP.** Estas são fichas de tarefas alternativas para usar com a Ficha 4. A Ficha de tarefas 2 dá espaço para praticar a habilidade STOP duas vezes, e a Ficha de tarefas 2A tem espaço para a prática diária. Escolha aquela que seja mais bem adequada aos pacientes em questão. Apresente a ficha de tarefas que você for utilizar. De modo alternativo, você pode permitir que eles escolham qual desejam usar. Mais uma vez, a possibilidade de escolha dá aos pacientes maior senso de controle, o que, por sua vez, pode resultar em maior comprometimento com as tarefas.

A. Quando usar a habilidade STOP

Diga aos pacientes: "Quando a mente emocional toma conta, você muitas vezes pode agir impulsivamente e sem pensar. Quando reage impulsivamente, não tem tempo para usar suas habilidades e acessar a mente sábia. Para ser capaz de usar suas habilidades, primeiro você precisa parar de reagir. Para ajudá-lo a manter o controle, use a habilidade STOP".

✓ ## B. O que é a habilidade STOP?

A habilidade STOP compreende os passos a seguir: parar (*stop*), recuar um passo (*take a step back*), observar e prosseguir em *mindfulness*.

1. Parar (Stop)

Diga aos pacientes: "Quando você sente que suas emoções estão prestes a assumir o controle, pare estacado! Não reaja. Não mexa um músculo! Só fique paralisado. Estacar por um momento ajuda a impedir de fazer o que sua emoção quer que você faça – agir sem pensar. Mantenha o controle. Lembre-se: você é o chefe de suas emoções".

> **Nota aos líderes:** Para os pacientes que têm facilidade com imagens visuais, instrua-os a visualizar uma placa de PARE sempre que quiserem parar a reação a uma situação. Se necessário, eles podem ser instruídos a utilizar a respiração pausada (ver Ficha de tolerância ao mal-estar 6) depois de parar, a fim de acalmar a sua excitação.

Exemplo: "Se alguém fala algo que provoca sua ira (como xingar-lhe ou rogar uma praga contra você), é possível que sinta uma gana de atacar essa pessoa física ou verbalmente. Isso, porém, talvez não seja do seu interesse. Fazer isso pode resultar em ser machucado, ser preso ou ter de pagar uma fiança. Então, pare estacado e não ceda ao seu impulso de atacar".

Exemplo: "Sua parceira, que você ainda ama, acabou de terminar o relacionamento. Você a avista na rua, e o seu primeiro impulso pode ser se aproximar dela para dar-lhe um abraço. Porém, talvez isso não seja sábio. Levando em conta a situação, é provável que ela o evite, e isso lhe deixaria magoado. Então pare. Não aja sob a influência do impulso de abraçá-la".

Ponto de discussão: Junto aos pacientes, solicite ocasiões em que eles tiveram fortes impulsos para agir sob a influência das emoções, mas, fazer isso piorou ou teria piorado a situação.

Exercício prático: Solicite um exemplo de uma situação difícil que geralmente resulta em um comportamento impulsivo (p. ex., ser xingado e responder com xingamentos). Peça a um paciente para fazer um *role-play* com a situação. Primeiro modele estacar e depois faça ele praticar essa parada súbita. Em seguida, desafie o indivíduo, agravando a situação e incentivando-o a permanecer imóvel.

2. Dê um passo para trás (Take a step back)

Continue: "Quando você se depara com uma situação difícil, pode ser difícil pensar em como lidar com aquilo na mesma hora. Permita-se algum tempo para se acalmar e pensar. Dê um passo para trás (física ou mentalmente) em relação à situação. Consiga desprender-se do que está acontecendo. Respire fundo. Continue a respirar fundo enquanto for necessário (para amenizar com rapidez o estado extremo de mente emocional) até recuperar o controle. Não deixe sua emoção controlar o que você faz. Lembre-se de que você não é a sua emoção. Não a deixe empurrá-lo ao precipício".

Exemplo: "Você está atravessando a rua e não nota um carro se aproximando. O motorista freia o carro, sai, começa a insultá-lo e a empurrá-lo fisicamente. Seu impulso é dar um soco na cara do sujeito, mas sabe que isso agravaria a situação e o meteria em uma encrenca. Então você primeiro para e literalmente dá um passo para trás, a fim de evitar o confronto".

Exercício prático: Pratique dar um passo para trás, usando a mesma situação do exemplo anterior, a de ser empurrado por um motorista. Modele estacar, fisicamente dar um passo atrás e respirar fundo. Peça a um paciente para fazer essa sequência de passos. Desafie o indivíduo, agravando a situação, enquanto incentiva contínua respiração profunda. Junto aos membros do grupo, solicite outras situações que provocam fortes reações emocionais e impulsos destrutivos. Aproveite algumas dessas situações e faça *role-plays* com os pacientes, instruindo-os a parar e dar um passo para trás, tanto física quanto mentalmente.

3. Observar

Prossiga: "Observe o que está acontecendo ao seu redor e dentro de você, quem está envolvido, e o que as outras pessoas estão fazendo ou dizendo. Para tomar decisões eficazes, é importante não chegar a conclusões precipitadas. Em vez disso, reúna os fatos relevantes, a fim de entender o que está acontecendo e quais são as opções disponíveis. Use suas habilidades de *mindfulness* de observar e não julgar (como descrito nas Fichas de *mindfulness* 4 e 5)."

4. *Prosseguir em* mindfulness

Diga: "Pergunte a si mesmo: 'O que eu quero desta situação? Quais são minhas metas? Que escolha pode melhorar ou piorar esta situação?' Pergunte à sua mente sábia como lidar com o problema. Estar em *mindfulness* é o oposto de ser impulsivo e agir sem pensar. Quando você se acalma, se controla e obtém algumas informações sobre o que está acontecendo, está mais bem preparado para lidar com a situação de forma efetiva, sem piorá-la".

Exemplo: "Você chega em casa tarde do trabalho, devido a um pneu furado. Seu parceiro começa a gritar com você, acusando-a de trair-lhe e a ofendendo verbalmente. Você fica muito zangada e seu primeiro impulso é gritar e xingá-lo também, mas quer lidar com isso com habilidade. Então, você para e, depois, dá um passo para trás, afastando-se de seu parceiro. Você observa que ele parece bêbado, e que há um monte de garrafas de cerveja vazias na cozinha. Você sabe que quando ele está bêbado, não adianta discutir, e é provável que ele peça desculpas pela manhã. Então, você procede com *mindfulness*, explicando sobre o pneu furado, apaziguando seu parceiro e indo para a cama. Você adia a discussão até a manhã seguinte".

Exercício prático: Discuta maneiras eficazes de administrar a situação com a qual você já está praticando (ou seja, o motorista com raiva) e, em seguida, faça um *role-play* com a situação, percorrendo os quatro passos da habilidade STOP. Com os pacientes, encene outras situações difíceis do passado, em que prefeririam não ter reagido impulsivamente, ou situações que podem ser complicadas no futuro. Instrua-os a juntar todos os quatro passos da habilidade STOP.

Ponto de discussão: Discuta situações domésticas, profissionais, acadêmicas, etc. em que a habilidade STOP é necessária.

Ponto de discussão: Pergunte aos participantes se eles têm dificuldade com um passo específico da habilidade STOP. Diga-lhes que podem aprender essas habilidades um passo de cada vez até que consigam dominar toda a sequência.

V. PRÓS E CONTRAS COMO ESTRATÉGIA DE TOMAR DECISÕES COMPORTAMENTAIS (FICHA DE TOLERÂNCIA AO MAL-ESTAR 5)

> **Ponto principal:** O objetivo final do uso de prós e contras é a pessoa ver que aceitar a realidade e tolerar o mal-estar conduz a melhores resultados do que rejeitar o que está acontecendo e recusar-se a tolerar o desconforto. Esta habilidade consiste em pensar nos aspectos positivos e negativos de agir e de não agir sob a influência dos impulsos de comportamento de crise.
>
> **Ficha de tolerância ao mal-estar 5: Prós e contras.** Ensine esta habilidade primeiro descrevendo o que se entende por prós e contras; depois, colocando a grade básica de 2 × 2 no quadro; e, por fim, exercitando vários exemplos de prós e contras com os participantes. Em um grupo cujos membros têm adições de drogas, por exemplo, liste os prós e contras do uso de substâncias e, em seguida, os prós e contras de resistir ao impulso de consumi-las.
>
> **Ficha de tarefas de tolerância ao mal-estar 3, 3A: Prós e contras de agir de acordo com impulsos de crise.** Estas duas fichas de tarefas solicitam exatamente o mesmo trabalho sobre prós e contras, mas são configuradas de forma diferente. Algumas pessoas acham a Ficha de tarefas 3 muito mais fácil de compreender e de trabalhar, e outras pensam isso da Ficha de tarefas 3A. Examine as duas fichas de tarefas com os participantes e deixe-os escolher aquela que mais gostam. Enfatize que é importante preencher cada um dos quatro quadrantes. Instrua os pacientes a manter uma cópia da ficha de tarefas preenchida, já que pode ser *muito difícil* lembrar-se dos motivos para não se envolver em comportamentos de crise quando estamos na mente emocional.

✓ **A. Quando usar os prós e contras**

1. Para comparar vantagens e desvantagens de diferentes opções

Diga aos participantes: "Quando você precisa tomar uma decisão entre duas ou mais opções e quer examinar as vantagens e desvantagens dessas opções, os prós e contras podem ser muito importantes para ajudá-lo a fazer uma escolha sábia. Todos nós usamos os prós e contras algumas vezes, mesmo que só implicitamente, para tomar decisões".

Exemplo: Meu despertador toca às 6h da manhã em um dia de trabalho. Estou cansada e quero ficar na cama. Digo a mim mesma: "Ah, seria tão bom poder ficar na cama", mas, em seguida, acrescento: "Ah! Se eu ficar na cama chego atrasada para o trabalho e então meu chefe ficará muito bravo comigo". Eu me levanto.

Exemplo: Um amigo me deixa esperando em um restaurante até aparecer uma hora atrasado. Durante a espera, fico revisando em minha mente todos os prós de simplesmente ir embora e deixar ele sozinho, e todos os prós de repreender ele quando chegar. Na verdade, eu ensaio em minha mente todos os motivos pelos quais devo dizer–lhe que nunca mais vou a um restaurante com ele de novo. Contudo, logo me lembro de que é um bom amigo e que, se eu ficar muito bravo ou me recusar a comer fora com ele de novo, será uma grande perda para mim. Começo a examinar os prós de tolerar o mal-estar e de não repreender com ele, mesmo que esteja atrasado sem uma justificativa.

💬 **Ponto de discussão:** Junto aos pacientes, solicite ocasiões em que eles automaticamente (ou seja, sem decidir fazê-lo) pensam nas consequências, positivas ou negativas, de fazer as coisas.

💬 **Ponto de discussão:** Solicite, aos pacientes, que citem ocasiões em que eles têm escolhas difíceis a fazer e precisam avaliar os prós e contras das várias opções.

2. Para ajudar a resistir a atos impulsivos ou destrutivos

Continue: "Os prós e contras também podem ajudá-lo a controlar o desejo de agir de modo impulsivo, ou de fazer coisas que são destrutivas, particularmente quando você está na mente emocional. Os prós e contras podem ajudar todos nós a resistir aos impulsos de desistir e jogar a toalha em nossas vidas. Pode nos ajudar a resistir a ações, como o uso de drogas, a compulsão alimentar e a purgação ou ter acessos de raiva contra outras pessoas".

Exemplo: Muitos indivíduos reagem ao estresse incontrolável e às crises fazendo coisas que, no curto prazo, no longo prazo ou nos dois, são prejudiciais aos seus interesses e bem-estar. Essas coisas podem ser como o uso excessivo de drogas ou álcool para fugir de emoções ou situações difíceis; comer em excesso quando angustiados; fazer birra ou falar coisas quando estão nervosos das quais mais tarde se arrependem; ou ameaçar ou tentar suicídio quando perturbados ou experimentar emoções intensamente dolorosas.

Exemplo: "Quando, no trabalho, você está no meio de uma tarefa muito importante que precisa ser feita *agora*, pode ser tentado a interrompê-la para lidar com problemas em sua vida pessoal, tais como atender a ligação de uma amiga que só quer dizer que está muito chateada com você. No entanto, talvez seja mais efetivo nesse momento tolerar o mal-estar de saber que sua amiga está chateada e evitar discutir com ela. Em vez disso, continue a se concentrar na urgente tarefa do trabalho. Deixe para solucionar o problema com a amiga mais tarde".

O objetivo final é os pacientes concluírem que aceitar a realidade e tolerar o mal-estar gera melhores resultados do que rejeitar o que está acontecendo e recusar-se a tolerar o desconforto. É importante observar aqui que todos nós usamos os prós e contras muitas vezes durante cada dia, pelo menos implicitamente.

✓ ### B. Como analisar os prós e contras

Analisar os prós e contras envolve anotar as consequências positivas e negativas de tolerar o mal-estar e resistir a comportamentos impulsivos, bem como as consequências positivas e negativas de não tolerar o mal-estar e envolver-se em comportamentos impulsivos.

1. Descreva o comportamento de crise

Explique: "Comece descrevendo o comportamento de crise que você está tentando parar. Um comportamento de crise é qualquer comportamento que, no curto, no longo ou em ambos os prazos, é prejudicial para seu autointeresse e bem-estar".

2. Examine as vantagens e desvantagens do comportamento

Prossiga: "Em seguida, examine as vantagens e desvantagens (prós e contras) do comportamento de crise – de agir sob a influência dos impulsos de crise".

3. Considerar as consequências de curto e longo prazo

"Quando você estiver examinando os prós e contras, não se esqueça de considerar as consequências do comportamento em análise no curto e no longo prazo."

Exemplo: Alívio e sentir-se melhor imediatamente (prós) podem ser consequências de curto prazo de beber em excesso, usar drogas ou gritar com alguém, mas ter uma ressaca que interfere no trabalho ou arruinar um relacionamento devido ao uso de substâncias ou a gritos de raiva (contras) podem ser as consequências de longo prazo dos mesmos comportamentos.

4. Considere os prós e contras para cada impulso de crise diferente

"Faça listas separadas de prós e contras para cada impulso de crise diferente no qual esteja trabalhando."

Exemplo: "Se você estiver decidindo entre usar drogas ilegais, pedir divórcio, largar o emprego ou outra ação impulsiva, é importante considerar os prós e contras de cada ação (usar drogas, pedir o divórcio, largar o emprego) separadamente. Também é importante escrever listas separadas de prós e contras de *não* praticar essas ações".

Nota aos líderes: Muitas vezes, os pacientes acham estranho o convite para escrever listas separadas dos prós e contras de agir sob a influência dos impulsos de crise e de resistir a esses impulsos. Em geral, acreditam que os prós de resistir a crises de impulsos e os contras de não resistir aos impulsos serão os mesmos. Com frequência, esse não é o caso, mas a única maneira de enxergar isso é fazer os pacientes realmente praticar a análise dos prós e contras na sessão. Uma boa maneira de conseguir isso é com um exercício prático no quadro da sala de aula (ver a seguir). Uma estratégia para ajudar a distinguir as listas é se concentrar no que acontece *de verdade* e que se configura em uma consequência positiva ou negativa de qualquer escolha, ao contrário de se concentrar no que *não* acontece.

Exercício prático: Desenhe uma tabela de prós e contras no quadro. Você pode usar a Figura 10.1 como modelo (este tipo de tabela também é analisado na Ficha de tolerância ao mal-estar 5 e na Ficha de tarefas 3), ou pode usar o tipo de tabela visto na Ficha de tarefas de tolerância ao mal-estar 3A e nas fichas de tarefas prós e contras para outros módulos. Faça os participantes gerarem os prós e contras de tolerar uma crise sem fazer algo prejudicial e/ou impulsivo. Em seguida, faça-os listar os prós e contras de *não* tolerar a crise (ou seja, envolver-se em comportamento autolesivo, abuso de substâncias, impulsivamente largar o emprego, atacar um amigo ou outros exemplos de comportamentos de não tolerância que eles queiram analisar). Certifique-se de focalizar nos prós e contras, no curto e no longo prazos. Compare os dois conjuntos.

	Prós	Contras
Agir por impulso de crise	Vantagens	Desvantagens
Resistir ao impulso de crise	Vantagens	Desvantagens

FIGURA 10.1. Prós e contras para agir *versus* não agir por impulso.

> **Nota aos líderes:** É vantajoso evitar trabalhar em impulsos suicidas como exemplo, já que isso pode desencadear uma discussão sobre o que definitivamente sabemos ou não sabemos sobre o que acontece quando morremos (ou seja, não sabemos nada).

No entanto, se os participantes têm um amplo domínio de como analisar os prós e contras, anotar os prós e contras do suicídio pode ser muito útil para alguns indivíduos. Você provavelmente precisará tolerar uma situação em que os prós e contras de agir por impulsos suicidas mais ou menos se equilibram, e o indivíduo está indeciso. Se uma pessoa parece claramente estar decidida a cometer suicídio ou está inclinada em direção a esse ato, é importante adotar estratégias de avaliação de risco suicida e de manejo de crise. É igualmente importante lembrar que analisar os prós e contras do suicídio com um paciente de modo validante, não controlador e não exigente pode ser o caminho mais eficaz para o indivíduo acabar escolhendo a vida. Consulte, no Capítulo 15 do principal texto da DBT, estratégias para combater as crises e os comportamento suicidas.

5. Ensaiar os prós e contras várias vezes

Incentive os pacientes: "Ensaie os prós de resistir aos impulsos e os contras de ceder a eles várias vezes antes de impulsos avassaladores o dominarem. Esse ensaio torna mais provável que os prós de evitar o comportamento destrutivo e os contras de se envolver em comportamentos destrutivos apareçam em sua mente quando necessários. Aqui, a ideia é pensar sobre os benefícios de longo prazo em evitar o comportamento destrutivo para se tornar mais forte, bem como pensar nos benefícios imediatos de enfraquecer o comportamento destrutivo".

6. Revise prós e contras anteriores quando surge um impulso de crise

Continue: "Analise os prós e contras que você escreveu anteriormente quando emoções ou impulsos esmagadores surgirem. Se não estiverem disponíveis, então esta é a hora de anotar esses prós e os contras. No entanto, pode ser muito difícil fazer isso na mente emocional; por isso, é aconselhável solicitar o apoio de alguém para realizar essa tarefa quando você estiver em uma crise".

7. Diga não aos impulsos de crise

"Pode ser muito útil dizer em voz alta ou gritar 'Não!' quando surgem emoções ou impulsos esmagadores. Feito isso, é importante distrair-se do impulso e de eventos tentadores. Diga a si mesmo: 'Isso mesmo, reconheça que não há volta' ou algo semelhante."

> **Nota aos líderes:** O problema com os fortes impulsos é que eles estão associados a um forte desejo de agir. Subliminarmente, um indivíduo também sabe que, se realmente pratica os prós e contras, então, a atividade desejada torna-se muito menos provável. Assim, neste nível, a pessoa percebe que pensar nos prós e contras vai atrapalhar o caminho de se envolver em uma atividade de reforço, mesmo que a atividade só forneça reforço de curto prazo e seja destrutiva no longo prazo. Desse modo, é muito comum que os pacientes resistam a fazer a análise de prós e contras, porque isso dificulta as atividades desejadas. Esta pode ser uma boa hora para discutir com eles o fato de que o reforço imediato sempre é muito mais poderoso que o posterior. Envolver-se em prós e contras fortalece o poder do reforço posterior (reforço para resistir ao impulso) e enfraquece o poder do reforço imediato (reforço para ceder ao impulso).

Ponto de discussão: Junto aos participantes, solicite ocasiões em que a ideia de pensar nos prós e contras não vem a suas mentes, ou, caso venha, eles resistem a pensar nos prós e contras. Discuta estratégias para trazer a análise de prós e contras à mente quando necessário, bem como estratégias para quebrar a resistência.

Exercício prático: Peça a cada pessoa para completar um exercício de prós e contras para o comportamento de um problema-alvo que eles gostariam de parar. Use papel comum ou uma das fichas de tarefas (3 ou 3A). Após cada pessoa ter concluído o exercício, discuta alguns exemplos. Solicite que os pacientes deem ideias sobre onde afixar o exercício ou a ficha de tarefas para utilizar em caso de crise.

Nota aos líderes: Os prós e contras podem ser muito eficazes para ajudar os pacientes individuais a tomar decisões difíceis em suas vidas. É muito importante, nesses momentos, que você não comunique uma preferência para um lado ou outro dos prós e contras. Aqui, a tarefa é ajudar a pessoa a desenvolver uma lista razoavelmente abrangente de todos os prós e contras de cada lado da decisão. É importante, depois, confiar na mente sábia do indivíduo no processo de decisão. Um bom guia para usar os prós e contras nessas situações é o princípio relacionado com o "equilíbrio de decisão". Esse princípio vem da entrevista motivacional, que foi desenvolvida para pacientes com transtornos por uso de substâncias, mas também é útil em outros locais.[9]

A única exceção em confiar exclusivamente na "mente sábia" ocorre quando a decisão é sobre cometer suicídio ou não. Consulte a nota aos líderes anterior sobre o uso de prós e contras nessa situação.

VI. HABILIDADES TIP PARA ADMINISTRAR A EXCITAÇÃO EXTREMA (FICHAS DE TOLERÂNCIA AO MAL-ESTAR 6–6C)

Ponto principal: Excitação emocional muito alta pode impossibilitar o uso da maioria das habilidades. As habilidades TIP são meios rápidos para reduzir a excitação emocional. Elas são: Temperatura (uso de água fria no rosto para desencadear a resposta de mergulho), exercício Intenso, respiração Pausada e relaxamento muscular Progressivo. (Conforme mencionado na introdução deste capítulo, existem duas habilidades P, embora haja apenas um P em TIP.)

Atenção: Alerte os pacientes de que o efeito de água fria no rosto é reduzir a frequência cardíaca. Quaisquer pacientes com qualquer risco cardíaco ou alergia ao frio não devem participar do exercício da água gelada, a menos que obtenham autorização médica para praticá-lo.

Ficha de tolerância ao mal-estar 6: Habilidades TIP: alterando a fisiologia corporal. Esta ficha lista todas as habilidades TIP, de modo que é útil apresentá-la aos participantes. Consulte outros conteúdos a seguir para o ensino de habilidades individuais. Em particular, o relaxamento progressivo é mais bem ensinado por meio da realização de um exercício de relaxamento breve, como descrito na Ficha 6B.

Ficha de tolerância ao mal-estar 6A: Usando água fria, passo a passo. Esta ficha recapitula os passos para a utilização de água fria. Se você não ensinar esta habilidade por alguma razão, esta ficha pode ser ignorada.

Ficha de tolerância ao mal-estar 6B: Relaxamento muscular preogressivo, passo a passo. Use esta ficha para fornecer treinamento sobre como relaxar os músculos e como parear o relaxamento com a expiração. O treinamento de relaxamento baseia-se na prática de relaxamento progressivo, e a ficha resume as instruções para passar de tensionar e relaxar músculos individuais a tensionar e relaxar todo o corpo. O ato de soltar a musculatura, então, é pareado com o de soltar o ar enquanto se fala internamente a palavra "relaxar". Se você não praticar o relaxamento de todos os grupos musculares nas sessões, saliente que o restante dos músculos seja listado na ficha. Esta ficha também pode ser útil para os terapeutas individuais.

Ficha de tolerância ao mal-estar 6C: Relaxamento muscular progressivo, passo a passo. Esta ficha opcional integra a reestruturação cognitiva com a respiração pareada. Ao ensinar esta habilidade, pode ser muito útil trabalhar com os participantes no preenchimento dos passos 1-3 na Ficha de tarefas de tolerância ao mal-estar 4B, descrita a seguir.

> **Ficha de tarefas de tolerância ao mal-estar 4: Alterando a fisiologia corporal com as habilidades TIP.** Analise esta ficha de tarefas com os pacientes. Se necessário, ensine-os a avaliar o seu nível de excitação emocional (muitas vezes, chamado de "unidades subjetivas de mal-estar") em uma escala de 0 a 100. Estabeleça que 0 é igual a nenhum perigo, e 100 é igual ao maior estresse já experimentado em toda a sua vida. Lembre os pacientes de que eles nunca podem ir além dos 100 pontos. Observe que esta ficha de tarefas é, essencialmente, um dispositivo de registro, para que os participantes possam descrever o que fizeram durante a revisão das tarefas. Na ficha de tarefas, há espaço para descrever cada habilidade apenas uma vez. Portanto, talvez você queira ter várias cópias dela para cada pessoa, especialmente se atribuir uma prática diária de uma ou mais habilidades TIP.
>
> **Ficha de tarefas de tolerância ao mal-estar 4A: Relaxamento muscular progressivo.** Use esta ficha de tarefas somente se você pedir aos participantes a prática de relaxamento muscular progressivo entre as sessões. Esta ficha de tarefas pode ajudar os pacientes a se lembrar de como tensionar e relaxar os músculos, bem como fazer a distinção entre praticar para aprender a habilidade e praticar quando a habilidade é necessária. Se você atribuir esta ficha de tarefas, revise-a com os participantes.
>
> **Ficha de tarefas de tolerância ao mal-estar 4B: Repensar de maneira eficaz e relaxamento progressivo.** Atribua esta ficha de tarefas se você ensinou a Ficha 6C.
>   **Outros materiais:** Para ensinar o uso de água fria, traga às sessões saquinhos com lacre com alguns cubos de gelo e água, pacotes de gel frio ou panelas de água fria e toalhas. Para ensinar a respiração pausada, traga à sessão um relógio de parede com ponteiro de segundos.

A. O que são as habilidades TIP?

Diga aos participantes: "Existem quatro habilidades TIP: baixar a <u>T</u>emperatura do seu rosto com água fria, <u>I</u>ntenso exercício aeróbico, respiração <u>P</u>ausada e relaxamento muscular <u>P</u>rogressivo. (Observe que existem duas habilidades P, embora haja apenas um P em TIP.) Cada habilidade tem o efeito de alterar rapidamente nossos padrões de resposta biológica e, assim, provocar uma queda em nossa excitação emocional".

B. Por que usar as habilidades TIP?

Explique as razões para usar as habilidades TIP da seguinte maneira:

- "Elas alteram a química do seu corpo para reduzir a alta excitação emocional e os sentimentos de estar sobrecarregado."
- "Elas funcionam muito rápido, em poucos segundos ou minutos, para acalmar a excitação emocional."
- "Elas são tão efetivas quanto comportamentos disfuncionais (beber, usar drogas, comer em excesso, praticar comportamento autolesivo) para diminuir as emoções dolorosas, mas sem os resultados negativos de curto e longo prazo dos referidos comportamentos."
- "Elas funcionam como medicamentos de ação rápida, mas sem o custo de medicamentos ou os efeitos colaterais que alguns medicamentos causam."
- "Elas são fáceis de usar e não exigem muito raciocínio."
- "Algumas habilidades TIP (respiração pausada, algumas partes do relaxamento muscular progressivo) podem ser usadas em público sem que os outros percebam que você as está utilizando."

C. Quando as habilidades TIP são úteis

Prossiga: "Eis algumas ocasiões em que as habilidades TIP são úteis".

- "Você está preso na mente emocional e não consegue sair."
- "Você está em uma crise – ou seja, um forte impulso de se envolver em comportamento destrutivo o domina e você não consegue se distrair."
- "Uma exigência importante precisa ser satisfeita, e você está muito sobrecarregado para pensar em como atendê-la."
- "Você não está processando as informações com eficiência."

- "Você está sobrecarregado emocionalmente."
- "Outras habilidades não são viáveis ou são inúteis, mesmo que você não esteja em uma crise."
- "Você alcançou o seu **ponto de colapso das habilidades**."

> **Nota aos líderes:** O conceito de ponto de colapso das habilidades e como determiná-lo é discutido no Capítulo 9, na seção XX. Naquela seção e na Ficha de regulação emocional 23: Manejando emoções extremas, consulte instruções sobre como ensinar este conceito. Fique à vontade para usar essa ficha ou suas notas de ensino neste momento. Se a regulação emocional já foi ensinada, peça aos participantes que façam a conexão com essa habilidade.

✓ **D. Como as habilidades TIP funcionam**

As habilidades TIP são projetadas para ativar o sistema nervoso fisiológico do corpo humano a fim de diminuir sua excitação. O sistema nervoso é composto por duas partes: o "sistema nervoso simpático" e o "sistema nervoso parassimpático". Ambos trabalham em direções opostas. O sistema simpático ativa a resposta de luta ou fuga e aumenta a excitação. O sistema parassimpático aumenta a regulação emocional, que está associado com diminuições da excitação emocional. Todas as habilidades TIP regulam as emoções, aumentando a atividade do sistema nervoso parassimpático e diminuindo a do simpático.

> **Nota aos líderes:** Saliente aos pacientes que (1) a excitação fisiológica é um componente importante das emoções e (2) alterar qualquer parte do sistema emocional afeta todo o sistema. Você pode consultar o modelo das emoções ensinado no Capítulo 9, Seção V e na Ficha de regulação emocional 5: Modelo para descrever as emoções.

✓ **E. Baixando a Temperatura do rosto com água fria**

Diga aos participantes: "A primeira habilidade TIP é baixar a Temperatura do seu rosto com água fria ou bolsas geladas, e, ao mesmo tempo, trancar a respiração. Isso induz o reflexo de mergulho humano, que, por sua vez, dispara o sistema parassimpático e reduz a excitação fisiológica e emocional com muita rapidez".[10, 11]

> **Ponto de pesquisa:** O reflexo de mergulho é a tendência, em seres humanos (e outros mamíferos), de o coração desacelerar para uma frequência cardíaca inferior à de repouso, quando a pessoa é imersa em água gelada sem oxigênio. Esse efeito decorre do aumento da ativação do sistema nervoso parassimpático, que é o sistema fisiológico do corpo para diminuir a excitação (ver a explicação prévia sobre os sistemas simpáticos e parassimpáticos). Os estados de superexcitação emocional ocorrem quando o sistema nervoso simpático se torna hiperativo, e o parassimpático, hipoativo. (Milton Brown, do DBT Center de San Diego, fornece mais informações e uma série de fichas sobre as habilidades TIP no *site* do centro: www.dbtsandiego.com/current_clients.html.)

1. Procedimentos

Explique as diferentes formas em que o reflexo de mergulho pode ser induzido com água fria.

a. Use uma tigela de água fria

Diga aos participantes: "Incline-se, prenda a respiração e coloque o rosto (até as têmporas) em uma tigela de água fria por 30 a 60 segundos ou até começar a se sentir desconfortável. Em geral, isso é suficiente para induzir o reflexo de mergulho. Quanto mais fria a água e mais demorada a imersão, melhor o funcionamento desse recurso. No entanto, a água não pode estar gelada demais. Água abaixo de 10°C pode causar dor facial durante a imersão".

b. **Use uma bolsa de gelo, um saco lacrado com gelo e água ou uma compressa fria e molhada**

   Diga: "Sente-se em uma cadeira e mantenha a bolsa de gelo, saco lacrado (envolvido em pano para não ficar frio demais) ou compressa fria sobre os olhos e as bochechas superiores. Umedeça os lados tocando o seu rosto. Para aumentar o efeito, simultaneamente fique em pé, incline-se e prenda a respiração".

c. **Jogue água fria no rosto**

   Acrescente: "Jogar água fria nos olhos e nas bochechas pode ser suficiente. Para funcionar ainda melhor, fique em pé, incline-se e prenda a respiração".

2. *Quando usar a água fria*

   Além de nos momentos de alta excitação emocional, meus colegas e eu constatamos que a água gelada ou as bolsas de gelo são úteis nas seguintes situações:

   - Incapacidade para dormir devido à ruminação ou ansiedade "em segundo plano"
   - Dissociação, incluindo dissociação durante a terapia ou as sessões do treinamento de habilidades

3. *Precauções*

   - ***Problemas cardíacos.*** Usar água fria para induzir o reflexo de mergulho pode baixar a frequência cardíaca muito rapidamente. Indivíduos com alguma doença cardíaca ou com frequência cardíaca abaixo de sua linha de base normal devido a medicamentos, outros problemas médicos, anorexia nervosa ou bulimia nervosa só devem usar esse procedimento com a permissão de seus provedores de serviços médicos. Em geral, é uma boa ideia recomendar que os pacientes consultem seus médicos antes de usar o procedimento. Adolescentes também devem solicitar a permissão dos pais.
   - ***Efeitos de curta duração.*** Os efeitos físicos da água fria são realmente de curtíssima duração. Desse modo, é fácil que a emoção descontrolada retorne, caso os participantes não tenham cuidado. Assim que a extrema excitação for reduzida, pode ser importante praticar um conjunto diferente de habilidades, apropriado ao problema em questão.

     Exemplo: "Você está muito zangado e usa água gelada ou a bolsa de gelo para reduzir a intensidade da emoção. Se, em seguida, começa a pensar em todas as coisas que inicialmente desencadearam a raiva, é muito provável que ela seja disparada de novo. O mesmo vale para qualquer outra emoção".

     Exemplo: "Você usa água fria ou a bolsa de gelo para interromper as ruminações de ansiedade que o estão mantendo acordado. É importante voltar para cama e se concentrar em algo diferente de pensamentos que induzam a ansiedade, tais como respiração pausada [ver a seguir] ou pensamentos sobre eventos agradáveis".

     Exemplo: "Surge um forte desejo de se envolver em um comportamento-problema, e você usa água gelada ou uma bolsa de gelo para reduzir o desejo. Sua excitação e seus impulsos baixam. Um pouco mais tarde, você volta a pensar no comportamento-problema, e o desejo ressurge. Por isso, é importante envolver-se em uma atividade diferente (solução de problemas ou distrair-se) logo após usar o gelo".

✓ **Exercício prático:** Se possível, demonstre o reflexo de mergulho com os pacientes. Após fazer a triagem deles quanto a questões médicas, tente convencer todos aqueles que estiverem autorizados ao uso de água fria a fazer o exercício uma vez. Essa é uma prática experimental e aumenta a probabilidade de que eles a utilizem quando necessário. Outra variação é fazer isso em forma de experimento. Nesse caso, o procedimento é os participantes avaliarem sua excitação antes e logo após colocar a água fria (em sacos lacrados ou bolsas de gel frio) na parte superior do rosto, cobrindo os olhos e as maçãs do rosto. Como alternativa, eles podem conferir a pulsação antes e depois de praticar (procedimento utilizado nas aulas de Ciências do ensino médio). Enfatize que a participação na sessão prática é opcional, e que o exercício não é de forma alguma uma prova de resistência.

Os **itens** necessários para cada participante são os seguintes:

1. Uma bolsa plástica com capacidade para meio litro d'água, ou um pacote de gel que tenha ficado guardado no gelo, e toalhas de papel umedecido.
2. Outra opção é um refrigerador com água fria, grandes tigelas ou bacias, um lugar para despejar água e toalhas para secar o rosto.

O **procedimento** é o seguinte:

1. Faça cada participante sentar-se e colocar uma toalha de papel umedecido em torno da bolsa d'água ou pacote de gel. Em seguida, posicione a bolsa ou o pacote sobre os olhos e as bochechas por até 30 segundos.
2. Outra opção é pedir para cada indivíduo curvar-se sobre uma tigela ou bacia água, segurar a respiração e imergir o rosto na água por até 30 segundos.
3. Após os pacientes terminarem o passo 1 ou o passo 2, estimule o debate sobre a experiência.

Outra oportunidade para praticar a habilidade TIP da água fria pode surgir se um participante estiver experimentando alta excitação durante uma sessão de grupo (mesmo quando você não estiver ensinando essas habilidades). Nesse exemplo, é possível trazer os suprimentos para a sala de reunião e pedir ao paciente que experimente essa habilidade. Em nossas sessões de grupo, quando necessário, trazemos um pacote de gel frio (que umedecemos no lado do rosto) e uma toalha. (Sempre mantemos vários pacotes de gel frio na geladeira.)

F. Exercício intenso

A segunda habilidade TIP é envolver-se em exercício aeróbico intenso de qualquer tipo durante, pelo menos, 20 minutos.

1. Por que o exercício intenso?

Ponto de pesquisa: O exercício intenso (de qualquer tipo) durante 20 a 30 minutos, mais ou menos, pode ter um efeito rápido no humor, diminuindo o humor negativo e pensamentos ruminativos e aumentando o afeto positivo após a prática.[12]

- Diga aos participantes: "O estado de ansiedade diminui significativamente se você levar a sua frequência cardíaca até 70% do máximo para sua idade".
- "Aumentos nas emoções positivas estão associados com a elevação da frequência cardíaca em até 55 a 70% da frequência cardíaca máxima para sua idade, mas os aumentos são mantidos por um tempo significativamente mais longo após o exercício quando você alcança uma frequência cardíaca de 70% de intensidade."[12]
- "Procure em seu mecanismo de busca '*calculating heart rate training zones*' (calculando zonas de frequência cardíaca de treino). Ou visite www.chabotcollege.edu/ (*site* em inglês), para saber como calcular a máxima frequência cardíaca recomendada para a sua idade."

Uma característica importante das emoções é que elas organizam o corpo para a ação. A raiva organiza o corpo para atacar ou defender, o medo organiza o corpo para correr e assim por diante. Quando o corpo está muito excitado, pode ser difícil inibir a ação emocional, mesmo que a ação seja disfuncional. O exercício intenso, nessas situações, pode regular o corpo a um estado menos emocional.

> **Nota aos líderes:** Saliente aos pacientes que (1) as emoções os preparam para a ação e que as próprias ações são componentes importantes das emoções; e (2) inibir ações vinculadas a emoções, portanto, pode ser muito difícil. Como já foi mencionado, você pode consultar o modelo das emoções ensinado no Capítulo 9, Seção V e na Ficha de regulação emocional 5.

2. Quando usar o exercício

Diga aos pacientes: "Use o exercício quando você estiver agitado, quando estiver zangado, quando não conseguir parar de ter pensamentos ruminativos, quando precisar melhorar seu humor e sua disposição de manhã e em qualquer outro momento que já tenha sido útil para você no passado".

Exemplo: "No final do seu dia de trabalho, você descobre que o prazo para entregar o relatório é menor do que o previsto (amanhã, para ser mais exato). Se não fizer o relatório, terá grandes problemas profissionais. Você se sente tão oprimido por essa exigência inesperada que não sabe por onde começar. Pode fazer uma pequena pausa e sair para correr e diminuir as fortes emoções negativas e depois voltar e fazer o que for necessário para terminar o relatório dentro do prazo".

G. Respiração pausada

A terceira habilidade TIP é a respiração pausada ou compassada. Isso se refere a abrandar o ritmo de inalar e exalar (a uma média de cinco a seis ciclos de respiração por minuto) e respirar profundamente, a partir do abdome. Demore menos para encher os pulmões do que para soltar o ar (p. ex., 4 segundos para inspirar e 8 segundos para expirar).

> **Ponto de pesquisa:** Em geral, o coração bate mais rápido durante as inspirações e desacelera durante as expirações. Essa mudança de ritmo cardíaco é influenciada pela ativação do sistema nervoso simpático ao inspirar e pelo acionamento do sistema nervoso parassimpático ao expirar.
> Por si só, a respiração pausada pode causar mudanças nas atividades simpática e parassimpática. Em uma maneira similar ao reflexo de mergulho, retardar a respiração a cerca de cinco ou seis respirações por minuto (ou seja, a um ciclo de respiração completo de 10 a 12 segundos) é eficaz em reduzir a excitação emocional, ao ativar o sistema nervoso parassimpático.[13–16]

Exercício prático: Demonstre a respiração pausada como um exercício com os pacientes. O objetivo é fazer o exercício uma vez durante a sessão, a fim de aumentar a probabilidade de que a habilidade seja usada novamente quando necessário. Você também pode fazer isso em forma de experimento, pedindo aos pacientes para classificar sua excitação antes e depois de praticar a técnica.

Você vai precisar de um grande relógio com ponteiro de segundos, para ajudar os participantes a contar enquanto inspiram e expiram.

O **procedimento** é o seguinte:

1. Coloque o relógio de frente para os pacientes.
2. Instrua todos a observar o relógio e contar os segundos para inspirar e para expirar. Incentive-os a trabalhar enquanto contam para alcançar um ritmo de respiração confortável e sereno, em que o tempo para soltar o ar seja mais longo do que para encher os pulmões. Dê um exemplo, tipo 5 segundos para inspirar e 7 segundos para expirar. Eles podem optar por contar, ou não, a pausa no auge da inspiração e no fim da expiração. Dê um tempinho para que os pacientes pratiquem isso.
3. Junto aos pacientes, pergunte quantos segundos para inspirar e expirar eles escolheram. Discuta.

> **Nota aos líderes:** Obtenha um conjunto de sincronizadores de respiração para ajudar você e seus pacientes a rastrear sua inspiração e expiração. Novamente, você pode visitar o *site* de Milton Brown, no DBT Center de San Diego (www.dbtsandiego.com/current_clients.html). Essa página da *web*, em inglês, também fornece a ficha dele, intitulada *Regulating Emotions through Slow Abdominal Breathing* (em português, "Regulando as emoções por meio de respiração abdominal lenta"). Além disso, aplicativos de respiração para *smartphone* estão disponíveis para iOS e Android, e sincronizadores de respiração estão disponíveis no YouTube.

✓ **H. Relaxamento muscular progressivo**

Relaxamento muscular progressivo, a quarta habilidade TIP, é parear o relaxamento dos músculos com a expiração.

- O relaxamento muscular é uma variação do relaxamento muscular progressivo, que é muito utilizado em várias terapias comportamentais para transtornos de ansiedade.
- A estratégia é tensionar grupos musculares, percebendo a sensação de tensão ao encher os pulmões, e depois relaxá-los, soltando a tensão, percebendo as sensações enquanto a tensão muscular gradativamente diminui. O objetivo é aumentar a consciência da tensão e do relaxamento.
- A ênfase em perceber as sensações musculares é semelhante a um procedimento de *mindfulness* concentrando-se nas sensações corporais (ou seja, *mindfulness* às sensações).
- Em se tratando de uma habilidade de sobrevivência a crises, o relaxamento muscular ensina os participantes a perceber a tensão e, depois, relaxar os músculos – e, ao fazê-lo, parear o relaxamento com a expiração, murmurando a palavra "relaxe".

> **Nota aos líderes:** A estratégia para ensinar o relaxamento muscular vai depender de quanto tempo você tem. Se o tempo for curto, pode demonstrar rapidamente (com todos os pacientes) como tensionar e relaxar os músculos, seja um por um, conforme a lista de relaxamento muscular progressivo na Figura 10.2, ou agrupando-os e praticando por grupos musculares. *Se você aprendeu a relaxar* usando uma diferente sequência ou agrupamento de músculos, fique à vontade para usar agora o método que utiliza. Você também pode usar qualquer das inúmeras gravações de áudio disponíveis para relaxamento muscular. Pode ser particularmente útil pedir para os pacientes classificarem mentalmente sua excitação antes e após a prática e, então, compartilhar quaisquer alterações. É importante salientar que relaxar é uma habilidade que requer muita prática. Praticar diariamente pode preparar os indivíduos a envolver-se em comportamentos mais funcionais durante as crises.

Grande	Médio	Pequeno	
			Tensione cada grupo muscular por 5 a 10 segundos e depois solte-o por 5 a 10 segundos.

1. Mãos e pulsos: cerre os dois punhos e os segure erguidos.
2. Braços e antebraços: cerre os punhos e dobre os braços até tocar os ombros.
3. Ombros: erga os dois ombros até as orelhas.
4. Testa: junte as sobrancelhas, franzindo a testa.
5. Olhos: feche os olhos com força.
6. Nariz e bochechas: franza o nariz; erga os lábios superiores e as bochechas na direção dos olhos.
7. Lábios e face inferior: aperte os lábios entre si; curve as bordas dos lábios em direção às orelhas.
8. Língua e boca: junte os dentes; empurre o céu da boca com a língua.
9. Pescoço: jogue a cabeça para trás na cadeira, no chão ou na cama, ou empurre o queixo junto ao peito.
10. Peito: respire fundo e segure.
11. Costas: curve-se para trás, juntando as omoplatas.
12. Estômago: segure firmemente o estômago para dentro.
13. Nádegas: tensione as nádegas.
14. Pernas e coxas: estique as pernas e enrijeça as coxas.
15. Panturrilhas: estique as pernas com a ponta dos dedos do pé para baixo.
16. Tornozelos: estique as pernas; ponta dos pés juntas, calcanhares esticados, dedões curvados para baixo.

FIGURA 10.2. Relaxamento progressivo: músculos e grupos musculares. Adaptada de Smith, E. R. (1980). Development of an integrated coping response through cognitive–affective stress management training. Em I. G. Sarason, & C. D. Spielberger (Eds.), *Stress and anxiety* (vol. 7, p. 265-280). Washington, DC: Hemisphere. Copyright 1980 by Hemisphere Publishing Corporation. Adaptada com permissão.

Oriente os participantes para o procedimento da seguinte forma:

- "Tensionar e, em seguida, relaxar os grupos musculares lhe permite relaxar mais do que estava no começo e mais relaxado do que você normalmente ficaria se tentasse relaxar sem tensionar primeiro".
- "Parear o alívio da tensão com a palavra 'Relaxe' em sua mente ao exalar condiciona o seu corpo a soltar a tensão e a relaxar, no futuro, quando você disser a palavra 'Relaxe' em sua mente ao exalar."

> **Nota aos líderes:** Alguns indivíduos experimentam um fenômeno de "pânico induzido pelo relaxamento". Ou seja, entram em pânico porque não satisfazem as expectativas para relaxar. Para prevenir isso, é muito importante instruir os participantes que os atos de tensionar e relaxar os músculos talvez não resultem em relaxamento, e que a parte importante do exercício é aprender a perceber a tensão corporal. Os pacientes também devem ser instruídos a se sentir livres para parar a qualquer momento durante a prática. Permita que aqueles que estão inibidos para praticar simplesmente observem a demonstração e/ou olhem para a parede durante a prática. Em contraste com a prática habitual de *mindfulness*, os participantes devem ser instruídos a fechar os olhos durante a prática do relaxamento.

Exercício prático: Demonstre e pratique tensionar e relaxar os músculos.

O **procedimento** é o seguinte:

1. Peça aos pacientes para classificar sua excitação atual (unidades subjetivas de mal-estar) em uma escala de 0-100 (0 significa nenhum mal-estar ou tensão; 100 significa a mais alta que poderiam imaginar).
2. Sente-se de frente para os membros do grupo. Assim que todos estiverem em uma posição confortável e conseguirem se esticar um pouco, peça a eles para seguir suas instruções. Um por um, vá apresentando cada grupo muscular da Figura 10.2 (repetidos na Ficha de tolerância ao mal-estar 6B), primeiro tensionando e, depois, relaxando cada grupo. Certifique-se de que os participantes percebam quais músculos você está tensionando e como fazê-lo. Nessa demonstração, mantenha a tensão por cerca de 5 a 10 segundos, dizendo: "Observe a tensão". Em seguida, comente: "Solte", e afrouxe rapidamente os músculos. Acrescente: "Percebam a diferença". Deixe o relaxamento agir por cerca de 5 a 10 segundos e, então, vá ao próximo grupo muscular. Não se esqueça de falar em uma cadência lenta e constante, com um tom de voz convidativo. Você pode dizer algo assim:

"Cerre as duas mãos e erga-as na direção dos punhos; aperte-as três quartos do caminho... Preste atenção à tensão... Observe a tensão em suas mãos... observe a tensão... apenas a observe... Agora SOLTE... só relaxe, deixe as mãos soltas... deixe toda a tensão ir... Observe como as mãos começam a relaxar... observe os músculos relaxarem... apenas observe... preste atenção às sensações em suas mãos e punho... deixe toda a tensão apenas ir embora..." (continue com os grupos musculares na Fig. 10.2).

3. Como instrução final, diga aos participantes para tensionar com rapidez todos os músculos da cabeça aos pés, como se fossem robôs rígidos, inspirando profundamente. Em seguida, expirando devagarinho, peça que amoleçam como bonecas de pano, dizendo em suas mentes a palavra "Relaxe".
4. Faça os participantes classificarem sua excitação novamente.
5. Pergunte aos membros do grupo se a excitação deles diminuiu, ficou na mesma ou aumentou. Embora, em geral, façamos essa prática em sessões coletivas por apenas 5-10 minutos, constatamos que muitos pacientes obtêm uma perceptível baixa na excitação.

Após o exercício, explique aos participantes: "O breve relaxamento muscular progressivo também pode ser usado em uma crise ou quando você tiver pouco tempo. Você pode inalar ao tensionar brevemente os conjuntos de músculos que podem ser tensionados sem que isso seja visível para os outros – tais como o estômago, nádegas e tórax – e, então, ao expirar, relaxá-los dizendo mentalmente a palavra 'Relaxe'".

Exercício prático: Se você tiver tempo, pode sugerir que os participantes pratiquem o relaxamento muscular pareado com um CD ou outra gravação. Pode ser muito útil ouvir uma gravação de relaxamento. Em nossa clínica, usamos uma que eu desenvolvi, a qual inclui um relaxamento de 5 minutos e outro de 20 minutos.[17] Muitas dessas gravações também podem ser encontradas *on-line*. Já que a maioria dos pacientes gostaria de ouvir seus próprios terapeutas ou treinadores de habilidades, você pode fazer uma gravação, copiá-la em CDs ou *pen-drives*, e fornecê-la aos pacientes.

Nota aos líderes: Se o ensino do relaxamento for uma parte importante da sua intervenção ou se você estiver ensinando turmas avançadas, as missões práticas podem ser as seguintes:

1. "Pratique tensionar e relaxar cada um dos 16 grupos musculares, percebendo a tensão por 5 a 10 segundos e observando as sensações do relaxamento dos músculos por 5 a 10 segundos."
2. "Pratique tensionar e relaxar cada um dos nove principais grupos musculares."
3. "Pratique tensionar e relaxar cada um dos quatro grupos musculares mais importantes até você estar proficiente em baixar a tensão."
4. "Pratique tensionar o corpo inteiro ao inalar e depois solte todos os músculos ao expirar, enquanto fala em sua mente a palavra 'Relaxe'. Pratique este relaxamento pausado durante todo o dia."

> **Nota aos líderes:** É importante lembrar os pacientes que fazer o relaxamento pareado com a palavra "relaxar" ao expirar pode requerer uma boa quantidade de prática. Uma vez que eles tenham compreendido a tensão física e a diferença entre ela e o relaxamento, estão prontos para trabalhar no relaxamento progressivo com a palavra "Relaxe" ao soltar o ar. Em geral, eu sugiro praticar 5 a 10 vezes por dia, até seus corpos e mentes "captarem" o pareamento; isso costuma acontecer em 5-6 semanas.

I. Repensar efetivo e relaxamento progressivo

A combinação do repensar efetivo com relaxamento progressivo é um método de usar tanto a reestruturação cognitiva quanto o relaxamento muscular progressivo para controlar com rapidez a excitação em momentos de alto estresse.

Exercício prático: Se você ensinar essa combinação, o procedimento é o seguinte:

1. Diga aos pacientes: "Identifique uma situação (um evento desencadeante) que muitas vezes está relacionado às emoções angustiantes e na qual você deseja trabalhar na redução de suas reações emocionais".
2. "Pergunte a si mesmo: 'O que será que estou dizendo a mim mesmo para esta situação me perturbar tanto?'. Por exemplo, se fazer uma prova difícil é um evento muito estressante para você, talvez esteja falando a si mesmo durante a prova coisas como: 'Irei mal na prova', 'Se eu não for aprovado, é melhor desistir, porque nunca vou chegar a lugar nenhum na vida', 'Se não for aprovado, as pessoas vão saber disso e achar que não sou inteligente' ou 'Se não for aprovado, isso significa que sou um preguiçoso imprestável ou um burro'."
3. "Agora repense a situação de forma a neutralizar os pensamentos e as interpretações que lhe causam tanto estresse. Enquanto repensa, tome nota de todos os pensamentos efetivos que você conseguir para substituir cada um dos pensamentos estressantes."
4. "Prepare-se para a próxima vez que o evento estressante ou um parecido ocorra. Para fazer isso, combine o ensaio dos seus pensamentos efetivos com relaxamento progressivo. Ao encher os pulmões, imagine que o evento estressante está acontecendo com você. Certifique-se de imaginar que está na cena estressante, e não apenas assistindo ela, como quem assiste à televisão. Antes de soltar o ar, diga a si mesmo (em tom convincente) uma autoinstrução efetiva, seguida por "ENTÃO, RELAXE", enquanto solta o ar e, ao mesmo tempo, intencionalmente relaxe todos os seus músculos."
5. "Pratique, pratique, pratique."
6. "Quando ocorre a situação estressante, pratique seu repensar efetivo e relaxamento progressivo."
7. Discuta a semelhança desta habilidade com a habilidade de antecipação.

> **Nota aos líderes:** Se você estiver trabalhando com apenas uma pessoa, esse procedimento pode ser reforçado empregando com o paciente a prática de incorporar exposição imaginária à situação estressante, antes de começar as autoinstruções efetivas e a respiração progressiva. Aqui, a ideia é levar as emoções estressantes ao ápice e, então, fazer o indivíduo praticar falar os pensamentos efetivos, seguidos de "Relaxe", e, ao mesmo tempo, aliviar a tensão muscular. É melhor não tentar isso antes de ter certeza de que o paciente é capaz de usar o relaxamento progressivo com êxito. Um próximo livro trará mais ideias sobre o uso do relaxamento progressivo.[18]

J. Revisão das habilidades TIP

Se você tiver tempo, revise as habilidades TIP sucintamente, a fim de certificar-se de que todos as entenderam.

VII. DISTRAINDO-SE COM A MENTE SÁBIA ACCEPTS

> **Ponto principal:** Métodos de distração funcionam reduzindo o contato com tudo o que desencadeou a aflição ou o mal-estar e seus aspectos mais dolorosos. Um valor secundário é que eles também podem funcionar para alterar partes de uma resposta emocional.
>
> **Ficha de tolerância ao mal-estar 7: Distraindo-se.** Após explicar o valor de distrair a atenção como habilidade de tolerância ao mal-estar em situações de crise, transmita as habilidades ACCEPTS desta ficha. Dê aos participantes uma oportunidade de oferecer seus próprios métodos de distração. Pode ser útil solicitar aos pacientes que assinalem, nos campos, as atividades de distração que eles estão dispostos a usar ou experimentar.
>
> **Fichas de tarefas de tolerância ao mal-estar 5, 5A, 5B: Distraindo-se com a mente sábia ACCEPTS.** Estas fichas de tarefas oferecem três maneiras diferentes de registrar a prática dessas habilidades. A Ficha de tarefas de tolerância de ao mal-estar 5 fornece espaço para a prática apenas duas vezes entre as sessões. Assim, ela pode ser um bom começo para indivíduos que você esteja tentando modelar a praticar as habilidades com mais frequência. A Ficha de tarefas 5A instrui a prática de cada habilidade duas vezes. A Ficha de tarefas 5B instrui os participantes a praticar e dá várias oportunidades para cada habilidade.

✓ **A. Quando distrair-se é útil?**

Diga aos pacientes: "Quando você está em uma crise, a distração pode ajudar a evitar comportamentos perigosos, mas distrair-se pode facilmente ser usado em demasia. Não use o método como rotina para evitar emoções dolorosas. Eis alguns usos eficazes da distração".

1. Quando a dor emocional ameaça tornar-se esmagadora

Diga aos participantes: "Quando a dor emocional ou a perturbação se torna tão grande que você corre perigo de ser esmagado por ela no trabalho, na escola ou em reuniões, por exemplo, pode ser mais efetivo distrair-se dos sentimentos por um tempo, em vez de vivenciá-los em sua plenitude".

Ponto de discussão: Junto aos pacientes, solicite exemplos de ocasiões em que a dor é intensa, mas não é uma hora apropriada para trabalhar na mudança da fonte da dor ou entender e mudar as emoções dolorosas.

2. Quando os problemas não podem ser solucionados de imediato

Prossiga: "Você também pode usar a distração quando tem um problema que não pode ser solucionado logo, e ser obrigado a solucioná-lo *logo* dificulta muito a tarefa de se concentrar em algo além da crise".

Ponto de discussão: A distração pode ajudar uma pessoa a tolerar um problema até chegar o momento certo para solucioná-lo. Solicite, junto aos participantes, ocasiões em que não tolerar o mal-estar e, em vez disso, tentar solucionar *logo* o problema emocional gerou problemas ainda mais graves.

Ponto de discussão: Discuta fatores que atrapalham o adiamento da solução de problemas até uma ocasião mais oportuna.

Ponto de discussão: Pergunte aos participantes se eles têm a tendência de se distrair muito ou pouco.

Exercício prático: Peça aos pacientes que leiam todos os itens na Ficha 7 e assinalem aqueles que acham que podem funcionar com eles. Pergunte às pessoas quais itens assinalaram. (Este exercício pode ser feito no início ou no final da revisão da ficha).

✓ **B. Sete conjuntos de habilidades de distração**

Distrair-se da emoção dolorosa ou da angústia significa direcionar a atenção para outra coisa. Existem sete conjuntos de habilidades de distração. A expressão *Mente sábia ACCEPTS* é uma maneira útil para se lembrar dessas habilidades.

1. Atividades

Envolver-se em atividades que são neutras ou opostas às emoções negativas e aos comportamentos de crise pode funcionar para reduzir os desejos impulsivos e o mal-estar de várias maneiras. As atividades distraem a atenção e preenchem a memória de curto prazo com pensamentos, imagens e sensações não orientados a crises. Afetam diretamente as respostas fisiológicas e os comportamentos emocionais. Conseguem reduzir a dor emocional que muitas vezes provoca os comportamentos de crise. Tratamentos que se concentram na ativação comportamental, por exemplo, são muito efetivos para reduzir a depressão.

2. Contribuições

Contribuir com o bem-estar de alguém transfere o foco de si próprio para outros e para o que podemos fazer por eles. Participar totalmente da experiência de ajudar outra pessoa pode fazer os pacientes se esquecerem completamente de seus próprios problemas por um tempo. Para alguns indivíduos, contribuir também aumenta o senso de significado na vida, melhorando, assim, o momento (ver a Ficha de tolerância ao mal-estar 9). Para outros, a contribuição aumenta o autorrespeito.

3. Comparações

Fazer comparações também transfere para os demais o foco que estava em nós mesmos, mas de uma maneira diferente. Nesse caso, as situações dos outros – aqueles que enfrentam o mesmo problema da mesma forma ou têm mais dificuldades, ou os menos afortunados em geral – são usadas para reformular a própria situação sob um prisma mais positivo. De modo alternativo, a pessoa pode se concentrar em problemas passados que já deixaram de ocorrer e comparar o momento atual com esse período difícil no passado.

Exemplo: "Assistir a novelas ou a outros programas de TV em que as pessoas têm problemas piores que o seu".

4. Emoções

Gerar diferentes emoções nos distrai da situação atual e da emoção negativa. Essa estratégia interfere com o atual estado de humor. Essa técnica exige, primeiro, descobrir a emoção atual, de modo que as atividades para gerar uma emoção diferente possam ser procuradas.

Exemplo: "Leia um livro que deixa as emoções à flor da pele (como uma história de suspense ou de aventura). Então, feche o livro, pense no enredo e experimente aquela emoção. Porém, não leia algo que fará você se sentir pior do que está se sentindo, ou que ativará comportamentos de crise".

Nota aos líderes: Lembre aos participantes de que eles não conseguem uma emoção diferente simplesmente desejando ela ou usando apenas a força de vontade. O necessário é uma atividade que vai seguramente desencadear uma emoção diferente daquela que está gerando tanta dor.

5. Pensamentos

Distrair-se com outros pensamentos enche a memória de curto prazo, de modo que os pensamentos ativados pela emoção negativa não continuem a reativar a emoção.

Exemplo: "Cante uma canção em sua cabeça".

Exemplo: "Em um funeral que ninguém está chorando, você sente que está prestes a irromper em soluços, coisa que não quer fazer. Distraia-se enumerando algo no velório – por exemplo, os tijolos na parede, as pessoas nos bancos ou as palavras que são ditas pelos oradores".

6. Tirar do caminho

Tirar a situação dolorosa do caminho pode ser feito abandonando-a fisicamente ou bloqueando-a em sua mente. Abandonar a situação diminui o contato com seus sinais emocionais. Bloquear é um esforço relativamente consciente para inibir pensamentos, imagens e impulsos associados com as emoções negativas. Uma forma de bloquear é repetidamente travar comportamentos destrutivos por breves períodos de tempo. O bloqueio é um pouco como andar de bicicleta; as pessoas só compreendem depois de praticar. A maioria dos indivíduos parece capaz de fazer isso e, em geral, vai entender o que você está querendo dizer ao mencionar a técnica. Talvez esteja relacionado à capacidade de dissociar ou despersonalizar. Não deve ser a primeira técnica tentada, mas pode ser útil em caso de emergência. O segredo é não abusar dela.

Exemplo: "Construa uma muralha imaginária entre você e os outros".

Exemplo: "Coloque as suas emoções em uma 'caixa' e guarde a caixa em uma prateleira. Isso pode ser feito por meio de visualização, ou você pode realmente fazer uma caixa de preocupação e largar tiras de papel dentro dela com rótulos dos fatores de estresse".

Exemplo: "A cada 5 minutos, adie fumar o cigarro por mais 5 minutos".

7. Sensações

Sensações intensas e diferentes podem concentrar a atenção em outra coisa que não seja o sofrimento emocional, a fonte do mal-estar ou seus desejos de crise. Segurar cubos de gelo,[19] em particular, pode ser muito útil. Em um grupo de treinamento de habilidades dirigido por uma colega minha, um paciente trouxe para todos pequenos pacotes de gelo recongeláveis. Vários pacientes, então, os levavam (congelados) para as sessões de terapia para segurá-los ao discutir tópicos muito dolorosos (p. ex., abuso sexual, que antes um paciente não havia conseguido discutir). Essa técnica, embora às vezes útil, também precisa ser monitorada de perto para que não interfira com a exposição a sinais importantes e relevantes. Outras ideias para desencadear sensações são provar molho tabasco, rodelas de limão e doces muito azedos, ou, ainda, colocar fones de ouvido e ouvir música acelerada e alegre.

Ponto de discussão: Junto aos participantes, solicite objeções para usar a distração e as discuta. Talvez seja necessário motivar o grupo.

Ponto de discussão: Alguns indivíduos passam tanto tempo distraindo-se de suas próprias questões e se concentrando nos problemas dos outros que nunca se dedicam a enfrentar os seus próprios problemas. Solicite exemplos dos pacientes.

VIII. AUTOACALMAR-SE (FICHAS DE TOLERÂNCIA AO MAL-ESTAR 8–8A)

> **Ponto principal:** Autoacalmar-se é fazer coisas agradáveis, reconfortantes, que proporcionam alívio ao estresse ou à dor. Facilita muito para passar o tempo sem piorar as coisas.
>
> **Ficha de tolerância ao mal-estar 8: Autoacalmando-se.** Após descrever o valor de autoacalmar-se, estude os métodos de autoacalmar-se nesta ficha, concentrando-se em cada um dos cinco sentidos. Dê aos participantes a oportunidade de oferecer seus próprios métodos. Pode ser útil pedir aos pacientes para dar um visto nos campos ao lado daquelas atividades calmantes que eles estejam dispostos a experimentar.
>
> **Ficha de tolerância ao mal-estar 8A: Meditação de escaneamento corporal, passo a passo (*opcional*).** Esta ficha contém um conjunto de instruções para o escaneamento corporal. Se você não tiver tempo para abordar esse procedimento com os participantes, pode sugerir que eles ou obtenham uma gravação que os conduzam por um escaneamento corporal[20] ou escutem uma no YouTube.

> **Fichas de tarefas de tolerância ao mal-estar 6, 6A, 6B: Autoacalmar-se.** Assim como acontece com as fichas de tarefas para as habilidades de distração, cada uma destas proporciona um aumento no número de práticas, de duas práticas entre as sessões (Ficha de tarefas 6) para a prática de cada habilidade duas vezes (Ficha de tarefas 6A) até múltiplas práticas diárias (Ficha de tarefas 6B).
>
> **Ficha de tarefas de tolerância ao mal-estar 6C: Meditação de escaneamento corporal, passo a passo.** Se você atribuir a meditação de escaneamento corporal como tarefa, peça aos participantes que registrem a prática nesta ficha de tarefas.
> **Outros materiais:** Pode ser útil trazer alguns itens calmantes de uma ou mais das categorias de sentidos para compartilhar com os participantes. Exemplos de aromas calmantes são lavanda, baunilha, canela, bolachas assadas, flores ou adesivos com perfume agradável; para o tato, pequenas amostras de tecido com diferentes texturas macias, ursinhos de pelúcia ou outros brinquedos de pelúcia; para a visão, fotos da natureza; para sons, música calmante (p. ex., canções de ninar, caixas de músicas); para o paladar, chocolate ou caramelo.

✓ **A. O que é autoacalmar-se?**

Autoacalmar-se é reconfortar-se, encorajar-se, pacificar-se — em suma, ser gentil e atento consigo mesmo.

✓ **B. Quando autoacalmar-se**

As atividades de autoacalmar-se reduzem a vulnerabilidade à mente emocional e a tendência a agir impulsivamente, bem como diminuem o senso de privação que com frequência é um precursor dos sentimentos de vulnerabilidade. Elas ajudam as pessoas a tolerar a dor e o sofrimento sem piorar as coisas.

✓ **C. Como autoacalmar-se**

1. Acalme os cinco sentidos

Uma maneira de lembrar as habilidades de autoacalmar-se é pensar em acalmar os cinco sentidos:

- Visão
- Audição
- Olfato
- Paladar
- Tato

✓ 👥 **Exercício prático:** Peça aos pacientes que leiam todos os itens na Ficha 8 e assinalem quais poderiam funcionar para eles. Então, pergunte quais eles assinalaram. (Este exercício pode ser feito no início ou no final da análise da ficha.)

> **Nota aos líderes:** Mencione as atividades autocalmantes específicas da Ficha 8, oferecendo alguns exemplos de materiais trazidos à sessão. Você precisa analisar apenas algumas das atividades em cada categoria durante a sessão. Dedique mais tempo ao seguinte ponto de discussão.

💬 **Ponto de discussão:** Alguns indivíduos têm dificuldades com autoacalmar-se. Certas pessoas acreditam que não merecem alívio, bondade e gentileza; podem se sentir culpadas ou envergonhadas ao se autoacalmar. Outros indivíduos acreditam que devem ser acalmados pelos outros; não se autoacalmam por uma questão de princípios ou ficam zangados com aqueles que tentam se autoacalmar. Para esses participantes, essa habilidade exige ação oposta (ver Ficha de regulação emocional 10). Solicite exemplos de cada paciente.

> **Nota aos líderes:** É importante que cada indivíduo aprenda a se autoacalmar. Mesmo que no começo isso gere raiva ou culpa, a prática de autoacalmar-se deve ser repetidamente tentada. Com o tempo, ela se tornará mais fácil. Alguns pacientes podem resistir muito à prática de autoacalmar-se. Mantenha um olhar vigilante às práticas das tarefas, para ter certeza de que cada participante está ao menos tentando essas habilidades. Avalie e solucione as dificuldades.

💬 **Ponto de discussão:** Em contraste, outros indivíduos abusam de autoacalmar-se ou usam a prática de forma autodestrutiva. Cada um dos itens na Ficha 8 pode criar problemas se utilizados em excesso. Peça exemplos de cada paciente.

2. *Equilibre o acalmar dos sentidos com a solução de problemas*

É importante equilibrar a prática de autoacalmar-se com se concentrar e trabalhar em uma tarefa. Isso é especialmente importante durante as crises, quando súbitas exigências parecem esmagadoras e impedem a pessoa de fazer o que é necessário. Nesse cenário, autoacalmar-se pode ser um primeiro passo efetivo para diminuir as emoções negativas. Porém, apenas isso não é suficiente para resolver as crises. Precisa ser seguido por trabalhar na tarefa e conseguir concluí-la. Uma alternativa é sugerir uma das habilidades TIP como forma de reduzir a sensação de opressão, seguida pela solução de problemas e, então, pelo ato de autoacalmar-se, como recompensa.

D. **Autoacalmar-se com meditação de escaneamento corporal**

Outra opção para se autoacalmar é uma atenção mais concentrada nas sensações corporais: o escaneamento corporal (conforme descrito na Ficha de tolerância ao mal-estar 8A, opcional). Essa prática é comumente usada em meditações. Diga aos pacientes: "Aqui, a ideia é sossegar a mente livrando-se dos pensamentos sobre o passado ou o futuro e, em vez disso, concentrá-la no presente e nas experiências atuais de sua respiração e do seu corpo. É uma maneira de abordar as sensações corporais com a curiosidade de uma criança. Por meio desse processo, você vai descobrir muito sobre como o seu corpo se sente, suas sensações e suas reações mentais para prestar atenção a várias partes de seu organismo".

Incentive a prática com um CD ou uma gravação disponível na *web*. A meditação de escaneamento corporal, como o relaxamento muscular progressivo, pode ser muito calmante, quando é feita ao ouvir instruções passo a passo em uma voz tranquilizadora. Como observado antes em relação ao relaxamento progressivo, já que a maioria dos pacientes gosta de ouvir seus próprios terapeutas ou treinadores de habilidades, você pode fazer uma gravação, copiá-la em um CD ou *pen-drive* e entregá-la a eles.

> **Nota aos líderes:** E escaneamento corporal é parte importante de várias práticas de meditação de *insight*[20, 21] e dos tratamentos com base em *mindfulness* que evoluíram a partir dessas práticas.[22-28] A exemplo do que acontece no relaxamento muscular progressivo e no autoacalmar-se sensorial, a estratégia de ensino vai depender de quanto tempo você tem. Na íntegra, o procedimento de escaneamento corporal leva até 30 minutos. Se o tempo for curto, você pode demonstrar rapidamente o escaneamento corporal (com todos participando), instruindo os pacientes a se concentrar em apenas duas ou três áreas do corpo (5 a 10 minutos). Se não tiver uma gravação de áudio de um escaneamento corporal, examine e dê aos participantes a Ficha de tolerância ao mal-estar 8A para usar como guia de como avançar sistematicamente ao longo do corpo. Como já observado, antes e após a prática, peça aos pacientes que mentalmente avaliem sua capacidade de tolerar o mal-estar (0-100) sem piorar as coisas. Solicite que compartilhem quaisquer alterações.

Os passos para ensinar a meditação de escaneamento corporal são os seguintes:

1. Oriente os participantes para o procedimento

Diga aos pacientes: "Concentrar a sua mente em sua respiração e em suas sensações corporais específicas pode ser uma experiência muito calmante se for feita devagar, com curiosidade e delicadeza. Isso não requer muito esforço ou uso da imaginação. A combinação de trazer a sua atenção de volta ao presente e concentrar-se em suas sensações corporais pode ancorar a mente, acalmando as emoções que parecem descontroladas".

> **Nota aos líderes:** Conforme já observado, alguns indivíduos experimentam "pânico induzido pelo relaxamento" devido a expectativas não atendidas. Para prevenir isso, instrua os participantes que o escaneamento corporal talvez não resulte no relaxamento, e que a parte importante do exercício é aprender a ter consciência do seu corpo. Os pacientes devem ser instruídos a ficar à vontade para interromper a prática a qualquer momento. Permita que os mais inibidos simplesmente observem a demonstração e/ou fiquem de frente para a parede durante a prática.

2. Demonstre as sensações do escaneamento corporal

Peça aos pacientes para classificar o seu nível de mal-estar (0 a 100) antes de iniciar a prática; você pode pedir que eles tomem nota para que não se esqueçam. Então, peça-lhes para ficar em uma posição confortável, com os olhos parcialmente abertos. Em um tom de voz calmo e lento, dê instruções sobre em qual parte do corpo se concentrar, fazendo uma pausa breve entre cada instrução. Falando devagar e dando tempo a eles para se concentrar em cada parte do corpo, você pode dizer algo assim:

"Foque a sua consciência, como se ela fosse uma luz, na (no):

- Parte do seu corpo que está tocando a cadeira (ou o chão ou a cama).
- Perna esquerda, descendo até os dedos do pé esquerdo.
- Dedão do pé e, depois, nos outros dedos do pé.
- Expanda a atenção ao resto do pé, para:
    - o tornozelo;
    - o "peito" do pé;
    - os ossos e as articulações;
    - a parte inferior da perna esquerda;
    - a panturrilha, a canela, o joelho e assim por diante;
    - a coxa esquerda."

"Mova o foco para:

- Os dedos do pé direito e para
    - o pé e o tornozelo;

- a parte inferior da perna direita;
- o joelho direito;
- a coxa direita.
- Subindo a região pélvica;
  - virilha, genitália, nádegas e quadris.
- A parte inferior das costas e do abdome;
- A parte superior das costas, o peito e ombros.
- Em seguida, concentre-se nas mãos.
  - as sensações nos dedos e polegares;
  - as palmas e as costas das duas mãos;
  - os pulsos, os antebraços e os cotovelos;
  - a parte superior do braço, os ombros e axilas.
- O pescoço, o rosto (queixo, boca, lábios, nariz, bochechas, orelhas, olhos, testa).
- E, em seguida, a cabeça inteira."

3. Peça aos pacientes para classificar o mal-estar

Após o final do exercício, peça aos pacientes para classificar o seu nível de mal-estar, novamente na escala de 0 a 100.

4. Dê sugestões para um breve escaneamento corporal

Diga aos pacientes: "Em uma crise ou quando estiver com pouco tempo, você pode fazer um breve escaneamento corporal. Concentre sua atenção completamente em apenas uma seção de seu corpo, movendo-se para uma segunda e, depois, uma terceira".

IX. MELHORAR O MOMENTO (FICHAS DE TOLERÂNCIA AO MAL-ESTAR 9–9A)

> **Ponto principal:** Melhorar o momento é uma série idiossincrática das estratégias que podem ser úteis na melhoria da qualidade do momento presente, tornando mais fácil sobreviver a uma crise sem torná-la pior.
>
> **Ficha de tolerância ao mal-estar 9: Melhorar (IMPROVE) o momento.** Analise cada uma das estratégias desta ficha e dê aos participantes uma oportunidade de oferecer seus próprios métodos e compartilhar outras estratégias que funcionam bem em uma crise. Peça aos pacientes que coloquem sinais de visto nos campos para aquelas atividades que estão dispostos a tentar.
>
> **Ficha de tolerância ao mal-estar 9A: Consciência sensorial, passo a passo (*opcional*).** Esta ficha opcional pode ser usada como um guia aos participantes para uma ação relaxante (o R em IMPROVE) ou usada como um roteiro para a gravação de um áudio de relaxamento guiado distribuída.
>
> **Fichas de tarefas de tolerância ao mal-estar 7, 7A, 7B: Melhore o momento (IMPROVE).** Analise as fichas de tarefas com os participantes. Como acontece com as habilidades anteriores, cada uma dessas fichas de tarefas fornece um aumento no número de práticas, desde duas práticas entre as sessões (Ficha de tarefas 7) para a prática de cada habilidade duas vezes (Ficha de tarefas 7A) até múltiplas práticas diárias (Ficha de tarefas 7B).

✓ **A. O que é melhorar o momento?**

Melhorar o momento é substituir eventos negativos imediatos por outros mais positivos, tornando o momento presente mais positivo e mais fácil de tolerar. Algumas das habilidades IMPROVE envolvem alterar as avaliações sobre si mesmo (encorajamento) ou sobre a situação (dar significado à mensagem, imaginar mudanças na situação). Algumas envolvem alterar as respostas do corpo aos eventos (relaxamento). Prece e observar uma coisa só têm a ver com aceitação e desapego.

✓ B. Quando fazer a prática de melhorar o momento

Explique aos participantes: "Melhorar o momento é especialmente útil quando você se sente oprimido em uma situação estressante que pode ser duradoura ou quando atividades para se distrair e autoacalmar não estão funcionando".

✓ C. Como melhorar o momento

Diga aos participantes: "Uma maneira de se lembrar destas habilidades é a palavra IMPROVE: com Imagística, com significado (*Meaning*), com oração (*Prayer*), com ações Relaxantes, com uma coisa no momento (*One thing in the moment*), com férias breves (*Vacation*), Encorajando a si mesmo e repensando a situação.

✓ **Exercício prático:** Peça aos pacientes que leiam todos os itens na Ficha 9 e marquem aqueles que acham que podem funcionar para eles. Pergunte às pessoas quais itens assinalaram. (Este exercício pode ser feito no início ou no final da análise da ficha.)

1. Imagística

Visualizações mentais (imagens) podem ser usadas para distrair, acalmar, reforçar a coragem e confiança, bem como tornar recompensas futuras mais salientes.

Diga aos pacientes: "Usando imagens, vocês podem criar uma situação diferente da situação real; nesse sentido, é como deixar a situação atual. Com as imagens, porém, vocês podem ter certeza de que irão a um lugar protegido e seguro. Ir a um lugar ou quarto imaginário e seguro dentro de si mesmo pode ser muito útil durante *flashbacks*. Contudo, para que essa estratégia seja útil, é preciso praticá-la o suficiente quando você não está em crise, até adquirir e firmar a habilidade".

Exercício prático: Peça aos pacientes para respirar profundamente e acessar a mente sábia. Sugira que, ao acessá-la, comecem construindo uma sala segura dentro de si. Faça-os imaginar os móveis da sala, as fechaduras das portas, as coisas que colocariam no cômodo para se sentirem seguros. Peça-lhes também para imaginar o que colocariam no quarto para se proteger de impulsos destrutivos. O que guardariam fora do quarto? Peça aos pacientes que compartilhem como construíram seu quarto.

As imagens também podem ser usadas para lidar de modo mais efetivo com as crises. Praticar o enfrentamento efetivo na imaginação pode realmente aumentar as chances de enfrentar efetivamente na vida real. Pode ser útil primeiro escrever um roteiro delineando como enfrentar efetivamente uma crise sem piorá-la e depois praticá-la na imaginação. Usadas dessa forma, as imagens são muitos semelhantes à habilidade de regulação emocional de antecipação (ver Ficha de regulação emocional 19).

Exemplo: "Imagine-se tolerando uma emoção muito dolorosa ou impulso intenso de fazer algo destrutivo, visualizando-se voando nas nuvens, observando a dor e os impulsos intensos".

2. Com significado (meaning)

Encontrar ou criar uma mensagem significativa ajuda muitas pessoas em crises. Victor Frankl escreveu *Em busca de sentido*, um livro importante sobre como sobreviver nos campos de concentração nazistas.[29] A obra baseia-se na premissa de que as pessoas precisam encontrar a mensagem ou o significado em suas vidas para sobreviver a sofrimentos terríveis. Encontrar a mensagem ou o significado é semelhante à estratégia de fazer do limão uma limonada. (Consulte o Cap. 7 do principal texto da DBT.)

Ponto de discussão: É importante notar que, às vezes, a vida é injusta, por razões que ninguém pode entender. As pessoas não precisam supor que há um propósito para o seu sofrimento, embora aqueles indivíduos que são espirituais ou religiosos possam encarar assim. Porém, aqueles que não acreditam em um propósito maior ainda podem criar mensagem ou significado. Obtenha *feedback* sobre as visões dos participantes em relação à mensagem ou ao significado do sofrimento.

3. Com oração (prayer)

A essência da prece é a completa abertura de si mesmo ao momento. Esta prática é muito semelhante à noção de aceitação radical, discutida adiante neste módulo. Observe que não se sugere uma oração que implore para afastar o sofrimento e a crise. Tampouco é uma prece do tipo "Por que eu?".

Exercício prático: Durante a sessão do treinamento de habilidades, peça a todos os participantes que fechem os olhos, imaginem ou "entrem em contato com" a dor ou o sofrimento atual e, em seguida, tentem silenciosamente diferentes tipos de prece. Esses tipos podem incluir a oração de aceitação (p. ex., "Seja feita a vossa vontade"), a prece "Conceda-me" ou a oração "Por que eu?". Peça aos participantes para refocalizar no sofrimento atual (por um momento apenas) antes de cada tentativa de prece. Depois, discuta. Ou sugira que as pessoas que se sentem à vontade para orar experimentem cada tipo de prece durante a próxima crise e rastreiem qual tipo mais as ajuda.

4. Ações relaxantes

Ações de relaxamento, como parte de melhorar o momento, são diferentes do relaxamento muscular progressivo ensinado nas habilidades TIP. No relaxamento progressivo, a ênfase está em modificar diretamente a reação do corpo ao estresse. Nas ações de relaxamento, a ênfase está em ampliar as atividades a fim de incluir uma gama mais ampla de coisas relaxantes para fazer. Explique aos pacientes: "Aqui, a chave é selecionar atividades que normalmente têm o efeito de lhe acalmar. Em geral, quando você está relaxado, é bem mais fácil de resistir às tentações para se envolver em comportamentos de crise. Estar relaxado lhe dá tempo para pensar e analisar os prós e contras".

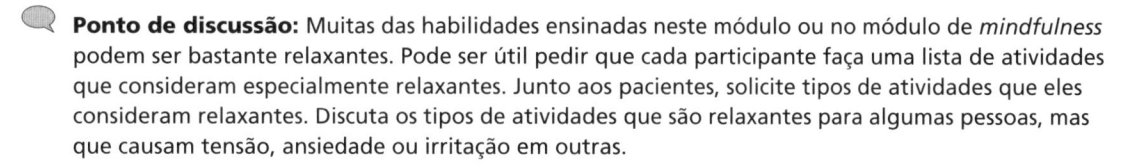

Ponto de discussão: Muitas das habilidades ensinadas neste módulo ou no módulo de *mindfulness* podem ser bastante relaxantes. Pode ser útil pedir que cada participante faça uma lista de atividades que consideram especialmente relaxantes. Junto aos pacientes, solicite tipos de atividades que eles consideram relaxantes. Discuta os tipos de atividades que são relaxantes para algumas pessoas, mas que causam tensão, ansiedade ou irritação em outras.

Exercício prático: Pode ser muito relaxante ouvir a gravações de exercícios de relaxamento ou de *mindfulness*. Como já observado, uma vasta gama dessas gravações está disponível em várias fontes; também, como já observado, essas gravações com frequência são mais úteis se o treinador de habilidades ou terapeuta as fornece. Um roteiro que pode ser usado para essa gravação é fornecido na Ficha de tolerância ao mal-estar 9 e descrito a seguir.

5. Com uma coisa de cada vez (one thing in the moment)

"Observar uma coisa só" é outra maneira de descrever a habilidade "fazendo uma coisa de cada vez", a segunda habilidade de *mindfulness* "como" discutida no Capítulo 7 deste manual. Embora possa ser muito difícil, observar uma coisa só de cada vez pode ser muito útil no meio de uma crise; pode fornecer tempo para se acalmar. O segredo desta habilidade é lembrar que a única dor à qual temos de sobreviver é "apenas este momento". Com frequência, todos nós sofremos muito mais do que o necessário por evocar sofrimentos passados e ruminar sobre desconfortos futuros que talvez tenhamos de suportar. Porém, na realidade, precisamos observar "apenas este momento". Esta habilidade é importante na aceitação da realidade, e vários exercícios específicos para aprimorar o foco e melhorar a consciência são ensinados no próximo segmento deste módulo.

Exercício prático: Durante a sessão, peça que todos os pacientes fechem os olhos e imaginem-se "entrando em contato com" desconfortos, irritações ou ansiedades atuais naquele exato instante, durante a sessão. Instrua os pacientes a erguer a mão ligeiramente quando conseguirem o foco. Instrua-os a perceber o seu nível de desconforto atual. Agora, oriente-os a começar a ruminar todos os momentos passados em que tiveram de suportar esses sentimentos nas sessões. Faça-os também trazer à mente e ruminar quantos outros desses sentimentos têm de ser suportados nesta sessão do treinamento de habilidades e em todas as sessões futuras. Agora, instrua-os a perceber seu nível de desconforto atual. Em seguida, peça que refocalizem a mente para "só este momento". Explique: "Diga em sua mente: 'só este momento'; desista de pensamentos sobre o futuro e o passado". Agora, faça-os notar o seu nível de desconforto após a prática. Discuta o exercício.

6. Férias breves (vacation)

Continue: "Tirar umas 'férias da vida adulta' é enfrentar a situação recolhendo-se ou permitindo que alguém tome conta das coisas em nosso lugar, por enquanto. De vez em quando, todo mundo precisa de umas 'férias' da vida adulta. O truque é conduzir a situação de modo a não prejudicar você e também a garantir que as 'férias' sejam breves. Devem durar fugazes momentos, não mais do que um dia. Quando você tem responsabilidades, tirar férias depende de conseguir alguém para assumir seus deveres por um tempinho. A ideia é semelhante à noção de arranjar um tempo para recuperar as forças".

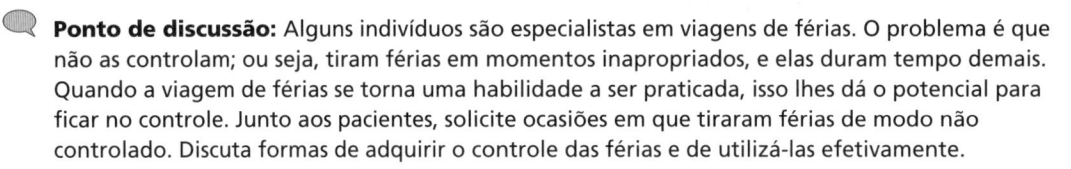

Ponto de discussão: Alguns indivíduos são especialistas em viagens de férias. O problema é que não as controlam; ou seja, tiram férias em momentos inapropriados, e elas duram tempo demais. Quando a viagem de férias se torna uma habilidade a ser praticada, isso lhes dá o potencial para ficar no controle. Junto aos pacientes, solicite ocasiões em que tiraram férias de modo não controlado. Discuta formas de adquirir o controle das férias e de utilizá-las efetivamente.

7. Encorajamento

"Encorajamento é motivar-se e repensar as situações. A ideia é falar consigo mesmo como se estivesse falando com alguém que você ama e que esteja em crise – ou falar consigo mesmo como gostaria que alguém falasse com você. Em casais, ter uma maior taxa de comentários positivos do que negativos serve como fator de permanência no relacionamento.[30–32] Você está em um relacionamento com você mesmo! Por isso, para aumentar o bem-estar, precisa dizer mais coisas positivas e encorajadoras do que negativas e humilhações. Aqui, a ideia é repensar situações em que você começa dizendo a si mesmo que é um caso perdido, que isso jamais vai acabar ou que é impossível fazer o necessário".

Nota aos líderes: A princípio, aqui você pode fazer um pouco de modelagem de autoencorajamento, além de motivação.

Ponto de discussão: Mencione que é importante equilibrar a melhoria do momento com a permanência no presente. Discuta com os participantes que, se esse equilíbrio não for alcançado, as estratégias para melhorar o momento podem ser usadas em demasia, especialmente em ambientes invalidantes. No entanto, saliente que a possibilidade de as usar em demasia não significa que elas percam o seu valor. Solicite e aplique a solução de problemas à resistência a usar essas habilidades.

D. Melhorando o momento com consciência sensorial

A consciência sensorial (conforme descrita na Ficha de tolerância ao mal-estar 9A, opcional) almeja o centramento de si mesmo para acentuar uma sensação de calma e paz. Envolve focalizar a atenção nas várias sensações que a pessoa pode ter. Embora o procedimento seja dado na forma das perguntas, o objetivo é dirigir a atenção dos pacientes à presença ou ausência de sensações indagadas, bem incentivá-los a se concentrar em suas experiências. Como a meditação de escaneamento corporal, esta habilidade é muito mais fácil de aprender se os pacientes puderem ouvir uma gravação ou assistir um vídeo com alguém apresentando as perguntas. Você pode fazer uma gravação de si mesmo em uma unidade de CD ou *pen-drive* para dar aos membros, bem como pedir para os indivíduos gravarem (nos *smartphones*, caso tenham) você fazendo os questionamentos na sessão.

> **Nota aos líderes:** O modo de ensinar isso depende de quanto tempo você tem. Se o tempo é curto, você pode demonstrar rapidamente (com a participação de todos) fazendo apenas 10 perguntas. Se não tiver uma gravação das perguntas, dê aos participantes a Ficha de tolerância ao mal-estar 9A como guia para que façam as questões eles mesmos. Em especial, pode ser útil solicitar aos pacientes que classifiquem mentalmente o seu mal-estar, antes e após a prática, e compartilhem quaisquer alterações. É importante salientar que relaxar é uma habilidade que leva muita prática. Praticada diariamente, no entanto, pode preparar os indivíduos para que se envolvam em comportamentos mais funcionais durante as crises.

Os passos para o ensino da consciência sensorial são os seguintes:

✓ **1. Oriente os participantes sobre o procedimento**

Diga aos participantes: "Esse procedimento abrange uma série de perguntas sobre suas sensações corporais. Concentrar a sua mente nas sensações corporais pode trazer você de volta ao presente. Isso ajuda muitas pessoas a se sentirem com 'os pés no chão' e muito mais apaziguadas, acalmando as emoções que pareciam fora de controle".

O procedimento inteiro, praticado em casa ou em uma sessão individual, leva, em geral, cerca de 10 minutos, mas também pode ser feito rapidamente em 5 minutos (pulando algumas perguntas).

✓ **2. Demonstre a prática de perceber as sensações**

Comece com instruções muito simples: "Encontre uma posição confortável... Agora, em sua mente, classifique seu nível atual de mal-estar, de 0 a 100. Mantendo essa posição, escute cada pergunta que eu fizer. Ouça cada questão e observe o que ocorre antes de eu fazer a próxima. Não existem respostas certas nem erradas. Apenas perceba a sua reação a cada pergunta". Em seguida, comece a indagar cada uma delas em um tom de voz modulada, mas cordial, pausando alguns segundos entre cada. A leitura das questões demora de 5 a 7 segundos, e as pausas devem durar de 10 a 13 segundos. Com 20 segundos por pergunta, todas as questões podem ser feitas em 10 minutos.

1. *"Você consegue sentir o cabelo tocar a sua cabeça?"*
2. *"Você consegue sentir o seu tórax subindo e descendo à medida que você respira?"*
3. *"Você consegue sentir o espaço entre os olhos?"*
4. *"Você consegue sentir a distância entre as orelhas?"*
5. *"Você consegue sentir o ar que você respira tocar a parte de trás dos olhos enquanto você inala?"*
6. *"Você consegue imaginar algo bem distante?"*
7. *"Consegue notar os braços tocando o seu corpo?"*
8. *"Consegue sentir as solas dos seus pés?"*
9. *"Consegue imaginar a praia em um dia ensolarado?"*
10. *"Consegue perceber o espaço no interior da boca?"*
11. *"Consegue perceber a posição da língua na boca?"*
12. *"Consegue sentir a brisa roçar nas bochechas?"*
13. *"Consegue sentir se um braço é mais pesado que o outro?"*
14. *"Sente formigamento ou dormência em uma das mãos?"*
15. *"Sente se um braço está mais relaxado que o outro?"*
16. *"Consegue sentir uma alteração na temperatura do ar ao seu redor?"*
17. *"Consegue sentir se o seu braço esquerdo está mais morno que o direito?"*
18. *"Consegue imaginar como seria ser uma boneca de pano?"*
19. *"Pode você notar qualquer tensão no seu antebraço esquerdo?"*
20. *"Consegue imaginar algo muito agradável?"*
21. *"Consegue imaginar qual seria a sensação de flutuar em uma nuvem?"*
22. *"Consegue imaginar qual seria a sensação de estar atolado em uma poça de melaço/melado?"*
23. *"Você consegue imaginar algo bem distante?"*
24. *"Consegue sentir um peso nas pernas?"*
25. *"Consegue imaginar-se flutuando na água morna?"*
26. *"Consegue perceber seu corpo suspenso por seus ossos?"*

27. *"Consegue permitir-se ficar preguiçosamente sem fazer nada?"*
28. *"Consegue sentir seu rosto suavizando?"*
29. *"Consegue imaginar uma linda flor?"*³³*
30. *"Consegue sentir como um dos braços é mais pesado do que o outro? E uma das pernas é mais pesada do que a outra?"*₃₃

3. **Dê sugestões para uma breve consciência sensorial**

   Diga aos pacientes: "Em uma crise ou quando o tempo for muito escasso, faça duas ou três dessas perguntas".

   Ponto de discussão: Após a prática, pergunte aos pacientes se sua excitação e a tolerância ao mal-estar diminuíram, mantiveram-se iguais ou aumentaram. Em geral, meus colegas e eu despendemos só cinco minutos nesse exercício na sessão, mas constatamos que muitos pacientes apresentam uma redução perceptível na excitação, o que, com frequência, facilita bastante a tolerância ao mal-estar.

E. **Resumindo as habilidades de sobrevivência a crises**

   Resuma as habilidades de sobrevivência a crises com os participantes antes de seguir à próxima parte deste módulo.

> **Nota aos líderes:** Ao revisar as habilidades de sobrevivência a crises, note que, enquanto algumas das habilidades envolvem um distanciamento da realidade dolorosa (p. ex., tirar do caminho e a maioria das outras habilidades de distração), outras permitem um contato contínuo com tal circunstância (p. ex., encorajamento, observar uma coisa só, encontrar a mensagem, comparações). Nesse sentido, as últimas habilidades de sobrevivência a crises envolvem a aceitação da realidade. Esta é uma distinção significativa, pois, às vezes, é importante interromper uma resposta de crise (p. ex., quando a pessoa está à beira da automutilação), enquanto, em outras situações, é ineficaz distrair-se completamente (p. ex., ao cumprir um turno no trabalho ou durante uma sessão de terapia).

X. **VISÃO GERAL: HABILIDADES DE ACEITAÇÃO DA REALIDADE (FICHA DE TOLERÂNCIA AO MAL-ESTAR 10)**

> **Ponto principal:** As metas das habilidades de aceitação da realidade são reduzir o sofrimento e aumentar uma sensação de liberdade pelo estabelecimento de um acordo com os fatos da vida.
>
> **Ficha de tolerância ao mal-estar 10: Visão geral: habilidades de aceitação da realidade.** Examine esta ficha sucintamente. Em vez disso, você pode ignorá-la e escrever as informações no quadro. Não utilize esta ficha para ensinar as habilidades.
>
> **Fichas de tarefas de tolerância ao mal-estar 8, 8A, 8B: Habilidades de aceitação da realidade.** Cada uma destas três fichas de tarefas abrange todas as habilidades de aceitação da realidade e pode ser usada aqui se você estiver revisando habilidades já ensinadas. As fichas de tarefas variam na quantidade de prática que fornecem, iniciando com duas práticas na Ficha de tarefas 8. Esta pode ser um bom ponto de partida com indivíduos que você esteja tentando condicionar a praticar com mais frequência. A Ficha de tarefas 8A fornece prática de cada habilidade duas vezes, enquanto a Ficha de tarefas 8A fornece várias práticas diárias. Essas fichas de tarefas podem ser aplicadas repetidamente para cada uma das habilidades de aceitação da realidade se você não quiser usar aquelas que são específicas para cada habilidade.

---

* Os dois itens marcados com o número de nota 33 são adaptados de Goldfried, M., & Davison, G. (1976). Clinical behavior therapy. New York: Holt, Rinehart & Winston. Copyright 1976 de Marvin R. Goldfried e Gerald C. Davison. Adaptado com permissão dos autores.

A. Habilidades de aceitação da realidade

1. Quais são as habilidades de aceitação de realidade?

Diga aos participantes: "As habilidades de aceitação da realidade ajudam a aceitar a sua vida como ela está no momento. Elas são particularmente úteis quando você estiver vivendo uma vida que não é a que você queria".

> **Nota aos líderes:** Se você não vai ensinar (ou ainda não ensinou) as habilidades de sobrevivência a crises, examine os objetivos da aceitação da realidade a seguir, como ponto de partida. Se já ensinou essas habilidades e discutiu os objetivos da Ficha de tolerância ao mal-estar (Ficha 1), então pule o ponto 2 e relembre os pacientes dos objetivos de modo *bastante* sucinto. O valor da aceitação da realidade conforme descrito a seguir também pode ser abordado quando você estiver ensinando aceitação radical (ver Ficha de tolerância ao mal-estar 10).

2. Objetivos das habilidades de aceitação da realidade

Diga aos pacientes: "Os objetivos das habilidades de aceitação da realidade são reduzir seu sofrimento e aumentar seu senso de liberdade".

💬 **Ponto de discussão:** Junto aos pacientes, solicite ocasiões em que se recusar a aceitar a realidade como ela é conduziu a mais dor e sofrimento, em vez de menos.

💬 **Ponto de discussão:** Também solicite, junto aos membros do grupo, ocasiões em que o ato de desistir daquilo que queriam em um momento específico e, em vez disso, permitir à realidade ser como é, conduziu a um aumento de serenidade e a uma sensação de liberdade.

✓ **B. Seis habilidades de aceitação da realidade básicas**

Existem seis habilidades de aceitação da realidade básicas:

- Aceitação radical
- Redirecionando a mente
- Estar disposto
- Meio sorriso
- Mãos dispostas
- Permitir a mente: *mindfulness* dos pensamentos atuais

> **Nota aos líderes:** É tentador começar a ensinar a habilidade de aceitação radical com esta ficha, mas faça isso *apenas* se não estiver planejando usar a Ficha de tolerância ao mal-estar 11: Aceitação radical.

XI. ACEITAÇÃO RADICAL (FICHAS DE TOLERÂNCIA AO MAL-ESTAR 11–11B)

> **Ponto principal:** Aceitação radical é a abertura completa e total aos fatos da realidade como eles são, sem fazer birra ou responder com uma ineficaz má disposição.

Ficha de tolerância ao mal-estar 11: Aceitação radical. Uma boa maneira de ensinar esta habilidade é ensinar e discutir esta ficha primeiramente, mas garantir tempo suficiente para os pacientes trabalharem nos primeiros um ou dois passos da Ficha de tarefas 9 durante a sessão. (Mas não exija que compartilhem.) A maioria dos pacientes perceberá a relevância da habilidade à medida que trabalha na ficha de tarefas. Isso também lhe dá uma boa chance de acompanhar os indivíduos no trabalho com a ficha. Um equívoco comum é o de que as pessoas devem aceitar coisas na vida que não são fatos. Analisar a lista do que precisa ser aceito (e, por omissão, do que não precisa ser aceito) pode ser muito importante. Também pode ser útil pedir aos pacientes que decidam, durante a sessão, quais fatos em suas vidas eles ainda precisam aceitar e em quais irão trabalhar para aceitar durante a semana. O próprio conceito de aceitar a realidade dos fatos sobre os quais não há discussão pode ser difícil para muitos pacientes. Isso é particularmente verdadeiro para aqueles que foram vítimas de abusos terríveis e acreditam que a vida tem sido muito injusta. Aqui, um padrão comum é acreditar que aceitar algo é aprovar ou ser passivo e não mudar as coisas que são destrutivas. Várias razões para aceitar a realidade estão incluídas nesta ficha. Oriente os pacientes e os aconselhe a permanecer cientes de que fortes emoções primárias, como a tristeza, podem aparecer quando estiverem praticando a aceitação em sessões de grupo ou em outros cenários. Também explique a eles que, muitas vezes, uma sensação de calma segue a prática.

Ficha de tolerância ao mal-estar 11A: Aceitação radical: fatores que interferem (*opcional*). Os fatores que interferem com a aceitação são descritos nesta ficha opcional. As informações sobre ela podem ser discutidas quando você estiver ensinando a Ficha 11.

Ficha de tolerância ao mal-estar 11B: Praticando aceitação radical, passo a passo (*opcional*). É vantajoso ter esta ficha à mão, pois ela dá instruções sobre como praticar aceitação radical. No entanto, para alguns grupos de participantes, ela pode ser opressiva, e a lista de exercícios práticos na Ficha de tarefas 9 será suficiente.

Ficha de tarefas de tolerância ao mal-estar 9: Aceitação radical. Talvez seja bastante útil para os pacientes preencher, durante a sessão, as primeiras várias perguntas desta ficha de tarefas. Porém, certifique-se de examinar a ficha de tarefas inteira com os participantes antes de acabar a sessão. Se eles tiverem dificuldades para descobrir o que precisam aceitar em suas vidas, instrua-os a fazer o melhor que puderem e comentar o assunto com seus terapeutas individuais ou com pessoas que os conhecem bem. É comum que os indivíduos decidam que precisam aceitar as coisas que, em realidade, não são fatos (p. ex., "Sou uma pessoa sem serventia"). Às vezes, esses pensamentos críticos podem ser ocultos sob declarações que soam como fatos (p. ex., "Sou um vagabundo drogado"). Discuta as classificações do nível de aceitação atual. Saliente que, se a pessoa escreve algo a ser trabalhado, isso significa que a aceitação já está *acima de* 0. Observe que essa ficha de tarefas não é só uma ficha de tarefas, mas um dispositivo de registro para ajudar os participantes a se lembrar do que fizeram, para que consigam descrevê-lo durante a revisão das tarefas. Quando uma pessoa decide em que trabalhar, a prática da aceitação radical é a tarefa, não o relato por escrito sobre a prática. Os exercícios no final são um resumo dos exercícios na Ficha 11B. Se o indivíduo estiver trabalhando em aceitar mais de um fato da vida, você pode dar mais de uma cópia da ficha de tarefas ou sugerir o uso do verso da folha.

Ficha de tarefas de tolerância ao mal-estar 9A: Praticando aceitação radical. Analise a ficha de tarefas com os participantes. As instruções de como usar esta ficha de tarefas são semelhantes àquelas fornecidas para as Fichas de tarefas 5A, 6A e 7A.

A. A aceitação radical não é desistir ou aprovar?

Faça estas duas perguntas aos participantes:

- "Se o objetivo do treinamento de habilidades é mudar, por que aprender a aceitação radical?"
- "Se você aceitar o mal e a injustiça, isso não equivale a aprovar essas coisas?"

> **Nota aos líderes:** Em geral, é importante abordar primeiro essas questões e depois tirá-las do caminho. Costumo começar com narrativas razoavelmente extremas nas quais (1) ninguém vai discordar 'que a aceitação é necessária; (2) a dor das pessoas na história é grave o suficiente para que os participantes não sintam que você a está banalizando e sugerindo que elas a aceitem; e (3) fique evidente que aceitar não significa aprovar.

✓ **Ponto narrativo:** Na leitura de livros sobre como indivíduos sobreviveram nos campos de concentração nazistas durante a Segunda Guerra Mundial, duas coisas tornaram-se óbvias para mim. Em primeiro lugar, era preciso ter sorte para sobreviver. Segundo, se a pessoa teve sorte (ou seja, não foi morta por razões aleatórias), então, para se manter viva, ela tinha de aceitar radicalmente que estava mesmo em um campo de concentração e que os guardas tinham todo o poder. Era irrelevante o que era ou deixava de ser certo, errado ou justo. Os desistentes caíam, morriam ou cometiam suicídio. Aqueles que se rebelavam abertamente, insistiam para que os soldados parassem de violar a lei ou coisa parecida também morriam: os guardas atiravam neles ou faziam outra coisa igualmente brutal. Acabaram sobrevivendo aqueles que tiveram sorte, mas também radicalmente aceitaram as regras impostas pelos guardas e pelas pessoas no poder, e, dentro dessas regras, se esforçavam ao máximo para "andar na linha e ser efetivo" no ambiente.

✓ **Ponto narrativo:** Um homem é condenado a uma sentença de prisão perpétua por um crime que não cometeu. Ele já esgotou seus recursos em todas as instâncias, não tem dinheiro ou meios para contratar um advogado e não consegue que o Projeto Inocência abrace a sua causa. É crucial aceitar que, por enquanto, a prisão é o novo lar. Sem essa aceitação da realidade, o indivíduo não vai se adaptar ao cárcere, aprender as habilidades necessárias para sobreviver aí e obter quaisquer coisas boas que ele possa obter enquanto estiver confinado. Acessos de raiva e lutar contra o sistema podem interferir na solução de problemas no âmbito do sistema e podem levar a punição adicional. Para esse homem, ficar deitado no catre, desistir e jogar a toalha podem ser muito problemáticos e também levar a punição e recriminações.

Ponto de discussão: Peça aos pacientes para obter exemplos em suas próprias vidas em que a aceitação radical dos fatos de suas vidas foi importante, seja porque essa aceitação tornou as coisas muito melhores, seja porque o fracasso em aceitar os fatos tornou tudo muito pior.

✓ **B. Qual é a diferença entre aceitação e aceitação radical?**

Informe aos pacientes que aceitação é:

- "Reconhecer fatos que são verdadeiros; admitindo os fatos."
- "Desistir de combater a sua realidade (e também de ter acessos de birra)."

E diga-lhes que aceitação radical é:

- "Aceitar de modo integral, com a mente, o coração e o corpo."
- "Aceitar algo desde as profundezas da sua alma."
- "Abrir-se para experimentar plenamente a realidade como ela é neste exato momento."

Aqui, a ideia é reconhecer o que existe sem raiva ou rancor, sem amargura, sem mesquinhez. Sentimentos indevidos de desespero (e a passividade quando uma ação for necessária), amargura, ressentimento e vergonha ou culpa resultam de falha em aceitar radicalmente. Com frequência, também decorrem de aceitar fatos distorcidos – fatos fora de evidência. Assim, o objetivo da aceitação radical é aceitar *plenamente* apenas aqueles fatos que devem ser aceitos. Em última análise, é essa experiência completa do momento que trará a paz e, com o tempo, e a repetição da prática, certo nível de contentamento com a vida.

> **Nota aos líderes:** Alguns indivíduos (e alguns líderes do treinamento de habilidades) têm extrema dificuldade para entender o objetivo da aceitação radical. Eles têm grande dificuldade para entender que é possível aceitar algo sem aprovar esse objeto de aceitação. Acreditam que, se aceitarem o que existe, não poderão mudá-lo. Tentar fazê-los aceitar a ideia da aceitação pode tornar-se uma luta pelo poder. Como estratégia de modelagem, você pode sugerir os termos "reconhecer", "admitir" ou "suportar" e discuti-los. Provavelmente, você terá de os discutir repetidas vezes. Muita paciência é necessária, mas não desista da aceitação radical. Também, como já mencionado, esteja preparado para orientar os participantes sobre a possibilidade de fortes emoções primárias, como tristeza e dor, aflorarem quando eles estiverem praticando a aceitação radical. De novo, essas emoções resultam do processamento emocional necessário da aceitação e, com frequência, são seguidas por um sentimento de calma.

✓ **C. O que precisa ser aceito?**

✓ **1. A realidade é o que é**

Só temos de aceitar os fatos reais sobre o presente e o passado e as probabilidades razoáveis em relação ao futuro. Assim, temos que ter muito cuidado para não aceitar distorções do passado (p. ex., "Minha mãe me odiou desde que nasci"), exageros (p. ex., "Eu nunca consigo o que quero", "A cidade em que eu moro é odiável sob todos os aspectos"), catástrofes (p. ex., "Minha vida inteira se arruinou quando fui despedido"), afirmações críticas (p. ex., "Minha mulher é burra, e meus filhos não prestam") ou outras crenças similares ou suposições que não são fatos.

⊗ **Ponto narrativo:** Conte a história do homem que teve que aprender a amar dentes-de-leão (consulte o Cap. 9, Seção XIX). Como já foi observado, é uma história adaptada de uma que me foi contada pela minha professora de Zen, que a leu em um livro escrito por outro professor espiritual, Anthony De Mello.[34]

Exemplos: É dificílimo aceitar que um ente querido morreu, mas também muito necessário, se o indivíduo quiser construir uma vida sem aquela pessoa. Se você tiver a sorte de viver tempo suficiente, em algum momento você vai ter que aceitar que seu cabelo está ficando grisalho.

⊗ **Ponto narrativo:** Marie tinha um emprego como secretária datilógrafa para uma grande companhia de seguros. Entretanto, na verdade, queria ser assistente social. Assim, ela decidiu procurar um emprego como assistente social. Foi a uma agência de emprego e solicitou ajuda para conseguir um novo emprego, explicando que desejava um emprego no serviço social. Eles encontraram um emprego para ela no serviço social. Ela deu o aviso prévio no seu trabalho, que era bom, no sentido de que as pessoas eram legais, e ela recebia um bom salário e benefícios. Mas Marie queria mesmo trabalhar no setor social, por isso foi embora.
Estava tão animada! "Ah! Consegui um emprego no serviço social!", pensou ela. Foi trabalhar no primeiro dia e a mandaram digitar relatórios e cartas. Digitou o dia inteiro e pensou: "Ah, bem, não é tão mau assim; estou aprendendo o tipo de trabalho que as pessoas fazem aqui, e não vou ter que digitar sempre". Mas no segundo, no terceiro dia e, então, durante uma semana inteira, o que a mandaram fazer? Digitar! Assim, ela foi ao seu supervisor e perguntou: "Bem, quando vou conseguir fazer o trabalho social?". O supervisor disse: "Como assim?". Marie falou: "Bem, quando vou fazer algo parecido com trabalho social?". O supervisor respondeu: "O seu trabalho é digitar. É disso que precisamos. Você não tem a formação necessária para exercer o cargo de assistente social".
A primeira coisa que passou pela cabeça de Marie foi: "Não, isso não pode ser verdade. Consegui o emprego em uma agência de trabalho social. Isso não pode ser verdade".
Ela realmente pensou em ficar. Pensou em ficar e tentar transformar aquilo em um trabalho de assistência social. Isso seria negar a realidade. Afinal, no fundo, ela continuava sendo uma digitadora. Então, quais eram as opções? Bem, ela poderia ter ficado infeliz. Poderia ter ficado histérica. Poderia ter ficado e lutado, para tentar convencer os outros de que deveriam colocá-la na função de assistente social. Ela poderia ter-lhes dito que seriam cruéis se não fizessem isso. Poderia ter feito um monte de coisas.

A outra opção de Marie era radicalmente aceitar que esse não era um trabalho de assistência social. Ela cometera um engano. Precisava corrigir o erro. E a maneira de corrigi-lo era conseguir outro emprego. Foi isso o que ela fez. No próximo intervalo que teve, Marie ligou para a agência de emprego; contou a eles que havia cometido um equívoco. Ela precisava de outro emprego. Eles disseram que tudo bem e que a ajudariam a procurar um. Quando ligaram para o seu antigo emprego para pedir referências, o antigo patrão disse que não havia encontrado ninguém ainda para o antigo cargo de Marie e gostaria que ela voltasse. Então, ela voltou para o antigo emprego e ficou bem mais feliz. Decidiu começar a economizar dinheiro para tirar um curso de pós-graduação em serviço social. Também decidiu procurar um lugar para ser voluntária, em que pudesse fazer coisas como trabalho social, até voltar à faculdade.

✓ **2. O futuro de todo mundo tem limitações**

Uma limitação no futuro significa que podemos estar menos propensos a alcançar um ou mais resultados desejados. As limitações são como probabilidades. Aceitar essas limitações (ou probabilidades) pode ser importante na definição de objetivos e em evitar fracassos que só podem diminuir a qualidade de nossas vidas. Aqui, a chave é que apenas limitações muito prováveis precisam ser aceitas.

As limitações de nossos futuros são causadas por fatores que ocorreram em nossas vidas, nas vidas dos outros e em nosso ambiente. Se não mudarmos as causas que limitam nosso presente e nosso futuro, então não podemos mudar a nós mesmos, e a própria realidade não vai mudar.

✓ **a. Nossas limitações podem ser biológicas e ambientais**

Podemos ser limitados por nossos genes, a biologia com a qual nascemos, ausência de educação na infância ou cuidados parentais efetivos, condições econômicas precárias, *status* social, país de nascimento, gênero, raça, orientação sexual, etnia, formato corporal, altura, idade, doença física ou deficiência, membros da família que precisam de nossos cuidados, ou inúmeros outros fatores que escapam de nosso controle.

Exemplos: Se você nasceu menino, não pode fazer algumas coisas que as meninas podem fazer (como engravidar). Se é mulher, pode enfrentar algumas limitações e expectativas sociais que não se aplicam aos homens. Se você tem pouco talento artístico, é menos provável que seja um artista de sucesso. Se você nasceu com uma perna só, é menos provável que vença a Maratona de Nova York.

✓ **b. Podemos ser limitados por nosso próprio comportamento passado**

Exemplos: Uma pessoa que faltava muitas aulas no ensino médio, não estudava e ficava curtindo com a galera tem menos probabilidade de entrar em uma boa faculdade. Alguém que foi condenado e preso por um crime é mais limitado nas aspirações de emprego do que quem não foi. Uma pessoa que deixou um emprego para ficar em casa e cuidar das crianças pode ter mais dificuldades para encontrar um emprego remunerado do que um indivíduo que já está há um bom tempo no mercado de trabalho. Transtornos psicológicos, como esquizofrenia, transtorno bipolar, depressão maior repetida, fobias e ansiedade incapacitante, podem tornar a vida mais difícil para uns do que para outros; se não tratados efetivamente, esses transtornos podem limitar o que uma pessoa fará no futuro.

✓ **c. Podemos ser limitados por probabilidades conhecidas**

Exemplos: Todos precisamos aceitar que vamos morrer (isso é uma certeza). A maioria de nós precisa aceitar coisas como pagar impostos (isso é praticamente uma certeza), ter a vida encurtada se continuar a fumar, evitar exercícios e se recusar a controlar a pressão alta (essas são altas probabilidades).

Às vezes, recusar-se a aceitar a quase certeza de um resultado indesejado caso não mudemos nosso comportamento é a negação da realidade e um fracasso da aceitação radical.

Exemplos: "É improvável que você seja aprovado no exame caso se recuse a aceitar que precisa estudar para isso. É improvável que mantenha o emprego caso se recuse a aceitar que um constante comportamento hostil no trabalho pode resultar em demissão. Enfrentar e aceitar a necessidade de pagar as contas em dia e economizar dinheiro são comportamentos necessários se você quiser evitar a instabilidade financeira".

✓ **d. Pensamentos sobre o futuro não têm que ser aceitos como altas probabilidades**

Pensamentos temerosos e desesperançosos sobre o futuro não são fatos. Não precisam ser aceitos como altas probabilidades, a menos que o evento temido seja muito provável, e suas causas não possam ser alteradas.

Exemplo: "Você pode ter que aceitar que nunca vai conseguir um emprego se estiver em seu leito de morte ou se não estiver disposto a procurar emprego, mas isso não precisa ser aceito se você ainda trabalhar e estiver disposto a se candidatar a vagas de emprego".

Exemplo: "Nunca serei amado por alguém" é um pensamento extremo e improvável de ser verdadeiro para a maioria de nós. Talvez tenhamos que aceitar o fato de que o pensamento "Nunca serei amado por alguém" tenha passado pela nossa cabeça, mas isso (que o pensamento passou por nossas cabeças) é tudo o que deve ser aceito. Pensar algo não o torna verdadeiro. Não precisamos aceitar que "Sou uma pessoa que jamais será amada".

> **Nota aos líderes:** Um ponto extremamente importante a ser salientado é que os pensamentos sobre o futuro não são fatos sobre o futuro. Certifique-se de que os pacientes compreendam esse ponto.

💬 **Ponto de discussão:** Junto aos participantes, solicite ocasiões em que eles tentaram aceitar coisas sobre o futuro que não precisam aceitar.

e. Os efeitos das limitações em nossas vidas podem variar

Todos nós temos limitações, mas os efeitos de limitações específicas sobre nossas vidas dependem de nossos sonhos e metas, bem como da nossa disposição em aceitar que não temos tudo o que queremos em nossas vidas. Nem sempre é possível controlar nossos próprios desejos. Podemos desejar não querer algo inalcançável, mas nem sempre desejar transforma as coisas em realidade. Assim, quando as metas e as possibilidades entram em conflito, elas causam muito mais dor do que quando não entram.

Exemplos: Ter limitada capacidade atlética não é uma limitação para uma pessoa que não gosta de atletismo ou não se importa em vencer; não ter ouvido musical não é uma limitação importante para uma pessoa que não toca um instrumento ou canta; ter mais de 60 anos talvez não seja uma limitação de trabalho para uma pessoa que tenha um emprego seguro e não queira mudar.

✓ **3. No universo, tudo tem uma causa**

Aqui, o essencial é que tudo o que existe resulta de uma causa. O ponto é não identificar causas específicas ou insinuar que podemos sempre saber as causas dos eventos na realidade. Nem é definir o que constitui uma causa. Assim, causas podem ser físicas, psicológicas, espirituais ou qualquer outro tipo de causa em que pudermos acreditar.

✓ **a. Aconteça o que acontecer, podemos supor uma relação de causa e efeito**

Se ocorrer uma causa, o efeito também deve ocorrer. Aceitar esse ponto de vista é dizer: "Tudo deve ser como é". A essência dessa declaração é que aceitar aquilo que acontece no universo é reconhecer que aquilo foi causado. Em outras palavras, o que é causado deve ser como é. Ou podemos dizer: "Tudo é como é", "Tudo é" ou "Tudo é causado".

b. **As regras do universo são o que elas são**

A aceitação radical envolve dizer: "As regras do universo são as regras do universo". Em seguida, podemos tentar descobrir o que causou o quê. Quando falamos que a realidade deveria ser diferente, estamos falando que, de alguma forma, as regras do universo deveriam ser diferentes. Estamos falando, também, que deveríamos expressar quais são as leis do universo. Claro, se tivéssemos que inventar as regras do universo, poderíamos cometer um erro. Disso podem resultar algumas consequências negativas inesperadas. Recusar-se a aceitar a realidade como ela é, em essência, significa dizer que as causas (ou ao menos algumas causas) não devem ter efeitos. Isso seria uma reformulação das leis universais.

Na maioria das vezes, falamos apenas: "As coisas não deveriam ser do jeito que são" quando não gostamos do modo como elas são. É raro falar isso sobre as coisas que gostamos, queremos ou aceitamos.

Ponto narrativo: Imagine um menino pedalando na bicicleta. A criança está descendo a colina, a uma velocidade cada vez maior. Aproxima-se de um cruzamento. Lá adiante, na estrada deserta, vem um carro. O carro acelera bem acima do limite de velocidade. Não tem placa de pare no cruzamento; não tem semáforo, nem placa para dar a preferência. O carro vem a toda velocidade pelo outro lado. Tarde demais, o motorista avista a criança, e não consegue frear a tempo. O carro e a criança se chocam bem no meio do cruzamento. O carro atropela a criança, e a criança morre.

Isso deveria ter acontecido? Sim, deveria. Não havia um sinal de pare. Não havia um semáforo. Não havia um sinal para dar a preferência. O carro estava em alta velocidade. A criança pedalava muito rápido. O carro acelerava. O motorista não conseguiu frear o carro a tempo. O ciclista era uma criança. As crianças pedalam rápido. As pessoas aceleram em estradas compridas e desertas. Se quiséssemos dizer que isso não deveria ter acontecido, teríamos de criar causas para que não acontecesse. Teríamos que fazer algo em relação a todas essas causas.

Isso é um exemplo de aceitar a realidade como ela é e de aceitar que a realidade tem causas. É claro que não temos que aprovar isso. Contudo, até que as causas sejam diferentes, esse evento deveria acontecer. Ele foi causado.

Se quisermos que crianças descendo uma estrada íngreme de bicicleta parem de ser atropeladas por carros em um cruzamento, precisamos colocar placas de aviso ou semáforos. Talvez precisemos de mais policiais rodoviários ou redutores de velocidade na estrada. Os pais talvez precisem ensinar a seus filhos melhores hábitos de andar de bicicleta. Simplesmente falar que os carros não devem acelerar, ou que os motoristas não devem atropelar criancinhas, ou que as crianças devem olhar para os dois lados antes de atravessar um cruzamento não vai diminuir os acidentes.

Ponto de discussão: Junto aos pacientes, solicite ocasiões nas suas vidas em que disseram: "Por que eu?" ou "Isso não deveria ter acontecido".

Nota aos líderes: Relacione a ênfase em "o que é causado deve acontecer" com a postura de não criticar ensinada no módulo de *mindfulness*.

---

c. **A aceitação radical não exige saber as causas das coisas**

No relato anterior sobre o carro e a bicicleta, não sabemos se a causa foi a falta de uma placa de pare ou se o acidente poderia ter sido evitado se o motorista não estivesse em alta velocidade. No entanto, podemos aceitar que houve uma causa, mesmo que não a conheçamos.

4. **Vale a pena viver a vida mesmo se ela contiver dor**

Se a vida tivesse de ser livre de dor para valer a pena ser vivida, ninguém teria uma vida que valesse a pena. A aceitação exige encontrar uma maneira de não dizer que a vida é uma catástrofe. Suprimir os nossos desejos pelo que queremos não é uma saída efetiva para isso. Ao fazermos isso, estamos agindo como se fosse terrível não conseguir o que queremos, como se não pudéssemos ser felizes e não pudéssemos tolerar o fato de não ter tudo o que queremos. Claro que essas convicções só pioram as coisas.

Ponto narrativo: "Coloque-se em uma situação discutida antes: você é condenado à prisão perpétua por um crime que não cometeu. O Supremo Tribunal não aceita o seu recurso. Quais são suas opções?

Certamente, não há como você solucionar o problema. Não tem como escapar da prisão. E parece pouco provável que venha a se sentir feliz sendo uma pessoa inocente na cadeia. Assim, melhor esquecer essa alternativa. Que opções restam?

Ficar infeliz, perturbado, chateado. Chorar todos os dias pelo resto da sua vida. Ou aceitar a situação e descobrir uma maneira de construir uma vida digna de ser vivida no interior de uma penitenciária. Para ir da agonia insuportável até a dor suportável, você precisa aceitar que pode construir uma vida. Afinal, se não aceitar, o que vai acontecer? Não vai construir uma vida. E construir uma vida que vale a pena ser vivida exige uma boa dose de trabalho. Acreditar que você não consegue torna a missão quase impossível. Já acreditar que consegue a torna bem mais fácil – assim, se você realmente aceitar que está na prisão por um crime que não cometeu, terá maiores chances de construir uma vida digna de ser vivida."

Ponto de discussão: Com os pacientes, solicite ocasiões em que eles superaram situações extremamente difíceis e dolorosas ou tratamentos injustos para construir algo que conseguiram suportar. Discuta como fizeram isso.

Exercício prático: Distribua cópias da Ficha de tarefas de tolerância ao mal-estar 9 e solicite aos pacientes que completem o Item 1: "Faça uma lista de duas coisas muito importantes em sua vida atual que você precisa aceitar radicalmente. Então, coloque um número [0-5] indicando quanto você aceita esta parte de si mesmo ou de sua vida". Pode parecer cedo na terapia para pedir isso, mas nossa experiência é que quase todos os pacientes conseguem fazê-lo. A maioria dos indivíduos compreende intuitivamente do que se trata a aceitação radical e da necessidade dela em suas vidas. Para garantir que os membros do grupo encontrem o que de fato precisa ser aceito nas suas vidas, no início pode ser uma boa ideia falar com eles e explicar que você não vai obrigá-los a compartilhar os itens que anotaram. Discuta as experiências deles para identificar e registrar o que devem aceitar. Observe que, se uma pessoa escreve o que ela precisa aceitar, isso significa que ela já aceitou o fato ao menos um pouco e deve escolher um número acima de 0.

D. Por que aceitar a realidade?

1. Rejeitar ou negar a realidade não a muda

Em geral, rejeitar a realidade envolve evitar vê-la ou experimentá-la, ter acessos de birra e insistir (para o universo?) que a realidade mude neste exato minuto. Pode ser simplesmente negar os fatos que estão bem diante de nossos olhos. Embora as estratégias de evitar, ter acessos de birra e negar possam nos fazer sentir melhores no momento, elas não mudam os fatos.

Exemplo: Alguns pais têm dificuldade em aceitar que seus filhos cresceram e foram cursar a faculdade ou trabalhar em um emprego em uma nova cidade. Essa recusa pode conduzir a exigências irrealistas, conselhos indesejados, interferência com excesso de solicitude na vida de seus filhos, em última análise prejudicando os relacionamentos comos filhos.

Exemplos: "A recusa em aceitar que beber e dirigir é perigoso pode levar a um crime de dirigir embriagado ou a um acidente que mata alguém e acabar lhe encarcerando por homicídio culposo. A recusa em aceitar alguns dos hábitos do seu parceiro que você não gosta pode levar à escalada de conflitos e, em última instância, à perda do relacionamento".

Ponto de discussão: Um grande mito é que, "caso você se recuse a aceitar algo – se apenas toma a decisão e recusa-se a suportar a situação –, tudo vai mudar como em um passe de mágica". É como se apenas a resistência e/ou a força de vontade pudessem mudar isso. Obtenha exemplos disso. Discuta por que os pacientes podem acreditar nisso. Solicite exemplos de quando birras e recusas verbais para aceitar as coisas foram reforçadas.

✓ **2. Para mudar a realidade, primeiro é preciso aceitá-la**

A rejeição da realidade é como uma nuvem que envolve a dor, interferindo na capacidade de vê-la com clareza. É difícil solucionar os problemas se não os conseguimos ver claramente.

Exemplos:
- "Recusar-se a aceitar uma doença pode levá-lo a não tomar conta de si mesmo, o que pode causar ainda mais doença ou dificuldades."
- "Ficar em um relacionamento abusivo durante anos porque você simplesmente não consegue aceitar que é improvável que o seu parceiro pare de abusar de você tem o potencial de gerar apenas mais abuso."
- "Insistir que, se uma pessoa realmente gosta de você, ela vai fazer o que você quer – quando, de várias maneiras, a pessoa já mostra que gosta de você – provavelmente levará apenas a decepção e, talvez, até o fim do relacionamento também."
- "Recusar-se a aceitar que pode chover em seu casamento ao ar livre e, portanto, não fazer nenhum plano de contingência, pode arruinar a cerimônia."

✓ **Ponto narrativo:** "Imagine que você tem um carro praticamente sem freios. Você leva o carro a um mecânico e explica o problema, e ele promete consertar os freios. Na outra semana você pega o carro, e tudo parece estar bem. Contudo, dois dias depois, você está dirigindo e, de repente, ocorre uma pane nos freios. Você retorna o veículo à oficina. Quem você acha que vai consertar seus freios mais rápido? O mecânico que fala: 'Puxa vida, eu consertei, e eles estavam funcionando bem. Você deve ter mexido em algo' ou aquele que exclama: 'Não diga! Os freios falharam de novo? Deve haver algo errado. Deixe-me dar mais uma olhada e ver o que posso fazer'?".

✓ **Ponto narrativo:** "Imagine a seguinte situação. Você quer comprar uma nova moradia e, enfim, encontra a casa dos seus sonhos. Ela tem só um probleminha: é roxa, e você odeia roxo. Então você faz um acordo com o vendedor antes de comprar. Você diz: 'Tudo bem, eu pago o valor que você está pedindo, mas você tem que pintar a casa antes de eu me mudar, para que ela deixe de ser roxa'. A pessoa concorda, e assina os papéis que fecham o negócio. Chega o grande dia da mudança. É tão emocionante! Você pega as chaves da casa nova e vai até lá. Porém, ao chegar, descobre que não apenas a casa continua roxa, mas os donos se mudaram para a Europa e não voltam mais." (Pausa).

"Tudo bem, você tem duas opções. Você pode ter um acesso de raiva: 'Ah! Não aguento mais! Isso é um desastre. Ai, meu Deus! Cadê esse pessoal? Não acredito que isso aconteceu comigo. Ah! Que raiva! Ora, não vou tolerar isso! Vou processá-los e obrigá-los a pintar essa casa...' E pode ficar reclamando sem parar. Pode sair intempestivamente da casa, entrar no carro, ir embora e dizer: 'Não vou mais comprá-la'. Mas você assinou os papéis, e agora ela é sua. Agora imagine outra postura. Você vai e fala: 'Puxa vida, que decepção. Eu não queria uma casa roxa. Sei que posso processá-los, mas isso vai levar um tempão. Onde é a casa de tintas mais próxima?'."

"Qual postura você acha que vai mudar mais rápido a cor da casa: aceitar que ela é roxa ou ficar emburrado?".

Ponto de discussão: Suscite, com os participantes, ocasiões em que a não aceitação dos fatos de um problema interferiu com sua solução.

✓ **3. A dor não pode ser evitada**

A dor não pode ser evitada; é a forma natural de sinalização de que algo está errado. Se pudéssemos evitar a dor, faríamos isso. Se realmente a evitássemos, no entanto, seria bem mais provável que morrêssemos jovens, já que poderíamos, fácil e inadvertidamente, nos expor a situações de perigo que poderiam nos matar com facilidade (por acidente, nos queimar até a morte, mergulhar em água congelante e entrar em choque, etc.). Os indivíduos que nascem sem sensação de dor têm vidas muito difíceis, pois devem estar em constante vigilância para não se machucar inadvertidamente.[35]

Conforme discutido no módulo de regulação emocional, as emoções, incluindo aquelas que são muito dolorosas, também têm funções essenciais à sobrevivência humana.

Exemplo: A dor de colocar os dedos na chapa quente do fogão a lenha obriga o indivíduo a tirar a mão dali rapidamente. As pessoas sem a sensação de dor estão em apuros.

Exemplo: A dor do pesar faz as pessoas tentar encontrar os entes queridos que estão perdidos. Sem ela, provavelmente não haveria sociedades ou culturas. Ninguém cuidaria dos doentes, procuraria os entes queridos que estivessem perdidos ou ficaria com pessoas que, às vezes, são difíceis.

Exemplo: A dor de sentir medo leva as pessoas a evitar o que é perigoso.

Ponto de discussão: Quais são os prós e contras de nunca ter emoções dolorosas? Os pacientes iriam gostar de pessoas que nunca tivessem emoções dolorosas?

✓ **4. Rejeitar a realidade transforma a dor em sofrimento**

O sofrimento é a dor mais a não aceitação dela. A dor pode ser difícil ou quase impossível de suportar, mas o sofrimento é ainda pior. A recusa em aceitar a realidade e o sofrimento que vem junto com ela pode interferir na redução da dor.

O sofrimento aflora quando:

- As pessoas são incapazes de, ou se recusam a, aceitar a dor.
- As pessoas se apegam a obter o que querem, se recusando a aceitar o que elas têm.
- As pessoas resistem a aceitar a realidade como ela é no momento.

A aceitação radical transforma o sofrimento insuportável em dor suportável.

Em suma, dor é dor. O sofrimento e a agonia são dor mais não aceitação. Se pegamos a dor e adicionamos a não aceitação, terminamos com o sofrimento.

5. Aceitar a realidade pode trazer liberdade

Aceitar a realidade pode nos libertar de emoções dolorosas como infelicidade, amargura, raiva, tristeza, vergonha e outras. O ímpeto para sustar a dor a qualquer custo é oposto da liberdade. Boa parte da vida envolve o gerenciamento de situações dolorosas que não podem ser resolvidas de imediato. Embora seja fácil pensar que podemos simplesmente nos livrar da dor pelo pensamento positivo, ignorando-a ou suprimindo-a, o fato é que, muitas vezes, essas estratégias não funcionam. Em geral, o nosso uso dessas táticas se baseia na ilusão de que não podemos suportar a dor. Sentimo-nos compelidos a fazer algo para sustar a dor. Somos escravos de nossos impulsos incessantes para escapar do momento presente.

Exemplo: "Talvez você tenha passado pela experiência de ver a morte de alguém importante para você. A maioria das pessoas, quando alguém morre, não consegue aceitar esse fato no início. Elas ficam pensando: 'Isso não pode ter acontecido', e continuam esperando que a pessoa estivesse lá. Por fim, aceitam e percebem que o indivíduo morreu de verdade. Quando você aceita isso, continua sofrendo, mas consegue tocar a vida adiante".

Ponto de discussão: Quando a aceitação é usada como técnica para criar mudança – como uma espécie de "barganha com Deus" ("Aceito isso, mas em troca você promete melhorar a situação") –, ela não é aceitação e, muito menos, aceitação radical. Solicite exemplos desse tipo de barganha feito pelos pacientes.

Exercício prático: Peça aos pacientes para pensar em uma ocasião em que estavam muito desiludidos com algo (p. ex., não foram aceitos em algum lugar; alguém morreu; perderam algo muito importante; não conseguiram algo que queriam) – mas, por fim, continuaram tocando adiante suas vidas mesmo assim. Peça-lhes primeiro para se lembrar de quando primeiro descobriram sobre a decepção. Como se sentiram? Qual foi a reação deles? Em seguida, peça-lhes que se lembrem de qual foi a sensação quando, por fim, aceitaram que o evento realmente havia acontecido. Discuta quaisquer diferenças na experiência antes e depois de aceitar os fatos. Concentre-se em se os pacientes se sentiram mais capazes de tocar suas vidas adiante após aceitar.

✓ **6. A aceitação pode conduzir à tristeza, mas, em geral, produz uma calma profunda.**

Com frequência, a aceitação traz muita tristeza, mas até mesmo com a tristeza, a sensação é de tirar um fardo das costas. Em geral, assim que a aceitação radical acontece (ou seja, aceitação integral); as pessoas se sentem prontas para seguir em frente com suas vidas.

O medo da tristeza costuma ser o cerne das dificuldades com a aceitação. Não há dúvida de que finalmente aceitar os fatos de um passado doloroso ou traumático ou que o presente de alguém é excruciante e talvez ainda imutável, pode ser muito triste mesmo. Para muita gente, apenas imaginar o medo de cair no abismo da tristeza é opressivo demais. Por isso, talvez, se as perdas são graves e insubstituíveis, a aceitação completa em geral se desenrola por um longo período de tempo.

Exemplos: A aceitação de perder um filho pode levar anos. A aceitação de não passar no vestibular pelo terceiro ano consecutivo pode levar um longo tempo para ser totalmente integrada. Perceber que, enfim, não se tem mais a casa da infância para voltar nas férias também pode também levar muito tempo para administrar.

Quando o passado é trágico ou o presente não é o que gostaríamos, muitas vezes experimentamos um sentimento de libertação, seguido por uma sensação de profunda tranquilidade, tão logo aceitamos radicalmente os fatos da situação – uma vez que paramos de combatê-la, suprimi-la e catastrofizá-la.

Ponto de discussão: Junto aos pacientes, solicite ocasiões em que o medo da tristeza interferiu com a aceitação. A tristeza ao aceitar algo nunca foi seguida por calma ou sensação de liberdade? Discuta.

✓ **7. O sofrimento é o caminho para sair do inferno**

Diga aos pacientes: "A ideia é que, se você está no inferno, a única saída é passar por um período de constante sofrimento. Claro: o sofrimento é muito melhor do que o inferno, mas é doloroso. Ao se recusar a aceitar o sofrimento necessário para sair do inferno, você acaba caindo nele outra vez e precisa começar tudo de novo, repetidamente".

Exemplos: A exposição, componente crucial do tratamento do TEPT e de outros transtornos de ansiedade, é inegavelmente dolorosa. A ativação comportamental e a ação oposta são necessárias para superar a depressão; cada uma exige fazer algo que as pessoas deprimidas não querem fazer no momento. É preciso muita tolerância ao mal-estar (ou seja, tolerância ao sofrimento) para sustar o comportamento autolesivo, usando drogas e álcool, bem como explosões de raiva, como formas de escapar da dor emocional.

Ponto de pesquisa: O TEPT resulta sobretudo da tentativa de evitar todo o contato com sinais que causam desconforto. O luto patológico – ou seja, aquele que nunca termina – é um resultado dessa mesma evitação. Evitar todas as sugestões que estão associadas com a dor garante que ela continuará. Quanto mais as pessoas tentam evitar e abafar a dor emocional (e física), mais ela volta para assombrá-las. Tentar suprimir a dor emocional ou evitar contato com sinais relacionados a ela conduz a ruminar sobre os eventos dolorosos; paradoxalmente, tentar livrar-se dos pensamentos dolorosos cria pensamentos dolorosos. Por exemplo, *mindfulness* é uma parte fundamental da redução do estresse com base em *mindfulness*, um programa efetivo para ajudar as pessoas com dor física crônica, descrita no livro *Full Catastrophe Living*, de Jon Kabat-Zinn.[36] (Consulte também a seção sobre tratamentos com base em exposição no Cap. 11 do principal texto da DBT.) Experimentar, tolerar e aceitar a dor emocional são as maneiras de reduzir a dor.

E. Quando usar as habilidades de aceitação da realidade

Diga aos participantes: "As habilidades de aceitação da realidade são úteis em três tipos de situações".

- "A vida lhe surpreendeu com traumas, dores ou dificuldades extremas".

Exemplos: Muitos de nós talvez tenhamos que aceitar o fato de não ter tido uma família amorosa, coisas que nos arrependemos de ter feito no passado, oportunidades que não tivemos ou que não aproveitamos.

Exemplos: Muitos indivíduos precisam aceitar que, hoje, têm familiares que não os tratam bem ou deficiências físicas a respeito das quais não se pode fazer nada.

- "Você está aflito, *mas não em crise.* A situação é dolorosa e não pode ser alterada neste instante. Aqui, a ausência de aceitação da realidade pode conduzir a irritação, mau humor e, às vezes, até mesmo acessos de raiva e birras que estragam seu dia. A aceitação alivia a dor."

Exemplos: "As habilidades de aceitação da realidade podem ajudar se você estiver em um engarrafamento e prestes a se atrasar para um compromisso importante; se estiver chovendo em um feriado no qual você havia planejado passar ao ar livre; ou se a pessoa que você queria levar a uma festa fica doente e não pode ir".

- "A solução de problemas não está funcionando. Nesse caso, talvez seja preciso avaliar se você está realmente aceitando todos os fatos da realidade. Para solucionar os problemas, você precisa das habilidades de aceitação da realidade para ver e avaliar a situação com clareza (ou pode solucionar o problema errado), imaginar soluções práticas e eficazes e avaliar se sua solução está funcionando."

Exemplo: "Há um bom tempo você vem planejando tirar umas férias para acampar nas montanhas, mas pega uma gripe dois dias antes. Vai ao médico e religiosamente segue o tratamento, mas seus sintomas não melhoram. Essa pode ser uma boa hora para aceitar a realidade: você está doente e precisa ficar em casa para se recuperar".

Exemplo: "É tarde da noite. Você está voltando do trabalho e procura o molho de chaves para entrar no apartamento. Procura na bolsa e em todos os bolsos, mas não consegue encontrá-lo. Você se lembra de estar com o molho ao sair do trabalho, pois passou a chave na porta do edifício na saída. Confere de novo na bolsa e em todos os bolsos. Nada. Continua procurando, na esperança de que as chaves apareçam, embora isso seja muito improvável, depois da quarta busca completa. Não aceitar que as chaves não estão em seus bolsos e em sua bolsa a impede de andar os seis quarteirões até o seu carro para ver se você as deixou cair em algum lugar do veículo".

Exemplo: "Você está apaixonado por alguém que afirma gostar de outra pessoa e não quer mais se encontrar com você. Em seu coração, acredita que esta é a pessoa certa para você e, então, por meses a fio, continua tentando convencê-la a voltar. Ao não conseguir, em seu quarto, todas as noites, você reza a Deus para trazer a pessoa de volta, chora e escreve cartas de amor (e depois rasga). Não aceitar que a pessoa não vai voltar lhe impede de seguir em frente e encontrar alguém para amar e cuidar de você".

> **Ponto de discussão:** Junto aos pacientes, solicite fatos de suas vidas que eles devem aceitar. Discuta as dificuldades para aceitar os fatos que são dolorosos ou simplesmente errados.

✓ **F. O que a aceitação radical não é**

✓ **1. Não é aprovação**

É fácil aceitar coisas que aprovamos e de que gostamos. É muito difícil aceitar as coisas que não gostamos. Isso não significa que não podemos aceitar as coisas que desaprovamos ou das quais não gostamos.

Exemplo: "É muito mais fácil descobrir que a pessoa com quem você se casou tem muito mais qualidades maravilhosas do que você pensava do que descobrir que ela tem muito mais aspectos negativos do que você pensava. No entanto, é igualmente importante aceitar as duas coisas".

Exemplos: "As pessoas presas por crimes que não cometeram devem aceitar que estão lá, mas não têm que aprovar a injustiça dessa realidade. Aceitar o fato de ter sofrido um trauma é fundamental para superar o TEPT, mas isso não significa que você aprova sofrer um trauma. Aceitar que você realmente tem alta pressão arterial não significa aprovar isso".

Ponto de discussão: Junto aos pacientes, solicite coisas que eles tiveram de aceitar em suas vidas apesar de não as aprovar. Discuta.

✓ **2. Não é compaixão, nem amor**

Aceitar o que pessoas fazem ou dizem não significa que temos que amá-las ou até mesmo ter compaixão por elas. A compaixão é mais fácil quando aceitamos, mas não é uma condição necessária da aceitação. Não precisamos ter sentimentos amorosos por pessoas, animais ou coisas que aceitamos radicalmente.

Exemplos: "Você pode aceitar de maneira radical que existem ratos no sótão, mas não precisa amá-los. Pode aceitar com radicalidade que as pessoas abusam de crianças, estupram mulheres e homens, roubam de ricos e pobres e iniciam guerras, ainda que não goste ou aprove isso tudo sob nenhum aspecto. A compaixão e o amor são mais fáceis se você aceitar radicalmente as pessoas e o comportamento delas (sem aprová-los, é claro), mas a aceitação não exige isso".

✓ **3. Não é passividade, desistir ou ceder**

Muitas pessoas têm medo de aceitar as coisas, pois receiam que, assim, não tentarão modificar as coisas – que se tornarão passivas e desamparadas. Isso só acontecerá se, ao mesmo tempo, elas não conseguirem aceitar (1) seus sentimentos de desagrado ou desaprovação, (2) que é possível mudar se houver esforço suficiente e (3) que vale a pena investir o seu tempo para tentar mudar aquilo de que não gostam.

Ponto de discussão: Lutar contra a realidade pode interferir em solucionar os problemas reais. Porém, algumas pessoas têm medo de que, se de fato aceitarem sua situação ou emoções dolorosas, acabem se tornando passivas e desistindo (ou cedendo). Discuta, junto aos participantes, receios de que isso possa acontecer. Explique: "Imagine que você encomendou um par de sapatos *on-line* e que, quando eles chegam, vêm no tamanho errado. Se você se recusa a aceitar que são do tamanho errado, você nunca os envia de volta e obtém o tamanho desejado". Solicite exemplos de quando aceitar as coisas como são ajudou a reduzir o sofrimento e resultou em maior habilidade para reduzir a fonte da dor. (Esse e o próximo ponto já foram discutidas no item "Por que aceitar a realidade?" e são retomados a seguir, na seção XIII.)

✓ **4. Não é contra a mudança**

A aceitação, por si só, não muda uma situação difícil, mas torna possível ou mais provável a mudança. Na verdade, a aceitação é essencial para gerar a mudança.

A noção de aceitação é central em todas as grandes religiões, orientais e ocidentais. Pergunte as reações dos pacientes em relação a isso e quaisquer experiências que tenham tido. A ideia também é semelhante à noção dos Alcoólicos Anônimos de se render a um poder superior e aceitar as coisas que não podemos mudar. (Lembre-se, você pode mudar o futuro. O que não podemos mudar são os fatos do passado e este exato – e fugaz – momento presente.)

G. Aceitação radical: fatores que interferem

✓ **Exercício prático:** Peça aos pacientes para ler os itens na Ficha de tolerância ao mal-estar 11A e assinalar os itens que interferem com a sua própria capacidade de aceitar radicalmente os fatos e eventos muito dolorosos. (Este exercício pode ser feito no início ou no final da análise da ficha.) Discuta.

1. Falta de habilidades para aceitação

Diga aos participantes: "Como nas outras habilidades, talvez, para começo de conversa, você nem tenha ideia de como fazer aceitação radical. Muitos indivíduos tentam aceitar, mas simplesmente não fazem ideia de como proceder. Além disso, como a aceitação radical é uma habilidade, quanto mais prática, melhor".

2. Crenças que aceitar a realidade a minimiza ou a aprova

Continue: "Muitas vezes, as pessoas confundem a aceitação com passividade ou com não fazer nada para mudar ou impedir futuros eventos dolorosos. As duas coisas, no entanto, não são sinônimas. Na verdade, como já observamos ao longo dessa discussão, você não pode mudar uma coisa que não aceita. Se não enfrentar a realidade como ela é – se você a negar –, como vai mudá-la? Se acha que não há nenhuma causa, que tudo só aconteceu magicamente por meio da sorte ou do destino, então como vai mudar?".

"Por isso, se você quer alterar as coisas, aceite-as e, depois, mude-as. Quando falamos em aceitar a realidade como ela é, não estamos dizendo: 'Aceite a realidade como ela é e acredite que ela nunca pode mudar'. A realidade sempre está mudando. Se você quiser influenciar esse processo de mudança, é de seu interesse aceitar a realidade como ela é agora".

3. Fortes emoções

"Emoções fortes podem interferir com a aceitação, pois você pode sentir que aceitar o conduzirá a experimentar emoções insuportáveis, esmagadoras – como tristeza, raiva de alguém ou de um grupo que tenha causado o evento doloroso, raiva contra a injustiça do mundo, vergonha esmagadora de quem você é ou culpa em relação ao próprio comportamento."

H. Praticando a aceitação radical, passo a passo

> **Nota aos líderes:** Revise as estratégias de praticar aceitação radical examinando a Ficha de tolerância ao mal-estar 11B ou revisando a Ficha de tarefas 9. Se você estiver com pouco tempo, atribua a leitura desta ficha como tarefa. Se ensinar esta ficha, destaque os passos assinalados a seguir.

✓ **1. Observe que você está questionando ou combatendo a realidade**

Diga aos pacientes: "Descreva em detalhe o que você precisa aceitar, sem exagerar ou minimizar. Descreva de modo factual e sem julgamentos. (Consulte a Ficha de *mindfulness* 4B: Sugestões para praticar a descrição). É muito fácil lutar contra a realidade sem sequer perceber que está fazendo isso. Isso é especialmente verdadeiro quando você consistentemente evita o contato com o que precisa aceitar. Reconhecer que não está aceitando, portanto, é o primeiro passo essencial para a aceitação".

✓ **2. Lembre-se de que a realidade é como ela é**

Diga: "Muitas vezes você pode ignorar a não aceitação do passado simplesmente fazendo uma declaração de aceitação para si mesmo. Declarações úteis podem ser: 'Tudo é como deveria ser', 'A situação é esta', 'A realidade é esta' ou 'Todo dia é um bom dia'. Esta última é um ditado Zen que pretende transmitir que tudo simplesmente é; não é bom nem ruim".

✓ **3. Considere as causas da realidade que você precisa aceitar**

Prossiga: "A aceitação é muito mais fácil assim que você entende as causas da situação que você está tentando aceitar. Às vezes, talvez seja preciso mergulhar fundo no passado para compreender tudo, mas isso pode ser muito útil. Com frequência, as pessoas se omitem de analisar as causas, porque igualam a compreender as causas com inventar desculpas. Assim, inventar desculpas equivale a 'deixar a pessoa se safar' sem uma consequência para o comportamento. No entanto, é possível garantir as consequências para o comportamento e, ao mesmo tempo, compreender suas causas. Na verdade, sem essa compreensão, será quase impossível mudar o comportamento que você não gosta".

💭 **Ponto de discussão:** Junto aos pacientes, solicite ocasiões em que pessoas se recusaram a entender as causas do seu comportamento. Solicite ocasiões em que os pacientes encontraram dificuldades inclusive para tentar compreender as causas do comportamento dos outros. Pergunte-lhes se interpretaram o ato de compreender as causas como inventar desculpas.

✓ 4. **Praticar a aceitação com o self *inteiro* (mente, corpo e espírito)**

Continue: "A ideia básica na aceitação radical é que você precisa aceitar integralmente. Para fazer isso, é necessário praticar 'relaxar'. Se você não estiver aceitando, seu corpo vai se comprimir, e seus músculos se tensionarão. Relaxar é aliviar a tensão em seu corpo".

Acrescente: "Se sua mente gritar 'Não! Eu não quero!' e você se tensionar, não se preocupe. Isso acontece. Recomece. Comece a relaxar de novo. Pratique dizer "sim" ao universo. Pratique *mindfulness* como forma de aceitação prática do momento presente".

> **Nota aos líderes:** Observe que o processo de "relaxar o corpo" envolve os mesmos músculos do relaxamento progressivo. (Ver Ficha de tolerância ao mal-estar 6B.) A única diferença é que os participantes não tensionam os músculos antes de relaxá-los.

Todas as grandes religiões e disciplinas espirituais têm como parte importante da sua prática contemplativa e/ou meditativa um foco na respiração. O foco se destina a ajudar os indivíduos a aceitar e a tolerar a si mesmos, ao mundo e à realidade como são. O foco na respiração também é parte importante do treinamento de relaxamento e do tratamento de ataques de pânico.

✓ 5. **Pratique a ação oposta**

"Em seguida, pratique ação oposta integral, para conseguir aceitar o momento presente." (Ver a Ficha de regulação emocional 10.)

- "Aja como se já tivesse radicalmente aceitado algo, e com o tempo vai descobrir que você aceitou."
- "Diga em voz alta, em tom de voz convincente, que você aceita; repita várias vezes."
- "Abra um meio sorriso e mantenha as mãos na posição de mãos dispostas para facilitar a aceitação. Faça isso enquanto pensa ou fala sobre o que está aceitando."
- "Imagine-se aceitando."

✓ 6. **Antecipação**

"Antecipe eventos que parecem inaceitáveis". (Ver Ficha de regulação emocional 19.)

Muitas vezes, as dificuldades em aceitar as coisas resultam do receio de que a verdade seja uma catástrofe. Nessas situações, a antecipação substitui o medo por uma sensação de maestria. Incentive os participantes:

✓ - "Imagine o que você faria se realmente aceitasse o que parece inaceitável."
✓ - "Ensaie o que você faria se aceitasse."
✓ - "Imagine solucionar ou escapar dos problemas que possam surgir."

✓ 7. **Preste atenção às sensações corporais**

Diga: "Observe as sensações corporais enquanto você está pensando no que está tentando aceitar".

- "Perceba as sensações no peito, no estômago, nos ombros."
- "Perceba os locais em seu corpo em que você se sente embolado ou tenso."
- "Escaneie o seu corpo bem devagarinho. Adote uma mente curiosa enquanto pensa no que está tentando aceitar."
- "Pratique *mindfulness* às emoções atuais quando aflorarem difíceis emoções associadas com a aceitação – tristeza, raiva, medo ou vergonha". (Ver a Ficha de regulação emocional 22.)

✓ 8. **Permita que a decepção, a tristeza ou a dor aflorem dentro de você**

Reconheça: "Às vezes, a aceitação leva a decepção, tristeza e dor quase insuportáveis. É muito importante reconhecer que, embora realmente possa sentir uma decepção intensa, tristeza ou dor, você pode sobreviver a ela, e a aceitação permite encontrar a paz no final do processo".

- ✓
  - ▪ "Perceba a tristeza que aflora dentro de você."
  - ▪ "Faça o seu melhor para não a suprimir imediatamente."
  - ▪ "Se você sentir raiva logo, observe como a raiva pode estar bloqueando ou escondendo a tristeza."
  - ▪ "Faça o seu melhor para se libertar da raiva e permitir que a tristeza aflore dentro de você."
- ✓ ▪ "Respire na tristeza, falando em sua mente: 'A tristeza está aflorando dentro de mim'."
- ✓ ▪ "Se ela se tornar insuportável ou ineficaz, use as habilidades de sobrevivência a crises e seja gentil com você mesmo."
  - ▪ "Volte à tristeza em um momento posterior enquanto pratica a aceitação."

✓ **9. Reconheça que a vida é digna de ser vivida, mesmo quando há dor**

- ▪ "Observe quando você se recusa a aceitar eventos dolorosos em sua vida."
- ▪ "Lembre-se de que, mesmo com eventos dolorosos, vale a pena viver."
- ▪ "Tenha compaixão consigo mesmo e tente se libertar da resistência para aceitar."
- ▪ "Deixe de catastrofizar. Diga em sua mente: 'Consigo suportar isso. Consigo lidar com isso'."
- ▪ "Lembre-se de que todas as vidas têm alguma margem de dor."

✓ **10. Faça a análise de prós e contras**

"Analise os prós e contras como forma de motivar-se à aceitação."

- ▪ "Preencha uma das fichas de tarefas de prós e contras para aceitar."
- ▪ "Afixe esta ficha de tarefas onde você possa lê-la quando a aceitação estiver difícil."
- ▪ "Revise seus prós e contras quando a resistência à aceitação surgir dentro de você."

XII. REDIRECIONANDO A MENTE (FICHA DE TOLERÂNCIA AO MAL-ESTAR 12)

> **Ponto principal:** Para aceitar uma realidade que parece inaceitável, normalmente temos que nos esforçar mais de uma vez. Às vezes, temos de ficar escolhendo aceitar a realidade repetidas vezes, por um tempo bem longo.
>
> **Ficha de tolerância ao mal-estar 12: Redirecionando a mente.** Uma boa maneira de ensinar esta habilidade é primeiro discutir as ocasiões em que os pacientes tentaram aceitar algo, pensaram que haviam aceitado e, então, mais tarde, descobriram que não estavam mais aceitando. Esta é uma ficha bem simples e não deve tomar mais do que alguns minutos. Seu objetivo é apenas enfatizar o ponto principal supradescrito.
>
> **Ficha de tarefas de tolerância ao mal-estar 10: Redirecionando a mente, estar disposto, falta de disposição.** Analise esta ficha de tarefas com os pacientes. Quando você estiver usando esta ficha de tarefas com a Ficha 12, estude apenas a primeira seção sobre redirecionar a mente. Talvez você também queira trabalhar com os participantes durante a sessão no desenvolvimento de seus planos para vigiarem a si mesmos quando desviarem da aceitação. Se assim for, faça-os registrar esses planos na ficha de tarefas durante a sessão.
>
> **Fichas de tarefas de tolerância ao mal-estar 8, 8A, 8B: Habilidades de aceitação da realidade (*opcional*).** Estas fichas de tarefas abrangem todas as habilidades de aceitação da realidade. Consulte, no quadro no início da Seção X, as instruções sobre sua utilização.

A. O que é redirecionar a mente?

Redirecionar a mente é escolher aceitar. A aceitação parece exigir algum tipo de escolha. As pessoas precisam redirecionar suas mentes e enveredar nessa direção, por assim dizer. A aceitação, às vezes, só dura um ou dois instantes; por isso, é preciso continuar a redirecionar a mente, sem parar. Quanto mais doloroso o evento, mais tempo demora para aceitá-lo na íntegra. A escolha tem que ser feita todos os dias – às vezes, muitas e muitas vezes por dia, ou até mesmo várias vezes em uma hora ou um minuto.

Exemplos: "Aceitar que ninguém quer ver o filme que você quer ver pode ser aceito com rapidez. Aceitar que não conseguiu passar no vestibular na universidade que você queria, que não conseguiu a oferta de emprego que estava esperando, que ficou com sequelas do acidente de carro ou que seu filho faleceu exigirão, progressivamente, cada vez mais esforço e mais vezes para redirecionar a mente rumo à aceitação."

Às vezes, redirecionar a mente é como virar a cabeça; requer poucos graus de movimento. Às vezes, porém, é como dar meia-volta; requer uma reviravolta completa.

Exemplo: Em última análise, todos nós temos que aceitar que somos o que somos, com todas as nossas imperfeições. Deixar de fazer isso não terminará o sofrimento, o luto e a tristeza. Para muitos, no entanto, isso exige prática repetida, aceitando cada vez mais.

Exemplo: Com frequência, em especial quando estamos deprimidos ou excessivamente ansiosos, temos de aceitar que pensamentos depressivos ou que provocam ansiedade estão passando por nossas mentes. Talvez seja preciso dizer: "Um pensamento aflorou em minha mente" e, então, refocalizar em outro tópico. Talvez seja preciso dizer isso muitas e muitas vezes até sedimentar a ideia.

Ponto de discussão: Pergunte motivos que os participantes alegam para não redirecionar a mente rumo à aceitação da realidade. O que torna tão difícil dar o primeiro passo? Discuta.

✓ **B. Redirecionando a mente, passo a passo**

1. *Observe que você não está mais aceitando*

Explique aos pacientes: "O primeiro passo para redirecionar a mente é perceber que você não está aceitando algo. Com frequência, o alerta para isso é a raiva, a amargura, o aborrecimento ou a queda no mar do 'Por que eu?'. Ou talvez você ache que está sempre tentando escapar da realidade; tentando bloquear as coisas o tempo todo; se escondendo atrás de outras coisas. Ou está encobrindo como você realmente está se sentindo. Você se descobre dizendo o tempo todo: 'Por quê? Por que isso está acontecendo? Por que isso está acontecendo?'".

2. *Faça um compromisso interior para aceitar a realidade como ela é*

Continue: "O próximo passo é fazer um compromisso interior para aceitar a realidade como ela é. Em outras palavras, mergulhe em si mesmo e redirecione a sua mente para a aceitação. O compromisso interior não é aceitar. Você não precisa aceitar de imediato. Só precisa assumir o compromisso".

3. *Faça-o novamente, sem parar*

Diga: "Às vezes você pode precisar repassar os dois primeiros passos de novo, sem parar, muitas vezes em um minuto. Às vezes, você precisa fazê-lo muitas vezes em um dia".

Exemplo: "Um exemplo banal, mas comum, é perder as chaves. Você as procura nos bolsos, mas não estão lá. Logo, você aceita isso e procura em outro lugar. Mas, de súbito, você perde a aceitação e procura nos bolsos novamente. Ainda não estão lá, você aceita e... volta a procurar no bolso outra vez".

Ponto de discussão: Junto aos pacientes, solicite ocasiões em que eles tiveram que redirecionar a mente de forma repetida para aceitar os fatos da realidade. Discuta.

4. *Desenvolva um plano para se vigiar quando está se desviando da aceitação*

Como na habilidade de antecipação (ver Ficha de regulação emocional 19), o planejamento para o futuro pode ser muito útil para comportar-se habilmente. Explique: "Aqui, a ideia é analisar o que você costuma fazer quando não está aceitando. Quais sinais pode usar para alertar-se de que está se desviando da aceitação? Outra opção é verificar a si mesmo em períodos frequentes – por exemplo, todas as noites antes de dormir ou todas as manhãs – para revisar se precisa redirecionar a mente para aceitação".

Exemplo: "Você tem um emprego em uma grande loja, gerenciando as devoluções. Muitas vezes, os pacientes esperam em filas compridas, e, quando são atendidos por você, já costumam estar hostis e irritados. Eles insistem que você aceite as devoluções mesmo se não têm a nota fiscal e se os itens obviamente já foram utilizados. Você percebe que está se tornando muito julgador e irritável e acha muito difícil de aceitar que os pacientes nem sempre são agradáveis. O pensamento 'As coisas são como elas são' não vem à sua mente. Analisando o problema, você percebe que os primeiros sinais de que não está aceitando a realidade são uma crescente sensação de irritabilidade, ombros tensos e, por fim, pensamentos julgadores. Em seguida, você avalia como pode redirecionar sua mente para a aceitação quando esses pacientes vêm para o seu guichê. Você decide, primeiro, tentar substituir pensamentos julgadores por outros não julgadores. 'Como é que você pode agir assim?' pode ser substituído por 'As coisas são como elas são' e outros pensamentos semelhantes. 'Não consigo suportar isso' pode ser substituído por 'Tudo bem, isso é uma dor, mas não é uma catástrofe'. Você poderia dizer: 'Eu não gosto. Estou frustrado. Consigo aguentar'. Ou poderia dizer: "Tudo tem uma causa. Há um motivo para essas pessoas agirem dessa forma. Talvez tenham problemas em suas vidas. Talvez nunca tenham sido ensinados a tratar os outros de forma diferente'. Você pode redirecionar sua mente de modo integral, relaxando os ombros ao mesmo tempo. Pode se lembrar de que, sempre que estiver irritado, frustrado ou pensar que as coisas não deveriam ser do jeito que são, essa é uma oportunidade para redirecionar sua mente. Aqui, a ideia primordial é que, se você está tentando progredir da não aceitação para a aceitação radical, primeiro precisa redirecionar a mente. Isso será muito mais fácil se você souber como identificar quando precisa redirecioná-la".

Acrescente: "Em seguida, pratique 'antecipação' por meio de imaginar interações com diversos pacientes difíceis. Ao imaginar essas cenas, observe a sua postura crítica, os ombros tensos e a irritabilidade, e pratique o redirecionamento mental usando algumas das estratégias que já desenvolveu."

XIII. BOA DISPOSIÇÃO (FICHA DE TOLERÂNCIA AO MAL-ESTAR 13)

Ponto principal: A boa disposição é a prontidão para responder às situações da vida, sabiamente, conforme necessário, voluntariamente e sem rancor.

Ficha de tolerância ao mal-estar 13: Estar disposto. Estude a ficha com os pacientes. Contraste a boa disposição com a má disposição. A maioria dos participantes sabe o que é a má disposição. A boa disposição é o completo oposto.

Ficha de tarefas de tolerância ao mal-estar 10: Redirecionando a mente, estar disposto, falta de disposição. Quando estiver usando esta ficha de tarefas com a Ficha 13, revise a segunda seção sobre boa disposição. Talvez você também queira trabalhar com os pacientes durante a sessão para ajudá-los a entender melhor a falta de disposição, preenchendo a parte da ficha de tarefas para comportamentos dispostos em que eles poderiam se envolver e comportamentos não dispostos que tenham adotado no passado. Se fizer isso, depois dê aos participantes uma segunda cópia da ficha de tarefas para ser utilizada como tarefa.

Nota aos líderes: Uma boa maneira de introduzir a habilidade da boa disposição é apresentar primeiro a má disposição. Você pode fazer isso imitando uma máquina, com os braços estendidos, freneticamente tentando controlar um objeto. Em seguida, diga: "A má disposição também é isto", e cruze os braços. O essencial é que a má disposição é tanto tentar controlar o universo, bem como cruzar os braços quando algo é necessário. Explique que a passividade é má disposição, não boa disposição. A boa disposição é a total abertura para o momento e para fazer o que é necessário. Demonstre isso ficando em pé, com as "mãos dispostas", as palmas para fora.

Conforme mencionado na introdução deste capítulo, a noção de boa disposição *versus* má disposição é tirada do livro de Gerald May[1] sobre o tema. Se os participantes parecem compreender os conceitos conforme definidos a seguir e quiserem ouvir mais, você pode usar as duas citações do livro do May na introdução.

A. **O que é obstinação?**

Defina "má disposição" para os pacientes da seguinte maneira:
- ✓ "Dedicar-se de corpo e alma para tentar controlar os eventos, as pessoas ao seu redor e assim por diante."
- ✓ "Tentar controlar a experiência, evitá-la ou escapar dela e assim por diante."
- ✓ "Negar a vida ou se recusar a participar dela. Desistir e cruzar os braços em vez de fazer o que é necessário no momento."
- "Recuar, dizer não, ou mais comumente dizer: ' Sim, mas...'"[1]
- "Impor a sua vontade sobre a realidade – tentar consertar tudo ou se recusar a fazer o que é necessário. É o oposto de fazer o que funciona."
- "Concentrar-se no ego, em desejos egocêntricos, no 'eu, eu, eu'."
- "Guardar rancor ou amargura."

> **Nota aos líderes:** Aqui, seus melhores exemplos de ensino serão as ocasiões em que você mesmo foi escandalosamente não disposto.

B. **E a boa disposição, o que é?**

Defina "boa disposição" para os pacientes da seguinte maneira:

- "Boa disposição é aceitar as coisas e responder às coisas de forma eficaz ou apropriada. É fazer o que funciona. É fazer apenas o necessário na atual situação ou circunstância."
- "Boa disposição é concentrar-se tanto nas necessidades individuais quanto nas compartilhadas."
- "É se entregar à vida, sem reservas, de corpo e alma."
- "É dizer sim ao mistério de estar vivo a cada momento."
- "É responder com a mente sábia."
- "É comprometer-se a participar do processo cósmico do universo."

Analogia/exemplo: A vida é como dar tacadas de beisebol em bolas arremessadas por uma máquina lançadora. O trabalho do rebatedor é apenas se esforçar para acertar cada rebatida, à medida que as bolas vão sendo lançadas. Recusar-se a aceitar que a bola está vindo não interrompe o arremesso. Força de vontade, desafios, chorar ou choramingar não fazem a máquina parar de arremessar; as bolas continuam vindo, sem cessar. Uma pessoa pode ficar no meio da trajetória da bola e ser atingida, ficar em pé e deixá-la passar ou tentar rebatê-la. A vida é assim. As pessoas podem se emburrar o quanto quiserem com a vida, mas na realidade a vida continua vindo – um momento após o outro.

Analogia/exemplo: A vida é como um jogo de cartas. Para um bom jogador, não faz diferença as cartas que recebe. O essencial é jogar o melhor possível, seja qual for a mão da vez. Tão logo a mão é jogada, outra mão é distribuída. O último jogo acabou, e o jogo atual está valendo. A ideia é estar plenamente atento à mão atual, jogá-la tão habilmente quanto possível e, então, se libertar e se concentrar na próxima mão de cartas. Ter um acesso de raiva e ficar emburrado por ter perdido a última rodada irá interferir com a vitória na rodada atual.

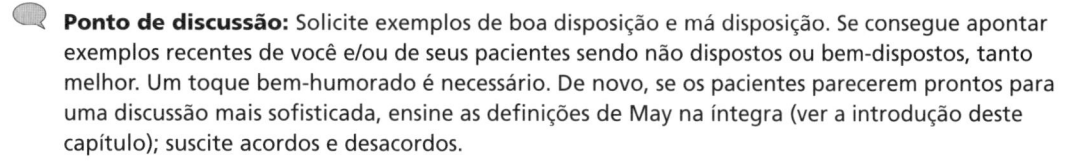

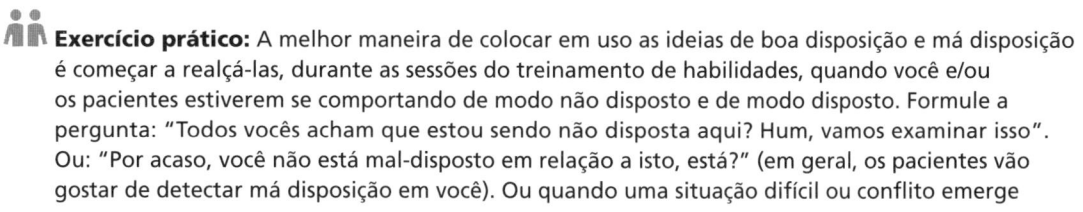

Ponto de discussão: Solicite exemplos de boa disposição e má disposição. Se consegue apontar exemplos recentes de você e/ou de seus pacientes sendo não dispostos ou bem-dispostos, tanto melhor. Um toque bem-humorado é necessário. De novo, se os pacientes parecerem prontos para uma discussão mais sofisticada, ensine as definições de May na íntegra (ver a introdução deste capítulo); suscite acordos e desacordos.

Exercício prático: A melhor maneira de colocar em uso as ideias de boa disposição e má disposição é começar a realçá-las, durante as sessões do treinamento de habilidades, quando você e/ou os pacientes estiverem se comportando de modo não disposto e de modo disposto. Formule a pergunta: "Todos vocês acham que estou sendo não disposta aqui? Hum, vamos examinar isso". Ou: "Por acaso, você não está mal-disposto em relação a isto, está?" (em geral, os pacientes vão gostar de detectar má disposição em você). Ou quando uma situação difícil ou conflito emerge em uma sessão, você pode dizer: "Certo. Todos vamos tentar mostrar boa disposição completa nos próximos cinco minutos".

✓ **C. Como progredir da má disposição à boa disposição**

1. Observe a má disposição

Explique aos pacientes: "A primeira coisa que você quer fazer quando aparece a má disposição é apenas percebê-la. Você a observa, a identifica. Então, a rotula, a descreve. Você a experimenta. E fala: 'A má disposição apareceu'".

💬 **Ponto de discussão:** Solicite exemplos de quando foi difícil notar a má disposição. Discuta o que atrapalha essa observação.

2. Aceite radicalmente a má disposição

Diga: "O segundo passo é aceitar radicalmente que neste momento você se sente (e pode estar agindo) de modo não disposto. É inútil negar a má disposição, e você não pode combater a má disposição com má disposição. Em essência, você tem que amá-la".

💬 **Ponto de discussão:** Suscite exemplos de tratar a obstinação com postura crítica, em si mesmo ou nos outros. Discuta o que acontece quando a pessoa trata a obstinação com postura crítica. Isso a reduz ou a aumenta?

3. Redirecione a mente

Continue: "Em seguida, redirecione a sua mente rumo à aceitação e à boa disposição. Redirecione sua mente rumo a participar na realidade, tal como ela é".

4. Tente o meio sorriso e uma postura disposta

Prossiga: "Se você estiver com problemas para redirecionar a mente – ou seja, quer fazê-lo, mas a mente não está se redirecionando – tente o meio sorriso e a postura disposta. Relaxe o rosto, deixe os lábios se erguerem um pouco nos cantos e abra as mãos. É difícil estar disposto com os punhos cerrados, assim como quando está fazendo careta e franzindo os lábios com firmeza. O meio sorriso e uma postura disposta são ações opostas à má disposição, se você tiver uma expressão facial não disposta (tensa e carrancuda) e uma postura não disposta. Sua mente vai para um lado, e seu corpo para outro".

Nota aos líderes: Em seguida, você vai ensinar as estratégias do meio sorriso e das mãos dispostas. Pode ensinar rapidamente essas habilidades aqui ou apenas dizer aos participantes que as ensinará a seguir.

---

5. Pergunte: "Qual é a ameaça?"

Diga: "Quando a má disposição é intransigente, pergunte a si mesmo: 'Qual é a ameaça?'. Em geral, a má disposição irredutível tem a ver com algum tipo de ameaça. Pensamos que, se formos dispostos, vamos perder algo grande, ou algo terrível vai acontecer conosco. Há algo perigoso lá fora. Isso também pode ser verdade".

Exemplo: "Você e vários amigos são convidados a ir ao fim da fila ao tentar entrar em um show. Você fica com raiva, porque conhece uma turma que está mais perto da entrada e acha que tem o direito de entrar na fila com eles. Você se recusa a sair do lugar, e, agora, as pessoas atrás do seu grupo também estão com raiva. Você tenta se libertar da má disposição, mas fica simplesmente furioso ao pensar que 'deveria' ter o direito de se juntar aos outros amigos lá no começo da fila. Assim, as pessoas nas proximidades ficam com raiva de você, até que você percebe que precisa se acalmar. Você pergunta a si mesmo: 'Qual é a ameaça?' e percebe que seu medo é que, se você tiver que ir ao fim da fila, não vai conseguir bons lugares. Mas, de repente, você percebe que isso não é verdade; seus amigos vão guardar os assentos. Logo sua má disposição se dissipa, e você e seus amigos se encaminham ao fim da fila".

Exemplo: "Você faz parte de uma equipe no trabalho, e um membro da equipe lhe pede na última hora para ajudá-lo em uma tarefa muito importante que ficou para trás e cujo prazo final é amanhã. Você nota a má disposição chegando: 'Por que eu? Não cabe a mim fazer trabalho extra!' Você está prestes a dizer não, mas decide perguntar: 'Qual é a ameaça?' Percebe que está com má disposição porque deseja ir para casa e preparar um jantar especial, que estava planejando para sua família, e chegar uma hora atrasado ameaça seus planos. Ao se dar conta disso, percebe que pode ligar para casa e reorganizar o jantar especial para uma hora mais tarde ou mesmo transferi-lo para amanhã à noite, sem que ninguém realmente se importe. Você pode ajudar o seu companheiro de equipe e ainda ter um jantar especial. Você decide ajudar sua equipe e se dispor a fazer a tarefa extra".

Em geral, a má disposição realmente irredutível também envolve algum tipo de catástrofe esperada. Começamos dizendo: 'Não só existe uma ameaça, não só ela é perigosa, mas não vou ser capaz de manejá-la'. Assim, nós a negamos, a afastamos, a ignoramos. A má disposição nos permite fazer isso.

Exemplo: Mary odeia seu trabalho, mas tem medo de se candidatar a outro emprego. Em casa, ela vive reclamando sobre o assunto, e a família dela é categórica: ela deve ou parar de reclamar ou procurar um novo emprego. Mary fica furiosa com sua família por pressioná-la a procurar um novo emprego. Por fim, ela se questiona: "Qual é a ameaça?" e percebe que tem medo de não ser capaz de tolerar rejeições. Sua família salienta que, agora, o sofrimento dela é pior do que qualquer outro que ela possa experimentar ao procurar um emprego. Ela concorda e começa a procurar uma nova ocupação.

Conclua: "A boa disposição é a participação ativa na realidade. É o que você precisa para superar uma ameaça. A boa disposição não é aprovação e definitivamente não é adotar uma posição passiva. Em geral, você vai descobrir que, mesmo se houver uma ameaça realista, não será uma catástrofe. Você será capaz de usar muitas outras habilidades – verificar os fatos, solução de problemas, antecipação, construir maestria e assim por diante – para evitar uma catástrofe".

Ponto de discussão: Solicite exemplos de ocasiões em que os participantes constataram extrema dificuldade em se libertar da má disposição, em decorrência do medo de alguma ameaça. Discuta o quão difícil, às vezes, pode ser descobrir realmente qual é a ameaça.

XIV. MEIO SORRISO E MÃOS DISPOSTAS (FICHA DE TOLERÂNCIA AO MAL-ESTAR 14–14A)

Ponto principal: Meio sorriso e mãos dispostas são maneiras de aceitar a realidade com o corpo.

Ficha de tolerância ao mal-estar 14: Meio sorriso e mãos dispostas. Demonstre como fazer o meio sorriso e as mãos dispostas antes de examinar a ficha. É essencial praticar as duas coisas enquanto você ensina. A chave para cada uma é relaxar os músculos do rosto (no meio sorriso) e dos ombros, braços e mãos (nas mãos dispostas).

Ficha de tolerância ao mal-estar 14A: Praticando meio sorriso e mãos dispostas. Apresente um ou mais dos exercícios desta ficha na sessão.

Ficha de tarefas de tolerância ao mal-estar 11: Meio sorriso e mãos dispostas. Examine a ficha de tarefas com os participantes. Lembre os participantes de que, ao praticar essas habilidades "ao contemplar uma fonte de raiva", é importante que a raiva não seja avassaladora. Ver também a nota aos líderes no final desta seção.

Ficha de tarefas de tolerância ao mal-estar 11A: Praticando meio sorriso e mãos dispostas. Esta é uma alternativa à Ficha de tarefas 11. Conceitualmente, é um pouco mais simples que a Ficha de tarefas 11, mas também exige mais escrita.

✓ A. Por que o meio sorriso?

Diga aos participantes: "O meio sorriso é uma forma de aceitar a realidade com seu corpo".

Esclareça que as emoções são parcialmente controladas pelas expressões faciais.[2, 3] Ao adotar um meio sorriso – rosto sereno, simpático –, as pessoas conseguem controlar suas emoções um pouco. Por exemplo, elas podem se sentir mais simpáticas se os seus rostos expressarem aceitação. (Ver, no Cap. 9 deste manual e no Cap. 11 do principal texto da DBT, uma discussão mais aprofundada.)

Exemplo: "Abrir um meio sorriso ao pensar em alguém de quem você não gosta lhe ajuda a aumentar a sua empatia e sua compreensão por elas".

✓ B. Como praticar o meio sorriso

Instrua os pacientes: "Para o meio sorriso, relaxe seu rosto, pescoço e músculos do ombro e, depois, abra um meio sorriso com os lábios. Tente adotar uma expressão facial serena. Lembre-se de *relaxar* os músculos faciais".

Acrescente: "É desnecessário que outra pessoa veja o meio sorriso, mas é essencial que você o sinta. O meio sorriso é principalmente uma comunicação consigo mesmo – ou seja, com seu cérebro –, e não com as outras pessoas".

✓ **Exercício prático:** Peça aos participantes para imaginarem-se em uma festa na qual não querem estar. Peça que façam um sorrisinho falso, como se estivessem tentando convencer todo mundo de que estão se divertindo. Solicite que observem as sensações em seus rostos.

Então, pare e instrua-os a relaxar o rosto, começando com a testa e descendo até a mandíbula inferior. Depois, com os rostos relaxados, eles devem curvar os lábios ligeiramente nos cantos – o suficiente para sentirem. Discuta as diferenças entre os dois sorrisos.

Nota aos líderes: É importante fazer o exercício anterior com os pacientes, já que eles podem ser muito tímidos para fazê-lo. Se necessário, diga-lhes que podem se virar contra a parede na primeira vez que experimentarem o meio sorriso. No ensino, a chave é garantir que eles percebam: o "sorrisinho" é falso, mas o meio sorriso não é.

Alguns indivíduos talvez precisem praticar bastante essa habilidade até os efeitos surgirem. Pode ser útil, no caso desses pacientes, ouvir o *feedback* de outros que experimentam aceitação e leveza ao praticar. Então, incentive-os a continuar praticando a habilidade com a mente aberta.

Exercício prático: Faça os pacientes se sentarem bem quietinhos e tentarem fazer um rosto impassível (inexpressivo). Peça-lhes para experimentar qual é a sensação. Em seguida, solicite que relaxem os músculos da face – partindo da testa até o queixo, passando por olhos, bochechas e boca – e experimentar as sensações. Por fim, peça-lhes que façam o meio sorriso e experimentem a sensação. Discuta as diferenças.

Ao discutir os exercícios do "sorrisinho" e do "rosto impassível", você pode comentar com os pacientes: "Quando o seu rosto está tenso e você força um sorriso, está enviando ao cérebro duas mensagens conflitantes: 'Isso é horrível' e 'Isso é legal'. Outro exemplo de enviar mensagens contraditórias é quando você tenta transformar seu rosto em uma máscara impassível, de modo que suas emoções reais não sejam expressadas. O mascaramento, porém, pode ter um efeito bumerangue e aumentar a aflição".[37, 38]

Habilidades de tolerância ao mal-estar • 475

✓ **C. Por que mãos dispostas?**

Explique assim as mãos dispostas:

- "Mãos dispostas é outra maneira de aceitar a realidade com seu corpo."
- "A essência das mãos dispostas é a seguinte postura física: mãos abertas, palmas para cima, dedos relaxados."
- "A prática das mãos dispostas constitui a ação oposta integral contra a raiva. Mãos cerradas são indicativas de fúria. Muitas vezes, a raiva é o oposto de aceitar a realidade. A raiva diz: 'O que não é deveria ser'. Ela é uma emoção que lhe motiva a *alterar* a realidade, a combatê-la, a superá-la. Essa emoção tem o seu lugar. Porém, aqui, estamos praticando aceitação da realidade."

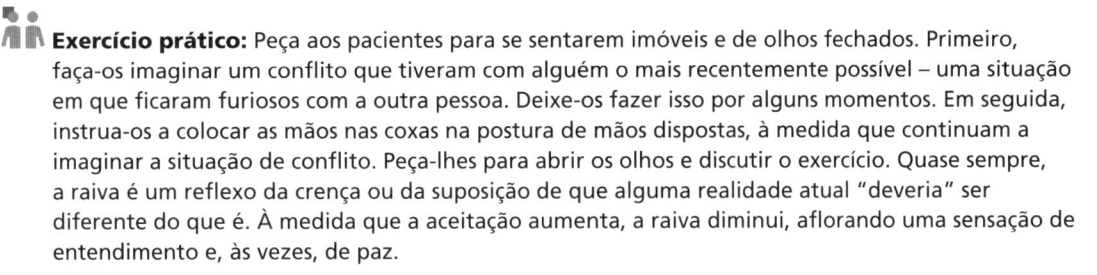

✓ **Exercício prático:** Peça aos pacientes para se sentarem imóveis e de olhos fechados. Primeiro, faça-os imaginar um conflito que tiveram com alguém o mais recentemente possível – uma situação em que ficaram furiosos com a outra pessoa. Deixe-os fazer isso por alguns momentos. Em seguida, instrua-os a colocar as mãos nas coxas na postura de mãos dispostas, à medida que continuam a imaginar a situação de conflito. Peça-lhes para abrir os olhos e discutir o exercício. Quase sempre, a raiva é um reflexo da crença ou da suposição de que alguma realidade atual "deveria" ser diferente do que é. À medida que a aceitação aumenta, a raiva diminui, aflorando uma sensação de entendimento e, às vezes, de paz.

> **Nota aos líderes:** Quase sempre, é difícil para as pessoas continuarem tão zangadas e intolerantes quanto estavam, ao mudarem as mãos para a posição de mãos dispostas. É muito útil tentar isso sozinho antes de ensinar e, depois, discutir como foi para você (supondo que foi útil para reduzir a raiva). Ver Ficha de regulação emocional 11: Descobrindo ações opostas.

D. Maneiras de praticar o meio sorriso e as mãos dispostas: exercícios

Sugira aos pacientes as seguintes situações para praticar o meio sorriso ou as mãos dispostas:

- "Logo ao despertar de manhã cedo."
- "Em seu tempo livre."
- "Escutando música."
- "Quando ficar irritado."
- "Deitado de bruços."
- "Sentado."
- "Enquanto imagina uma pessoa que você odeia ou despreza."

> **Nota aos líderes:** Antes de os pacientes praticarem o exercício final da lista, é essencial que você discuta, com cada um deles, em qual pessoa odiada ou desprezada eles planejam pensar. Infalivelmente, os pacientes com problemas graves escolherão as pessoas com quem tiveram as experiências mais extremas, como aquela que os estuprou ou abusou. Por isso, muitas vezes, eles se tornam oprimidos ao fazer o exercício, e sua capacidade de aceitar e tolerar diminui, em vez de aumentar. Alerte esses indivíduos para que comecem com pessoas "fáceis" e progridam para as mais "extremas" apenas depois que a sua habilidade evoluir. Isso deve ser apresentado como um exercício de modelagem. Compare o uso dessa habilidade à aprendizagem de condução de um carro: "Você não começa aprendendo a dirigir na autoestrada".

XV. PERMITINDO A MENTE: *MINDFULNESS* DOS PENSAMENTOS ATUAIS (FICHAS DE TOLERÂNCIA AO MAL-ESTAR 15–15A)

> **Ponto principal:** Quando "permitimos a mente", apenas liberamos o vaivém dos pensamentos – notando o fluxo do ir e vir, mas sem tentar controlá-los ou alterá-los. *Mindfulness* dos pensamentos atuais observa os pensamentos como pensamentos (ou seja, como disparo neural do cérebro ou sensações do cérebro), em vez de como fatos sobre o mundo. Por isso, observar os pensamentos torna-se semelhante a observar qualquer outro comportamento.
>
> **Ficha de tolerância ao mal-estar 15:** *Mindfulness* **de pensamentos atuais.** Aqui, a habilidade essencial a ser ensinada é diferenciar os pensamentos sobre si mesmo dos fatos sobre si mesmo e sobre o mundo. Talvez você precise fazer exercícios repetidos até que os participantes consigam, de modo seguro, notar ou observar os pensamentos à medida que passam por suas mentes. É essencial que você diferencie esta habilidade da habilidade de verificar os fatos (módulo de regulação emocional), bem como dos esforços de modificação cognitiva. Ao observar os pensamentos, em essência, a pessoa está permitindo que a mente seja ela mesma, uma máquina geradora de pensamentos, criadora de padrões, como Pat Hawk, minha professora de *Zen* e de oração contemplativa, costumava dizer.
>
> **Ficha de tolerância ao mal-estar 15A: Praticando** *mindfulness* **de pensamentos (*opcional*).** Esta é uma lista de exemplos de como o indivíduo pode praticar *mindfulness* dos pensamentos atuais. Ela pode ser ignorada ou examinada brevemente e depois distribuída para ser lida entre as sessões.
>
> **Ficha de tarefas de tolerância ao mal-estar 12:** *Mindfulness* **de pensamentos atuais.** Analise esta ficha de tarefas com os pacientes. Se necessário, trabalhe com eles na identificação de pensamentos angustiantes. Os pensamentos identificados podem ser exatos ou imprecisos. Certifique-se de que eles percebam que o objetivo da ficha de tarefas é descrever os pensamentos que percorrem suas mentes, e não os eventos que os desencadearam. Independentemente de os pensamentos se adaptarem aos fatos ou não, o objetivo é ser mais atento e menos reativo às ideias.
>
> **Ficha de tarefas de tolerância ao mal-estar 12A: Praticando** *mindfulness* **de pensamentos.** Esta é uma alternativa à Ficha de tarefas 12. Conceitualmente, é um pouco mais simples do que a Ficha de tarefas 12, mas também exige mais redação.

> **Nota aos líderes:** Pode ser útil, quando você começar esta habilidade, relacionar *mindfulness* dos pensamentos atuais com a Ficha de regulação emocional 22: *Mindfulness* das emoções atuais – libertando-se do sofrimento emocional, bem como a Ficha de efetividade interpessoal 12: *Mindfulness* direcionado aos outros.

✓ **A. O que é *mindfulness* dos pensamentos atuais?**

   1. É perceber e aceitar radicalmente os pensamentos

   Explique aos participantes que *mindfulness* dos pensamentos atuais visa notar nossos pensamentos e radicalmente aceitá-los como são – sensações do cérebro que vão e vêm. Aqui, o foco está em pensamentos que simplesmente afloram em nossas mentes. Quando eles são negativos ou preocupantes, muitas vezes, a reação a eles é imediata, ou nos agarramos a eles e ficamos com ideia fixa.

✓ **Exercício prático:** Algumas pessoas talvez não saibam observar seus pensamentos; por isso, este é um bom exercício inicial para ter certeza que todos conseguem fazê-lo. Instrua os pacientes a fechar os olhos e, então, notar os pensamentos que entram em suas mentes, logo após você pronunciar uma palavra em voz alta. Em seguida, fazendo uma pausa entre as palavras, diga cinco ou seis palavras (p. ex., "sal", "ápice", "vermelho", "círculo", "acima", "bom"). Selecione algumas palavras que são suscetíveis de provocar um pensamento rápido (p. ex., "sal" para provocar "pimenta"). Pergunte a todos quais palavras surgiram em suas mentes.

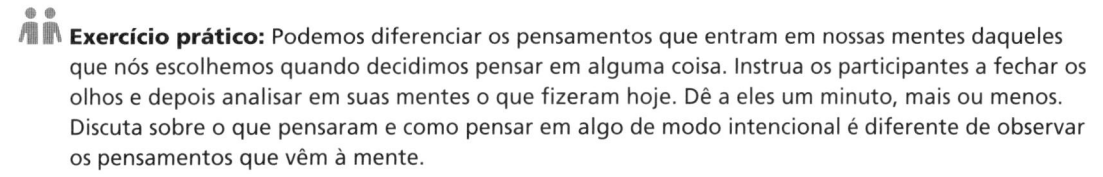

Exercício prático: Podemos diferenciar os pensamentos que entram em nossas mentes daqueles que nós escolhemos quando decidimos pensar em alguma coisa. Instrua os participantes a fechar os olhos e depois analisar em suas mentes o que fizeram hoje. Dê a eles um minuto, mais ou menos. Discuta sobre o que pensaram e como pensar em algo de modo intencional é diferente de observar os pensamentos que vêm à mente.

2. **É mudar nossa relação com os pensamentos**

   Observar os pensamentos tem a ver com mudar nossa relação com nossos próprios pensamentos, em vez de alterá-los em si. Pensamentos dolorosos e angustiantes, tanto precisos quanto imprecisos, passam pela cabeça de todos em algum momento. A tarefa é encontrar uma nova maneira de se relacionar com pensamentos negativos ou dolorosos, para que não induzam tanto sofrimento.

   > **Nota aos líderes:** Observar os pensamentos significa observar não só os pensamentos, mas também crenças, suposições, interpretações, descrições/rótulos internos e quaisquer outros conceitos cognitivos. Se você também tem pacientes que escutam vozes, as mesmas estratégias podem ser usadas para ser *mindful* das vozes atuais: os pacientes podem aprender a reagir a elas como simples disparos do cérebro, não faróis da verdade.

3. **O objetivo não é uma mente vazia de pensamentos**

   Tanto as práticas de *mindfulness* laicas quanto as espirituais têm como parte importante de suas instruções apenas observar os pensamentos à medida que eles vêm e vão ao praticar *mindfulness*. Todos, ao aprender a meditar ou a praticar *mindfulness* do momento presente, às vezes, tornam-se distraídos por pensamentos. Muitas pessoas acreditam erroneamente que, ao praticar *mindfulness*, elas devem suprimir os pensamentos. Acreditam que o objetivo da prática de *mindfulness* é ter uma mente vazia (ou seja, uma mente sem pensamentos). Nada poderia estar mais longe da verdade. Os cérebros humanos geram pensamentos, crenças, pressupostos e conceitos de todos os tipos. A ideia em *mindfulness* é notar os pensamentos – e, ao mesmo tempo, não se apegar a eles nem os afastar.

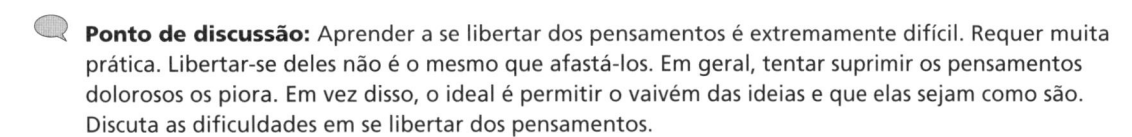

   Ponto de discussão: Aprender a se libertar dos pensamentos é extremamente difícil. Requer muita prática. Libertar-se deles não é o mesmo que afastá-los. Em geral, tentar suprimir os pensamentos dolorosos os piora. Em vez disso, o ideal é permitir o vaivém das ideias e que elas sejam como são. Discuta as dificuldades em se libertar dos pensamentos.

B. **Por que observar os pensamentos?**

   > ✓ **Ponto de pesquisa:** Um número crescente de pesquisas mostra que tentar bloquear ou suprimir pensamentos na verdade os piora.[39-41] Um dos tratamentos eficazes para preocupações e ruminações excessivas solicita que os indivíduos reservem um período específico de cada dia para fazer um intervalo e se concentrar apenas em pensamentos preocupantes.[42,43] O tratamento para ideias obsessivas envolve conscientemente concentrar-se nelas, cada vez mais.

   1. ***Muitas vezes, o sofrimento desnecessário e os comportamentos-problema reativos são causados por pensamentos***

      Reagimos aos pensamentos em vez de aos fatos que eles se destinam a representar.

> **Nota aos líderes:** Relacione isso ao mesmo ponto endossado na Ficha de regulação emocional 8: Verificar os fatos. Essa também é a ideia central subjacente à terapia cognitiva, que focaliza o papel dos pensamentos em suscitar emoções negativas. A diferença entre terapia cognitiva e *mindfulness* dos pensamentos atuais é que a primeira enfatiza analisar os pensamentos e mudá-los quando forem irracionais ou imprecisos. Já *mindfulness* dos pensamentos atuais os observa, mas não os altera.

2. ***Observar os pensamentos proporciona distância com relação a eles***

    Diga aos pacientes: "Observar seus pensamentos lhe ajuda a se separar deles. Torna mais fácil descobrir o que é um pensamento, o que é um fato, e qual a sua reação emocional ao pensamento".

    Prossiga: "A distância também lhe permite descobrir que você *não* é seus pensamentos. Você não é definido por eles (ou pelos pensamentos dos outros sobre você). Muitas pessoas não conseguem se separar de seus pensamentos; elas se tornam seus pensamentos. Muitas vezes, as ideias se mascaram de fatos. Respondemos aos nossos pensamentos como se fossem fatos sobre nós mesmos, os outros ou o mundo. O problema, inevitavelmente, é que as pessoas têm grande dificuldade em aceitar que um pensamento é apenas isto: um pensamento. A maioria de nós tem a convicção de que nossos pensamentos representam fatos sobre a realidade. Ou nos apegamos à ideia de que o significado e os conceitos são importantes – mais importante do que os fatos 'em si'".

✓ 3. ***Observar os pensamentos os revela como são***

    Diga: "Essa prática de observação lhe ajuda a ver que os pensamentos são meros pensamentos. Ou seja, um vaivém de sensações mentais. Todos os pensamentos são temporários, como todas as sensações. Com frequência, um pensamento pode voltar à mente, mas ainda ser temporário; ele vem e vai embora".

✓ 4. ***Reagir a um pensamento como se fosse um fato nos impede de ver "o fato em si"***

✓   *Analogia/exemplo:* "Em geral, é inútil perguntar 'por quê?' (questão intelectual). Com frequência, a vida é como escalar montanhas. Ao escalar o cume de um monte e se deparar com uma fenda, você precisa saber como atravessá-la, e não entender por que ela está ali".

> **Nota aos líderes:** Se você estiver incluindo uma perspectiva espiritual em seu ensino, considere o seguinte ponto que apoia essa lógica para *mindfulness* dos pensamentos: experimentar a realidade ("os fatos em si") diretamente, sem prestar atenção a pensamentos ou conceitos, é a experiência mística essencial. Na verdade, é a principal experiência espiritual em diversas religiões e tradições espirituais. Se você deseja expandir esse tópico, coloque "experiência mística" em seu mecanismo de busca e analise os muitos *sites* que discutem tais experiências.

✓ 5. ***Ao observá-los, você verá que os pensamentos não têm nada de catastrófico***

    Continue: "Observe os pensamentos e concentre a atenção neles, em vez de evitá-los ou tentar se livrar deles. Isso pode lhe ajudar a tornar-se menos reativo aos pensamentos. Embora os eventos na vida possam ser catastróficos, por si sós, os pensamentos sobre esses eventos não têm nada de catastróficos".

6. ***Observar os pensamentos é o caminho para a liberdade***

    Tranquilize os pacientes: "Ao longo do tempo e com a prática, você vai gradativamente se sentir mais e mais livre, menos controlado por seus pensamentos em relação ao mundo. Esquecer de tentar controlar os pensamentos ou de tentar se livrar deles é um caminho para a liberdade. Muitas pessoas acreditam que devem ter o controle sobre seus pensamentos em todos os momentos. Quando você acredita nisso, é fácil ser controlado por eles. Você perde a sua liberdade de pensar. Outras pessoas acreditam que simplesmente não conseguem tolerar pensamentos dolorosos; elas acham que vão cair no abismo ou morrerão se não controlarem seus pensamentos e no que eles acreditam. Essa é a estrada para perder a liberdade. A sabedoria e a liberdade exigem a capacidade de permitir o vaivém natural de pensamentos, crenças e pressupostos seguir o seu fluxo. Exigem experimentar os pensamentos sem ser controlado por eles. Sempre ser obrigado a prevenir ou reprimir os pensamentos é uma forma de ser controlado por eles".

✓ **C. Como manter *mindfulness* dos pensamentos atuais**

  1. Observe seus pensamentos

  Diga aos pacientes: "O primeiro passo é observar seus pensamentos (crenças, suposições, interpretações e descrições ou rótulos internos). Reconheça a presença deles. Dê um passo para trás. Imagine que você está no topo de uma montanha, olhando seus pensamentos lá embaixo".

  2. Adote uma mente curiosa em relação a seus pensamentos

  Diga: "Tente observar o vaivém de suas ideias. A partir da observação, pergunte: de onde vêm os pensamentos? Para onde eles vão? Observe que cada pensamento que você já teve veio à mente e também saiu dela. Note seus pensamentos, mas não os avalie. Liberte-se de julgamentos".

  3. Lembre-se de que você não é seus pensamentos

  Prossiga: "Não necessariamente aja sob a influência de um pensamento. Lembre-se que você já teve milhares e milhares de pensamentos em sua vida. Todos desapareceram. Você não desapareceu. Você não é seus pensamentos".

  4. Não tente bloquear ou suprimir os pensamentos

  "Abra-se ao fluxo dos pensamentos. Não tente se livrar das emoções que os acompanham. Não os afaste. Não os julgue nem os rejeite. Fique disposto a ter seus pensamentos. Tentar construir uma muralha para repelir os pensamentos, particularmente aqueles que são preocupantes ou perturbadores, sempre tem o efeito de trazê-los de volta à mente."

  > **Nota aos líderes:** Muitas vezes, essas instruções gerais para *mindfulness* dos pensamentos atuais são pouco úteis no início. Lembre os pacientes de que a essência de *mindfulness* é tornar-se livre, de modo que até pensamentos muito angustiantes não sejam tão perturbadores. Isso requer muita prática. É importante praticar essa habilidade com os participantes. Ao longo do treinamento de habilidades, neste e em outros módulos, muitas vezes consulte *mindfulness* dos pensamentos atuais, *mindfulness* das emoções atuais, *mindfulness* direcionado aos outros e *mindfulness* do momento atual.

D. Praticando *mindfulness* dos pensamentos atuais

> **Nota aos líderes:** Para cada um dos exercícios de *mindfulness* na Ficha de tolerância ao mal-estar 15A, você pode substituir "pensamentos" por outras palavras ("emoções", "sensações", "impulsos", etc.).

👥 **Exercício prático:** Escolha uma ou duas das ideias práticas para permitir os pensamentos "por meio da observação" descritas na Ficha de tolerância ao mal-estar 15A, uma ficha opcional. Instrua os pacientes sobre como fazer o exercício, usando as instruções da ficha. Proporcione vários minutos para cada exercício. Discuta as experiências.

👥 **Exercício prático:** Aborde um ou vários métodos para a prática de "usar as palavras e o tom de voz". Pratique em grupo e, então, discuta as experiências.

Exercício prático: Pratique um ou mais dos métodos de exercitar a "ação oposta". Discuta as experiências.

XVI. VISÃO GERAL: QUANDO A CRISE É A ADIÇÃO (FICHAS DE TOLERÂNCIA AO MAL-ESTAR 16–16A)

> **Ponto principal:** Nesta parte do módulo, as habilidades são projetadas especificamente para lidar com várias adições. Elas podem ser ensinadas a pacientes individuais ou adicionadas a um programa de habilidades em DBT quando a maioria dos participantes em um grupo tem graves adições ou comportamentos disfuncionais repetitivos que os indivíduos não conseguem parar.
>
> **Ficha de tolerância ao mal-estar 16: Visão geral: quando a crise é a adição.** Esta ficha pode ser abordada muito rapidamente ou ignorada, e as informações escritas no quadro. Oriente os pacientes sobre o que virá depois. Não utilize esta ficha para ensinar as habilidades.
>
> **Ficha de tolerância ao mal-estar 16A: Adições comuns (*opcional*).** Esta ficha pode ser usada para ajudar os pacientes a identificar se têm uma adição que talvez não seja óbvia (algo diferente de transtornos por uso de substâncias, etc.) e que eles gostariam de trabalhar.
>
> **Ficha de tarefas de tolerância ao mal-estar 13: Habilidades quando a crise é a adição.** Analise esta ficha de tarefas com os pacientes. Esta ficha de tarefas abrange todas as habilidades para lidar com os comportamentos de adição. Use-a para aqueles indivíduos que não têm o perfil de fazer muitas tarefas em casa. Traga cópias extras para quando você ensinar novas habilidades da lista.

✓ **A. Sete habilidades básicas para os comportamentos relacionados à adição**

Liste as sete habilidades básicas para usar quando a crise é a adição:

- Abstinência dialética
- Mente límpida
- Reforço da comunidade
- Queimando pontes
- Construindo novas
- Rebelião alternativa
- Negação adaptativa

✓ **B. Desistir da adição**

Enfatize que essas habilidades se concentram em "desistir da adição". É fácil recordar, pois as três palavras começam com D.

✓ **C. Adições comuns**

A definição de "adição" é muito ampla e inclui qualquer comportamento repetitivo que um indivíduo não consegue parar, apesar das consequências negativas do comportamento e por mais que a pessoa se esforce para parar. Os indivíduos podem ter mais de uma adição, mas, em geral, é mais útil se concentrar em uma adição de cada vez.

Ponto de pesquisa: Do ponto de vista tradicional, os cientistas limitaram o uso do termo "adição" a substâncias que estimulam claramente a adição física. No entanto, isso está mudando. Novos conhecimentos sugerem que, no que tange ao cérebro, uma recompensa é uma recompensa, independentemente de se tratar de uma substância química ou de uma experiência. E quando há uma recompensa (como em jogar, comer, fazer sexo ou fazer compras, entre outras), há o risco de se aprisionar em uma compulsão.[44] Tão logo as pessoas adquirem adição, porém, o prazer do comportamento aditivo pode diminuir – mas a vontade de se envolver em tal comportamento não só vai aumentar, como também se intensificar. Nesse ponto, o comportamento de adição pode tornar-se reforçado não pelo prazer, mas pelo alívio dos impulsos intensos e desagradáveis. Algumas pessoas afirmam que, quando realizam as atitudes de adição, elas se sentem "normais" novamente. Nesses casos, um comportamento que pode ter começado com reforço positivo (ou seja, dá prazer) passa a ser mantido por reforço negativo (ou seja, ele cessa uma angústia insuportável).

Exercício prático: Peça aos pacientes para ler a lista de adições da Ficha 16A e assinalar quais delas lhes são aplicáveis. Junto aos pacientes, solicite o número de adições assinaladas. Pedir aos participantes para compartilhar quais são suas adições pode ser arriscado, pois várias das adições podem ser muito difíceis de compartilhar publicamente, e isso pode causar vergonha, mentira ou não participação. Se todos os membros de um grupo tiverem a mesma adição (p. ex., drogas ou jogo), talvez seja melhor ignorar este exercício até a terapia progredir mais um pouco.

Nota aos líderes: É tentador começar a ensinar as habilidades da Ficha 16 ou 16A, mas *não faça isso* a menos que você *não* esteja planejando usar as fichas individuais para cada habilidade.

XVII. ABSTINÊNCIA DIALÉTICA (FICHAS DE TOLERÂNCIA AO MAL-ESTAR 17–17A)

Ponto principal: A abstinência dialética é uma habilidade que sintetiza duas abordagens para lidar com os comportamentos de adição: a abstinência (acabar completamente com o comportamento aditivo) e a redução de danos (reconhecer que haverá deslizes e minimizar os danos). Você e cada paciente mudam de estratégia entre a abstinência absoluta de 100%, enquanto o paciente se mantiver afastado do comportamento de adição, e o manejo de recaída, caso o indivíduo pise em falso.

Ficha de tolerância ao mal-estar 17: Abstinência dialética. Aqui, a ideia central é que os participantes não precisam escolher entre a abstinência e a prevenção de recaída; uma perspectiva dialética sugere uma síntese de ambas. Talvez alguns pacientes tenham dificuldade para aceitar essa síntese, em especial, aqueles que são muito ativos nos Alcoólicos Anônimos e em outras associações semelhantes. Assim, é importante ensinar os conceitos claramente.

Ficha de tolerância ao mal-estar 17A: Planejamento de abstinência dialética. As habilidades listadas no campo "Plano de abstinência" correspondem às habilidades abrangidas nas Fichas 18 a 21. Se você não tiver tempo para analisar cada uma destas fichas em detalhes, pode ensinar o conteúdo principal desta ficha. Várias sugestões e as habilidades em DBT que podem ser úteis para montar um plano de redução de danos também estão listadas nesta ficha.

Ficha de tarefas de tolerância ao mal-estar 14: Planejando abstinência dialética. Analise esta ficha de tarefas com os pacientes. Dependendo de quanto tempo você tiver, instrua os pacientes durante a sessão para preencher ao menos alguns itens da ficha de tarefas. Na sessão, discuta as respostas aos itens até agora. Atribua a ficha de tarefas como tarefa para ser feita mais completamente.

> **Nota aos líderes:** Comece discutindo o dilema imposto pela alternância do compromisso em manter a abstinência com lapsos ocasionais ou até mesmo frequentes.

Aqui, o foco em tratar as adições segue um modelo de prevenção de recaída: a intenção é promover a abstinência de comportamentos de adição, prevenir recaídas e maximizar a redução de danos, se houver uma recaída. A prevenção de recaída[45-47] identifica as situações de alto risco e usa as habilidades de solução de problemas para desenvolver maneiras tanto de evitar quanto de enfrentar habilmente essas ocasiões, bem como se concentra em eliminar os mitos concernentes aos efeitos dos comportamentos de adição. De modo semelhante à construção de uma vida digna de ser vivida, conforme descrito no módulo de regulação emocional, a prevenção de recaída concentra-se na construção de uma vida digna de ser vivida sem adições.

✓ **A. O que é abstinência dialética?**

A abstinência dialética é uma abordagem de prevenção de recaída que incorpora a síntese de se concentrar na abstinência absoluta sempre que alguém estiver abstinente (mesmo que por um fugaz instante) e a redução de danos que segue cada deslize (por mais ínfimo que seja).

1. Abstinência

Aqui, abstinência significa abstinência completa, ou seja, nunca mais se envolver no comportamento de adição em qualquer momento, por qualquer motivo.

2. Redução de danos

A redução de danos, como o termo é usado aqui, tem como objetivo minimizar o prejuízo causado por uma recaída ao comportamento de adição. Ela reconhece a possibilidade de deslizes, tenta minimizar os danos e é solidária às falhas da abstinência completa. O objetivo básico é gerenciar as recaídas de modo que elas não se agravem.

3. Tensão dialética

Explique aos participantes: "Aqui, existe uma tensão dialética, por um lado, pois você concorda em aproveitar o seu potencial ao máximo e construir uma vida que vale a pena ser vivida, bem como concorda que seu comportamento adito é incompatível com esse objetivo. Em contrapartida, mesmo com esse compromisso, você aceita que pode ter uma recaída e de novo se envolver no comportamento de adição. Assim, você precisa de um plano de redução de danos".

4. Abstinência dialética como síntese

Na abstinência dialética, busca-se uma síntese entre a abstinência e a redução de danos que seja mais do que a soma das partes. A abordagem dialética reconhece e aceita a existência de dois lados. Substitui a relação "ou/ou" entre a abstinência e redução de danos por uma postura "tanto/quanto".

Exemplo: Os polos positivos e negativos em uma bateria são opostos, mas existem lado a lado.

Exemplo: O símbolo do *yin* e *yang* é preto e branco, no entanto, a síntese dos dois não é a cor cinza. A síntese transcende ambos.

5. Prós e contras

O pró da abstinência é que as pessoas que se comprometem com a abstinência permanecem mais tempo abstinentes de seu comportamento de adição. O contra da abstinência é que geralmente as pessoas demoram mais tempo para renovar o compromisso com a abstinência, após cometerem um lapso. As pessoas que se comprometem com a redução de danos geralmente voltam "aos trilhos" mais rápido após um lapso, mas também voltam a sofrer recaídas com mais rapidez.

✓   💬 **Ponto de discussão:** Quando se trata de adição, por um lado, as pessoas querem parar seus comportamentos de adição; por outro, querem muito participar desses comportamentos. Quando elas estão fazendo um compromisso com a abstinência, geralmente há um intenso desejo de permanecer abstinente. Após uma recaída, muitas vezes há um desejo igualmente intenso de continuar com o comportamento de adição. Discuta.

   💬 **Ponto de discussão:** Pergunte aos pacientes se, no passado, eles já tentaram as técnicas de abstinência completa ou de redução de danos. Discuta os prós e contras da abstinência dialética.

B. Como fazer abstinência dialética

A abstinência dialética é um processo de três etapas. Primeiro, os participantes devem encontrar uma maneira de estabelecer um forte compromisso com a abstinência. Em segundo lugar, precisam planejar como vão permanecer abstinentes. Em terceiro, devem planejar a redução de danos em caso de algum lapso. Uma versão abreviada de como fazer tanto a abstinência quanto a redução de danos é descrita na Ficha de tolerância ao mal-estar 17A (opcional). Se você a utilizar, peça aos participantes que leiam todos os itens e assinalem aqueles que podem funcionar para eles, tanto para a abstinência quanto para a redução de danos em caso de recaída. Pergunte às pessoas o que elas assinalaram. (Este exercício pode ser feito no início ou no final da análise da ficha.)

✓   **1. Faça um forte compromisso verbal de abstinência na mente sábia**

Diga aos participantes: "Defina uma meta para você mesmo interromper seu comportamento de adição. Defina uma data específica para a retirada abrupta da substância. Faça um compromisso verbal consigo mesmo e compartilhe publicamente com outras pessoas. Como o desejo de se envolver no comportamento de adição é muito forte, o seu compromisso deve ser de 100%. Qualquer coisa inferior a isso é fracasso garantido. Ao ser confrontado com o desejo de se envolver em seu comportamento de adição, não acredite que pode ceder um pouquinho, ter um breve lapso (p. ex., fumar só um cigarro) e, então, logo 'voltar aos trilhos'. Esse pensamento mina o compromisso e torna mais provável que você venha a decidir 'sair dos trilhos' e escorregar de volta ao comportamento de adição".

Esse passo pode ser visto como "fechar a porta na cara" dos comportamentos de adição (ver, na Ficha de tolerância ao mal-estar 20: Queimando pontes e construindo novas, mais informações sobre esse tópico).

✓   Analise os vegetarianos. Nunca dizem "só desta vez" e ingerem carne ou outros alimentos proibidos. Imagine que você se tornou um "abstinentariano" que, como os vegetarianos, jamais fala "só desta vez".

✓   ✳ **Ponto narrativo:** "Parar o comportamento de adição é como tentar ganhar um grande evento olímpico. Por isso, imagine que você seja um atleta, e os treinadores de habilidades, seus treinadores. No caso dos atletas olímpicos, absolutamente nada é discutido antes da corrida, exceto ganhar ou "buscar o ouro". Se eles pensassem ou falassem que ganhar uma medalha de bronze 'seria maravilhoso', então, sua mentalidade de treinamento, seu desempenho e ímpeto seriam todos afetados. Atletas olímpicos também não devem pensar em levar um tombo na corrida ou no que aconteceria se torcessem o tornozelo antes da competição. Esses tipos de pensamentos devem permanecer fora de suas mentes, mesmo que sejam resultados possíveis. Os atletas só devem se esforçar para conquistar o ouro. Em outras palavras, pense que você é um atleta olímpico no evento 'Desista da adição'. A única coisa em que você se permite pensar e discutir é a abstinência, a absoluta e total abstinência".

✓   **2. Plano de abstinência**

Estes pontos correspondem aos pontos nas seções "Plano de abstinência" da Ficha de tolerância ao mal-estar 17A e Ficha de tarefas 14.

- "Desfrute de seu sucesso, mas com a mente límpida; faça um plano para enfrentar as tentações para uma recaída."

- "Passe o tempo ou mantenha contato com pessoas que vão lhe reforçar para a abstinência."
- "Planeje executar atividades reforçadoras para substituir os comportamentos de adição."
- "Queime pontes: evite sinais e situações de alto risco para comportamentos de adição."
- "Queime pontes: desenvolva imagens, aromas e atividades mentais (como surfar na crista do impulso) para competir com as informações associadas com a fissura". (Surfar na crista do impulso é discutido na Seção XX.)
- "Encontre formas alternativas de se rebelar."
- "Anuncie publicamente a abstinência; negue qualquer ideia de recaída à adição (como discutido anteriormente)."

✓ 3. **Prepare um plano de redução de danos e não se esqueça de colocá-lo em ação imediatamente após uma recaída.**

A abstinência de longo prazo requer planejamento para abstinência e para recaídas.

Exemplo: Uma pessoa que pratica a abstinência dialética é como o *quarterback* em um jogo de futebol americano. Os *quarterbacks* nunca se contentam em manter a posse de bola e se aproximar algumas jardas do objetivo; em cada tentativa, estão sempre se esforçando para obter um *touchdown*. Depois que a partida inicia, todos os esforços são orientados a percorrer a distância completa até a linha do gol. A pessoa que pratica a abstinência dialética adota uma abordagem semelhante – corre como louca na direção da meta (a abstinência), parando apenas se cair, e está determinada a obter um *touchdown* na próxima jogada.

Diga aos pacientes: "Adote uma visão dialética e prepare-se para a possibilidade do fracasso. Mantenha em mente (lá no fundo, para não interferir com sua determinação) que, se você levar um tombo, vai lidar com isso efetivamente, aceitando a situação sem adotar uma postura julgadora e se recuperando. Isso significa fazer um plano de prevenção de recaída com antecedência para o que vai fazer realmente quando cometer um lapso. A quem você vai telefonar? Como vai se lembrar de voltar logo à abstinência? O que vai fazer para motivar-se a voltar logo à abstinência? Quais habilidades você usará? Ensaie em sua mente item por item do seu plano de crise. Imagine sucesso e uma sensação de maestria". Incentive os pacientes a usar a habilidade de antecipação (ver Ficha de regulação emocional 19).

Continue: "Se você cometer um lapso, imediatamente lute com todas as suas forças o 'efeito de violação da abstinência'. Isso pode ocorrer após uma recaída quando a pessoa se sente culpada, envergonhada e fora de controle, e quer desistir e ceder. É comum pensar 'Sou um zero à esquerda' ou 'Agora que comecei, tanto faz se eu continuar' ou 'Mais um pouquinho não vai fazer diferença'. Esse tipo de pensamento pode transformar recaídas temporárias em irreversíveis".

Analise as possíveis habilidades de redução ao dano para que os pacientes as ensaiem e estejam prontos para usá-las. (Essas habilidades correspondem às listadas nas seções "Plano de redução de danos" da Ficha de tolerância ao mal-estar 17A e também da Ficha de tarefas 14.)

- "Ligue para seu terapeuta, tutor ou mentor para o *coaching* das habilidades."
- "Entre em contato com outras pessoas efetivas que podem ajudar."
- "Livre-se das tentações; cerque-se de sinais para comportamentos efetivos."
- "Analise as habilidades e as fichas da DBT."
- "Pratique ação oposta (Ficha de regulação emocional 10) para a vergonha. Ou seja, torne pública sua recaída entre pessoas que não lhe rejeitarão ao saberem disso. Se nenhuma outra opção funciona, vá a uma reunião anônima de qualquer tipo e anuncie publicamente sua recaída".
- "Antecipação e construir a maestria (Ficha de regulação emocional 19) e verificar os fatos (Ficha de regulação emocional 8) podem ser usadas para combater sentimentos de estar fora de controle".
- "Habilidades interpessoais (Fichas de efetividade interpessoal 5 – 7), tais como pedir ajuda da família, de amigos, de tutores, pastores ou conselheiros, também podem ser úteis. Se você estiver isolado, a ajuda pode ser encontrada por meio de grupos de apoio *on-line*".
- "Você pode conduzir uma análise em cadeia para analisar o que motivou a recaída (Fichas gerais 7 e 7A)."
- "Aplicar imediatamente a solução de problemas (Ficha de regulação emocional 12) irá sugerir maneiras de 'entrar nos trilhos de novo' e reparar qualquer dano que você fez."

- "Distraia-se, acalme-se e melhore o momento (Fichas de tolerância ao mal-estar 7, 8 e 9) para deixar o tempo passar sem se envolver nova e imediatamente em comportamentos de adição."
- "Motive a si mesmo."
- "Faça os prós e contras de impedir os comportamentos de adição."
- "Afaste-se do pensamento extremo. Não deixe que um deslize se transforme em um desastre."
- "Mantenha uma lista de todas essas ideias de redução de danos com você o tempo todo, prontas para o que der e vier."

✓ **4. Após uma recaída, renove o compromisso pela abstinência total.**

Enfatize: "Após uma recaída, renove o compromisso com a abstinência total de 100%, sabendo que essa foi a última vez que você terá cometido um deslize."

5. Precauções

Diga aos participantes: "É possível fazer estas duas coisas aparentemente contraditórias: comprometer-se com a absoluta abstinência em relação ao comportamento de adição e aceitar uma recaída, caso esse comportamento venha a acontecer. Isso não significa aceitar uma recaída antes de você ter uma. O seu comprometimento vai diminuir se você disser a si mesmo, no fundo de sua mente: 'Ah, acho que não tem problema se eu for em frente e me envolver em meu comportamento de adição, pois, se eu fizer isso, é só fazer uma análise em cadeia e renovar o comprometimento'. A possibilidade de uma recaída deve ser enterrada em algum lugar fora de sua consciência. Você vai responder de acordo com seu plano, caso aconteça, mas isso nunca deve acontecer".

XVIII. MENTE LÍMPIDA (FICHAS DE TOLERÂNCIA AO MAL-ESTAR 18–18A)

> **Ponto principal:** "Mente límpida" é um meio-termo entre os extremos da "mente adita" (ser governado por uma adição) e a "mente limpa" (pensar que os problemas de adição se acabaram e não há mais nenhuma necessidade de se preocupar). A mente límpida é o lugar mais seguro, uma vez que envolve estar limpo e não se envolver na adição e, ao mesmo tempo, manter-se vigilante quanto à tentação de uma recaída.
>
> **Ficha de tolerância ao mal-estar 18: Mente límpida.** Ensine esta ficha, salientando a diferença entre a mente limpa e a mente límpida em particular.
>
> **Ficha de tolerância ao mal-estar 18A: Padrões de comportamento característicos da mente adita e da mente limpa.** Estude esta ficha com os pacientes. Instrua-os a assinalar quais comportamentos eles se envolvem com a mente limpa e quais com a mente adita.
>
> **Ficha de tarefas de tolerância ao mal-estar 15: Da mente limpa à mente límpida.** Analise esta ficha de tarefas com todos. Se o tempo permitir, pratique com os membros do grupo como eles podem substituir um dos comportamentos de mente limpa que assinalaram na Ficha 18A por um de mente límpida. Atribua o resto da ficha de tarefas como tarefa.

✓ **A. Mente adita, mente limpa e mente límpida**

1. Mente adita

Explique aos participantes: "A mente adita é o seu estado da mente quando você cede à sua adição. Talvez você nunca tenha tentado parar seu comportamento aditivo ou talvez tenha tentado, mas teve uma recaída. Na mente adita, você é governado por sua adição; os impulsos para se envolver no comportamento viciante governam seus pensamentos, comportamentos e emoções. Nela, você nem ao menos tenta resistir ao comportamento de adição – ou, quando tenta, o esforço é tímido e ineficaz".

Enfatize: "O perigo da mente adita é que você não está se envolvendo em qualquer uma das etapas necessárias para parar o comportamento adito. Na mente adita, você está disposto a fazer o que for necessário para curtir as sensações que os comportamentos de adição proporcionam. Você pode mentir, roubar, esconder, quebrar promessas e negar que está de fato com a adição".

> **Ponto de discussão:** Junto aos pacientes, solicite exemplos de comportamentos ou características pessoais indicativos de que eles estão nas garras da mente adita.

2. Mente limpa

Continue: "A mente limpa ocorre quando você está 'limpo' e não se envolve no comportamento-problema por um período de tempo, mas está ignorando os perigos e a tentação de ter uma recaída. Na mente limpa, você pode sentir-se invencível em sua luta contra a adição e para sempre imune à tentação de se envolver no comportamento de adição. A distorção da mente limpa é acreditar que você não tem mais o problema de adição".

Enfatize: "O perigo da mente limpa é que talvez você deixe de evitar as tentações e os sinais de adição e, assim, possa fracassar no uso das estratégias de prevenção de recaída que você desenvolveu em outras vezes. Na mente limpa, você baixa a guarda e não se defende contra os impulsos; assim, está despreparado quando eles chegam com toda a força".

3. Mente límpida

Prossiga: "A mente límpida representa a síntese entre a mente limpa e a adita. Na mente límpida, você está limpo e, ao mesmo tempo, ciente dos perigos de recaída, bem como ativamente envolvido em comportamentos para prevenir lapsos. É o lugar mais seguro para se estar. A mente límpida é muito semelhante à mente sábia quando o assunto é adição".

✓ > **Ponto de discussão:** Solicite exemplos de momentos em que os pacientes estavam na mente limpa, mas desatentos aos perigos de ter uma recaída. Se você conseguir citar exemplos de mente limpa em sua própria vida, faça-o.

Nota aos líderes: Tenha cuidado para que a discussão permaneça em um nível geral, tanto quanto possível, de modo que não conduza a um aumento nas necessidades dos pacientes de se envolver em comportamento de adição.

Ponto narrativo: "Superar a adição é como uma longa guerra contra os impulsos para se envolver em comportamento de adição. Os impulsos vencem uma batalha quando você acaba fazendo o comportamento de adição, mas a vitória é sua quando você, apesar de sofrer os ataques dos impulsos, não cede ao comportamento de adição. A mente limpa seria como se esquecer da guerra após vencer algumas batalhas; é pensar que só porque você já repeliu os impulsos algumas vezes, eles não voltarão, ou que, se eles voltarem, serão fáceis de repelir. Quando você está na mente limpa, não se apronta para a batalha e baixa suas defesas. Os impulsos podem pegar você desprevenido e ganhar. A mente adita é como estar cercado pelos impulsos e acreditar que nunca pode repeli-los novamente. Quando você está na mente adita, não se lembra de suas vitórias; quando é derrotado, não reúne forças para reagir. A mente límpida é lembrar-se tanto de suas vitórias quanto de suas derrotas, lutar com todas as suas forças e ficar preparado para a batalha mesmo quando não estiver experimentando impulsos."

✓ **B. Padrões de comportamento característicos da mente adita, da mente limpa e da mente límpida**

1. Comportamentos da mente adita

Diga: "Comportamentos característicos da mente adita incluem envolver-se em comportamento de adição; tornar a adição glamourosa; roubar para pagar os comportamentos de adição; mentir, esconder-se e isolar-se; roubar; não fazer contato visual com as pessoas; evitar médicos, terapeutas ou outras pessoas ou grupos que podem ajudá-lo; e assim por diante".

✓ 👥 **Exercício prático:** Peça aos pacientes que leiam a lista de comportamentos da mente adita na Ficha de tolerância ao mal-estar 18A e assinalem aqueles comportamentos dos quais participem. (Este exercício pode ser feito no início ou no final da análise da ficha.)

2. **Comportamentos da mente limpa**

    Prossiga: "Comportamentos característicos da mente limpa incluem pensar que você já aprendeu a lição e não precisa se preocupar mais com a adição; ir a ambientes onde outros se envolvem em comportamentos de adição; ver ou viver com pessoas que têm suas adições; agir como se tudo que você precisa para superar as adições é a força de vontade; isolar-se; e assim por diante".

    a. **Comportamentos aparentemente irrelevantes**

       Enfatize que **comportamentos aparentemente irrelevantes** são comuns na mente limpa. Diga: "Constituem atos que o aproximam de se envolver em comportamentos de adição; são passos rumo aos comportamentos de adição. Na superfície, eles parecem razoáveis e não relacionados com a adição, mas, de forma coletiva, ajudam a configurar um deslize rumo aos comportamentos de adição. Em geral, baseiam-se em não pensar sobre seu comportamento e suas consequências, em negação pura e simples ou em ilusão". Alan Marlatt[45] cunhou o termo "decisões aparentemente irrelevantes".

       Exemplo: "Você está promovendo uma festa para uma grande amiga. Pensando em realmente oferecer as comidas favoritas dela, você compra os biscoitos e sorvetes preferidos de sua amiga para a festa. Você compra bastante porque deseja ter certeza de que não vai faltar durante a celebração. Você tem problemas com compulsão alimentar e purgação (e esses são seus alimentos habituais de compulsão)".

       Exemplo: "Atualmente você está em abstinência de álcool. Sente vontade de comer um hambúrguer e decide sair para jantar no bar da esquina, onde fazem hambúrgueres excelentes".

       Continue: "Muitas vezes, o problema não é o primeiro comportamento, mas, em vez disso, um múltiplo conjunto de condutas sequenciais que o aproximam de uma inclinação esmagadora ao comportamento de adição".

       Exemplo: "O jogo é sua adição. Você decide visitar a casa de campo de um amigo que fica à beira de uma estrada, ao norte de onde você mora. No caminho, decide parar no *shopping center*. Na saída do local, é hora do almoço e bate uma fome. Tem um excelente hotel perto do *shopping* que serve boa comida em um ambiente relaxante. Você vai até lá e almoça super bem. Ainda tem várias horas até o encontro com seu amigo, então decide dar só uma olhadinha no cassino do hotel. Ao entrar, você decide que só vai perambular um pouco, sem apostar. Antes de se dar conta, começa a jogar e se esquece de ir à casa do amigo".

👥 **Exercício prático:** Peça aos pacientes para revisar a lista de comportamentos da mente limpa na Ficha 18A. Peça-lhes que adicionem todos os comportamentos que, na opinião deles, são indicativos de mente limpa.

💬 **Ponto de discussão:** Solicite exemplos dos pacientes sobre comportamentos aparentemente irrelevantes em que se envolvem.

3. **Comportamentos da mente límpida**

    Conclua: "Os comportamentos da mente límpida são abstinentes e vigilantes quanto à tentação. Você está intensamente consciente de que, sem habilidades, impulsos intensos podem voltar a qualquer momento".

XIX. REFORÇO DA COMUNIDADE (FICHA DE TOLERÂNCIA AO MAL-ESTAR 19)

> **Ponto principal:** O reforço da comunidade centra-se na reestruturação do ambiente para reforçar a abstinência, em vez da adição.
>
> **Ficha de tolerância ao mal-estar 19: Reforço da comunidade.** Ensine esta ficha, salientando a importância do reforço em mudar e manter o comportamento.
>
> **Ficha de tarefas de tolerância ao mal-estar 16: Reforçando o comportamento contra a adição.** Examine brevemente esta ficha de tarefas com os pacientes e atribua a ficha de tarefas como tarefa. Concentre-se em substituir os reforçadores para adição por reforçadores para abstinência, bem como em notar os acontecimentos positivos que ocorrem quando os pacientes não estão envolvidos em comportamentos de adição. Sugira (mas não atribua) a amostragem de abstinência.

✓ **A. O reforço mantém o comportamento de adição**

> **Nota aos líderes:** Uma descrição muito boa da abordagem de reforço da comunidade por William R. Miller e Robert J. Meyers, com Susanne Hiller-Sturmhofel, está disponível *on-line*, em inglês (http://pubs.niaaa.nih.gov/publications/arh23-2/116-121.pdf).

1. ***O reforço imediato é mais forte do que as consequências retardadas***

   Infelizmente, o reforço imediato (auge emocional ou alívio emocional) que um comportamento de adição fornece tem um efeito mais forte do que as consequências adversas retardadas (como remorso, culpa e depressão). Por isso, a adição é mantida.

   💬 **Ponto de discussão:** Junto aos pacientes, solicite se e como o comportamento de adição deles conduz ao prazer imediato ou alívio imediato do mal-estar.

2. ***À medida que o comportamento-problema aumenta, outras atividades diminuem***

   À medida que o comportamento de adição aumenta, outras atividades (p. ex., esportes, envolvimento comunitário, atividades sociais) diminuem, e o isolamento, aumenta. Quando isso acontece, o comportamento de adição torna-se cada vez mais associado com as consequências reforçadoras imediatas e, assim, torna-se mais forte e mais enraizado.

   💬 **Ponto de discussão:** Junto aos participantes, solicite consequências positivas e negativas de seus comportamentos de adição.

B. Substitua os reforçadores da adição por reforçadores da abstinência

Parar os comportamentos de adição exige a substituição dos reforçadores da adição por reforçadores da abstinência. Por quê? Porque a força de vontade não é suficiente para mudar o comportamento, senão tudo seria perfeito. No longo prazo, exige que o estilo de vida *sem* o comportamento de adição seja mais gratificante do que o estilo de vida *com* ele. Repasse as seguintes etapas de ação que podem ser úteis:

✓ - "Procure passar o tempo com pessoas que não tenham adição."
✓ - "Envolva-se em maior número de atividades agradáveis não envolvidas com sua adição." (Ver Fichas de regulação emocional 16 e 17).
- "Se você não pode decidir quais pessoas ou atividades livres de adição você gosta, experimente muitos grupos de pessoas diferentes e muitas atividades diferentes".

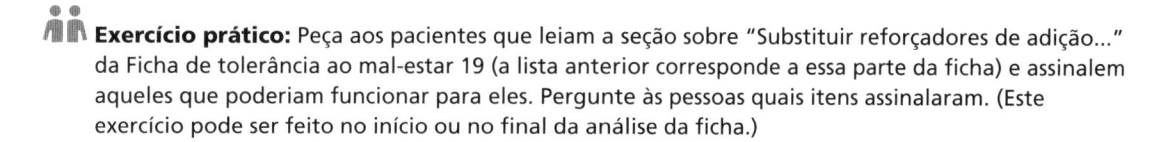

Exercício prático: Peça aos pacientes que leiam a seção sobre "Substituir reforçadores de adição..." da Ficha de tolerância ao mal-estar 19 (a lista anterior corresponde a essa parte da ficha) e assinalem aqueles que poderiam funcionar para eles. Pergunte às pessoas quais itens assinalaram. (Este exercício pode ser feito no início ou no final da análise da ficha.)

✓ **C. Obtenha o reforço dos outros por não se envolver em comportamentos de adição**

1. Fique longe de outras pessoas aditas

Diga aos pacientes: "Fique longe de outros aditos que não se sentem à vontade em sua presença porque você se nega a se envolver em comportamentos de adição".

2. Converse com as pessoas que realmente amam você

Diga: "Ensine a seus entes queridos não aditos sobre reforço (se for preciso). Em seguida, peça-lhes que fiquem vigilantes para quando você aparentar estar abstinente, de modo que lhe deem muitos comentários de reforço ou outras coisas que tenham à disposição e que poderiam funcionar como reforçadores".

3. Tente a estratégia de "privar, depois reforçar"

A seguinte estratégia destina-se a pessoas que (1) não têm muitos reforçadores potenciais para a abstinência em suas vidas; (2) já têm a maioria das coisas que poderiam ser usadas como reforçadores (em geral, aquelas com boa situação financeira); ou (3) são tão pobres que não conseguem acrescentar nada para reforçador em suas vidas. Diga a esses pacientes: "Aqui, a ideia básica é primeiro privar-se de algo importante que você iria trabalhar arduamente para recuperar depois, e, então, devolver a si mesmo como uma recompensa se você se envolver no comportamento que você deseja reforçar". Revise um passo a passo com os pacientes.

- "Decida sobre três coisas na vida que você realmente gosta, mas que poderia privar-se por uma semana, se realmente precisasse."

    Exemplos: Café; pasta de dentes; uso de um carro; portar dinheiro e/ou cartões de crédito; todas as bijuterias; todos pares de meias ou roupas íntimas, à exceção de um par e uma cueca/um conjunto de calcinha e sutiã; mensagens de texto ou fazer telefonemas no celular; sentar-se em cadeiras; assistir à TV; divertir-se com jogos eletrônicos/digitais.

- Semana 1: "Privar-se de um item (item 1) durante a semana". Isso é o equivalente à privação de alimentos que B. F. Skinner impôs aos ratos antes de colocá-los em um experimento onde a comida era o reforçador. Observe que a privação não depende de nada e, portanto, não está sendo usada como punição.
- Semana 2: "Para cada dia que você mantiver a abstinência, devolva-se o item 1 no dia seguinte. Prive-se de um segundo item (item 2) durante a semana".
- Semana 3: "Para cada dia que você se manter abstinente, devolve-se o item 2 no dia seguinte. Devolva-se o item 1, mas prive-se de um terceiro item (item 3) durante a semana".
- Semana 4: "Para cada dia que você mantiver a abstinência, devolva-se o item 3 no dia seguinte. Devolva-se o item 2, mas prive-se novamente do item 1 ao longo da semana".
- "Continue a repetir a sequência."

Nota aos líderes: É importante deixar claro que isso não é um sistema de punição, mas um sistema de reforço. Para alguns indivíduos, isso só pode ser feito com a ajuda de um treinador ou de outra pessoa responsável. Sugiro fazer isso com um *coach* ou terapeuta, um amigo próximo livre de adição ou um membro da família não adita. Enfatize que as consequências tenham de ser grandes o bastante para que os pacientes trabalhem arduamente para obtê-las.

4. Monitore sua motivação para a abstinência

"Quando a sua motivação para a abstinência começa a minguar, faça as coisas a seguir."

- "Revise o seu plano para abstinência dialética."
- "Revise seus prós e contras para abstinência *versus* comportamentos de adição."

D. Amostragem de abstinência

Diga aos pacientes: "Amostragem de abstinência é decidir experimentar a abstinência para ver como ela é e verificar quais benefícios ela proporciona. Isso é como fazer um experimento pessoal. Você não precisa comprometer-se no longo prazo, até perceber o que acontece. Embora o auge e o alívio emocionais de curto prazo da adição não estejam lá, tampouco estarão as terríveis consequências do comportamento de adição".

- "Comprometa-se com um número específico de dias de abstinência, para *testar* como seria viver sem o comportamento de adição".
- "Para realizar a amostragem de abstinência, adote o seu plano de abstinência dialética."
- "Observe todas as atividades prazerosas extras que ocorrem quando você não está envolvido em comportamentos de adição."

XX. QUEIMANDO PONTES E CONSTRUINDO NOVAS (FICHA DE TOLERÂNCIA AO MAL-ESTAR 20)

> **Ponto principal:** "Queimar pontes" significa eliminar ativamente da vida de alguém toda e qualquer conexão com os gatilhos potenciais aos comportamentos de adição. "Construir novas" refere-se a criar novas imagens e cheiros mentais para competir com os impulsos de adição.
>
> **Ficha de tolerância ao mal-estar 20: Queimando pontes e construindo novas.** Primeiro, analise as estratégias para queimar pontes e incentive os participantes a serem completamente honestos sobre quais pontes precisam ser queimadas para interromper o comportamento de adição. Aqui, a construção de novas pontes concentra-se na criação de imagens visuais e cheiros para competir com a fissura. Você também pode discutir como construir uma comunidade que reforçará a abstinência é outra forma de construir pontes.
>
> **Ficha de tarefas de tolerância ao mal-estar 17: Queimando pontes e construindo novas.** Pode ser muito útil solicitar aos participantes que preencham ao menos um item em cada seção durante a sessão, bem como que escrevam as imagens que eles usarão para ajudar a reduzir a fissura. Assim, a tarefa é preencher o restante dos itens e também realizar as tarefas de queimar pontes e construir novas.

✓ A. O que é queimar pontes?

Diga aos pacientes: "Queimar pontes é, em última análise, uma habilidade de aceitação radical, comprometimento e ação, tudo direcionado a nunca se envolver de novo em comportamento de adição. O componente de ação refere-se ativamente a extirpar e remover da sua vida todas as conexões com gatilhos potenciais para o comportamento de adição. Você queima a ponte para o comportamento de adição, de modo que ele deixe de ser uma opção."

✓ **Ponto narrativo:** "Imagine que você esteja na frente de sua casa e um elefante enorme e zangado se aproxime em sua direção. Você corre para dentro da garagem e se fecha. O animal fica lá fora. Enquanto você permanecer ali dentro, ele não pode machucá-lo. Mas e se você deixou a porta da garagem ligeiramente aberta na parte inferior – apenas o suficiente para o elefante enfiar a tromba e erguer a porta? E daí? Ele vai pegar você. Ou se você ficar curioso e destrancar a porta da garagem para abrir uma fresta e espiar o que está acontecendo? Ele vai entrar. Tcha-ran!" (Pausa).

"Queimar as pontes é como entrar na garagem da abstinência e fechar a porta na cara do elefante (que representa os impulsos para os comportamentos de adição). É bater a porta com força e não oscilar, nem mesmo considerar abri-la. É fechar sua mente ao comportamento de adição; é erguer uma muralha de ferro entre você e a adição. Muitas vezes, acontece que você continua curioso para ver o que o elefante está fazendo. Daí, você não fecha a porta da garagem completamente, ou decide, depois de um tempo, abri-la só um pouco. Assim que a porta estiver entreaberta, o elefante pode enfiar a tromba e escancarar a porta".

B. Queimando pontes: como se faz

1. Assuma o compromisso de livrar-se de tudo em sua vida que possibilite sua adição

Diga: "Em primeiro lugar, assuma um compromisso absoluto para descartar todas as ameaças à abstinência. Entre na garagem da abstinência e feche a porta para valer".

2. Faça uma lista de tudo em sua vida que torna possível a adição

Prossiga: "Agora faça uma lista de todas as coisas em sua vida que possibilitam a sua adição". Agora é a hora de ser plenamente honesto; nada de ocultar itens.

3. Livre-se dessas coisas

"Em seguida, livre-se de todas essas coisas. Considere livrar-se de algumas coisas que talvez você não tenha pensado antes."

- "Números de telefone, endereços de *e-mail* e outras informações de contato de pessoas que irão conspirar para você manter a adição."
- "Pessoas em *sites* de redes sociais que podem conspirar para que você mantenha a adição."
- "Roupas e itens domésticos associados ou ligados à adição."
- "Dinheiro que possa ser usado para alimentar a adição ou cartões de crédito secretos."
- "Outros itens em sua casa: comida (p. ex., biscoitos, chocolate), bebida (p. ex., álcool, café); revistas e catálogos; seu computador, ou ao menos sua conexão de internet; vídeos, CDs e canais de televisão; aplicativos de *smartphone*; carteirinha de academia de ginástica; tabaco; e assim por diante."
- Parafernálias usadas em seu comportamento de adição.
- Associações em clubes, hotéis, cassinos, e assim por diante.

4. Liste e faça coisas que interferirão com a adição

"Por fim, liste e faça todas as coisas a seu alcance para tornar mais difícil continuar a sua adição."

- "Diga a verdade sobre o seu comportamento impiedosamente aos outros."
- "Diga a seus amigos e familiares que você parou seu comportamento de adição."

Exercício prático: Peça aos pacientes para lerem a seção "Queimando pontes" da Ficha de tolerância ao mal-estar 20 e assinalarem aqueles itens que poderiam funcionar para eles. Pergunte às pessoas quais itens assinalaram. (Este exercício pode ser feito no início ou no final da análise da ficha).

Ponto de discussão: Pergunte aos pacientes se eles tiveram a experiência de deixar uma ponte intacta com a adição e quando isso contribuiu para uma recaída. Discuta a dificuldade de queimar as pontes e o que atrapalha sua realização. Discuta os prós e contras dessa técnica.

C. O que é construir novas pontes?

Construir novas pontes é a estratégia de criar, de modo tão ativo e vívido quanto possível, imagens visuais e cheiros para competir com aqueles associados ao comportamento de adição.

> **Ponto de pesquisa:** Pessoas que anseiam por um comportamento de adição começam a experimentar imagens e cheiros em suas mentes que estão relacionadas à adição. Quanto mais se concentram nas imagens da adição, mais aumenta o anseio, e fica mais difícil resistir a envolver-se em comportamento de adição. Isso significa que os sistemas visual e olfativo são carregados com informações quando ocorre uma fissura. Assim, quando novos cheiros e imagens disputam "espaço" com essas informações, a fisssura pode ser reduzida. Imaginar ativamente imagens e cheiros que são muito diferentes dos ligados à adição desvia a atenção e diminui o poder das imagens de fissura.[48, 49]

✓ **D. Construindo novas pontes: como se faz**

1. Criar cheiros e imagens não relacionados à adição

Diga: "Em primeiro lugar, crie novos cheiros e imagens, não relacionados à adição, quando você tiver uma fissura indesejada. Essas imagens e cheiros precisam envolver o sistema visual e o sistema olfativo de seu cérebro, a fim de 'roubar' o espaço do anseio".

Exemplo: "Sempre que tiver fissura por um cigarro, imagine que você está na praia. Mantenha em mente as imagens visuais e os cheiros da praia na mente para reduzir a vontade de fumar".

2. Observe imagens em movimento; cerque-se com novos aromas

"Além disso, quando tiver uma fissura, olhe para imagens em movimento ou cerque-se de cheiros não relacionados com a adição. Eles competirão com as informações associadas com suas fissuras."

Exemplo: "Quando você tem fissura por chocolate, observe imagens em movimento, ou algo que irá envolver a parte visual do cérebro. Ou sinta o cheiro de algo que considera agradável, mas que não seja chocolate, como perfume ou agulhas de pinheiro".

3. Surfe no impulso

O termo "surfar no impulso" foi cunhado por Alan Marlatt[50, 51] como estratégia de prevenção de recaída para indivíduos aditos de álcool e outras drogas. Pode ser usado para ajudar com quaisquer comportamentos de adição ou impulsos destrutivos.

a. Surfar na crista dos impulsos é como surfar na crista da onda
Diga: "O impulso é a onda. Em vez de tentar parar o seu movimento, você surfa sobre ela".

b. Surfar na crista dos impulsos é uma forma de *mindfulness*
Surfar na crista dos impulsos envolve o uso das habilidades de *mindfulness* e descrever para "surfar" nos impulsos de se envolver em comportamento de adição. Atentamente surfar na crista do impulso é uma observação atenta e desapegada desses impulsos. Com essa habilidade, ao longo do tempo, os indivíduos aprendem a aceitar impulsos, desejos e preocupações sem reagir a eles, julgá-los ou agir sob sua influência.

c. A chave para surfar na crista do impulso é não reagir
Diga aos participantes: "A chave para surfar na crista do impulso é recuar e não reagir. Observe o impulso momento a momento, especialmente ao modo como ele evolui e muda ao longo do tempo, como uma onda".

d. Surfar na crista do impulso envolve retreinamento do cérebro
Quando as pessoas cedem a seus impulsos e se envolvem em comportamentos de adição, reforçam a conexão entre ter um impulso e agir sob a influência dele. Surfar na crista do impulso desconecta o impulso do objeto do impulso (comida, drogas, sexo, cassino, etc.). Ao longo do tempo, o cérebro aprende que é possível experimentar um impulso sem agir sob sua influência.

e. **Surfar na crista do impulso envolve imagens**
Diga: "Imagine-se surfar as ondas em uma prancha. Mantenha essa imagem em sua mente para ajudar a se lembrar de que os impulsos não duram para sempre – que esse impulso vai sumir, como outros sumiram antes dele".

XXI. REBELIÃO ALTERNATIVA E NEGAÇÃO ADAPTATIVA (FICHA DE TOLERÂNCIA AO MAL-ESTAR 21)

> **Ponto principal:** Rebelião alternativa e negação adaptativa, como seus nomes indicam, são alternativas adaptáveis ao comportamento adito. Se o comportamento de adição funciona como uma forma de rebelião, algum outro tipo de comportamento rebelde pode ser usado como alternativa mais efetiva para substituir a adição. Na negação adaptativa, as pessoas com adições convencem-se de que realmente não anseiam o comportamento de adição (negação). Para que isso funcione, os indivíduos devem ser inabaláveis na decisão de falar a si mesmos que não têm necessidade de praticar o comportamento de adição.

> **Ficha de tolerância ao mal-estar 21: Rebelião alternativa e negação adaptativa.** A primeira parte desta ficha lista as possíveis opções alternativas à rebelião. Peça para aos pacientes que leiam e assinalem os exemplos que estariam dispostos a tentar. A segunda metade da ficha descreve as etapas para negação adaptativa.
>
> **Ficha de tarefas de tolerância ao mal-estar 18: Praticando a rebelião alternativa e a negação adaptativa.** Analise esta ficha de tarefas com os pacientes. Pode ser muito útil fazê-los preencher os planos para rebelião alternativa durante a sessão e também fazê-los sugerir algo que poderiam querer ou ansiar, em vez de seus comportamentos de adição. Em seguida, a tarefa é experimentar estas habilidades e registrar os resultados.

A. Rebelião alternativa[52]

✓ **1. O que é rebelião alternativa?**

Diga aos pacientes: "Quando a adição funciona como rebelião, desistir da adição pode ser difícil, porque isso implica que você precisa desistir de se rebelar. Com a rebelião alternativa, é possível satisfazer seu desejo de rebeldia sem autodestruir-se ou bloquear seu caminho para alcançar objetivos importantes. 'Rebelião alternativa' significa encontrar outro comportamento rebelde, mas não destrutivo, para substituir o comportamento de adição".

✓ **2. Por que se envolver em rebelião alternativa?**

Enfatize aos pacientes: "A adição em forma de rebelião é ineficaz. Ela não ajuda você rumo a sua meta geral de uma melhor qualidade de vida. Rebelar-se contra uma pessoa, a sociedade, as regras, o tédio ou as convenções por meio de comportamento de adição é 'dar um tiro no pé'. Isso é o oposto da habilidade de *mindfulness* 'como' de eficiência". (Ver Ficha de *mindfulness* 5.)

💬 **Ponto de discussão:** Junto aos pacientes, pergunte motivos de por que o comportamento de adição não é uma estratégia efetiva para se rebelar. Discuta como objetivos gerais para alcançar uma melhor qualidade de vida não são mantidos em mente quando o comportamento de adição é usado para se rebelar.

💬 **Ponto de discussão:** Pergunte aos participantes se o comportamento de adição funciona em suas vidas, parcial ou totalmente, como uma forma de se rebelar. Alerte que isso pode estar acontecendo mesmo se eles não tiverem escolhido intencionalmente a adição para essa finalidade.

3. Como se faz

Recapitulando: rebelião alternativa significa rebelar-se *efetivamente* – encontrar uma maneira de honrar o desejo de se rebelar de forma criativa, em vez de suprimi-lo, julgá-lo ou negligentemente ceder a ele por meio da adição. Deixe claro que existem muitas maneiras de empregar essa habilidade e convide os participantes a dar asas à imaginação.

> **Ponto de discussão:** Peça aos pacientes que estudem as sugestões para rebelião alternativa na Ficha de tolerância ao mal-estar 21 e assinalem aqueles que eles gostariam de tentar. Discuta as várias alternativas.

> **Ponto de discussão:** Peça aos pacientes que pensem em outras formas eficazes de se rebelar.

> **Exercício prático:** Peça aos membros do grupo que não acreditaram na ideia da rebelião alternativa (mesmo que sua adição funcione como rebelião) para analisarem os prós e contras de ao menos tentar essa estratégia. Saliente que a má disposição pode atrapalhar na aplicação desse recurso.

Nota aos líderes: Desde a primeira vez em que eu desenvolvi esta habilidade, várias pessoas desenvolveram listas de opções para rebelião alternativa e as colocaram na internet. Procure *"alternate rebelion"* em seu mecanismo de busca. Verifique essas opções você mesmo antes de recomendar alguma.

B. Negação adaptativa

✓ **1. O que é negação adaptativa?**

Explique aos pacientes: "'Negação adaptativa' refere-se a inflexivelmente tentar se convencer de que você não quer se envolver no comportamento de adição quando vem o impulso, ou de que o comportamento de adição não é uma possibilidade".

✓ **2. Como fazer**

- Comece: "Dê um tempo à lógica quando você estiver fazendo a negação adaptativa. Não discuta com você mesmo sobre acreditar que o impulso não existe ou que não é possível fazer o comportamento de adição".
- "Convença-se de que você quer outra coisa, e não o comportamento de adição."
- *Exemplo:* "Encha um pote de vidro com moedas de 10 centavos. Deixe o pote com moedas e outro, vazio, perto de você em todos os momentos. Quando tiver uma fissura, diga a si mesmo em voz alta: 'Ah, eu preciso de uma moeda de 10 centavos'. Em seguida, abra o pote com as moedas, tire uma e coloque-a no outro pote".
- "Adie o comportamento de adição. Adie o comportamento por cinco minutos, depois, por mais cinco minutos, e assim por diante. A cada vez, diga a si mesmo que você precisa suportar aquilo por apenas cinco minutos".
- "Não substitua a fissura por um comportamento de adição por outro ou por um comportamento que, por si só, seja destrutivo."
- "Lembre-se que substituir a fissura por uma coisa pela fissura por outra coisa só deve ser usado *em uma crise*, quando parece claro que você é incapaz de tolerar fissuras intensas sem ceder a elas. Suprimir o desejo no longo prazo aumenta o nível de desejo em vez de reduzi-lo".

> **Ponto de discussão:** Estude os exemplos na Ficha de tolerância ao mal-estar 21 e, em seguida, peça aos pacientes para ver se eles conseguem pensar em outros exemplos.

REFERÊNCIAS

1. May, G. G. (1982). *Will and spirit: A contemplative psychology*. San Francisco: Harper & Row.
2. Ekman, P., Friesen, W. V., O'Sullivan, M., Chan, A., Diacoyanni-Tarlatzis, I., Heider, K., et al. (1987). Personality processes and individual differences: Universals and cultural differences in the judgments of facial expressions of emotion. *Journal of Personality and Social Psychology, 53*, 712–717.
3. Ekman, P. (1993). Facial expression and emotion. *American Psychologist, 48*, 384–392.
4. Linehan, M. M., Schmidt, H., III, Dimeff, L. A., Craft, J. C., Kanter, J., & Comtois, K. A. (1999). Dialectical behavior therapy for patients with borderline personality disorder and drug-dependence. *American Journal on Addictions, 8*, 279–292.
5. Linehan, M. (2001). DBT versus comprehensive validation treatment + 12 step for multidiagnosed, opiate-dependent women with BPD: A randomized controlled trial. In A. Arntz (Chair), *Personality disorders II: Treatment research*. Symposium conducted at the World Congress of Behavioral and Cognitive Therapies, Vancouver, British Columbia, Canada.
6. Linehan, M. M, Lynch, T. R., Harned, M. S., Korslund, K. E., & Rosenthal, Z. M. (2009). *Preliminary outcomes of a randomized controlled trial of DBT vs. drug counseling for opiate-dependent BPD men and women*. Paper presented at the 43rd Annual Convention of the Association for Behavioral and Cognitive Therapies, New York.
7. Marlatt, G. A., & Gordon, J. R. (Eds.). (1985). Relapse prevention: Maintenance strategies in the *treatment of addictive behaviors*. New York: Guilford Press.
8. Supnick, J. A., & Colletti, G. (1984). Relapse coping and problem-solving training following treatment for smoking. *Addictive Behaviors, 9*, 401–404.
9. Miller, W. R., & Rollnick, S. (2013). *Motivational interviewing: Helping people change* (3rd ed.). New York: Guilford Press.
10. Jay, O., Christensen, J. P. H., & White, M. D. (2006). Human face-only immersion in cold water reduces maximal apnoeic times and stimulates ventilation. *Experimental Physiology, 92*, 197–206.
11. Foster, G. E., & Sheel, A. W. (2005). The human diving response, its function, and its control. *Scandinavian Journal of Medicine and Science in Sports, 15*, 3–12.
12. Tate, A. K., & Petruzzello, S. J. (1995). Varying the intensity of acute exercise: Implications for changes in affect. *Journal of Sports Medicine and Physical Fitness, 35*, 295–302.
13. Brown, M. Z. (n.d.). *Regulating emotions through slow abdominal breathing* (Handout). Available from www.dbtsandiego.com/
14. Clark, M., & Hirschman, R. (1990). Effects of paced respiration on anxiety reduction in a clinical population. *Biofeedback and Self-Regulation, 15*, 273–284.
15. McCaul, K., Solomon, S., & Holmes, D. (1979). Effects of paced respiration and expectations on physiological and psychological responses to threat. *Journal of Personality and Social Psychology, 37*(4), 564–571.
16. Stark, R., Schnienle, A., Walter, B., & Vatil, D. (2000). Effects of paced respiration on heart period and heart period variability. *Psychophysiology, 37*.
17. Linehan, M. M. (2005). *Putting your worries on a shelf: Progressive muscle and sensory awareness relaxation* [Audio recording]. Seattle, WA: Behavioral Tech.
18. Smith, R. E., & Ascough, J. C. (2015). *Engaging affect in cognitive-behavioral therapy*. Manuscript submitted for publication.
19. Hollon, S. (1989). Personal communication.
20. Goldstein, J. (1993). *Insight meditation: The practice of freedom*. Boston: Shambhala.
21. Goldstein, J., & Kornfield, J. (1987). *Seeking the heart of wisdom: The path of insight meditation*. Boston: Shambhala.
22. Kabat-Zinn, J., Massion, A. O., Kristeller, J., Peterson, L. G., Fletcher, K. E., Pbert, L., et al. (1992). Effectiveness of a meditation-based stress reduction program in the treatment of anxiety disorders. *American Journal of Psychiatry, 149*, 936–943.
23. Kabat-Zinn, J., Wheeler, E., Light, T., Skillings, A., Scharf, M. J., Cropley, T. G., et al. (1998). Influence of a mindfulness meditation-based stress reduction intervention on rates of skin clearing in patients with moderate to severe psoriasis undergoing phototherapy (UVB) and photochemotherapy (PUVA). *Psychosomatic Medicine, 60*, 625–632.
24. Kabat-Zinn, J., Lipworth, L., & Burney, R. (1985). The clinical use of mindfulness meditation for the self-regulation of chronic pain. *Journal of Behavioral Medicine, 8*, 163–190.
25. Bowen, S., Chawla, N., & Marlatt, G. A. (2011). *Mindfulness-based relapse prevention for addictive behaviors: A clinician's guide*. New York: Guilford Press.
26. Segal, Z. V., Williams, J. M. G., & Teasdale, J. D. (2013). *Mindfulness-based cognitive therapy for depression* (2nd ed.). New York: Guilford Press.
27. Zylowska, L., & Siegel, D. (2012). *The mindfulness prescription for adult ADHD: An 8–step program for strengthening attention, managing emotions, and achieving your goals*. Boston: Trumpeter Books.
28. Semple, R., & Lee, J. (2011). *Mindfulness-based cognitive therapy for anxious children: A manual for treating childhood anxiety*. Oakland, CA: New Harbinger.
29. Frankl, V. (2006). *Man's search for meaning*. Boston: Beacon Press. (Original work published 1959)
30. Gottman, J. (1994). *Why marriages succeed or fail: And how you can make yours last*. New York: Simon & Schuster.
31. Gottman, J. M., & Levenson, R. W. (1986). Assessing the role of emotion in marriage. *Behavioral Assessment, 8*, 31–48.
32. Gottman, J. M., & Levenson, R. W. (1992). Marital processes predictive of later dissolution: Behavior, physiology, and health. *Journal of Personality and Social Psychology, 63*, 221–233.

33. Goldfried, M. R., & Davison, G. C. (1976). *Clinical behavior therapy*. New York: Holt, Rinehart & Winston.
34. De Mello, A. (1984). *The song of the bird*. New York: Image Books.
35. Nagasako, E. M., Oaklander, A. L., & Dworkin, R. H. (2003). Congenital insensitivity to pain: An update. *Pain, 101*(3), 213–219.
36. Kabat-Zinn, J. (1990). *Full catastrophe living: Using the wisdom of your body and mind to face stress, pain, and illness*. New York: Delacorte Press.
37. Gross, J. J., & Levenson, R. W. (1997). Hiding feelings: The acute effects of inhibiting negative and positive emotion. *Journal of Abnormal Psychology, 106*, 95–103.
38. Gross, J. J., & John, O. P. (2003). Individual differences in two emotion regulation processes: Implications for affect, relationships, and well-being. *Journal of Personality and Social Psychology, 85*, 348–362.
39. Roemer, L., & Borkovec, T. D. (1994). Effects of suppressing thoughts about emotional material. *Journal of Abnormal Psychology, 103*, 467–474.
40. Wegner, D. M., Schneider, D. J., Carter, S. R., & White, T. L. (1987). Paradoxical effects of thought suppression. Journal of Personality and Social Psychology, 53, 5–13.
41. Wegner, D. M., & Erber, R. (1992). The hyperaccessibility of suppressed thoughts. *Journal of Personality and Social Psychology, 63*, 903–912.
42. Borkovec, T. D., & Inz, J. (1990). The nature of worry in generalized anxiety disorder: A predominance of thought activity. *Behaviour Research and Therapy, 28*, 153–158.
43. Borkovec, T. D., & Ruscio, A. M. (2001). Psychotherapy for generalized anxiety disorder. *Journal of Clinical Psychiatry, 62*, 37–45.
44. Holden, C. (2001). 'Behavioral' addictions: Do they exist? *Science, 294*, 980–982.
45. Marlatt, G. A. (1978). Craving for alcohol, loss of control and relapse: A behavioral analysis. In P. E. Nathan, G. A. Marlatt, & T. Lobe (Eds.), *Alcoholism: New directions in behavioral research and treatment*. New York: Plenum.
46. Marlatt, G. A., & Tapert, S. F. (1993). Harm reduction: Reducing the risks of addictive behaviors. In J. S. Baer, G. A. Marlatt, & R. J. McMahon (Eds). *Addictive behaviors across the life span: Prevention, treatment and policy issues* (pp. 243–273). Newbury Park, CA: Sage.
47. Marlatt, G. A., & Donovan, D. M. (Eds.). (2005). *Relapse prevention: Maintenance strategies in the treatment of addictive behaviors* (2nd ed.). New York: Guilford Press.
48. Kemps, E., Tiggermann, M., Woods, D., & Soekov, B. (2004). Reduction of food cravings through concurrent visuospatial processing. *International Journal of Eating Disorders, 36*, 31–40.
49. Kemps, E., & Tiggermann, M. (2007). Modality-specific imagery reduces cravings for food: An application of the elaborated intrusion theory of desire to food craving. *Journal of Experimental Psychology: Applied, 13*, 95–104.
50. Marlatt, G. A., Witkiewitz, K., Dillworth, T. M., Bowen, S., Parks, G. A., MacPherson, L. M., et al. (2004). Vipassana meditation as a treatment for alcohol and drug use disorders. In S. C. Hayes, V. M. Follette, & M. M. Linehan (Eds.), *Mindfulness and acceptance: Expanding the cognitive-behavioral tradition* (pp. 261–287). New York: Guilford Press.
51. Marlatt, G. A., Larimer, M. E., & Witkiewitz, K. (Eds.). (2012). *Harm reduction: Pragmatic strategies for managing high-risk behaviors* (2nd ed.). New York: Guilford Press.
52. Safer, D. J., Telch, C. F., & Chen, E. Y. (2009). *Dialectical behavior therapy for binge eating and bulimia*. New York: Guilford Press.

Índice

A

Abandonando o treinamento de habilidades, 50, 128-129
ABC SABER (Acumular emoções positivas, construir maestria – *Build mastery*, antecipação – *Cope ahead*, cuidar da Saúde – prevenir e tratar doenças físicas, equilibrar a Alimentação, Balancear o sono, fazer Exercícios, e evitaR substâncias que alteram o humor), 381
Abnegação, 223-225
Abordagem de abstinência, 482. *Ver também* Abstinência dialética
Abordagem de redução de danos, 482, 483-485. *Ver também* Abstinência dialética
Abstinência dialética
    mente sábia e, 224-225
    tolerância ao mal-estar e, 417-418, 481-485
    visão geral, 481-482
Ação controladora, 178-179
Ação oposta
    aceitação radical e, 467-468
    identificando, entendendo e nomeando as emoções e, 317-318
    habilidades de efetividade interpessoal e, 264-265, 283-291
    habilidades de regulação emocional e, 346-347, 357-371
    solução de problemas e, 376-380
    terminando relacionamentos e, 281
    treinadores de habilidades e, 154-155
ACCEPTS (Atividades, Contribuições, Comparações, Emoções, afastamentos – *Pushing away*, pensamentos – *Thoughts* e Sensações)
Aceitação do relacionamento, 48-49
Aceitação radical. *Ver também* Habilidades de aceitação; Habilidades de aceitação da realidade
    falta de disposição e, 471-476
    habilidades de regulação emocional e, 354
    mindfulness dos pensamentos atuais e, 476-477
    tolerância ao mal-estar e, 417, 453-469, 476-477
Aceitando a confusão, 289
Aceitar ajuda, 129-131
Ações
    habilidades de regulação emocional e, 341, 344-345, 377-378
    passos de ação e, 390-391
    relaxantes, 448-449
    solução de problemas e, 375-377
Adaptação social, enfrentamento, 18, 20
Adesivos, 68-69, 76-78
Adição. *Ver também* Habilidades de tolerância ao mal-estar
    abstinência dialética e, 224-225
    cronogramas para executar o treinamento de habilidades e, 103, 115
    mente do ser, 221-222
    orientação para o treinamento de habilidades e, 125-126
    queimando pontes e construindo novas, 489-493
    rebelião alternativa e negação adaptativa, 492-494
    tolerância ao mal-estar e, 417-418, 480-494
    visão geral, 12*f*
Adolescentes, 46*t*, 103, 112-113
Adotar uma postura não julgadora, 80*f*, 151-152, 161-162, 195-196, 204-205
Adultos, 45*t*-46*t*

cronogramas para, 102-104, 105-111
Advogado do diabo, 289
Afastamento, 10*f*, 98-100, 177, 442-443
Afirmação
    habilidades de efetividade interpessoal e, 229
    habilidades DEAR MAN e, 248
    reforço da *versus* seguir as regras, 84-85
    visão geral, 232-233
Agarrando-se às experiências, 177-178
Agressão, 18, 20, 29-30
Ajuda, aceitando, 129-131
Alcançando objetivos habilmente, 12*f*. *Ver também* Habilidades de efetividade interpessoal
Ambiente social, 6-10*f*. *Ver também* Fatores ambientais
Ambientes de trabalho, 137-138
Ambivalência, 346-347
Amizades, 266-273
Amor
    comparado com aceitação radical, 464-465
    habilidades de *mindfulness* e, 215-216
    habilidades de regulação emocional e, 352-353, 356, 368-369, 379-380
    visão geral, 326-327
Amostragem de abstinência, 489-490
Analisando as habilidades comportamentais, 122, 125-126, 140
Análise comportamental, 74-77. *Ver também* Solução de problemas
Análise de *missing links*
    combinada com análise em cadeia, 144-147
    orientação para o treinamento de habilidades e, 125-126, 140, 142-147
    visão geral, 122, 143-144
Análise de solução, 374-, 376*f*. *Ver também* Solução de problemas
Análise em cadeia
    combinada com análise de *missing links*, 144-147
    como fazer, 140-143
    orientação para o treinamento de habilidades e, 125-126, 140-147
    visão geral, 122, 140-141
Ansiedade, 158
Antecipação
    aceitação radical e, 467-468
    habilidades de regulação emocional e, 391-396, 393*f*
    redirecionando a mente, 469-470
Aplicativos para *coaching* por Smartphone, 35-36, 69-70
Apoio
    diretrizes para o treinamento de habilidades e, 50-51
    orientação para o treinamento de habilidades e, 129-130, 130-132
Aprendizagem, 313-314, 319
Apresentação de conteúdo novo, 55. *Ver também* Formato das sessões do treinamento de habilidades
Aprovação, 154-155, 464-465
Aquisição de habilidades, 62-67
Arrependimentos (desculpar-se), 256-258
Assiduidade às sessões, 129-130. *Ver também* Falta de assiduidade às sessões
Atenção
    habilidades de *mindfulness* e, 158

    habilidades de regulação emocional e, 334-335
    validação e, 295-296
Atendendo aos outros, 272-273-275
Atitudes, 269
Ativação comportamental, 318, 360
Atividades, 441-443
Atividades prazerosas, 381-390-391
    de curto prazo, 381-385-386
    de longo prazo, 382, 385-391
Atraso
    diretrizes para o treinamento de habilidades e, 51
    manejo de contingência e, 91
    orientação para o treinamento de habilidades e, 130-131
Audição, 181, 182
Ausências
    diretrizes para o treinamento de habilidades e, 50, 51
    manejo de contingência e, 89-90
    solução de problemas de relacionamento e, 98-99
Autenticidade, 80*f*
Autoacalmar-se
    habilidades de efetividade interpessoal e, 264-265
    habilidades de regulação emocional e, 408-409
    invalidação e, 302-303
    tolerância ao mal-estar e, 417, 421-422, 443-447
Autoaceitação, 303-304. *Ver também* Habilidades de aceitação
Autoconsciência, 189
Autocontrole, 154-156
Autocuidado, 319, 395-398
Autoeficácia, 10*f*, 44*t*
Autoestima, 44*t*
Autoimagem, 5
Autoindulgência, 223-225
Autoridade, 261-262
Autorregulação, 9-11, 70, 73, 97-99. *Ver também* Habilidades de regulação emocional
Autorrespeito
    esclarecendo os objetivos em situações interpessoais, 242-243
    habilidades de efetividade interpessoal e, 256-262
    principais habilidades de efetividade interpessoal e, 228-229
Autorrevelação, 15, 17, 92-93, 270
Autovalidação, 5, 303-304
Avaliação
comportamental, 80*f*
julgamento e, 196-199
    lista de, 45*t*-46*t*
    pré-tratamento, 42*t*
    programa de tratamento em DBT e, 15, 17
    rastreamento de progresso e, 43
Avaliando suas opções, 239. *Ver também* Habilidades de efetividade interpessoal

B

Baixando a temperatura, 433-435. *Ver também* Habilidades TIP (Temperatura, exercício Intenso, respiração Pausada, relaxamento muscular Progressivo)
Barreira "sim, mas", 346-348
Bate-papo, 270
Benefício da dúvida, 276
Boa disposição. *Ver também* Habilidades de aceitação da realidade
    tolerância ao mal-estar e, 417, 470-474

visão geral, 470-472
versus falta de disposição, 81-83
Bondade, 160
Bondade amorosa, 124-125, 216-220
Brainstorm, 374-375
Budismo, 153-154
Bulimia nervosa, 19*t*. *Ver também* Transtornos alimentares

C

Calma, 462-464
Capacidade, 13*f*, 235, 261-262
Capacidades, avaliação das, 64-65
Cartão diário. *Ver também* Tarefas
   avaliando o progresso com, 43
   formato e organização das sessões do treinamento de habilidades, 54
   generalização de habilidades e, 69-70, 73, 71*f*, 72*t*
   orientação para o treinamento de habilidades e, 121-122, 133-135
   programa de tratamento em DBT e, 15, 17
   visão geral, 133-135
Catástrofe, 353-354
Catastrofização
   habilidades de regulação emocional e, 404-405
   mindfulness dos pensamentos atuais e, 478
   protocolo de higiene do sono, 401
Causas das coisas
   aceitação radical e, 458-460, 466-467
   invalidação e, 302-303
   postura de não criticar e, 198-200
   validação e, 297-299
Check-ins, 44*t*
Checklist de estratégias de comportamento suicidas em DBT, 14-15
Check-ups, 44*t*
Cheiros, habilidades de observação e, 181-182
Ciúme
   determinando o tipo de treinamento de habilidades necessário, 44*t*
   habilidades de regulação emocional e, 352-353, 356, 368-369, 379
   visão geral, 326-327
Coaching, 44*t*, 68-69-72
Colaboração, 47-50
Colíder, 32-34, 84-85, 100-101. *Ver também* Líder de grupo; Treinador de habilidades
Compaixão
   bondade amorosa e, 216-220
   comparada com aceitação radical, 464-465
   habilidades de *mindfulness* e, 215-216
   invalidação e, 302-303
   solução de problemas de relacionamento e, 99-100
Comparações, 442-443
Compartilhar com o grupo, 73-75
Comportamento autolesivo determinando o tipo de treinamento de habilidades necessário, 44*t*
   desregulação emocional e, 10*f*
   papéis dos provedores e, 36-37
   programa de tratamento em DBT *standard* e 19-20*t*
Comportamento de busca de atenção, 32-33
Comportamento de risco à vida, 44*t*
Comportamento grupal, 99-100
Comportamentos
   contagiosos, 131-132
   habilidades de regulação emocional e, 10*f*, 337-338, 341
   orientação para o treinamento de habilidades e, 130-132, 141-143
Comportamentos-problema, 51
Comportamentos que interferem com a terapia, 60-62, 61*t*, 63
Compreender as causas, 80*f*. *Ver também* Causas das coisas
Compromisso, 46-48, 133-134
Comunicação
   habilidades de regulação emocional e, 326-350
   orientação para o treinamento de habilidades e, 138-139
   solução de problemas de relacionamento e, 97-99
   validação e, 292, 297-298-299
Concentração em si mesmo, 274

Concentrando a mente, 149-150, 176. *Ver também* Habilidades de *mindfulness*
Conexão com o universo
   habilidades de efetividade interpessoal e, 284-285
   habilidades de *mindfulness* e, 159-160, 212-215
Confiança, 50, 250-251, 276-278
Confidencialidade, 50, 129-132
Conflito, 167
Conflito psicodinâmico, 5
Conformidade, 76-78, 89-90
Consciência sensorial
   aceitação radical e, 467-468
   autoacalmar-se e, 444-445
   habilidades de observação e, 174, 180-182
   habilidades de regulação emocional e, 408-409
   tolerância ao mal-estar e, 450-452
Consciência, 148, 334-335. *Ver também* Habilidades de *mindfulness*
Consequências arbitrárias, 313-314
Consequências de um comportamento-problema
   habilidades de efetividade interpessoal e, 236, 310-314
   orientação para o treinamento de habilidades e, 145-146
   postura não críticas, 200-202
   tolerância ao mal-estar e, 428
Consequências naturais, 313-314
Construindo relacionamentos e terminando relacionamentos destrutivos, 124-125, 229-230-231, 233, 266-267. *Ver também* Habilidades de efetividade interpessoal; Terminando relacionamentos; Relacionamentos
Consulta. *Ver também* Equipes de DBT
   consulta entre provedores individuais de DBT e treinadores de habilidades, 35-36
   determinando o tipo de treinamento de habilidades necessário, 44*t*
   estratégias dialéticas e 79*f*
   no programa de tratamento em DBT *standard*, 11-13
   papéis dos provedores e, 33-34
   programa de tratamento em DBT e, 13*f*
   visão geral, 25-26
Consultoria entre sessões, 72
Contágio comportamental, 131-132
Conteúdo do programa de treinamento de habilidades
   planejando um currículo para o treinamento de habilidades e, 25-27*t*, 28
   versus o processo do treinamento de habilidades, 83-85
Contribuindo, 442-443
Controle de impulsos, 5
Controle com esforço, 6-7, 189
Credibilidade, 49-50
Crenças
   habilidades de regulação emocional e, 331-332, 348-350
   validação e, 294-295
   versus mente sábia, 81-82
Criminalidade, 19*t*, 19*t*
Crise. *Ver também* Habilidades de sobrevivência a crises; Suicídio
   conhecendo uma crise, 421-424
   papéis dos provedores e, 36-37
   tolerância ao mal-estar e, 419
Crise, planejamento, 39*f*-40*f*
Crítica, 44*t*, 88
Cronogramas de reforço, 307-309
Cronogramas para os programas de habilidades, 102-118
   determinando o tipo do treinamento de habilidades necessárias, 43, 44*t*
   diretrizes para, 50-52
   estratégias dialéticas e, 80*f*
   estratégias estilísticas, 92-94
   estratégias integrativas, 94-95-101, 97*t*
   fora da DBT *standard*, 35-41, 38*f*-40*f*
   formato e organização das sessões do treinamento de habilidades, 52-56, 54*t*
   incorporação na psicoterapia, 37-38, 38-41
   manejando o trabalho com pacientes de terapeutas individuais fora da DBT, 36-38, 38*f*, 39*f*-40*f*, 39-41
   metas do treinamento, 59-63, 61*t*

no programa de tratamento em DBT *standard*, 11-13
   observando os limites e, 55-58
   perspectivas dialéticas e, 4-5
   planejamento de um currículo para o treinamento de habilidades, 25-26, 27*t*
   procedimentos, 62-73, 71*f*, 72*t*
   programa de tratamento em DBT e, 13*f*
   revisão das tarefas e, 70, 73-78
   selecionando membros do treinamento de habilidades para a equipe em DBT, 25-26
   sessões pré-tratamento e, 42-52, 44*t*, 45*t*-46*t*
   solução de problemas e, 87-92
   treinamento individual *versus* treinamento em grupo, 28-31
   validação e, 84-87
   visão geral, 3, 9-12, 12*f*, 102-104
Culpa
   aceitação radical e, 465-466
   determinando o tipo de treinamento de habilidades necessário, 44*t*
   habilidades de regulação emocional e, 352-353, 357, 369-370, 379-380
   visão geral, 325-326

D

Decepção, 467-468
Declarações de fatos, 202-203
Depressão
   grupos heterogêneos *versus* homogêneos e, 32
   habilidades de *mindfulness* e, 158
   programa de tratamento em DBT *standard* e, 18, 20, 19*t*
Desaceleração e fechamento, 55-56. *Ver também* Formato das sessões do treinamento de habilidades
Desaceleração do tipo "observar e descrever", 55-56
Desamparo, 243
Desesperança, 10*f*, 18, 20, 266-267
Desistir ou ceder, 464-466
Desorganização, 10*f*
Desregulação emocional. *Ver também* Habilidades de regulação emocional
   consequências da, 8-11
   determinando o tipo de treinamento de habilidades necessário, 44*t*
   dialética, 286-288
   orientação para o treinamento de habilidades e, 134-135-140, 139*f*
   programa de tratamento em DBT *standard* e, 18, 20
   teoria biossocial e 5-9, 10*f*
   treinamento de habilidades em DBT e, 9-12, 12*f*
   visão geral, 6
Desregulação interpessoal, 9-11
Desrespeito, 254-255
Dialética, 4-5, 12*f*, 15, 17, 229-230, 282-291. *Ver também* Habilidades de efetividade interpessoal
Diário de emoções, 323-324-324
Dieta, 395-397
Diferenciação, 196-198
Dificuldade da tarefa, 391-393, 393*f*
Dificuldades, 294-295
Direitos, 261-262
Diretrizes para o treinamento de habilidades, 127-135
Dissociação, 10*f*
Distrações, 219-220
Dizer não, 259-263, 261*f*
Doença física, 395-396
Dor, 461-468
Duração do programa de treinamento de habilidades, 27-28

E

Efeitos colaterais das emoções, 341-342, 345-346
Efetividade, 229
Efetividade no relacionamento, 252-253, 259-260
Efetividade nos objetivos, 244-253, 259-265. *Ver também* Habilidades DEAR MAN
Eficácia, 49. *Ver também* Autoeficácia
Elogios, 88, 270-271
Emocionalidade negativa, 6-7
Emoções. *Ver também* Identificando, entendendo e nomeando as emoções

aceitação radical e, 465-466
caracteristicas das, 332-334
componentes das, 334-342
difíceis, 403-404
  diminuindo a frequência das emoções indesejadas, 321-322
  habilidades de efetividade interpessoal e, 236, 264-266
indesejadas, 321-322
  mente sábia ACCEPTS (Atividades, Contribuições, Comparações, Emoções, Pensamentos, Tirar do caminho e Sensações), 442-443
  modelo da DBT, 6
positivas, 318-319, 381-391
  postura não crítica e, 198-199
primárias, 341-342
secundárias, 341-342, 345-347
  validação e, 294-295
Emoções extremas
  dialética e, 288-289
  grupos heterogêneos *versus* homogêneos e, 32
  habilidades de regulação emocional e, 403-404, 407-409
  reduzindo a vulnerabilidade à mente emocional e, 319
Empatia, 99-100
Encorajamento, 449-450
Enfermeiras(os), 34-35
Ensaio
  comportamental, 66-67
  comportamental *in vivo*, 69-70
  de diálogo, 247
  rápido, 247
  secreto, 247
Entrando no paradoxo, 289
Entrevista diagnóstica, 46-48
Equilibrando opostos, 288-289
Equilibrando a mente, 153-154. *Ver também* Habilidades de *mindfulness*
Equilíbrio terapêutico, 80-85, 80*f*
Equipe comunitária, 38-41
Equipes de DBT. *Ver também* Consulta
  determinando o tipo de treinamento de habilidades necessário, 44*t*
  estratégias dialéticas e 79*f*
  formando (ou juntando-se a), 24-26
  planejando um currículo do treinamento de habilidades e, 25-28, 27*t*
  selecionando membros para o treinamento de habilidades, 25-26
Esquizofrenia, 6
Estratégia central de aceitação, 84-85
Estratégia de ignorar ataques e desvios, 250
Estratégia do "disco riscado"
  habilidades DEAR MAN e, 249-250
  manejo de contingência e, 90
Estratégias centrais. *Ver* Solução de problemas; Validação
Estratégias
de aprimoramento das relações, 49-50
de comportamento suicida, 95-96, 97t
de comunicação irreverente, 79f, 92-94
de comunicação recíproca, 92-93
de consultoria ao paciente, 93-95. *Ver também* Manejo de caso
de crise, 95, 97t
de intervenção ambiental, 70, 73-75, 79f, 94-95
de motivação, 87. *Ver também* Validação
de solução de problemas de relacionamento, 95-101
dialéticas, 79-85, 79f-80f
estilísticas, 79f, 92-94
integrativas, 94-95-101, 97t, 97t
Estrutura das sessões do treinamento de habilidades, 42-52, 42t, 44t-46t
Eventos desencadeantes de um comportamento-problema, 334-335, 344-345, 351-352
Evitação
  desregulação emocional e, 10f
  identificando, entendendo e nomeando as emoções e, 318
  habilidades de *mindfulness* e, 159

habilidades de regulação emocional e, 362-363, 377-378, 383-385, 387-388
manejo de contingência e, 89-90
Excitação extrema, 431-440, 438f
Exclusão, 189
Exercício, 397-398, 434-436
Exercício aeróbico, 434-435-436. *Ver também* Exercício; Habilidades TIP (Temperatura, exercício Intenso, respiração Pausada, relaxamento muscular Progressivo)
Expandindo a consciência, 171-172
Expectativas, 130-132
Experiência integrativa, 80-81
Experiências
  determinando o tipo de treinamento de habilidades necessário, 44t
  habilidades de *mindfulness* e, 205-203
  habilidades de regulação emocional e, 338-340, 381-391
  positivas, 381-391
  validação e, 294-295
Expertise, 49
Explosão comportamental, 308-310
Exposição prolongada, 44t
Expressão
  "deveria", 200-202
  emocional não verbal, 327-329, 365-366
  emocional verbal, 327-329
Expressão facial
  identificando, entendendo e nomeando as emoções e, 318
  habilidades de regulação emocional e, 326-328, 339-340-341, 365-366
Expressões, 247-248, 339-341, 344-345
Extensão dos módulos de habilidades, 125-126
Extinção, 89-90, 308-309

F
Falta de assiduidade às sessões. *Ver também* Assiduidade às sessões
  manejo de contingência e, 89-90
  diretrizes para o treinamento de habilidades e, 50, 51
  orientação para o treinamento de habilidades e, 128-129, 130-131
  solução de problemas de relacionamento e, 98-99
Falta de disposição, 81-83, 470-474
Farmacoterapeutas, 34-36
Fases do tratamento
  determinando o tipo do treinamento de habilidades necessárias, 43, 44t
  programa de tratamento em DBT e, 15, 17
FAST ([ser] Justo – *be Fair*, [sem] desculpar-se – *no Apologies*, Sustentar os valores – *Stick to values* e [ser] Transparente – *Truthful*). *Ver também* Habilidades de efetividade interpessoal
  pacientes difíceis e, 62
  terminando relacionamentos e, 280-281
  visão geral, 229, 239, 256-260
Fatores ambientais. *Ver também* Ambiente social
  ambiente de cuidados, 6-9, 10f
  dialética e, 79f, 286-288
  formato e organização das sessões do treinamento de habilidades, 53-54
  generalização de habilidades e, 70, 73
  habilidades de efetividade interpessoal e, 236-237, 265-267
  habilidades de regulação emocional e, 419-410
  invalidação e, 302-303
  orientação para o treinamento de habilidades e, 136-139, 139f
  quando as habilidades não ajudam, 74-75
  programa de tratamento em DBT e, 13f
Fatores biológicos, 329, 336-338, 344-345
Fatores de risco, 10f. *Ver também* Vulnerabilidade
Fatores familiares, 6-9, 10f, 19t
Fazer perguntas, 270
Feedback
corretivo, 299-301
  habilidades de descrição e, 185
  orientação para o treinamento de habilidades e, 129-130
  procedimentos do treinamento de habilidades e, 68-72

Felicidade
  habilidades de *mindfulness* e, 157-158
  habilidades de regulação emocional e, 352-353
  habilidades para fazer amigos e, 268
  visão geral, 326-327
Fichas
  fatores que reduzem, 234
  formato e organização das sessões do treinamento de habilidades, 54
  habilidades de efetividade interpessoal e, 230-232, 238-239, 244-245, 253, 259-260, 266-268, 272-273, 277-278, 282-284, 291, 303-305, 308-309, 312
  habilidades de *mindfulness* e, 157, 161-163, 172, 184, 195-196, 206-208, 210-212, 215-216, 219-220, 223
  habilidades de regulação emocional e, 320-324, 329-350, 359, 366-367, 376-381, 385-388, 391-392, 395-400, 403-408, 419-411
  habilidades DEAR MAN e, 251
  objetivos do treinamento de habilidades, 123-124
  orientação para o treinamento de habilidades e, 121, 127-129, 134-135, 140-144
  planejando um currículo do treinamento de habilidades, 27-28
  procedimentos do treinamento de habilidades e, 66
  tolerância ao mal-estar e, 419-422, 427, 431-432, 440-448, 451-454, 468-476, 480-484, 487-493
Fichas de tarefas
  fatores que reduzem, 234
  formato e organização das sessões do treinamento de habilidades, 54
  habilidades de efetividade interpessoal e, 232, 239, 244-246, 253, 259-260, 268, 272-273, 278, 283-284, 291-292, 304-305
  habilidades de *mindfulness* e, 156-157, 161-163, 172-173, 184, 195-197, 208, 210-212, 219-220-220-224
  habilidades de regulação emocional e, 320-324, 329-333, 343-344, 347-348, 357, 359-360, 379-382, 386-387, 391-392, 395-398, 400, 403-404, 407-408, 419-410
  objetivos do treinamento de habilidades, 123-124
  orientação para o treinamento de habilidades e, 121, 128-129, 140-141, 142-143
  planejando um currículo do treinamento de habilidades, 27-28
  tarefas e, 76-78
  tolerância ao mal-estar e, 420, 427, 431-433, 440-454, 460-461, 468-476, 480-484, 487-493
Fome experiencial, 177-178
Formato das sessões do treinamento de habilidades, 52-56, 53t, 125-126
Fortalecimento de habilidades, 62-72
Funcionamento, 18, 20
  cerebral, 336-338
  cognitivo, 10f

G
Generalização de habilidades
  alvos comportamentais do treinamento de habilidades e, 62
  procedimentos do treinamento de habilidades e, 62-64, 70-73, 71f, 72t
  programa de tratamento em DBT e, 13f
  solução de problemas de relacionamento e, 100-101
Gentileza, 253-254
Gestores de caso, 34-36
GIVE (ser Gentil, agir demonstrando estar Interessado, Valide e adotar um Estilo tranquilo). *Ver também* Habilidades de efetividade interpessoal
  bondade amorosa, 218-219
  equilíbrio terapêutico e, 80f
  habilidades de efetividade interpessoal e, 272-273
  habilidades de trilhar o caminho do meio, 282-283
  habilidades para encontrar amigos, 266-273
  manejo de contingência e, 90
  metas, 228, 232-234
  mindfulness dos outros e, 272-278

orientação para o treinamento de habilidades e, 124-125
pacientes difíceis e, 62
  planejando um currículo do treinamento de habilidades e, 25-28
solução de problemas, 262-267
  terminando relacionamentos e, 280-281
validação e, 291, 303-304
  visão geral, 12f, 229, 239, 252-257, 266-267
Gostar seletivamente, 270-272
Gostos, 180-182
Gravações em vídeo das sessões, 69-72
Grupos
  de conversação, 271-272
  de DBT abertos, 31
  de DBT fechados, 31
  heterogêneos, 31-33
  homogêneos, 31-33
  organizados, 271-273

H

Habilidade de prós e contras
  abstinência dialética e, 482
  aceitação radical e, 468-469
  habilidades de regulação emocional e, 419-410
  orientação para o treinamento de habilidades e, 123-124
  solução de problemas e, 375-376, 376f
  tolerância ao mal-estar e, 416-417, 420, 427-432, 429f
Habilidade STOP (pare – *Stop*, recue um passo – *Take a step back*, Observe e Prossiga em *mindfulness*), 416, 420, 423-427
Habilidades, 330-331
Habilidades "como fazer". *Ver também* Adotar uma postura não julgadora; Habilidades de *mindfulness*; Prática da eficiência; Prática de fazer uma coisa de cada vez
  adotar uma postura não julgadora, 195-205
  fazer uma coisa de cada vez, 204-207
  habilidades de efetividade interpessoal e, 272-273
  prática de eficiência, 206-210
  visão geral, 150-152, 161-162, 173
Habilidades "o que fazer". *Ver também* Habilidades de descrição; Habilidades de *mindfulness*; Habilidades de observação; Habilidades de participação
  habilidades de efetividade interpessoal e, 272-273
  visão geral, 150-151, 161-162, 173, 183-189, 185f, 189-196
Habilidades centrais de *mindfulness*, 11-12f, 124-125, 148-152, 161-162. *Ver também* Habilidades de *mindfulness*
Habilidades comportamentais. *Ver também* Manejo de contingência
  aceitação radical e, 465-466
  alvos comportamentais do treinamento de habilidades e, 59-63, 61t
  habilidades de efetividade interpessoal e, 282-283
  orientação para o treinamento de habilidades e, 123-125
  perspectivas dialéticas e, 4-5
  programa de tratamento em DBT e, 15, 17
Habilidades de aceitação. *Ver também* Habilidades aceitação radical e, 303-304, 453, 468-469
  de aceitação da realidade
  equilíbrio terapêutico e, 80f
  estratégias dialéticas e 79f, 80f
  habilidades de regulação emocional e, 354, 404-407
  má disposição e, 471-476
    mente sábia e, 223-224
  programa de tratamento em DBT e, 13-14, 14f,15, 17
  redirecionando a mente, 468-471
    tolerância ao mal-estar e, 419
    treinadores de habilidades e, 154-155
Habilidades de aceitação da realidade. *Ver também* Aceitação radical; Boa disposição; Habilidades de aceitação; Habilidades de tolerância ao mal-estar; Mãos dispostas; Meio sorriso; Permitindo a mente; Redirecionando a mente
  determinando o tipo de treinamento de habilidades necessário, 44t
  orientação para o treinamento de habilidades e, 125-126

quando usar, 463-465
tolerância ao mal-estar e, 417-418, 451-453
visão geral, 4-5, 12f
Habilidades de *coaching* entre as sessões, 11-13f
Habilidades de conversação, 269-272
Habilidades de descrição
  equilíbrio terapêutico e, 80f
  habilidades de efetividade interpessoal e, 275-278
  habilidades de regulação emocional e, 341-347
  habilidades DEAR MAN e, 245-246
  revisão das tarefas, 73-75
  solução de problemas e, 372-374
  tolerância ao mal-estar, 428
  visão geral, 150-151, 161-162, 184-189, 185f, 190-191
Habilidades de efetividade interpessoal. *Ver também* Alcançando objetivos habilmente; Construindo relacionamentos e terminando relacionamentos destrutivos; Dialética; Habilidades de efetividade interpessoal complementares; Habilidades de modificação comportamental; Habilidades principais de efetividade interpessoal; Validação
complementares, 12f
  construindo relacionamentos e terminando relacionamentos destrutivos e, 266-267
  dialética e, 283-284-291
  esclarecendo os objetivos em situações interpessoais, 239-245, 241f
  fatores que reduzem as, 234-238
  habilidades DEAR MAN, 244-253
  modificação comportamental e, 303-314
  pedir ou dizer "não", e, 259-263, 261f
  programa de tratamento em DBT e, 14f
  terminando relacionamentos e, 277-283
Habilidades de enfrentamento
  aceitação radical e, 467-468
  gestão de contingência e, 90
  habilidades de regulação emocional e, 354, 381, 391-396, 393f
  programa em DBT *standard* e, 18, 20
  protocolo para lidar com pesadelos, 399
  reduzindo a vulnerabilidade à mente emocional e, 319
  terminando relacionamentos e, 280
Habilidades de *mindfulness*. *Ver também* Habilidades de *mindfulness* complementares; Habilidades centrais de *mindfulness*;
  bondade amorosa e, 216-220
  cronogramas para programas de habilidades e, 103, 116
  determinando o tipo de treinamento de habilidades necessário, 44t
  emoções extremas e, 319
  equilíbrio terapêutico e, 80f
  fazendo uma coisa de cada vez, 204-207
  habilidades centrais de *mindfulness*, 161-162
  habilidades "como fazer", 195-210
  habilidades de efetividade interpessoal e, 229-230
  habilidades de *mindfulness* complementares, 151-155
  habilidades de observação e, 172-183, 179f
  habilidades de regulação emocional e, 384-386, 403-409
  habilidades DEAR MAN e, 249-250
  habilidades "o que fazer" e, 150-151, 183-189, 185f, 195-196
  meios hábeis e, 219-220-223
  mente sábia e 163-167, 166f, 168-172, 215-217, 223-225
  metas da, 157-160
  mindfulness dos outros e, 272-278
  mindfulness dos pensamentos atuais e, 477-479
  não criticar e, 195-205
  orientação para o treinamento de habilidades e, 124-125
  para os treinadores de habilidades, 154-156
  planejando um currículo de treinamento de habilidades e, 25-28
  prática da eficiência, 206-210
  perspectiva espiritual e, 211-217
  programa de tratamento em DBT e 14f, 15, 17
  queimando pontes e construindo novas e, 489, 491-492

tolerância ao mal-estar e, 416, 424-425
validação e, 85-86
visão geral, 9-11, 12f, 148-150, 160-161, 210-212
Habilidades de *mindfulness* complementares, 12f. *Ver também* Habilidades de *mindfulness*
Habilidades de *mindfulness* da mente do ser, 210
  meios hábeis e, 219-223
  mente sábia e, 223-224
Habilidades de mudança
  equilíbrio terapêutico e, 80f
  estratégias dialéticas e 79f, 80f
  mente sábia e, 223-224
  orientação para o treinamento de habilidades e, 132-133
  programa de tratamento em DBT e, 13-14, 14f
Habilidades de modificação comportamental, 12f. *Ver também* Habilidades de efetividade interpessoal
Habilidades de observação
  equilíbrio terapêutico e, 80f
  habilidades de efetividade interpessoal e, 235, 272-275
  habilidades de regulação emocional e, 345-347
  má disposição e, 471-472
  mindfulness dos pensamentos atuais e, 477-479
  tolerância ao mal-estar e, 424-425
  visão geral 150-151, 161-162, 172-183, 179f, 190-191
Habilidades de participação
  equilíbrio terapêutico e, 80f
  habilidades de efetividade interpessoal e, 277-278
  visão geral, 150-151, 161-162, 189-196
Habilidades de regulação emocional. *Ver também* Desregulação emocional; Identificando, entendendo e nomeando as emoções; Manejando emoções realmente difíceis; Redução da vulnerabilidade à mente emocional;
  ação oposta e, 359-370-371, 376-380
  acumulando emoções positivas, 381-391
  cronogramas para os programas de habilidades e, 102-103, 110-111
  cuidando de seu corpo, 395–-398
  determinando o tipo de treinamento de habilidades necessário, 44t
  emoções extremas e, 319, 407-409
  equilíbrio terapêutico e, 80f
  esclarecimento de contingência e, 92
  grupos heterogêneos *versus* homogêneos e, 32
  habilidades de enfrentamento e construção de maestria, 391-396, 393f
  habilidades de *mindfulness* e, 157-158, 403-408
  identificando, entendendo e nomeando as emoções e, 316-317, 322-324, 341-347
  manejando emoções difíceis, 403-404
  modelo das emoções, 332-342
  mudando as respostas emocionais e, 346-348
  o que as emoções fazem por você, 323-350
  o que torna difícil regular as emoções, 329-350
  objetivos da, 320-322
  observar, descrever e identificar as emoções, 341-347
  orientação para o treinamento de habilidades e, 124-126, 130-132
  planejando um currículo de treinamento de habilidades e, 25-28
  preparando-se para a ação oposta e a solução de problemas, 357-359
  programa de tratamento em DBT e, 14f
  protocolo de higiene do sono, 400-403
  protocolo para lidar com pesadelos, 398-400
  reduzindo a vulnerabilidade à mente emocional e, 318-319, 379-381
  resolução de problemas nas, 419-411
  revisão de, 410-411
  selecionando o material para ensinar, 319-319
  solução de problemas de relacionamento e, 97-99
  solução de problemas e, 370-380, 376f
  verificar os fatos e, 347-357
  visão geral, 9-12, 12f, 316, 320
Habilidades de sobrevivência a crises. *Ver também* Crise; Habilidades de tolerância ao mal-estar
  conhecendo uma crise, 421-424
  habilidades de regulação emocional e, 408-409